本书获 2020 年贵州省出版传媒事业发展专项资金资助

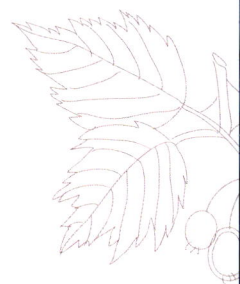

贵州中草药资源图典

第三卷

孙庆文 主编

贵州出版集团
贵州科技出版社

图书在版编目（CIP）数据

贵州中草药资源图典. 第三卷 / 孙庆文主编. -- 贵
阳：贵州科技出版社，2021.6
ISBN 978-7-5532-0897-8

Ⅰ. ①贵… Ⅱ. ①孙… Ⅲ. ①中草药-贵州-图谱
Ⅳ. ①R282-64

中国版本图书馆 CIP 数据核字（2020）第 247403 号

出版发行	贵州出版集团　贵州科技出版社
地　　址	贵阳市中天会展城会展东路 A 座（邮政编码：550081）
网　　址	http://www.gzstph.com
出 版 人	熊兴平
经　　销	全国各地新华书店
印　　刷	深圳市新联美术印刷有限公司
版　　次	2021 年 6 月第 1 版
印　　次	2021 年 6 月第 1 次
字　　数	770 千字
印　　张	30
开　　本	889 mm×1194 mm　1/16
书　　号	ISBN 978-7-5532-0897-8
定　　价	298.00 元

天猫旗舰店：http://gzkjcbs.tmall.com

京东专营店：http://mall.jd.com/index-10293347.html

主编简介

孙庆文，男，1978年8月生，教授，贵州中医药大学药学院副院长、中药资源与开发专业负责人、中药生药学省级重点学科学术带头人、贵州省优秀青年科技人才、贵州省科技特派员。目前兼任中华中医药学会中药资源学分会常务委员，中国植物学会药用植物及植物药专业委员会委员，国家基本药物中药原料资源动态监测和信息服务体系技术专家委员会委员，贵州省药学会中药民族药资源专业委员会副主任委员，中国民族医药学会苗医药分会理事，中国民族医药学会药用资源分会理事，贵州省民族医药学会理事，贵州省中医药学会理事。

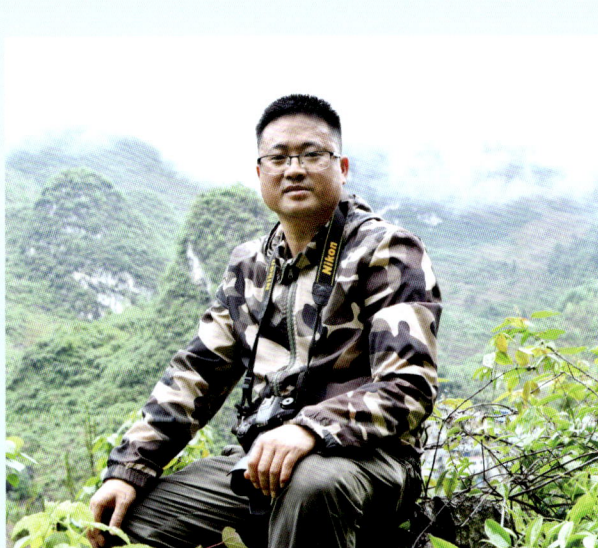

自2002年工作以来，主要从事中药资源和药用植物栽培方面的教学和科研工作，尤其热爱中草药资源的调查研究，曾到贵州省70多个县（市、区）开展中药民族药资源调查研究，并赴云南、四川、湖南、重庆、广西、广东、福建、台湾、新疆、西藏、吉林等地进行中药资源考察。近20年来，拍摄药用植物照片40余万张。先后师从何顺志教授学习中药资源研究，师从蕨类植物学家王培善研究员学习蕨类植物，师从魏升华教授学习药用植物栽培，师从周汉华教授、王世清教授学习中药鉴定。主持国家级和省厅级科研项目10余项，作为主要完成人获贵州省科技进步一等奖1项、二等奖1项、三等奖2项，获中国民族医药学会学术著作奖一等奖1项、二等奖3项。曾作为主编出版《贵州民族常用天然药物》《贵州中药资源普查重点品种识别手册》《布依族药物彩色图谱》《贵州中药材种植技术300问》等著作8部，作为副主编出版《贵州石松类和蕨类植物志》《贵州药用蕨类植物》等著作8部，发表学术论文90余篇。2017年获"贵州省第十四届青年科技奖"。

贵州中草药资源图典（第三卷）
编委会

| 学术顾问：何顺志

| 主　　编：孙庆文

| 副 主 编：王泽欢　王　波　徐文芬

| 编　　委：（按姓氏笔画排序）

王　波　　王泽欢　　王悦云　　毛先刚　　刘兴鹏　　安江勇

孙庆文　　李云超　　杨　烨　　杨相波　　何顺志　　张秀歌

陆海霞　　陈宏宇　　陈春伶　　陈敬忠　　陈麒羽　　祝久洁

徐文芬　　高永跃　　桑思宏　　黄　园　　黄仕清　　梁春波

| 摄　　影：孙庆文

前 言

　　贵州省位于中国西南内陆云贵高原东部，全省地貌以高原山地、丘陵为主，喀斯特地形地貌极为典型，区域气候多样性特征十分明显，形成了"一山分四季，十里不同天"的立体气候。独特的生态、气候环境和物候条件孕育了极为丰富的药用资源，素有"黔地无闲草，夜郎多灵药"之誉称。贵州省作为全国著名的"四大中药材宝库"之一，是我国中草药资源最为丰富的区域之一，具有发展中医药产业得天独厚的资源禀赋。据编者团队2009年出版的《贵州中草药资源研究》所载，贵州省拥有中草药资源4802种，其中药用植物4419种、药用动物301种、药用矿物82种。近10年来，本团队继续在何顺志教授的带领下对贵州中草药资源进行深入的调查研究。在后续的调查研究中，相继发现了上百种贵州地理分布新记录种和数十种药用植物新种。加之团队当年在编写《贵州中草药资源研究》的时候，考虑到一些栽培物种不一定具有延续性，因此未予收载。结合后期发现的药用植物新种和新记录种，现可以确定贵州省已知的中草药资源种数超过5000种，新的《贵州中草药资源名录》正在编撰之中。

　　丰富的中草药资源有力支撑了贵州中医药产业的快速发展。十八大以来，党中央、国务院把中医药发展上升为国家战略，并作出了一系列重大决策部署，把中医药产业作为调整农业结构、增加农民收入、促进生态文明建设、打赢脱贫攻坚战的重要举措，以及建设健康中国的重要内容，予以支持推动。贵州省委、省政府立足于贵州省丰富的中草药资源和厚重的民族医药文化，把中药材产业作为全省重点发展的12个特色农业产业之一，中药材产业也逐渐成为了贵州的扶贫产业、生态产业、大健康产业和富民产业。

　　飞速发展的中医药产业依赖于厚重的医药文化及其相关科学研究。多年来，许多仁人志士对贵州省的医药文化进行了不懈的探索和研究，并获得了丰硕成果，出版了一系列重要著作，如《贵州中草药资源研究》《黔本草》《苗族医药学》《贵州民族常用天然药物》《贵州药用蕨类植物》《贵州十大苗药研究》等，为贵州中医药产业的健康发展和相关研究奠定了坚实的基础。

虽然有关贵州中草药资源的著作已有不少出版，但都是以文字的形式或仅从某个方面来展现，还缺少一部以图文并茂的形式科学、全面展现贵州省丰富药用资源的著作。鉴于此，我们在《贵州中草药资源研究》的基础上编撰了《贵州中草药资源图典》，以此夯实贵州中草药资源研究的基石，丰富中医药文化宝库，为地方中草药资源的保护和合理开发利用，促进经济、社会和生态和谐发展提供科学依据。

《贵州中草药资源图典》共计8卷，其中药用孢子植物1卷、药用种子植物6卷、药用动物和矿物共1卷。全书以图文并茂的形式收载贵州中草药资源近3500种，每种以文字的形式记述"植物名称""别称""植物形态""生境及分布""采收加工""功能与主治""附注"等信息，并配以精美彩色图片1~4张，整书的图片超过12 000张。动、植物药部分的编排按照分类学的"科""属"为单位。物种的鉴定和名称依据*Flora of China*与《中国植物志》《中国动物志》等权威著作开展。

早在2000年，团队就开始筹划编撰《贵州中草药资源图典》。近20年来，团队成员几乎踏遍了贵州省的山山水水，野外实地调查行程超过80余万公里，采集制作药用动、植物标本3万余份，拍摄照片50余万张。通过对收集的资料加以整理，结合已有的文献资料，历经2年的编写，并经反复修改，《贵州中草药资源图典（第三卷）》将于2021年得以问世。该卷收载药用植物424种（涵盖变种和亚种），包括木兰科（Magnoliaceae）、五味子科（Schisandraceae）、樟科（Lauraceae）、罂粟科（Papaveraceae）、十字花科（Brassicaceae）、虎耳草科（Saxifragaceae）、豆科（Fabaceae）、芸香科（Rutaceae）等22个科。在编撰和出版的过程中，承蒙恩师何顺志教授为本书出版奠定了坚实基础，并给予悉心指导和帮助；承蒙贵州中医药大学校领导杨柱教授、刘兴德教授、崔瑾教授、田维毅教授、周英教授，以及药学院领导柴慧芳教授、杨武德教授、韦伟副书记等同志给予大力支持；承蒙贵州出版集团贵州科技出版社的熊兴平社长等在出版过程给予大力支持和帮助；在资料收集整理和标本制作的过程中，黄春江、陆祥、孙开芬、徐仕娟、刘趣、赵超、王健、万晓霞等研究生参与了部分工作。谨此，一并表示衷心感谢！

由于该书涉及的植物类群较多，分类鉴定工作较为复杂，加之水平有限，错误和疏漏在所难免，不足之处，衷心欢迎广大读者批评指正！

编　者

2020年5月1日

目　录
CONTENTS

药用被子植物

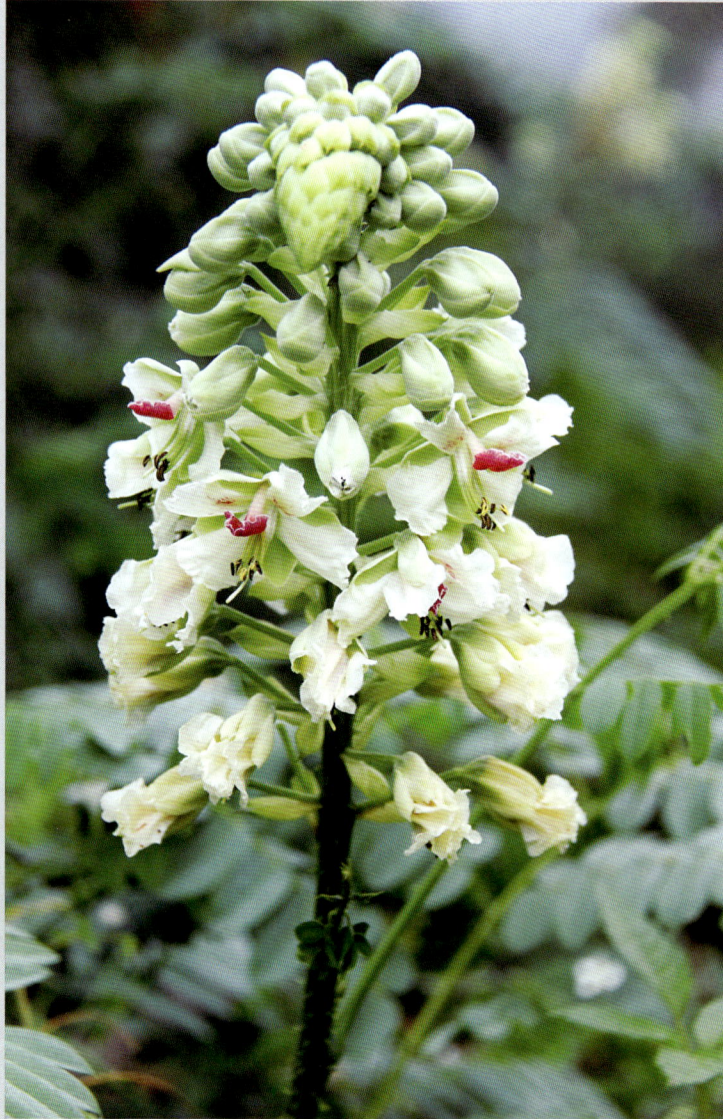

喙荚云实 *Caesalpinia minax* Hance

药用被子植物

001～447

木兰科 Magnoliaceae

　　木本。叶互生、簇生或近轮生，单叶不分裂，罕分裂。花顶生、腋生，罕成为2~3朵的聚伞花序；花被片通常花瓣状；雄蕊多数；子房上位；心皮多数，离生，罕合生；虫媒传粉；胚珠着生于腹缝线，胚小，胚乳丰富。

　　本科17~20属300余种。我国有13属112种或108种，主要分布于东南至西南，渐向东北及西北而渐少。

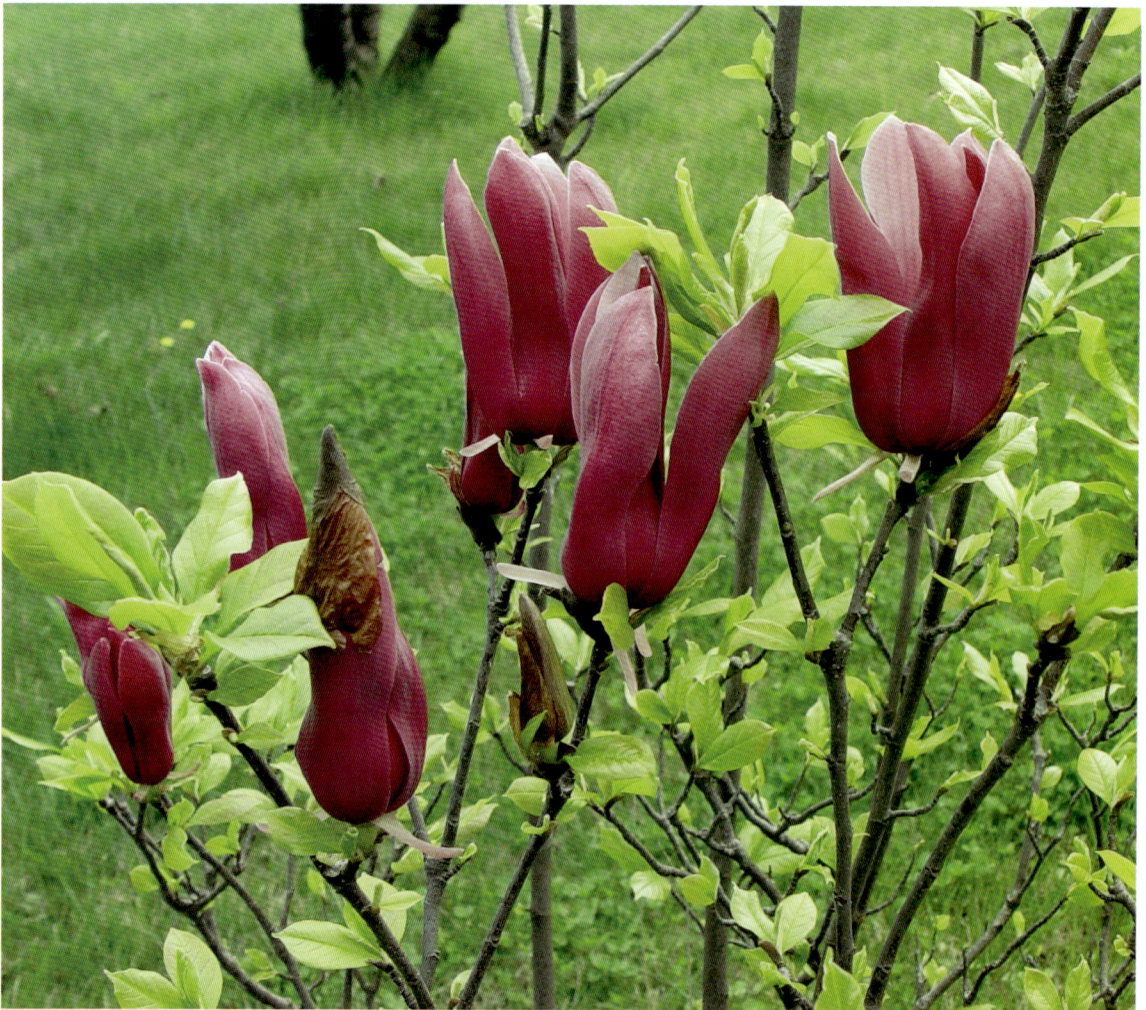

紫玉兰 *Yulania liliiflora* (Desrousseaux) D. L. Fu

植物名称：厚朴 *Houpoëa officinalis* **(Rehder et E. H. Wilson) N. H. Xia et C. Y. Wu**

植物形态：落叶乔木，高达20 m。树皮厚，褐色，不开裂；小枝粗壮，淡黄色或灰黄色，幼时有绢毛。叶大，近革质，7~9片聚生于枝端，长圆状倒卵形，上面无毛，下面被灰色柔毛，有白粉。花白色，径10~15 cm，芳香；花被片9~12枚，厚肉质，外轮3枚淡绿色，长圆状倒卵形，内2轮白色，倒卵状匙形；雄蕊约72枚，长2~3 cm；雌蕊群椭圆状卵圆形，长2.5~3 cm。聚合果长圆状卵圆形，长9~15 cm；蓇葖果具长3~4 mm的喙。

生境及分布：生于海拔800~1500 m的疏林中，或栽培。贵州大部分地区有野生或栽培。

采收加工：树皮、根皮4—8月剥取，卷筒晒干。花蕾春季花未开放时采摘，置蒸笼中蒸至上气后10 min取出，晒干或文火烘干。

功能与主治：树皮、根皮、花蕾、果实入药，行气消积，燥湿除满，降逆平喘。主治食积气滞，食欲不振，便秘，脘痞吐泻，胸满喘咳等。

附注：*Flora of China* 将木兰属的属名由"*Magnolia*"改为"*Houpoëa*"，并将亚种凹叶厚朴 *Magnolia officinalis* Rehd. et Wils. subsp. *biloba* (Rehd. et Wils.) Y. W. Law并入该种。

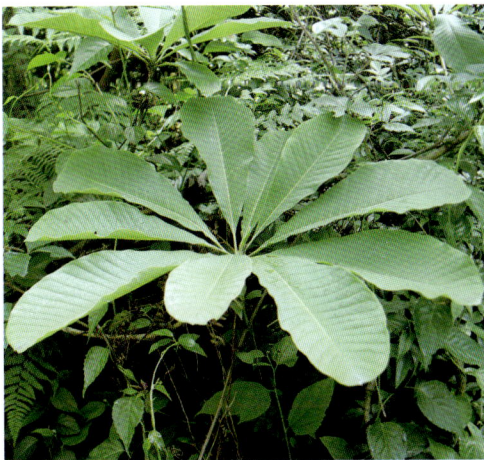

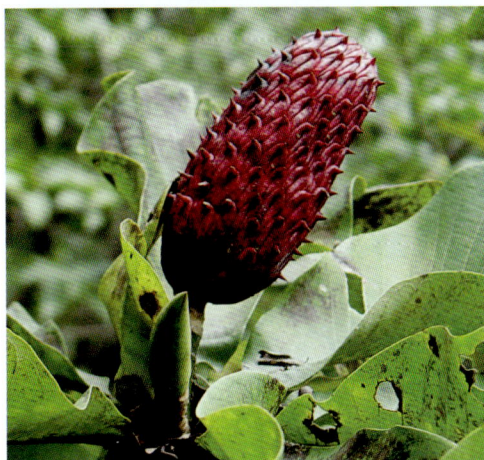

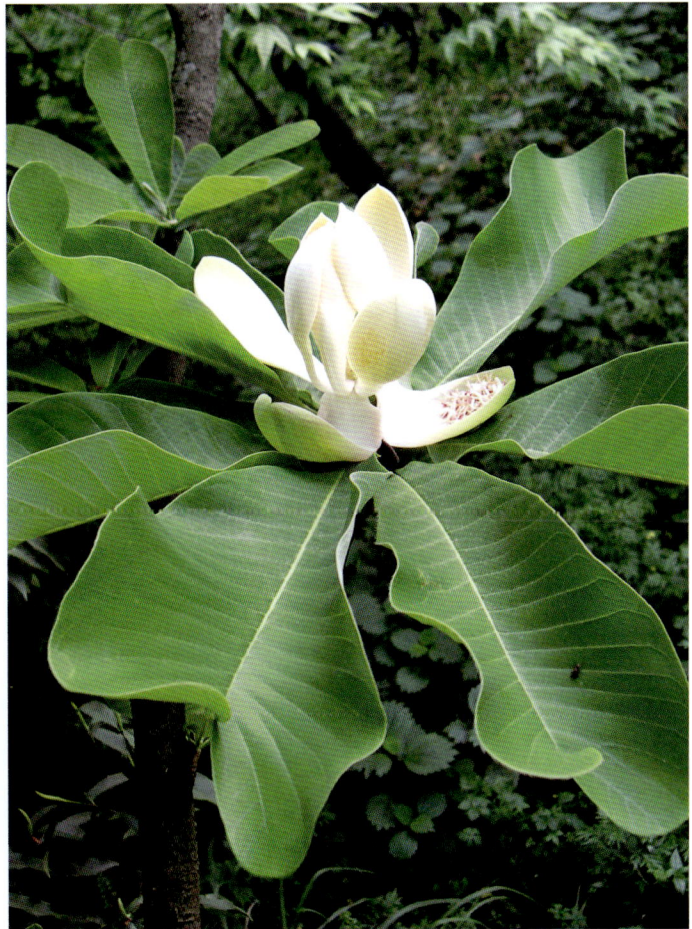

植物名称：香港木兰 *Lirianthe championii* (Bentham) N. H. Xia et C. Y. Wu

别称：长叶木兰

植物形态：常绿灌木或小乔木。嫩枝绿色，嫩枝、叶柄内面、叶背基部、叶中脉及花梗被淡褐色平伏长毛，旋即脱落。叶革质，椭圆形、狭长圆状椭圆形或狭倒卵状椭圆形，长7～14 cm，宽2～4.5 cm；托叶痕几达叶柄顶端。花直立，极芳香，离花被片约1 cm处具3～4处佛焰苞片脱落痕；花被片9枚，外轮3枚淡绿色，内2轮白色。聚合果长3～4 cm；蓇葖果长约1 cm，具长约2 mm的喙。种子狭长圆形或不规则卵圆形，长8～12 mm，宽4～6 mm。

生境及分布：生于海拔500～1000 m的山坡、丘陵或常绿阔叶林中。分布于雷山、黎平、罗甸、独山、荔波、兴义等地。

采收加工：夏季、秋季采收，晒干。

功能与主治：树皮入药，消积。主治胃脘胀痛。

附注：*Flora of China*将长叶木兰的拉丁名*Magnolia paenetalauma* Dandy处理为香港木兰现用拉丁名的异名。

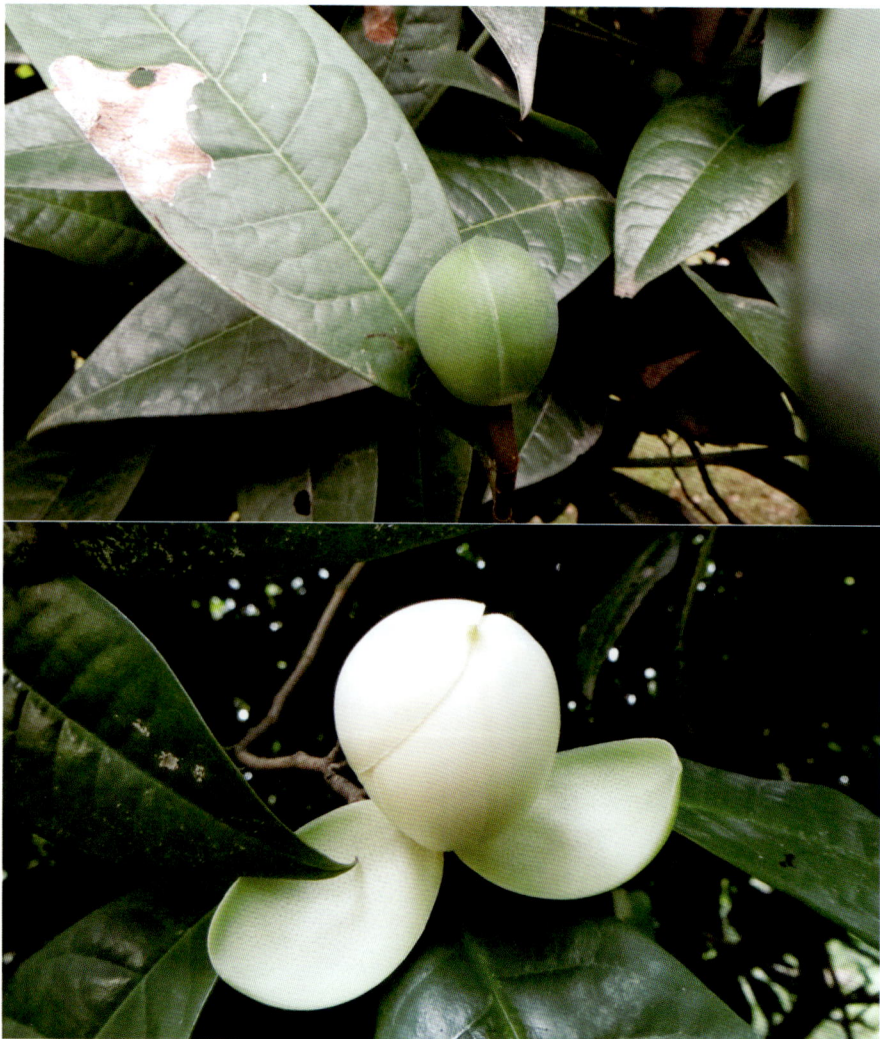

植物名称：山玉兰 *Lirianthe delavayi* (Franchet) N. H. Xia et C. Y. Wu

植物形态：常绿乔木，高达12 m，径约80 cm。树皮灰色或灰黑色，粗糙而开裂。叶厚革质，卵形、卵状长圆形，长10～20 cm，宽5～10 cm，边缘波状，叶面初被卷曲长毛，后无毛。花被片9～10枚，外轮3枚淡绿色，长圆形，长6～8 cm，宽2～3 cm，向外反卷，内2轮乳白色，倒卵状匙形；雄蕊约210枚，长1.8～2.5 cm，2个药室隔开，药隔伸出呈三角锐尖头状。聚合果卵状长圆形，长9～15 cm；蓇葖果狭椭圆形，被细黄色柔毛。

生境及分布：生于海拔900～1300 m的阔叶林中。分布于梵净山、雷公山及罗甸、独山、安龙、兴义，以及贵阳等地。

采收加工：树皮春季、夏季采收，晒干。花或花蕾春季、夏季采收，晒干。

功能与主治：树皮入药，温中理气，消食健胃，主治慢性胃炎，消化不良，呕吐，腹胀腹痛，腹泻。花、花蕾入药，清热，止咳，利尿，主治支气管炎，鼻炎，尿路感染。

附注：该种资源稀少，应加以保护。

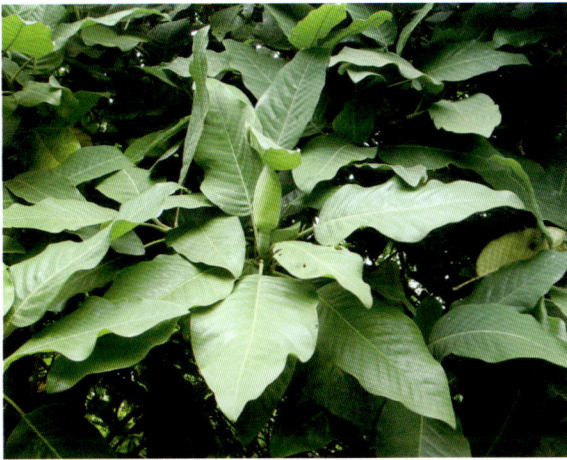

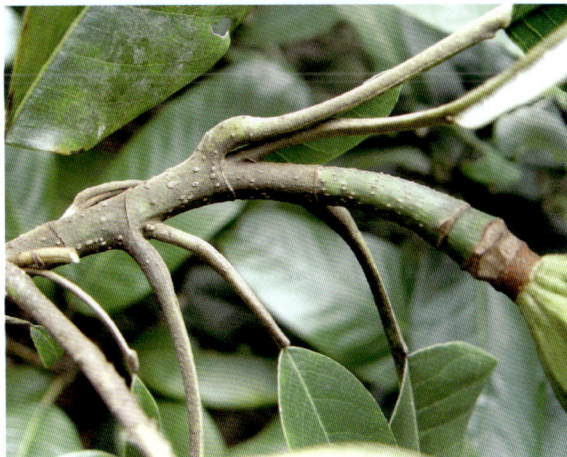

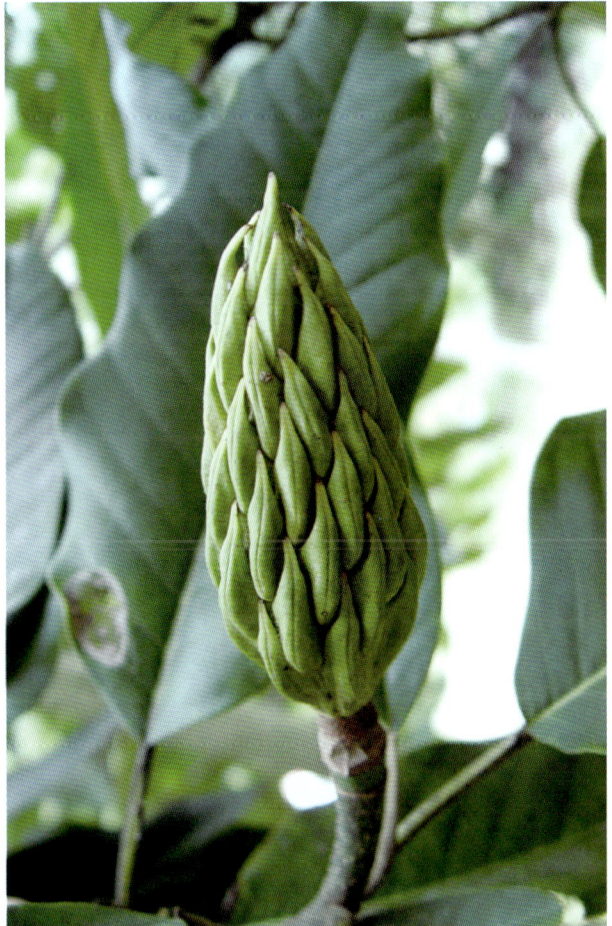

植物名称：鹅掌楸 *Liriodendron chinense* (Hemsley) Sargent

别称：马褂木

植物形态：乔木，高达40 m，径1 m以上，小枝灰色或灰褐色。叶马褂状，长4～12（～18）cm，近基部每边具1侧裂片，先端具2浅裂，下面苍白色，叶柄长4～8（～16）cm。花杯状；花被片9枚，外轮3枚绿色，萼片状，向外弯垂，内2轮6枚、直立，花瓣状、倒卵形，长3～4 cm，绿色，具黄色纵条纹；花药长10～16 mm，花丝长5～6 mm。聚合果长7～9 cm；具翅的小坚果长约6 mm，顶端钝或钝尖，具种子1～2枚。

生境及分布：生于海拔500～1400 m的常绿林、落叶阔叶林或混交林中。分布于梵净山、月亮山、佛顶山、雷公山及松桃、锦屏、黎平、施秉、金沙、兴仁、望谟、赤水、习水、正安、绥阳、荔波、湄潭、道真、从江、剑河、息烽等地。

采收加工：夏季、秋季采收，晒干。

功能与主治：根、树皮入药，祛风除湿，散寒止咳。主治风湿痹痛，风寒咳嗽等。

附注：该种已广泛栽培，资源量大，可大量开发利用。

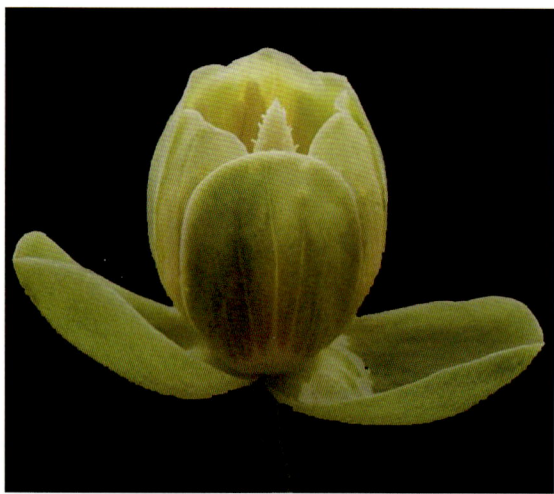

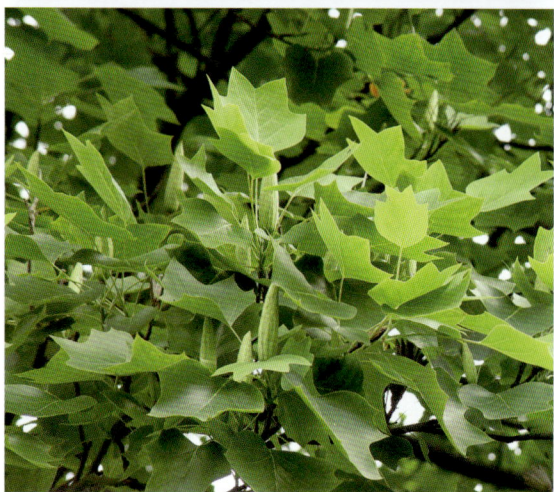

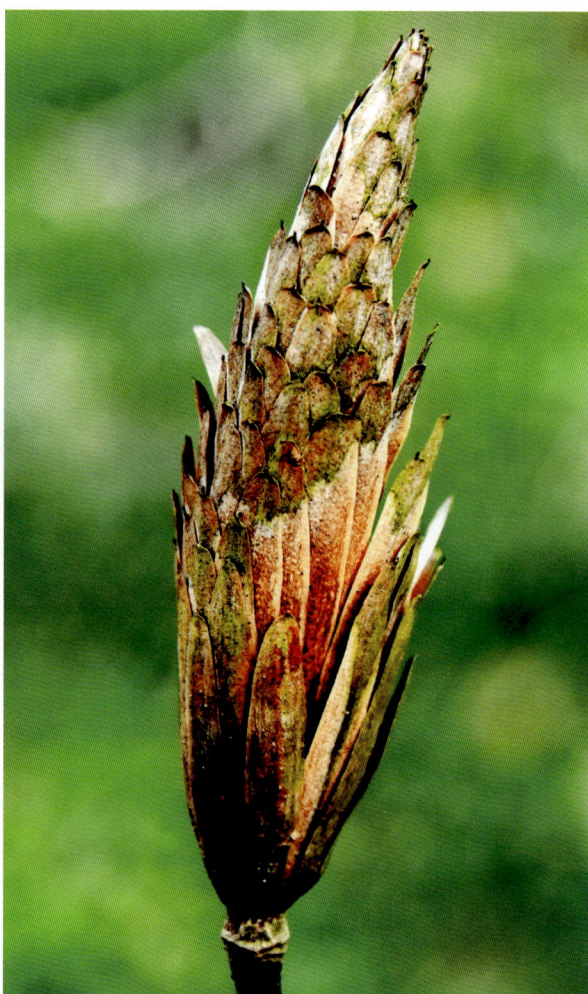

植物名称：荷花木兰 *Magnolia grandiflora* Linnaeus

别称：洋玉兰、广玉兰

植物形态：常绿乔木。树皮淡褐色或灰色，薄鳞片状开裂。小枝粗壮，髓心具横隔；小枝、芽、叶下面及叶柄均密被褐色或灰褐色短茸毛。叶厚革质，椭圆形、长圆状椭圆形或倒卵状椭圆形，长10～20 cm，宽4～7 cm，先端钝或短钝尖。花白色，有芳香，径15～20 cm；花被片9～12枚，厚肉质，倒卵形；雌蕊群椭圆形，密被长茸毛；心皮卵形。聚合果圆柱状长圆形或卵圆形，密被褐色或淡灰黄色茸毛；蓇葖果背面圆，顶端外侧具长喙。

生境及分布：生于海拔400～1000 m的山地。原产于北美洲，现贵州各地均有栽培。

采收加工：花蕾春季花未开放时采摘，晒干。树皮随时可采收。

功能与主治：花蕾、树皮入药，祛风散寒，行气止痛。主治外感风寒，头痛鼻塞，脘腹胀痛，呕吐腹泻，高血压，偏头痛。

附注：该种已广泛栽培，资源量大，可大量开发利用。

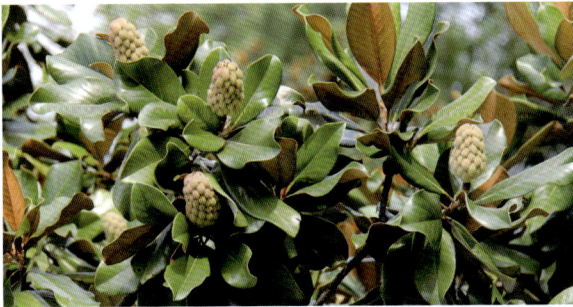

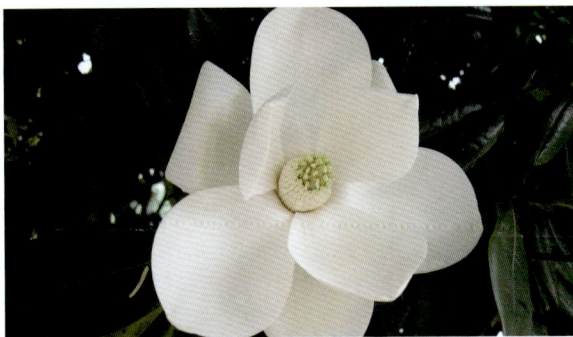

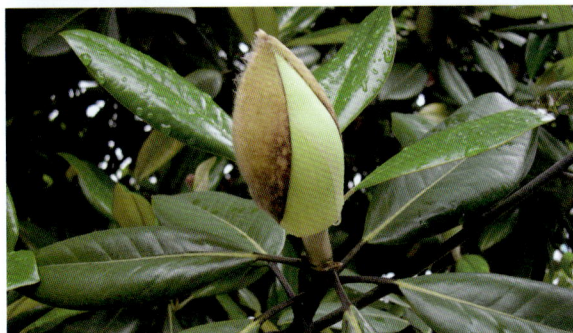

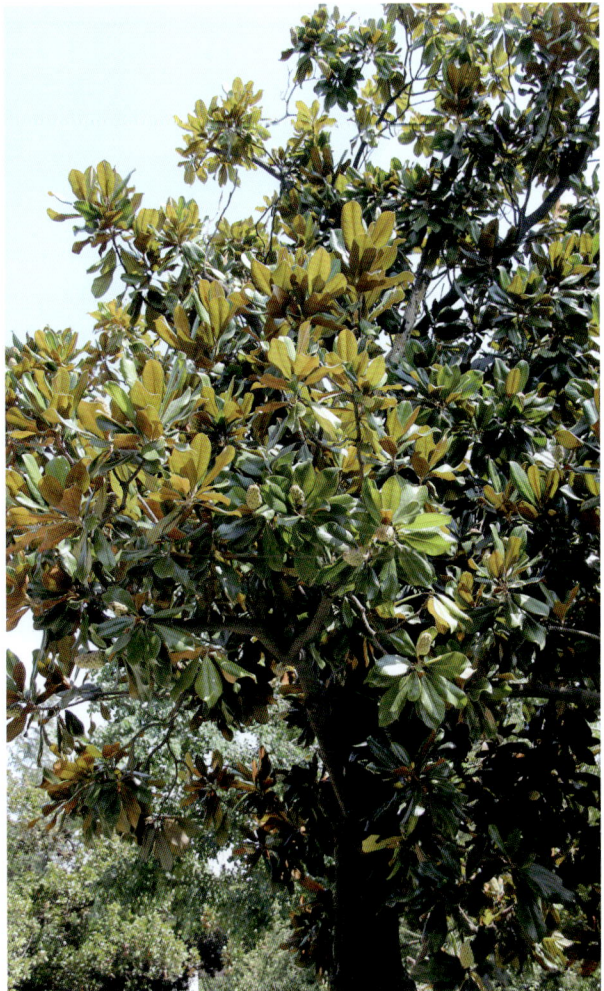

植物名称：桂南木莲 *Manglietia conifera* Dandy

植物形态：常绿乔木，高可达20 m。树皮灰色，光滑，芽、嫩枝有红褐色短毛。叶革质，倒披针形或狭倒卵状椭圆形，长12～15 cm，宽2～5 cm，上面无毛，下面嫩叶被微硬毛或具白粉；托叶痕长3～5 mm。花被片9～11枚，外轮3枚常绿色，中轮3～4枚肉质，倒卵状椭圆形，内轮肉质，3～4枚；雌蕊群长1.5～2 cm，下部心皮长0.8～1 cm。聚合果卵圆形，长4～5 cm；蓇葖果具疣状突起，顶端具短喙。种子内种皮具突起点。

生境及分布：生于海拔800～1350 m的山腰、山脚或沟谷密林中。分布于雷山、榕江、黎平、从江、荔波、独山、剑河、台江等地。

采收加工：春季、夏季采收，晒干。

功能与主治：树皮、根皮入药，除风湿，止腹痛。

附注：该种为《贵州省中药材、民族药材质量标准》收载品种。*Flora of China*将桂南木莲的原拉丁名*Manglietia chingii* Dandy处理为现用拉丁名的异名。

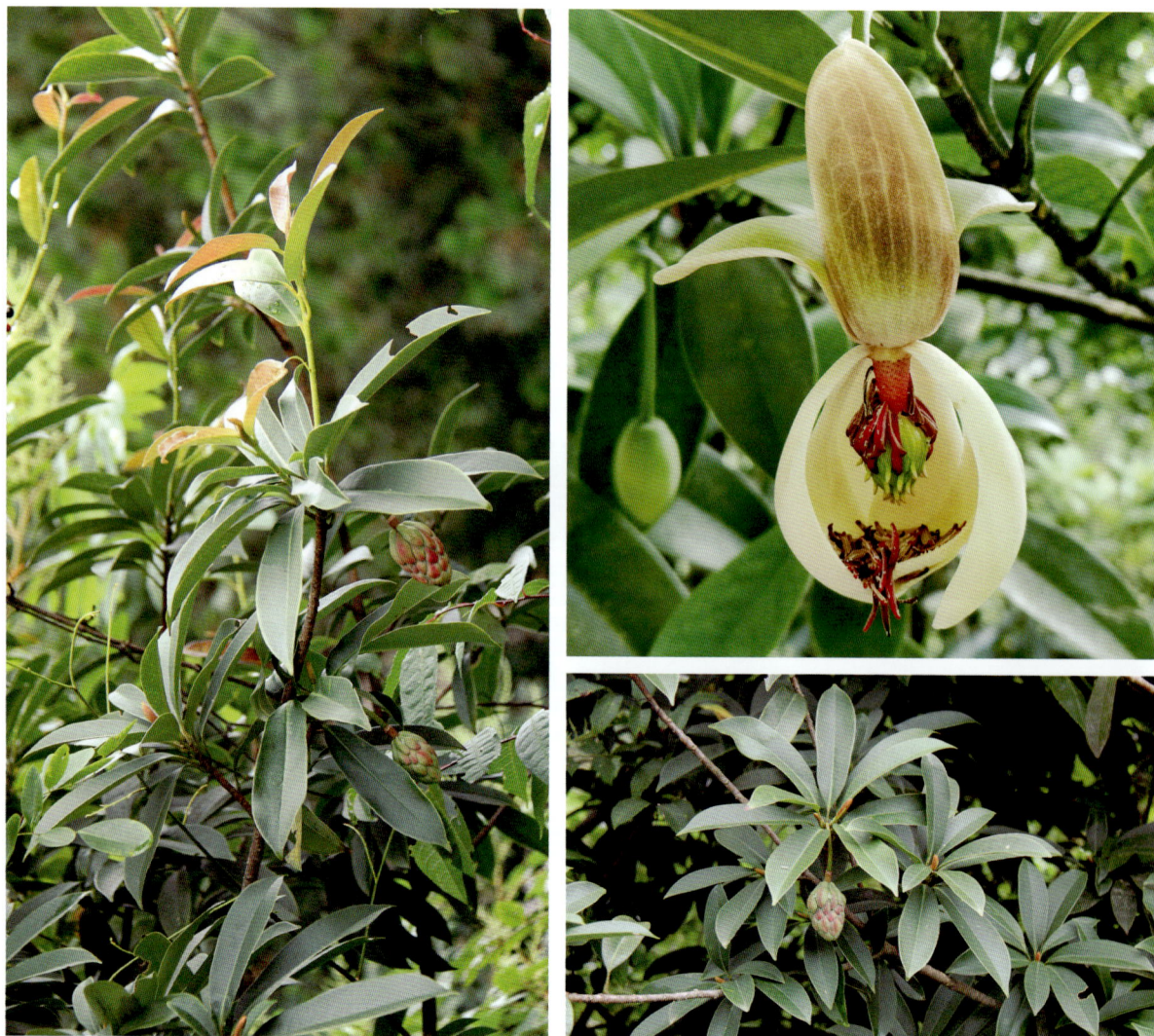

植物名称：木莲 *Manglietia fordiana* Oliver

植物形态：乔木，高达20 m。嫩枝、芽有红褐色短毛，后脱落无毛。叶革质，狭倒卵形、狭椭圆状倒卵形或倒披针形，长8～17 cm，宽2.5～5.5 cm，先端短急尖，下面疏生红褐色短毛；托叶痕半椭圆形，具1枚环状苞片脱落痕，被红褐色短柔毛。花被片纯白色，每轮3枚，外轮3枚质较薄；雌蕊群长约1.5 cm，具23～30枚心皮，平滑。聚合果褐色，卵球形，长2～5 cm；蓇葖果露出面有粗点状突起，先端具长约1 mm的短喙。种子红色。

生境及分布：生于海拔600～1400 m的常绿阔叶林中。分布于印江、镇远、黎平、从江、雷山、惠水、荔波、务川、望谟、盘州、三穗、丹寨、都匀、三都、罗甸、赤水、习水、绥阳、江口、石阡，以及贵阳等地。

采收加工：8月果实成熟未开裂前采收，晒干。

功能与主治：果实入药，通便，止咳。主治实热便秘，老人咳嗽。

附注：该种资源稀少，应加以保护。

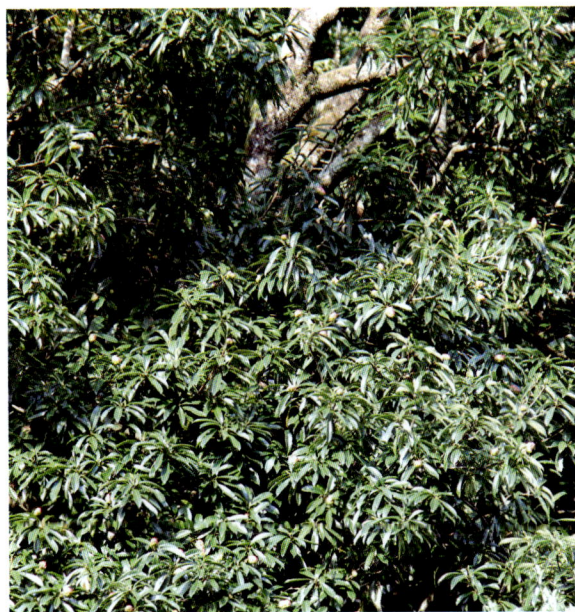

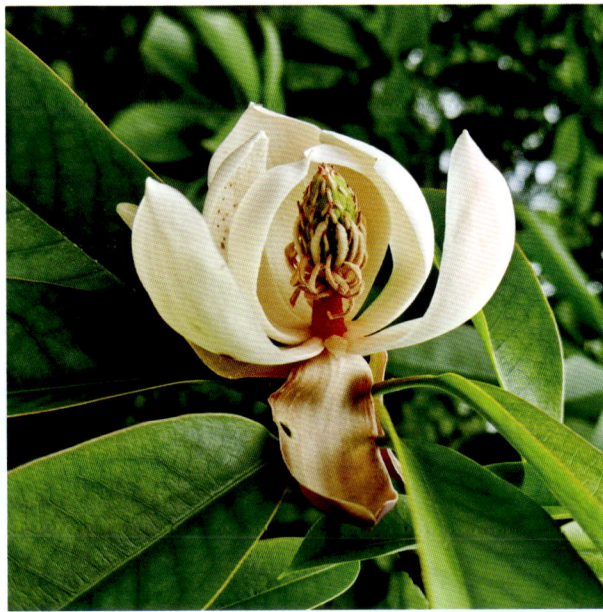

植物名称：中缅木莲 *Manglietia hookeri* Cubitt et W. W. Smith

植物形态：大乔木，高可达25 m。叶披针形、长圆状倒卵形或狭倒卵形，长20~30 cm，宽6~10 cm，先端急尖或短渐尖，基部楔形，无毛；叶每侧具16~20条侧脉，网脉干时两面均突起；叶柄长3~5 cm；托叶痕钝三角形。花白色，盛开时径约10 cm；花被片9~12枚，外轮3枚基部绿色，上部乳白色，倒卵状长圆形，中轮、内轮厚肉质，倒卵形或匙形，基部狭长成爪。聚合果卵状长圆形或近圆柱形，平滑，无瘤点突起，约有百枚以上蓇葖果；蓇葖果露出面菱形，具短喙，背缝开裂，具1~4枚种子。花期4—5月，果期9月。

生境及分布：生于海拔1400~3000 m的山坡密林中。分布于黎平、从江、望谟等地。

采收加工：8月果实成熟未开裂前摘取，晒干。

功能与主治：果实入药，通便，止咳。主治实热便秘，老人咳嗽。

附注：该种资源稀少，应加以保护。

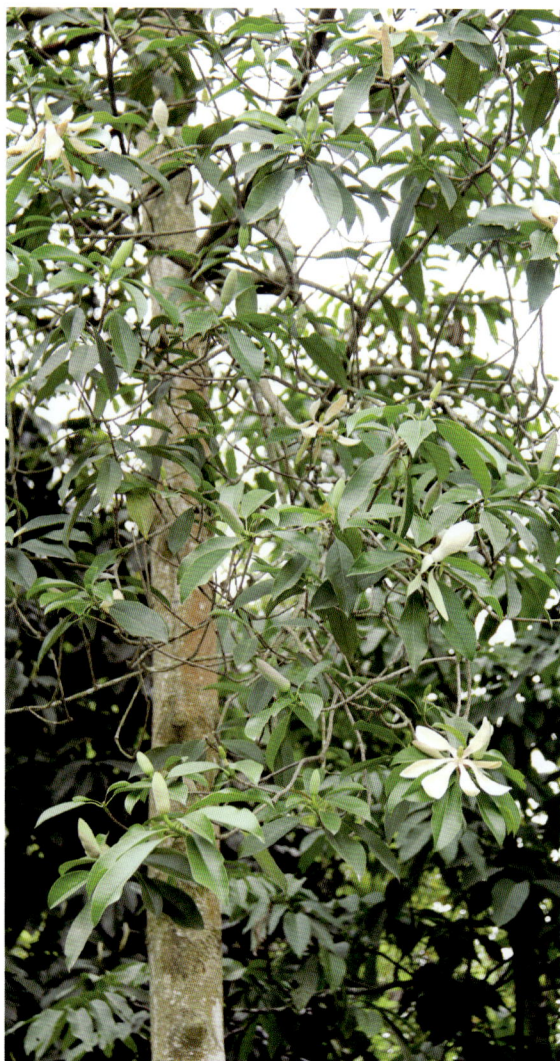

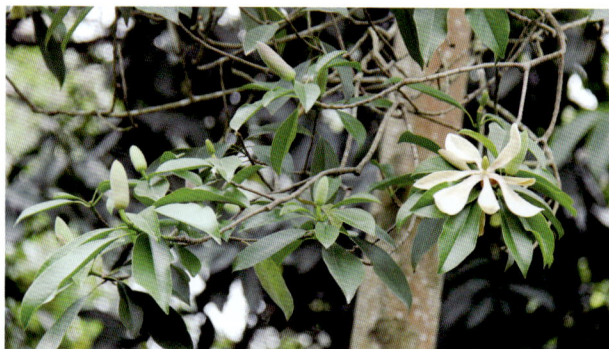

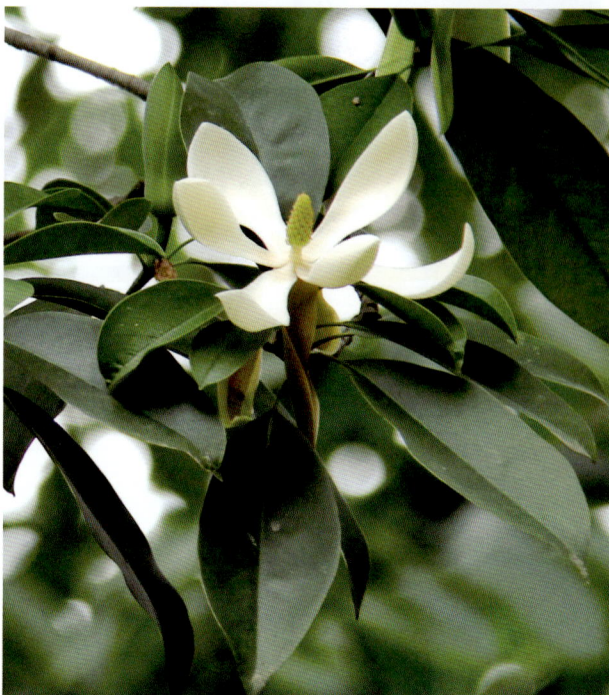

植物名称：红花木莲 *Manglietia insignis* (Wallich) Blume

植物形态：常绿乔木，高达30 m。小枝无毛或幼嫩时在节上被锈色或黄褐毛柔毛。叶革质，倒披针形、长圆形或长圆状椭圆形，长10～26 cm，宽4～10 cm，先端渐尖，上面无毛，下面中脉具红褐色柔毛或散生平伏微毛；托叶痕长0.5～1.2 cm。花芳香，花梗粗壮，径8～10 mm，离花被片下约1 cm处具1处苞片脱落环痕；花被片9～12枚，外轮3枚褐色；雌蕊群圆柱形。聚合果鲜时紫红色，卵状长圆形，长7～12 cm；蓇葖果背缝全裂，具乳头状突起。

生境及分布：生于海拔900～2100 m的常绿阔叶林中。分布于印江、凯里、榕江、雷山、黎平、施秉、安龙、惠水、三都、赤水、绥阳、开阳、沿河、道真、剑河、大方、麻江、从江、荔波、水城、台江等地。

采收加工：夏季、秋季采收，晒干。

功能与主治：树皮、树枝入药，燥湿健脾。主治脘腹痞满胀痛，宿食不化，呕吐，泻痢。

附注：该种资源稀少，应加以保护。

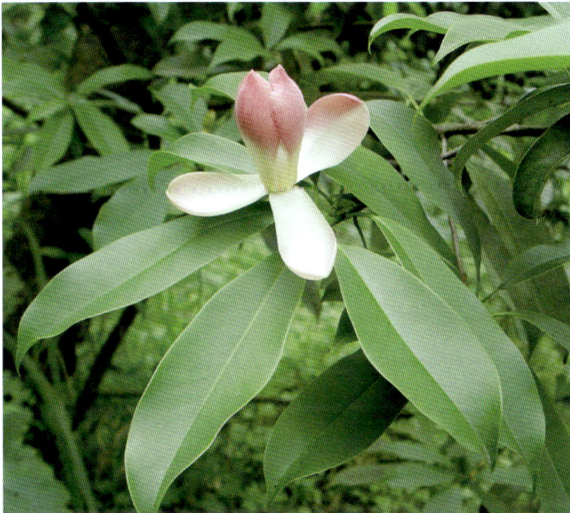

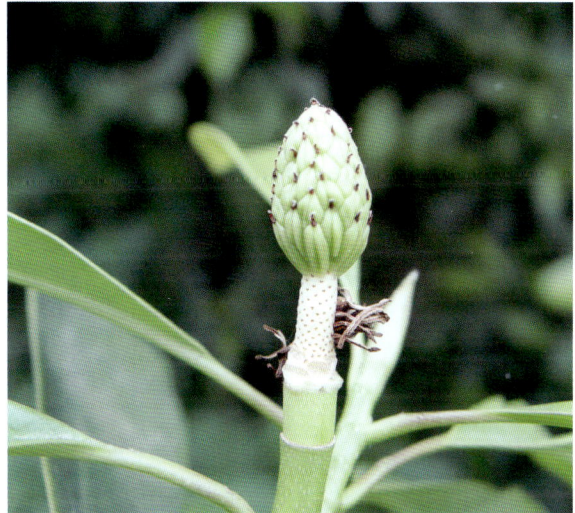

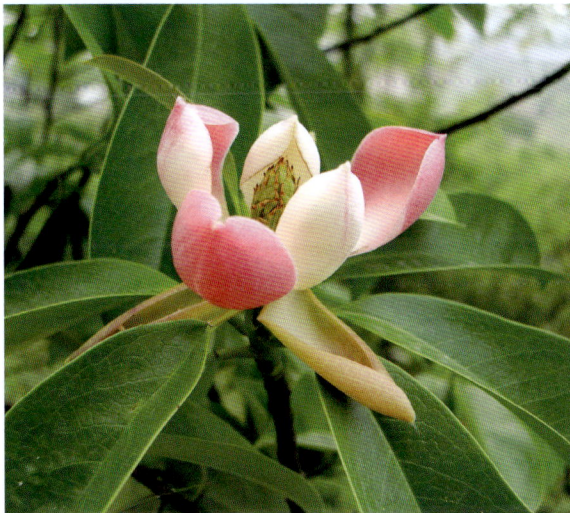

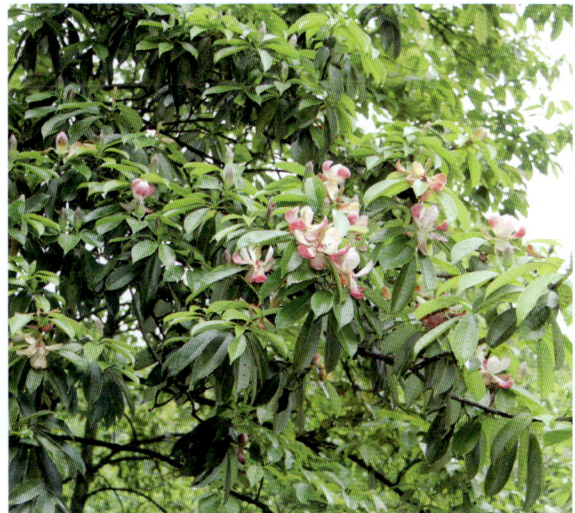

植物名称：深山含笑 *Michelia maudiae* Dunn

植物形态：乔木，高达20 m，各部均无毛。芽、嫩枝、叶下面及苞片均被白粉。叶革质，长圆状椭圆形，很少卵状椭圆形，长7～18 cm，宽3.5～8.5 cm，下面灰绿色。花芳香；花被片9枚，纯白色，基部稍呈淡红色，外轮倒卵形；雌蕊群柄长5～8 mm；心皮绿色，狭卵圆形，连花柱长5～6 mm。聚合果长7～15 cm；蓇葖果长圆形、倒卵圆形、卵圆形，顶端圆钝或具短突尖头。种子红色，斜卵圆形，长约1 cm，宽约5 mm，稍扁。

生境及分布：生于海拔600～1400 m的常绿阔叶林中。分布于梵净山及息烽、印江、正安、雷山、榕江、从江、黎平、荔波、锦屏、剑河、三都、独山、赤水、习水、麻江、台江等地。

采收加工：花春季采收，晒干。果实秋季采摘，晒干。

功能与主治：花、果实入药，清热解毒，祛风除湿。主治咽喉肿痛，黄疸，风湿关节痛等。

附注：该种作为观赏植物广泛栽培，可大量开发利用。

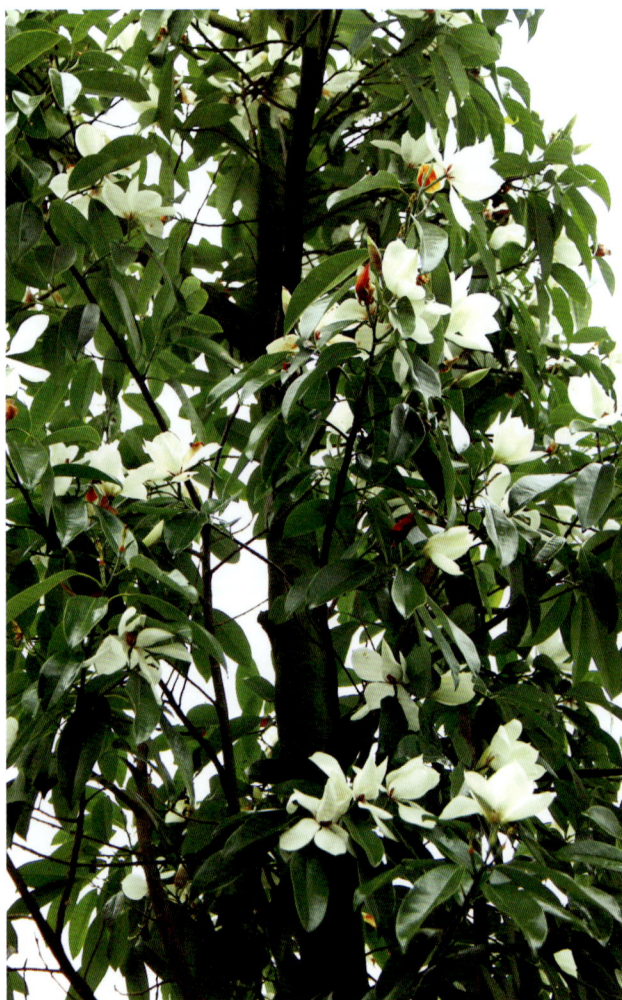

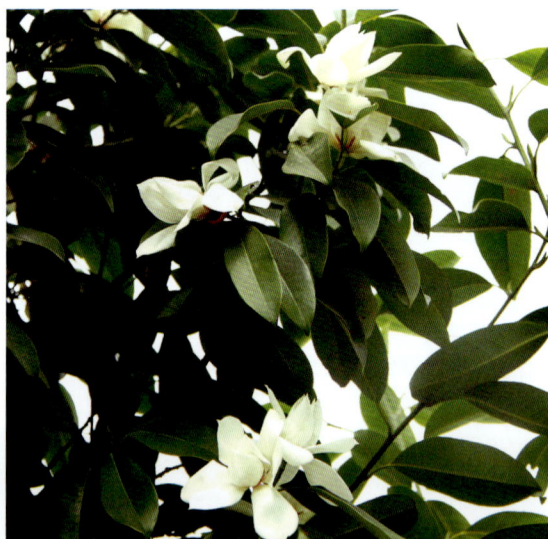

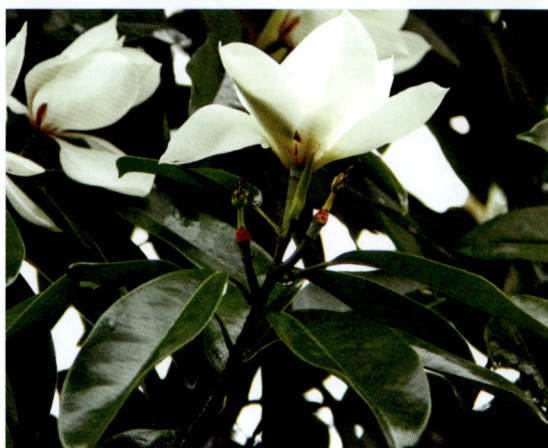

植物名称：云南含笑 *Michelia yunnanensis* Franchet ex Finet et Gagnepain

植物形态：灌木，枝叶茂密。芽、嫩枝、嫩叶上面及叶柄、花梗密被深红色平伏毛。叶革质，倒卵形，长4～10 cm，宽1.5～3.5 cm，先端圆钝或短急尖，基部楔形；托叶痕为叶柄长的2/3或达顶端。花白色，极芳香；花被片6～12（～17）枚，花丝白色；雌蕊群及雌蕊群柄均被红褐色平伏细毛；雌蕊群卵圆形或长圆状卵圆形；心皮8～20枚，卵圆形；花柱具纵沟；胚珠5～6枚。聚合果通常仅5～9个蓇葖果发育。种子1～2枚。花期3—4月，果期8—9月。

生境及分布：生于海拔600～1400 m的常绿阔叶林中。分布于息烽、安龙、威宁、盘州、赫章、水城等地。

采收加工：春季采收，晒干。

功能与主治：花入药（山辛夷），清热解毒。主治咽喉疼痛，鼻塞流涕，目赤。

附注：该种分布区域狭窄，野生资源量极少，应加以保护。

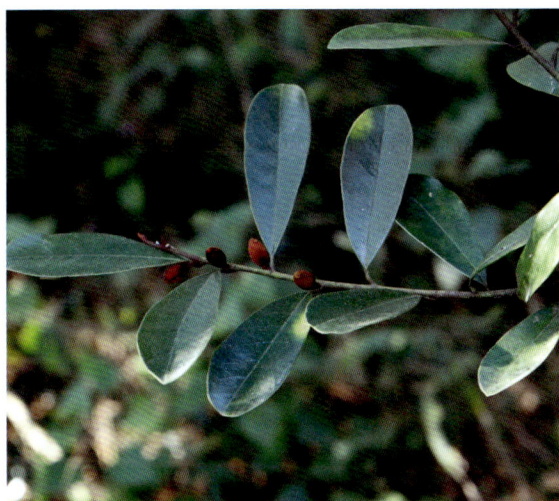

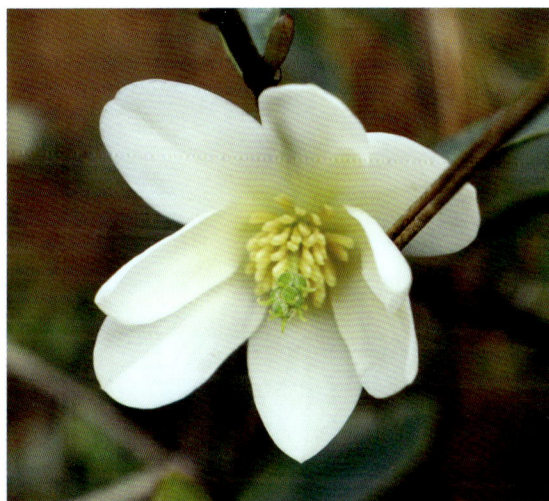

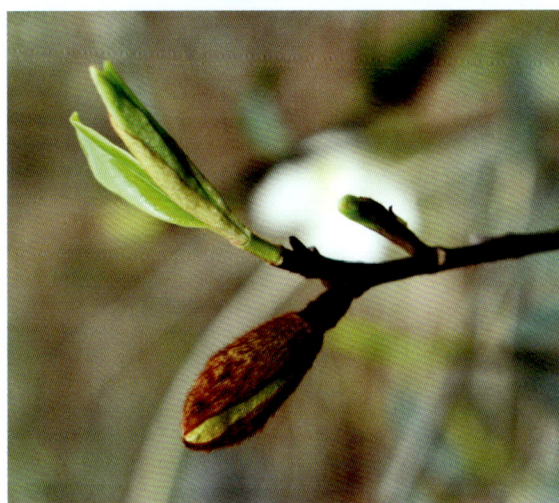

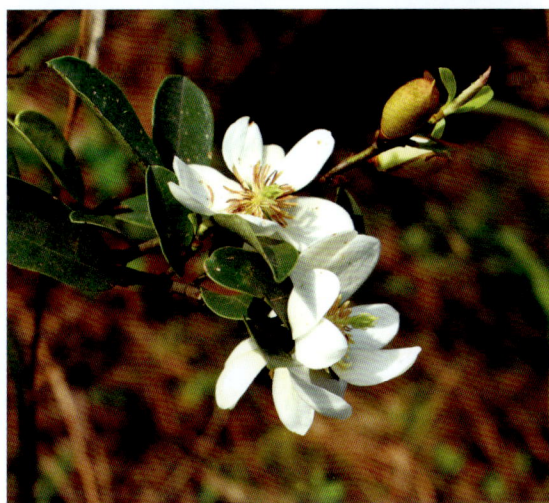

植物名称：西康天女花 *Oyama wilsonii* (Finet et Gagnepain) N. H. Xia et C. Y. Wu

别称：西康玉兰

植物形态：落叶灌木或小乔木，高达8 m。当年生枝紫红色，初被褐色长柔毛。叶纸质，椭圆状卵形或长圆状卵形，长6.5～12 cm，宽3～5 cm，先端急尖或渐尖，基部圆形或稍心形，上面沿中脉及侧脉初被灰黄色柔毛，下面密被银灰色平伏长柔毛；托叶痕为叶柄长的4/5～5/6。花与叶同时开放，白色，芳香；花被片9枚，外轮3枚与内2轮近等大，宽匙形或倒卵形；雌蕊群绿色，卵状圆柱形，长1.5～2 cm。聚合果下垂，圆柱形，熟时红色，后转紫褐色；蓇葖果具喙。

生境及分布：生于高海拔的山腰密林中。分布于雷公山及威宁、兴义、盘州、水城、赫章、纳雍，以及安顺等地。

采收加工：春季、夏季采收，晒干。

功能与主治：树皮入药，行气消积，燥湿除满，降逆平喘。主治食积气滞，腹胀便秘，湿阻中焦，痰壅气逆，胸满喘咳等。

附注：国家二级保护野生植物，应加以保护。

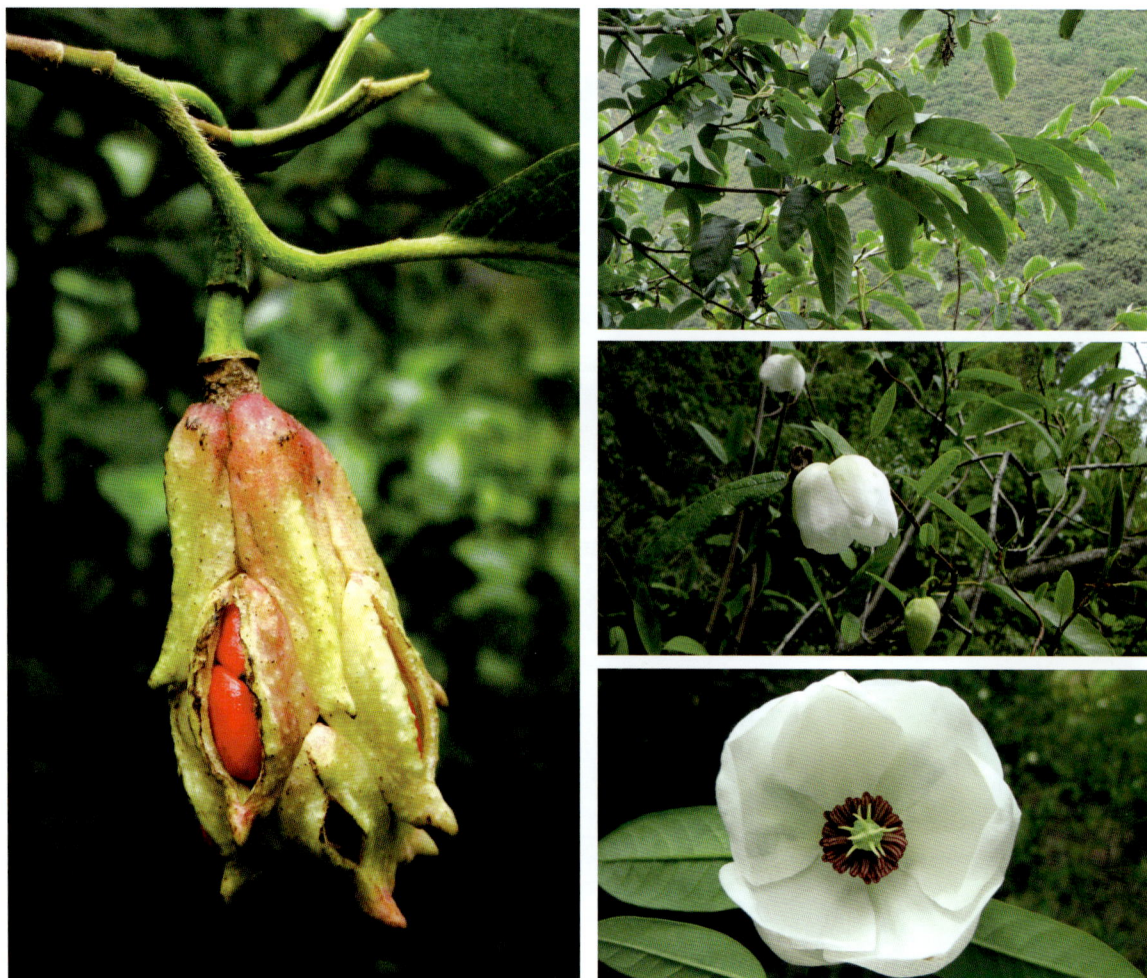

植物名称：玉兰 *Yulania denudata* (Desrousseaux) D. L. Fu

别称：玉兰花

植物形态：落叶乔木，高达25 m。树皮深灰色，粗糙开裂；小枝稍粗壮，灰褐色；冬芽、花梗密被淡灰黄色长绢毛。叶纸质，倒卵形，长10~15 cm，宽6~10 cm，先端宽圆形、平截形或稍凹，上面幼嫩时被柔毛；托叶痕为叶柄长的1/4~1/3。花蕾卵圆形，花先叶后，直立，芳香，径10~16 cm；花被片9枚，白色，基部常带粉红色。菁葖果厚木质，褐色。种子心形，高约9 mm，宽约10 mm；外种皮红色，内种皮黑色。

生境及分布：贵州各地均有栽培。

采收加工：1—3月花未开放时采收，晒干。

功能与主治：花蕾入药，散风寒，通鼻窍。主治鼻渊，风寒感冒之头痛、鼻塞、流涕。

附注：该种为《中华人民共和国药典》收载品种，贵州各地广泛栽培，可大量开发利用。

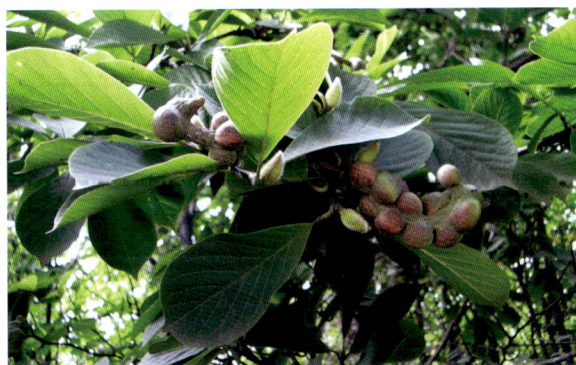

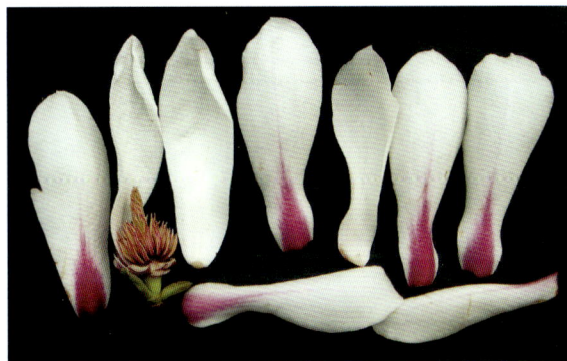

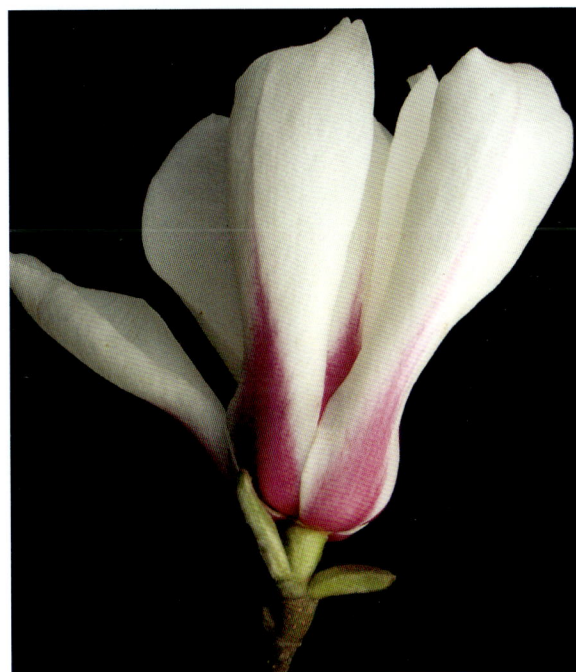

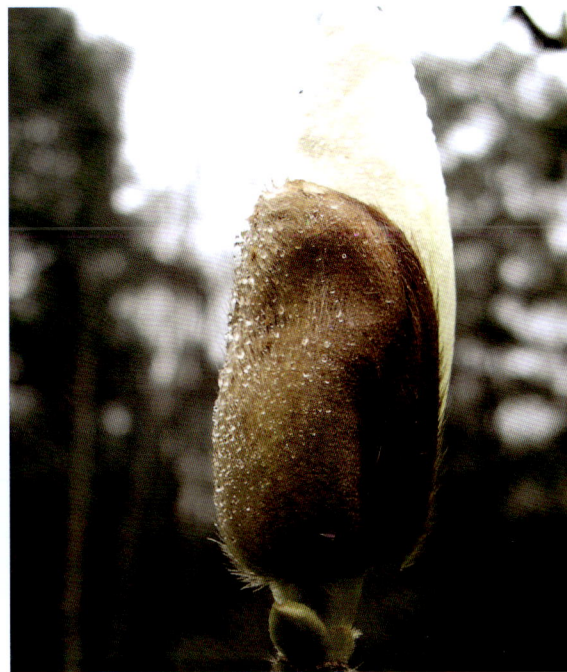

植物名称：紫玉兰 *Yulania liliiflora* (Desrousseaux) D. L. Fu

别称：辛夷、木笔

植物形态：落叶灌木，高达3 m。树皮灰褐色，小枝绿紫色或淡褐紫色。叶椭圆状倒卵形或倒卵形，长8~18 cm，宽3~10 cm，上面幼嫩时疏生短柔毛，下面沿脉有短柔毛。花与叶同时开放，瓶形，直立于粗壮、被毛的花梗上；花被片9~12枚，外轮3枚萼片状，内2轮肉质，外面紫色或紫红色，内面带白色，花瓣状；雄蕊紫红色；雌蕊群长约1.5 cm，淡紫色，无毛。聚合果深紫褐色，后变褐色，圆柱形；成熟蓇葖果近圆球形，顶端具短喙。

生境及分布：贵州大部分地区有栽培。

采收加工：春季花未开放时采摘花蕾，晒干。

功能与主治：花蕾入药，祛风散寒，通窍。主治鼻塞不通，头痛，牙痛，急性、慢性鼻窦炎，过敏性鼻炎。

附注：该种为贵州民间常用药物。

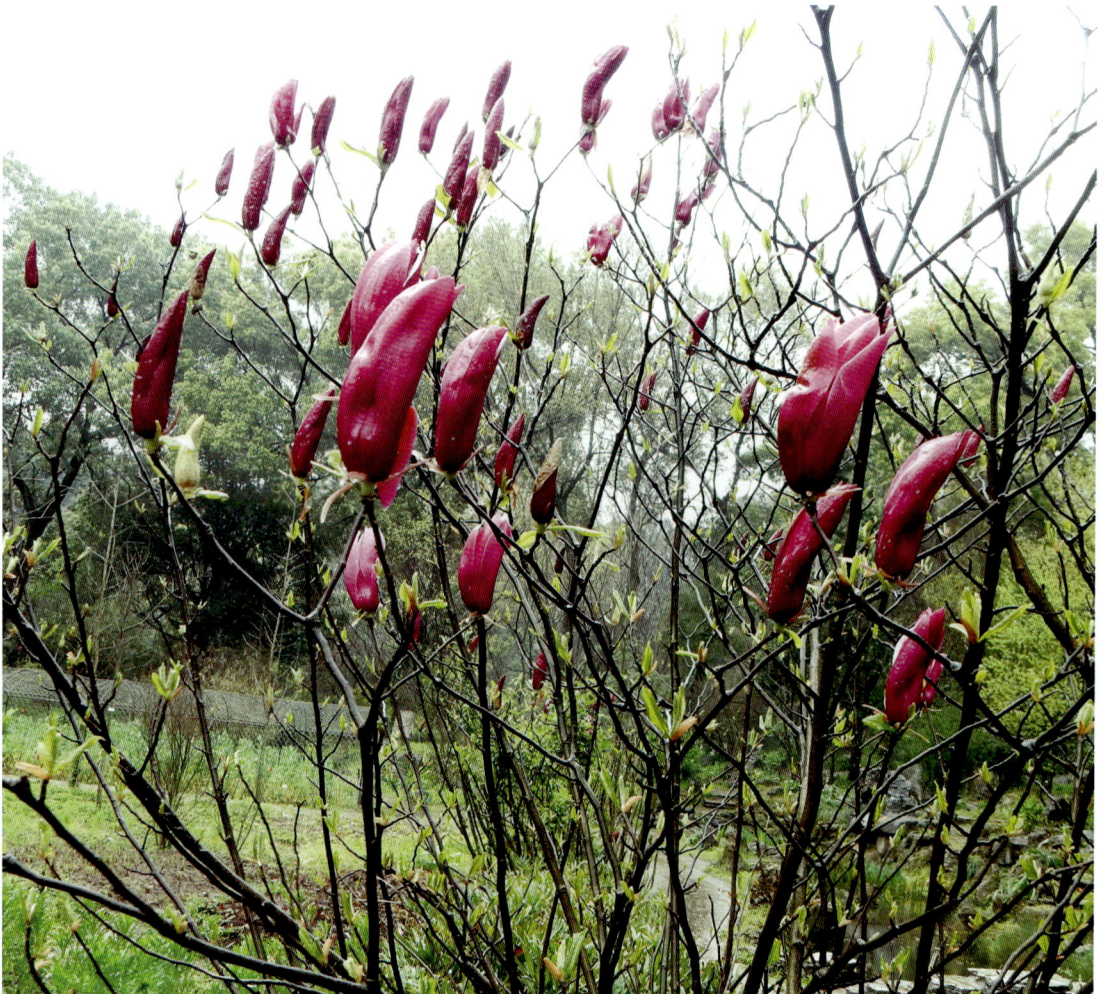

植物名称：武当玉兰 *Yulania sprengeri* (Pampanini) D. L. Fu

植物形态：落叶乔木，高可达21 m。小枝无毛。叶倒卵形，长10～18 cm，宽4.5～10 cm，先端急尖或急短渐尖，基部楔形，上面仅沿中脉及侧脉疏被平伏柔毛，下面初被平伏细柔毛；托叶痕细小。花先叶后；花蕾直立，被淡灰黄色绢毛，杯状，有芳香；花被片12（～14）枚，近相似，外面玫瑰红色，有深紫色纵纹，倒卵状匙形或匙形；雌蕊群圆柱形，长2～3 cm，淡绿色；花柱玫瑰红色。聚合果圆柱形，长6～18 cm；蓇葖果扁圆，成熟时褐色。

生境及分布：生于海拔1200～1700 m的山腰阔叶林中。分布于雷山、印江、松桃、施秉、绥阳、德江、石阡、江口、大方、桐梓、纳雍、赫章、威宁、水城等地。

采收加工：春季采摘未开放的花蕾，白天置于阳光下暴晒，晚上堆成垛发汗，待晒到五成干时堆放1～2天，再晒至全干。

功能与主治：花蕾入药，散风寒，通鼻窍。主治鼻渊，风寒感冒之头痛、鼻塞、流涕。

附注：该种在贵州各地广泛栽培，可大量开发利用。

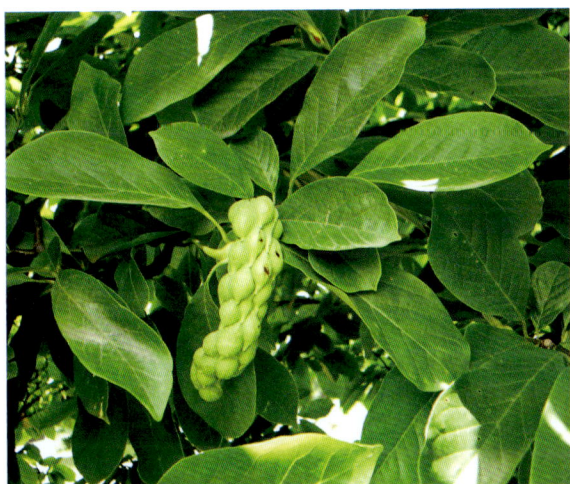

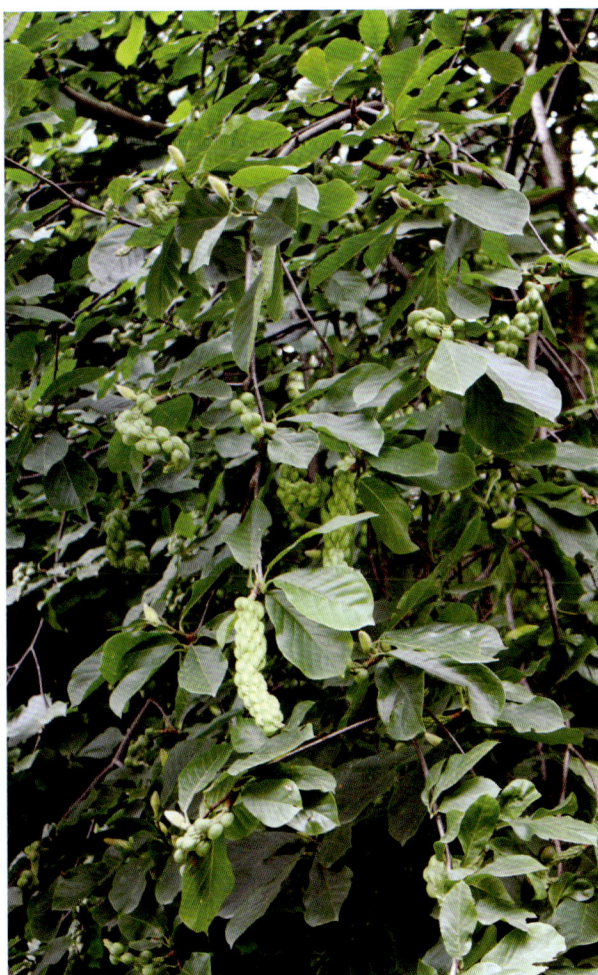

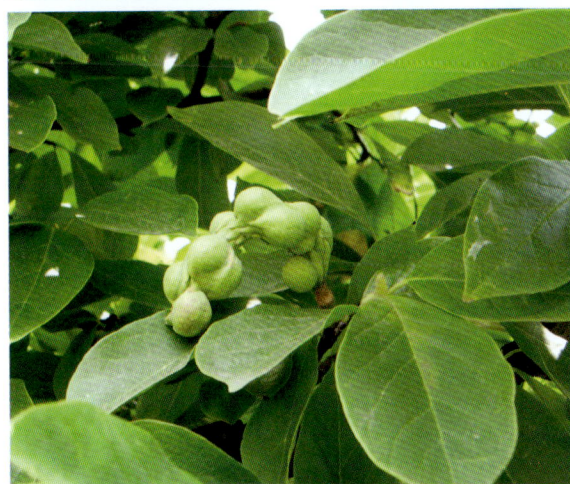

八角科 Illiciaceae

常绿乔木或灌木。具顶芽，芽鳞覆瓦状排列。叶为单叶，互生，常于枝顶或节上聚生，革质至厚纸质，全缘，边缘稍外卷；有叶柄；无托叶。花两性，单生或2~3朵簇生，腋生、近顶生或茎生；花被片7~55枚，覆瓦状排列成数轮；雄蕊4~50枚，离生；心皮5~21枚，离生；子房1室，有胚珠1枚。聚合果由10余枚呈放射状排列的蓇葖果组成。种子卵状或椭圆状，具光泽，种脐下凹；胚乳丰富，胚微小。

本科1属35种。我国有1属25种，分布于西南、华南、华中、华东地区和西北地区东南部。

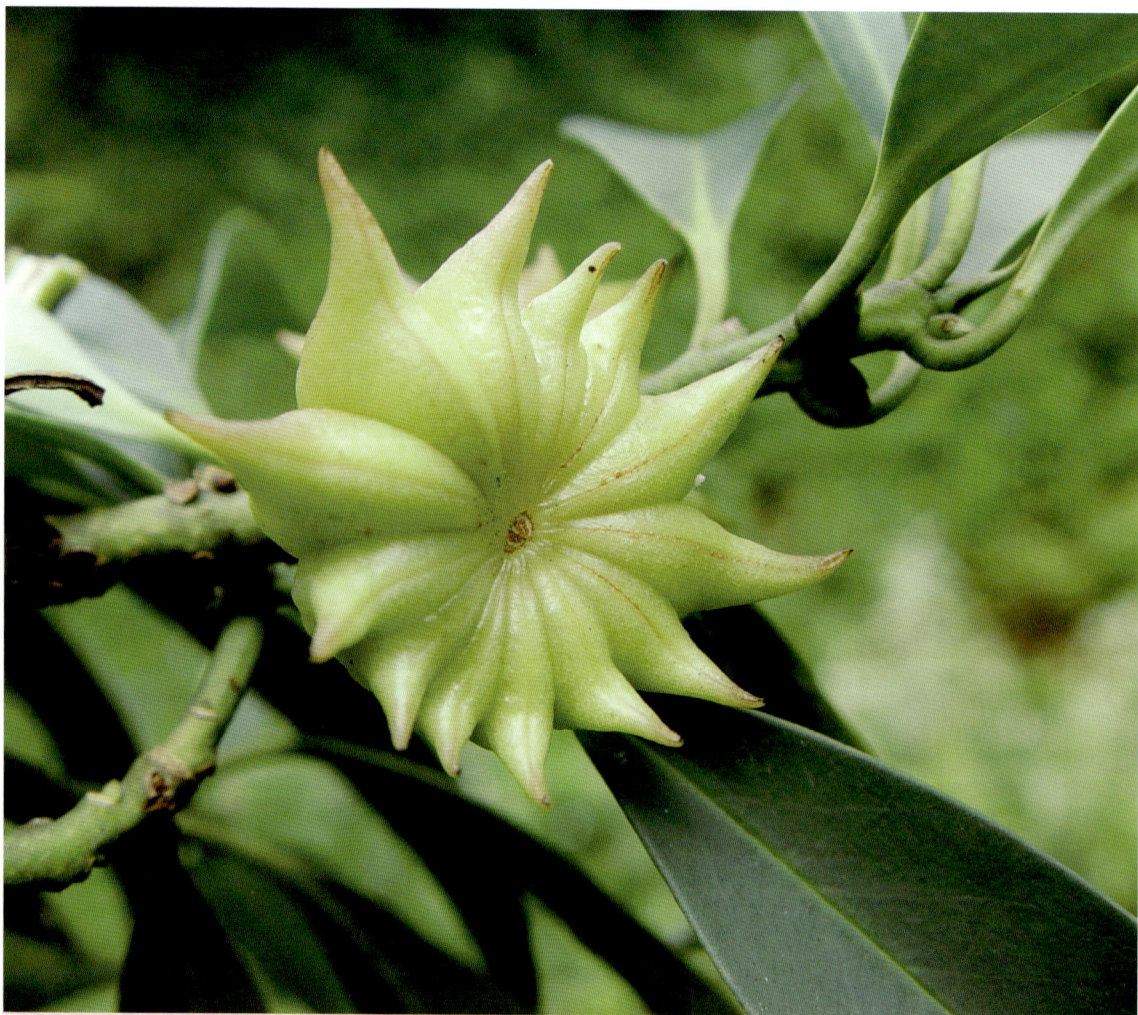

野八角 *Illicium simonsii* Maximowicz

植物名称：红花八角 *Illicium dunnianum* Tutcher

植物形态：灌木，通常高1~2 m，稀达10 m。叶密集生于近枝顶，3~8枚簇生或假轮生，薄革质，狭披针形或狭倒披针形，长5~12 cm，宽0.8~1.2 cm，先端急尖或渐尖，基部渐狭，下延至叶柄成明显狭翅。花单生于叶腋或2~3朵簇生于枝梢叶腋；花被片12~20枚，粉红色到红色、紫红色，最大的花被片椭圆形到近圆形；雄蕊24枚，极少11枚；心皮8~13枚。聚合果较小，径1.5~3 cm；蓇葖果通常7~8枚，少13枚。种子较小。

生境及分布：生于山谷水旁、疏林阴湿处、河两岸山地密林或岩石缝中。分布于威宁、黔西、贞丰、清镇、道真、册亨、望谟、荔波、瓮安、独山、罗甸、惠水、龙里、赫章、施秉等地。

采收加工：根全年均可采挖，洗净，切片晒干。树皮秋季采收，晒干。

功能与主治：根、树皮入药，祛风止痛，散瘀消肿。主治风湿骨痛，跌打损伤，骨折。

附注：该种有毒，慎用。

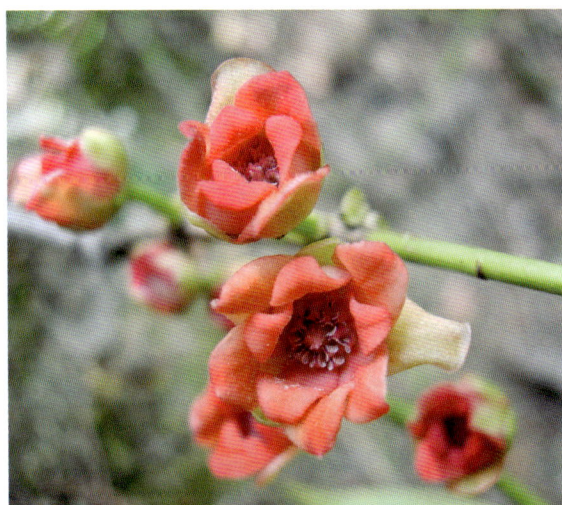

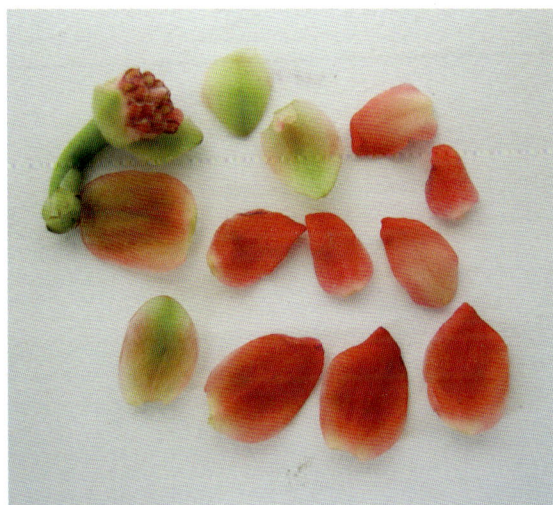

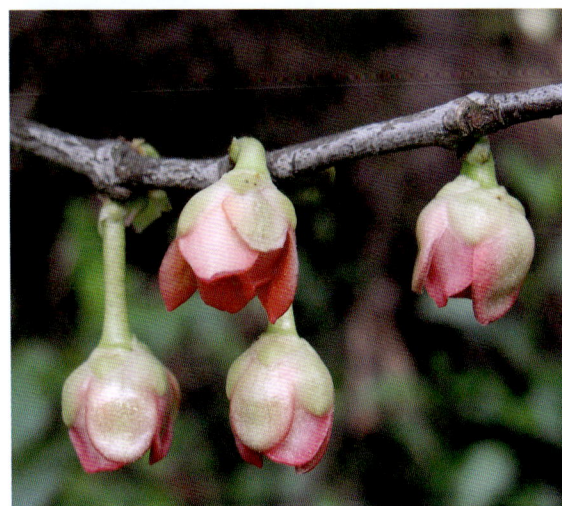

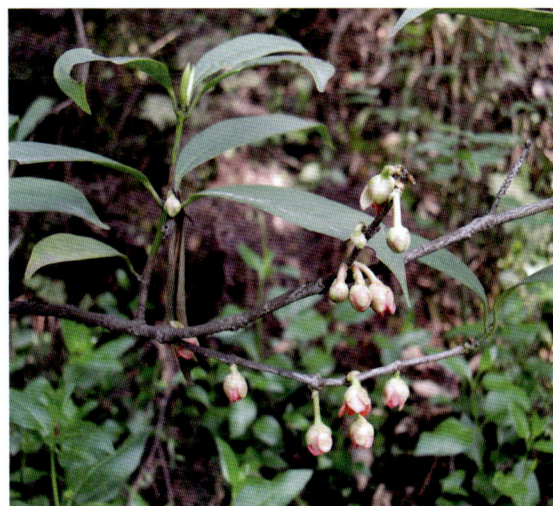

植物名称：红茴香 *Illicium henryi* Diels

别称：土八角

植物形态：灌木或乔木，高3~8 m，有时可达12 m。树皮灰褐色至灰白色。叶互生或2~5枚簇生，革质，倒披针形、长披针形或倒卵状椭圆形，长6~18 cm，宽1.2~5 cm。花粉红色至深红色、暗红色，腋生或近顶生，单生或2~3朵簇生；花被片10~15枚，最大的花被片长圆状椭圆形或宽椭圆形。聚合果果梗长15~55 mm；蓇葖果7~9枚，长12~20 mm，宽5~8 mm，厚3~4 mm，先端明显钻形，细尖，尖头长3~5 mm。种子长6.5~7.5 mm。

生境及分布：生于海拔500~800 m的山地密林、疏林、山谷或溪边灌丛中。分布于雷公山及松桃、黎平、荔波、正安、清镇、平坝、修文、开阳、普安、印江、江口、惠水、龙里、水城、道真，以及毕节等地。

采收加工：根全年均可采收，洗净，晒干；或切成小段，晒至半干；或剖开韧皮部，去除木质部，晒干。

功能与主治：根、根皮入药，活血止痛，祛风除湿。主治跌打损伤，风寒湿痹，腰腿痛。

附注：该种有毒，慎用。

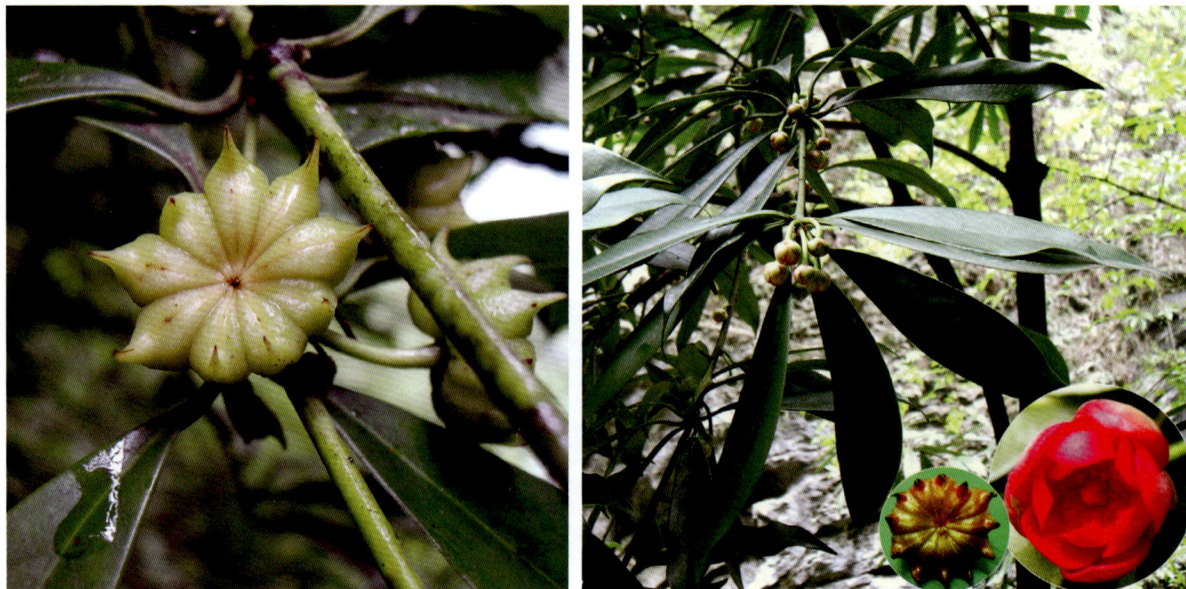

植物名称：红毒茴 *Illicium lanceolatum* A. C. Smith

别称：莽草

植物形态：灌木或小乔木，高3～10 m。枝条纤细，树皮浅灰色至灰褐色。叶互生，或稀疏近簇生于小枝顶端，或排成假轮生。花腋生或近顶生，单生或2～3朵簇生，红色至深红色；花被片10～15枚，肉质，最大的花被片椭圆形或长圆状倒卵形，长8～12.5 mm，宽6～8 mm；心皮10～14枚，长3.9～5.3 mm；子房长1.5～2 mm。蓇葖果10～14枚（少有9枚）轮状排列，单个蓇葖果长14～21 mm，具向后弯曲的钩状尖头。种子长7～8 mm。

生境及分布：生于海拔800～1000 m的山沟、溪谷阴处、密林下或疏林中。分布于雷公山及德江、施秉、凯里、黔西、纳雍、金沙、荔波、罗甸、惠水、长顺、独山、都匀、三都，以及贵阳、遵义等地。

采收加工：根秋季、冬季采挖，除去须根，洗净，切片晒干；或切成小段，晒至半干；或剖开韧皮部，去除木质部，晒干。

功能与主治：根、根皮入药，祛风止痛，消肿散结，杀虫止痒。主治头风，皮肤麻痹，痈肿，瘰疬，喉痹，癣疥，风火牙痛，狐臭等。

附注：该种有剧毒，慎用。

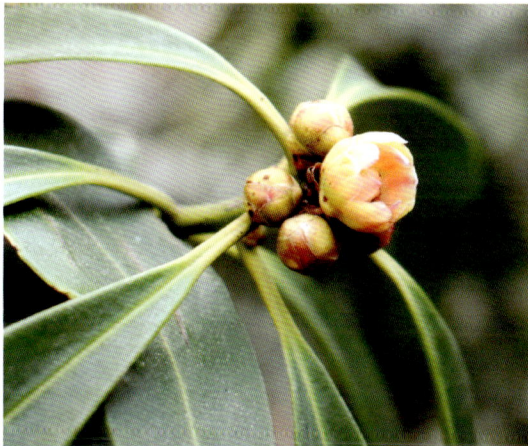

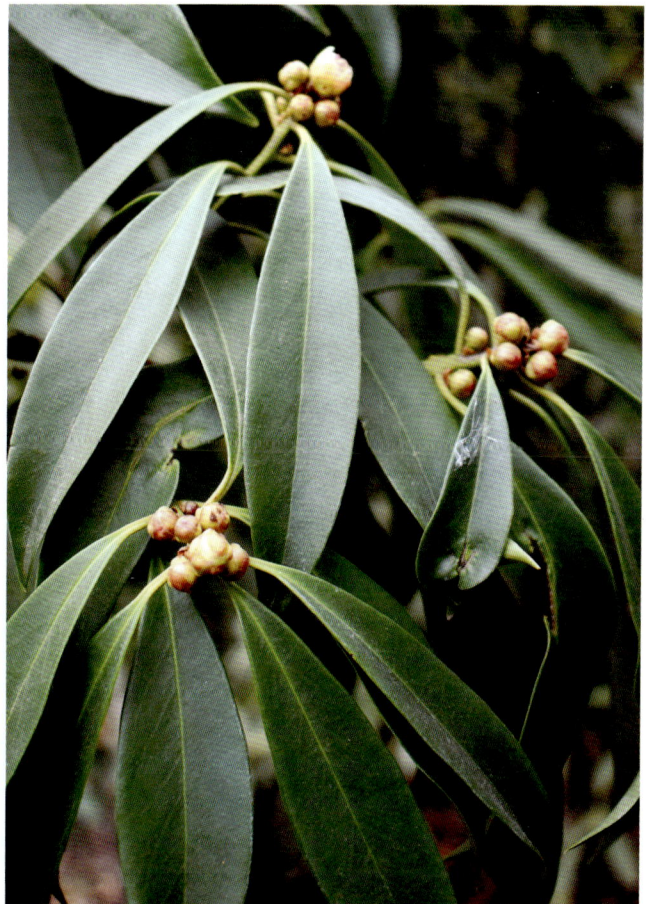

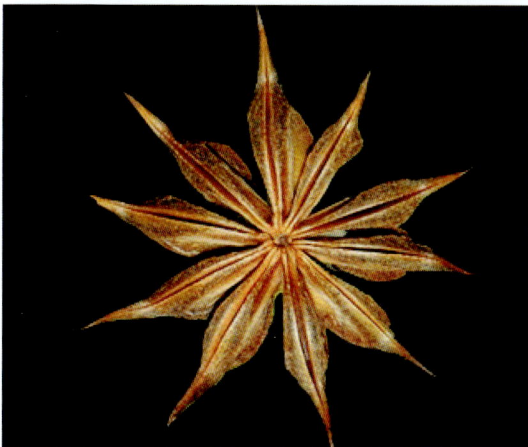

植物名称：野八角 *Illicium simonsii* **Maximowicz**

植物形态：乔木，高达9 m，少数可达15 m。幼枝带褐绿色，稍具棱，老枝变灰色；芽卵形或尖卵形，外芽鳞明显具棱。叶近对生或互生，有时3~5枚聚生，革质，披针形至椭圆形，或长圆状椭圆形。花有香气，淡黄色，有时为奶油色或白色，很少为粉红色；花被片18~23枚，很少26枚，最外面的2~5枚膜质，里面的渐狭，最里面的几枚狭舌形。蓇葖果8~13枚，长11~20 mm。种子灰棕色至禾秆色，长6~7 mm。

生境及分布：生于海拔1300~2400 m的山腰、山顶杂木林或灌丛中。分布于梵净山、雷公山及威宁、水城、荔波、独山、都匀，以及安顺等地。

采收加工：9—10月采摘，晒干。

功能与主治：果实、叶入药，生肌杀虫。主治疮疡久溃。

附注：该种有剧毒，慎用。

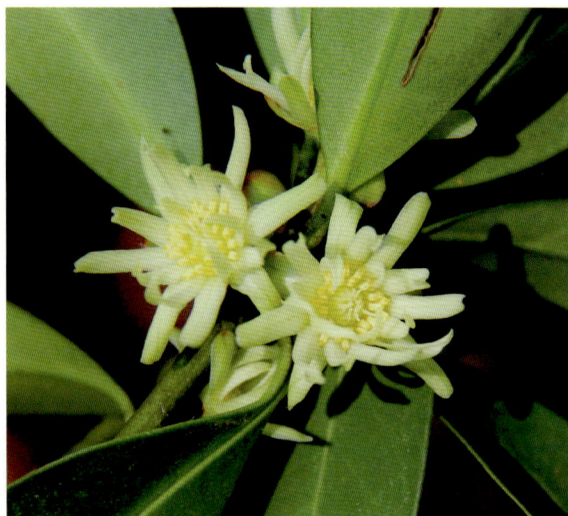

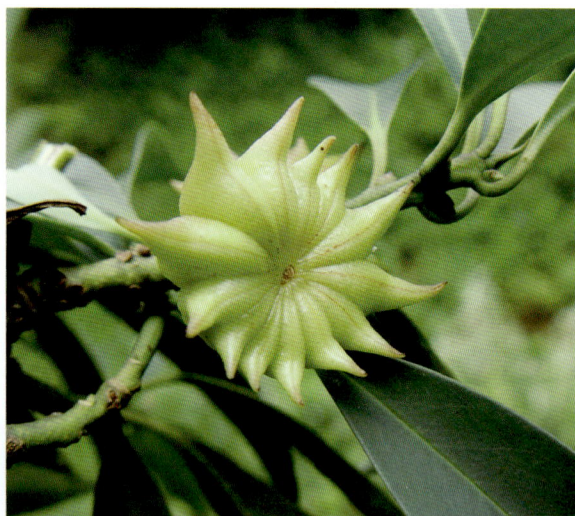

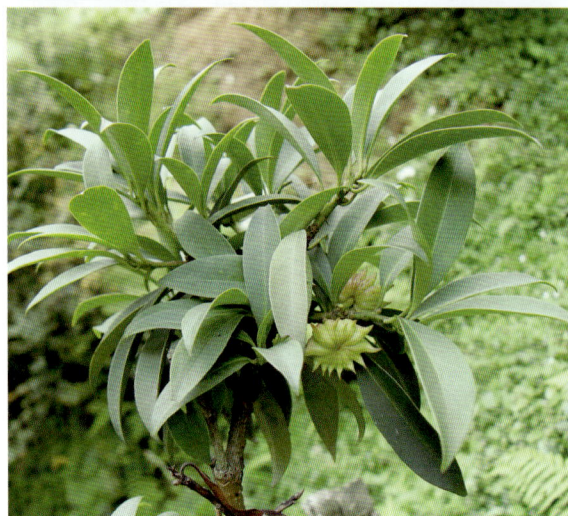

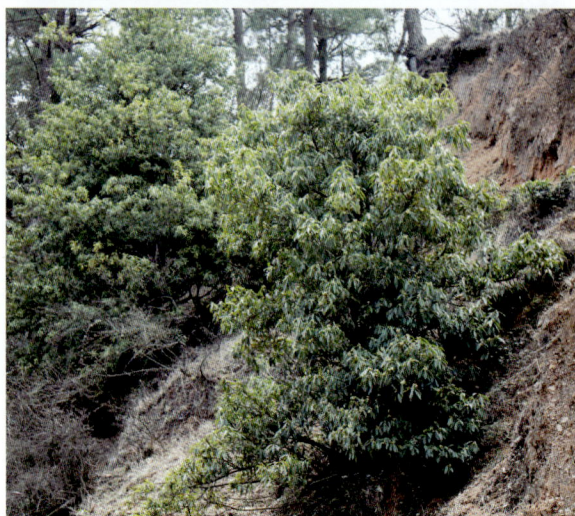

植物名称：八角 *Illicium verum* J. D. Hooker

别称：大茴香

植物形态：乔木，高10～15 m。树冠塔形、椭圆形或圆锥形。叶不整齐互生，在顶端3～6枚近轮生或松散簇生，在阳光下可见密布透明油点。花粉红色至深红色，单生于叶腋或生于近枝顶；花被片7～12枚，常10～11枚，具不明显的半透明腺点，最大的花被片宽椭圆形至宽卵圆形；雄蕊11～20枚，多为13～14枚，长1.8～3.5 mm。聚合果果梗长20～56 mm，径3.5～4 cm，饱满平直；蓇葖果多为8枚，呈八角形。种子长7～10 mm，宽4～6 mm，厚2.5～3 mm。

生境及分布：生于海拔800～1000 m的阴坡或湿润的山谷中，或栽培。分布于江口、松桃、施秉、雷山、盘州、平塘、习水、湄潭、册亨、望谟，以及贵阳等地。

采收加工：秋季采收，置于沸水中煮约10 min，取出晒干。

功能与主治：果实入药，散寒，理气，止痛。主治寒疝腹痛，腰膝冷痛，胃寒呕吐，脘腹疼痛等。

附注：该种为《中华人民共和国药典》收载品种。贵州野生资源量少，南部地区可发展种植。

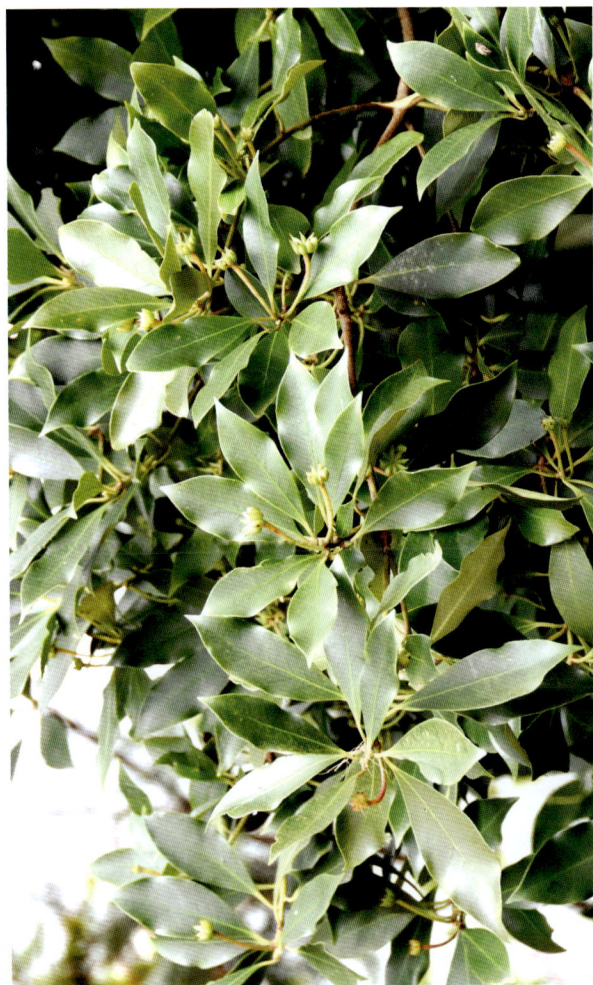

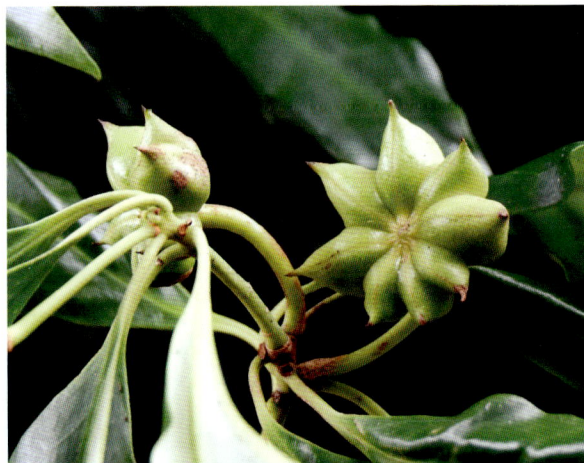

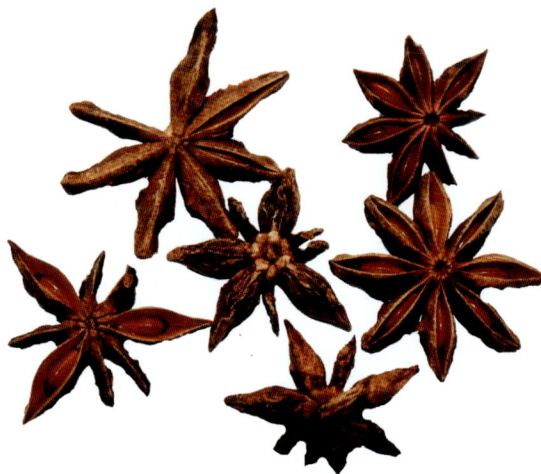

五味子科 Schisandraceae

　　木质藤本，雌雄同株或雌雄异株。叶互生，具叶柄；无托叶。花着生于叶腋，通常是单生，偶尔对生或簇生单性花；有花序梗；雄蕊4～80枚，基部合生；子房下位，通常呈螺旋状排列。果实大多为浆果。

　　本科仅2属39种，主要分布于东亚和东南亚。我国有2属27种。

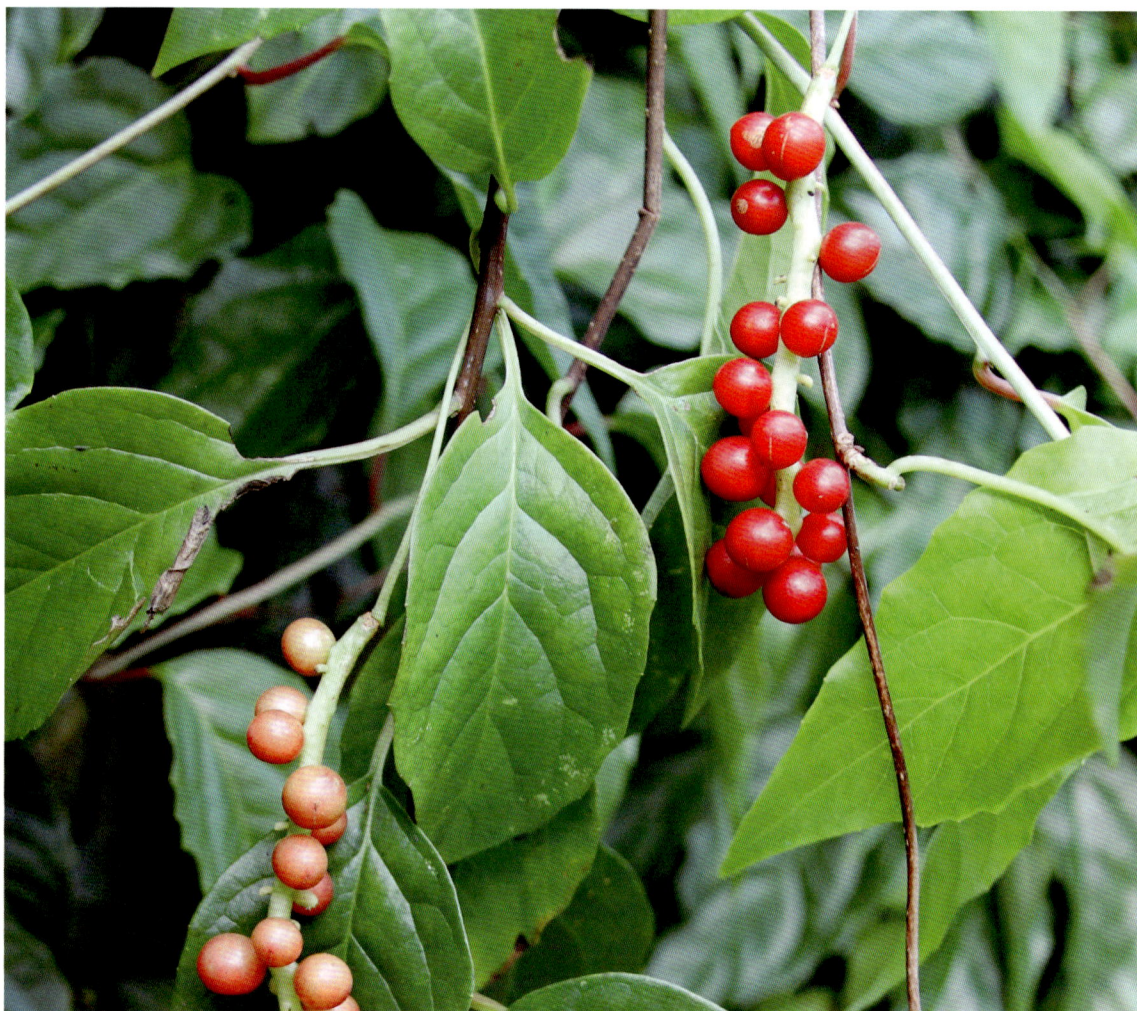

华中五味子 *Schisandra sphenanthera* (Rehder et E. H. Wilson)

植物名称：狭叶南五味子 *Kadsura angustifolia* A. C. Smith
别称：广西南五味子

植物形态：藤本状灌木，植株无毛。叶狭椭圆形，长9.5～14 cm，宽2.5～4.5 cm，纸质至近革质，基部楔形，边缘有锯齿或细锯齿，先端渐尖至长渐尖；叶脉7～13条；叶柄长1～1.7 cm。雄花花梗长9～10 mm，雄蕊约50枚，退化雄蕊缺失；雌花花梗长1～1.2 cm，花被片9～15枚，白色，长7.5～8.5 mm，宽5～6 mm；心皮约80枚。果梗长约4 cm；浆果（9～10.5）mm×（8～9.5）mm。种子1枚，盘状，（6～7.5）mm×（6.5～7）mm。花期6月，果期9月。

生境及分布：生于海拔900～1800 m的疏林中。分布于龙里等地。

采收加工：全年均可采收，除去杂质，切段晒干。

功能与主治：全株入药，主治风湿痛，骨折，跌打损伤，外伤出血。

附注：该种为贵州地理分布新记录种，在贵州资源量极少，应严加保护。

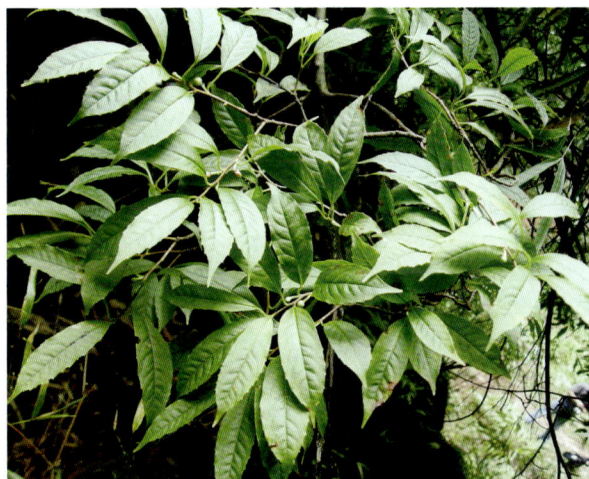

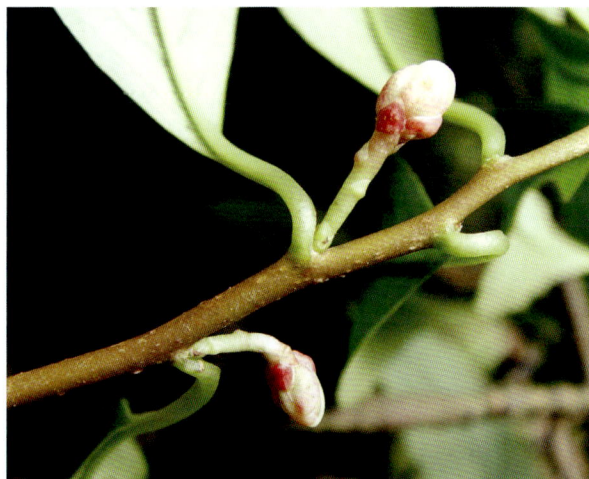

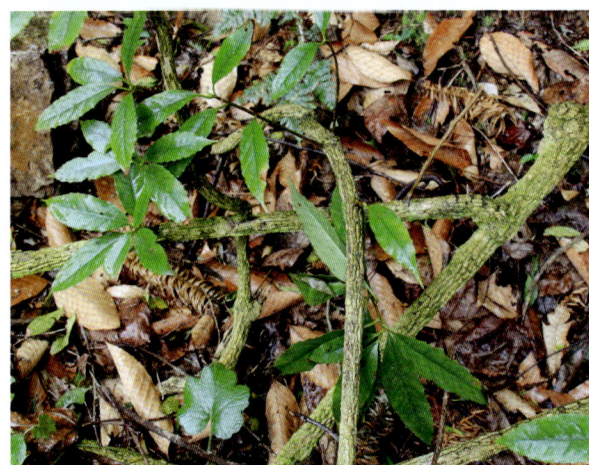

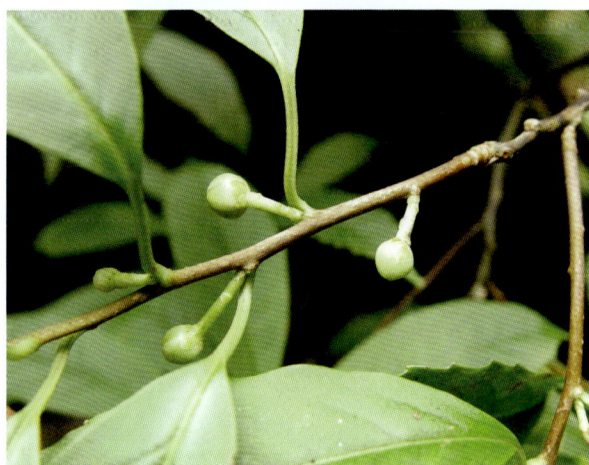

植物名称：黑老虎 *Kadsura coccinea* (Lemaire) A. C. Smith

别称：冷饭团、大血藤

植物形态：藤本，全株无毛。叶革质，长圆形至卵状披针形，长7~18 cm，宽3~8 cm，先端钝或短渐尖，基部宽楔形或近圆形，全缘。花单生于叶腋，稀成对，雌雄异株；雄花花被片红色，10~16枚，中轮最大1枚花被片椭圆形，长2~2.5 cm，宽约14 mm，最内轮3枚明显增厚，肉质；雌花花被片与雄花相似；花柱短钻状，顶端无盾状柱头；心皮长圆形。小浆果倒卵形，长达4 cm；外果皮革质，不显出种子。种子心形或卵状心形。

生境及分布：生于海拔400~1000 m的山地疏林中，常缠绕于灌木或大树上。贵州大部分地区有分布。

采收加工：全年均可采挖根或割取老藤茎，洗净，切段晒干。

功能与主治：根、藤茎入药，行气止痛，散瘀通络。主治胃、十二指肠溃疡，慢性、急性胃炎，风湿痹痛，跌打损伤，骨折，痛经，产后瘀血腹痛等。

附注：该种有一定的野生资源量，可加以开发利用。

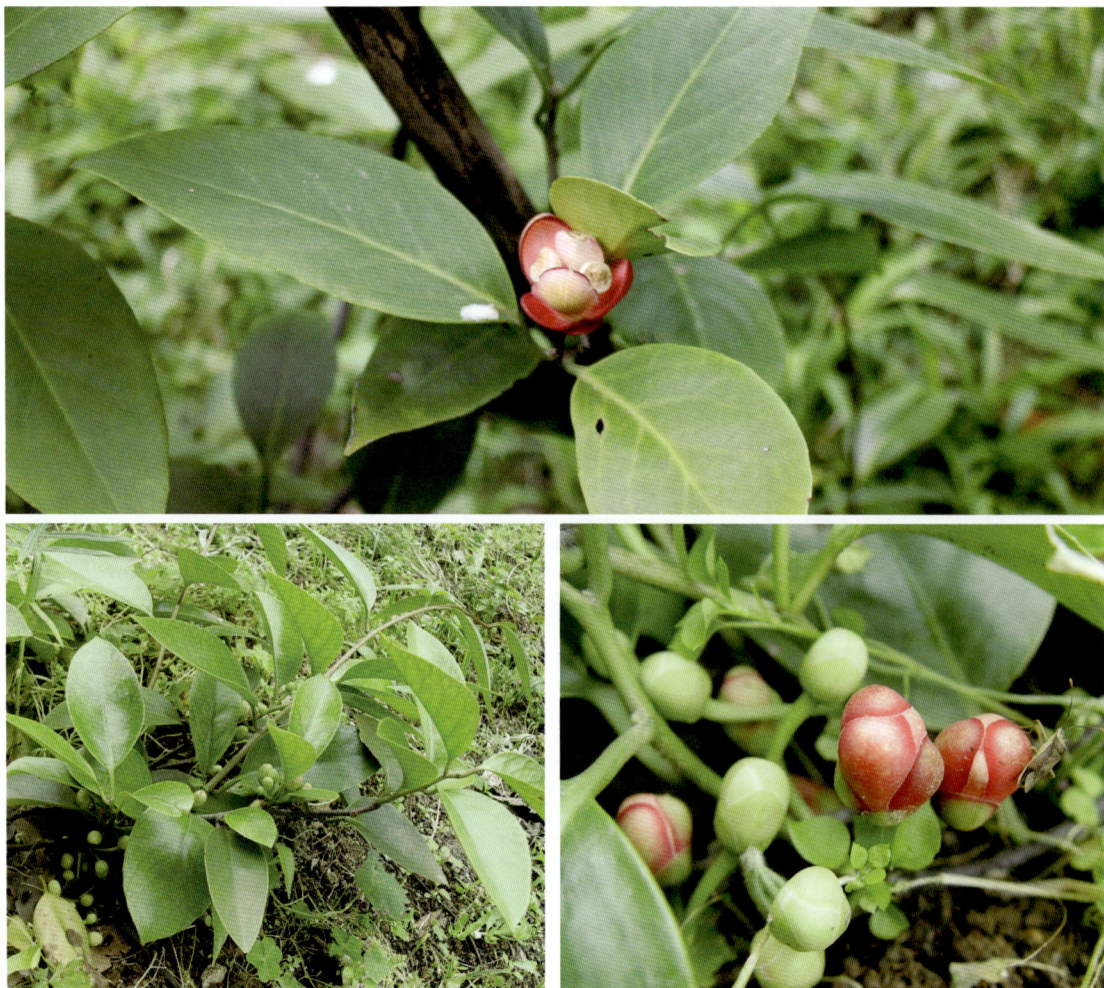

植物名称：异形南五味子 *Kadsura heteroclita* (Roxburgh) Craib

别称：大叶风藤

植物形态：常绿木质大藤本，无毛。小枝褐色，干时黑色，有明显深入的纵条纹，具椭圆形点状皮孔。叶卵状椭圆形至阔椭圆形，长6~15 cm，宽3~7 cm，先端渐尖或急尖，基部阔楔形或近圆形。花单生于叶腋，雌雄异株；花被片白色或浅黄色；雄花花托椭圆形，顶端伸长为圆柱形，圆锥状凸出于雄蕊群外；雌蕊群近球形，径6~8 mm，具雌蕊30~55枚；子房长圆状倒卵圆形，成熟心皮倒卵圆形。种子2~3枚，少有4~5枚。

生境及分布：生于海拔400~2000 m的山坡、林缘或疏林中。分布于雷山、普安、荔波、务川、道真、兴义、罗甸、惠水、龙里等地。

采收加工：夏季、秋季采收，除去泥土，洗净，晒干。

功能与主治：根茎入药，祛风除湿，舒筋活血。主治风湿冷痛，闭经，消化不良，胃痛，骨折。

附注：该种的野生资源量小，应加以保护。

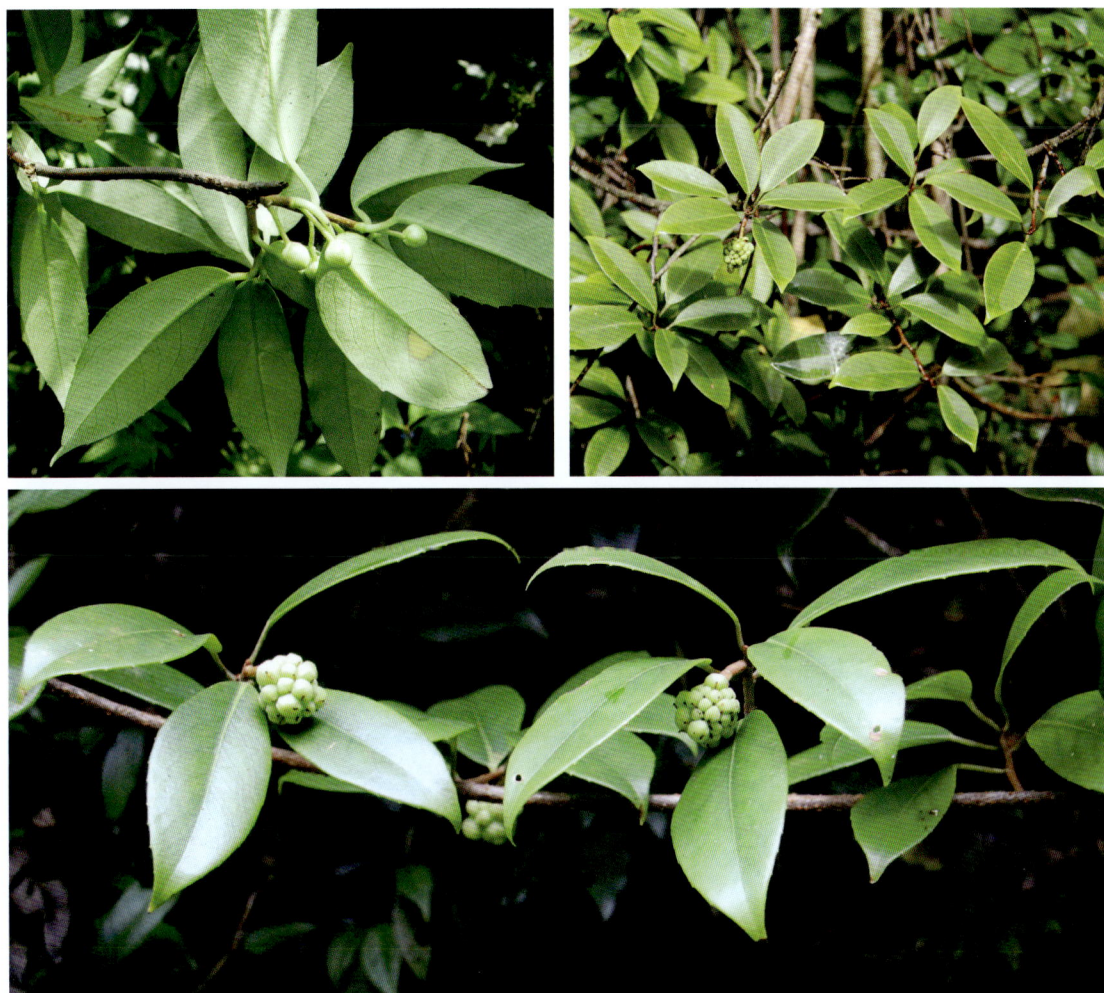

植物名称：南五味子 *Kadsura longipedunculata* Finet et Gagnepain
别称：散血飞、五香血藤、红藤

　　植物形态：藤本，各部无毛。叶长圆状披针形、倒卵状披针形或卵状长圆形，长5～13 cm，宽2～6 cm，先端渐尖或尖，基部狭楔形或宽楔形，边有疏齿，上面具淡褐色透明腺点。花单生于叶腋，雌雄异株；雄花花被片白色或淡黄色，8～17枚，中轮最大1枚花被片椭圆形；雌花花被片与雄花相似；雌蕊群椭圆形或球形，径约10 mm，具雌蕊40～60枚。聚合果球形，径1.5～3.5 cm；小浆果倒卵圆形，长8～14 mm；外果皮薄革质。种子2～3枚，稀4～5枚。

　　生境及分布：生于山坡、山谷或溪边阔叶林中。除贵州西北部少数区域，其余大部分地区均有分布。

　　采收加工：立冬前后采挖根或剥取根皮，洗净，晒干。

　　功能与主治：根、根皮入药，理气止痛，祛风通络，活血消肿。主治胃痛，腹痛，风湿痹痛，痛经，月经不调，咽喉肿痛等。

　　附注：该种为《贵州省中药材、民族药材质量标准》收载品种，是贵州苗族、仡佬族等少数民族常用药物。

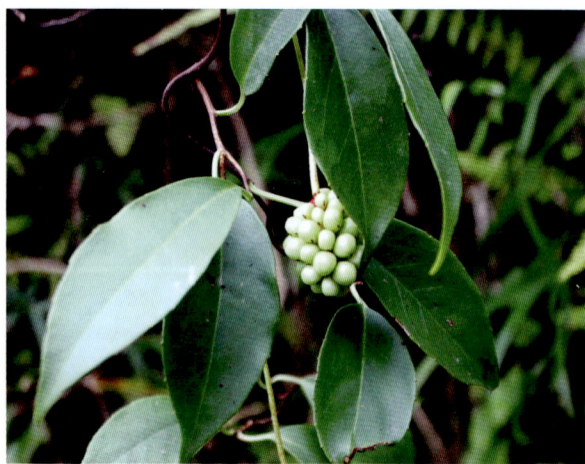

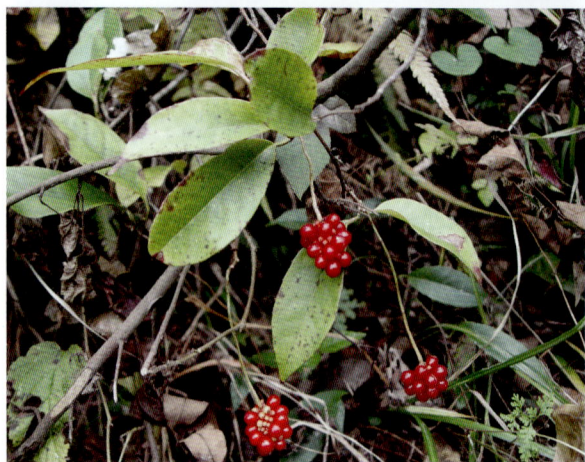

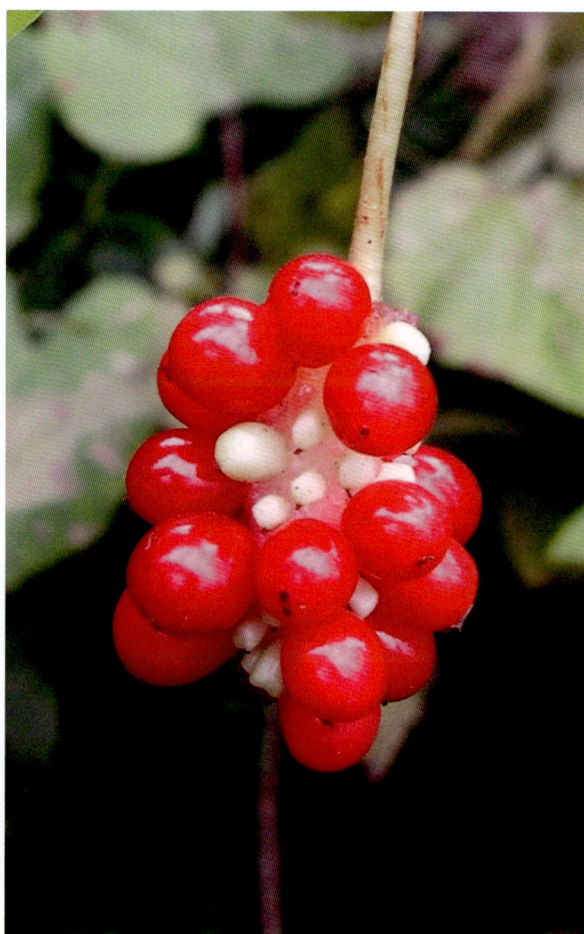

植物名称：二色五味子 *Schisandra bicolor* W. C. Cheng
别称：瘤枝五味子

植物形态：落叶木质藤本。叶近圆形，很少椭圆形或倒卵形，长5.5～9 cm，先端急尖，基部阔楔形，上面绿色，下面灰绿色；叶柄长2～4.5 cm，淡红色。花雌雄同株；雄花花梗长1～1.5 cm，花被片7～13枚，弯凹，外轮的绿色，圆形或椭圆状长圆形，内轮的红色，长圆形或长圆状倒卵形，雄蕊群红色，雄蕊5枚，花丝初合生；雌花花梗长2～6 mm，花被片与雄花的相似，雌蕊群宽卵球形，雌蕊9～16枚，偏斜椭圆形，柱头短小。果序长3～7 cm；小浆果球形，皮具白色点。种皮背部具小瘤点。花期7月，果期9—10月。

生境及分布：生于海拔700～1500 m的山坡、森林边缘。分布于独山等地。

采收加工：全年均可采收，除去杂质，切段晒干。

功能与主治：根、藤茎入药，通经活络，健脾开胃。主治劳伤脱力，四肢酸麻，胸闷，纳呆。

附注：该种为贵州地理分布新记录种，在贵州资源量极少，应严加保护。

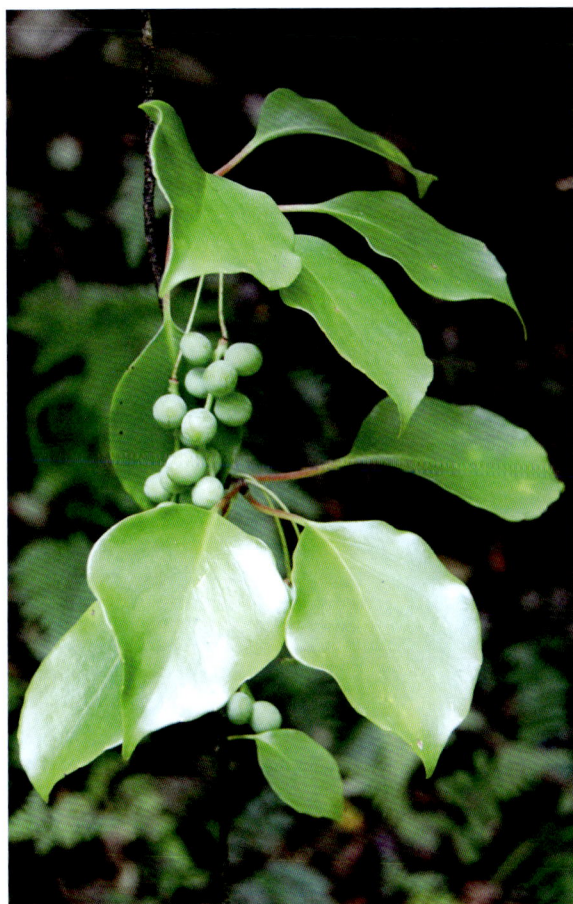

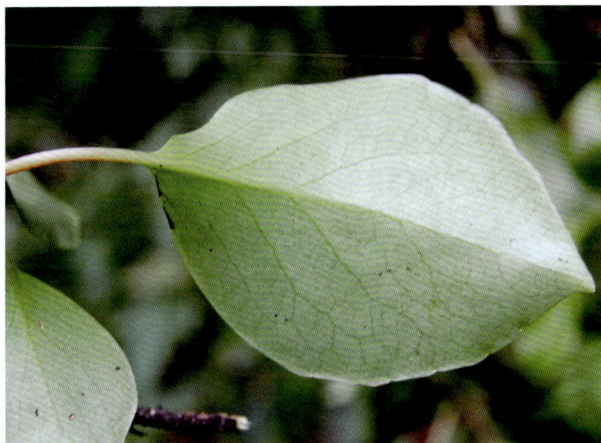

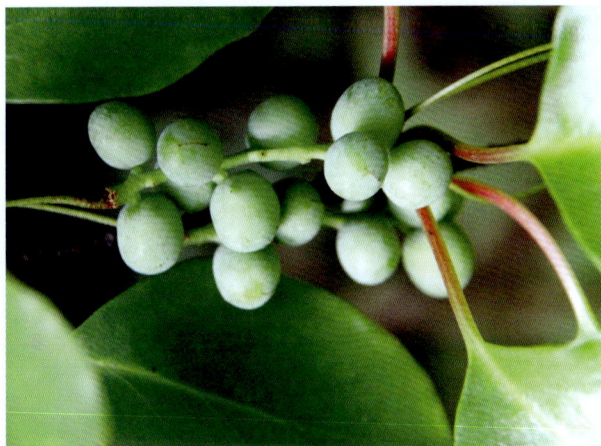

植物名称：翼梗五味子 *Schisandra henryi* C. B. Clarke
别称：北五味子、黄皮血藤

植物形态：落叶木质藤本。当年生枝淡绿色，小枝紫褐色，具宽1~2.5 mm的棱翅，被白粉。叶宽卵形、长圆状卵形或近圆形，长6~11 cm，宽3~8 cm。雄花花被片黄色，8~10枚，雄蕊群倒卵圆形；雌花花梗长7~8 cm，花被片与雄花的相似，雌蕊群长圆状卵圆形，长约7 mm，具雌蕊约50枚。小浆果红色，球形，顶端的花柱附属物白色。种子褐黄色，扁球形或扁长圆形，长3~5 mm，宽2~4 mm，高2~2.5 mm；种皮淡褐色。

生境及分布：生于林下或溪边。贵州大部分地区均有分布。

采收加工：秋季采收，切片晒干。

功能与主治：藤茎、根入药，祛风除湿，行气止痛，活血止血。主治风湿痹痛，心胃气痛，吐血，月经不调，疮疖肿毒。

附注：该种的野生资源量较大，可大量开发利用。

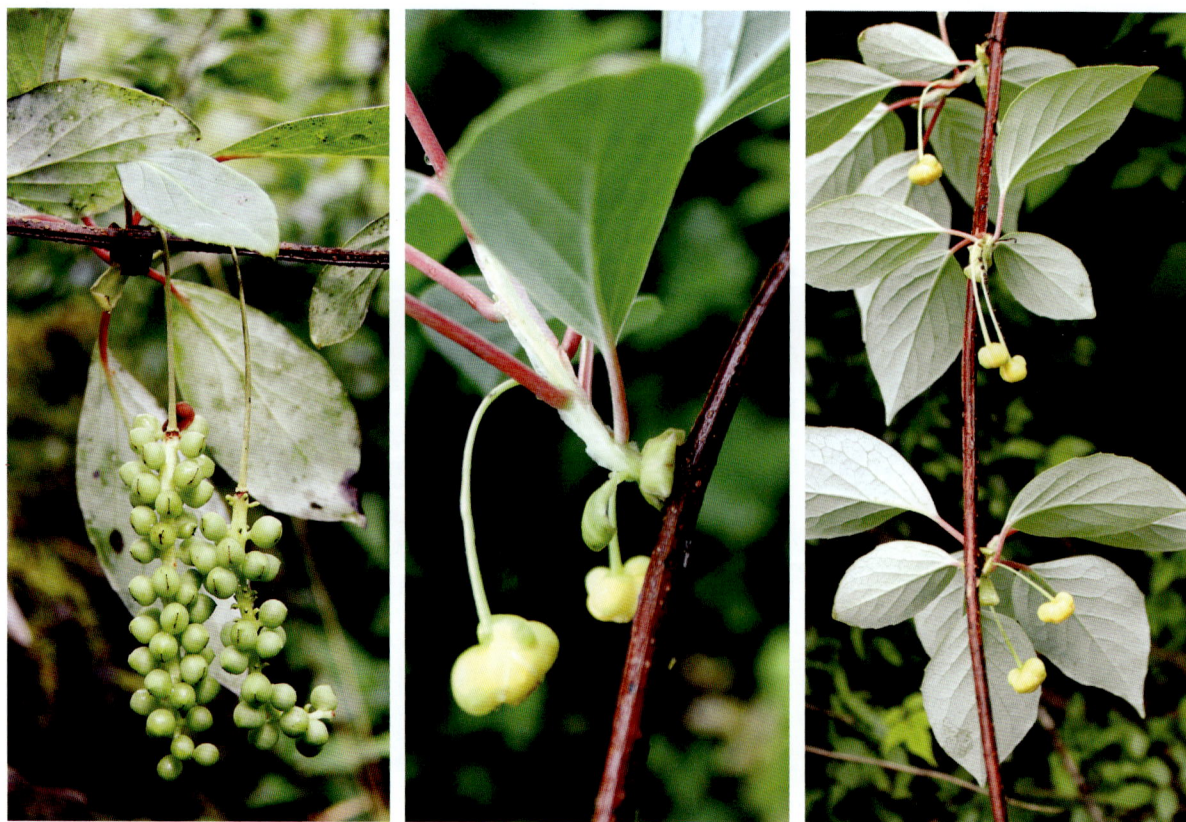

植物名称：滇五味子 *Schisandra henryi* C. B. Clarke subsp. *yunnanensis* (A. C. Smith) R. M. K. Saunders

别称：云南五味子

植物形态：本变种与原变种翼梗五味子*Schisandra henryi* C. B. Clarke的主要区别在于，叶下面无白粉，两面近同色；小枝的棱翅狭而粗厚，不为薄翅状；最外面的雄蕊几乎无花丝。种皮具明显皱纹，近似瘤状突起。花期5—7月，果期7月下旬至9月。

生境及分布：生于山坡背阴处疏林下或灌丛中。分布于普安、晴隆、盘州、水城、兴仁、湄潭等地。

采收加工：秋季果实成熟未脱落时采摘，除去杂质，晒干。

功能与主治：果实入药，敛肺健胃，益肾强体。主治久咳，自汗盗汗，食欲不振，肾虚腰痛，神经衰弱。

附注：*Flora of China*将滇五味子从变种*Schisandra henryi* C. B. Clarke var. *yunnanensis* A. C. Smith提升为亚种*Schisandra henryi* C. B. Clarke subsp. *yunnanensis* (A. C. Smith) R. M. K. Saunders。

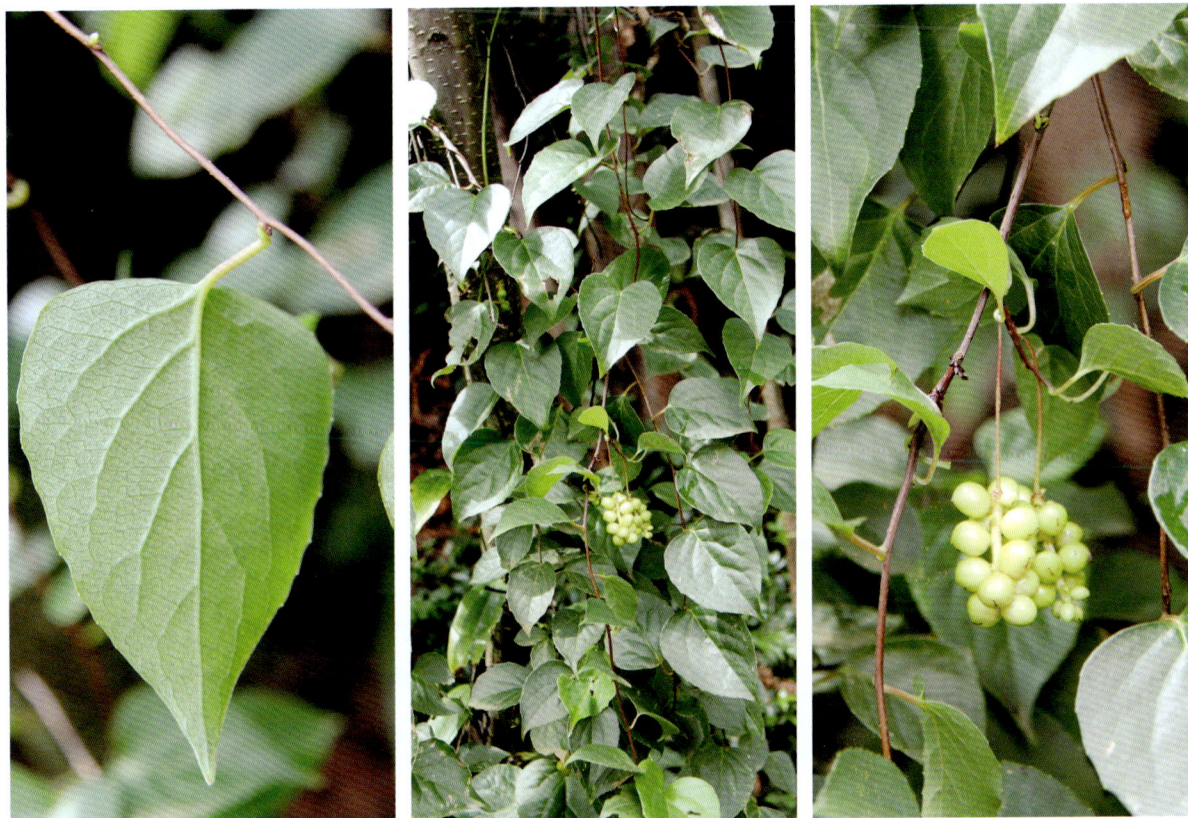

植物名称：铁箍散 *Schisandra propinqua* (Wallich) Baillon subsp. *sinensis* (Oliver) R. M. K. Saunders

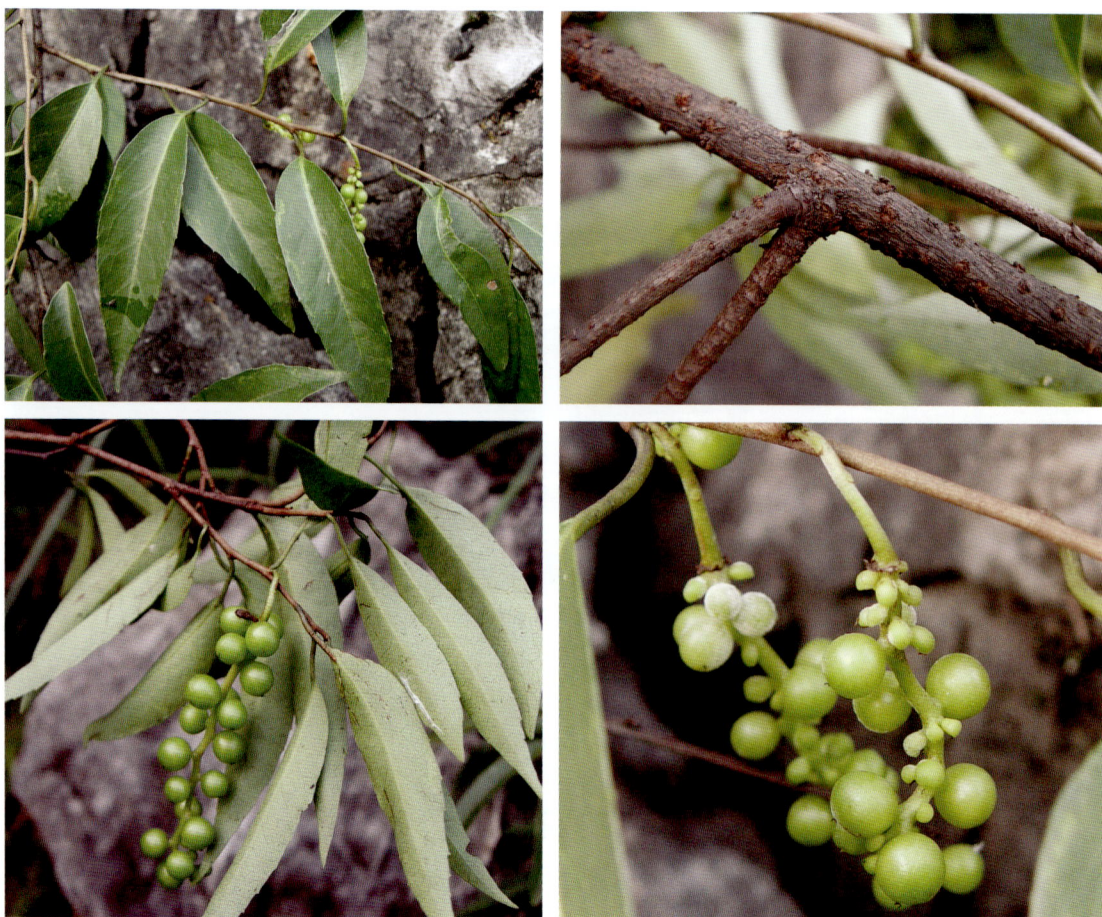

植物形态：落叶木质藤本，全株无毛。叶互生，近革质或厚纸质，狭披针形，长6～10 cm，宽1.5～2.8 cm，先端尾状渐尖，边缘具稀疏细锯齿，两面均光滑无毛。花小，雌雄同株或异株，黄色；雄花花被片通常3轮，外轮的较小，长圆形，最大的1枚花被片长圆状椭圆形或椭圆形；雌花花被片常8～11枚，最大的1枚花被片椭圆形；心皮10～15枚；花托果时伸长。聚合果穗状下垂，长3～10 cm；小浆果10～30枚，近球形，径5～7 cm，成熟时鲜红色。

生境及分布：生于海拔400～1500 m的山沟、林下、路旁或灌丛中。贵州西部、南部、中部地区均有分布。

采收加工：秋季采收，洗净，切片晒干。

功能与主治：藤茎、根入药，祛风活血，解毒消肿，止血。主治风湿麻木，筋骨疼痛，跌打损伤，月经不调，胃痛，腹胀，痈肿疮毒，劳伤吐血。

附注：*Flora of China*将铁箍散从变种*Schisandra propinqua* (Wallich) Baillon var. *sinensis* Oliver 提升为亚种*Schisandra propinqua* (Wallich) Baillon subsp. *sinensis* (Oliver) R. M. K. Saunders。

植物名称：毛叶五味子 *Schisandra pubescens* Hemsley et E. H. Wilson

　　植物形态：落叶木质藤本。芽鳞、幼枝、叶背、叶柄被褐色短柔毛。叶纸质，卵形、宽卵形或近圆形，先端短急尖，基部宽圆形或宽楔形，具缘毛。雄花花梗长2～3 cm，被淡褐色微毛，花被片淡黄色，6枚或8枚，雄蕊群扁球形，高5～7 mm，花托圆柱形；雌花花被片与雄花的相似，雌蕊群近球形或卵状球形。聚合果果柄长5.5～6 cm，聚合果长6～10 cm；成熟小浆果球形，橘红色。种子长圆形，长3～3.7 mm，宽约3 mm，高2～2.5 mm，暗红褐色。

　　生境及分布：生于海拔1000 m左右的山坡密林边、溪边或阴湿处。分布于梵净山及黎平、道真、都匀、独山，以及毕节、安顺等地。

　　采收加工：秋季采收，洗净，切片晒干。

　　功能与主治：藤茎、根入药，祛风活血，解毒消肿，止血。主治风湿麻木，筋骨疼痛，跌打损伤，月经不调，胃痛，腹胀，痈肿疮毒，劳伤吐血。

　　附注：该种分布区域狭窄，野生资源量小，应加以保护。

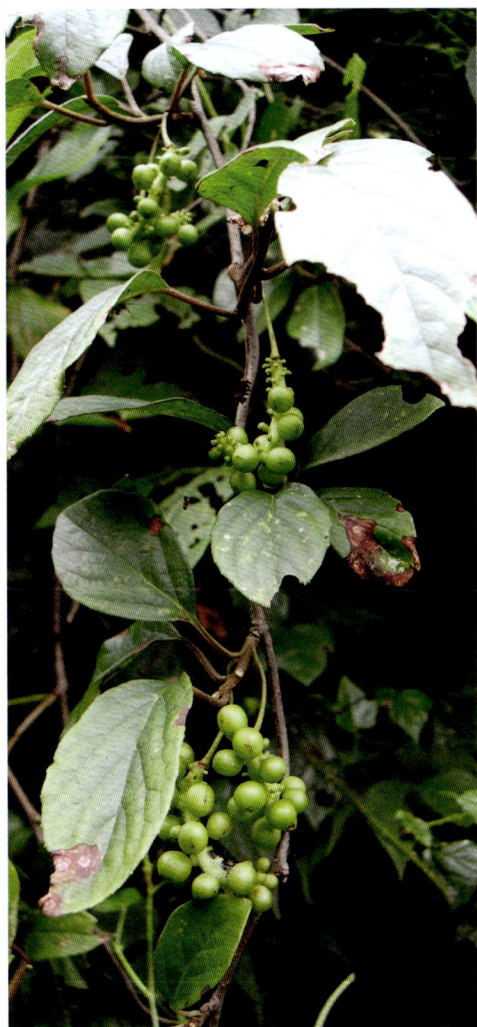

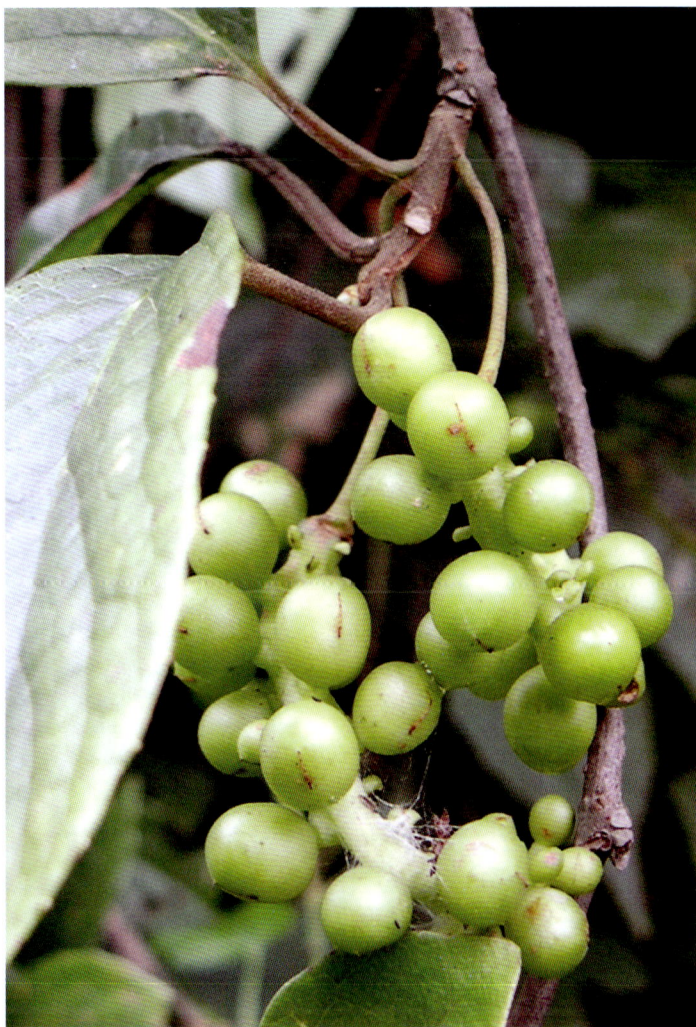

植物名称：华中五味子 *Schisandra sphenanthera* Rehder et E. H. Wilson

别称：五香血藤

植物形态： 落叶木质藤本，全株无毛，很少在叶背脉上有稀疏细柔毛。叶纸质，倒卵形、宽倒卵形或倒卵状长椭圆形，长5～11 cm，宽3～7 cm；叶柄红色，长1～3 cm。花生于近基部叶腋；花被片5～9枚，橙黄色，近相似；雄蕊群倒卵圆形，径4～6 mm；雌蕊群卵球形，径5～5.5 mm，雌蕊30～60枚；子房近镰刀状椭圆形。聚合果果托长6～17 cm。种子长圆形或肾形，长约4 mm，宽3～3.8 mm，高2.5～3 mm。

生境及分布： 生于海拔700～1300 m的密林中或溪边。贵州大部分地区均有分布。

采收加工： 藤茎、根全年均可采收，切片晒干。果实夏季、秋季随熟随采，晒干。

功能与主治： 藤茎、根入药，舒筋活血，理气止痛，健脾消食，敛肺生津；主治跌打损伤，胃痛，食积等。果实入药，收敛固涩，益气生津，宁心安神；主治久咳虚喘，梦遗滑精，自汗盗汗，心悸失眠等。

附注： 该种为《中华人民共和国药典》收载品种，是贵州苗族、仡佬族等少数民族常用药物，有一定野生资源量，可加以开发利用。

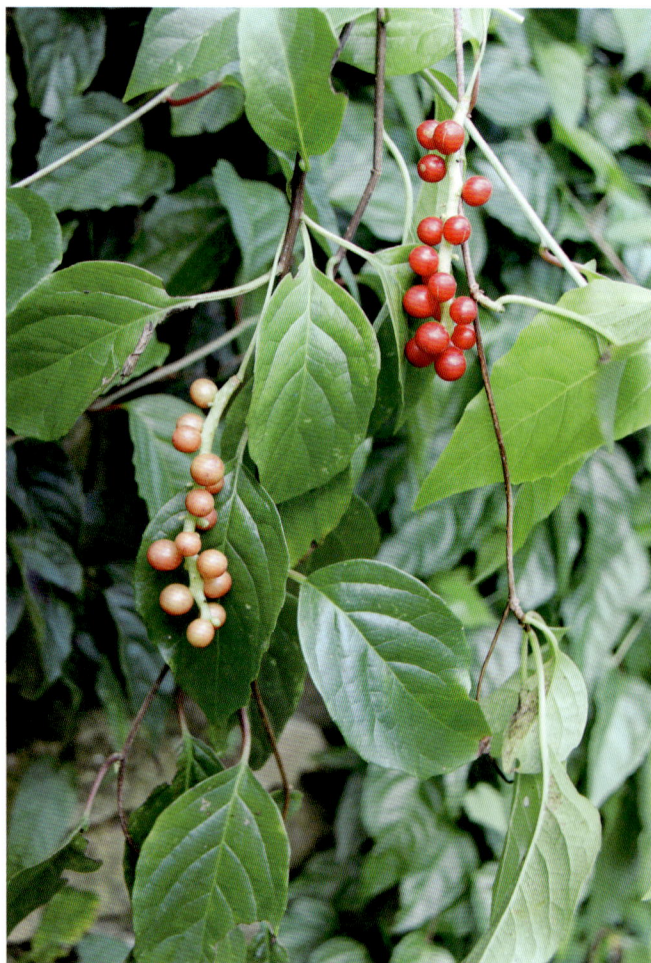

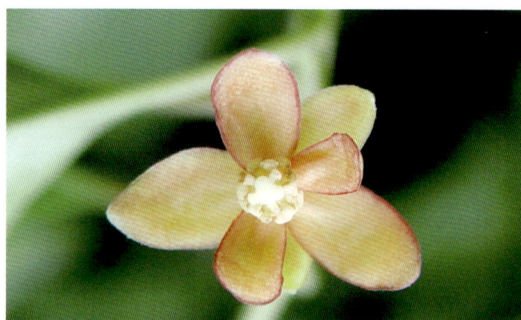

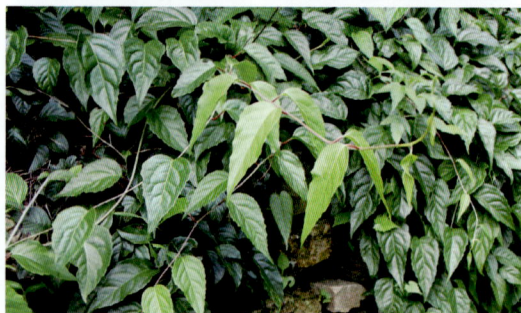

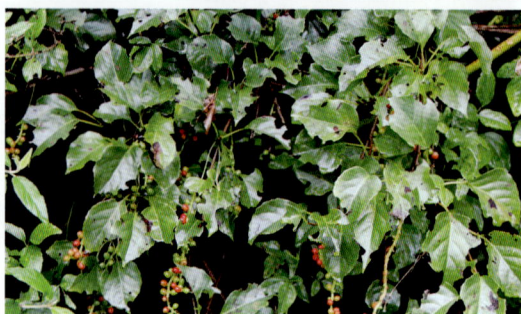

蜡梅科 Calycanthaceae

落叶或常绿灌木。小枝四方形至近圆柱形，有油细胞；芽具鳞片或无鳞片而被叶柄的基部所包围。单叶对生，全缘或近全缘；羽状脉。花两性，辐射对称，通常具芳香，黄色、黄白色、褐红色或粉白色，花先叶后；花被片多数，未明显地分化成花萼和花瓣；心皮少数至多数，离生，着生于中空的杯状花托内面，每心皮有胚珠2枚，或1枚不发育；花托杯状。聚合瘦果着生于坛状的果托之中，单枚瘦果内有种子1枚。

本科2属9种，我国有2属7种。

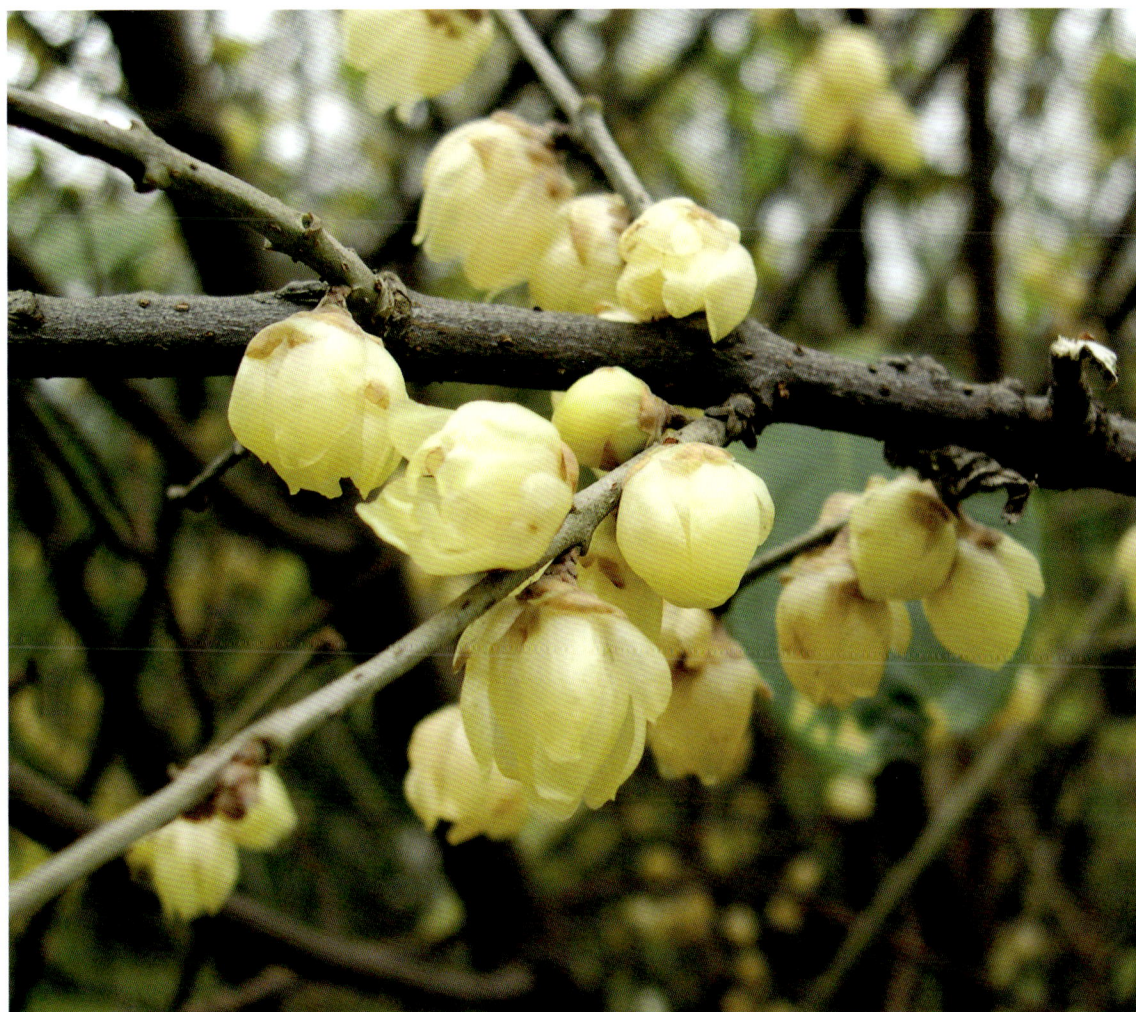

蜡梅 *Chimonanthus praecox* (Linnaeus) Link

植物名称：西南蜡梅 *Chimonanthus campanulatus* R. H. Chang et C. S. Ding

别称：铁筷子

植物形态：常绿灌木，小枝密被短毛。叶椭圆状披针形，长6.3～13.5 cm，宽1.8～4.2 cm，先端渐长尖，基部通常楔形，叶上面、下面均平滑无毛，薄革质至纸质。花单生于叶腋；花被片18～20枚，外轮4～5枚，淡褐黄色，中轮、内轮淡黄色；雄蕊5枚，花药淡黄色，花丝淡白色，退化雄蕊7～9枚，花柱长丝状。果托钟形，长4～6 cm，外面密被褐色短毛，每个果托内具瘦果3～4枚。花期10—12月，果期第二年9—10月。

生境及分布：生于山坡灌丛中或沟边。分布于长顺、惠水、罗甸等地。

采收加工：花蕾冬季花刚开时采收，炕干。根四季均可采挖，洗净，鲜用或烘干。

功能与主治：花蕾入药，解暑清热，理气开郁；主治暑热烦渴，头晕，胸脘痞闷等。根入药，祛风止痛，理气活血，止咳平喘；主治风湿痹痛，风寒感冒，跌打损伤，哮喘等。

附注：该种分布区域狭窄，野生资源量少，应加以保护。

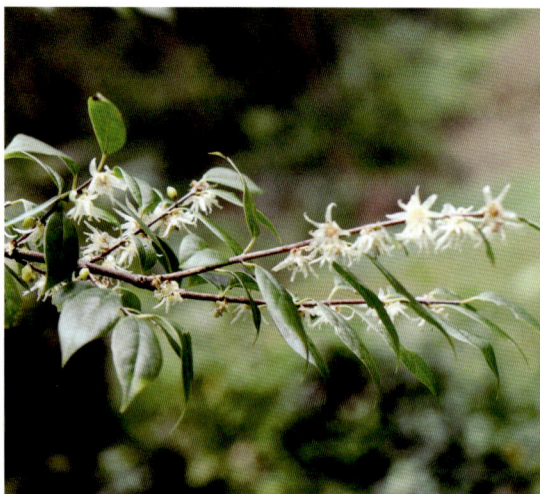

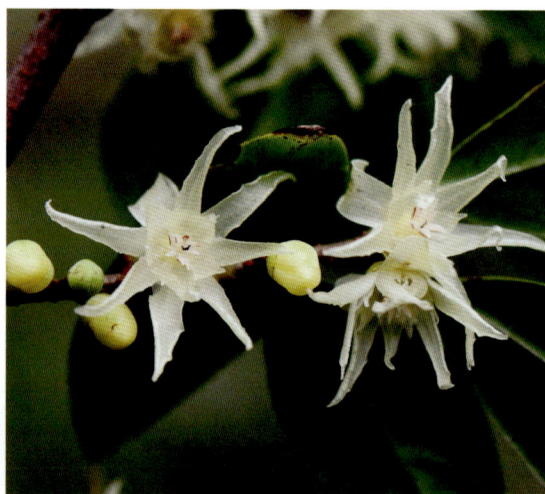

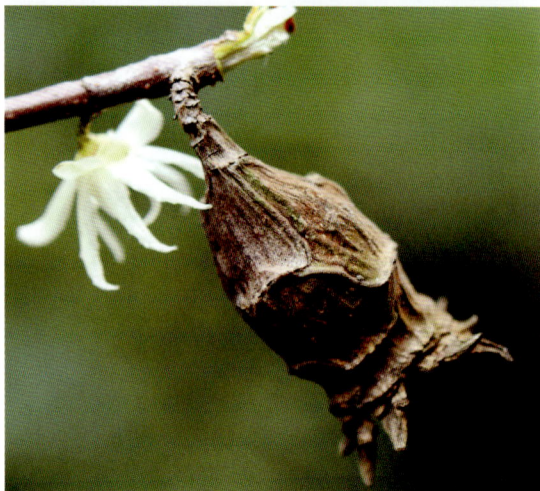

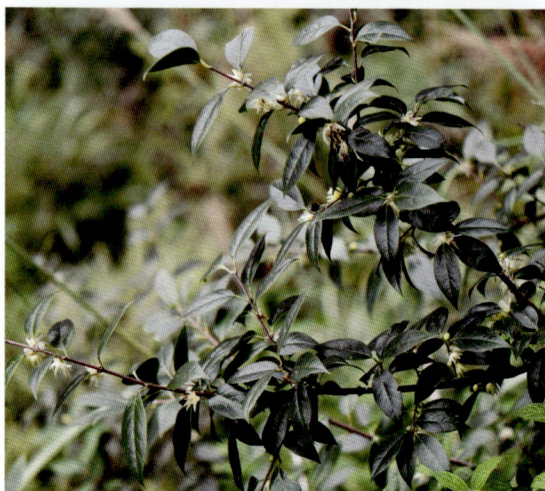

植物名称：山蜡梅 *Chimonanthus nitens* Oliver
别称：铁筷子

植物形态：常绿灌木，高1～3 m。幼枝四方形，老枝近圆柱形，被微毛，后渐无毛。叶纸质至近革质，椭圆形至卵状披针形，少数为长圆状披针形，长2～13 cm，宽1.5～5.5 cm，叶背无毛，或有时在叶缘、叶脉和叶柄上被短柔毛，上面叶脉扁平，下面叶脉突起。花小，径7～10 mm，黄色或黄白色；花被片外面被短柔毛，内面无毛。果托坛状，长2～5 cm，径1～2.5 cm，成熟时灰褐色，被短茸毛，内藏聚合瘦果。

生境及分布：生于山地疏林下或林缘向阳处。分布于长顺、瓮安、独山、罗甸、惠水、三都、龙里、平塘，以及贵阳等地。

采收加工：叶夏季、秋季采收，鲜用或晒干。根四季均可采挖，洗净，鲜用或烘干。

功能与主治：叶入药，祛风解表，芳香化湿；主治流行性感冒，中暑，慢性支气管炎，湿困胸闷，蚊蚁叮咬。根入药，祛风止痛，理气活血，止咳平喘；主治风湿痹痛，风寒感冒，跌打损伤，哮喘等。

附注：该种为《贵州省中药材、民族药材质量标准》收载品种，资源量较小，需加以保护。

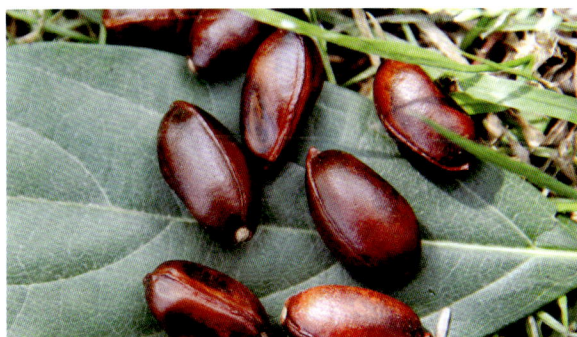

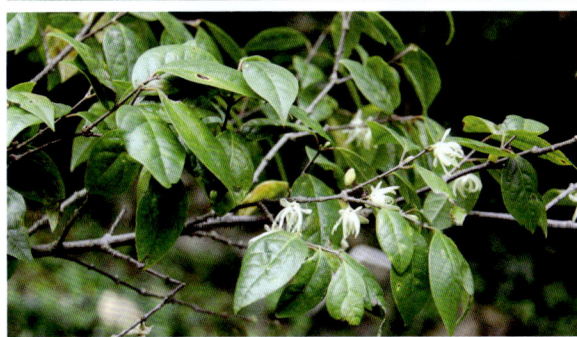

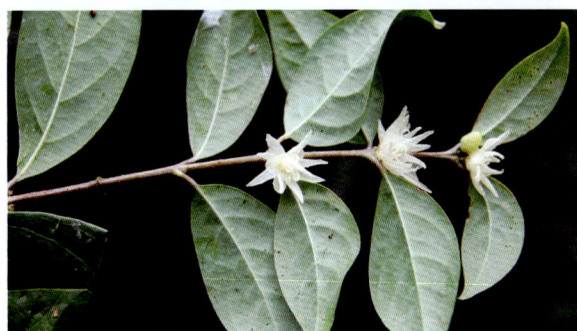

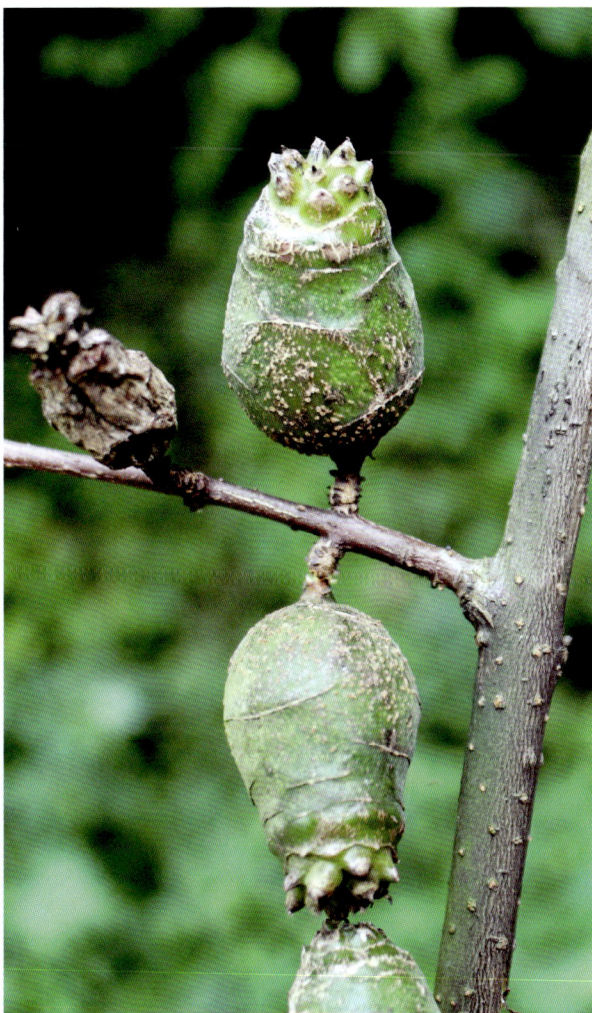

植物名称：蜡梅 *Chimonanthus praecox* (Linnaeus) Link

别称：铁筷子、雪里花

植物形态：落叶灌木，高达4 m。幼枝四方形，老枝近圆柱形，灰褐色，无毛或被疏微毛，有皮孔；芽鳞近圆形，覆瓦状排列，外面被短柔毛。叶纸质至近革质，卵圆形、椭圆形、宽椭圆形至卵状椭圆形，有时长圆状披针形，长5～25 cm，宽2～8 cm，除下面叶脉上被疏微毛外无毛。花着生于二年生枝条叶腋内，先花后叶，芳香，径2～4 cm；花被片无毛。果托近木质化，坛状或倒卵状椭圆形，并具有钻状披针形的被毛附生物。

生境及分布：生于山坡灌丛中或沟边。贵州大部分地区有分布。

采收加工：花蕾冬季花刚开时采收，炕干。根四季均可采挖，洗净，鲜用或烘干。

功能与主治：花蕾入药，解暑清热，理气开郁；主治暑热烦渴，头晕，胸脘痞闷等。根入药，祛风止痛，理气活血，止咳平喘；主治风湿痹痛，风寒感冒，跌打损伤，哮喘等。

附注：该种为《贵州省中药材、民族药材质量标准》收载品种，资源量较大，可大量开发利用。

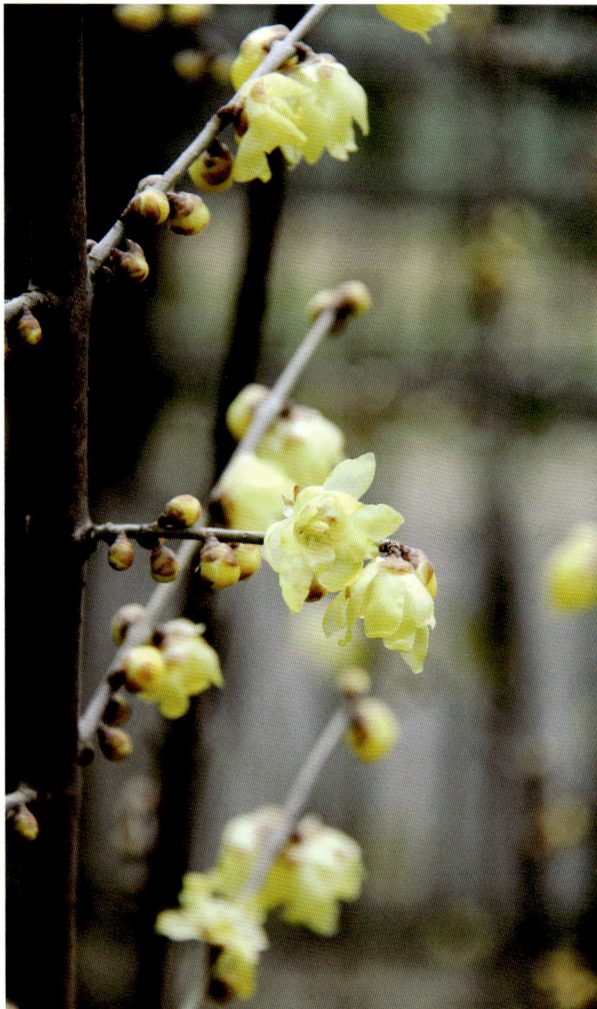

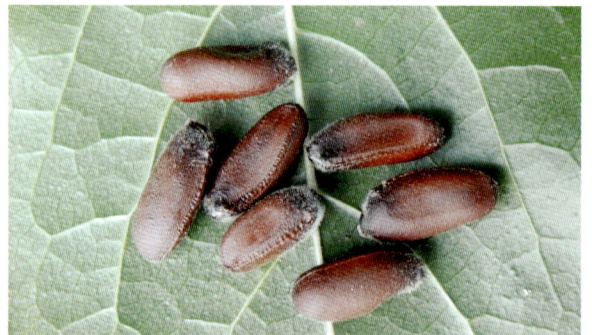

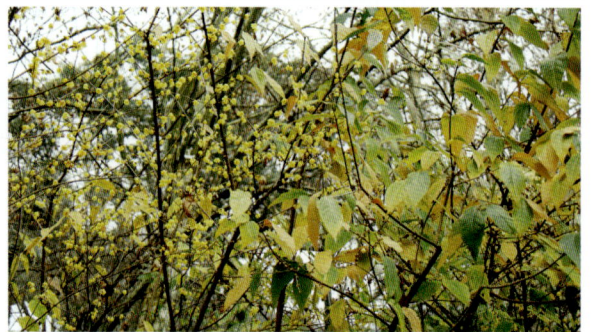

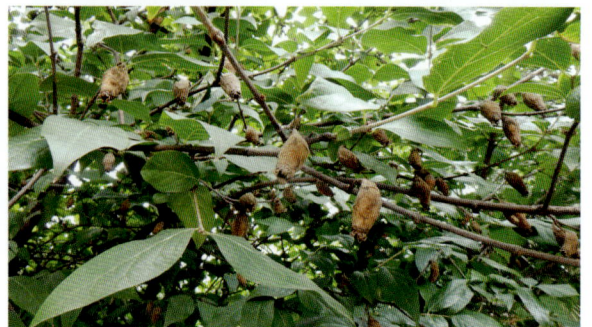

番荔枝科 Annonaceae

　　乔木、灌木或攀缘灌木。木质部通常有香气。单叶互生，全缘；羽状脉。花通常两性，少数单性，辐射对称，绿色、黄色、黄白色或红色，单生或簇生；萼片3枚，少数2枚（外国种），离生或基部合生，裂片镊合状或覆瓦状排列；花瓣6枚，2轮，每轮3枚；成熟心皮离生，少数合生成1枚肉质的聚合浆果，果通常不开裂。种子通常有假种皮。

　　本科约129属2300余种。我国有24属120种，分布于浙江、江西、福建、台湾、湖南、广东、广西、云南、贵州和西藏。

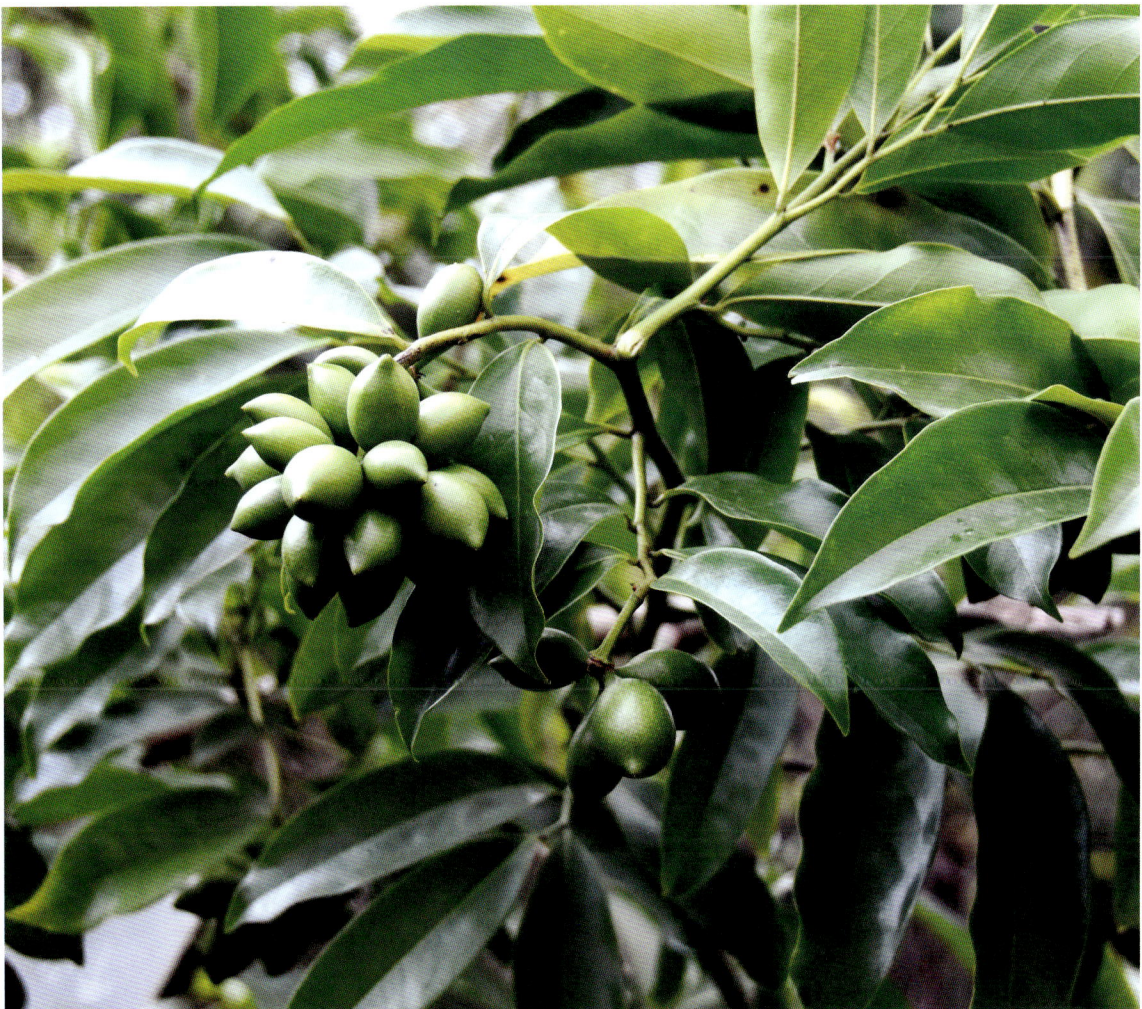

鹰爪花 *Artabotrys hexapetalus* (Linnaeus f.) Bhandari

植物名称：鹰爪花 *Artabotrys hexapetalus* (Linnaeus f.) Bhandari

植物形态：攀缘灌木，高达4 m，无毛或近无毛。叶纸质，长圆形或阔披针形，长6~16 cm，顶端渐尖或急尖，基部楔形，上面无毛，下面沿中脉被疏柔毛或无毛。花1~2朵，淡绿色或淡黄色，芳香；萼片绿色，卵形，长约8 mm，两面被稀疏柔毛；花瓣长圆状披针形，长3~4.5 cm，外面基部密被柔毛，其余近无毛或稍被稀疏柔毛，近基部收缩；雄蕊长圆形，药隔三角形，无毛；心皮长圆形，柱头线状长椭圆形。果卵圆状，长2.5~4 cm，径约2.5 cm，顶端尖，数个群集于果托上。花期5—8月，果期5—12月。

生境及分布：分布于贞丰、安龙、麻江、罗甸、荔波等地。

采收加工：根全年均可采挖，鲜用或晒干。果实秋季成熟时采收，鲜用或晒干。

功能与主治：根入药，截疟；主治疟疾。果入药，清热解毒，散结；主治瘰疬。

附注：该种分布区域狭窄，资源量少，应加以保护。

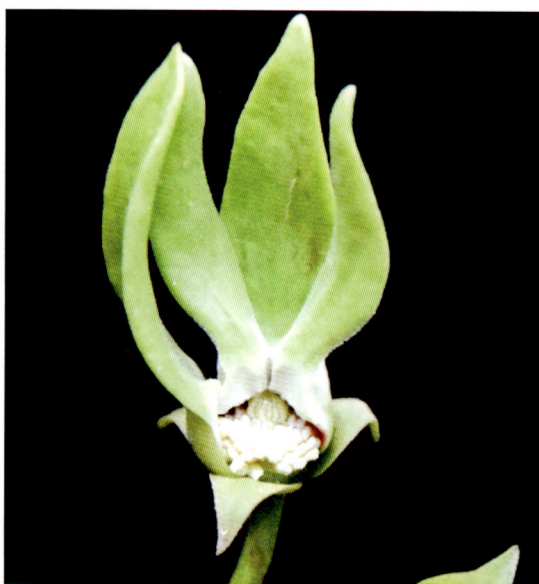

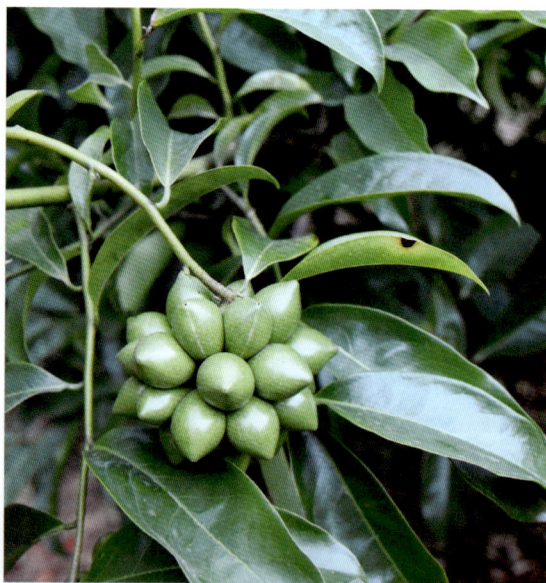

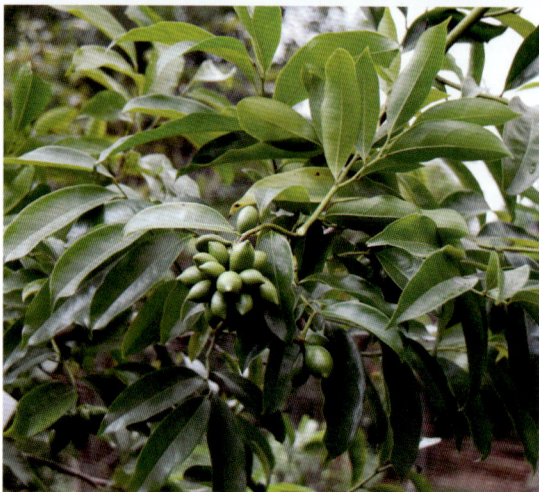

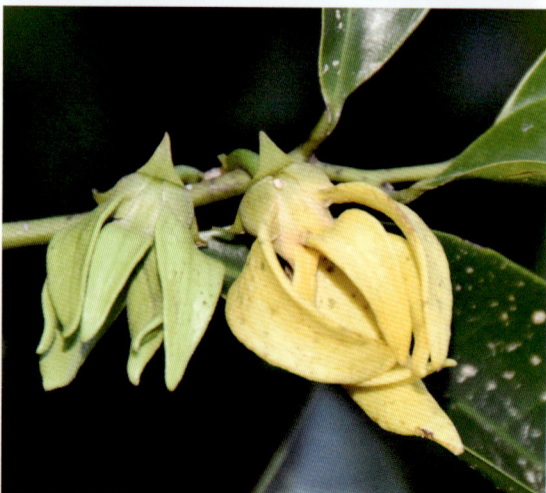

植物名称：香港鹰爪花 *Artabotrys hongkongensis* Hance

植物形态：攀缘灌木，长达6 m。小枝被黄色粗毛。叶革质，椭圆状长圆形至长圆形，长6～12 cm，宽2.5～4 cm，两面无毛，或仅在下面中脉上被疏柔毛；侧脉每边8～10条，两面均突起，远离边缘而联结，网脉疏散，明显。花单生；萼片三角形，长约3 mm，近无毛；花瓣卵状披针形；雄蕊楔形，药隔三角形，顶端隆起，被短柔毛；心皮卵状长圆形，无毛，每心皮有胚珠2枚，基生，柱头短棍状。果椭圆状，长2～3.5 cm，径1.5～3 cm。

生境及分布：生于海拔600 m左右的山坡密林中。分布于册亨、贞丰、麻江、开阳、荔波、独山、罗甸、惠水等地。

采收加工：夏季、秋季采收，晒干。

功能与主治：全株入药，主治风湿骨痛；总花梗入药，主治狂犬咬伤。

附注：该种为民间草药，资源量少，应加以保护。

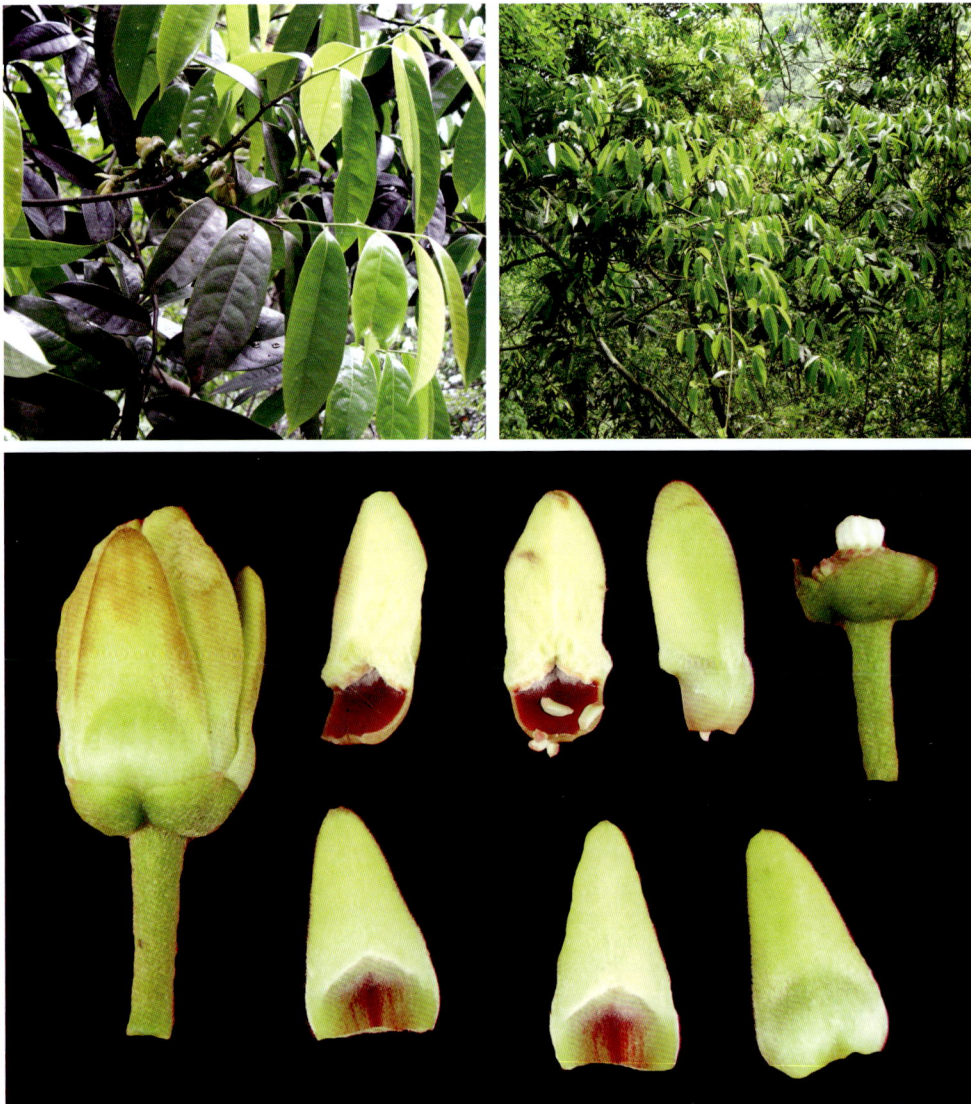

植物名称：**假鹰爪** *Desmos chinensis* Loureiro

植物形态：直立或攀缘灌木。有时上枝蔓延，除花外，全株无毛。叶薄纸质或膜质，长4～13 cm，宽2～5 cm。花黄白色，单朵与叶对生或互生；萼片卵圆形，长3～5 mm，外面被微柔毛；外轮花瓣比内轮花瓣大，两面被微柔毛，内轮花瓣长圆状披针形，长达7 cm，宽达1.5 cm，两面被微毛；花托突起，顶端平坦或略凹陷。果有柄，念珠状，长2～5 cm，内有种子1～7枚。种子球状，径约5 mm。

生境及分布：生于海拔1000 m左右的山地疏林或山坡灌丛中。分布于德江、册亨、罗甸、三都等地。

采收加工：全年均可采收，晒干。

功能与主治：根、全株入药，祛风利湿，健脾理气，祛瘀止痛。主治风湿关节痛，腹痛腹胀，消化不良，腹泻，流血不止，胃痛等。

附注：该种分布区域狭窄，资源量少，应加以保护。

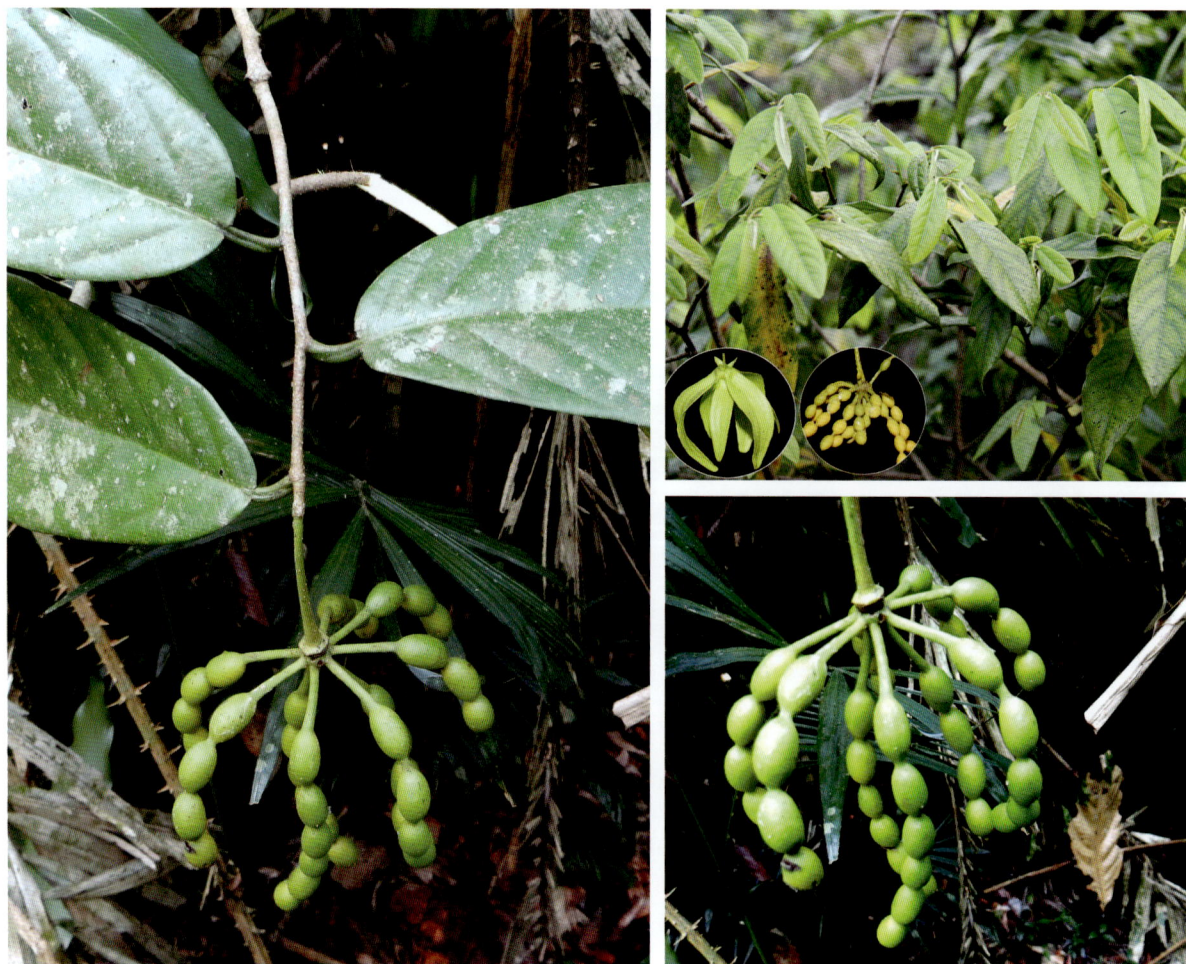

植物名称：独山瓜馥木 *Fissistigma cavaleriei* (H. Léveillé) Rehder

别称：乌骨藤

植物形态：攀缘灌木。除老叶外，全株均被柔软的淡红色短柔毛。叶近革质或厚纸质，长6.5～16 cm，宽1.8～3.8 cm，上面被稀疏短柔毛，老渐无毛。萼片卵状长圆形，长约6 mm，两面均被淡红色茸毛；外轮花瓣卵状长圆形，长约1.8 cm，宽约7 mm，外面密被淡红色毡毛，内面无毛，内轮花瓣卵状披针形，长约1.3 cm，宽约4 mm，两面无毛，内面基部凹陷。果圆球状，径2～2.5 cm，密被柔毛；果柄被淡红色短柔毛。

生境及分布：生于海拔1000～1400 m的山地密林或灌丛中。分布于贞丰、安龙、独山、长顺、惠水、贵定、龙里、三都，以及贵阳等地。

采收加工：全年均可采收，洗净，切片晒干。

功能与主治：根、茎入药，活血通络，祛风除湿，通经，强筋骨。主治风湿痹痛，跌打骨痛，劳伤等。

附注：该种有一定资源量，可加以开发利用。

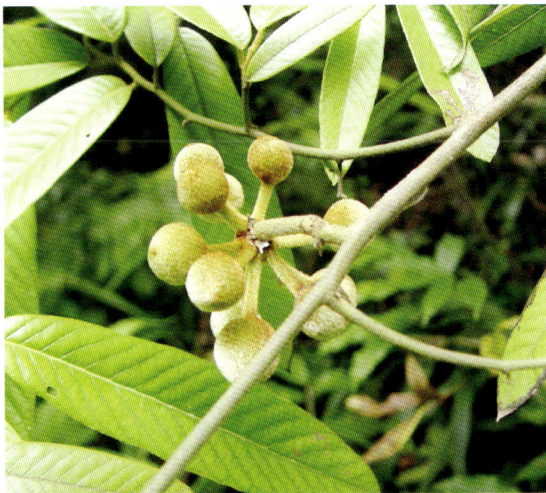

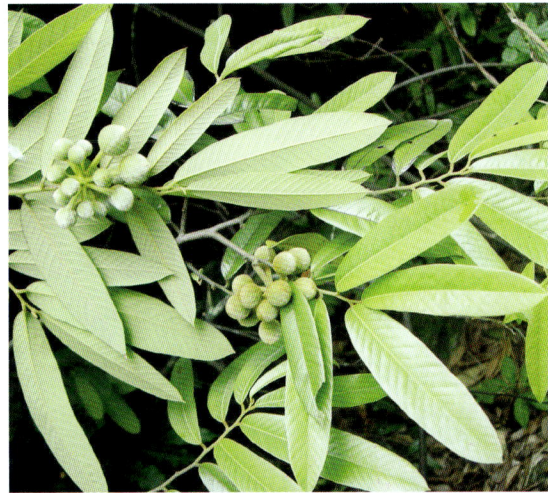

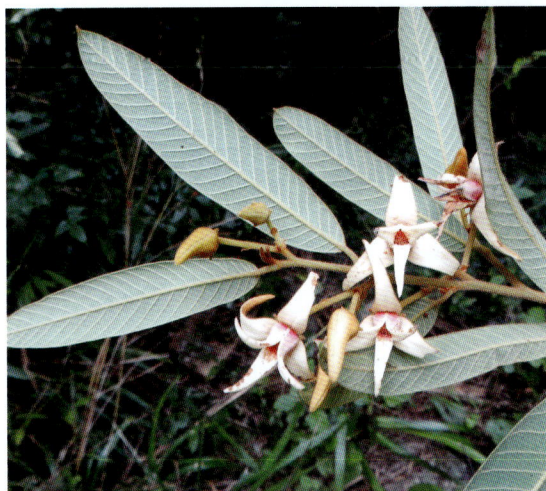

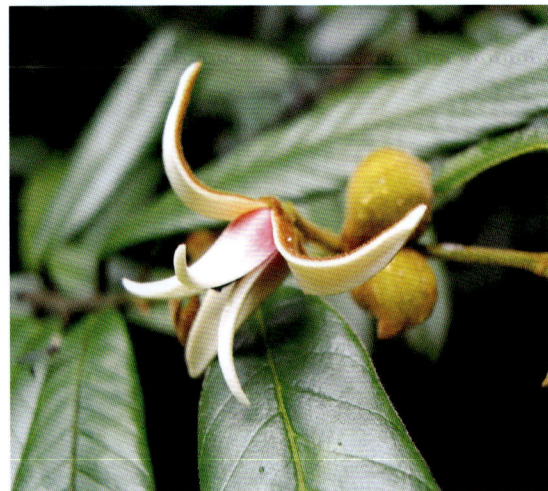

植物名称：中华野独活 *Miliusa sinensis* Finet et Gagnepain

植物形态：乔木。小枝、叶背、叶柄、苞片、花梗、花萼两面及花瓣两面均被黄色短柔毛或长柔毛。叶薄纸质或膜质，椭圆形或长椭圆形，基部钝或圆形，稍偏斜，上面除中脉外无毛。花单生于叶腋；萼片披针形；外轮花瓣与萼片等大，内轮花瓣紫红色；每枚心皮含胚珠2枚，侧膜胎座上着生。果圆球状或倒卵状，中部稍缢缩，未成熟时顶端有尖头，成熟时紫黑色，内有种子1~2枚。种子椭圆状球形。花期4—9月，果期7—12月。

生境及分布：生于海拔500~1000 m的山地密林或山谷灌丛中。分布于荔波、关岭、水城、紫云、惠水、望谟、赤水、兴仁、兴义、贞丰、罗甸、册亨、长顺、瓮安、独山、贵定、平塘、榕江、三都、修文等地。

采收加工：全年均可采收，洗净，切片晒干。

功能与主治：根入药，主治肾虚腰痛。

附注：该种有一定资源量，可加以开发利用。

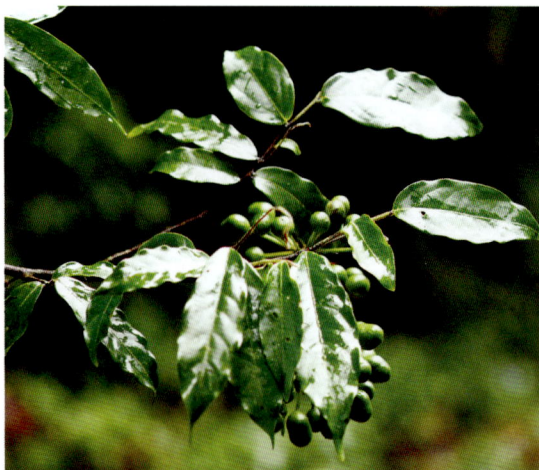

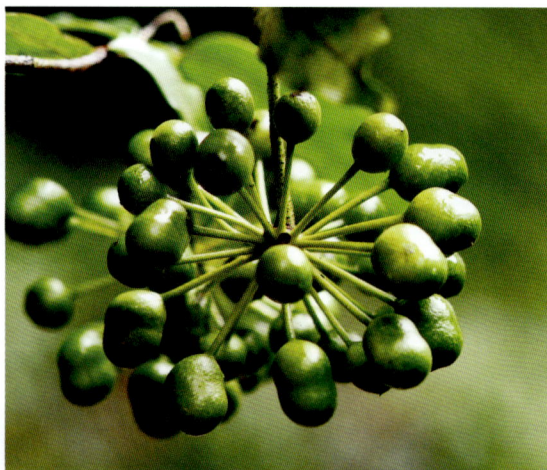

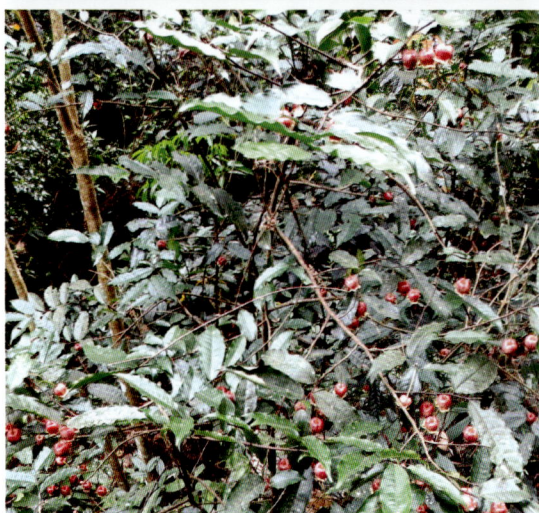

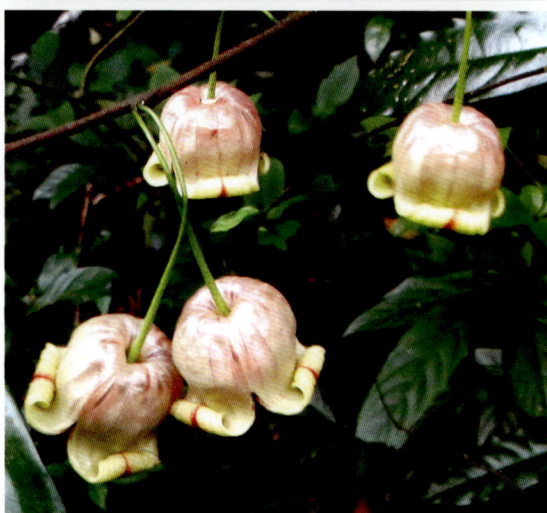

樟科 Lauraceae

常绿或落叶，乔木或灌木，仅有无根藤属 *Cassytha* 为缠绕性寄生草本。树皮通常具芳香；木材十分坚硬，细致，通常黄色。叶互生、对生、近对生或轮生，极少有分裂（如檫木属 *Sassafras*），与树皮一样常有多数含芳香油或黏液的细胞，羽状脉，三出脉或离基三出脉。花两性或由于败育而成单性，雌雄同株或异株；多为有限花序，稀为无限花序，如无根藤属，为圆锥状、总状或小头状；花通常小，白色或绿白色，有时黄色，有时淡红色而后转红，通常具芳香；花被片开花时平展或近闭合。果为浆果或核果，小（径约5 mm，如山鸡椒）至很大（径达15 cm或以上，如鳄梨）；外果皮肉质，薄或厚（鳄梨属 *Persea* 的一些种的中果皮可食）。

本科45属2000~2500种。我国有25属445种，大多数种集中分布在长江以南各省（区、市），只有少数落叶种类分布较北，其中三桠乌药 *Lindera obtusiloba* Blume一种分布于辽宁南部。

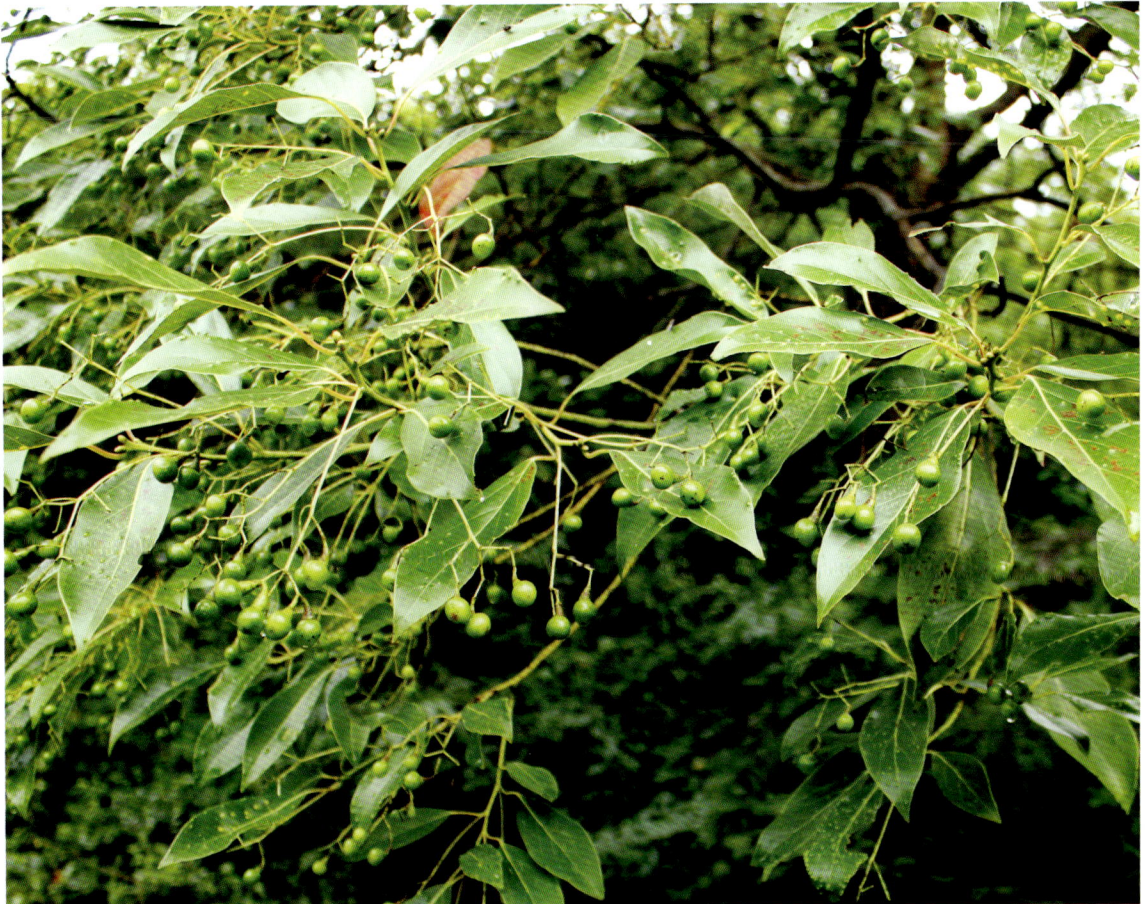

樟 *Cinnamomum camphora* (Linnaeus) J. Presl

植物名称：红果黄肉楠 *Actinodaphne cupularis* (Hemsley) Gamble

植物形态：灌木或小乔木，高2～10 m。小枝细，灰褐色，幼时有灰色或灰褐色微柔毛；顶芽鳞片外面被锈色丝状短柔毛，边缘具睫毛状齿。叶通常5～6枚轮生于枝端，长圆形至长圆状披针形，长5.5～13.5 cm，宽1.5～2.7 cm，上面无毛，下面有灰色或灰褐色短柔毛；叶柄被灰色或灰褐色短柔毛。伞形花序单生或数个簇生于枝侧，无总梗；每一雄花序有雄花6～7朵；雌花序常有雌花5朵。果卵形或卵圆形，成熟时红色，着生于杯状果托上。

生境及分布：生于海拔970～1100 m的溪旁、密林或灌丛中。分布于麻阳河、佛顶山及德江、修文、赤水、道真、习水、江口、松桃、黎平、安龙、普定、荔波、瓮安、独山、罗甸、福泉、惠水、三都、龙里、开阳、清镇等地。

采收加工：夏季、秋季采收，洗净，晒干。

功能与主治：根、叶入药，解毒消肿，降逆止呕。主治水火烫伤，脚癣，痔疮，恶心呕吐。

附注：该种为民间草药，有一定资源量，可加以开发利用。

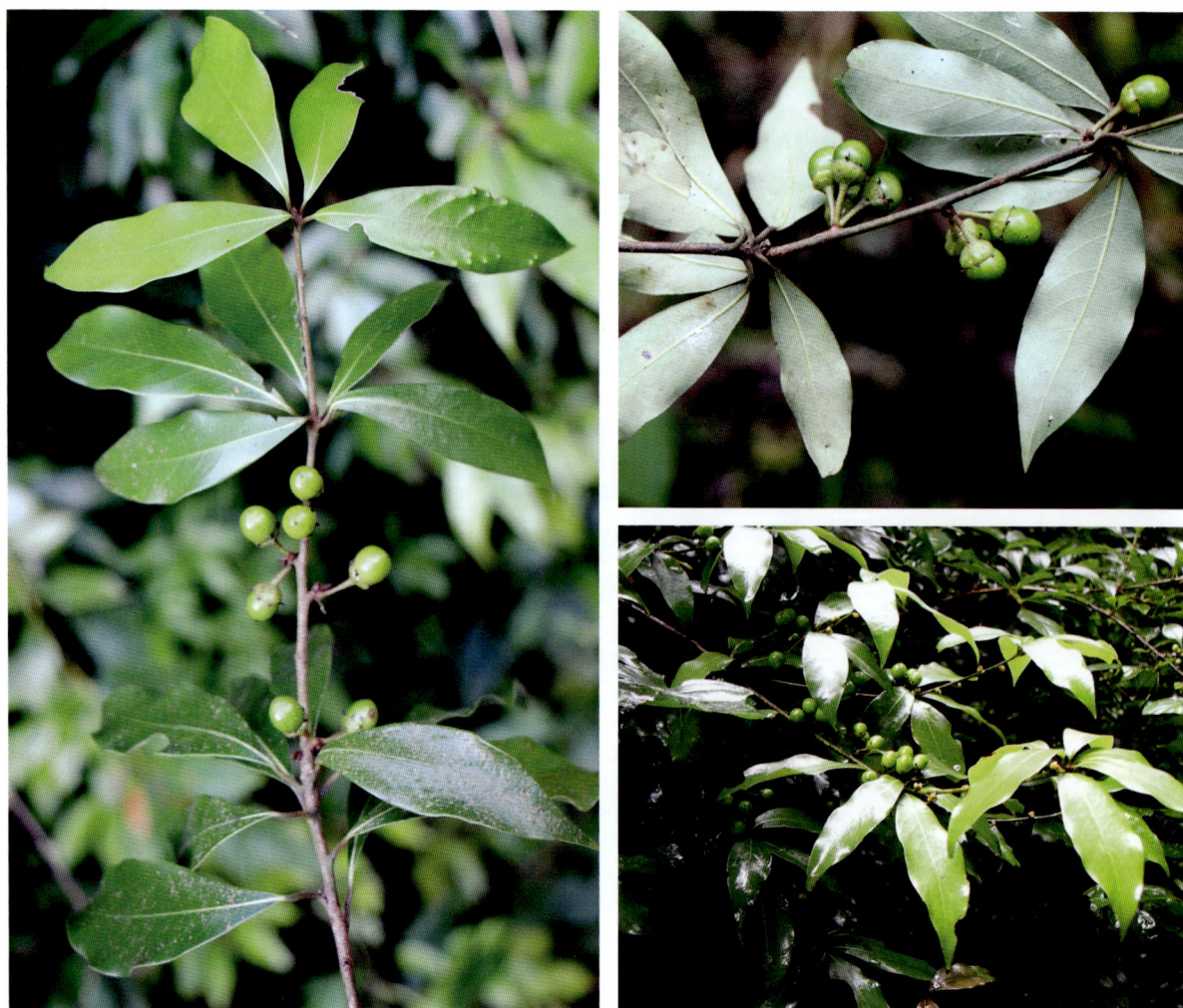

植物名称：柳叶黄肉楠 *Actinodaphne lecomtei* C. K. Allen

植物形态：乔木或小乔木，高达10 m。叶近轮生或互生，披针形至条状披针形，长10～20 cm，宽1.5～3 cm，先端急尖或狭尖，基部楔形，革质；羽状脉，中脉于叶上面微突，下面明显突起，侧脉通常每边30～40条或以上。花序伞形，常2～5个簇生于叶腋或枝侧；苞片外面被黄色丝状短柔毛，每一花序有花4～5朵；花被裂片6枚，长圆形或椭圆形；雄花能育雄蕊9枚，退化雌蕊长约2 mm，无毛；雌花子房圆球形，花柱细长，柱头头状，均无毛。果倒卵形，无毛。花期8—9月，果期10—11月。

生境及分布：生于海拔650～1800 m的山地、路旁、溪旁及杂木林中。分布于册亨、长顺、独山、荔波、都匀等地。

采收加工：夏季、秋季采收，洗净，晒干。

功能与主治：根、叶入药，解毒消肿，降逆止呕。主治水火烫伤，脚癣，痔疮，恶心呕吐。

附注：该种分布区域狭窄，野生资源量小，应加以保护。

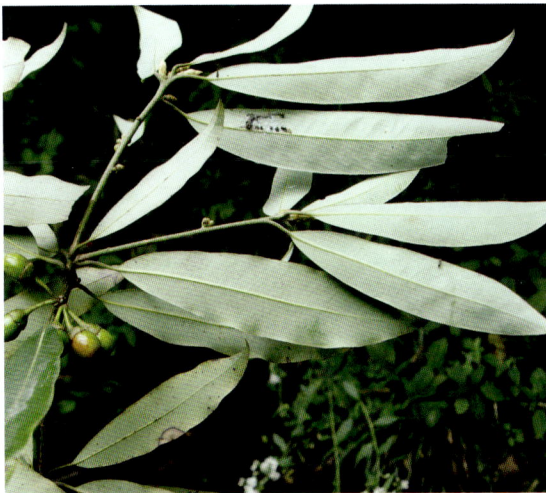

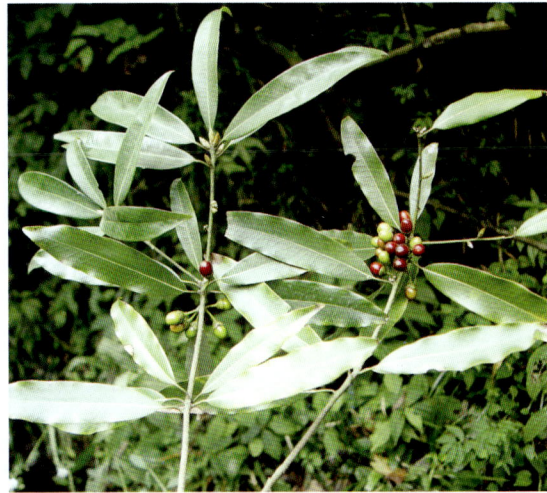

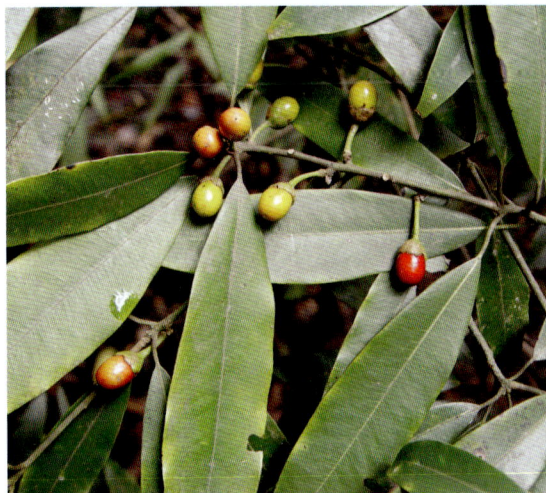

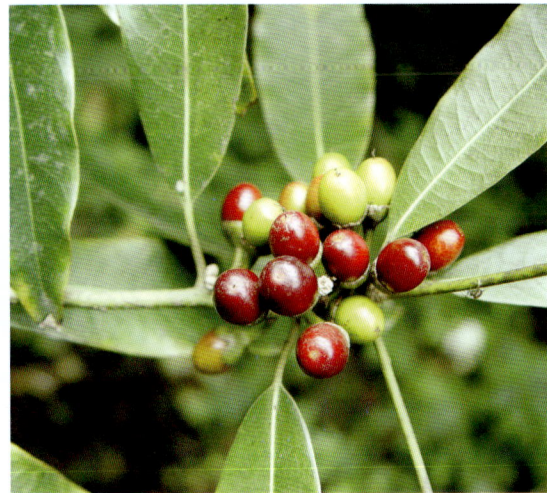

植物名称：毛果黄肉楠 *Actinodaphne trichocarpa* C. K. Allen

植物形态：小乔木或灌木，高可达8 m。顶芽卵圆形，具鳞片，鳞片外面被黄褐色微柔毛。叶3~5枚密集轮生，倒披针形或长椭圆形，长5~14 cm，宽1.4~3 cm，先端渐尖至短尖，基部楔形或近圆形，革质；羽状脉，侧脉每边6~10条或更多。伞形花序单生或多个簇生于二年生枝上；每一花序有花4朵；花被裂片6枚，卵圆形，淡黄色；雄花能育雄蕊9枚，退化雌蕊有黄褐色短茸毛；雌花子房近球形，退化雄蕊扁平、条形。果球形，径1.2~1.6 cm，密被贴伏黄褐色短茸毛，成熟时果皮常裂开。花期3—4月，果期7—8月。

生境及分布：生于海拔1000~2600 m的山坡、路旁、灌丛中。分布于龙里、大方、金沙、瓮安、福泉、开阳、修文、息烽等地。

采收加工：夏季、秋季采收，洗净，晒干。

功能与主治：根、叶入药，解毒消肿，降逆止呕。主治水火烫伤，脚癣，痔疮，恶心呕吐。

附注：该种分布区域狭窄，野生资源量小，应加以保护。

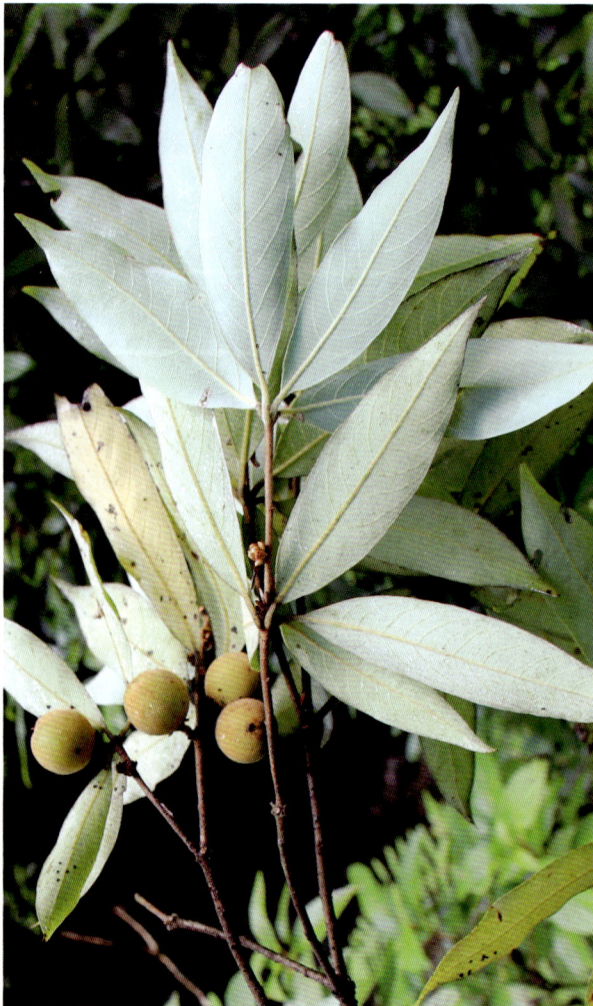

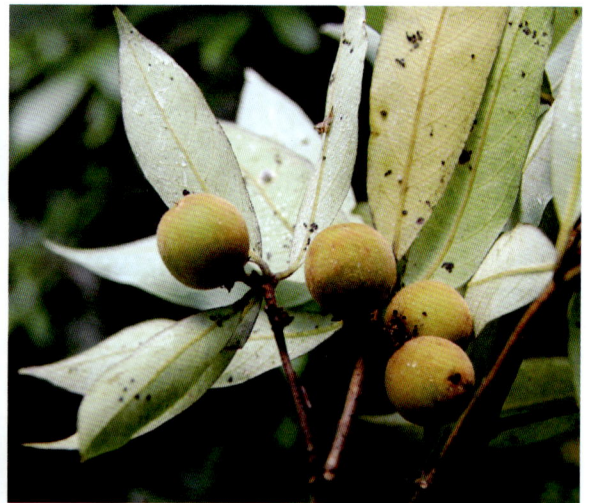

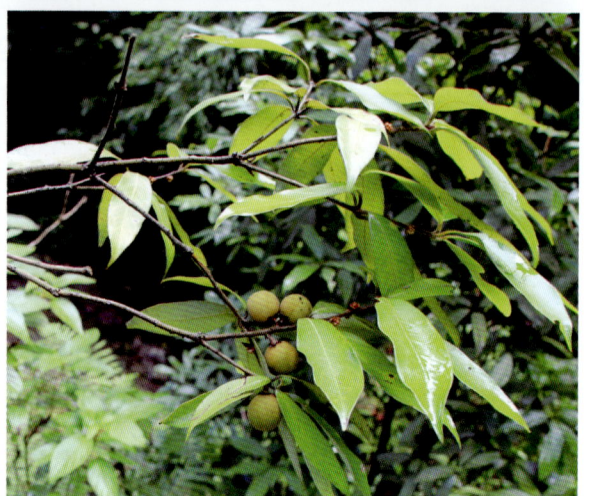

植物名称：无根藤 *Cassytha filiformis* Linnaeus

植物形态：寄生缠绕草本，借盘状吸根攀附于寄主植物上。茎线形，绿色或绿褐色，稍木质，幼嫩部分被锈色短柔毛，老时毛稀疏或变无毛。叶退化为微小的鳞片。穗状花序长2～5 cm，密被锈色短柔毛；花小，白色，长不及2 mm，无梗；花被裂片6枚，排成2轮，外轮3枚小，圆形，有缘毛，内轮3枚较大，卵形，外面有短柔毛。果小，卵球形，包藏于肉质果托内，但彼此分离，顶端有宿存的花被片。

生境及分布：生于山间疏林或灌丛中阳光充足处。分布于梵净山及荔波、三都、平塘、兴义、安龙、册亨、罗甸、望谟等地。

采收加工：全年均可采收，洗净，切段晒干。

功能与主治：全株入药，清热利湿，凉血解毒。主治感冒发热，热淋，石淋，湿热黄疸，泄泻，痢疾，咯血，衄血，风火眼，跌打损伤，外伤出血等。

附注：该种有小毒，慎用。

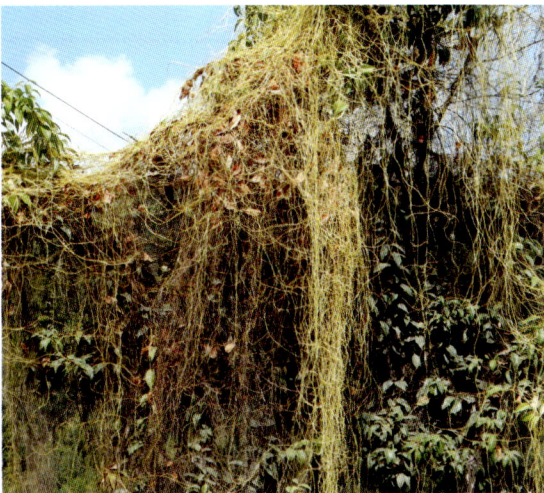

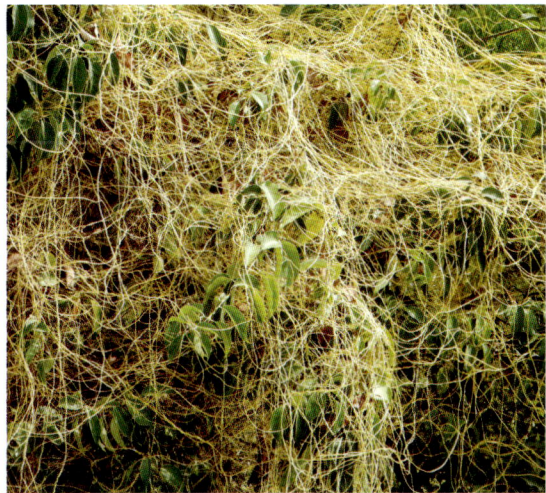

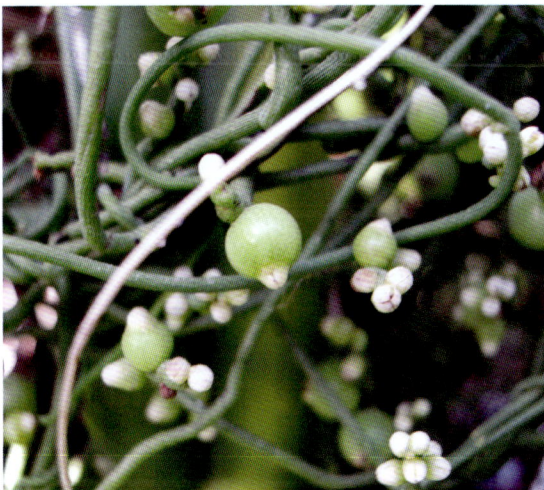

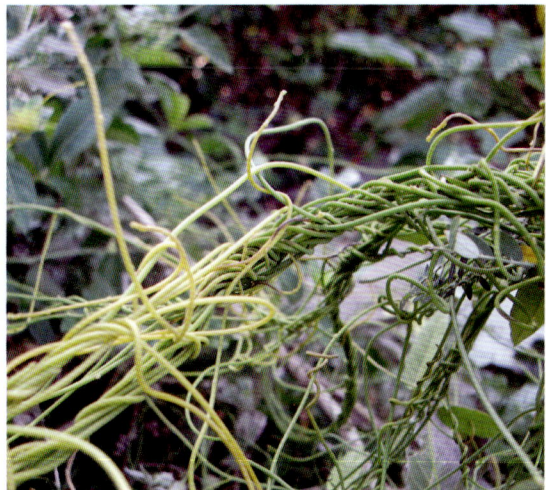

植物名称：猴樟 *Cinnamomum bodinieri* H. Léveillé

别称：小叶樟、大胡椒树

植物形态：乔木，高达16 m。枝条圆柱形，紫褐色，无毛；芽鳞疏被绢毛。叶互生，卵圆形或椭圆状卵圆形，长8～17 cm，宽3～10 cm，上面幼时被极细的微柔毛，老时变无毛，下面被绢状微柔毛；中脉在上面平坦，下面突起，侧脉每边4～6条，最基部的1对近对生，其余的均为互生。圆锥花序腋生或侧生于幼枝上；花绿白色，被绢状微柔毛。果球形，径7～8 mm，绿色，无毛；果托浅杯状，顶端宽约6 mm。

生境及分布：生于海拔500～1700 m的山地疏林中、路旁或沟边。贵州大部分地区有分布。

采收加工：根皮、茎皮和枝叶全年均可采收，洗净，晒干。嫩枝及叶多为鲜用。

功能与主治：根皮、茎皮、枝叶入药，祛风除湿，温中散寒，行气止痛。主治风寒感冒，风湿痹痛，吐泻腹痛，腹中痞块，疝气疼痛。

附注：该种分布区域广，产藏量大，可大量开发利用。

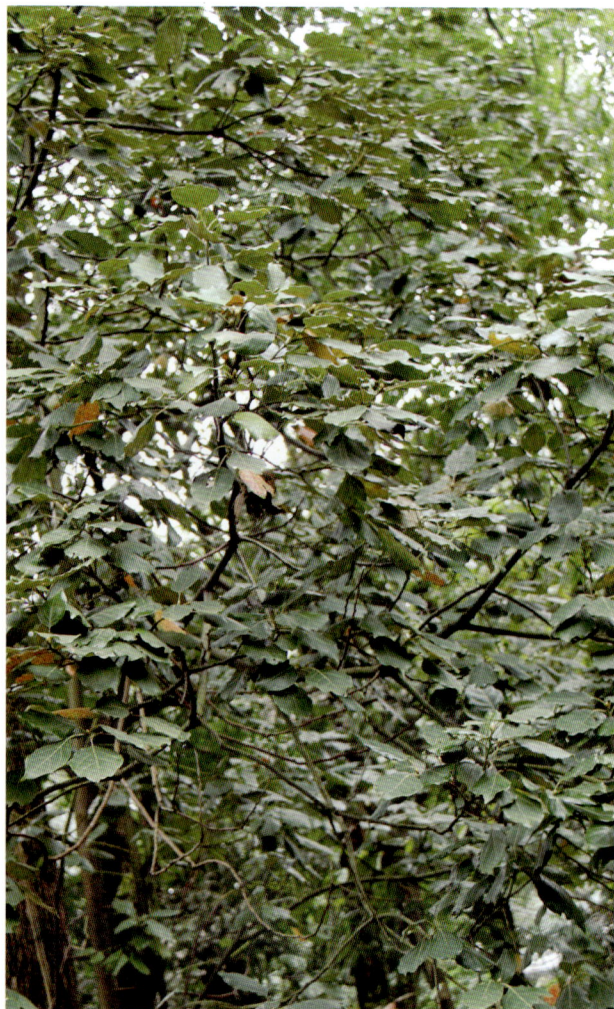

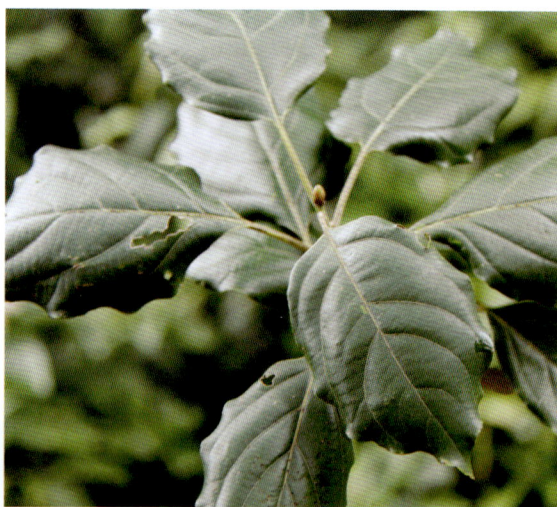

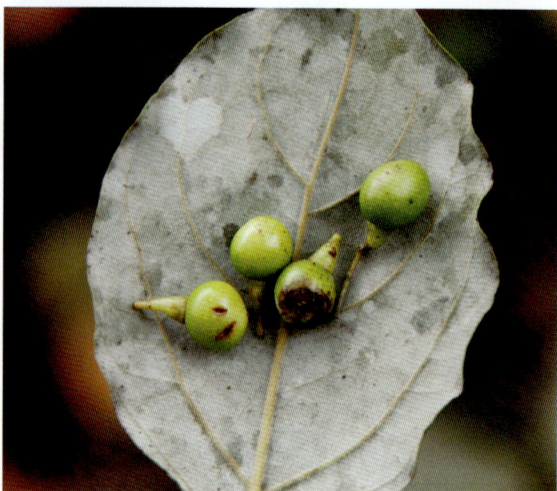

植物名称：阴香 *Cinnamomum burmannii* (Nees et T. Nees) Blume

植物形态：乔木，高达14 m。树皮内皮红色，味似肉桂。叶互生或近对生，稀对生，卵圆形、长圆形至披针形，长5.5～10.5 cm，宽2～5 cm，两面无毛，具离基三出脉。圆锥花序腋生或近顶生，比叶短，长3～6 cm，少花，密被灰白色微柔毛；花绿白色，长约5 mm；子房近球形，长约1.5 mm，略被微柔毛；花柱长2 mm，具棱角，略被微柔毛，柱头盘状。果卵球形，长约8 mm，宽约5 mm；果托长约4 mm，顶端宽约3 mm，具齿裂，齿顶端平截形。

生境及分布：生于海拔1000 m左右的山坡密林中。分布于兴义、罗甸、瓮安、都匀、三都、惠水、龙里等地。

采收加工：夏季采收，晒干。

功能与主治：树皮入药，温中止痛，散寒祛风，解毒消肿，止血。主治寒性胃痛，腹痛泄泻，食欲不振，风寒湿痹，腰腿疼痛等。

附注：该种分布区域狭窄，野生资源量小，应加以保护。

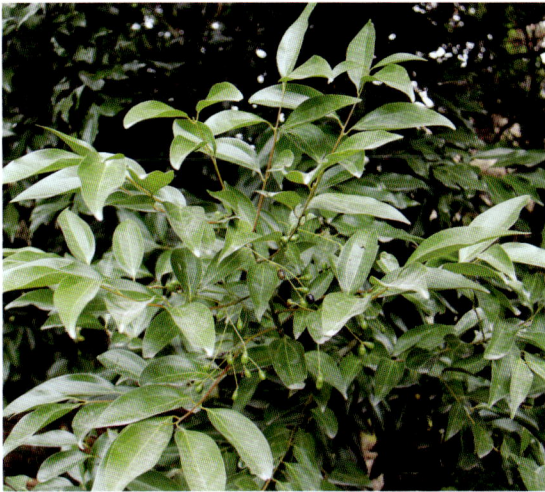

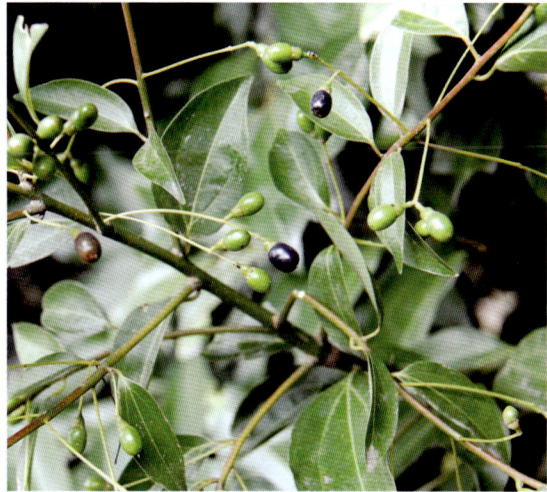

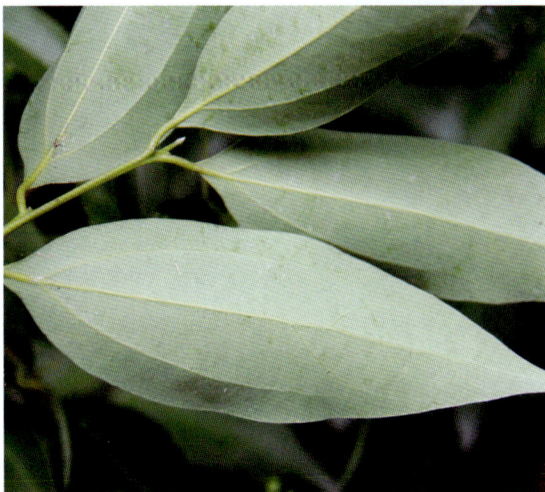

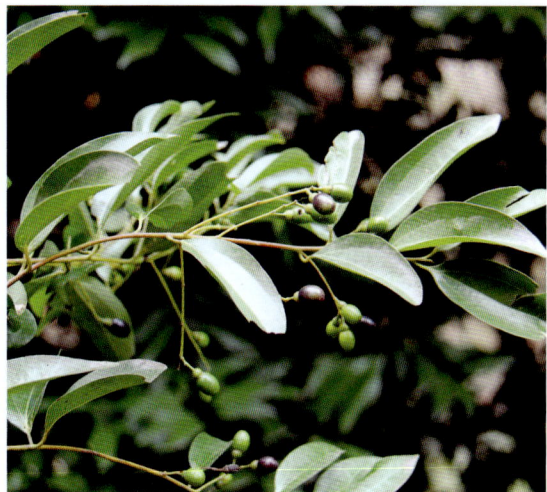

植物名称：樟 *Cinnamomum camphora* (Linnaeus) J. Presl

　　植物形态：常绿大乔木，高可达30 m。枝、叶及木材均有樟脑气味；顶部芽鳞外面略被绢状毛。叶互生，卵状椭圆形，长6～12 cm，宽2.5～5.5 cm，两面无毛或下面幼时略被微柔毛，具离基三出脉。花绿白色或带黄色，长约3 mm；花被外面无毛或被微柔毛，内面密被短柔毛，花被筒倒锥形。果卵球形或近球形，径6～8 mm，紫黑色；果托杯状，长约5 mm，顶端平截形，宽达4 mm，基部宽约1 mm，具纵向沟纹。

　　生境及分布：生于山坡或沟谷。贵州各地多有分布，野生或栽培。

　　采收加工：木材、果实冬季采收，晒干。树皮全年均可采收，晒干。叶3—5月油多时采收，鲜用或晒干。

　　功能与主治：木材、果实、树皮、叶入药，祛风散寒，温中理气，活血通络，杀虫止痒。主治风寒感冒，寒湿吐泻，风湿痹痛，胃脘疼痛，跌打肿痛，皮肤瘙痒等。

　　附注：该种为国家二级保护野生植物，是贵州苗族、水族、仡佬族等少数民族常用药物。樟脑由樟树根、干枝、叶经蒸馏精制而成，为《中华人民共和国药典》收载品种。

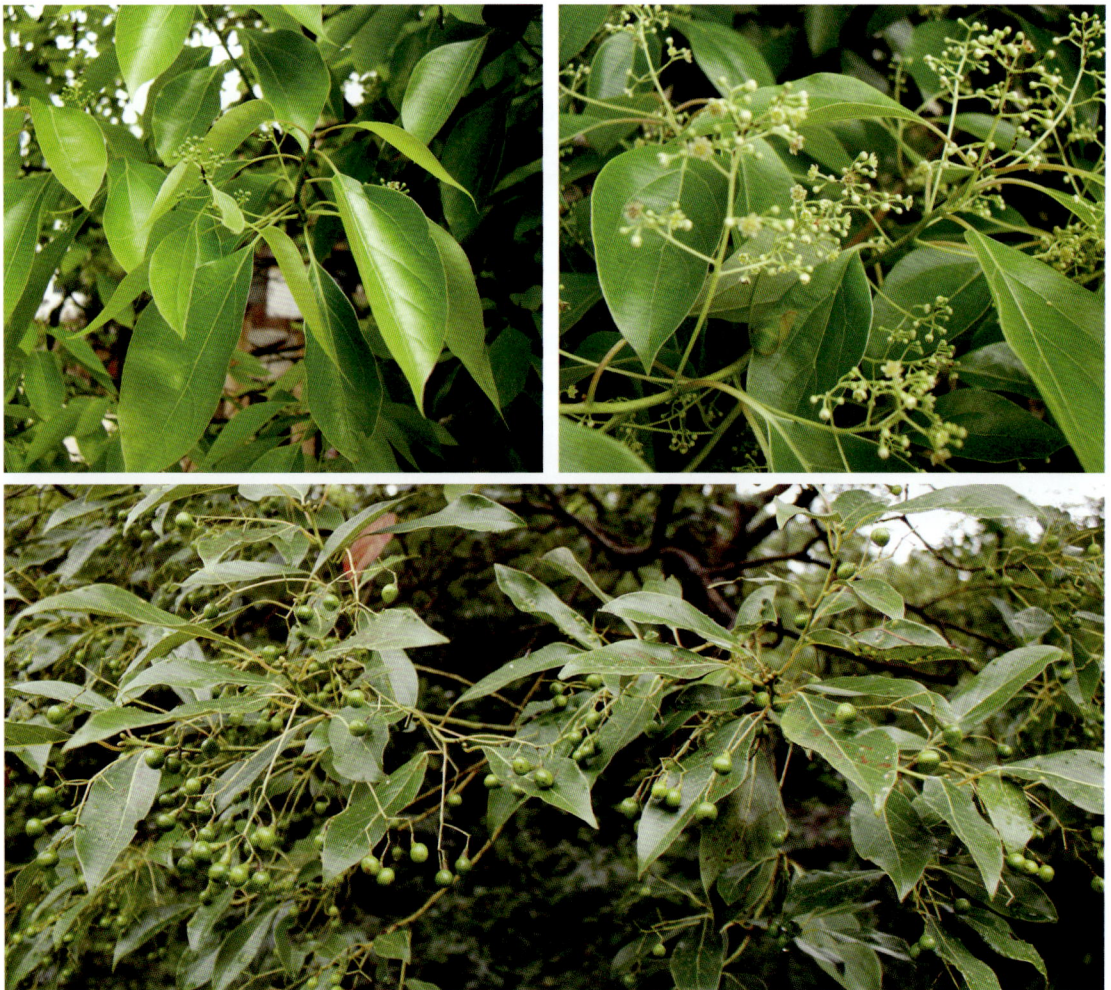

植物名称：云南樟 *Cinnamomum glanduliferum* (Wallich) Meisner

别称：臭樟

植物形态：常绿乔木，高5～15 m。树皮内面红褐色，具有樟脑气味；芽密被绢状毛。叶互生，叶形变化很大，椭圆形至卵状椭圆形或披针形，长6～15 cm，宽4～6.5 cm，老时两面无毛或上面无毛，下面多少被微柔毛；羽状脉或偶有近离基三出脉，侧脉每边4～5条。圆锥花序腋生，花小，淡黄色。果球形，径达1 cm，黑色；果托狭长倒锥形，长约1 cm，基部宽约1 mm，顶部宽达6 mm，边缘波状，红色，有纵长条纹。

生境及分布：生于海拔600～2500 m的山地常绿阔叶林中。分布于印江、从江、黎平、锦屏、天柱、册亨、平塘、三都、荔波、都匀、长顺、瓮安、独山、罗甸、惠水、贵定、龙里、台江、麻江、道真、七星关、威宁，以及贵阳等地。

采收加工：木材冬季或早春采伐，锯段后劈成小块，晒干。果实夏季、秋季成熟时采收，晒干。

功能与主治：果实、木材入药，祛风散寒，行气止痛。主治风寒感冒，咳嗽，风湿痹痛，脘腹胀痛，腹泻。

附注：该种有一定产藏量，可加以开发利用。

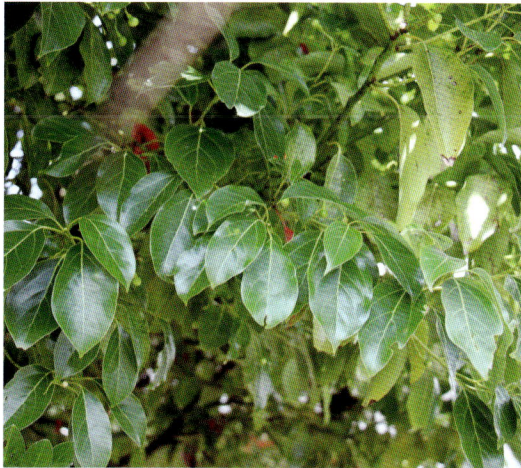

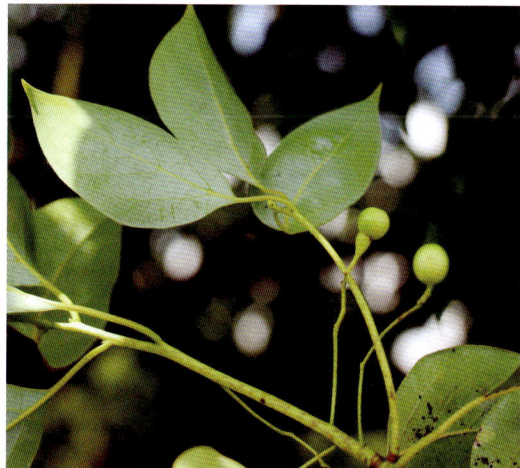

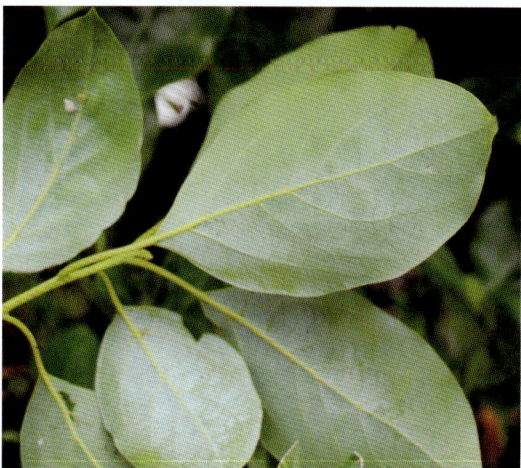

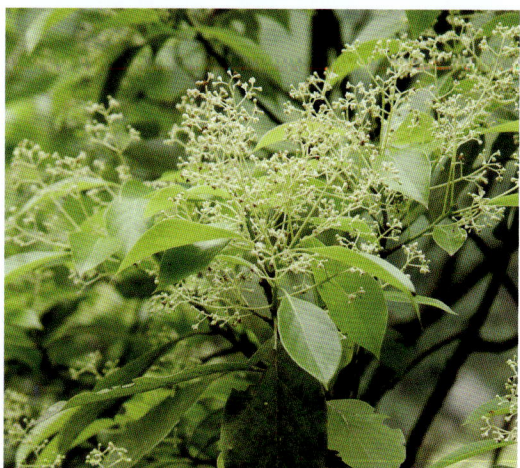

植物名称：米槁 *Cinnamomum migao* H. W. Li

别称：大果木姜子、麻槁、大胡椒树

植物形态：常绿乔木，高达20 m。芽小，外被灰白色微柔毛；老枝淡褐色，被灰白色微柔毛。叶互生，卵圆形至卵圆状长圆形，长4.5～16 cm，宽2.5～7 cm，两面沿中脉及侧脉多少带红色，上面无毛，下面被极细的灰白色微柔毛或老时变无毛；叶脉两面突起，侧脉每边4～5条。果序圆锥状，腋生，着生于幼枝中下部；果球形；果托高脚杯状，长约1.2 cm，顶部盘状增大，宽达1 cm，具圆齿，下部突然收缩成柱状，外面被极细灰白色微柔毛和纵向沟纹。

生境及分布：生于低海拔阔叶林或混交林中，或栽培。分布于罗甸、望谟、册亨、安龙、三都、荔波等地。

采收加工：秋季采收，晒干或阴干。

功能与主治：果实入药，温中散寒，理气止痛。主治胃痛，腹痛，胸痛，风湿关节痛，呕吐，胸闷等。

附注：该种的成熟果实入药，称"大果木姜子"，是贵州著名的苗药品种，为《贵州省中药材、民族药材质量标准》收载品种，野生资源量较少，应严加保护。

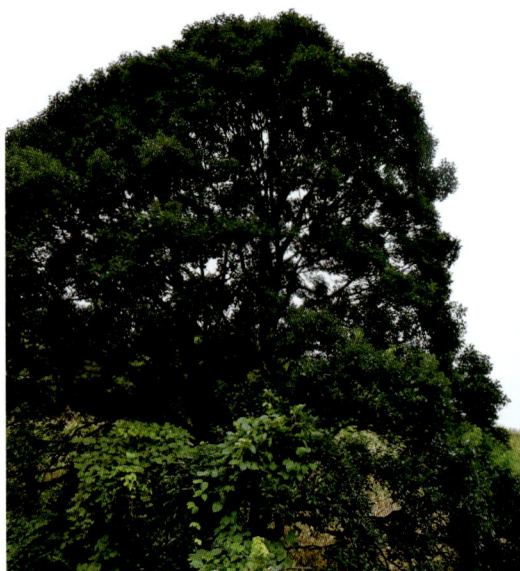

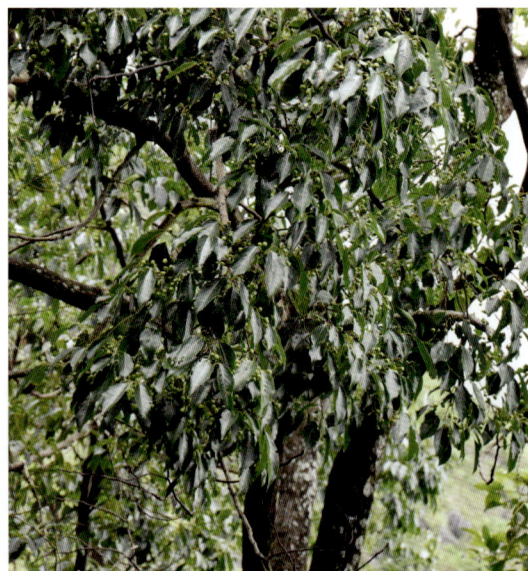

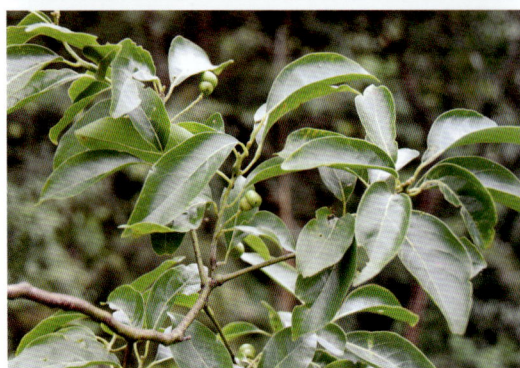

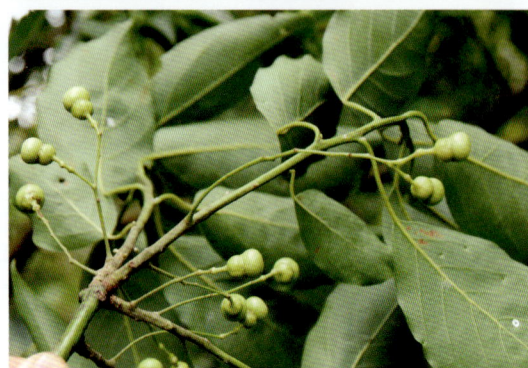

植物名称：黄樟 *Cinnamomum parthenoxylon* (Jack) Meisner

别称：野樟

植物形态：常绿乔木，高10～20 m。树皮暗灰褐色，上部为灰黄色，深纵裂，小片剥落，厚3～5 mm，内皮带红色，具有樟脑气味；枝条无毛。叶互生，通常为椭圆状卵形或长椭圆状卵形，长6～12 cm，宽3～6 cm，两面无毛或仅下面腺窝具毛。圆锥花序于枝条上部腋生或近顶生。果球形，径6～8 mm，黑色；果托狭长倒锥形，红色，有纵长的条纹。

生境及分布：生于常绿阔叶林或灌丛中。分布于雷公山、月亮山及从江、黄平、锦屏、荔波、独山、长顺、瓮安、罗甸、福泉、都匀、惠水、贵定、三都、龙里、黎平、凯里，以及贵阳等地。

采收加工：全年均可采收，除去杂质，晒干或鲜用。

功能与主治：根、树皮、叶入药，祛风散寒，温中止痛，行气活血。主治风寒感冒，风湿痹痛，胃寒腹痛，泻痢，月经不调等。

附注：该种有一定产藏量，可加以开发利用。

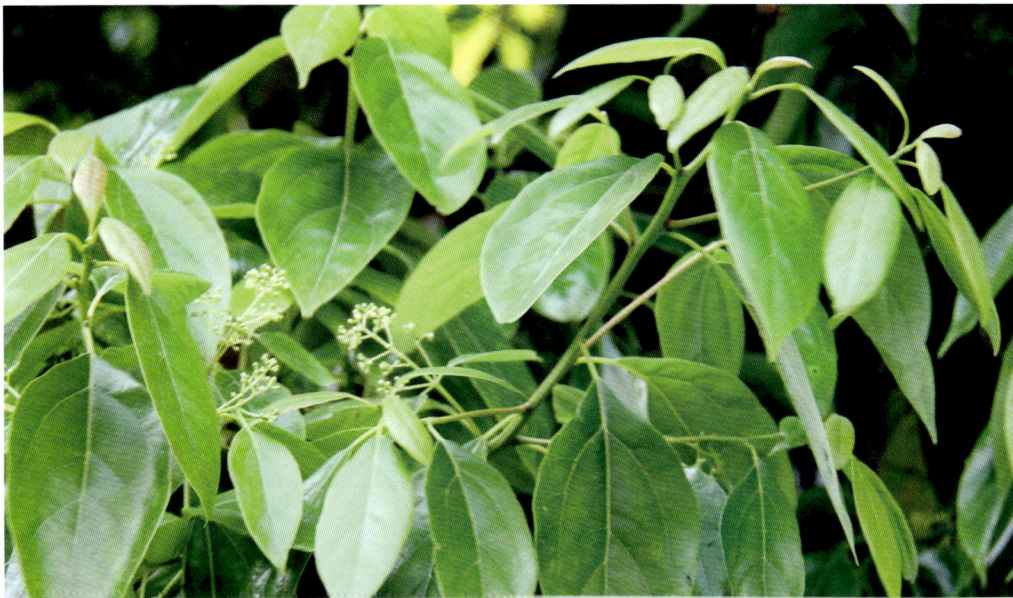

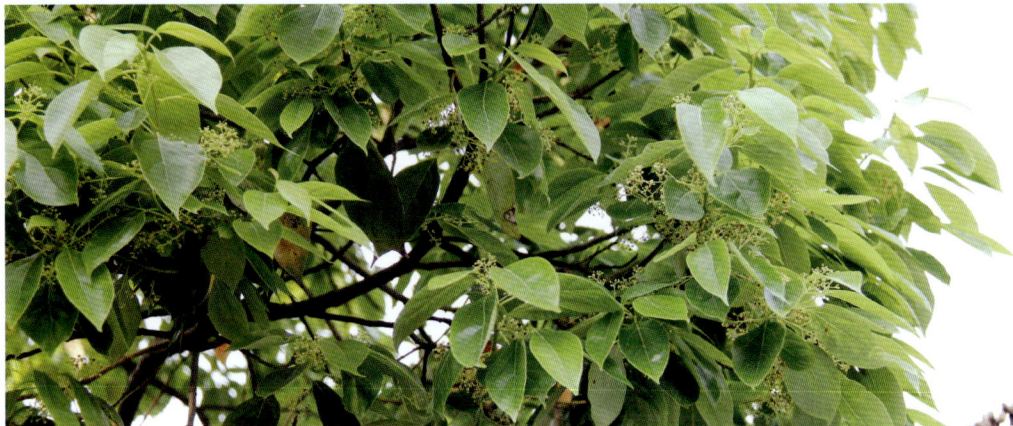

植物名称：少花桂 *Cinnamomum pauciflorum* Nees

　　植物形态：乔木，高3～14 m。树皮黄褐色，具白色皮孔，有香气；芽外面略被微柔毛。叶互生，卵圆形或卵圆状披针形，长6.5～10.5 cm，宽2.5～5 cm，上面无毛，下面幼时被疏或密的灰白色短丝毛；三出脉或离基三出脉，中脉及侧脉两面突起，侧脉对生。圆锥花序腋生，长2.5～5 cm，通常短于叶很多，具3～5朵花，常呈伞房状；花黄白色，花被两面被灰白色短丝毛。果椭圆形，顶端钝，成熟时紫黑色，具栓质斑点；果托浅杯状，边缘具整齐的截状圆齿。

　　生境及分布：生于海拔650～1550 m的疏林或灌丛中。分布于梵净山及德江、凯里、黄平、荔波、赤水、习水、绥阳、惠水、瓮安、独山、福泉、都匀、平塘，以及毕节、贵阳等地。

　　采收加工：夏季、秋季采收，晒干。

　　功能与主治：树皮、根入药，开胃健脾，散寒。主治胃肠疼痛，食欲不振，胃寒等。

　　附注：该种为《贵州省中药材、民族药材质量标准》收载品种，有一定产藏量，可加以开发利用。

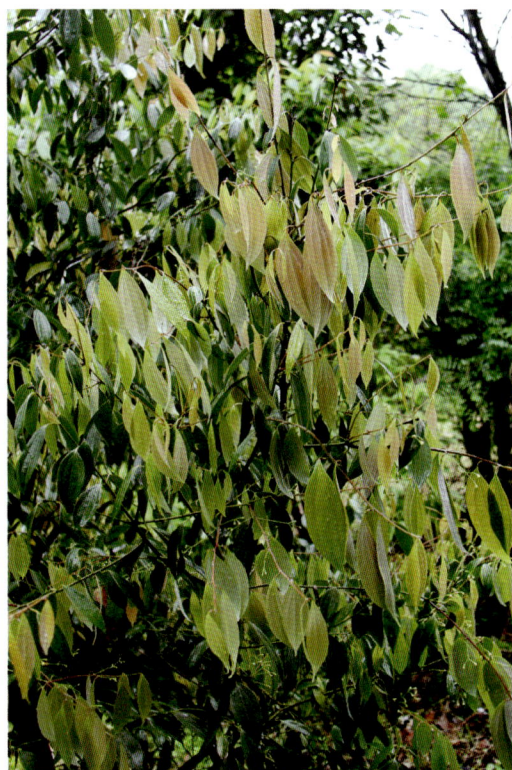

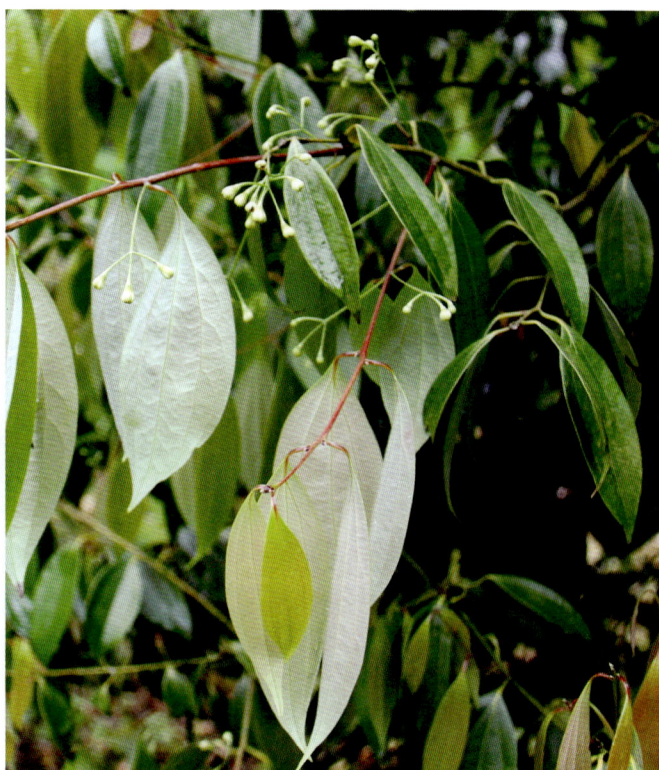

植物名称：屏边桂 *Cinnamomum pingbienense* H. W. Li

植物形态：乔木，高5～10 m。叶近对生或对生，长圆形或长圆状卵圆形，长12.5～24 cm，宽4.5～8.5 cm，先端锐尖，基部宽楔形，薄革质；离基三出脉。圆锥花序长4.5～6.5（～10.5）cm，常着生于远离枝端的叶腋内；花淡绿色；花梗纤细，被灰白色绢状微柔毛；花被外面疏被、内面密被绢状微柔毛，花被裂片长圆形，近等大，先端钝；能育雄蕊9枚，花丝被柔毛，第一、二轮雄蕊花丝无腺体，药室4个，内向，第三轮雄蕊花丝基部有1对具短柄的圆状肾形腺体，药室4个，外向，退化雄蕊3枚；子房卵珠形，近无毛，柱头小，不明显。果未见。花期4—5月。

生境及分布：生于海拔550～1100 m的石灰岩山坡上或谷地常绿阔叶林中或水边。分布于雷公山及三都、荔波、罗甸、安龙，以及贵阳等地。

采收加工：冬季采收，阴干。

功能与主治：树皮入药，温脾胃，暖肝肾，祛寒止痛，散瘀消肿。主治脘腹冷痛，呕吐泄泻，腰膝酸冷，寒湿痹痛，痛经，跌打肿痛等。

附注：该种分布区域狭窄，野生资源量小，应加以保护。

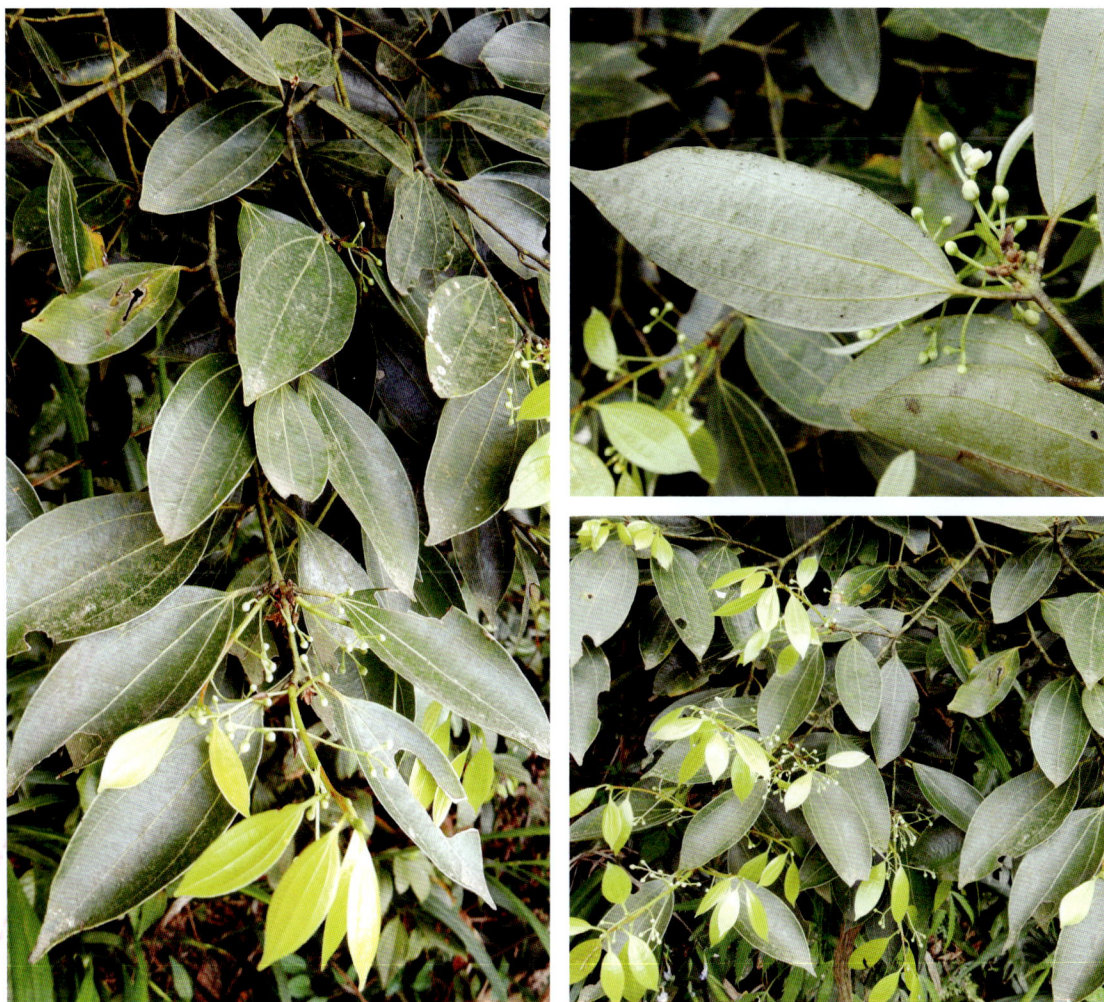

植物名称：**川桂** *Cinnamomum wilsonii* Gamble

别称：野肉桂

植物形态：乔木，高约25 m。叶互生或近对生，卵圆形或卵圆状长圆形，长8.5～18 cm，宽3.2～5.3 cm，上面无毛，下面幼时明显被白色丝毛，但最后变无毛；离基三出脉，中脉与侧脉两面突起。圆锥花序腋生，长3～9 cm，单一或多数密集，少花，近总状或聚伞状；子房卵球形，长近1 mm；花柱增粗，长约3 mm，柱头宽大，头状。成熟果未见；果托顶端截平，边缘具极短裂片。

生境及分布：生于山谷或山坡林中。分布于雷公山、梵净山及丹寨、江口、德江、雷山、息烽、望谟、三都、赤水、印江、瓮安、长顺、独山、罗甸、福泉、荔波、都匀、惠水、贵定、平塘等地。

采收加工：冬季采收，阴干。

功能与主治：树皮入药，温脾胃，暖肝肾，祛寒止痛，散瘀消肿。主治脘腹冷痛，呕吐泄泻，腰膝酸冷，寒湿痹痛，痛经，跌打肿痛等。

附注：该种为《贵州省中药材、民族药材质量标准》收载品种，有一定资源量，可加以开发利用。

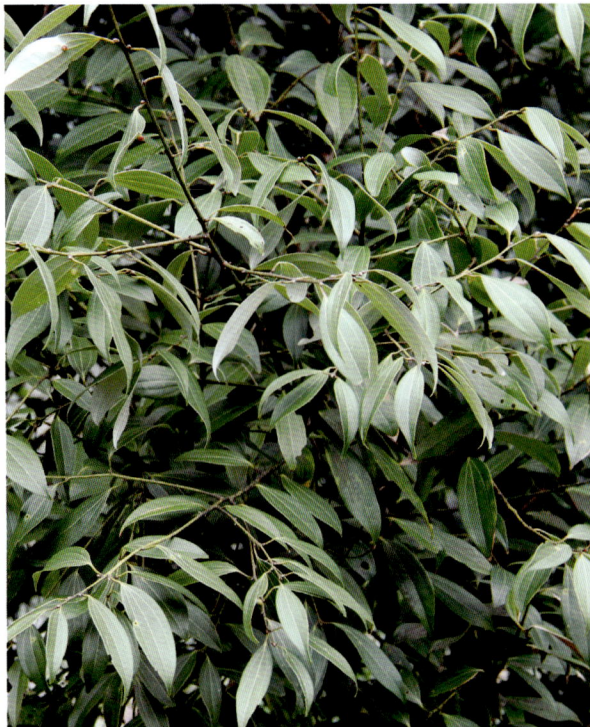

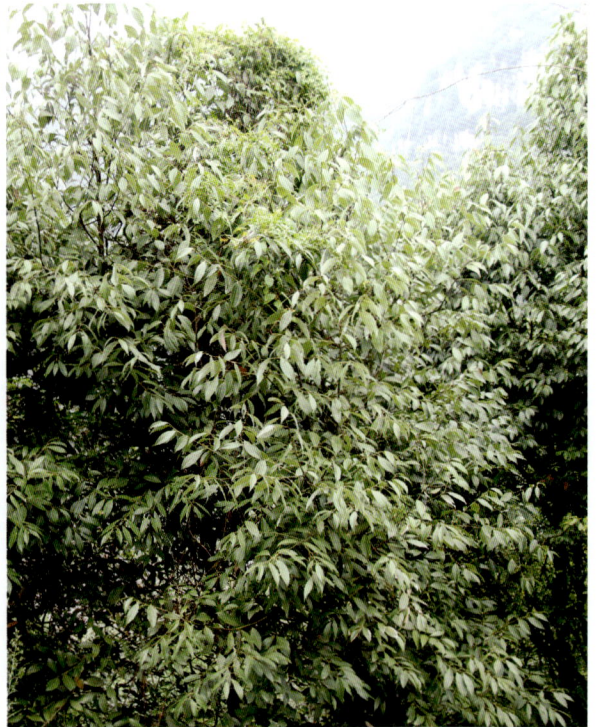

植物名称：乌药 *Lindera aggregata* (Sims) Kostermans

植物形态：常绿灌木或小乔木，高可达5 m。根有纺锤状或结节状膨胀，一般长3.5～8 cm，径0.7～2.5 cm，外面棕黄色至棕黑色，表面有细皱纹，有香味，微苦，有刺激性清凉感。叶互生，卵形、椭圆形至近圆形，通常长2.7～5 cm，宽1.5～4 cm，基部圆形，革质或有时近革质；三出脉。伞形花序腋生，无总梗；花被片6枚，近等长，外面被白色柔毛，内面无毛。果卵形或近圆形，长0.6～1 cm，径4～7 mm。

生境及分布：生于向阳山坡灌丛中或林缘。分布于荔波、惠水、三都，以及贵阳等地。

采收加工：根冬季、春季采挖，洗净晒干。叶四季均可采收。果实秋季成熟时采收，阴干或晾干。

功能与主治：根、叶、果实入药，行气，温肾散寒。主治胸胁满闷，脘腹胀痛，头痛，寒疝疼痛，痛经等。

附注：该种为《中华人民共和国药典》收载品种，资源量较少，应加以保护。

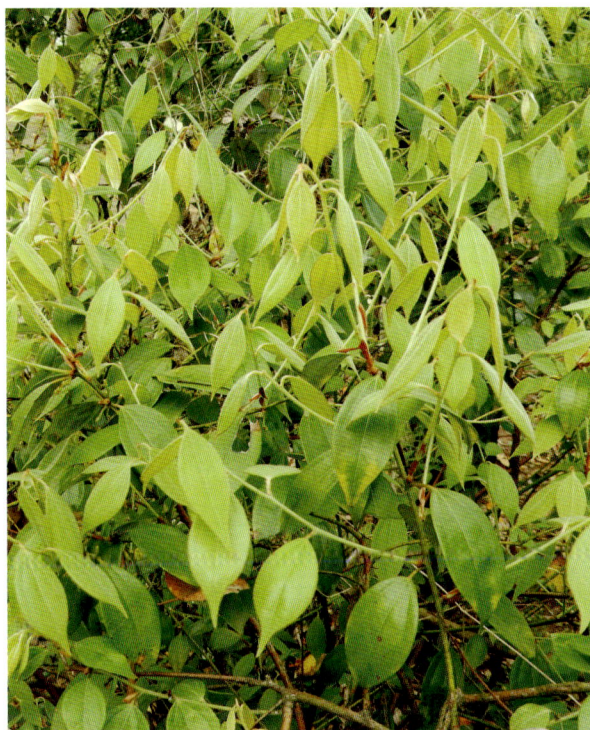

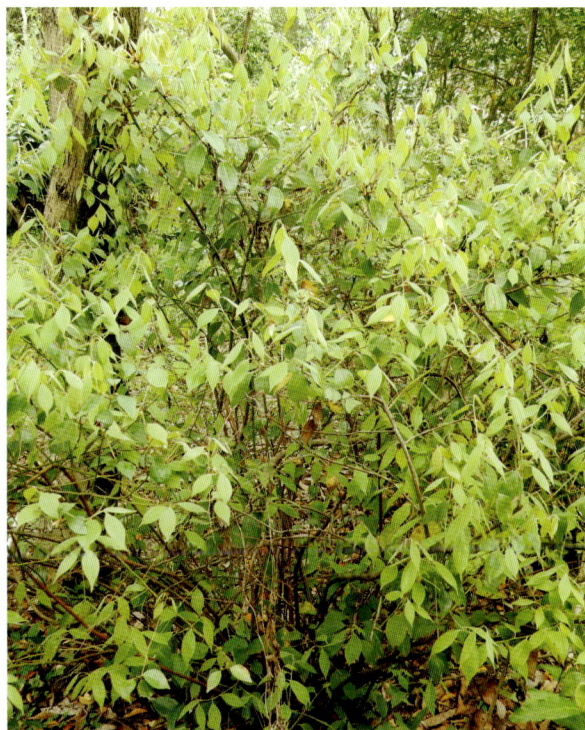

植物名称：香叶树 *Lindera communis* Hemsley

植物形态：常绿灌木或小乔木，高3~4 m。当年生枝条被黄白色短柔毛；顶芽卵形，长约5 mm。叶互生，通常披针形、卵形或椭圆形，长4~9 cm，宽1.5~3 cm，上面无毛，下面被黄褐色柔毛；羽状脉，侧脉每边5~7条。伞形花序具5~8朵花；雄花黄色，略被金黄色微柔毛；花被片6枚，卵形，外面略被金黄色微柔毛或近无毛。果卵形，长约1 cm，宽7~8 mm，也有时略小而近球形，无毛，成熟时红色；果梗长4~7 mm，被黄褐色微柔毛。

生境及分布：生于山坡灌丛或疏林中。贵州大部分地区有分布。

采收加工：枝叶、茎皮全年均可采收。茎皮应刮去粗皮，晒干。

功能与主治：枝叶、茎皮入药，解毒消肿，散瘀止痛。主治跌打肿痛，外伤出血，疮痈疖肿。

附注：该种野生资源量大，可大量开发利用。

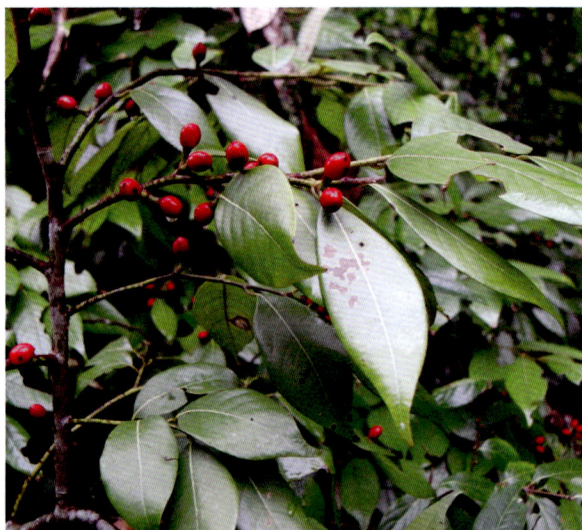

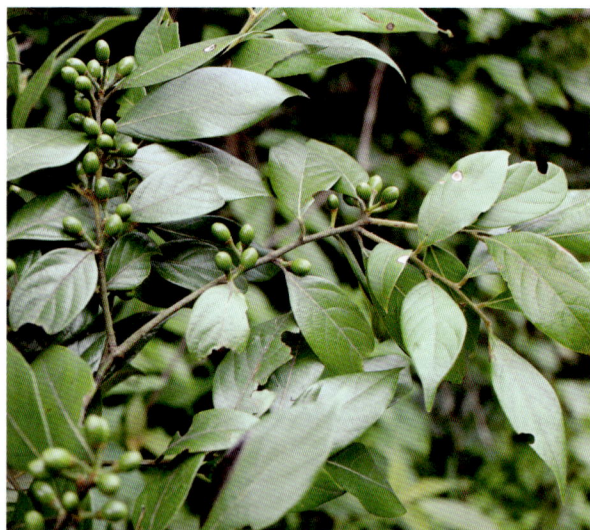

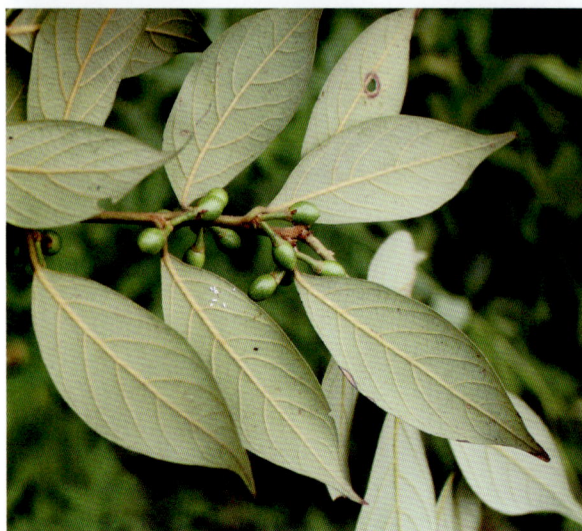

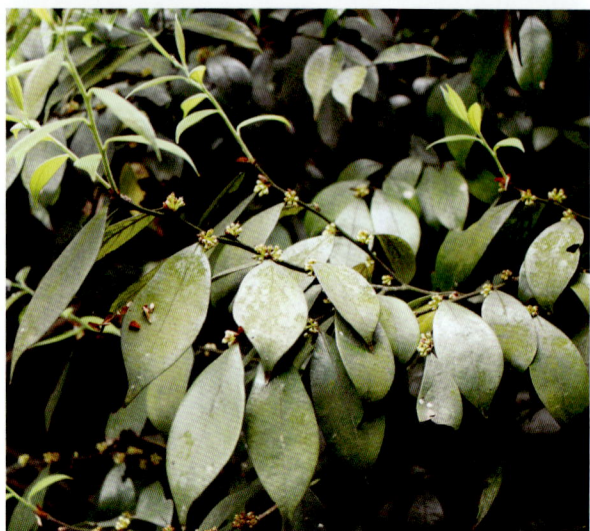

植物名称：山胡椒 *Lindera glauca* (Siebold et Zuccarini) Blume

别称：牛筋树、皮筋树

植物形态：落叶灌木或小乔木，高可达8 m。芽鳞裸露部分红色；幼枝条白黄色，初有褐色毛，后脱落成无毛。叶互生，宽椭圆形、椭圆形、倒卵形至狭倒卵形，长4～9 cm，宽2～4 cm，被白色柔毛，纸质；羽状脉，侧脉每侧5～6条。伞形花序腋生，每个花序有3～8朵花；雄花花被片黄色，椭圆形，外面在背脊部被柔毛；雌花花被片黄色；子房椭圆形，长约1.5 mm；花柱长约0.3 mm，柱头盘状；花梗长3～6 mm，熟时黑褐色。果梗长1～1.5 cm。

生境及分布：生于山地、丘陵的灌丛中或疏林缘。分布于梵净山、月亮山、麻阳河及德江、锦屏、雷山、榕江、黎平、丹寨、都匀、荔波、三都、赤水、息烽、修文、麻江、长顺、瓮安、独山、罗甸、福泉、惠水、贵定、龙里、平塘、开阳等地。

采收加工：根、叶全年均可采收，洗净，晒干。果实秋季成熟时采收，晒干。

功能与主治：根、叶、果实入药，温中散寒，行气止痛，平喘。主治脘腹冷痛，胸满痞闷，哮喘。

附注：该种为《本草纲目》收载品种，野生资源量大，可大量开发利用。

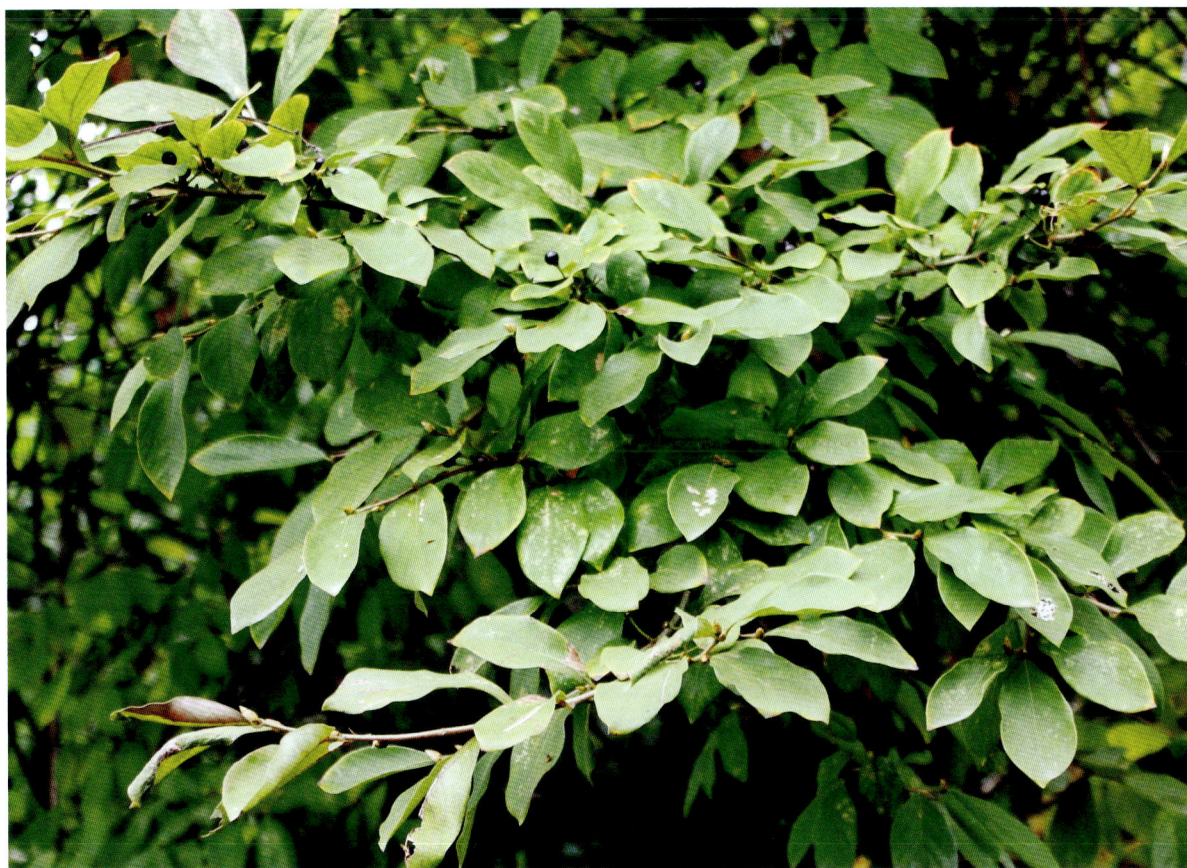

植物名称：绿叶甘橿 *Lindera neesiana* (Wallich ex Nees) Kurz

植物形态：落叶灌木或小乔木，高达6 m。冬芽卵形，基部着生2个花序。叶互生，卵形至宽卵形，长5 ~ 14 cm，宽2.5 ~ 8 cm，初时密被柔毛，后毛渐脱落；三出脉或离基三出脉。伞形花序具总梗，具缘毛，内面基部被柔毛，每个花序有花7 ~ 9朵；花未开放时雄花花被片绿色，宽椭圆形或近圆形，先端圆，无毛，有时第一、二轮花丝也有1枚腺体；雌花花被片黄色，宽倒卵形，先端圆，无毛。果近球形，径6 ~ 8 mm。

生境及分布：生于海拔1100 ~ 1450 m的山坡、路旁或林下。分布于梵净山及天柱、丹寨、绥阳、赤水、瓮安，以及贵阳等地。

采收加工：果实成熟时采收，晒干。

功能与主治：果实入药，温中行气，食积。主治腹胀疼痛，消化不良。

附注：*Flora of China*将绿叶甘橿的原拉丁名*Lindera fruticosa* Hemsley处理为现用拉丁名的异名。

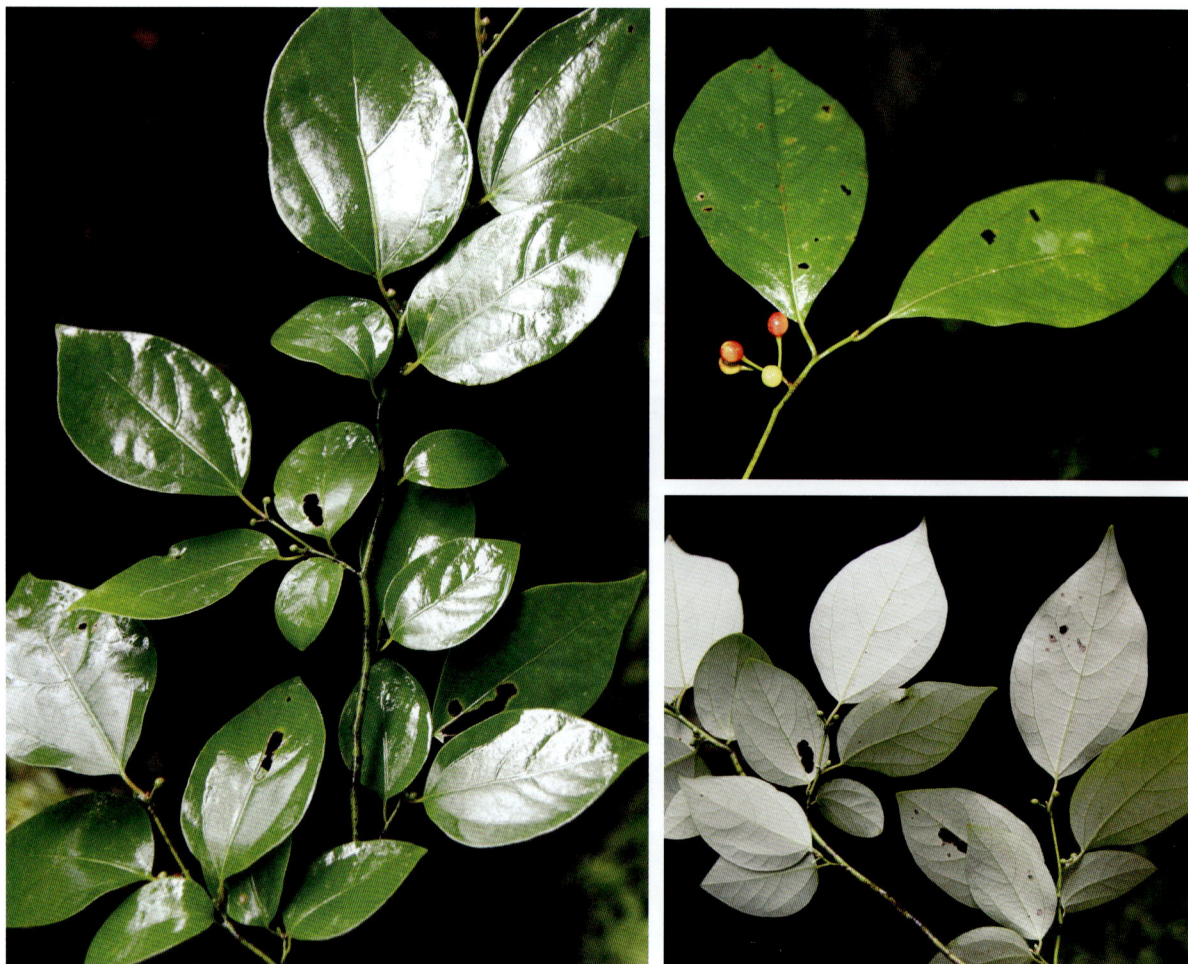

植物名称：三桠乌药 *Lindera obtusiloba* Blume

植物形态：落叶乔木或灌木，高3～10 m。芽外鳞片3枚。叶互生，近圆形至扁圆形，长5.5～10 cm，宽4.8～10.8 cm；三出脉，偶有五出脉。花序生于腋生混合芽，混合芽椭圆形，先端亦急尖；总苞片4枚，长椭圆形，膜质，外面被长柔毛，内面无毛，内有花5朵；退化雌蕊长椭圆形，无毛，花柱、柱头不分，呈一小凸尖；雌花花被片6枚。果广椭圆形，长约0.8 cm，径0.5～0.6 cm，成熟时红色，后变紫黑色。

生境及分布：生于海拔1100～1300 m的密林中，常和水青冈、箭竹混生。分布于梵净山及锦屏、绥阳、龙里、盘州等地。

采收加工：全年均可采收，晒干。

功能与主治：树皮入药，温中行气，活血散瘀。主治心腹疼痛，跌打损伤，瘀血肿痛，疮毒等。

附注：该种分布区域狭窄，野生资源量极少，应加以保护。

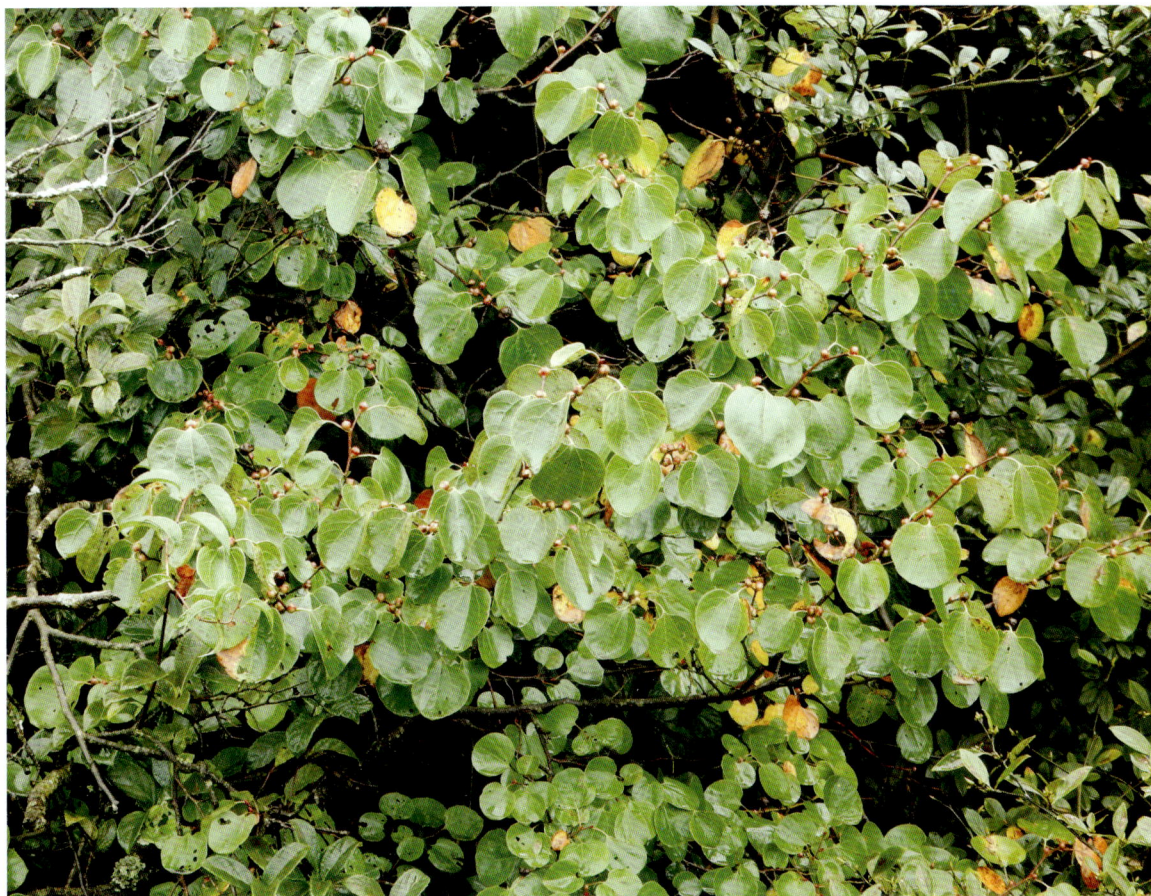

植物名称：峨眉钓樟 *Lindera prattii* Gamble

别称：台乌

植物形态：常绿乔木或小乔木，高达20 m。当年生枝初被锈色毡毛，后毛逐渐脱落或变黑残存；芽鳞密被锈色或褐色长柔毛。叶互生，通常椭圆形至长圆形，长10～25 cm，宽5～12.5 cm，幼时两面被棕黄色柔毛。伞形花序着生于叶腋短枝上；雄花花被片6枚，内轮的稍短，外轮的背脊上被柔毛，内面被疏柔毛或无毛；雌花花被片狭卵形。果椭圆形，长约1 cm，径约6 mm；果梗长2～4 mm，密被棕黄色柔毛。

生境及分布：生于800～1100 m的山谷杂木林中。分布于梵净山及万山、黄平、绥阳、贵定，以及贵阳等地。

采收加工：根、枝叶全年均可采收，洗净，晒干。果实秋季成熟时采收，晒干。

功能与主治：枝叶、根、果实入药，理气止痛，杀虫，除湿。主治风寒头痛，胃痛，血吸虫病，尿道结石等。

附注：该种分布区域狭窄，野生资源量少，应加以保护。

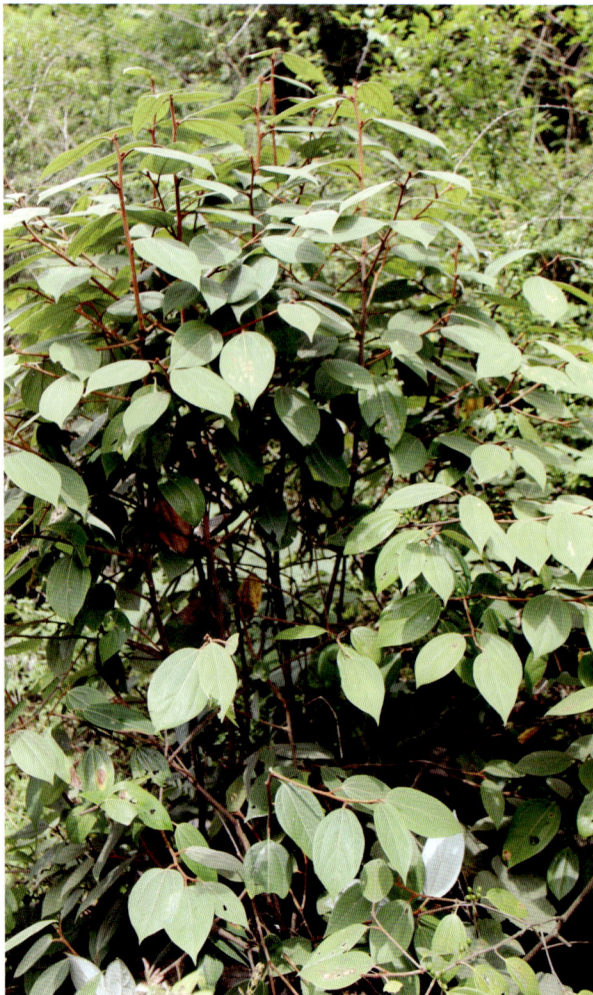

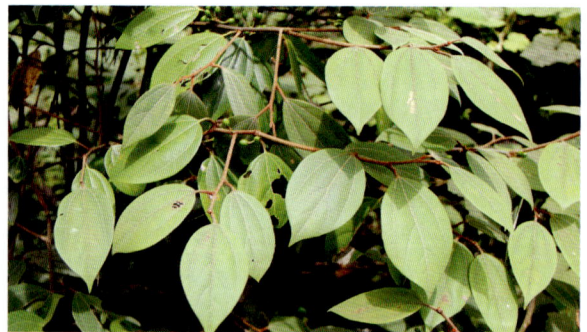

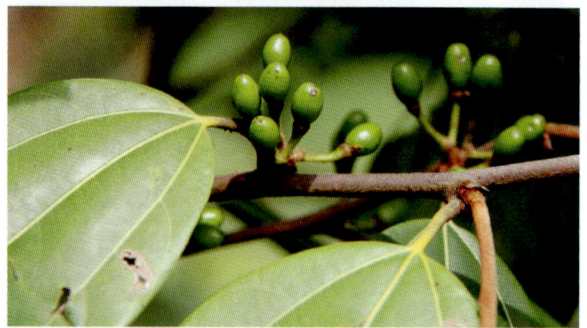

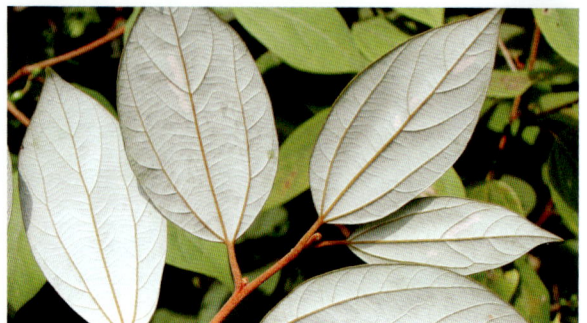

植物名称：川钓樟 *Lindera pulcherrima* (Nees) J. D. Hooker var. *hemsleyana* (Diels) H. P. Tsui

植物形态：常绿小乔木，高约7 m。树皮灰色；幼枝密被黄白色绢毛，老时脱落。叶互生，革质，椭圆形、长圆形或倒卵形，长8.5~13 cm，宽2.5~5 cm；基部三出脉，叶脉两面均突起，支脉近于平行。伞形花序腋生，总梗无或几乎无，总苞片背面密被黄白色绢毛；花梗长2~3 mm，密被灰白色绢质毛；子房椭圆形，无毛或近被灰白色绢毛。果椭圆形，无毛，长9~10 mm；果梗长7~10 mm，先端膨大。

生境及分布：生于海拔1000~2000 m的山坡、山谷或阔叶混交林中。分布于梵净山及丹寨、紫云、安龙、绥阳、台江、赤水、习水、水城、长顺、瓮安、独山、罗甸、福泉、荔波、都匀、惠水、龙里、平塘、三都、贵定、息烽、开阳，以及毕节等地。

采收加工：春季、夏季采收，晒干。

功能与主治：树皮入药，止血生肌，理气止痛。主治胃痛，腹痛，外伤出血。

附注：该种有一定野生资源量，可加以开发利用。

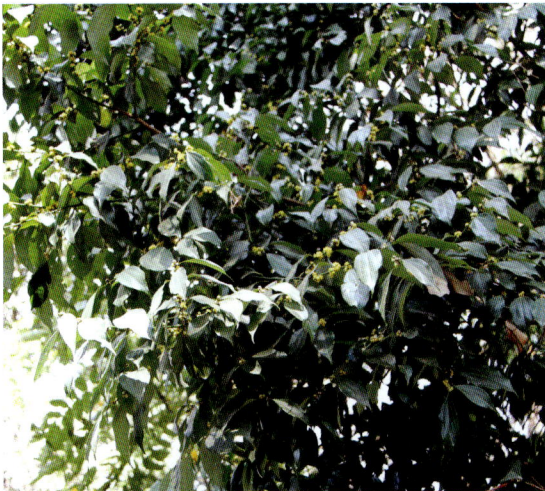

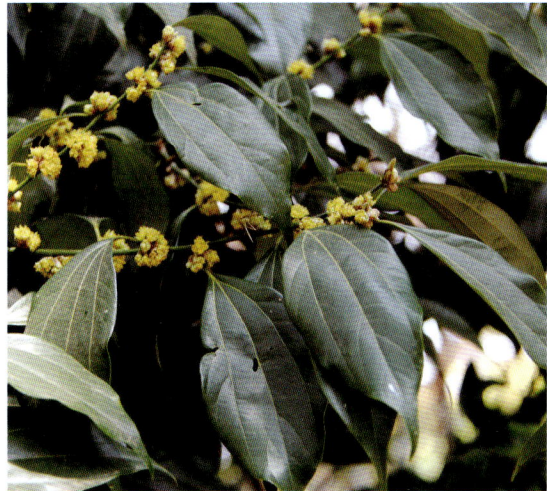

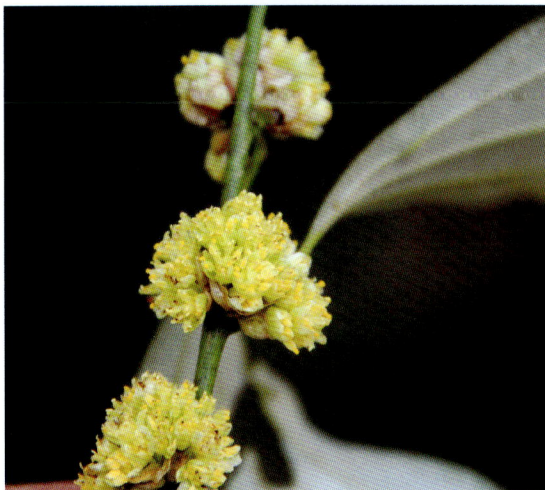

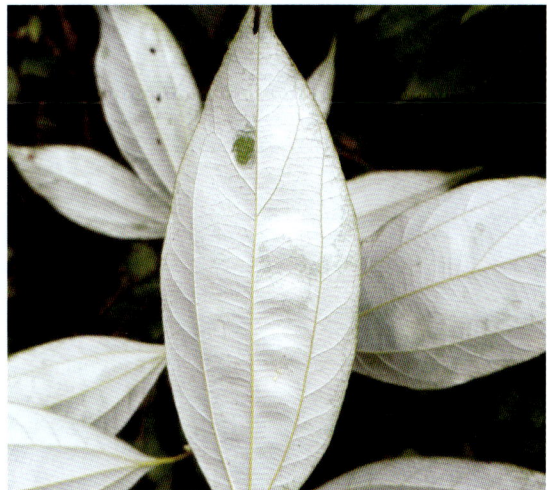

植物名称：山橿 *Lindera reflexa* Hemsley

植物形态：落叶灌木或小乔木。幼枝条黄绿色、光滑、无皮孔，幼时有绢状柔毛，不久脱落；冬芽长角锥状，芽鳞红色。叶互生，通常卵形或倒卵状椭圆形，有时为狭倒卵形或狭椭圆形，长9~12 cm，宽5.5~8 cm，幼时中脉上被微柔毛；羽状脉，侧脉每边6~8条。伞形花序着生于叶芽两侧，红色，密被红褐色微柔毛，果时脱落；花被片6枚，黄色，椭圆形。果球形，径约7 mm，熟时红色；果梗无皮孔，长约1.5 cm，被疏柔毛。

生境及分布：生于海拔1100 m左右的山坡、路边、林缘或灌丛中。分布于梵净山及锦屏、黎平、雷山、丹寨、绥阳、瓮安、荔波、都匀等地。

采收加工：全年均可采收，晒干。

功能与主治：根、根皮入药，理气止痛，祛风解表，杀虫，止血。主治胃痛，腹痛，风寒感冒，风疹，疥癣，刀伤出血。

附注：该种分布区域狭窄，野生资源量少，应加以保护。

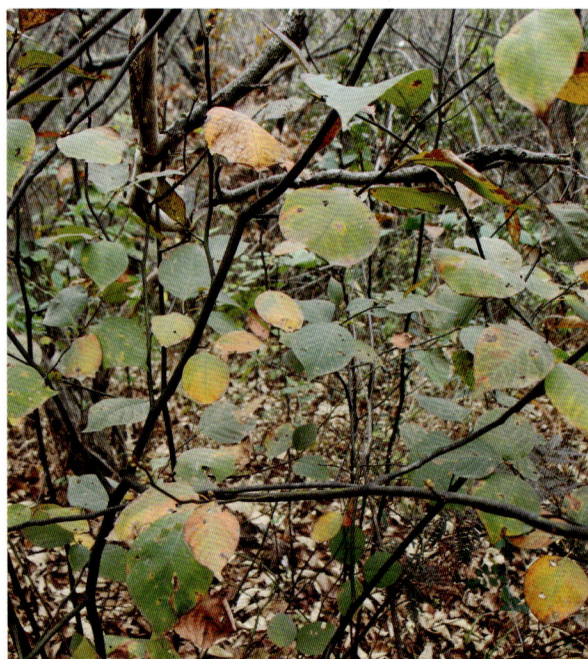

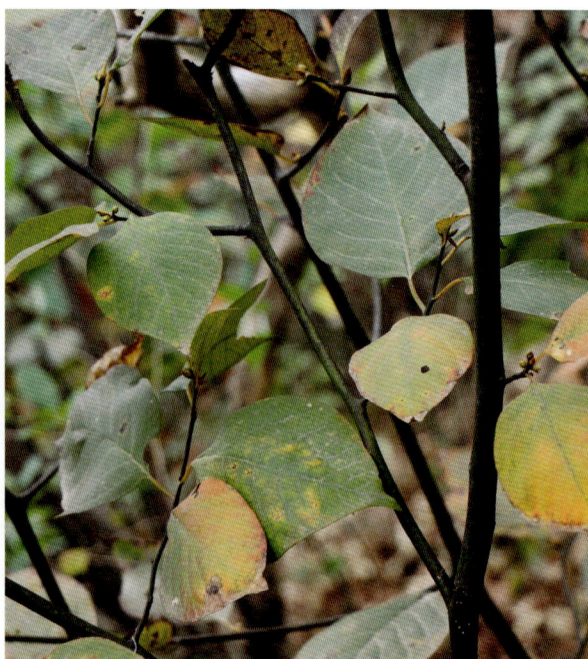

植物名称：毛豹皮樟 *Litsea coreana* H. Léveillé var. *lanuginosa* (Migo) Yen C. Yang et P. H. Huang

别称：豹皮樟

植物形态：常绿小乔木，高约4 m。顶芽密被黄褐色柔毛；幼枝密生灰黄色柔毛，老时脱落或微被毛。叶互生，椭圆形、倒卵状披针形或卵状椭圆形，长5.5～11.5 cm，宽1.5～3.2 cm，上面幼时被毛，沿中脉较密，下面密被灰黄色柔毛，老时上面沿中脉下部被黑色毛，下面无毛。伞形花序腋生，被黄褐色绢状短柔毛；花被裂片6枚，外面被柔毛。果近球形，先端具小尖头；果托浅盘状，上面被宿存花被裂片6枚。

生境及分布：生于海拔500～1100 m的林缘、旷野或沟边。分布于梵净山、雷公山及丹寨、黎平、锦屏、盘州、赤水、道真、瓮安、荔波、惠水、三都，以及贵阳等地。

采收加工：夏季、秋季采收，洗净，晒干。

功能与主治：根皮、树皮入药，温中止痛，理气行水。主治胃脘胀痛，水肿。

附注：该种野生资源量少，应加以保护。

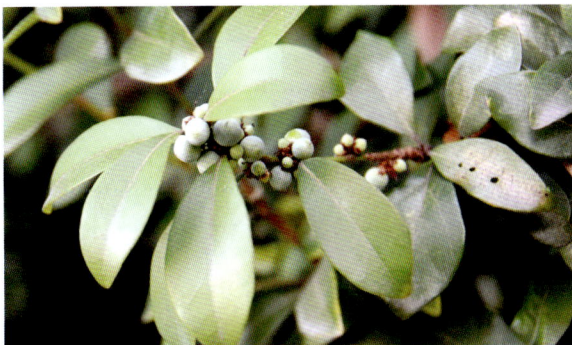

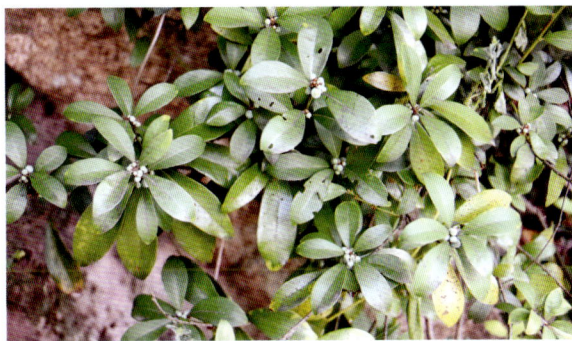

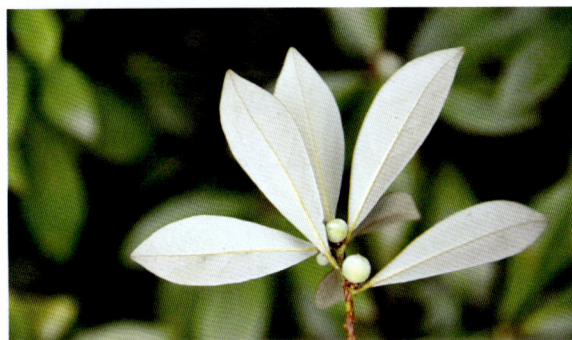

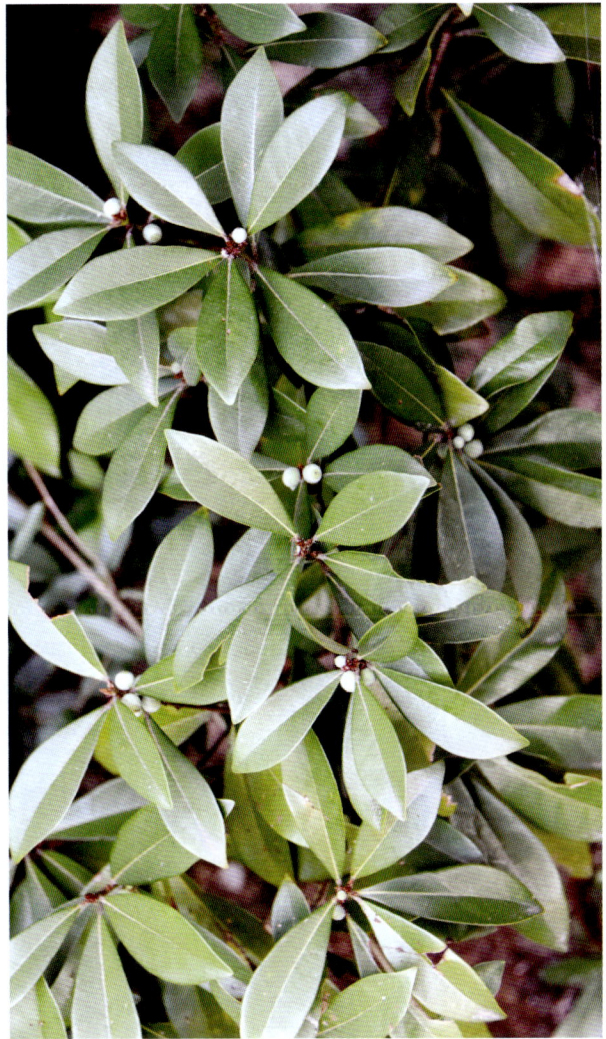

植物名称：山鸡椒 *Litsea cubeba* (Loureiro) Persoon

别称：山姜子、荜澄茄

植物形态：落叶灌木或小乔木，高达8~10 m。枝、叶具芳香。叶互生，披针形或长圆形，长4~11 cm，宽1.1~2.4 cm，两面均无毛；羽状脉，侧脉每边6~10条，纤细，中脉、侧脉在两面均突起。伞形花序单生或簇生，每一花序有花4~6朵，花先叶后或与叶同时开放；花被裂片6枚，宽卵形；花中退化雄蕊中下部具柔毛；子房卵形，花柱短，柱头头状。果近球形，径约5 mm，无毛，幼时绿色，成熟时黑色；果梗长2~4 mm，先端稍增粗。

生境及分布：生于向阳山坡、丘陵、林缘灌丛或疏林中。贵州大部分地区有分布。

采收加工：7月中下旬至8月中旬，当果实变为青色且布有白色斑点及有强烈生姜味时采收，晒干。

功能与主治：果实入药，温中止痛，行气活血，平喘，利尿。主治脘腹冷痛，食积气胀，呕吐，泻痢，哮喘，小便不利，寒湿痹痛等。

附注：该种为《中华人民共和国药典》收载品种，是贵州水族常用药物，产藏量较大，可大量开发利用。

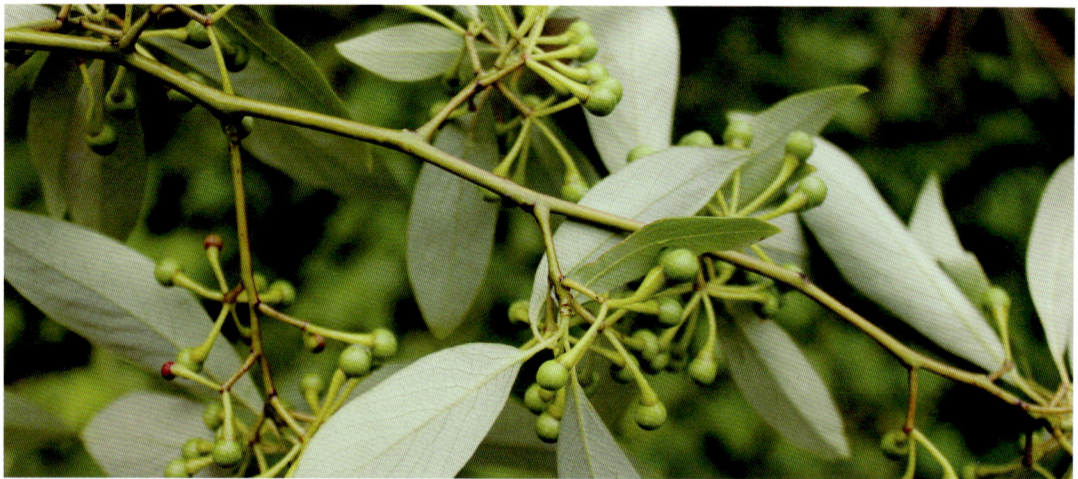

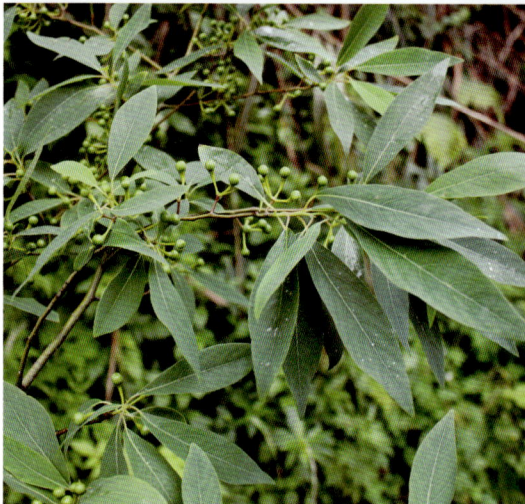

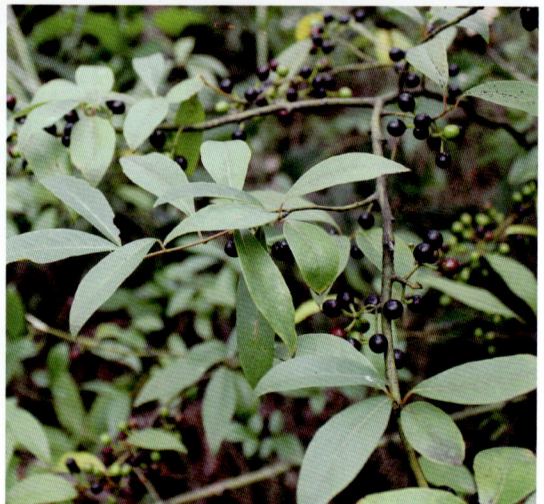

植物名称：宜昌木姜子 *Litsea ichangensis* Gamble

植物形态：落叶灌木或小乔木，高达8 m。树皮黄绿色；幼枝黄绿色，较纤细，无毛，老枝红褐色或黑褐色；顶芽单生或3个簇生。叶互生，倒卵形或近圆形，长2～5 cm，宽2～3 cm；羽状脉，侧脉每边4～6条。伞形花序单生或2个簇生，每一花序常有花9朵；花梗长约5 mm，被丝状柔毛；花被裂片6枚，黄色；退化雌蕊细小，无毛；子房卵圆形。果近球形，径约5 mm，成熟时黑色；果梗长1～1.5 cm，无毛，先端稍增粗。

生境及分布：生于海拔1000～2000 m的山坡杂木林中。分布于梵净山及雷山、道真、惠水，以及毕节等地。

采收加工：果实秋季近成熟时采收，阴干。

功能与主治：果实入药，祛风行气，健脾利湿。主治胸腹胀痛，消化不良，腹泻，中暑吐泻，疮疡肿毒。

附注：该种有一定野生资源量，可加以开发利用。

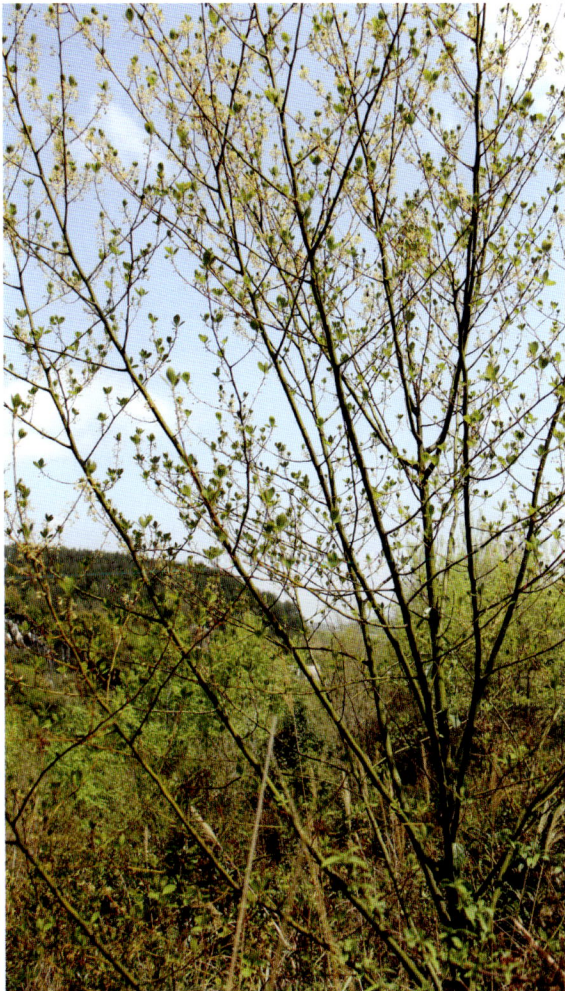

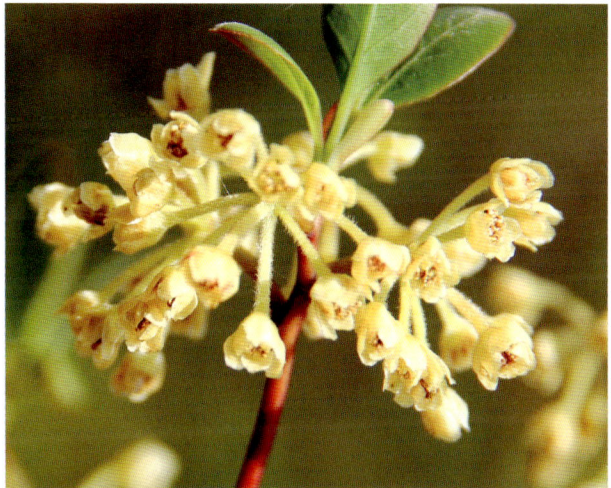

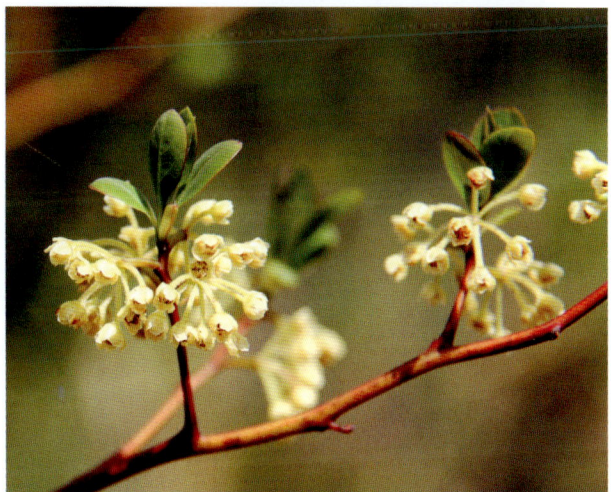

植物名称：毛叶木姜子 *Litsea mollis* Hemsley
别称：木香子、山姜子、清香木姜子

植物形态：落叶灌木或小乔木，高达4 m。树皮绿色，光滑，有黑斑，撕破有松节油气味；顶芽圆锥形，芽鳞外面有柔毛。叶互生或聚生于枝顶，长圆形或椭圆形，长4～12 cm，宽2～4.8 cm，下面绿白色，密被白色柔毛；羽状脉，侧脉每边6～9条，纤细，中脉在叶两面突起。伞形花序腋生，常2～3个簇生于短枝上，短枝长1～2 mm；花序梗长约6 mm，有白色短柔毛；花被裂片6枚；退化雌蕊无。果球形，径约5 mm，成熟时蓝黑色。

生境及分布：生于海拔400～1500 m的林缘或向阳山坡。分布于榕江、雷山、安龙、兴仁、兴义、三都、罗甸、平塘、赤水、绥阳、天柱、都匀、荔波、长顺、瓮安、福泉、惠水、龙里、独山、贵定、清镇、息烽、开阳，以及毕节等地。

采收加工：果实秋末近成熟时采收，阴干。

功能与主治：果实入药，温中行气止痛，燥湿健脾消食，解毒消肿。主治胃寒腹痛，暑湿吐泻，食滞饱胀，痛经，疝气等。

附注：该种为《贵州省中药材、民族药材质量标准》收载品种。*Flora of China*将毛叶木姜子的原拉丁名*Litsea mollifolia* Chun处理为现用拉丁名的异名。

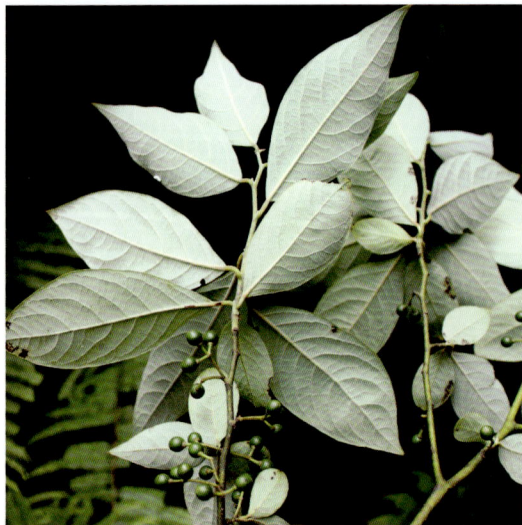

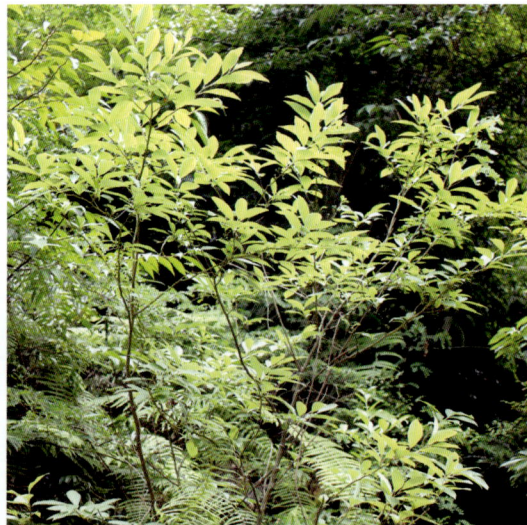

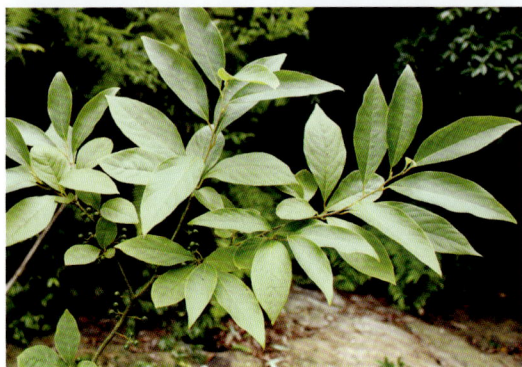

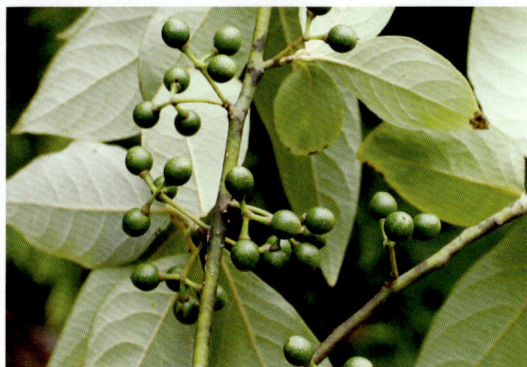

植物名称：假柿木姜子 *Litsea monopetala* (Roxburgh) Persoon

植物形态：常绿乔木，高达18 m。顶芽圆锥形，外面密被锈色短柔毛。叶互生，宽卵形、倒卵形至卵状长圆形，长8~20 cm，宽4~12 cm，幼叶上面沿中脉有锈色短柔毛，老时渐脱落变无毛，下面密被锈色短柔毛；羽状脉。伞形花序簇生于叶腋，总梗极短，长4~6 mm，每一花序有花4~6朵或更多；雌花较小，花被裂片长圆形，长约1.5 mm，退化雄蕊有柔毛；子房卵形，无毛。果长卵形，长约7 mm，径约5 mm。

生境及分布：生于海拔300~1000 m的向阳山坡或灌丛中。分布于兴义、安龙、罗甸等地。

采收加工：夏季采收，阴干。

功能与主治：叶入药，主治关节脱臼。

附注：该种野生资源量少，应加以保护。

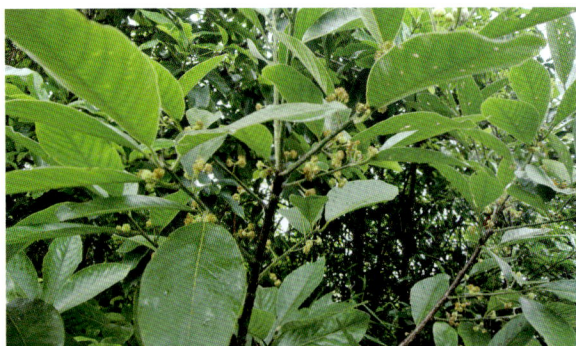

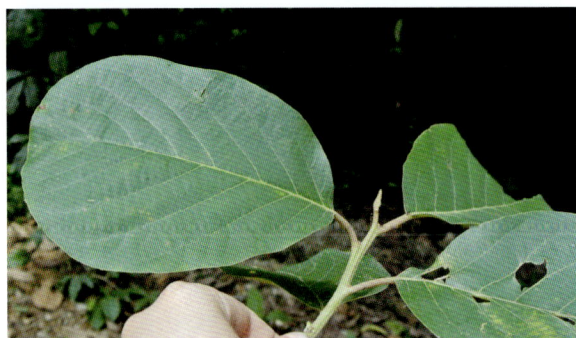

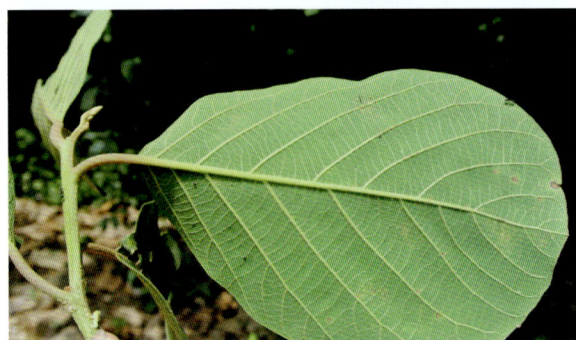

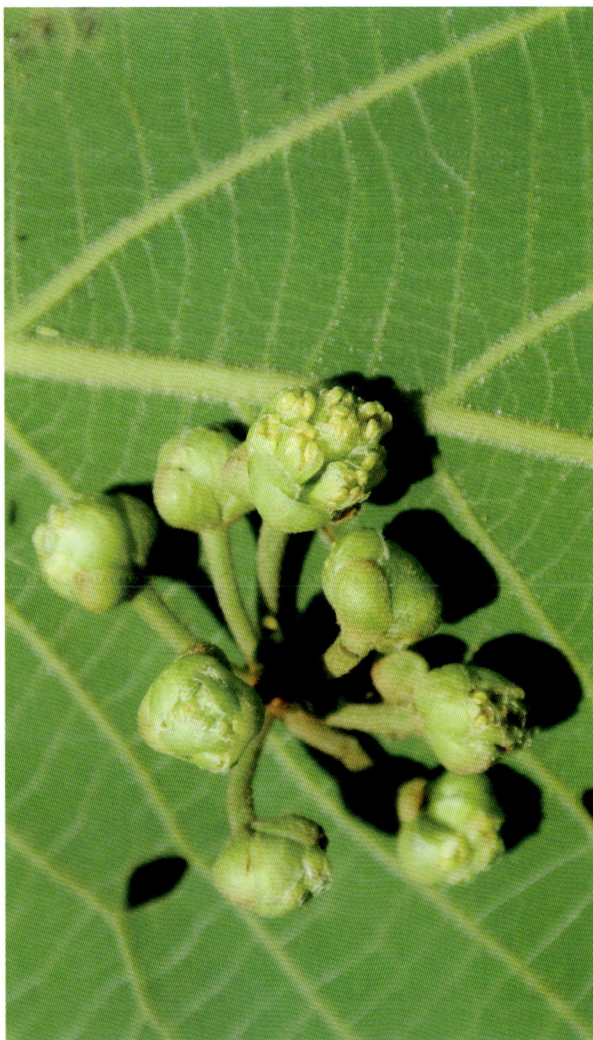

植物名称：木姜子 *Litsea pungens* Hemsley

别称：山胡椒、木香子

植物形态：落叶小乔木，高3~10 m。幼枝黄绿色，被柔毛，老枝黑褐色，无毛；顶芽圆锥形，芽鳞无毛。叶互生，常聚生于枝顶，披针形或倒卵状披针形，长4~15 cm，宽2~5.5 cm，后脱落渐变无毛或沿中脉有稀疏毛；羽状脉，侧脉每边5~7条。伞形花序腋生，总花梗长5~8 mm，无毛，每一花序有雄花8~12朵，花先叶后；花被裂片6枚，黄色，倒卵形，长约2.5 mm，外面有稀疏柔毛。果球形，径7~10 mm，成熟时蓝黑色。

生境及分布：生于溪旁、山地阳坡杂木林中或林缘。分布于梵净山及长顺、荔波、都匀、惠水、贵定、三都、平塘，以及贵阳等地。

采收加工：果实秋末近成熟时采摘，阴干。根、茎叶夏季采收，阴干。

功能与主治：果实、根、茎叶入药，温中行气止痛，燥湿健脾消食，解毒消肿。主治胃寒腹痛，暑湿吐泻，食滞饱胀，痛经，疝气，疮疡肿痛等。

附注：该种有一定野生资源量，可加以开发利用。

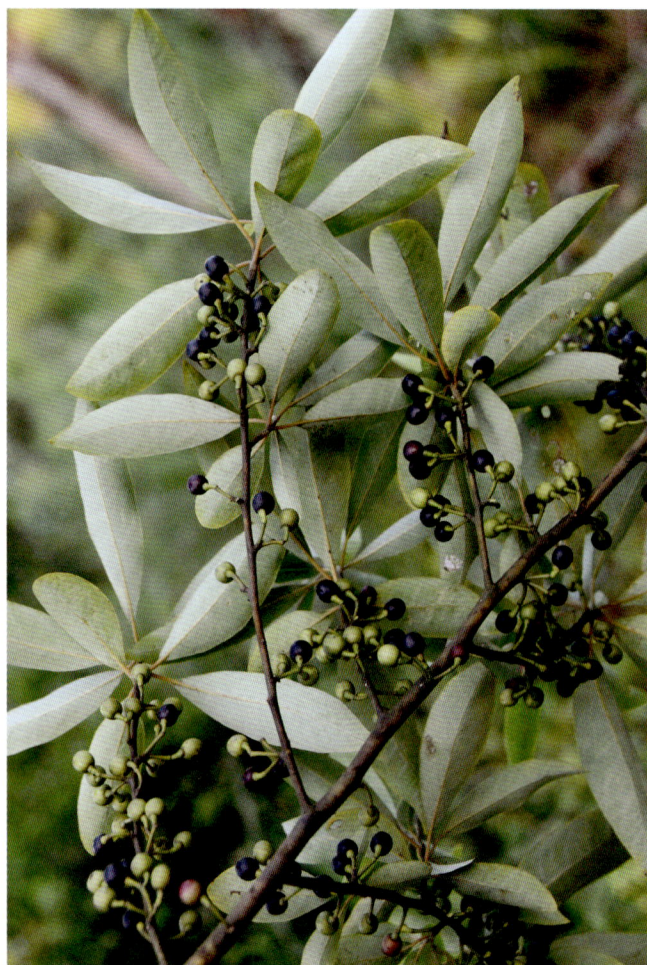

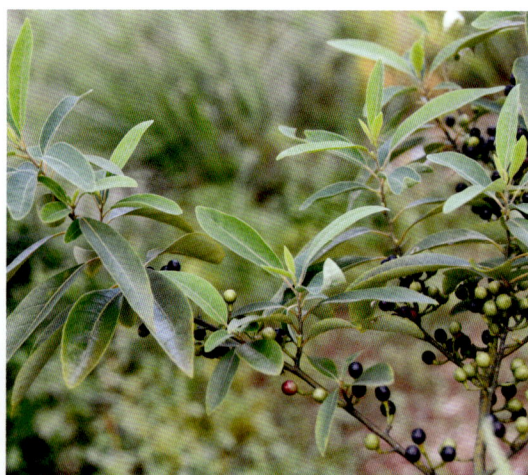

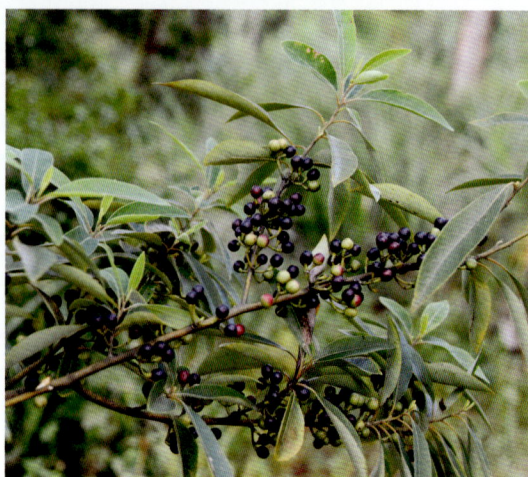

植物名称：红叶木姜子 *Litsea rubescens* Lecomte

别称：辣姜子、野春桂

植物形态：落叶灌木或小乔木，高4～10 m。树皮绿色；小枝无毛，嫩时红色；顶芽圆锥形，芽鳞无毛或仅上部有稀疏短柔毛。叶互生，椭圆形或披针状椭圆形，长4～6 cm，宽1.7～3.5 cm，两面均无毛；羽状脉，侧脉每边5～7条；嫩枝、叶脉、叶柄常为红色。伞形花序腋生，每一花序有雄花10～12朵，花先叶后或与叶同时开放；花被裂片6枚，黄色，宽椭圆形。果球形，径约8 mm；果梗长约8 mm，先端稍增粗，有稀疏柔毛。

生境及分布：生于海拔1100～2180 m的山谷常绿阔叶林中或林缘。分布于麻阳河、梵净山及锦屏、榕江、丹寨、雷山、织金、赫章、紫云、望谟、册亨、兴义、安龙、罗甸、平塘、龙里、赤水、绥阳、息烽、修文、开阳、都匀、三都、长顺、瓮安、独山、福泉、惠水、贵定、道真、台江等地。

采收加工：根全年均可采挖，洗净，切片阴干。果实秋季成熟时采摘，晒干。

功能与主治：根入药，祛风散寒止痛；主治感冒头痛，风湿骨痛，跌打损伤。果实入药，温中理气，消食化滞；主治脘腹疼痛，食滞腹胀，呕吐泄泻。

附注：该种分布区域广，产藏量较大，可大量开发利用。

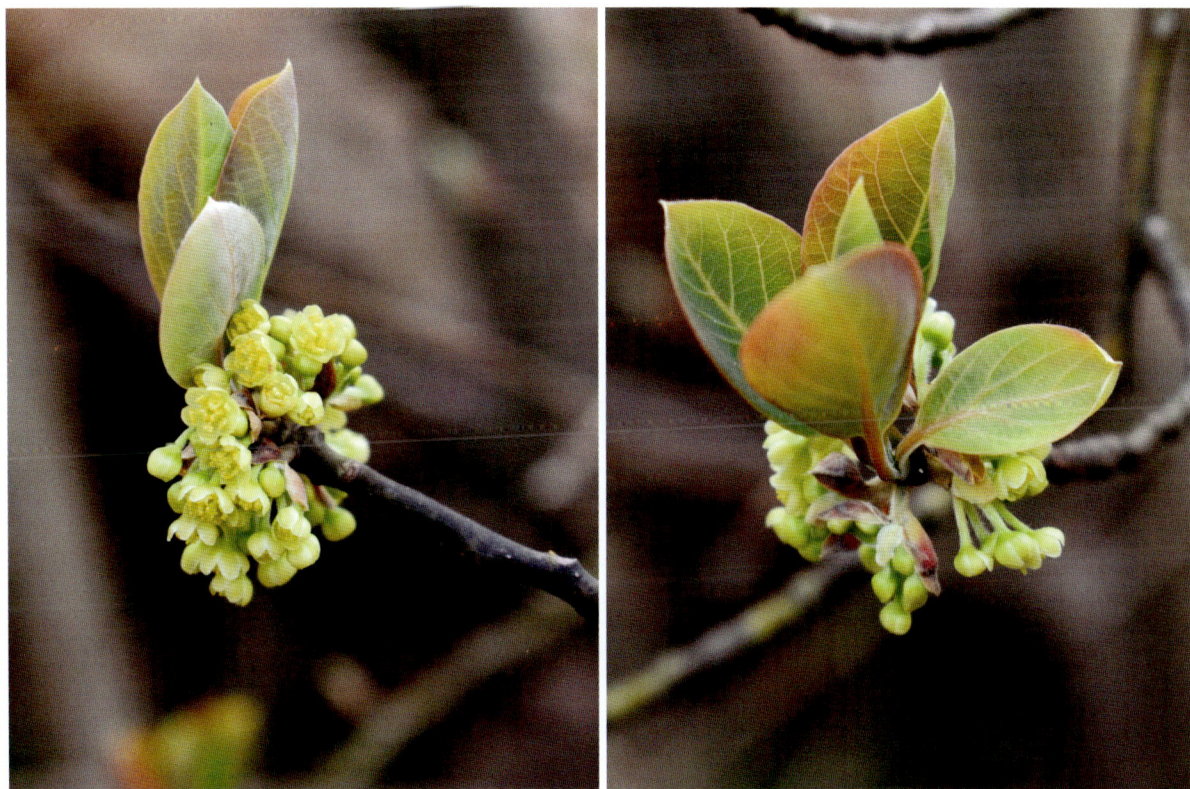

植物名称：小果润楠 *Machilus microcarpa* **Hemsley**

植物形态：乔木，高达8 m或更高。小枝纤细，无毛；顶芽卵形，芽鳞宽，早落，密被绢毛。叶倒卵形、倒披针形至椭圆形或长椭圆形，长5～9 cm，宽3～5 cm，上面光亮，下面绿色；中脉在上面凹下，在下面明显突起。圆锥花序集生于小枝枝端；花被裂片近等长，卵状长圆形，长4～5 mm，先端很钝，外面无毛，内面基部有柔毛；子房近球形；花柱略蜿蜒弯曲，柱头盘状。果球形，径5～7 mm。

生境及分布：生于海拔800～1000 m的林中。分布于松桃、锦屏、黎平、三都、荔波、长顺、独山、罗甸、福泉、都匀、惠水、平塘，以及贵阳等地。

采收加工：果实近成熟时采收，晾干。

功能与主治：果实入药，止咳，消肿。

附注：该种野生资源量少，应加以保护。

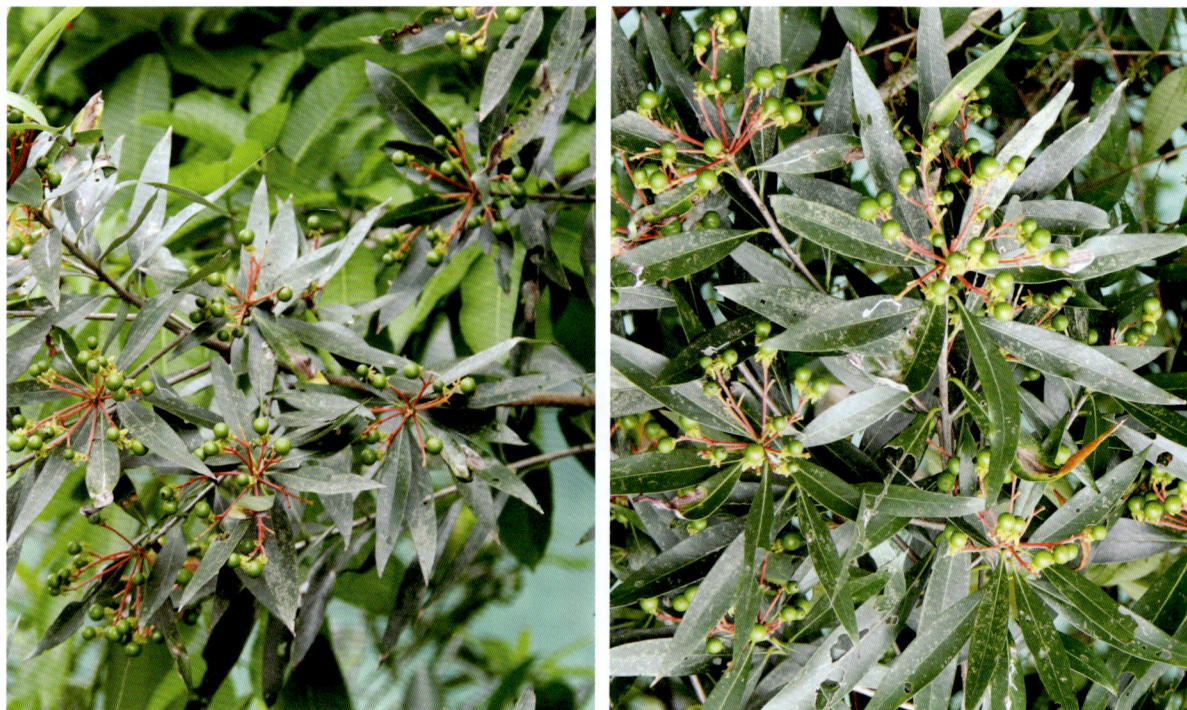

植物名称：滇新樟 *Neocinnamomum caudatum* (Nees) Merrill

植物形态：乔木，高5～15 m。芽小，芽鳞厚而被毛。叶互生，卵圆形或卵圆状长圆形，长5～12 cm，宽3～4.5 cm；三出脉，中脉及基生侧脉在上面平坦或稍凹陷，在下面突起。团伞花序具长0.5～1 mm的总梗，每一花序有花5～6朵；花小，黄绿色，长4～8 mm；花被裂片6枚。果长椭圆形，长1.5～2 cm，径约1 cm，成熟时红色；果托高脚杯状，宽6～8 mm，花被片宿存；果梗向上略增粗，长0.5～1 cm。

生境及分布：生于林中。分布于望谟、罗甸等地。

采收加工：夏季采收，晒干。

功能与主治：树皮、叶入药，祛风除湿，祛瘀活血，散寒止痛。主治风湿关节痛，跌打肿痛，骨折，痛经，风寒感冒，麻疹，寒性胃痛。

附注：该种分布区域狭窄，野生资源量少，应加以保护。

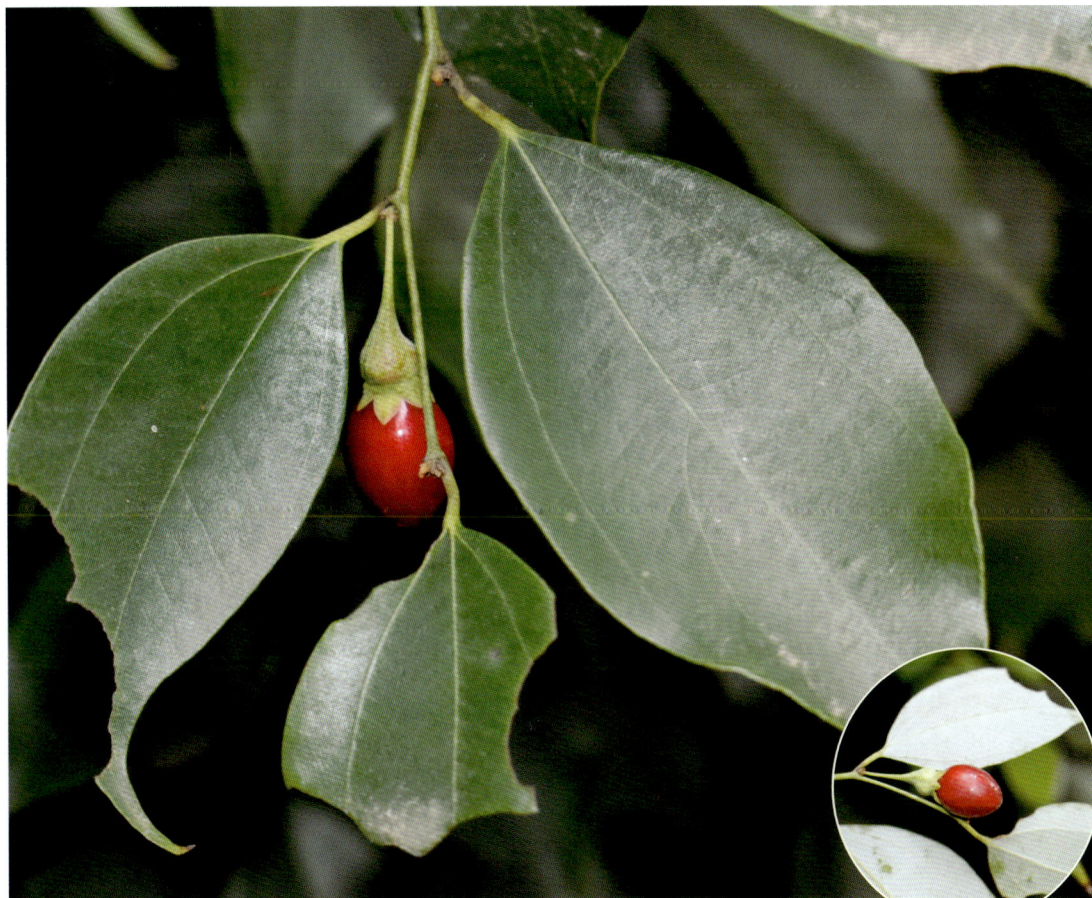

植物名称：大叶新木姜子 *Neolitsea levinei* Merrill

别称：土玉桂

植物形态：乔木，高达22 m。小枝圆锥形，幼时密被黄褐色柔毛，老时毛脱落渐稀疏；芽鳞外面被锈色短柔毛。叶轮生，4～5枚为1轮，长圆状披针形至长圆状倒披针形或椭圆形；离基三出脉，侧脉每边3～4条。每一花序有花5朵；花被裂片4枚，卵形，黄白色；退化子房卵形，花柱有柔毛。果椭圆形或球形，长1.2～1.8 cm，径0.8～1.5 cm，成熟时黑色；果梗长0.7～1 cm，密被柔毛，顶部略增粗。

生境及分布：生于山地路旁、水旁或山谷密林中。分布于梵净山、雷公山及黎平、榕江、丹寨、三都、荔波、赤水、绥阳、瓮安、独山、罗甸、福泉、都匀、惠水、贵定，以及贵阳等地。

采收加工：根秋季采挖，刮去栓皮，洗净，晒干。树皮冬季采收，阴干。

功能与主治：根入药，止带，消痈；主治白带，痈肿疮毒。树皮入药，祛风除湿；主治风湿骨痛。

附注：该种有一定野生资源量，可开发利用。

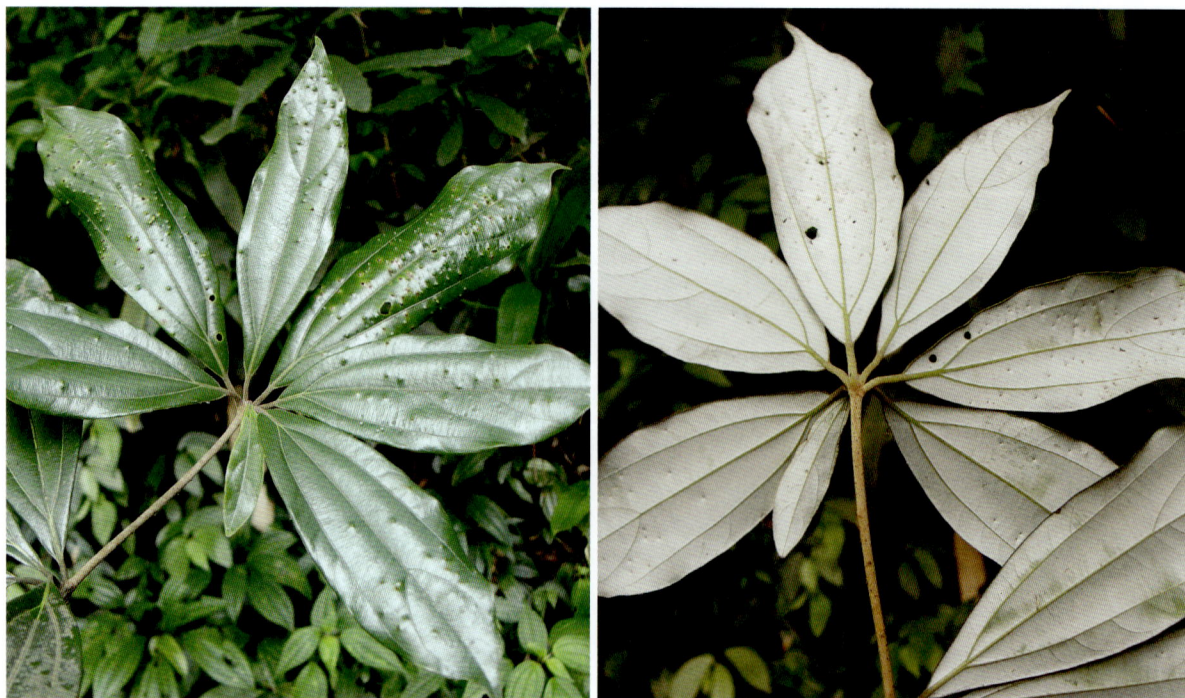

植物名称：波叶新木姜子 *Neolitsea undulatifolia* (H. Léveillé) C. K. Allen

植物形态：灌木或小乔木，高2～7 m。小枝灰褐色，幼时有贴伏黄褐色短柔毛，老时渐变无毛；芽鳞外面密被黄褐色短柔毛。叶轮生于枝顶，披针形或狭椭圆形，长6～10 cm，宽1.4～2.5 cm；羽状脉，中脉在两面突起，侧脉每边13～15条。伞形花序2～3个簇生，无总梗；花被裂片4（5或6）枚，黄白色，卵形，长约2 mm，宽1～1.5 mm，外面基部及中肋有长柔毛，内面无毛。果椭圆形，长约1.2 cm，径约8 mm；果托杯状，深约3 mm，径约5 mm。

生境及分布：生于杂木林中或林缘。分布于独山、三都等地。

采收加工：全年均可采挖，除去杂质，晒干。

功能与主治：根入药，主治腹胀气痛。

附注：该种分布区域狭窄，野生资源量少，应加以保护。

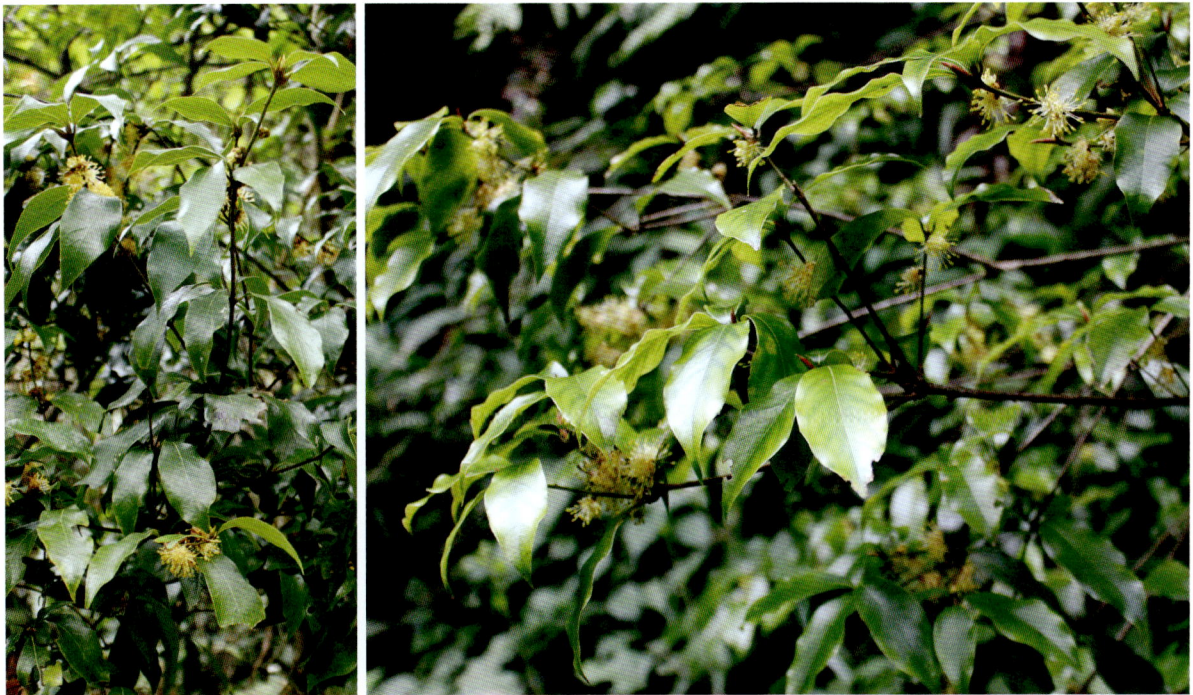

植物名称：紫楠 *Phoebe sheareri* (Hemsley) Gamble

植物形态：大灌木至乔木，高5～15 m。小枝、叶柄及花序密被黄褐色或灰黑色柔毛或茸毛。叶革质，倒卵形、椭圆状倒卵形或阔倒披针形，长8～27 cm，宽3.5～9 cm，上面完全无毛或沿脉上有毛，下面密被黄褐色长柔毛；侧脉每边8～13条，弧形。圆锥花序长7～15（～18）cm，在顶端分枝；花长4～5 mm；花被片近等大，卵形，两面被毛。果卵形，长约1 cm，径5～6 mm，果梗略增粗，被毛；宿存花被片卵形，两面被毛，松散。

生境及分布：生于海拔400～1200 m的山脚或山坡常绿阔叶林中。分布于梵净山及松桃、黎平、锦屏、三都、息烽、瓮安、独山、罗甸、福泉、荔波、惠水、龙里等地。

采收加工：全年均可采收，晒干。

功能与主治：枝叶入药，顺气，暖胃，祛湿，散寒；主治气滞脘腹胀痛，脚浮肿，转筋。根入药，活血祛瘀，行气消肿，催产；主治跌打损伤，水肿腹胀，孕妇过月不产。

附注：该种有一定野生资源量，可加以开发利用。

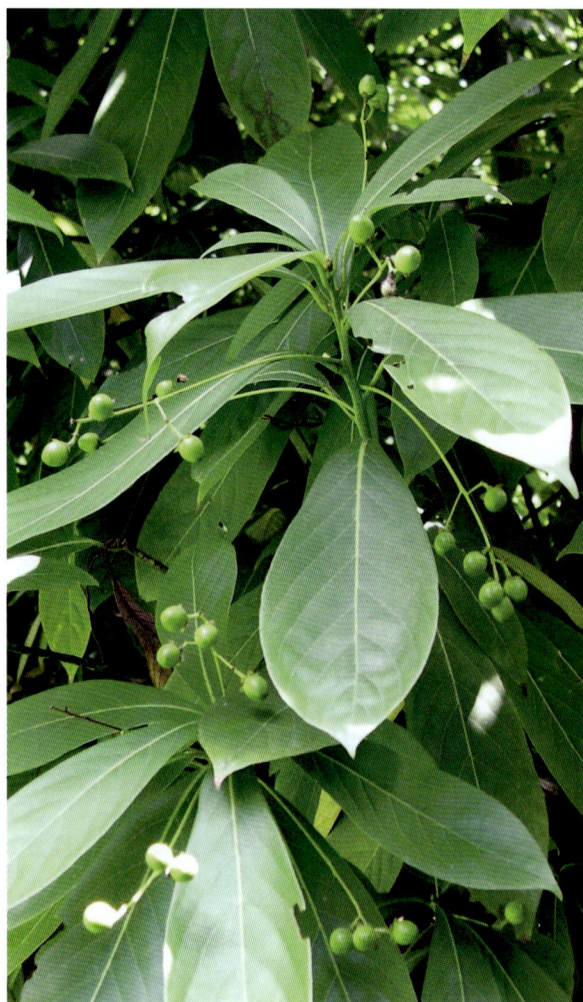

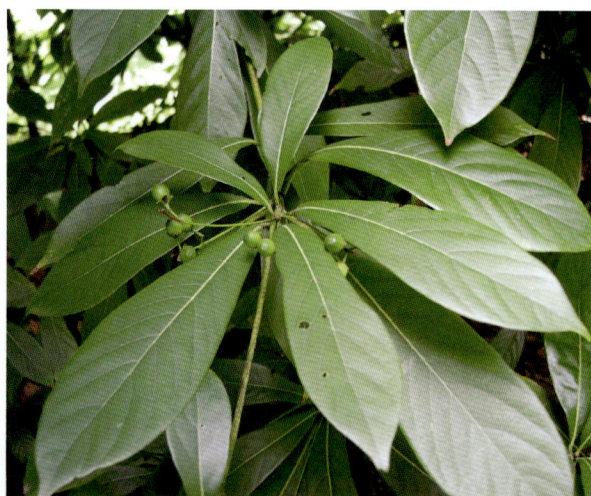

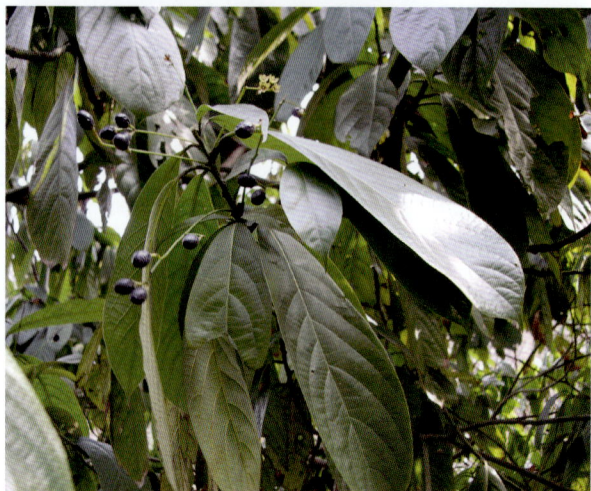

植物名称：檫木 *Sassafras tzumu* (Hemsley) Hemsley

植物形态：落叶乔木，高可达35 m。芽鳞近圆形，外面密被黄色绢毛；枝条粗壮无毛，初时红色，干后变黑色。叶互生，聚集于枝顶，卵形或倒卵形，长9~18 cm，宽6~10 cm，全缘或2~3浅裂，裂片先端略钝，两面无毛或下面尤其是沿脉网疏被短硬毛；羽状脉或离基三出脉。花序顶生，花先叶后；花黄色，长约4 mm，雌雄异株。果近球形，径达8 mm，成熟时蓝黑色而带有白蜡粉，着生于浅杯状的果托上。

生境及分布：生于疏林或密林中。贵州大部分地区有分布。

采收加工：根秋季、冬季采挖，洗净，切片晒干。茎叶秋季采收，切段晒干。

功能与主治：根、茎叶入药，祛风除湿，活血散瘀，止血。主治风湿痹痛，跌打损伤，腰肌劳损，半身不遂，外伤出血。

附注：该种分布区域广，产藏量较大，可大量开发利用。

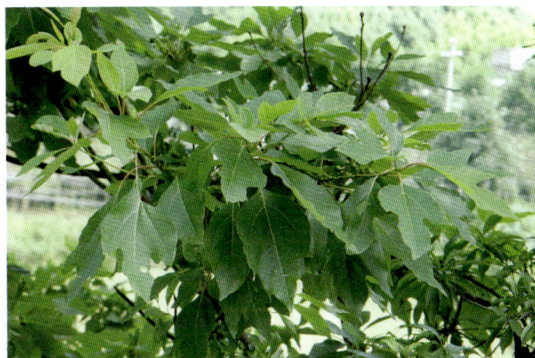

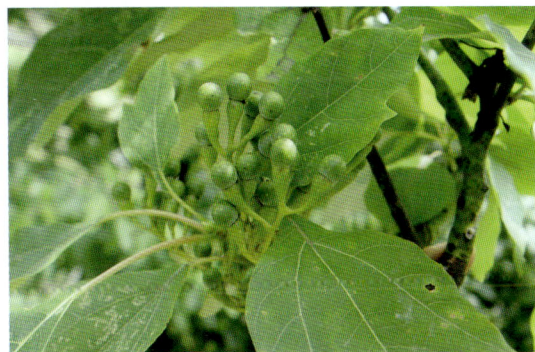

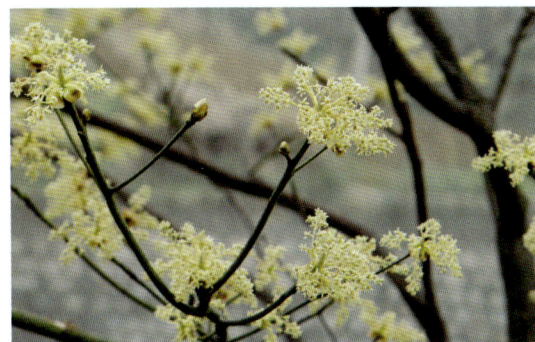

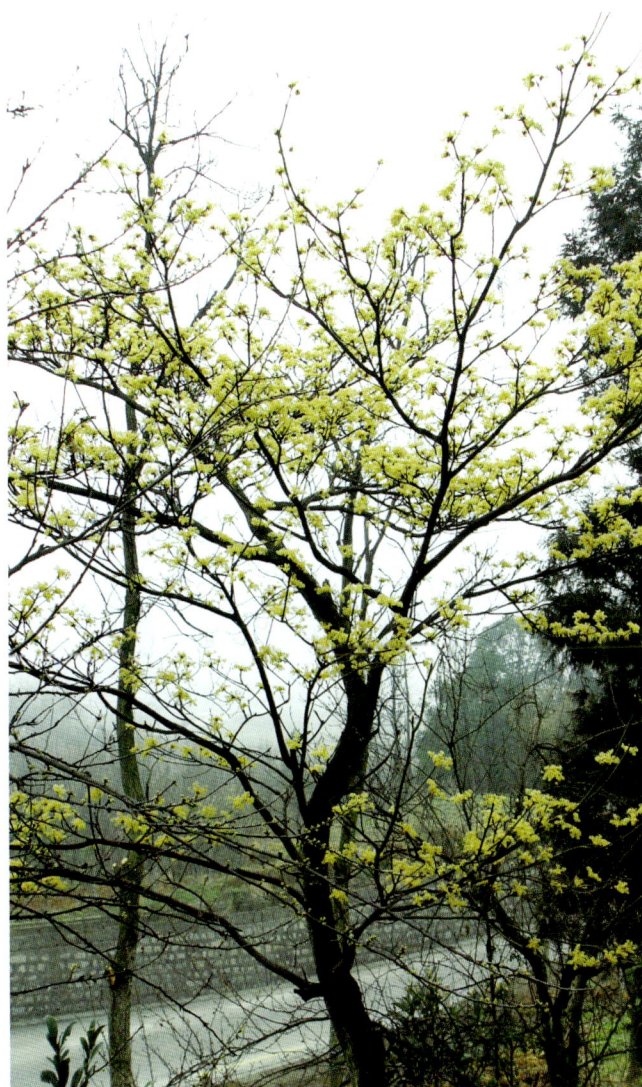

罂粟科 Papaveraceae

草本，稀为亚灌木、小灌木或灌木，极少为乔木，一年生、二年生或多年生。无毛或被长柔毛，有时具刺毛，常具有色液汁。主根明显，稀纤维状或形成块根，稀有块茎。基生叶通常莲座状，茎生叶互生。花单生或排列成总状花序、聚伞花序或圆锥花序；花两性，规则的辐射对称至极不规则的两侧对称；萼片常2枚或少为3~4枚，通常分离，覆瓦状排列。果常为蒴果，瓣裂或顶孔开裂，稀成熟心皮分离开裂，或不裂，或横裂为单种子的小节，稀为蓇葖果或坚果。种子细小，球形、卵圆形或近肾形。

本科40属约800种，分布广泛。我国有19属443种。

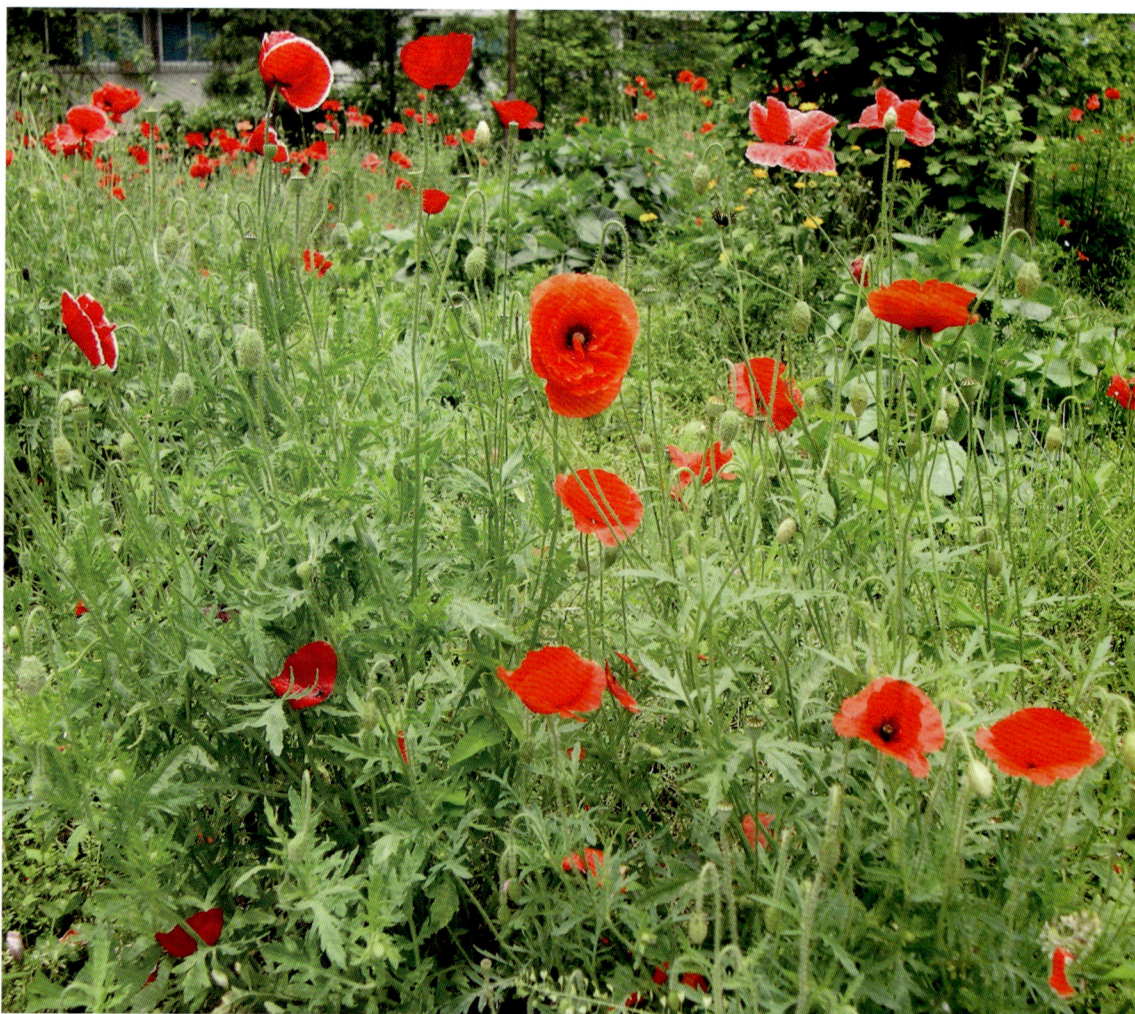

虞美人 *Papaver rhoeas* Linnaeus

植物名称：北越紫堇 *Corydalis balansae* Prain

别称：台湾黄堇

植物形态：灰绿色丛生草本，高30～50 cm，具主根。茎具棱，疏散分枝；枝条花葶状，常对叶生。基生叶早枯，通常不明显；下部茎生叶长15～30 cm，具长柄，二回羽状全裂，一回羽片3～5对，具短柄，二回羽片常1～2对，近无柄。总状花序多花而疏离，具明显花序轴；花黄色至黄白色，近平展；外花瓣匀状，具龙骨状突起，顶端较狭；距短囊状，约占花瓣全长的1/4；蜜腺体短，约占距长的1/3。蒴果线状长圆形，具1列种子。

生境及分布：生于海拔500～800 m的山坡灌丛中或河边潮湿处。分布于梵净山及平塘、印江，以及贵阳等地。

采收加工：春季、夏季采收，洗净，晒干或鲜用。

功能与主治：全草入药，清热解毒，消肿止痛。主治痈疮肿毒，银屑病，跌打损伤。

附注：该种野生资源量少，应加以保护。

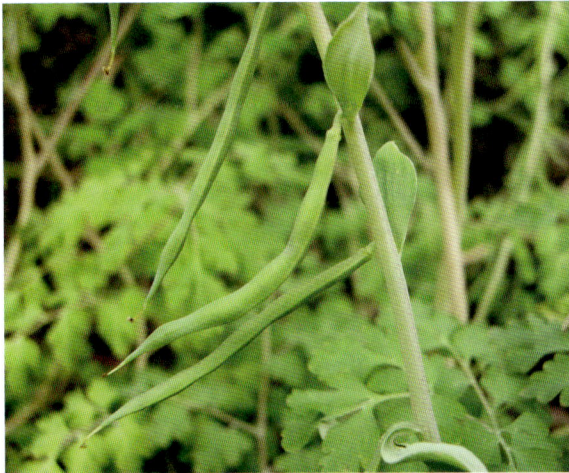

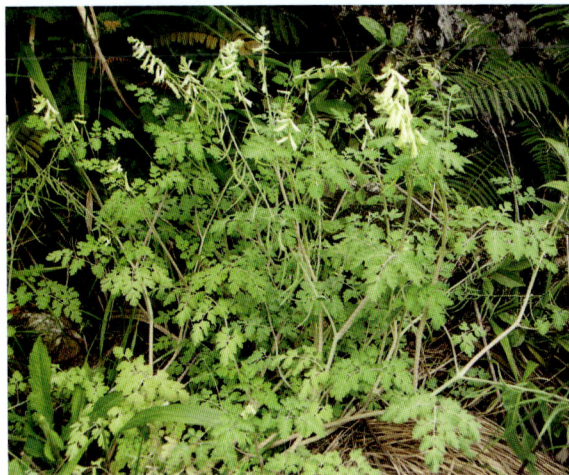

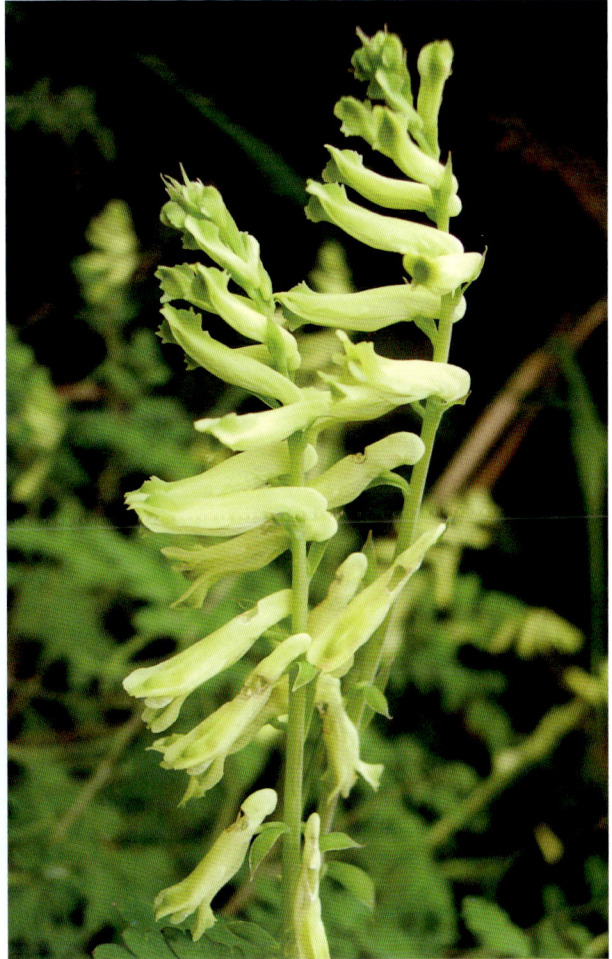

植物名称：南黄堇 *Corydalis davidii* Franchet

别称：南黄紫堇、断肠草

植物形态：多年生草本，高20～60 cm。须根数条，粗线形，黄色，干时茶褐色；根茎短，被残枯的基生叶鞘。基生叶少数，宽三角形，三回三出全裂；叶柄长9～22 cm，微红色。总状花序顶生，长3～12 cm，有花8～20朵，排列稀疏；萼片鳞片状，近半圆形，边缘具缺刻状齿；花瓣黄色，花瓣片倒卵状长圆形，基部有钩状耳，爪狭楔形，略长于花瓣片。蒴果圆柱形，有6～11枚种子。种子近肾形，长约1.5 mm，黑色，具光泽。

生境及分布：生于海拔1700～2000 m的山坡密林中的岩石上或灌丛中的潮湿处。分布于大方、威宁、安龙、普安、盘州、晴隆等地。

采收加工：春季、夏季采收，洗净，晒干。

功能与主治：根茎入药，清热解毒，镇痛，止血。主治温病及流行性感冒发热，胃痛，咳血，骨折，跌打损伤，疮疖肿痛，银屑病，毒蛇咬伤。

附注：该种野生资源量少，应加以保护。

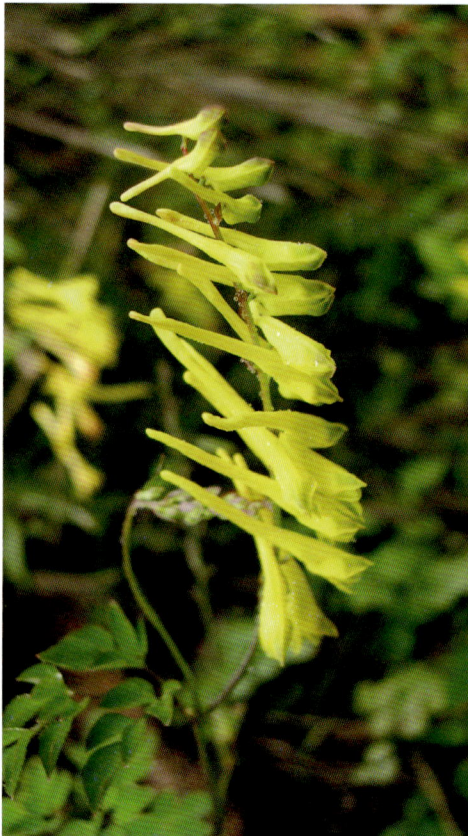

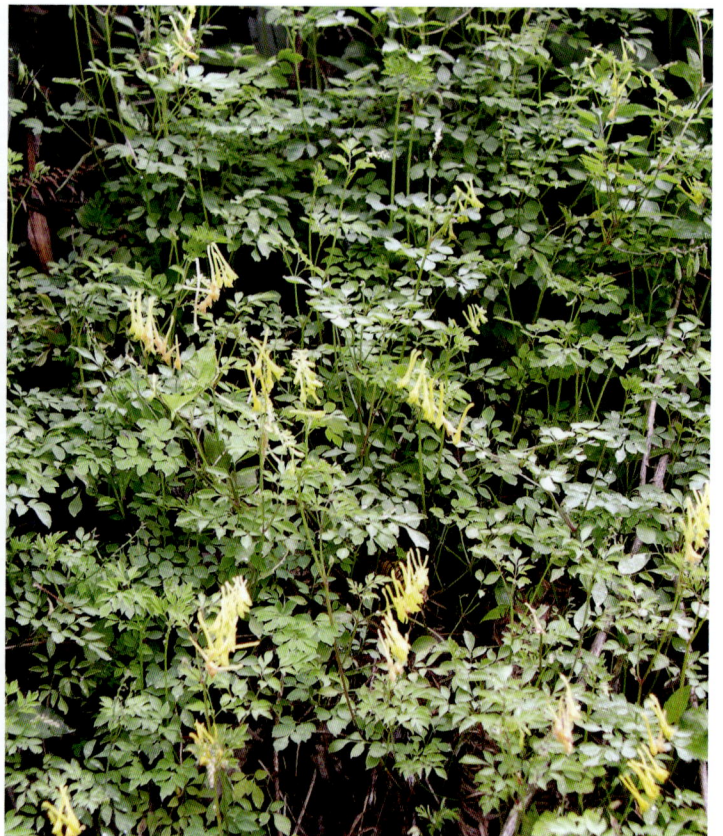

植物名称：籽纹紫堇 *Corydalis esquirolii* H. Léveillé

植物形态：草本，高20～40 cm。茎不分枝或上部具少数分枝。基生叶数枚，三角形，二回羽状分裂，表面绿色，背面具白粉，叶脉纤细，在背面微突起，叶柄长6～15 cm，基部具鞘；茎生叶多数，疏离互生，均具柄。总状花序顶生；花梗比苞片短；萼片早落；花瓣紫色或白色；雄蕊束长；子房线形，胚珠2列；花柱细，柱头双卵形，具10个乳突。蒴果狭圆柱形，近念珠状，具数枚种子。种子长圆形，黑色，表面密具乳突和不规则的条纹。花果期3—4月。

生境及分布：生于海拔650～900 m的石灰岩常绿林中的沟边或山坡草地。分布于贞丰、望谟、安龙、册亨、荔波，以及安顺等地。

采收加工：春季、夏季采收，洗净，晒干。

功能与主治：全草入药，清热，止痛。

附注：该种野生资源量少，应加以保护。有小毒，慎用。

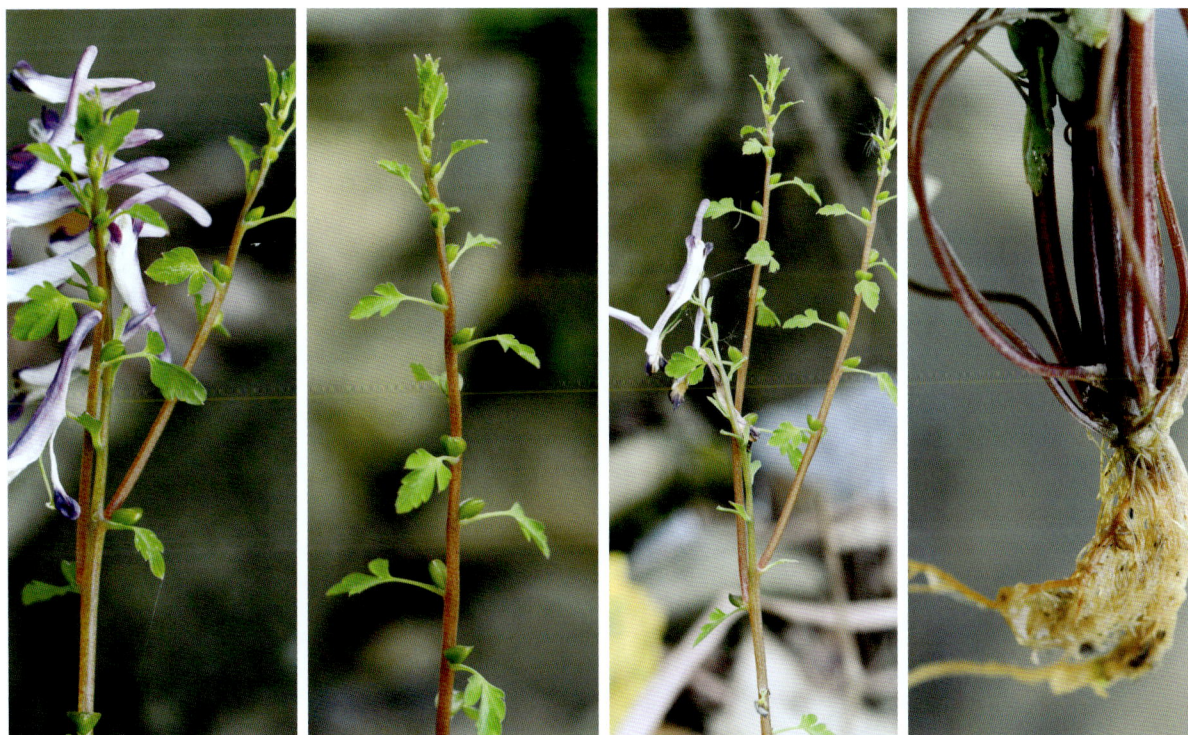

植物名称：小花黄堇 *Corydalis racemosa* (Thunberg) Persoon

　　植物形态：灰绿色丛生草本，高30～50 cm，具主根。茎具棱，分枝，具叶；枝条花葶状，对叶生。基生叶具长柄，常早枯萎；茎生叶具短柄，三角形，二回羽状全裂。总状花序长3～10 cm，多花，初密集，后渐疏离；花黄色至淡黄色；萼片小，卵圆形，早落；外花瓣无鸡冠状突起，顶端通常近圆形，具宽短尖。蒴果线形，具1列种子。种子黑亮，近肾形，具短刺状突起；种阜三角形。

　　生境及分布：生于海拔300～1200 m的山坡或沟边。分布于梵净山及望谟、平塘、罗甸，以及贵阳等地。

　　采收加工：夏季采收，洗净，晒干。

　　功能与主治：全草入药，清热利湿，解毒杀虫。主治湿热泄泻，痢疾，黄疸，目赤肿痛，耳流脓水，疮毒等。

　　附注：该种有一定野生资源量，可加以开发利用。

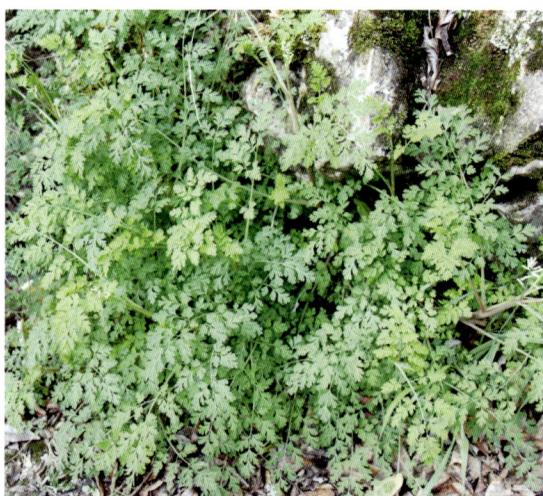

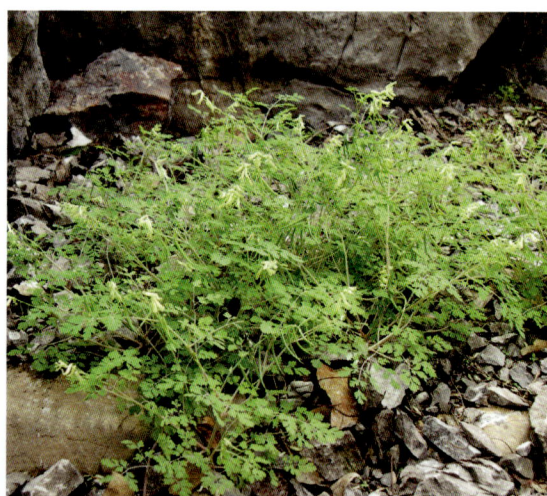

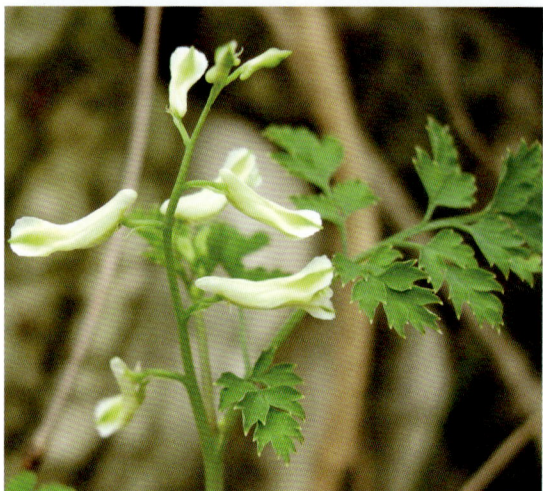

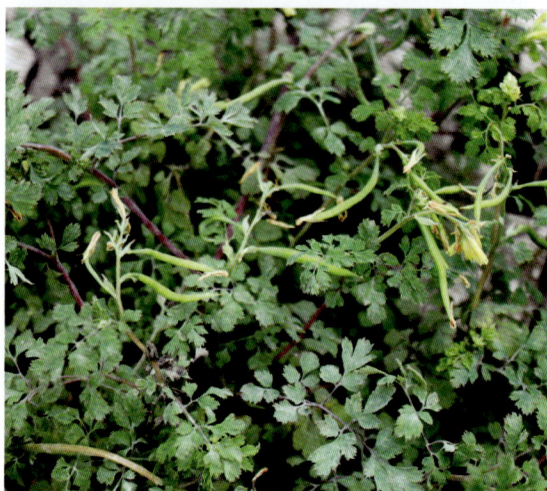

植物名称：岩黄连 *Corydalis saxicola* Bunting

别称：石生黄堇

植物形态：淡绿色草本，高30～40 cm，具粗大主根和单头至多头的根茎。枝条花葶状，对叶生；一至二回羽状全裂，末回羽片楔形至倒卵形，长2～4 cm，宽2～3 cm，不等大2～3裂或边缘具粗圆齿。总状花序长7～15 cm，多花，先密集，后疏离；花金黄色，平展；萼片近三角形，全缘，长约2 mm；距约占花瓣全长的1/4，稍下弯，末端囊状；蜜腺体短，约贯穿距长的1/2。蒴果线形，下弯，长约2.5 cm，具1列种子。

生境及分布：生于海拔700～1300 m的岩石缝中。分布于安龙、独山、罗甸、平塘等地。

采收加工：秋后采收，除去杂质，洗净，晒干。

功能与主治：全草入药，镇痛，利湿，清热，止血。主治口舌糜烂，目赤，急性腹痛，肝炎，痢疾，痔疮出血等。

附注：该种野生资源量少，应加以保护。

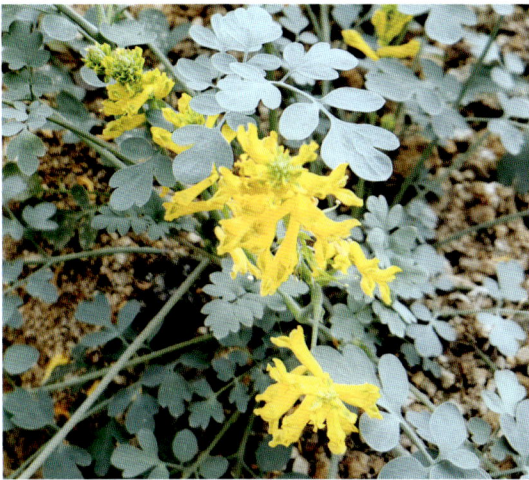

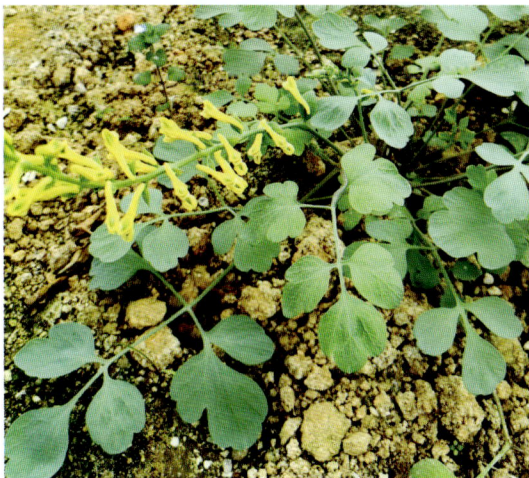

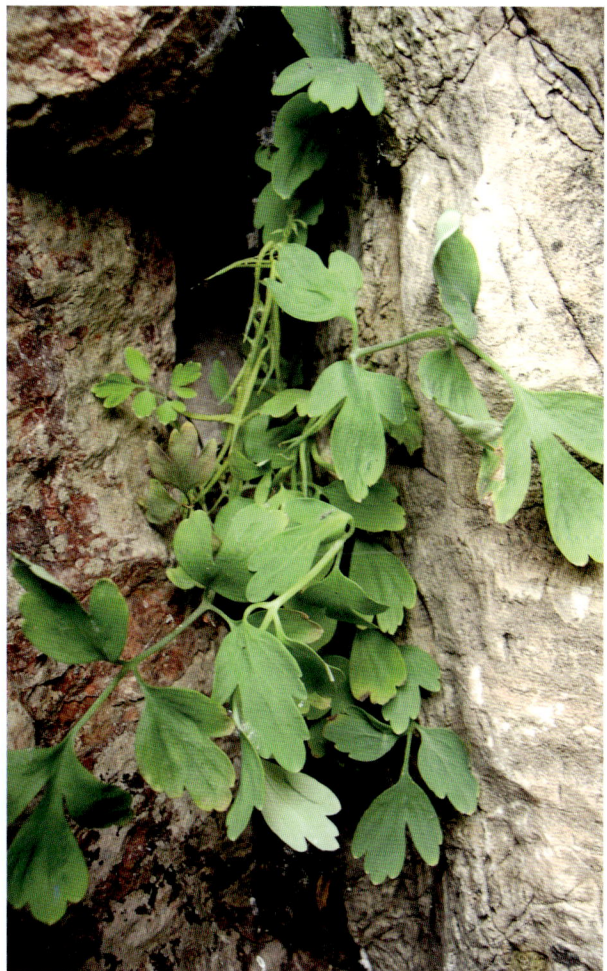

植物名称：地锦苗 *Corydalis sheareri* S. Moore

别称：尖距紫堇

植物形态：多年生草本，高20～40 cm。主根明显，具多数纤维根，棕褐色；根茎粗壮，干时黑褐色，被残枯的叶柄基。基生叶数枚，长12～30 cm，三角形或卵状三角形，二回羽状全裂，具紫色的长柄。总状花序生于茎及分枝先端，长4～10 cm，有花10～20朵，通常排列稀疏；花瓣紫红色，平伸，上花瓣长2～2.5 cm，花瓣片舟状卵形。蒴果狭圆柱形，长2～3 cm，粗1.5～2 mm。种子近圆形，径约1 mm，黑色。

生境及分布：生于海拔400～1200 m的山坡灌丛或草坡中。分布于梵净山及印江、罗甸、江口等地。

采收加工：全草春季、夏季采收。块茎秋季、冬季采收，洗净，晒干。

功能与主治：全草、块茎入药，活血止痛，清热解毒。主治胃痛，腹痛泄泻，跌打损伤，痈疮肿毒，目赤肿痛。

附注：该种有一定野生资源量，可加以开发利用。有小毒，慎用。

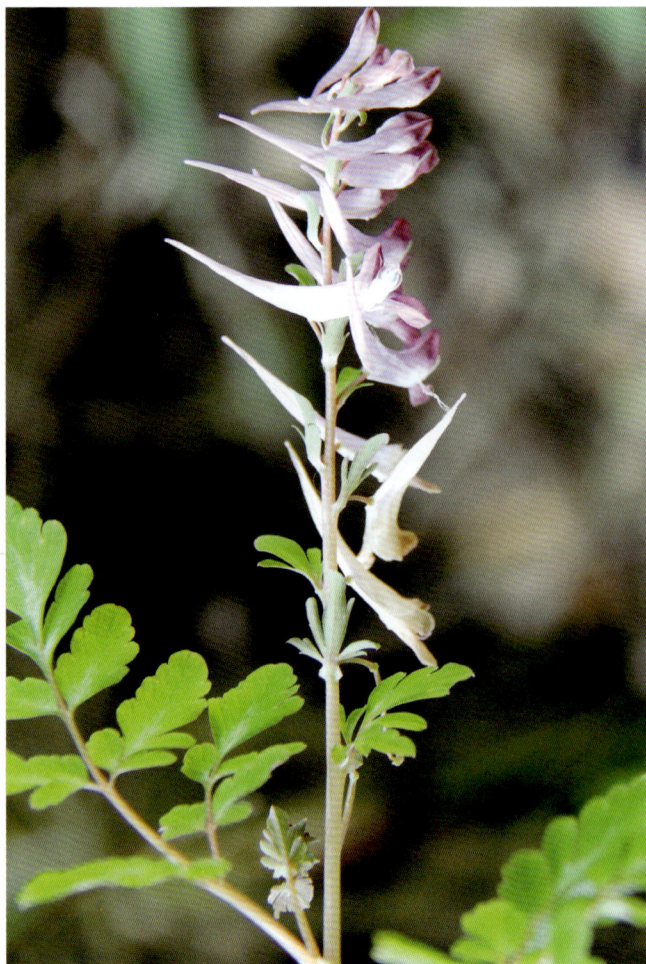

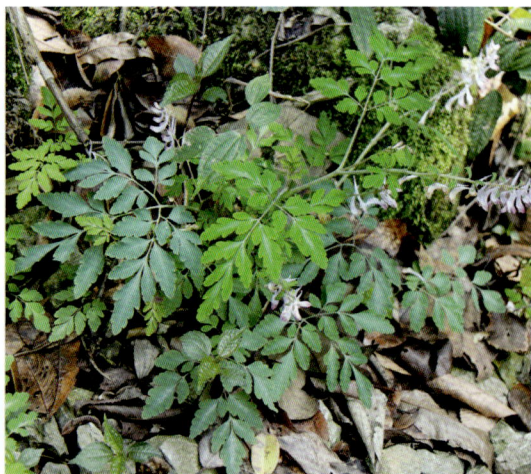

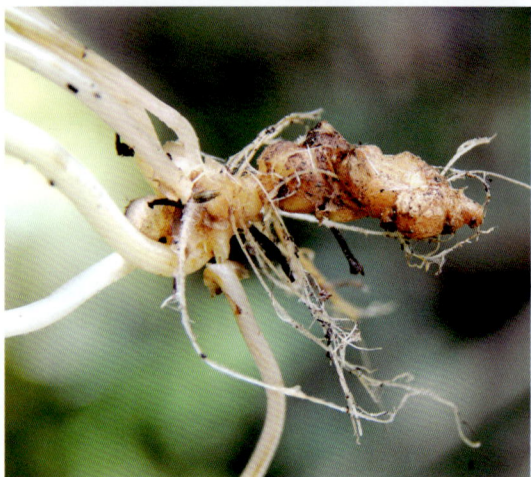

植物名称：金钩如意草 *Corydalis taliensis* Franchet

　　植物形态：无毛草本，高30～60 cm。主根增粗，长达30 cm，粗达1 cm，具多数纤细状细根；根茎匍匐，覆盖残枯的叶基。茎1至数条，淡绿、紫色。基生叶数枚，近圆形或楔状菱形，二至三回三出全裂，具3～29 cm长的叶柄；茎生叶数枚。花瓣紫色、蓝紫色、红色或粉红色，花瓣片舟状卵形，先端具尖头，背部在喙后具高1～1.5 mm的鸡冠状突起。蒴果狭圆柱形，长2～2.5 cm，粗约1.5 mm。种子肾形至近圆形，径约1.5 mm。

　　生境及分布：生于海拔700～2700 m的山坡林下、阴处岩石上或灌丛中。分布于梵净山及威宁、赫章、普安等地。

　　采收加工：夏季采收，洗净，晒干。

　　功能与主治：全草入药，祛风，清热，止痛，清肝明目。主治风热感冒，肺热咳嗽，肺痨咳血，肝炎，风湿关节痛，筋骨疼痛，牙痛，目赤等。

　　附注：该种分布区域狭窄，野生资源量少，应加以保护。

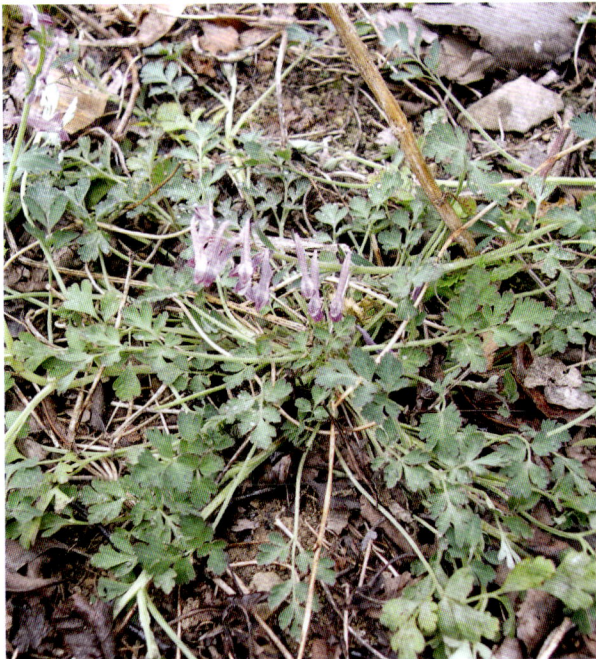

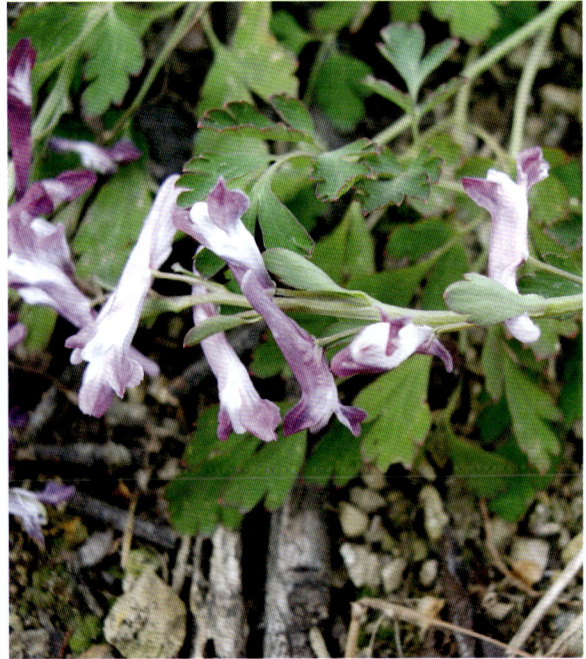

植物名称：大叶紫堇 *Corydalis temulifolia* **Franchet**

植物形态：多年生草本，高30～60 cm。根纤细，具多数纤维状细根；根茎粗壮，密盖以残枯的叶柄基。基生叶二回三出羽状全裂，第一回全裂片具长柄，宽卵形至三角形；茎生叶2～4枚，与基生叶同形，但叶片较小，具较短的叶柄。总状花序生于茎及分枝先端；花瓣紫蓝色，平伸，上花瓣长2.5～3 cm，花瓣片舟状菱形，先端具小尖头。蒴果线状圆柱形，长4～5 cm，粗1.5～2 mm，劲直，近念珠状。种子近圆形，径1～1.5 mm，黑色。

生境及分布：生于海拔1000～1500 m的常绿阔叶林中或山谷潮湿处。分布于雷公山及都匀，以及贵阳等地。

采收加工：全草春季、夏季采收。根秋季采挖，洗净，晒干。

功能与主治：全草、根入药，活血止痛，清热解毒。主治劳伤，胸脘刺痛，痤疮。

附注：该种分布区域狭窄，野生资源量少，应加以保护。

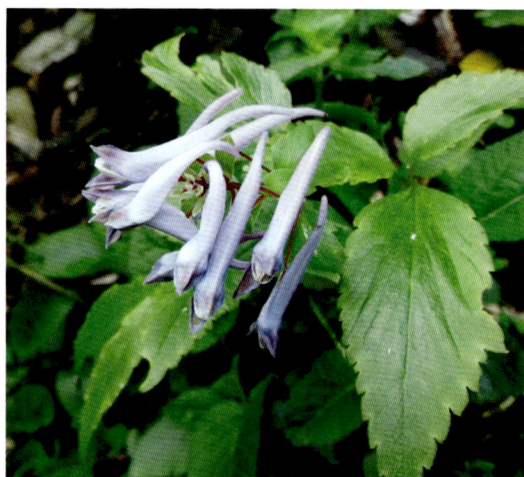

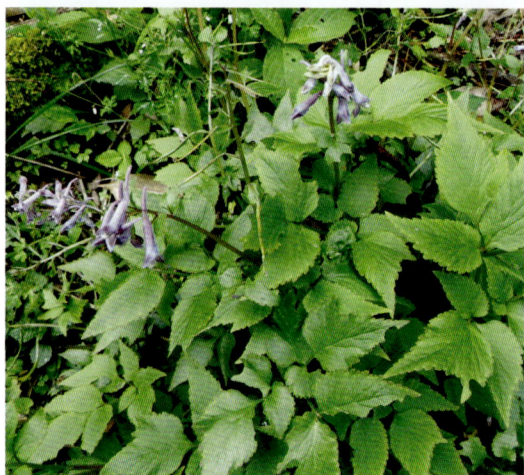

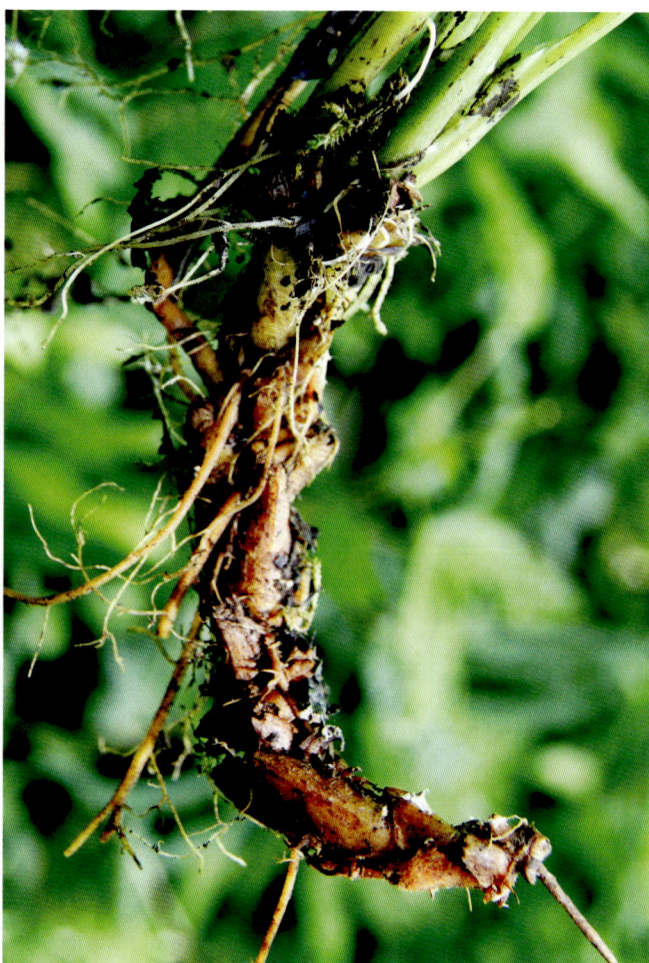

植物名称：川鄂黄堇 *Corydalis wilsonii* N. E. Brown

植物形态：灰绿色多年生草本。基生叶莲座状丛生，灰绿色，长7.5~10 mm，具长柄，二回羽状全裂，一回羽片4~6对，具短柄至无柄，二回羽片常3枚，3裂。总状花序具多花，初密集，后变疏离，具较长的花序轴；初生茎花葶状，无叶或仅下部具叶，次生花葶常高于初生花葶；苞片披针形；花金黄色；萼片卵圆形，全缘；外花瓣顶端带绿色，外花瓣渐尖，通常无至具浅而全缘的伸达顶端的鸡冠状突起；子房线形，约与花柱等长，柱头二叉状分裂。蒴果线形，多少弧形弯曲。种子小，光亮，平滑。

生境及分布：生于海拔3000 m左右的岩石缝中。分布于道真，以及贵阳等地。

采收加工：春季、夏季采收，洗净，晒干。

功能与主治：全草入药，清热解毒，利湿，止痛止血。主治肝炎，舌糜烂，风火眼，目翳，痢疾，腹痛腹胀，痔疮出血。

附注：该种分布区域狭窄，野生资源量少，应加以保护。

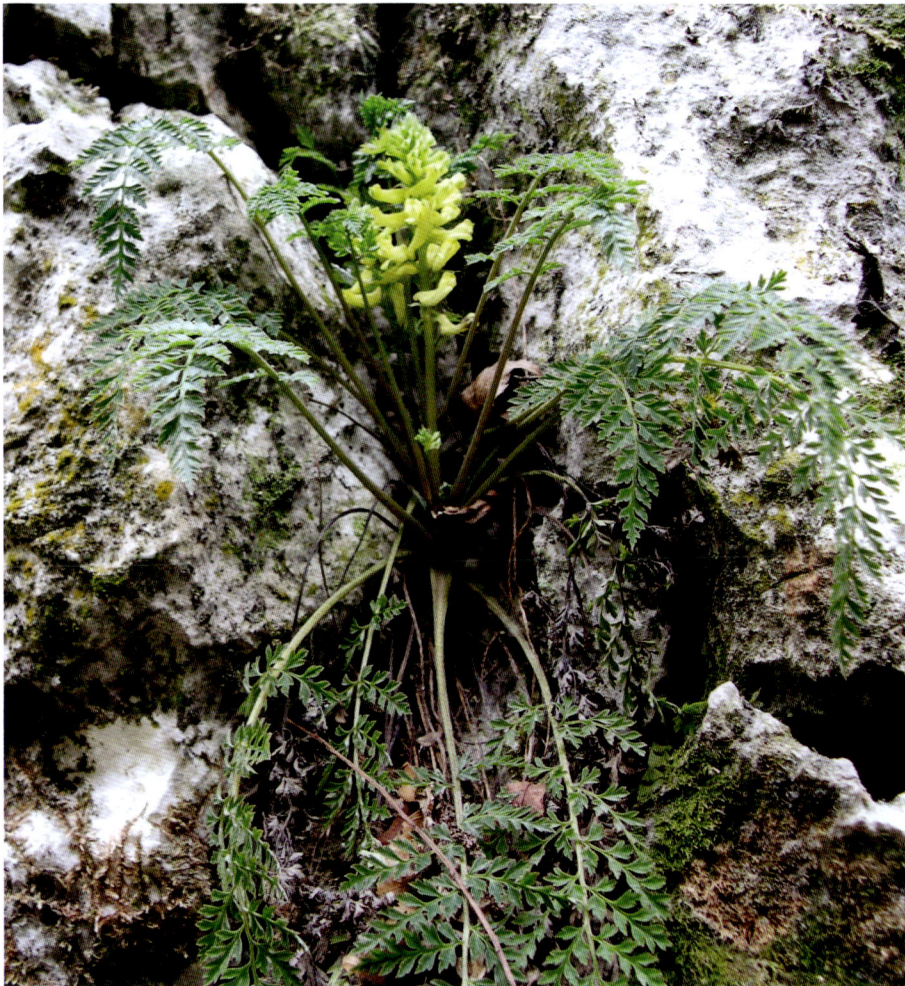

植物名称：扭果紫金龙 *Dactylicapnos torulosa* (J. D. Hooker et Thomson) Hutchinson
别称：大藤铃儿草

植物形态：草质藤本。茎长2~4 m，绿色，具分枝。二回或三回三出复叶，卵形，长4~14 cm；小叶卵形至披针形，长7~18 mm，宽3~8 mm，先端急尖或钝，具小尖头。总状花序伞房状，具2~6朵下垂花；萼片狭披针形，长5~6 mm，宽1~2 mm；花瓣淡黄色，外面2枚长1.1~1.4 cm，宽1.5~3 mm，先端向两侧微叉开，叉开部分长约2 mm，基部囊状。蒴果线状长圆形，长4~6 cm，宽2~3 mm，念珠状，稍扭曲，绿色转红，熟时紫红色。

生境及分布：生于山地灌丛中或岩石上。分布于威宁、大方、水城等地。

采收加工：夏季采收，晒干。

功能与主治：全株入药，清热解毒，消肿止痛。主治银屑病，无名肿毒。

附注：该种分布区域狭窄，野生资源量少，应加以保护。

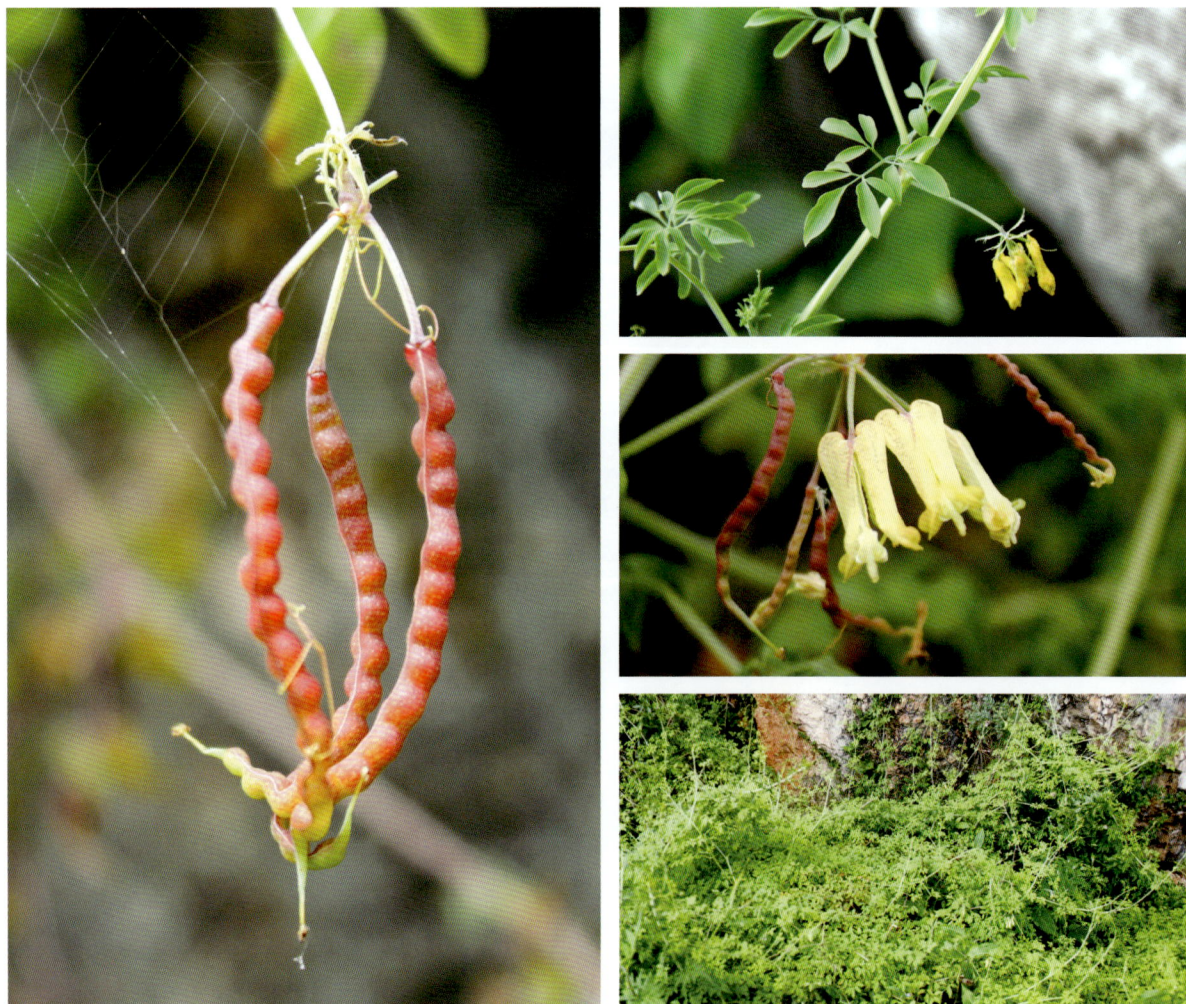

植物名称：血水草 *Eomecon chionantha* Hance

植物形态：多年生无毛草本，具红黄色液汁。根橙黄色，根茎匍匐。叶全部基生，心形或心状肾形，稀心状箭形，长5～26 cm，宽5～20 cm；掌状脉5～7条。花葶灰绿色略带紫红色，高20～40 cm，有花3～5朵，排列成伞房状聚伞花序；花瓣倒卵形，长1～2.5 cm，宽0.7～1.8 cm，白色；花丝长5～7 mm，花药黄色，长约3 mm；子房卵形或狭卵形，长0.5～1 cm，无毛；花柱长3～5 mm，柱头2裂，下延于花柱上。蒴果狭椭圆形。

生境及分布：生于海拔600～1800 m的林下阴处或山谷沟边。分布于梵净山及雷山、黎平、平坝，以及遵义、贵阳等地。

采收加工：秋季采收，晒干。

功能与主治：全草入药，清热解毒，活血止痛，止血。主治目赤肿痛，咽喉疼痛，口腔溃疡，疔疮肿毒，毒蛇咬伤，癣疮，湿疹，跌打损伤，腰痛，咳血。

附注：该种野生资源量少，应加以保护。

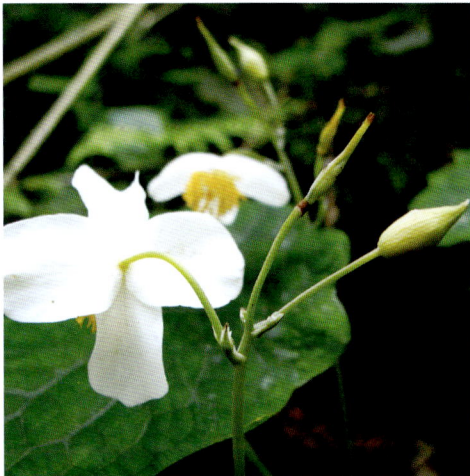

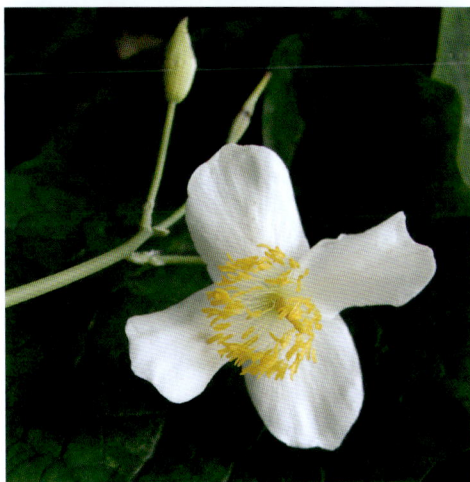

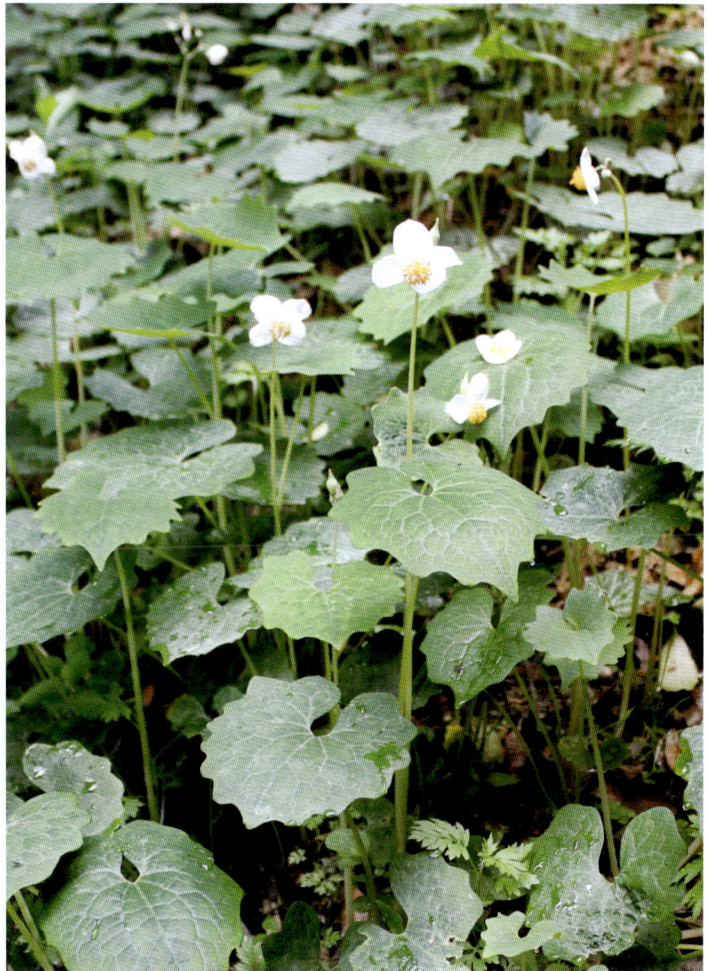

植物名称：荷青花 *Hylomecon japonica* (Thunberg) Prantl

植物形态：多年生草本，高15～40 cm。根茎斜生，具膜质的鳞片，鳞片圆形；茎直立，不分枝，具条纹，草质，绿色转红色至紫色。基生叶少数，长10～15（～20）cm，羽状全裂，裂片2～3对，宽披针状菱形、倒卵状菱形或近椭圆形，先端渐尖，基部楔形，边缘具不规则的圆齿状锯齿或重锯齿，具长柄；茎生叶通常2枚，稀3枚，具短柄。花1～2（～3）朵排列成伞房状，顶生，有时也腋生；花瓣倒卵圆形或近圆形；雄蕊黄色，花丝丝状；花柱极短，柱头2裂。蒴果，无毛，2瓣裂。种子卵形。花期4—7月，果期5—8月。

生境及分布：生于海拔300～1800（～2400）m的林下、林缘或沟边。分布于威宁、赫章、水城、桐梓等地。

采收加工：秋季采收，去须根，洗净，晒干。

功能与主治：根茎入药，祛风湿，止血，止痛，舒筋活络，散瘀消肿。主治劳伤，风湿性关节炎，跌打损伤，月经不调。

附注：该种分布区域狭窄，野生资源量少，应加以保护。

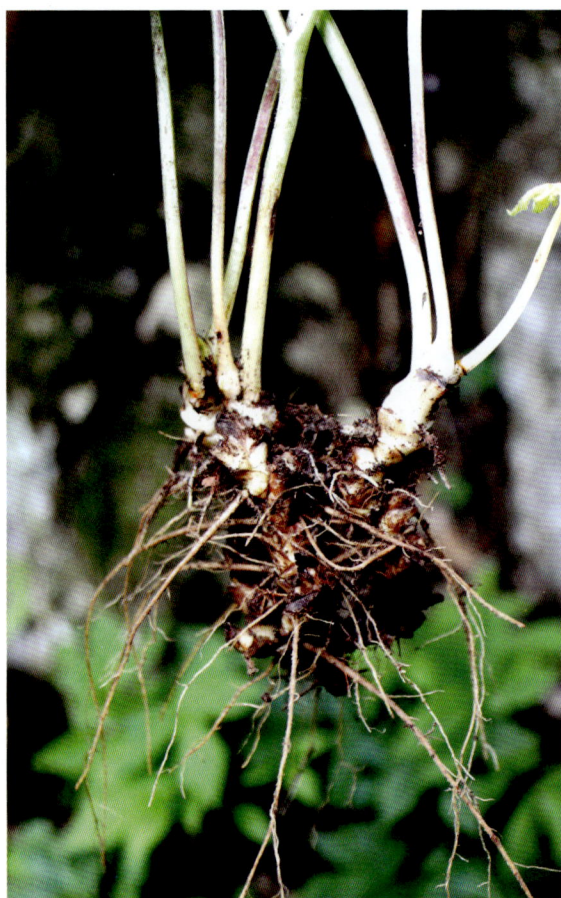

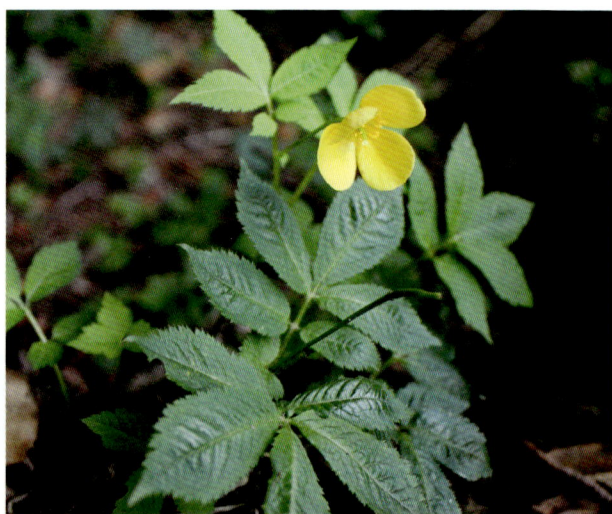

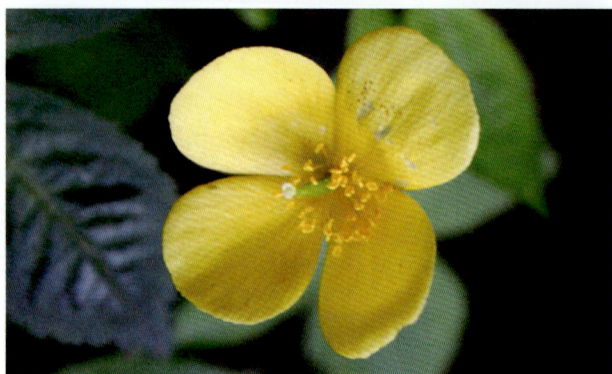

植物名称：锐裂荷青花 *Hylomecon japonica* (Thunberg) Prantl var. *subincisa* Fedde

植物形态：该变种与原变种荷青花*Hylomecon japonica* (Thunberg) Prantl的主要区别在于，叶最下部的全裂片通常一侧或两侧具深裂或缺刻。

生境及分布：生于海拔1000～2400 m的林下。分布于威宁、赫章、道真等地。

采收加工：秋季采收，去须根，洗净，晒干。

功能与主治：根茎入药，祛风湿，止血，止痛，舒筋活络，散瘀消肿。主治劳伤，风湿性关节炎，跌打损伤，月经不调。

附注：该种分布区域狭窄，野生资源量少，应加以保护。

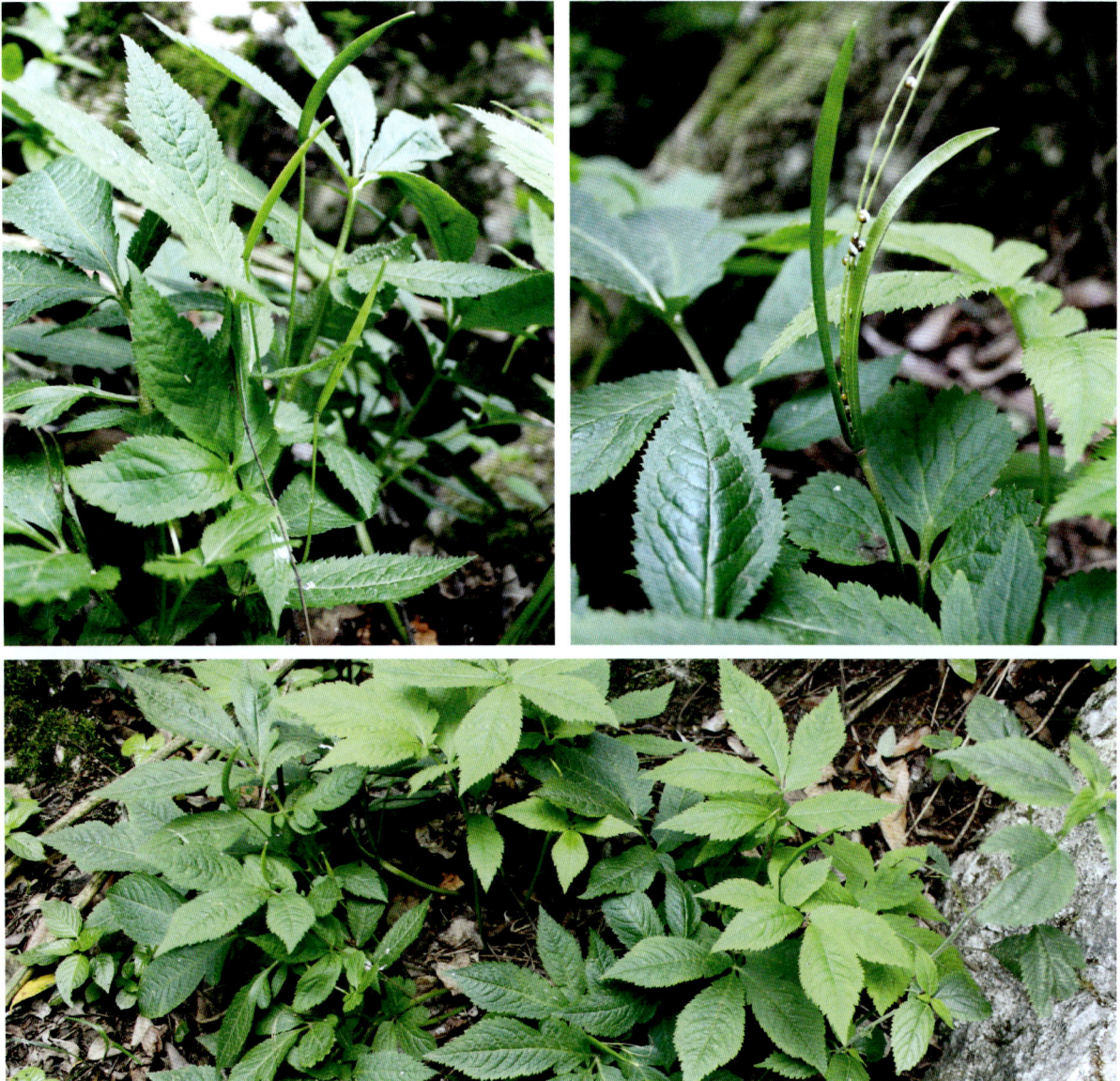

植物名称：黄药 *Ichtyoselmis macrantha* (Oliver) Lidén
别称：大花荷包牡丹

植物形态：直立草本，高60～90 cm，有时达1.5 m。根茎横走，具多数有分枝的侧根，黄色；茎圆柱形，黄绿色。叶2～4枚，互生于茎上部，卵形，长10～20 cm，三回三出分裂。聚伞状总状花序，常腋生，每一花序有3～14朵下垂花；花长4～5 cm，宽1～1.5 cm，基部近平截形。蒴果狭椭圆形，长3～4 cm，粗5～7 mm，具宿存花柱。种子近圆形，径1～1.5 mm，黑色，具光泽。

生境及分布：生于山地林下或林缘阴湿处。分布于罗甸、大方等地。

采收加工：秋季采收，除去杂质，洗净，晒干。

功能与主治：根入药，止痛，散血。主治疮毒。

附注：该种分布区域狭窄，野生资源量少，应加以保护。

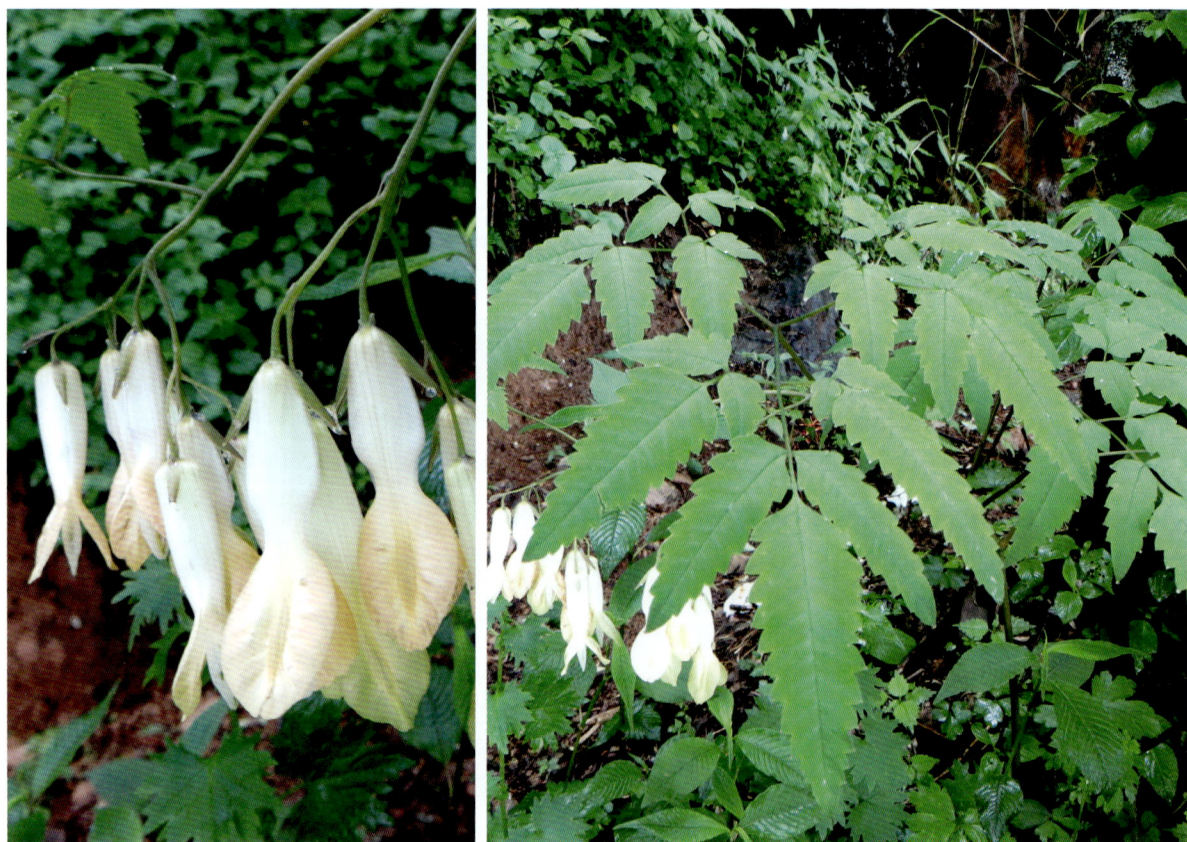

植物名称：博落回 *Macleaya cordata* (Willdenow) R. Brown

植物形态：多年生无毛草本，具红黄色液汁。根橙黄色，根茎匍匐。叶全部基生，心形或心状肾形，稀心状箭形，长5～26 cm，宽5～20 cm，具5～7条掌状脉。花葶灰绿色略带紫红色，高20～40 cm，有花3～5朵，排列成伞房状聚伞花序；花瓣倒卵形，长1～2.5 cm，宽0.7～1.8 cm，白色；花丝长5～7 mm，花药黄色，长约3 mm；子房卵形或狭卵形，长0.5～1 cm，无毛；花柱长3～5 mm，柱头2裂，下延于花柱上。蒴果狭椭圆形。

生境及分布：生于海拔800～1400 m的山坡草地、丘陵或灌丛中。贵州大部分地区有分布。

采收加工：秋季采收，晒干。

功能与主治：全草入药，散瘀，祛风，解毒，止痛，杀虫。主治痈疮疔肿，痔疮，湿疹，蛇虫咬伤，顽癣，滴虫性阴道炎，酒渣鼻等。

附注：该种为《贵州省中药材、民族药材质量标准》收载品种，是贵州苗族常用药物，产藏量较大，可大量开发利用。有大毒，慎用。

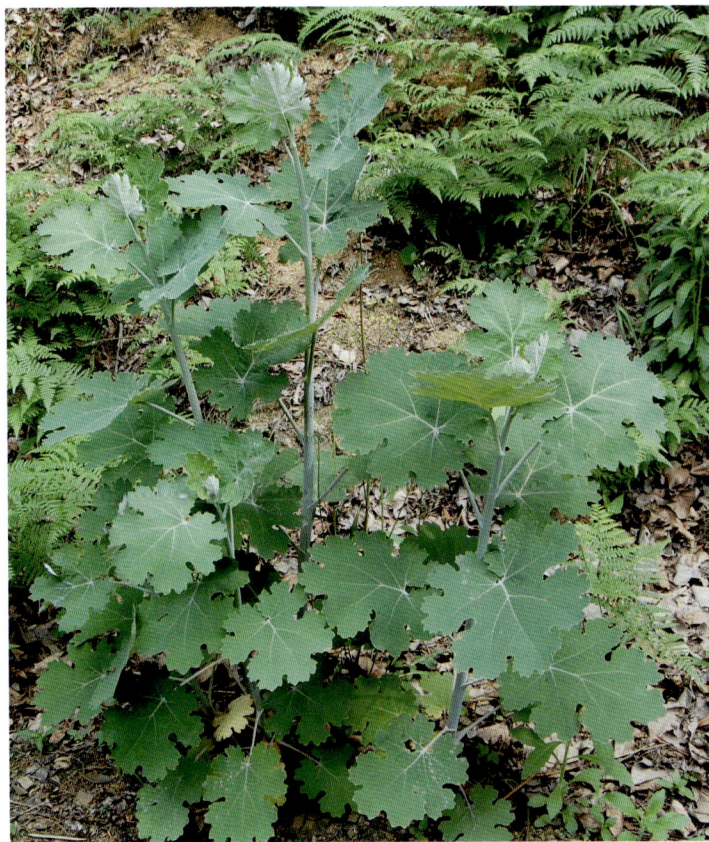

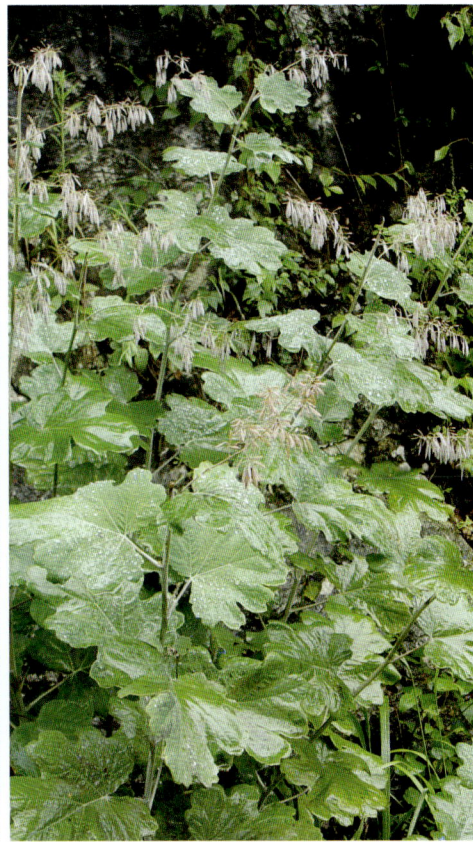

植物名称：虞美人 *Papaver rhoeas* Linnaeus

植物形态：直立草本，基部木质化，具乳黄色浆汁。茎高1～4 m，绿色，光滑，多被白粉，中空，上部多分枝。叶宽卵形或近圆形，长5～27 cm，宽5～25 cm，先端急尖、渐尖、钝或圆形，通常7或9深裂或浅裂；基出脉通常5条，侧脉2对。大型圆锥花序具多花。蒴果狭倒卵形或倒披针形，长1.3～3 cm，粗5～7 mm，先端圆或钝，基部渐狭，无毛。种子4～6枚，卵圆形，长1.5～2 mm，生于缝线两侧，无柄；种皮具蜂窝状孔穴。

生境及分布：贵州各地均有栽培。

采收加工：全草夏季、秋季采收，晒干。花开放时采收。果实成熟时采收，晒干。

功能与主治：全草、花、果实入药，镇咳，镇痛，止泻。主治咳嗽，偏头痛，腹痛，痢疾等。

附注：该种常作为观赏植物引种栽培，或逸为野生。

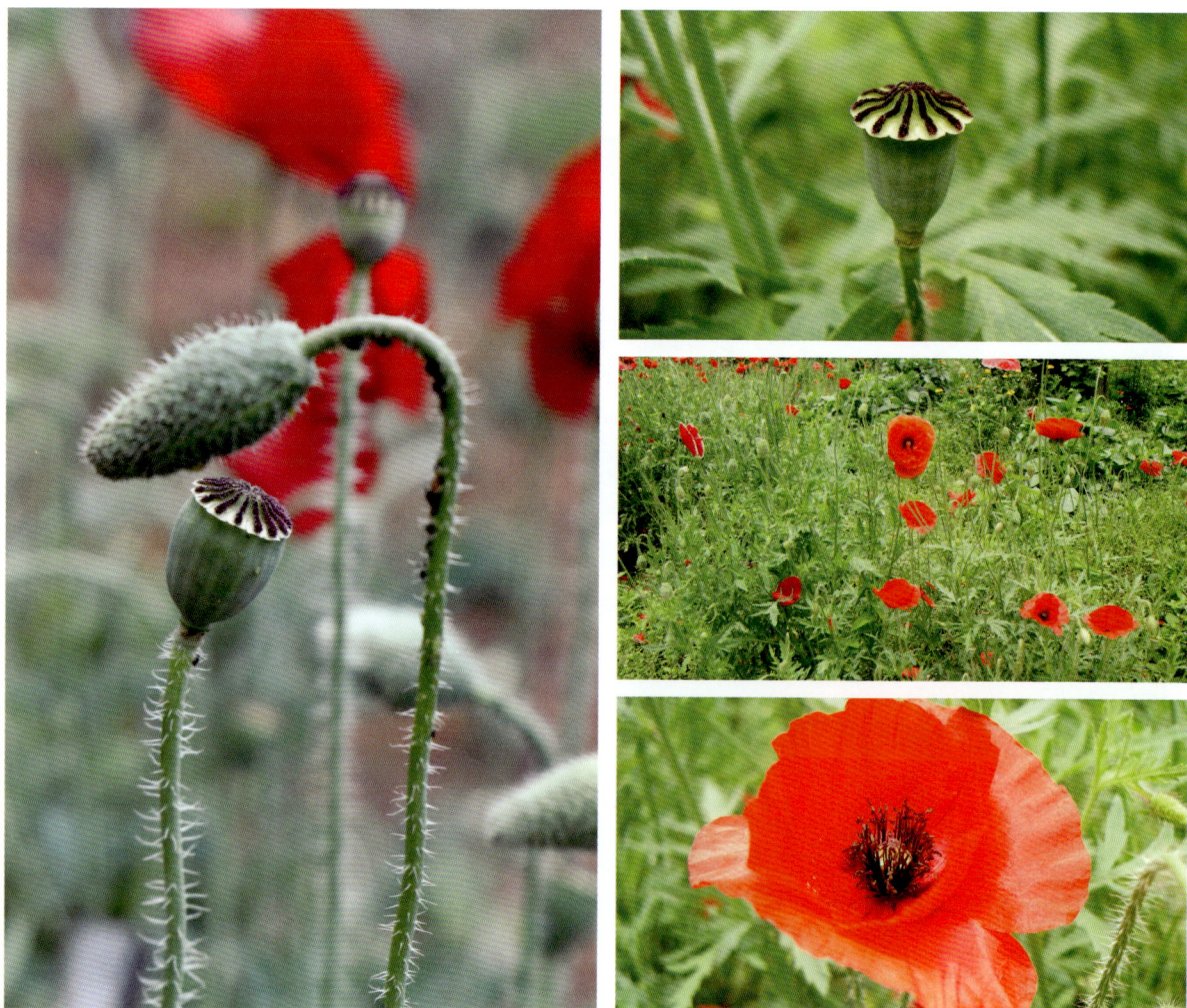

莲叶桐科 Hernandiaceae

乔木、灌木或攀缘藤本。单叶或指状复叶，部分卷曲攀缘。花两性、单性或杂性，辐射对称，排列成腋生和顶生的伞房花序或圆锥状聚伞花序；花萼基部管状，上部具3~5枚裂片；花瓣与萼片相同；子房下位，1室，胚珠1枚，垂生。果为核果，多少具纵肋，有2~4枚阔翅或无翅而包藏于膨大的总苞内。种子1枚，无胚乳；外种皮革质。

本科4属约60种。我国有2属16种，分布于西南部、南部及东南部。

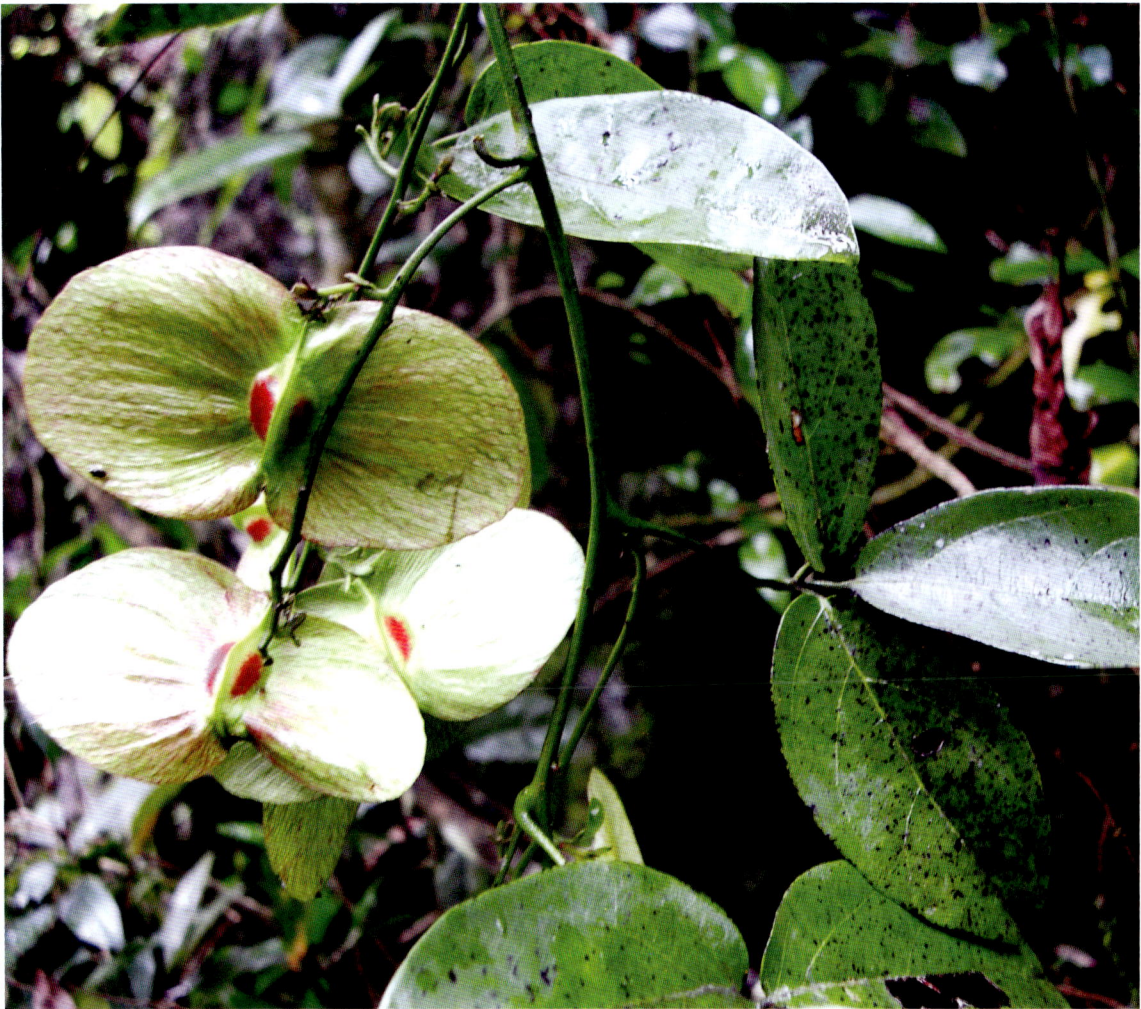

短蕊青藤 *Illigera brevistaminata* Y. R. Li

植物名称：短蕊青藤 *Illigera brevistaminata* Y. R. Li

植物形态：藤本。茎灰褐色，无毛，具沟棱。叶为指状，有小叶3枚，长椭圆形或长卵圆形至阔披针形，近革质，先端尾状渐尖，稀突尖，基部圆形至近圆形，两侧的偏斜，长6～9 cm，宽3～4 cm；叶柄无毛，上面有小沟，稍被短柔毛。聚伞花序腋生，被稀疏的淡黄色短柔毛；花绿色；萼片5枚，长圆形，长4～5 mm，花瓣与萼片同形；子房下位，密被淡黄色短柔毛，四棱形。

生境及分布：生于海拔350 m左右的山谷疏林或岩石缝中。分布于罗甸、长顺、独山、荔波、平塘等地。

采收加工：夏季、秋季采收，晒干。

功能与主治：根、藤茎入药，祛风除湿，散瘀止痛。主治风湿麻木，小儿麻痹，跌打损伤。

附注：该种分布区域狭窄，野生资源量少，应加以保护。

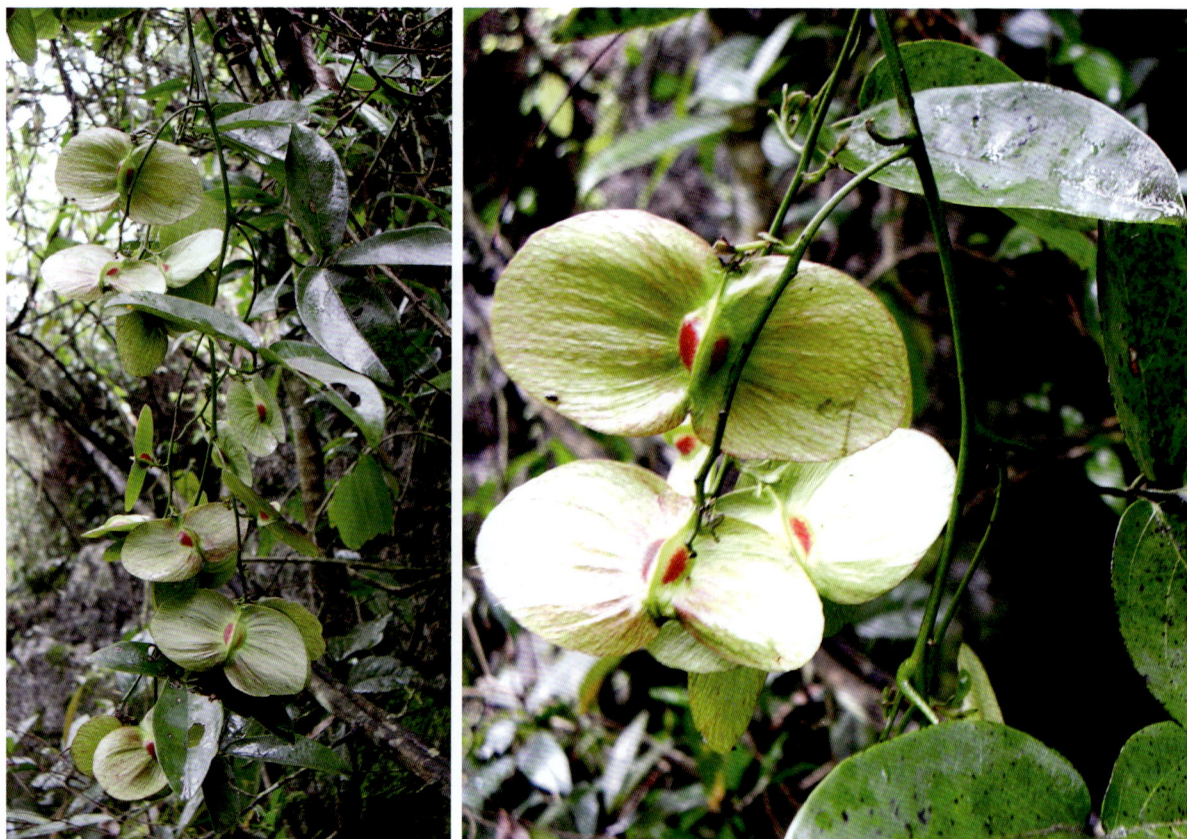

植物名称：大花青藤 *Illigera grandiflora* W. W. Smith et Jeffrey

植物形态：藤本，高2～6 m。茎具棱，被黄褐色长柔毛，尤其在芽的旁边毛较密。指状复叶；小叶3枚，纸质至近革质，卵形或倒卵形至披针状椭圆形，长4～14 cm，宽3～9 cm，上面被极疏的刚毛；侧脉4～5对，密被刚毛；叶柄被黄褐色长柔毛。花序腋生，为较紧密的聚伞花序；花红色，有紫红色斑点或条纹；萼片5枚，长圆形，有5条脉，内面被短柔毛；花瓣与萼片同形。果具4翅（稀2～3翅），大的长3～4 cm，小的窄或不育。

生境及分布：生于海拔800～1300 m的疏林或岩石缝中。分布于罗甸等地。

采收加工：夏季采收，晒干。

功能与主治：根、藤茎入药，散瘀消肿，解热。主治跌打损伤，骨折。

附注：该种分布区域狭窄，野生资源量少，应加以保护。

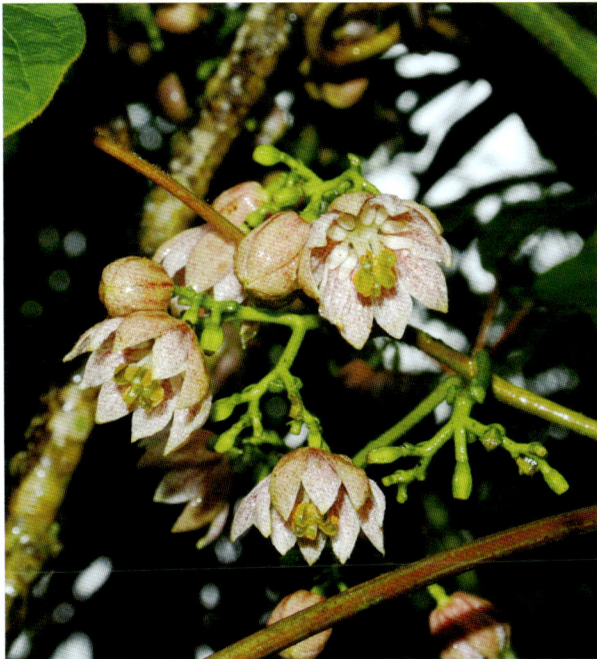

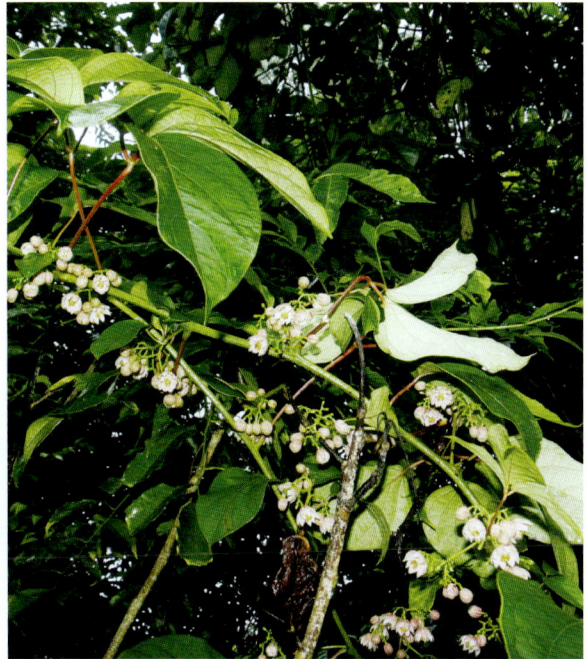

植物名称：小花青藤 *Illigera parviflora* Dunn

植物形态：藤本。茎具沟棱；幼枝被微柔毛。指状复叶互生，具3枚小叶，纸质，椭圆状披针形至椭圆形，长7～14 cm，宽3～7 cm，两面无毛；叶柄无毛；侧脉5～6对，两面明显，网脉仅在下面明显。圆锥状聚伞花序腋生，长10～20 cm，密被灰褐色微柔毛；花绿白色，两性；萼片5枚，绿色，椭圆状长圆形；花瓣与萼片同形，白色，长约4 mm，外面被毛。果具4翅，径7～9 cm，较大的长3.5～4.5 cm，较小的长0.5～1 cm。

生境及分布：生于海拔350～1200 m的山地林中。分布于罗甸、独山等地。

采收加工：夏季、秋季采收，晒干。

功能与主治：根、藤茎入药，祛风除湿，消肿止痛。主治风湿关节痛，肢体麻木，脊髓灰质炎，跌打损伤。

附注：该种分布区域狭窄，野生资源量少，应加以保护。

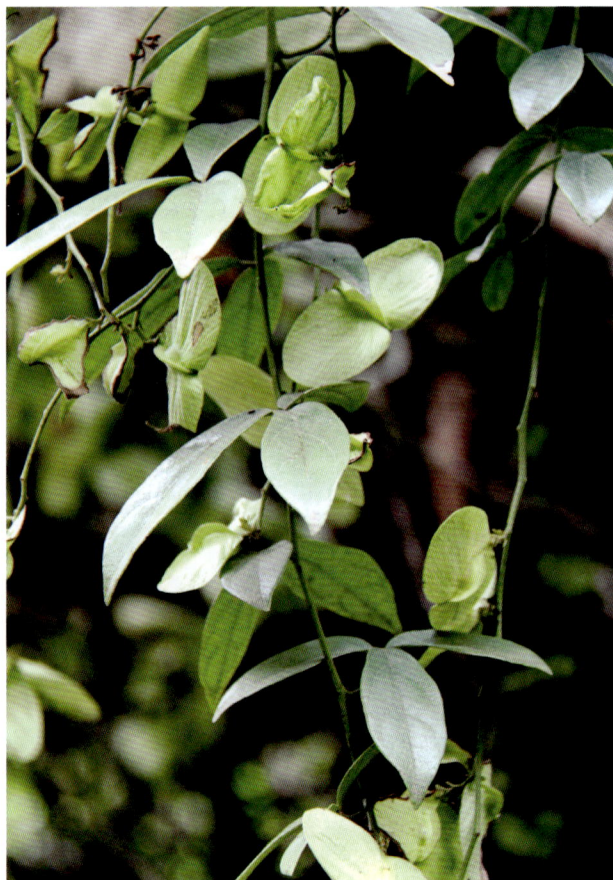

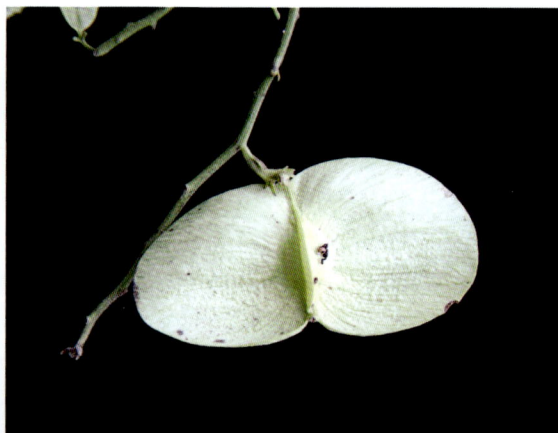

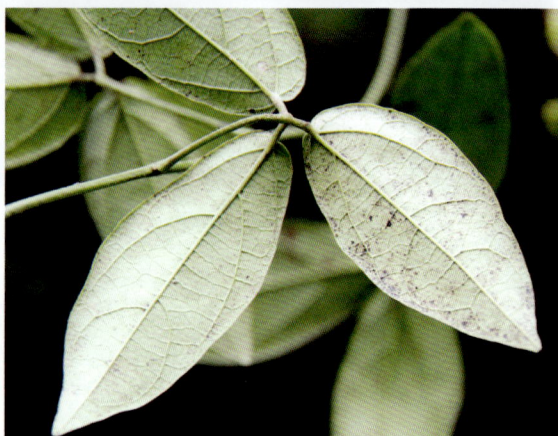

植物名称：红花青藤 *Illigera rhodantha* Hance

别称：锈毛青藤

植物形态：藤本。茎具沟棱，幼枝被金黄褐色茸毛。指状复叶互生，有3枚小叶，纸质，卵形至倒卵状椭圆形或卵状椭圆形，长6～11 cm，宽3～7 cm，上面中脉被短柔毛，下面中脉稍被毛或无毛；侧脉约4对，两面显著；小叶柄密被金黄褐色茸毛。聚伞花序组成的圆锥花序腋生，密被金黄褐色茸毛；萼片紫红色；花瓣与萼片同形，稍短，玫瑰红色；花盘上腺体5枚，小。果具4翅，翅较大的舌形或近圆形。

生境及分布：生于海拔450～1000 m的山谷林中。分布于罗甸、独山、惠水等地。

采收加工：夏季、秋季采收，晒干。

功能与主治：根、藤茎入药，祛风止痛，散瘀消肿。主治风湿关节痛，跌打伤痛，蛇虫咬伤，脊髓灰质炎。

附注：该种分布区域狭窄，野生资源量少，应加以保护。

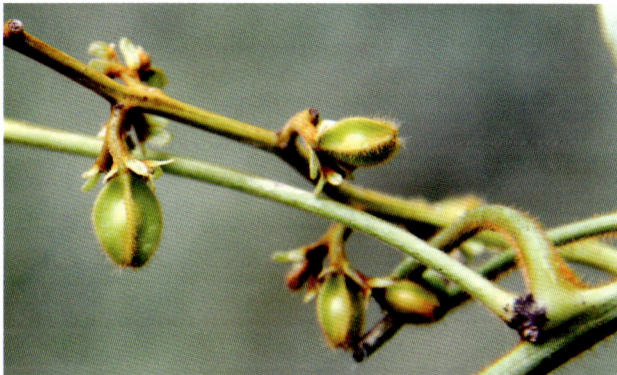

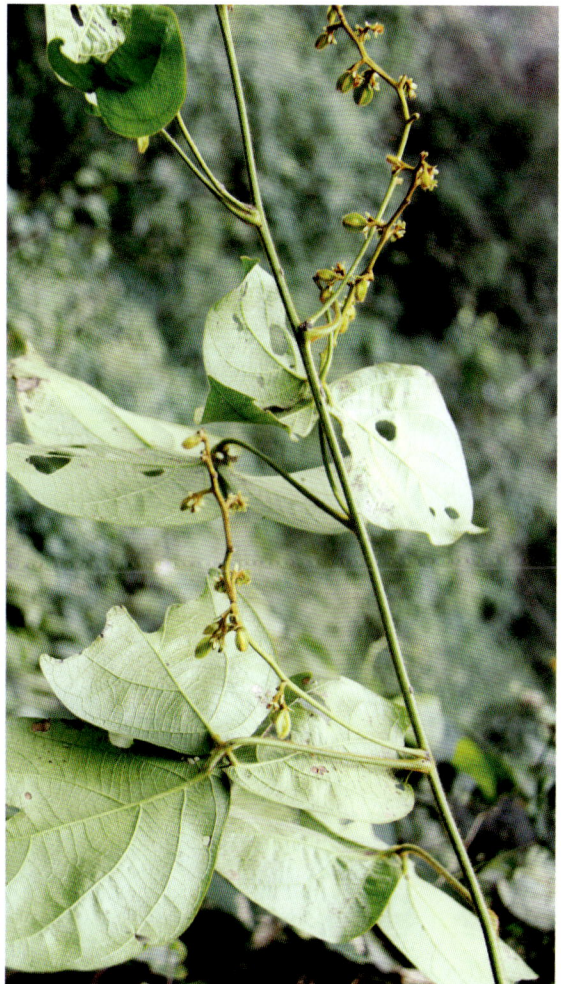

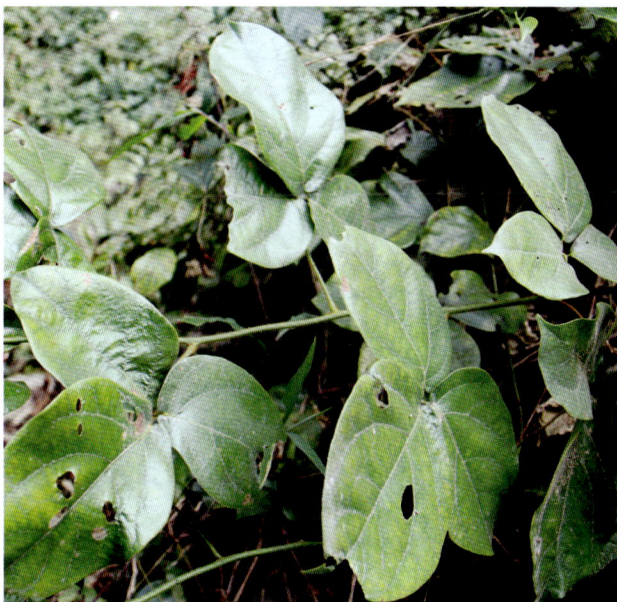

山柑科 Capparaceae

草本、灌木或乔木。叶互生，很少对生，单叶或掌状复叶。花序为总状、伞房状、亚伞形或圆锥状；花两性，有时杂性或单性，辐射对称或两侧对称，常有苞片；萼片4~8枚，常为4枚；花瓣4~8枚，常为4枚，与萼片互生；雄蕊4枚至多数，花丝分离；药室2个；雌蕊由2~8枚心皮组成；子房卵球形或圆柱形；花柱不明显，少有花柱3枚；胚珠常多数。果为有坚韧外果皮的浆果或瓣裂蒴果。胚弯曲，胚乳少量或不存在。

本科28属约650种，我国有4属46种。

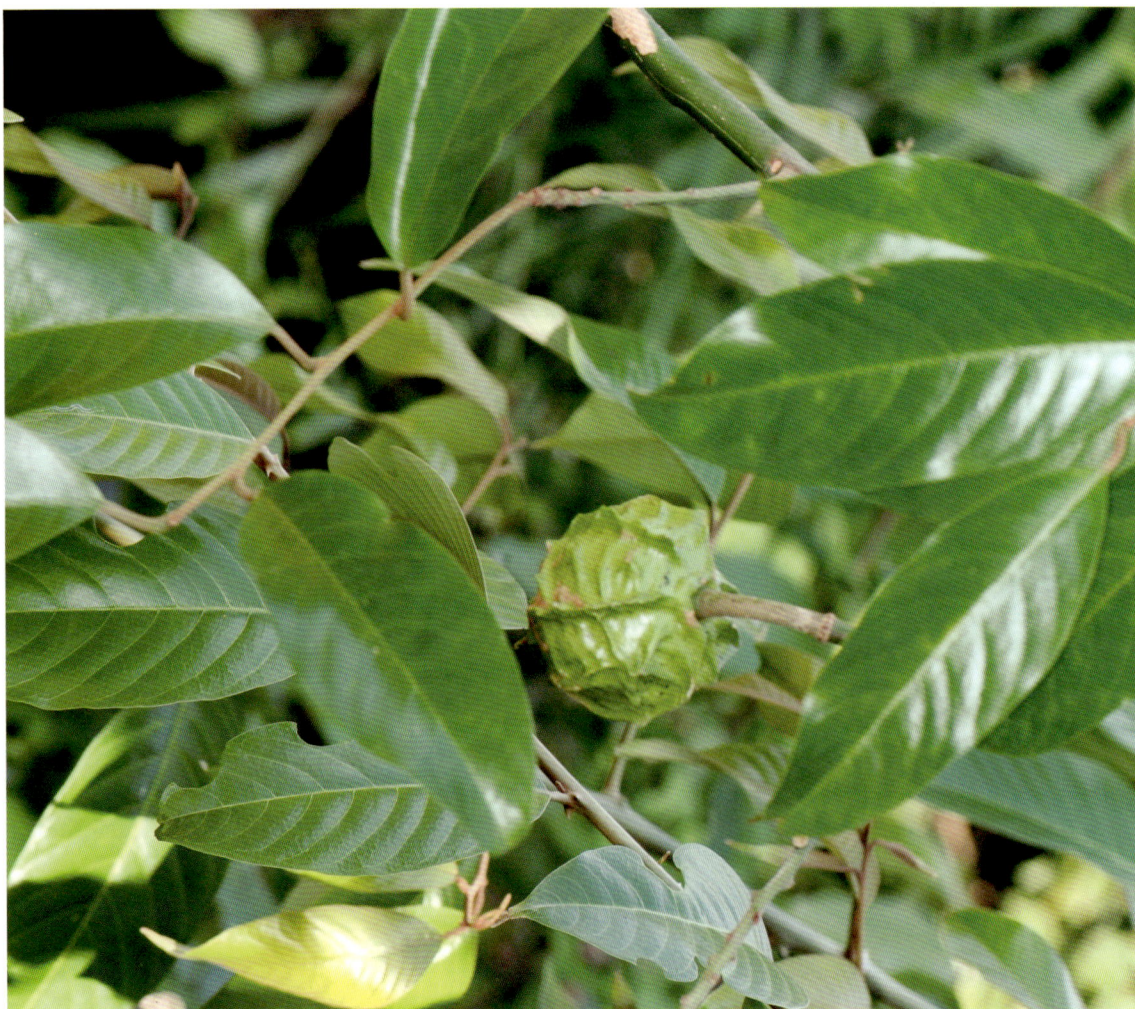

马槟榔 *Capparis masaikai* H. Léveillé

植物名称：野香橼花 *Capparis bodinieri* H. Léveillé
别称：野香缘花

植物形态：灌木或小乔木，高5～10 m，径5～20 cm。新生枝初密被淡褐色或灰色极细不规则星状毛，后变无毛，具刺，刺长达5 mm，强壮，外弯。叶卵形或披针形，幼时膜质被毛，长成时革质无毛，长4～13 cm，宽2～4.5 cm；侧脉7～8对。花2～6朵排成1列；萼片4枚，长5～7 mm，近轴萼片舟形，外面近基部向外成龙骨状突起，囊底花后期呈鲜红色；花瓣白色，长10～11 mm，被茸毛，缝线附近初呈鲜黄色，后转紫红色。果球形，径7～12 mm，成熟时黑色。

生境及分布：生于海拔400～1200 m的山坡或沟谷灌丛中。分布于兴仁、望谟、兴义、罗甸等地。

采收加工：秋季挖根，剥取根皮，洗净，晒干。

功能与主治：根皮入药，清热解毒，祛风活血。主治咽喉疼痛，扁桃体炎，牙痛，痈疖疮毒，毒蛇咬伤，痔疮，风湿痹痛，跌打损伤。

附注：该种分布区域狭窄，野生资源量少，应加以保护。

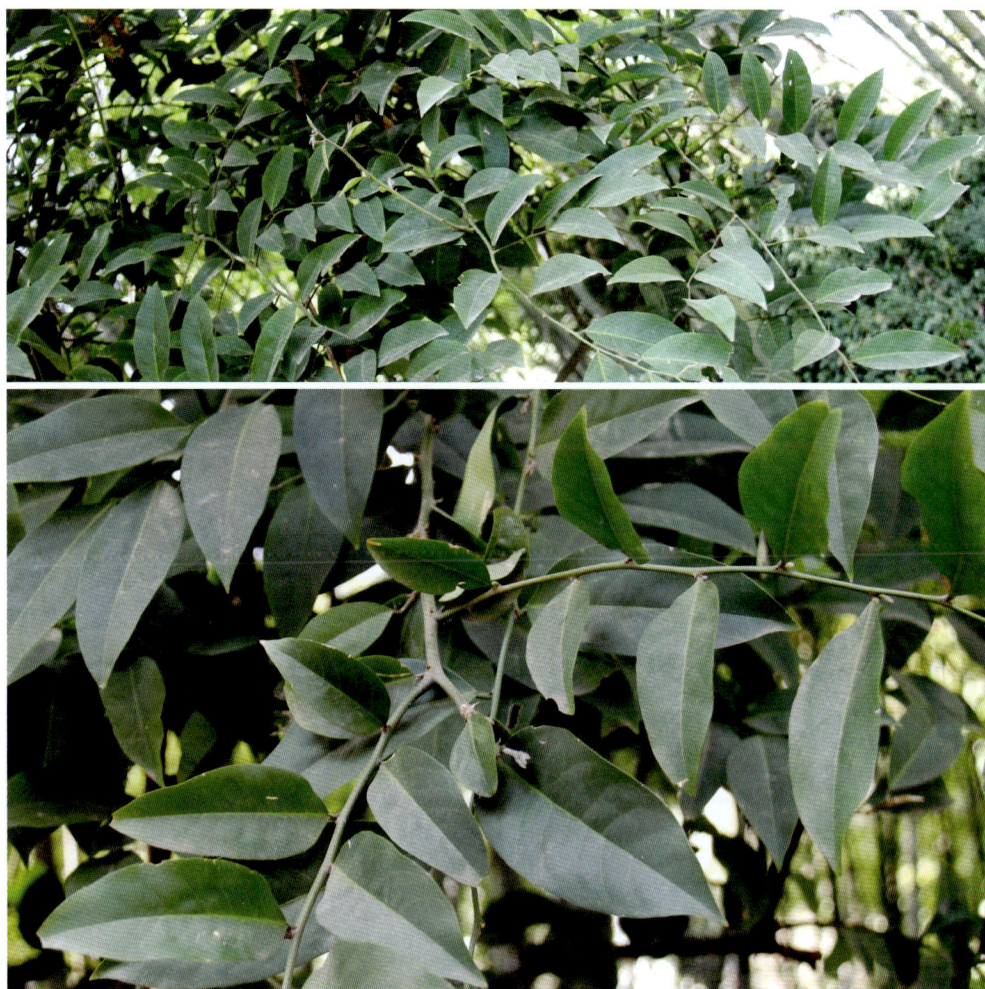

植物名称：马槟榔 *Capparis masakai* H. Léveillé

植物形态：灌木或攀缘植物，高达7.5 m。新生枝密被锈色短茸毛，具刺，刺粗壮，长达5 mm，基部膨大。叶椭圆形或长圆形，有时椭圆状倒卵形，长7～20 cm，宽3.5～9 cm，上面近无毛，下面密被脱落较迟的锈色短茸毛。伞形花序腋生或在枝端排列成圆锥状，各部均密被锈色短茸毛，每一伞形花序有花3～8朵；花中等大小，白色或粉红色。果球形至近椭圆形，长4～6 cm，径4～5 cm。种子1至10余枚，高约1 cm。

生境及分布：生于低海拔的沟谷或山坡密林中。分布于望谟、罗甸等地。

采收加工：冬季果实成熟时采收，除去杂质，晒干。

功能与主治：种子入药，清热解毒，生津止渴，催生。主治伤寒热病，暑热口渴，喉痛，食滞胀满，麻疹肿毒。

附注：该种为《贵州省中药材、民族药材质量标准》收载品种，分布区域狭窄，野生资源量少，应加以保护。

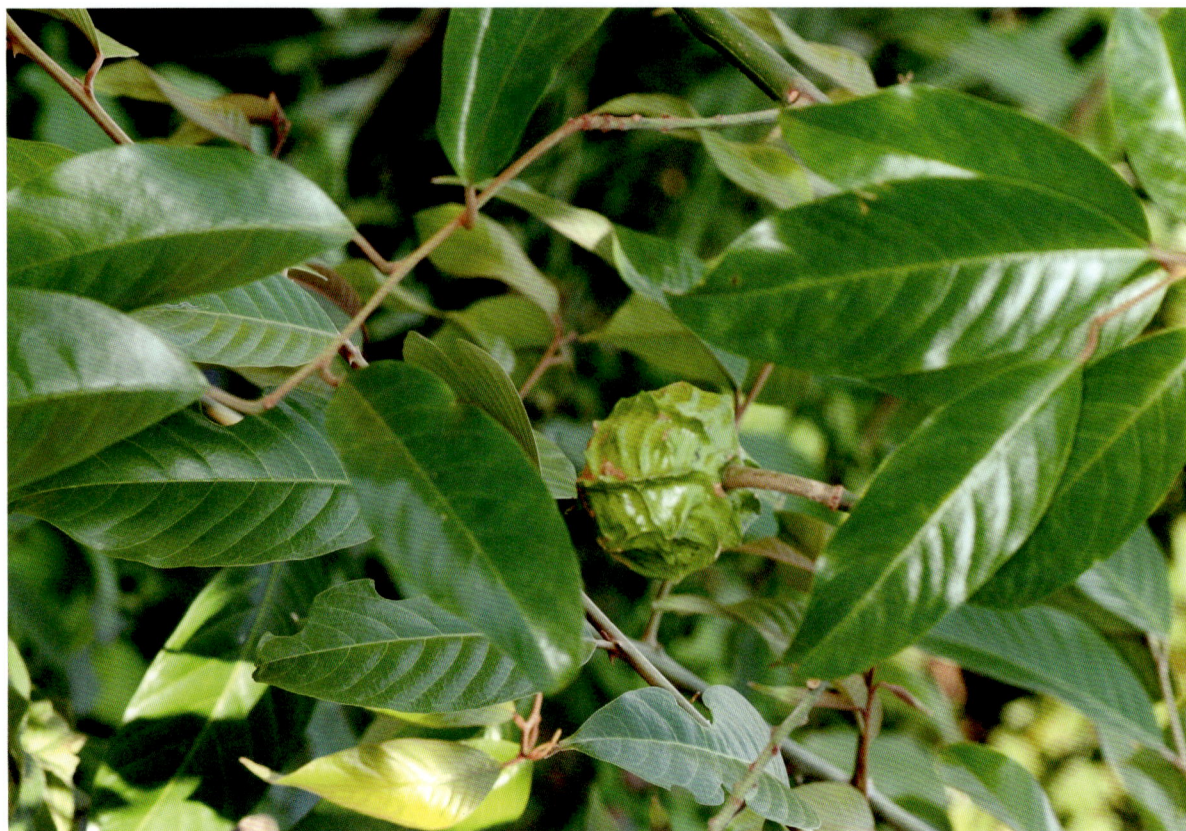

植物名称：雷公橘 *Capparis membranifolia* **Kurz**

植物形态：灌木。新生枝密被锈色茸毛；枝无刺或有外弯的小刺，茎上多刺。叶幼时膜质，密被锈色短茸毛，老时草质或亚革质，无毛，长椭圆状披针形，长4～13 cm，宽2～6 cm，基部楔形或阔楔形，向下渐狭延成叶柄。花蕾球形，密被易脱落锈色短茸毛；花2～5朵排列成1列短纵列，初内外均被短茸毛，后变无毛，边缘有纤毛；花瓣白色，倒卵形；子房卵形，1个药室。果球形，表面粗糙。种子1～5枚。花期1—4月，果期5—8月。

生境及分布：生于海拔400～1800 m的沟谷灌丛或次生林中。分布于罗甸、望谟、兴义、安龙等地。

采收加工：根秋季采收，洗净，晒干。叶、果实秋季采收，晒干。

功能与主治：根入药，消肿止痛，强筋壮骨；主治痧气，疟疾，胃痛，跌打肿痛，风湿痛，癣，湿疹。叶、果实入药，主治毒蛇咬伤。

附注：该种分布区域狭窄，野生资源量少，应加以保护。有毒，慎用。

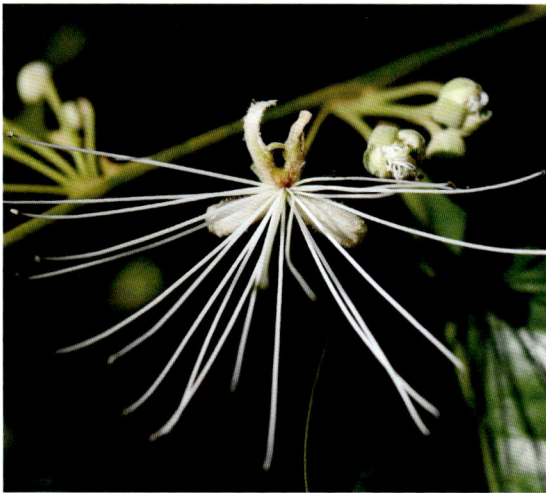

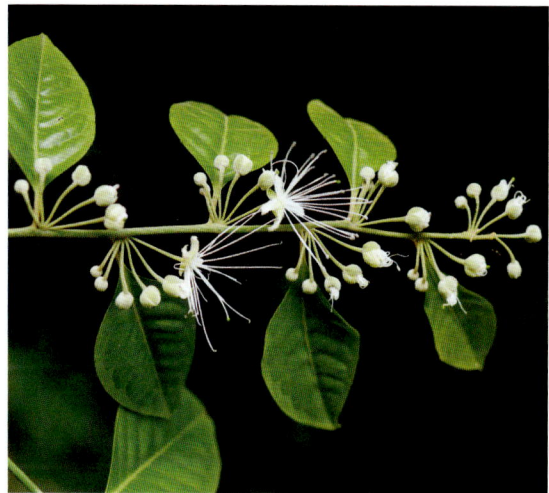

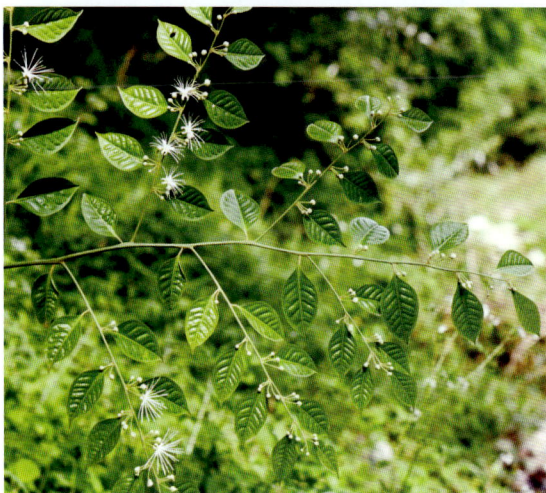

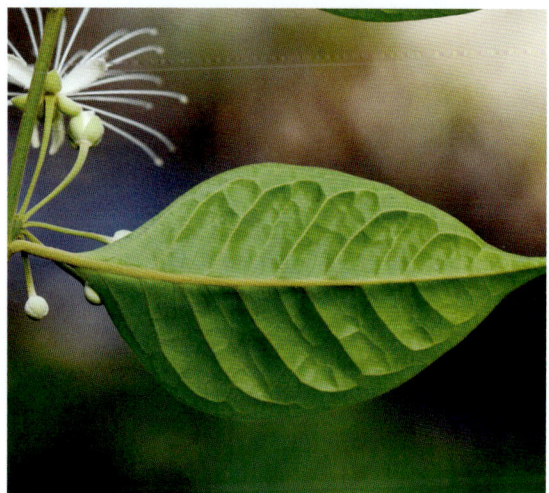

十字花科 Brassicaceae

一年生、二年生或多年生植物，常具有因含黑芥子硫苷酸的细胞而产生的一种特殊的辛辣气味，多数是草本。植株具有各式的毛，毛为单毛、分枝毛、星状毛或腺毛，也有无毛的。根有时膨大成肥厚的块根。茎直立或铺散。叶有二型：基生叶呈旋叠状或莲座状；茎生叶通常互生，有柄或无柄，单叶全缘、有齿或分裂。花多数聚集成总状花序，顶生或腋生；花瓣白色、黄色、粉红色、淡紫色、淡紫红色或紫色，基部有时具爪。果实为长角果或短角果，有翅或无翅，有刺或无刺，或有其他附属物；角果成熟后自下而上二瓣开裂，也有四瓣开裂的。

本科约330属3500种。我国有102属412种，分布于全国各地，以西南、西北、东北高山地区及丘陵地带为多，平原及沿海地区较少。

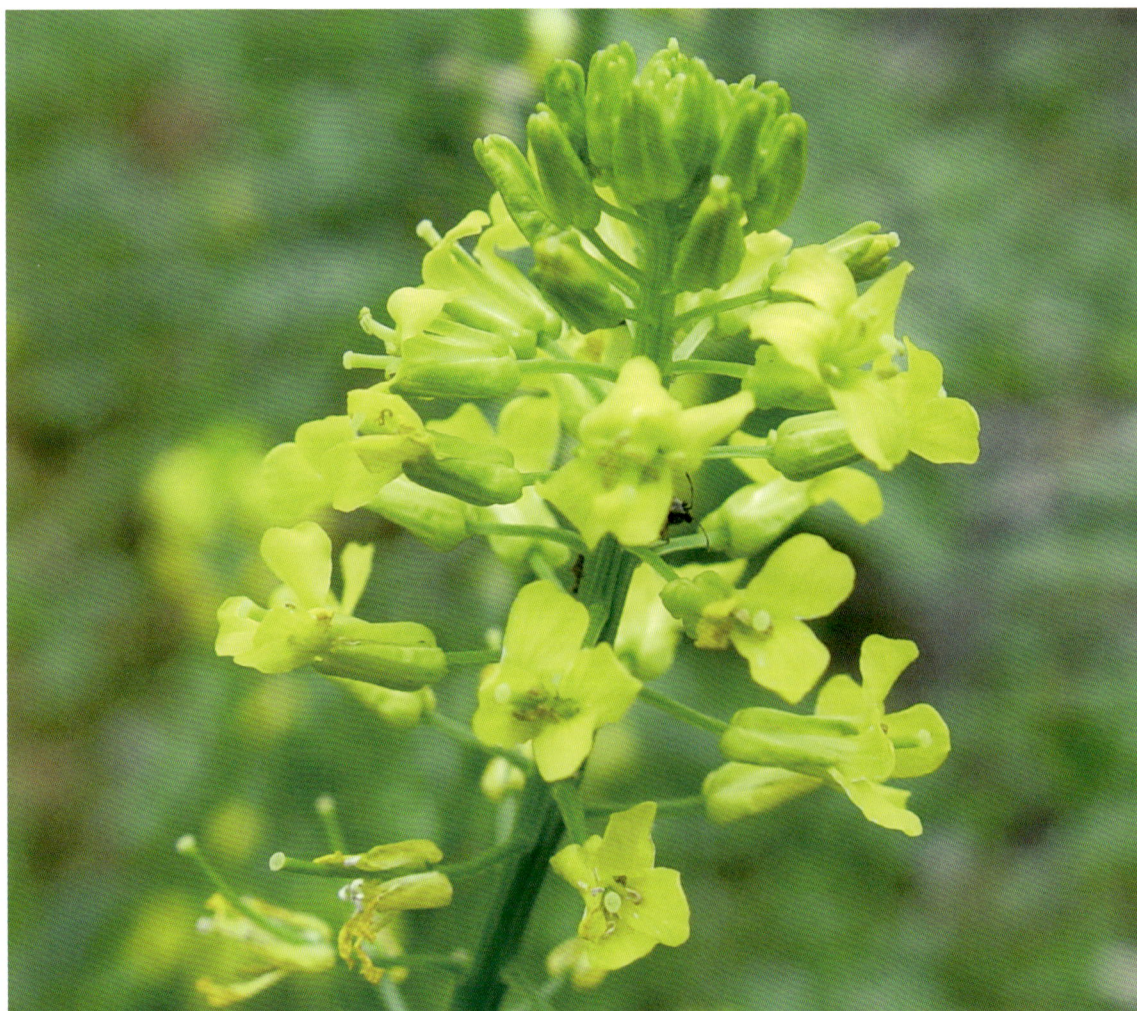

蔊菜 *Rorippa indica* (Linnaeus) Hiern

植物名称：芥菜 *Brassica juncea* (Linnaeus) Czernajew

　　植物形态：一年生草本，高30～150 cm。植株常无毛，有时幼茎及叶具刺毛，带粉霜，有辣味；茎直立，有分枝。基生叶宽卵形至倒卵形，长15～35 cm，顶端圆钝，基部楔形，大头羽状分裂，具2～3对裂片，或不裂，边缘有缺刻或牙；茎生叶较小，边缘有缺刻或齿牙，有时具圆钝锯齿，不抱茎。总状花序顶生，花后延长；花黄色；萼片淡黄色。长角果线形，长3～5.5 cm。种子球形，径约1 mm，紫褐色。

　　生境及分布：生于田边、路旁或土坎。贵州各地均有栽培。

　　采收加工：秋季采收，晒干。

　　功能与主治：全草入药，利肺豁痰，消肿散结。主治寒饮咳嗽，痰滞气逆，胸膈满闷，砂淋，石淋等。

　　附注：该种作为蔬菜种植，资源量大，可大量开发利用。

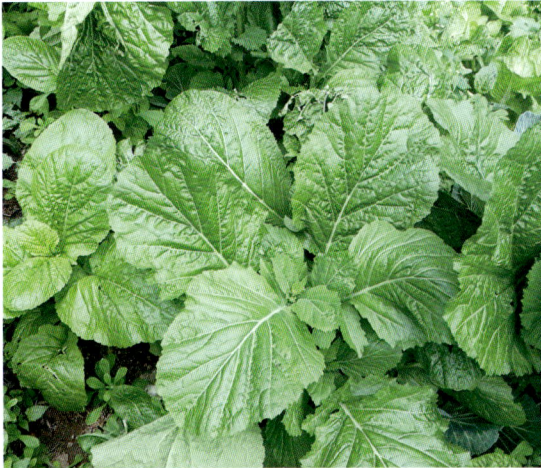

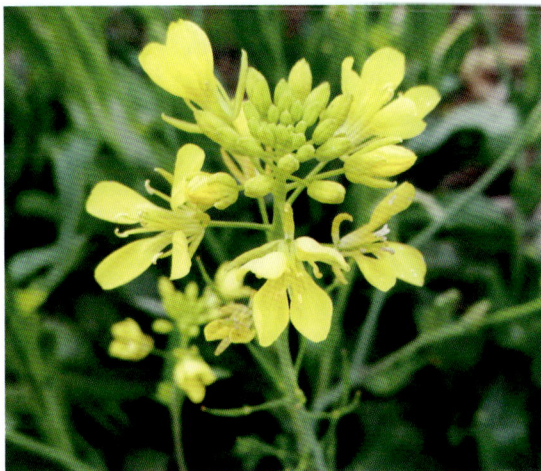

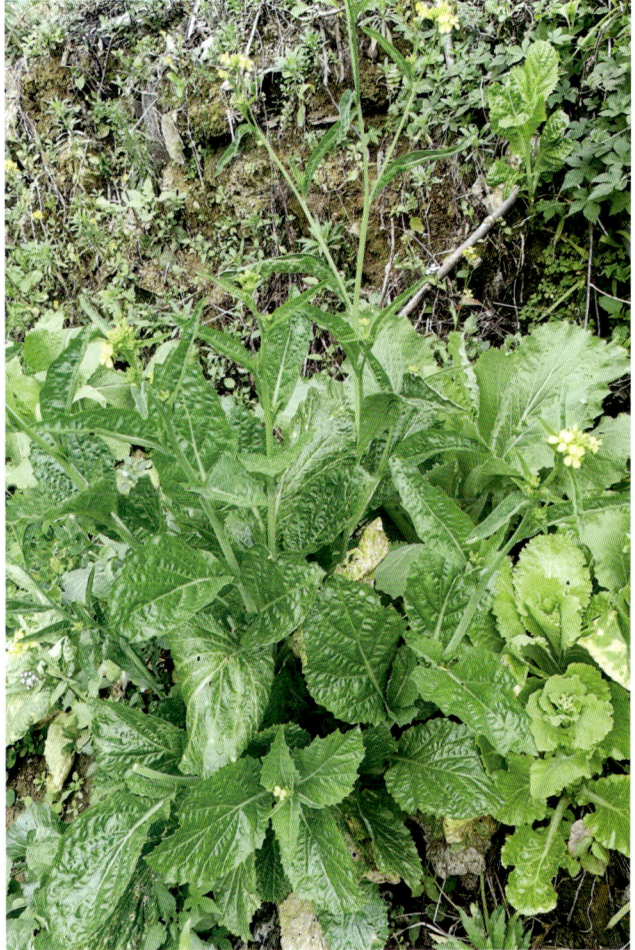

植物名称：甘蓝 *Brassica oleracea* Linnaeus var. *capitata* Linnaeus

别称：卷心菜

植物形态：二年生或多年生草本，高60～150 cm。下部叶大，大头羽状分裂，长达40 cm，具有色叶脉，有柄，顶裂片大，3～5对，顶端圆形，基部歪心形，边缘波状，具细圆齿，倒卵形；上部叶长圆形，全缘，抱茎，所有叶肉质，无毛，具白粉霜。总状花序在果期长达30 cm或更长；花浅黄色，径10～15 mm；萼片长圆形，直立，长8～11 mm；花瓣倒卵形，长15～20 mm，顶端圆形，有爪。长角果圆筒形，长5～10 cm；喙长5～10 mm，无种子；果梗长约2 cm。种子球形，径约2 mm，灰棕色。

生境及分布：贵州各地均有栽培。

采收加工：夏季、秋季采收，多为鲜用。

功能与主治：叶入药，清热利湿，散结止痛，益肾补虚。主治湿热黄疸，消化道溃疡，关节不利，虚损。

附注：该种作为蔬菜种植，资源量大，可大量开发利用。

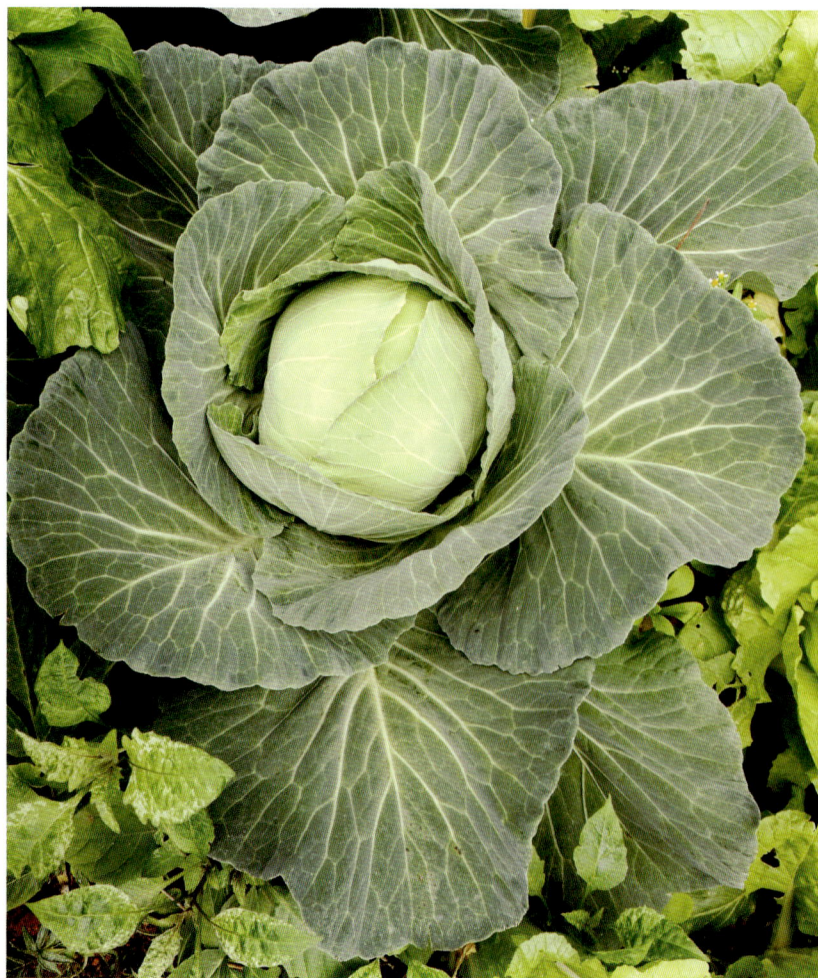

植物名称：白菜 *Brassica rapa* Linnaeus var. *glabra* Regel

植物形态：二年生草本，高40～60 cm。全株无毛，有时叶下面中脉上有少数刺毛。基生叶多数且大，倒卵状长圆形至宽倒卵形，长30～60 cm，宽不及长的一半，有时具不明显齿牙，中脉白色，很宽，有多数粗壮侧脉，叶柄白色，扁平，长5～9 cm，宽2～8 cm，边缘有具缺刻的宽薄翅；上部茎生叶长圆状卵形、长圆披针形至长披针形。花鲜黄色，径1.2～1.5 cm；萼片长圆形或卵状披针形，长4～5 mm，直立，淡绿色至黄色；花瓣倒卵形。长角果较粗短，长3～6 cm。种子球形。

生境及分布：贵州各地均有栽培。

采收加工：冬季采收，鲜用。

功能与主治：叶入药，通利肠胃，养胃和中，利小便。

附注：该种作为蔬菜种植，资源量大，可大量开发利用。

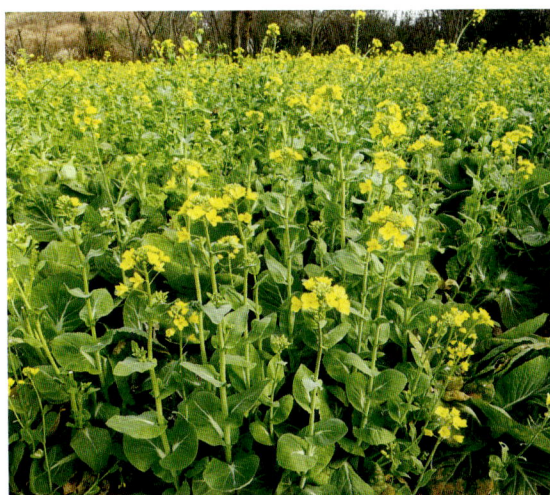

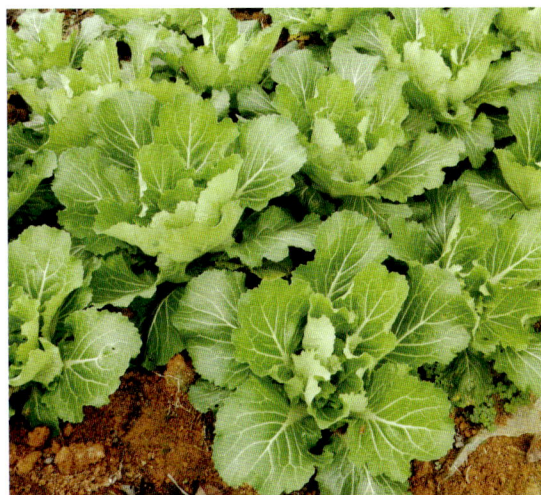

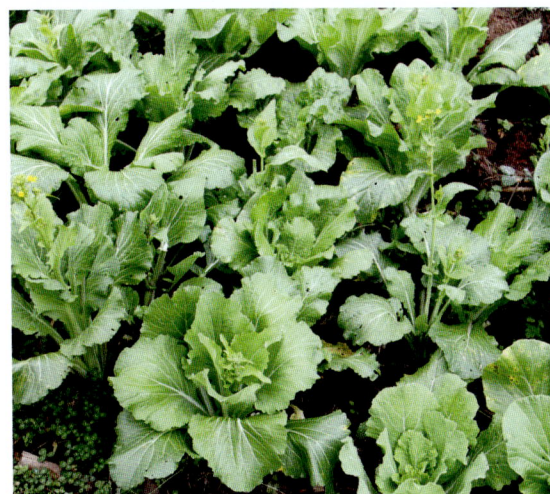

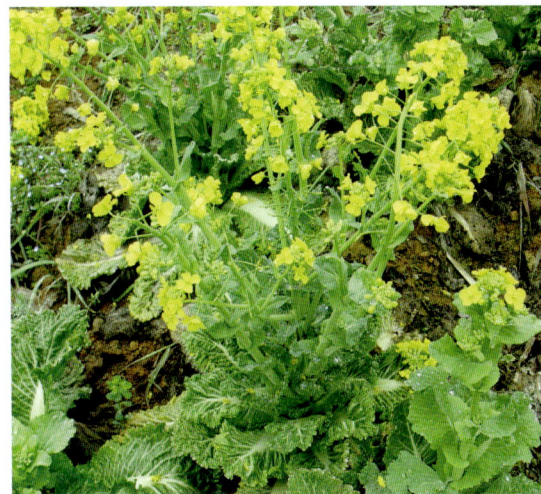

植物名称：芸苔 *Brassica rapa* Linnaeus var. *oleifera* de Candolle

别称：油菜

植物形态：二年生草本，高30～90 cm。茎粗壮，直立，分枝或不分枝，无毛或近无毛。基生叶大头羽状分裂，顶裂片圆形或卵形，边缘有不整齐弯缺齿牙；下部茎生叶羽状半裂，上部茎生叶长圆状倒卵形、长圆形或长圆状披针形。总状花序在花期排列成伞房状，以后伸长；花鲜黄色，径7～10 mm。长角果线形，长3～8 cm。种子球形，径约1.5 mm。

生境及分布：贵州各地均有栽培。

采收加工：4—6月果实成熟时采收，除去杂质，晒干。

功能与主治：种子入药，活血化瘀，消肿散结，润肠通便。主治产后恶露不尽，瘀血腹痛，痛经，肠风下血等。

附注：该种作为蔬菜和油料植物种植，资源量大，可大量开发利用。

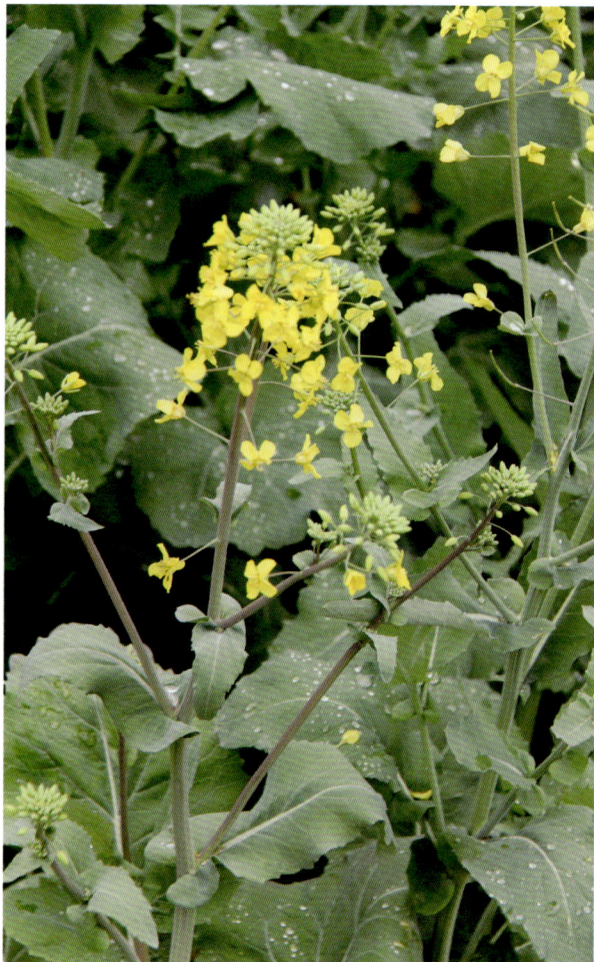

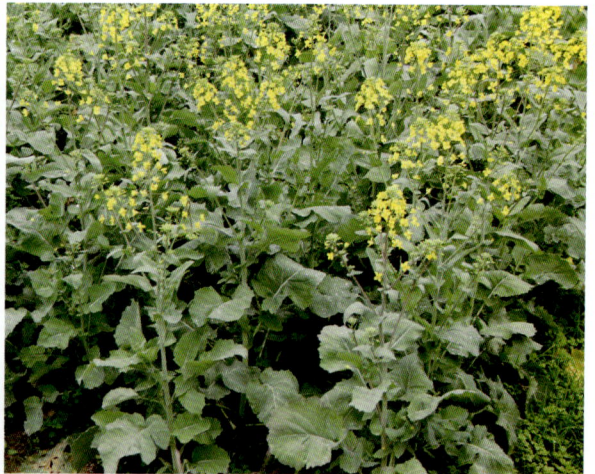

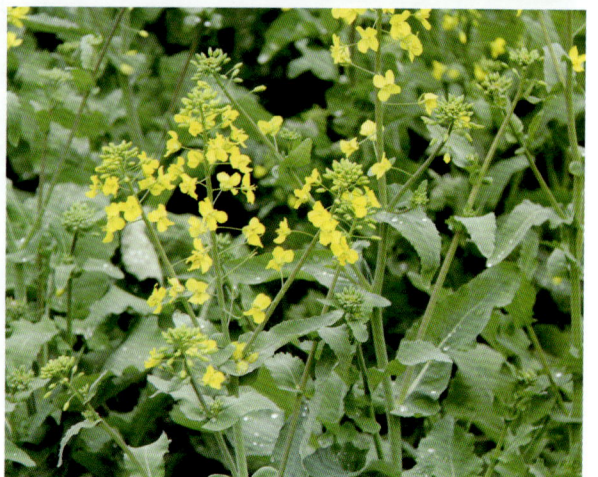

植物名称：荠 *Capsella bursa-pastoris* (Linnaeus) Medikus

　　植物形态：一年生或二年生草本，高10~50 cm。植株无毛、有单毛或分叉毛；茎直立，单一或从下部分枝。基生叶丛生，呈莲座状，大头羽状分裂，长可达12 cm，宽可达2.5 cm；顶裂片卵形至长圆形；侧裂片3~8对，长圆形至卵形，长5~15 mm。花梗长3~8 mm；萼片长圆形，长1.5~2 mm；花瓣白色，卵形，长2~3 mm，有短爪；花柱长约0.5 mm。短角果倒三角形或倒心状三角形，扁平，无毛；果梗长5~15 mm。种子2行，长椭圆形。

　　生境及分布：生于田边、路旁或土坎。分布于贵州各地。

　　采收加工：春季、夏季采收，除去杂质，洗净，晒干。

　　功能与主治：全草入药，凉肝止血，平肝明目，清热利湿。主治吐血衄血，尿血，崩漏，目赤肿痛，高血压，赤白痢疾等。

　　附注：该种为《贵州省中药材、民族药材质量标准》收载品种，是贵州苗族常用药物，产藏量较大，可大量开发利用。

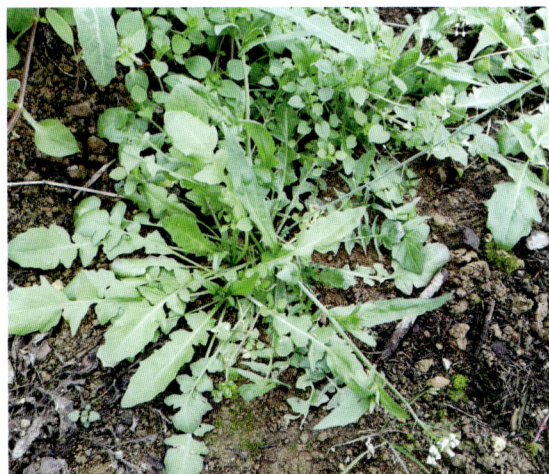

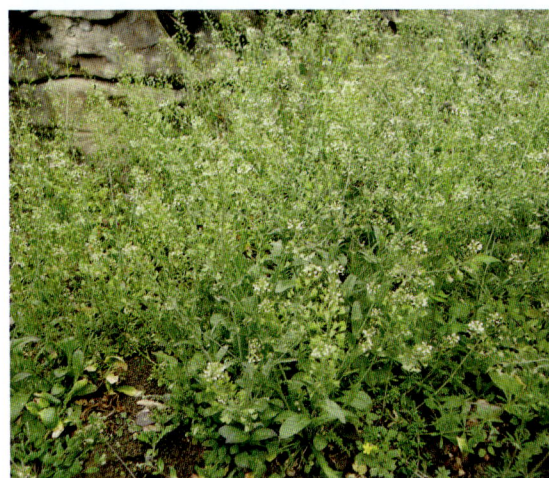

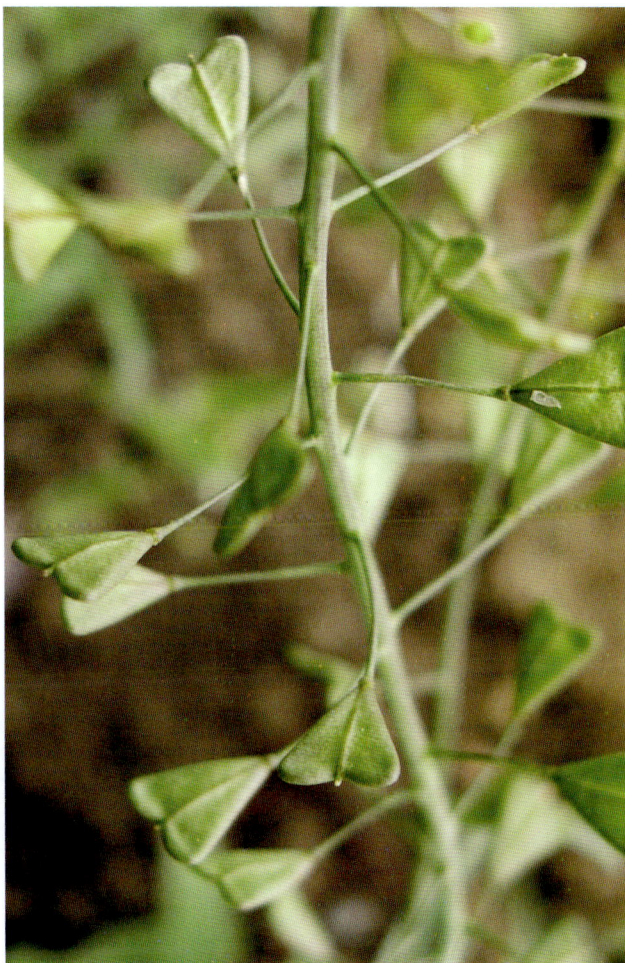

植物名称：弯曲碎米荠 *Cardamine flexuosa* Withering

植物形态：一年生或二年生草本，高达30 cm。茎自基部多分枝，斜升成铺散状，表面疏生柔毛。基生叶有叶柄，小叶3~7对，顶生小叶卵形，倒卵形或长圆形，长与宽为2~5 mm，顶端3齿裂；茎生叶有小叶3~5对，小叶多为长卵形或线形，1~3裂或全缘。总状花序多数，生于枝顶，花小，花梗纤细；萼片长椭圆形；花瓣白色，倒卵状楔形。长角果线形，扁平。种子长圆形而扁，长约1 mm，黄绿色，顶端有极窄的翅。

生境及分布：生于荒地、路旁或耕地的阴湿处。分布于贵州各地。

采收加工：春季采收，晒干。

功能与主治：全草入药，清热利湿，安神，止血。主治湿热泻痢，热淋，白带，心悸，失眠，虚火牙痛，小儿疳积，吐血，便血等。

附注：该种产藏量较大，可大量开发利用。

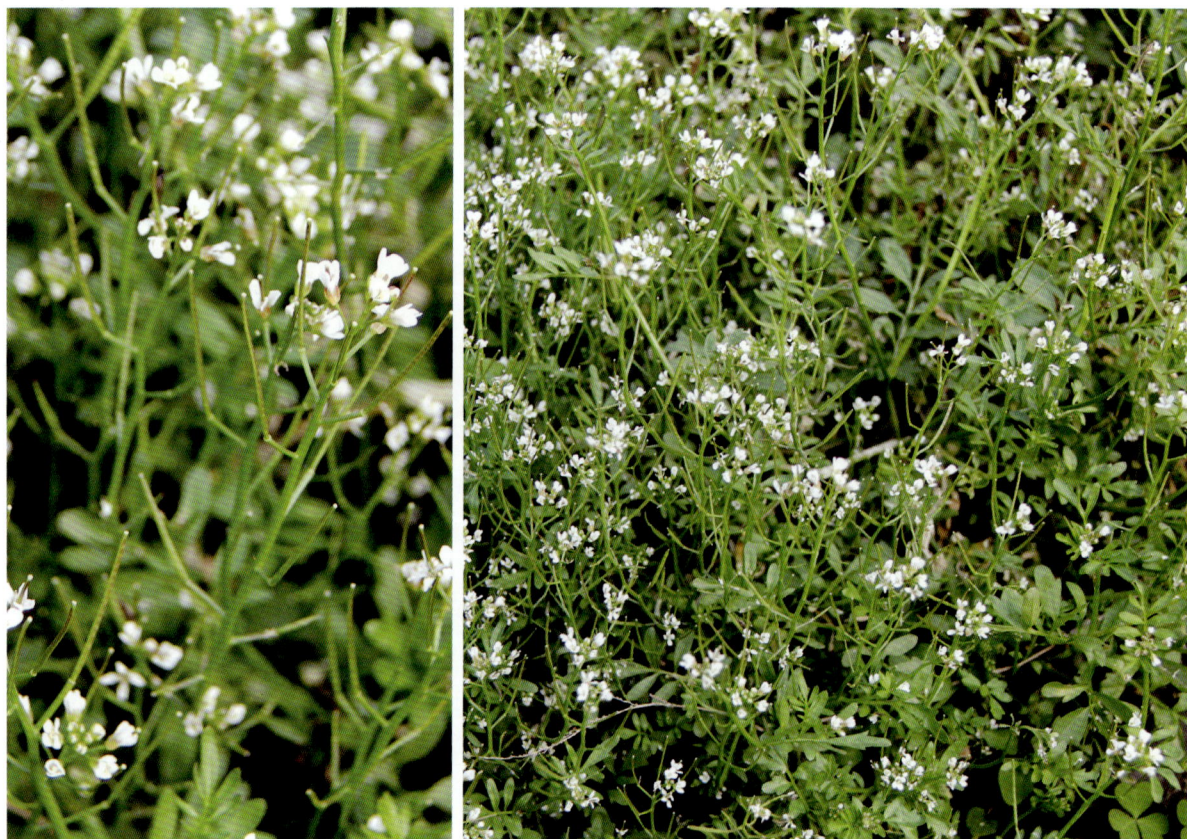

植物名称：碎米荠 *Cardamine hirsuta* Linnaeus

　　植物形态：一年生小草本，高15～35 cm。茎直立或斜升，分枝或不分枝，下部有时淡紫色。基生叶，有小叶2～5对，顶生小叶肾形或肾圆形，长4～10 mm，宽5～13 mm，边缘有3～5枚圆齿，小叶叶柄明显，边缘有2～3枚圆齿；茎生叶具短柄，有小叶3～6对，生于茎下部的与基生叶相似；全部小叶两面稍有毛。总状花序生于枝顶，花小，径约3 mm；萼片绿色或淡紫色，外面有疏毛；花瓣白色，倒卵形，长3～5 mm。长角果线形，稍扁，无毛。种子椭圆形。

　　生境及分布：生于旱地、田坎、沟边、路旁或荒野。分布于贵州各地。

　　采收加工：春季、夏季采收，洗净，晒干。

　　功能与主治：全草入药，清热利湿，安神，止血。主治湿热泻痢，热淋，白带，心悸，失眠，虚火牙痛，小儿疳积，吐血，便血，疔疮。

　　附注：该种产藏量较大，可大量开发利用。

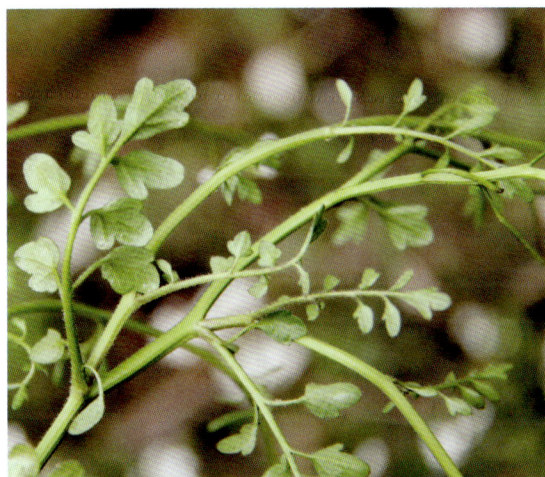

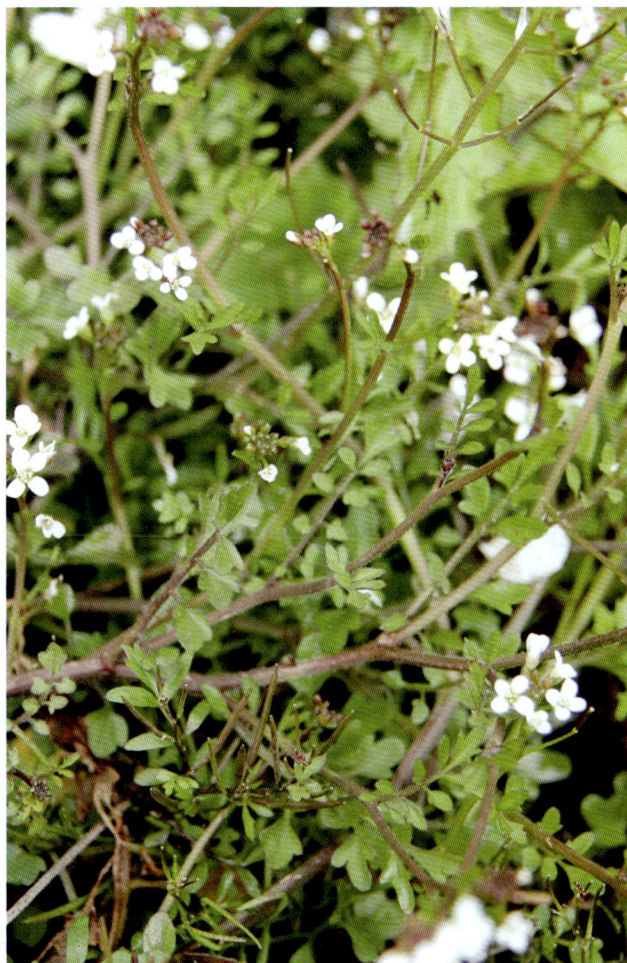

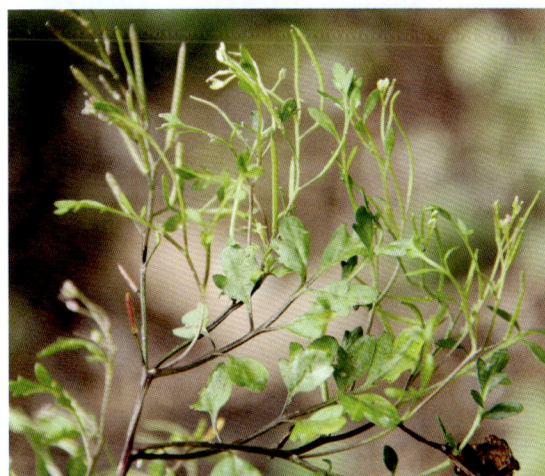

植物名称：弹裂碎米荠 *Cardamine impatiens* Linnaeus

植物形态：二年生或一年生草本，高20～60 cm。茎直立，不分枝或有时上部分枝，表面有沟棱，有少数短柔毛或无毛。基生叶叶柄长1～3 cm，两面通常有短柔毛；茎生叶有柄，有小叶5～8对，顶生小叶卵形或卵状披针形；全部小叶散生短柔毛，有时无毛，边缘均有缘毛。总状花序顶生或腋生，花多数；花瓣白色，狭长椭圆形。长角果狭条形而扁；果瓣无毛，成熟时自下而上弹性开裂。种子椭圆形，长约1.3 mm，边缘有极狭的翅。

生境及分布：生于路边、沟谷、水边或阴湿处。分布于贵州中部地区。

采收加工：春季采收，晒干。

功能与主治：全草入药，活血调经，清热解毒，利尿通淋。主治月经不调，痈肿，淋证。

附注：该种产藏量较大，可加以开发利用。

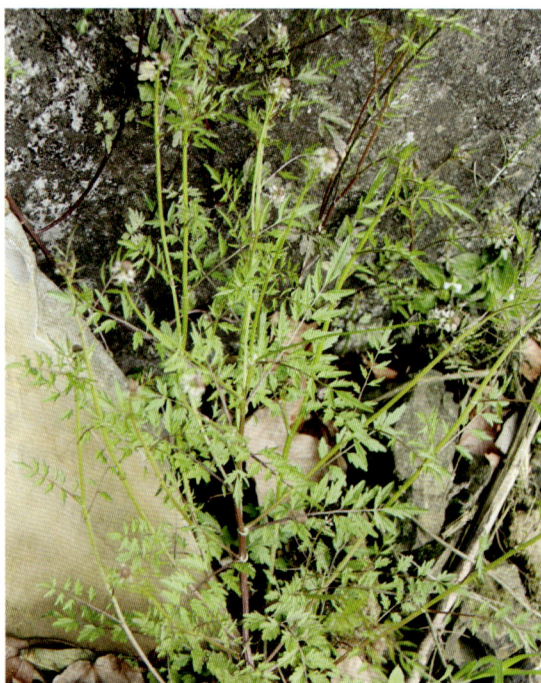

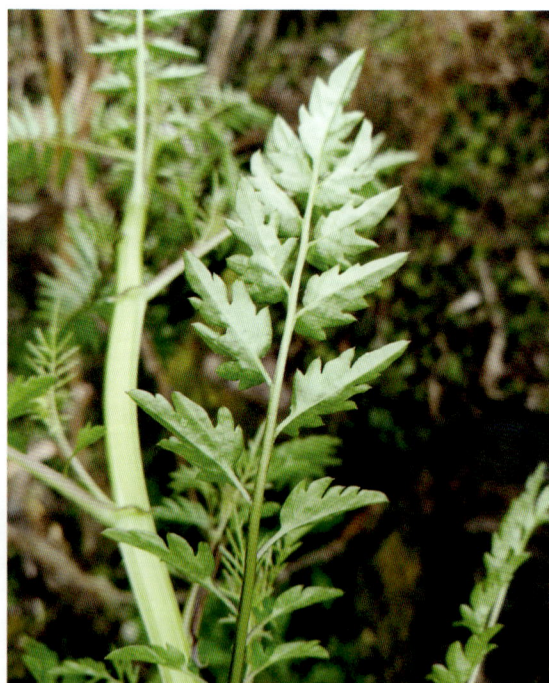

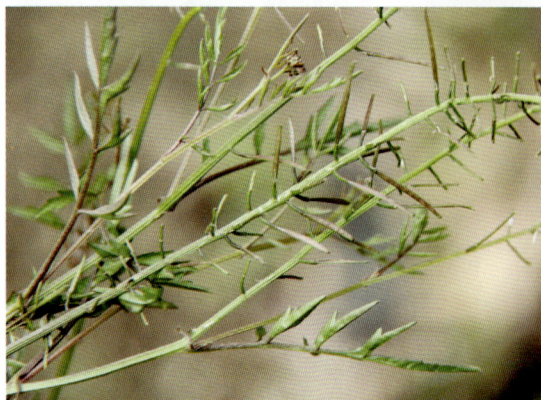

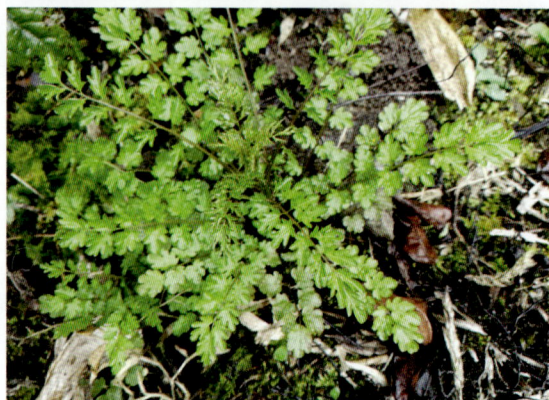

植物名称：大叶碎米荠 *Cardamine macrophylla* **Willdenow**

植物形态：多年生草本，高30～100 cm。根茎匍匐延伸，密被纤维状的须根；茎较粗壮。茎生叶通常4～5枚；小叶4～5对，顶生小叶与侧生小叶的形状及大小相似，边缘具比较整齐的锐锯齿或钝锯齿，小叶上面毛少、下面散生短柔毛，有时两面均无毛。总状花序多花，花梗长10～14 mm；外轮萼片淡红色，长椭圆形；花瓣淡紫色、紫红色，少有白色。长角果扁平；果瓣平坦无毛，有时带紫色；花柱很短。种子椭圆形，长约3 mm，褐色。

生境及分布：生于海拔1800 m左右的林下或沟边。分布于梵净山及普安等地。

采收加工：春季采收，洗净，晒干。

功能与主治：全草入药，健脾，利水消肿，凉血止血。主治脾虚，水肿，小便不利，白带，崩漏，尿血。

附注：该种分布区域狭窄，野生资源量少，应加以保护。

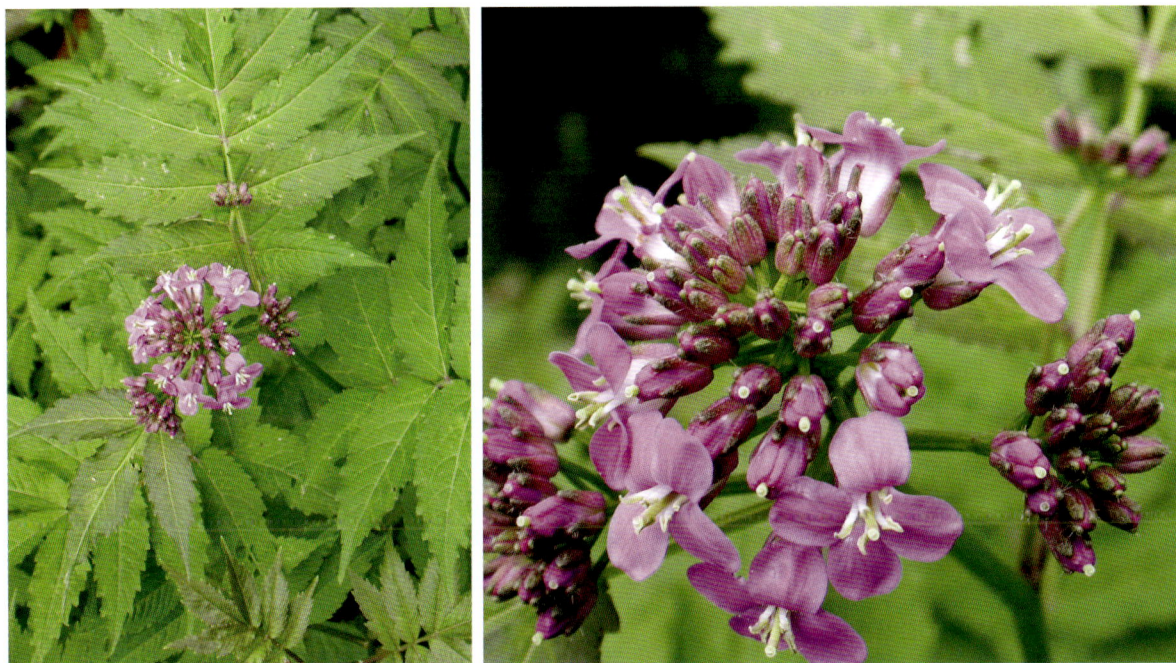

植物名称：菘蓝 *Isatis tinctoria* Linnaeus

植物形态：二年生草本，高30～120 cm。茎直立，茎及基生叶下面带紫红色，上部多分枝，植株被白色柔毛，稍带白粉霜。基生叶莲座状，长椭圆形至长圆状倒披针形，长5～11 cm，宽2～3 cm；茎生叶长6～13 cm，宽2～3 cm，基部耳状多变化，叶全缘或有不明显锯齿，叶缘及下面中脉被柔毛。花瓣黄色，宽楔形至宽倒披针形。短角果宽楔形，长1～1.5 cm，宽3～4 mm，顶端平截形，基部楔形。种子长圆形，长3～4 mm，淡褐色。

生境及分布：贵州有较大规模的栽培。

采收加工：根秋季采挖，除去茎叶，洗净，晒干。叶夏季、秋季采收，除去杂质，晒干。

功能与主治：根入药（板蓝根），清热，解毒，凉血，利咽；主治温毒发斑，头痛，大头瘟疫，烂喉丹痧，丹毒等。叶入药（大青叶），清热解毒，凉血消斑；主治神昏，发斑发疹，喉痹，疟腮，丹毒等。

附注：该种为《中华人民共和国药典》收载品种。贵州部分地区采其嫩茎作为蔬菜食用。

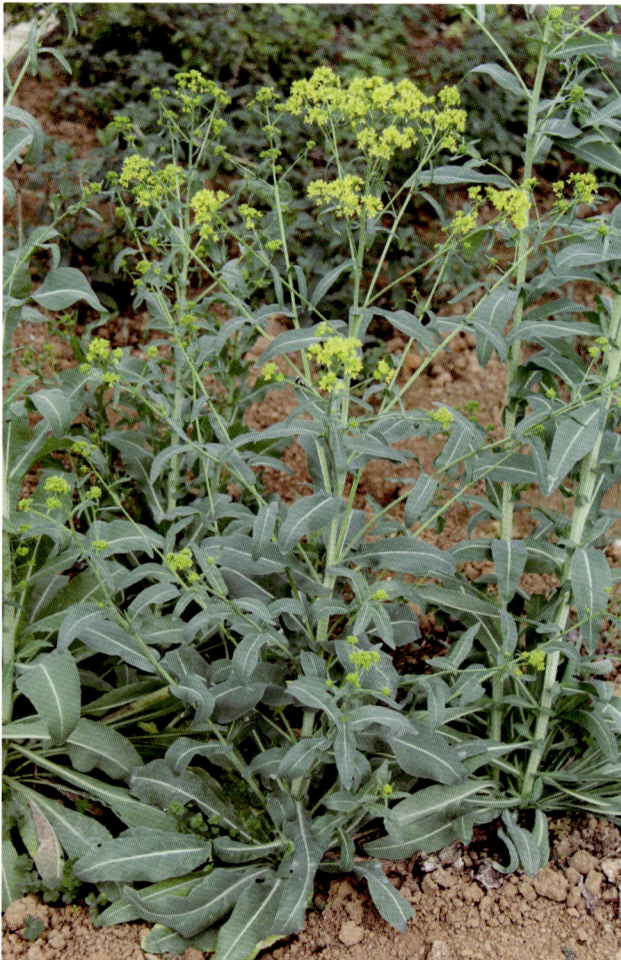

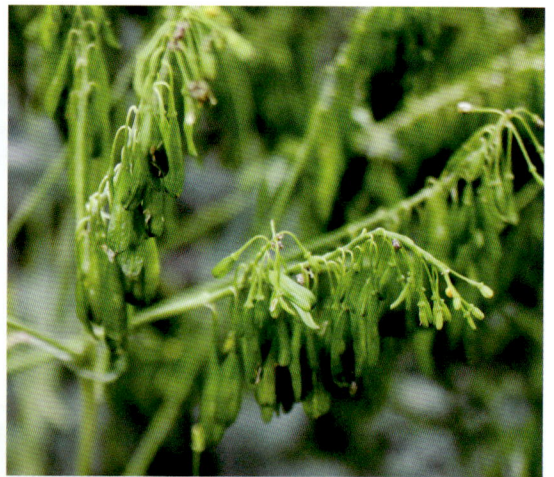

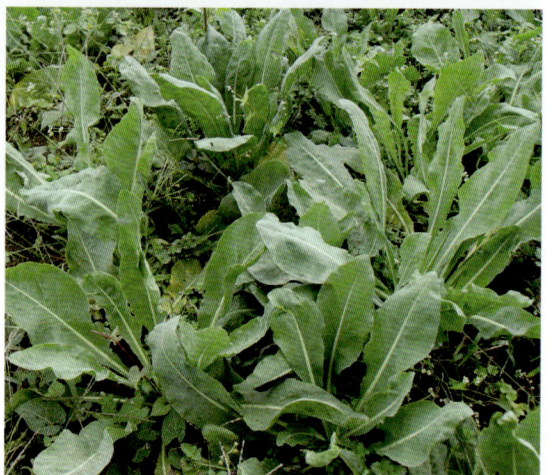

植物名称：独行菜 *Lepidium apetalum* Willdenow

植物形态：一年生或二年生草本，高5～30 cm。茎直立，有分枝，无毛或具微小头状毛。基生叶窄匙形，一回羽状浅裂或深裂，长3～5 cm，宽1～1.5 cm。总状花序在果期可延长至5 cm；萼片早落，卵形，外面有柔毛。短角果近圆形或宽椭圆形，扁平，上部有短翅，隔膜宽不到1 mm；果梗弧形，长约3 mm。种子椭圆形，长约1 mm，平滑，棕红色。

生境及分布：生于山坡、路旁、林缘、沟边或荒地。分布于贵州各地。

采收加工：4月至5月上旬果实绿色时采收，除去杂质，晒干。

功能与主治：种子入药，泻肺降气，祛痰平喘，利水消肿，泻热逐邪。主治痰涎壅肺，喘咳痰多，肺痈，水肿，胸腹积水，小便不利，痈疽，瘰疬等。

附注：该种为《中华人民共和国药典》收载品种，易于栽培，可大量开发利用。

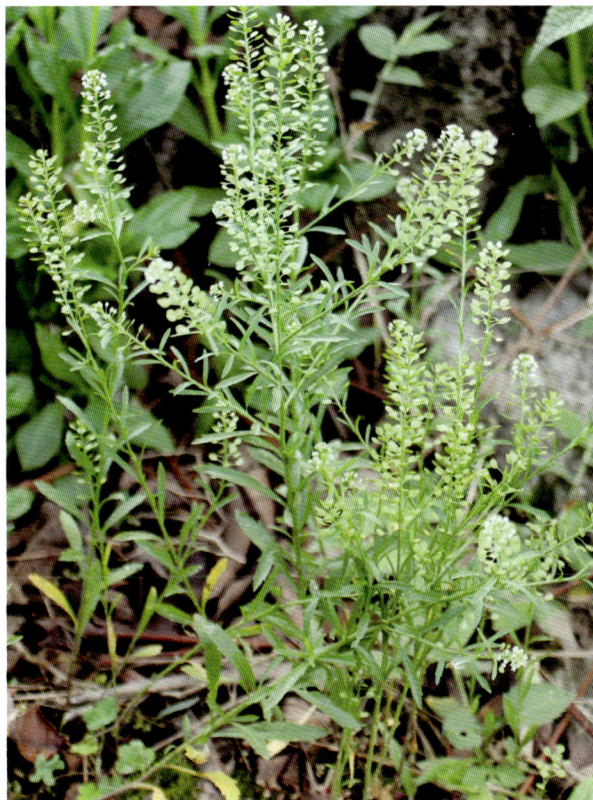

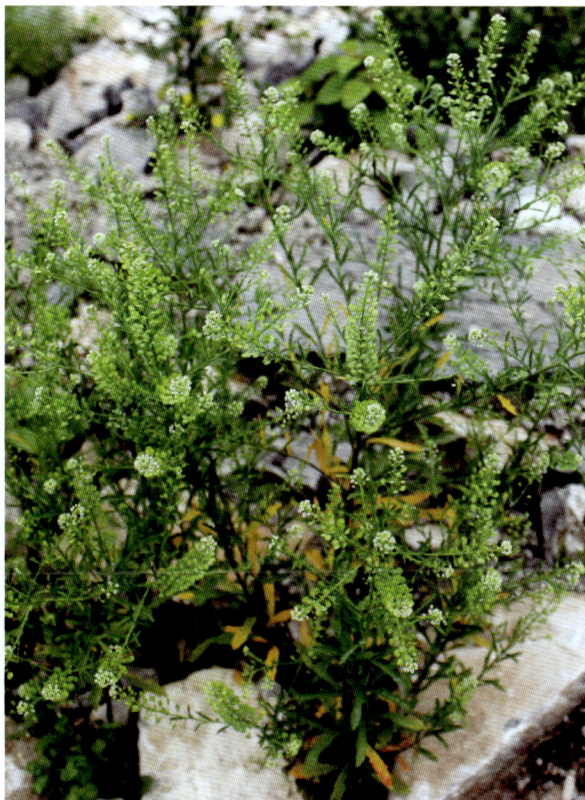

植物名称：豆瓣菜 *Nasturtium officinale* R. Brown

别称：西洋菜

植物形态：多年生草本，高20～40 cm。全体光滑无毛；茎匍匐或浮水生，多分枝，节上生不定根。单数羽状复叶；小叶3～7枚，宽卵形、长圆形或近圆形，顶端1片较大。总状花序顶生，花多数；花瓣白色，倒卵形，具脉纹，长3～4 mm，宽1～1.5 mm，顶端圆，基部渐狭成细爪；花柱短。长角果圆柱形，长15～20 mm，宽1.5～2 mm；果柄纤细，开展或微弯。种子每室2行，卵形，径约1 mm，红褐色，表面具网纹。

生境及分布：生于小溪流动的浅水中或水边湿地。分布于除高海拔地区以外的贵州各地。

采收加工：春季、冬季采收，洗净，晒干。

功能与主治：全草入药，清肺，凉血，利尿，解毒。主治肺热咳嗽，维生素C缺乏症，泌尿系统炎症，疔毒痈肿，皮肤瘙痒。

附注：该种在贵州分布区域广，产藏量大，常作为蔬菜食用。

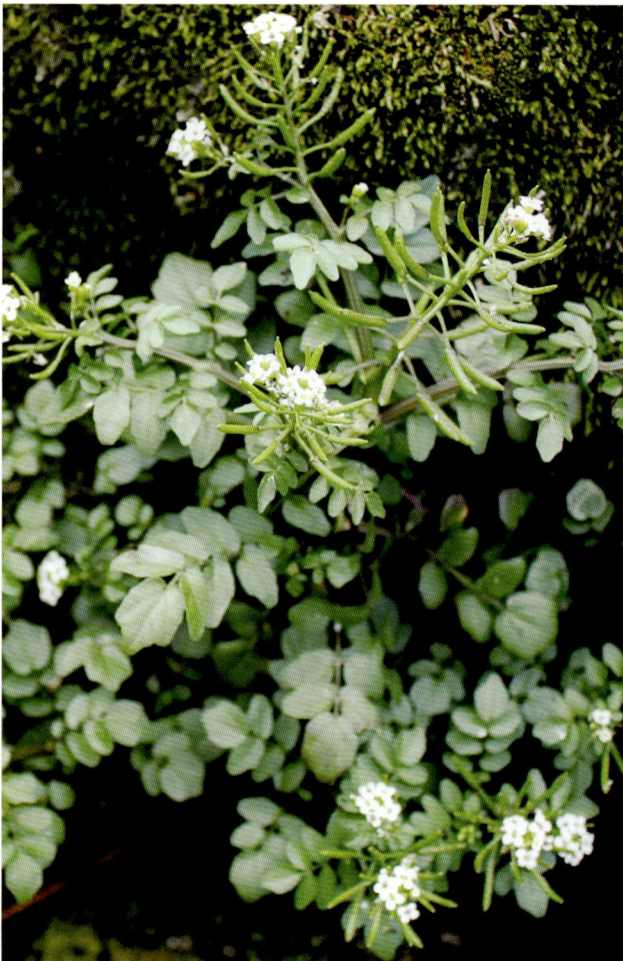

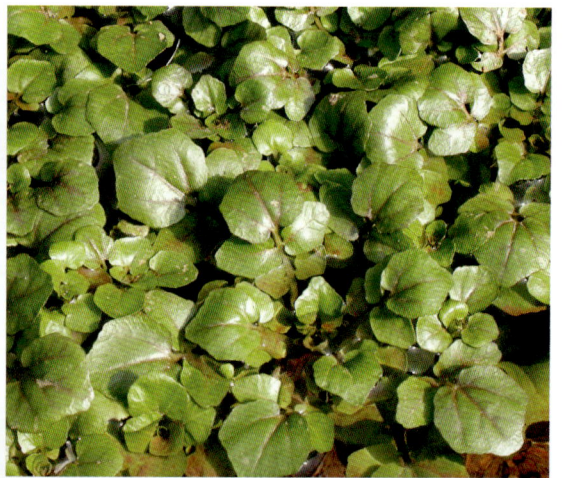

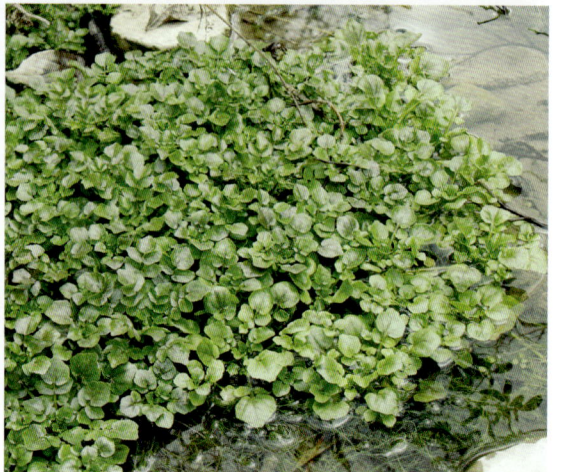

植物名称：萝卜 *Raphanus sativus* Linnaeus

别称：莱菔

植物形态：一年生或二年生草本，高20～100 cm。根肉质，长圆形、球形或圆锥形；茎有分枝，无毛，稍被粉霜。基生叶和下部茎生叶大头羽状半裂，长8～30 cm，宽3～5 cm，疏生粗毛，上部叶长圆形，有锯齿或近全缘。总状花序顶生或腋生；花白色或粉红色；萼片长圆形，长5～7 mm；花瓣倒卵形。长角果圆柱形，在种子间处缢缩，并形成海绵质横隔；顶端喙长1～1.5 cm。种子1～6枚，卵形，微扁，长约3 mm，红棕色，有细网纹。

生境及分布：贵州各地均有栽培。

采收加工：夏季、秋季果实成熟时采收，晒干，打下种子，除去杂质，再晒干。根全年均可采收。

功能与主治：种子、根入药，消食导滞，降气化痰。主治食积气滞，脘腹胀满，腹泻，痢疾，咳嗽多痰，气逆喘满。

附注：该种为《本草纲目》《中华人民共和国药典》收载品种，资源量大，常作为蔬菜或绿肥栽培。

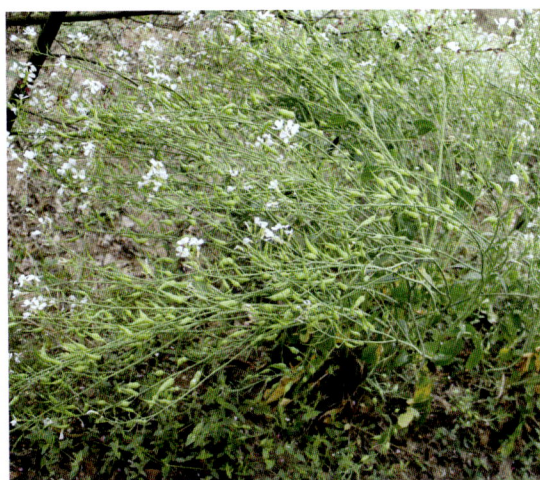

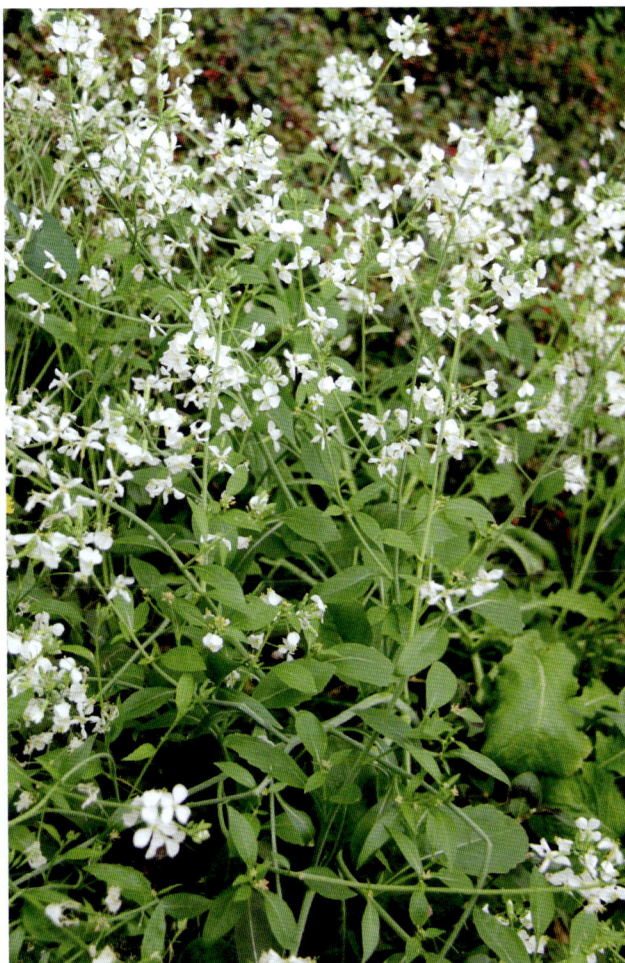

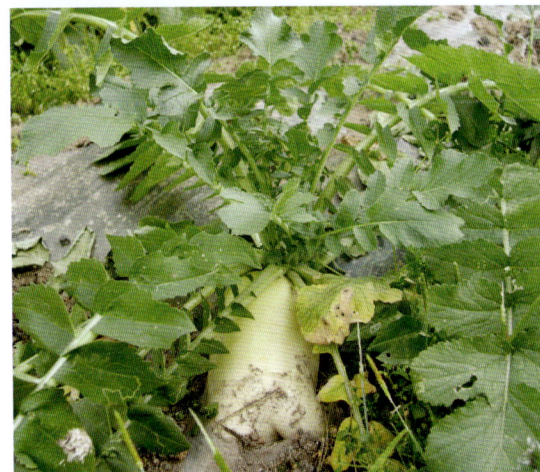

植物名称：无瓣蔊菜 *Rorippa dubia* (Persoon) H. Hara

别称：蔊菜

植物形态：一年生草本，高10～30 cm。植株较柔弱，光滑无毛，直立或呈铺散状分枝。单叶互生，基生叶与茎下部叶倒卵形或倒卵状披针形，长3～8 cm，宽1.5～3.5 cm，多数呈大头羽状分裂，顶端裂片大，边缘具不规则锯齿。总状花序顶生或侧生；萼片4枚，直立，披针形至线形；无花瓣（偶有不完全花瓣）。长角果线形，细而直。种子每室1行，多数，细小，褐色，近卵形，一端尖而微凹，表面具细网纹。

生境及分布：生于路旁、沟边、田埂和山坡。分布于贵州各地。

采收加工：5—7月采收，鲜用或晒干。

功能与主治：全草入药，祛痰止咳，解表散寒，活血解毒，利湿退黄。主治咳嗽痰喘，感冒发热，麻疹透发不畅，风湿痹痛，咽喉胀痛，疔疮痈肿，闭经，跌打损伤，黄疸，水肿。

附注：该种为《贵州省中药材、民族药材质量标准》收载品种，有一定野生资源量，可加以开发利用。

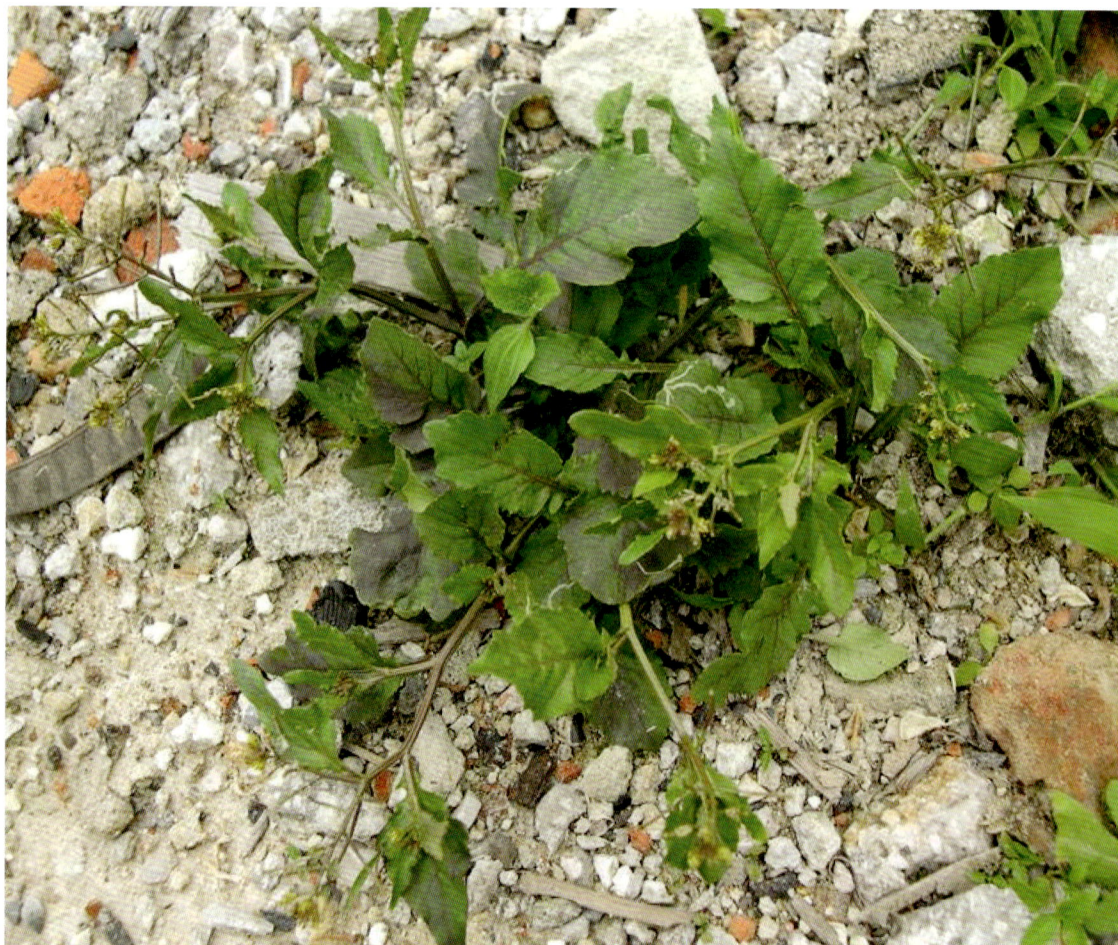

植物名称：蔊菜 *Rorippa indica* (Linnaeus) Hiern

别称：印度蔊菜

植物形态：一年生或二年生直立草本，高20～40 cm，植株较粗壮，无毛或具疏毛；茎单一或分枝，表面具纵沟。叶互生，叶形多变化，通常大头羽状分裂，长4～10 cm，宽1.5～2.5 cm，顶端裂片大，卵状披针形，边缘具不整齐齿牙，侧裂片1～5对。总状花序顶生或侧生，花小，多数，具细花梗；萼片4枚，卵状长圆形，长3～4 mm；花瓣4枚，黄色；雄蕊6枚，2枚稍短。长角果线状圆柱形，短而粗。种子每室2行，多数，细小，卵圆形而扁，一端微凹，表面褐色，具细网纹；子叶缘倚胚根。

生境及分布：贵州各地有野生或栽培。

采收加工：5—7月采收，洗净，鲜用或晒干。

功能与主治：全草入药，祛痰止咳，解表散寒，活血解毒，利湿退黄。主治咳嗽痰喘，感冒发热，麻疹透发不畅，风湿痹痛，咽喉胀痛，疔疮痈肿，闭经，跌打损伤，黄疸，水肿。

附注：该种为《贵州省中药材、民族药材质量标准》收载品种，有一定野生资源量，可加以开发利用。

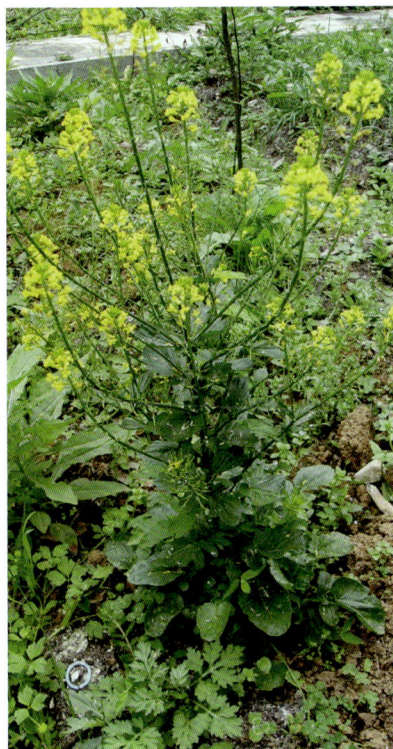

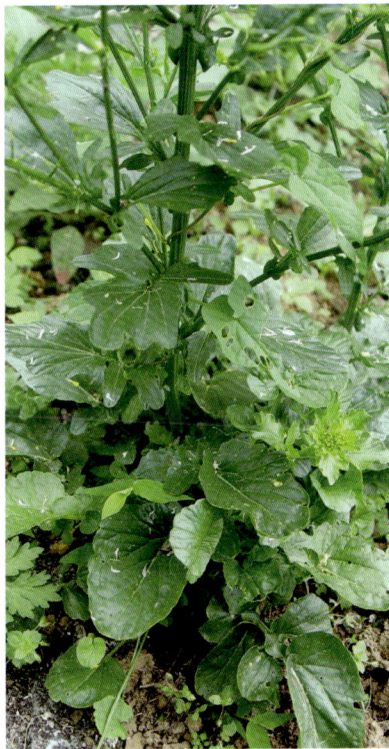

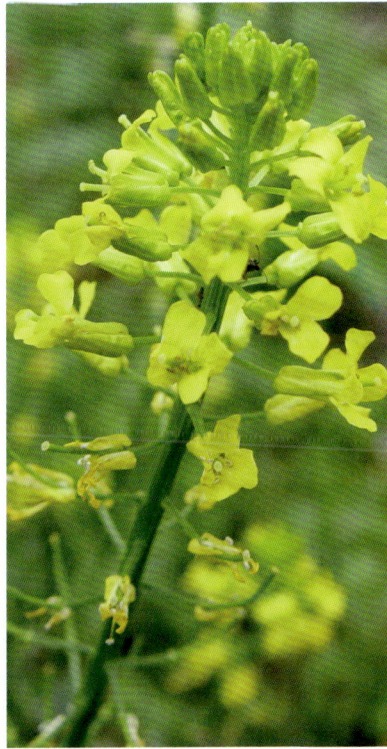

植物名称：菥蓂 *Thlaspi arvense* Linnaeus

别称：遏蓝菜

植物形态：一年生草本，高9～60 cm，无毛。茎直立，不分枝或分枝，具棱。基生叶倒卵状长圆形，长3～5 cm，宽1～1.5 cm，两侧箭形，边缘具疏齿。总状花序顶生；花白色，径约2 mm；萼片直立，卵形，长约2 mm，顶端钝圆；花瓣长圆状倒卵形。短角果倒卵形或近圆形，长13～16 mm，宽9～13 mm，扁平，顶端凹入，边缘有宽约3 mm的翅。种子每室2～8枚，倒卵形，长约1.5 mm，稍扁平，黄褐色，有同心环状条纹。

生境及分布：生于山坡、路旁、沟边或荒地。分布于威宁、赫章，以及遵义等地。

采收加工：夏季采收，晒干。

功能与主治：全草入药，清热解毒，利水消肿。主治目赤肿痛，肺痈，肠痈，泄泻，痢疾，白带，产后瘀血腹痛，消化不良，肾炎水肿，肝硬化腹水，痈疮肿毒。

附注：该种在贵州野生资源量少，但易于栽培，可加以开发利用。

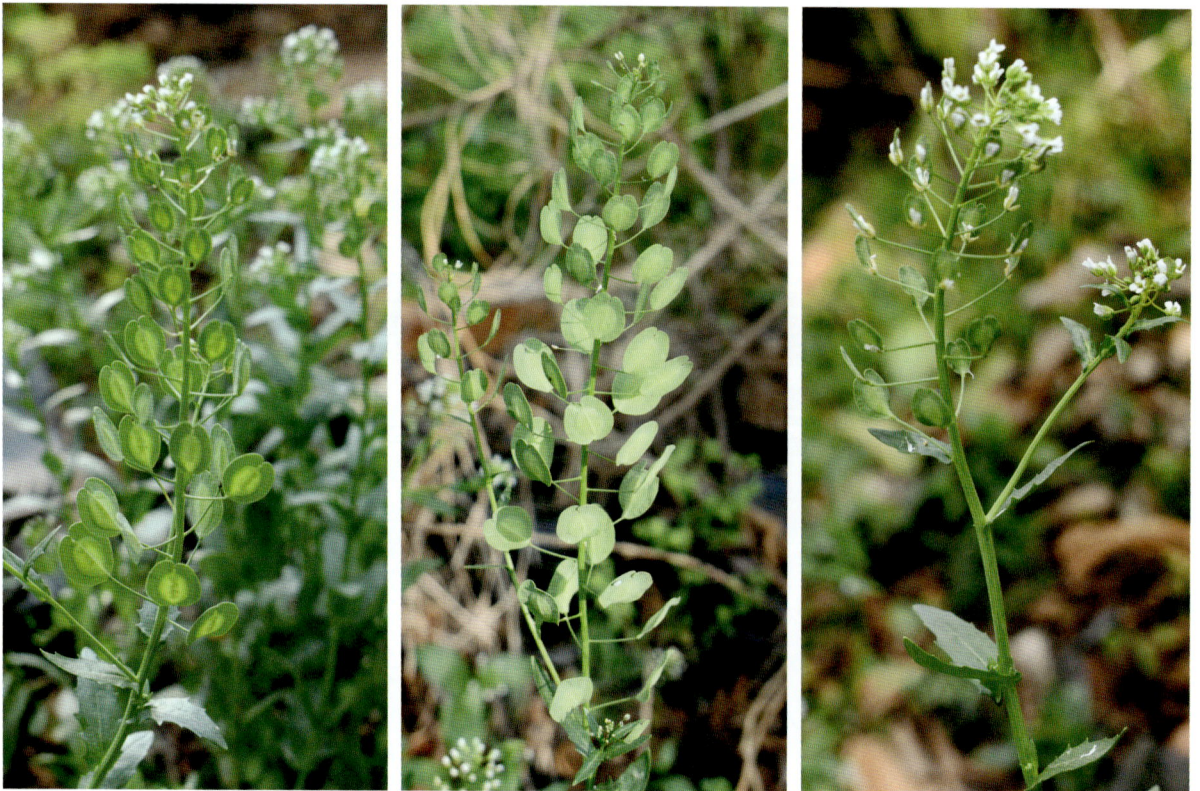

茅膏菜科 Droseraceae

食虫植物，一年生或多年生草本，陆生或水生。茎的地下部位具不定根，常有退化叶，末端具或不具球茎，地上部分短或伸长。叶互生，常莲座状集生，稀轮生，通常被头状黏腺毛，幼叶常拳卷。花通常多朵排成顶生或腋生的聚伞花序，稀单生于叶腋，两性，辐射对称；萼片通常5裂至近基部或基部，稀4裂或6～7裂；稀基部合生。蒴果开裂。种子多数，稀少数。

本科4属100余种。我国有2属7种，多数分布于长江以南各省（区、市），少数分布于我国东北地区。

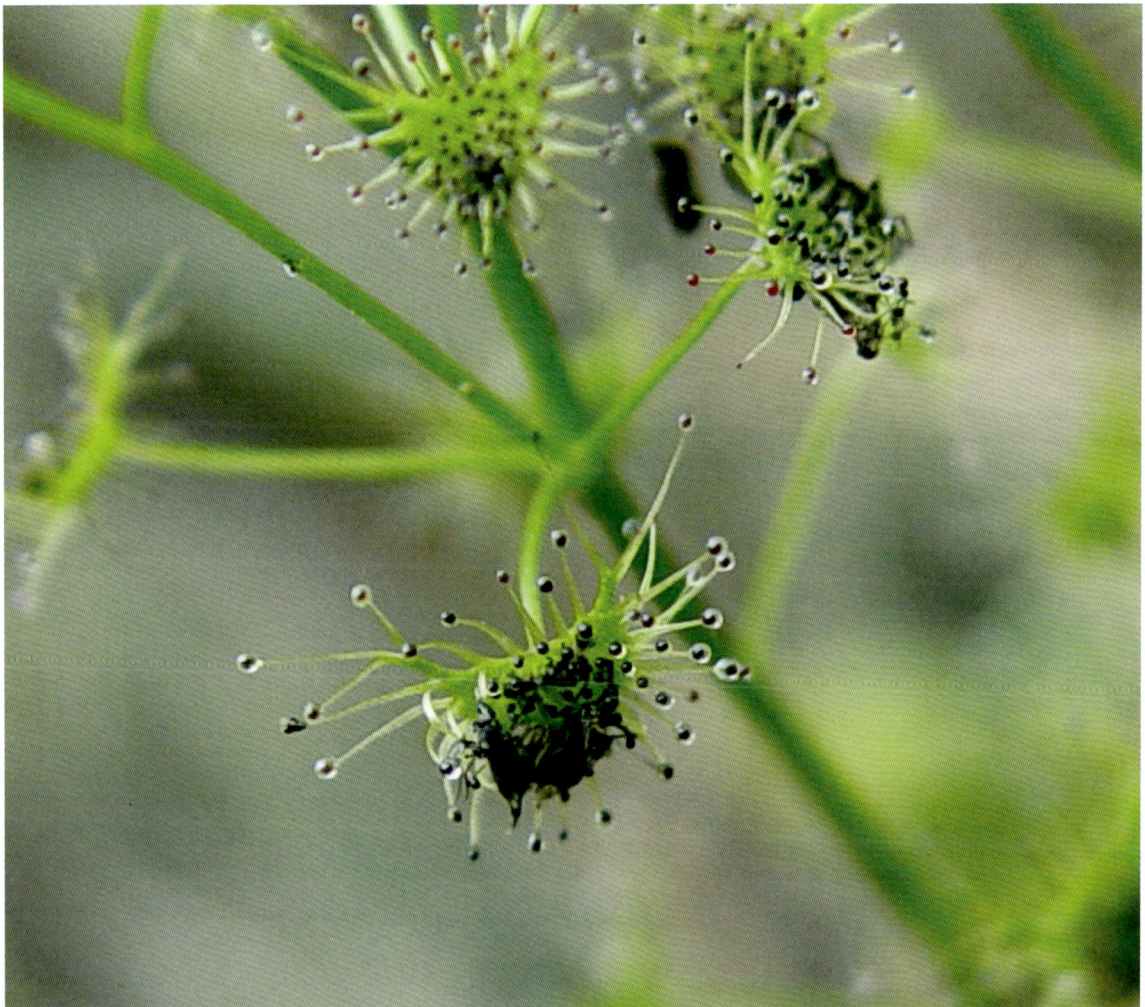

茅膏菜 *Drosera peltata* Smith ex Willdenow

植物名称：茅膏菜 *Drosera peltata* Smith ex Willdenow

植物形态：多年生草本，直立，有时攀缘状，高9～32 cm，淡绿色，具紫红色汁液。茎紫色，球形；地下部分长1～4 cm，无毛或具乳突状黑色腺点，顶部3至多分枝。基生叶密集成近1轮或最上几枚着生于节间伸长的茎上，退化、脱落或最下数枚不退化。螺状聚伞花序生于枝顶和茎顶，分叉或二歧状分枝，或不分枝，具花3～22朵；花瓣楔形，白色、淡红色或红色。蒴果长2～4 mm，3～5裂，稀6裂。种子椭圆形、卵形或球形。

生境及分布：生于山坡、山沟、草地或密林边阴湿处。分布于威宁、纳雍、安龙、雷山、凯里等地。

采收加工：夏季采收，晒干。

功能与主治：全草入药，祛风止痛，活血，解毒。主治风湿痹痛，跌打损伤，腰肌劳损，胃痛，感冒，咽喉肿痛，痢疾，疟疾，小儿疳积，目翳，瘰疬，湿疹，疥疮。

附注：该种为《贵州省中药材、民族药材质量标准》收载品种，野生资源量小，应加以保护。有毒，慎用。

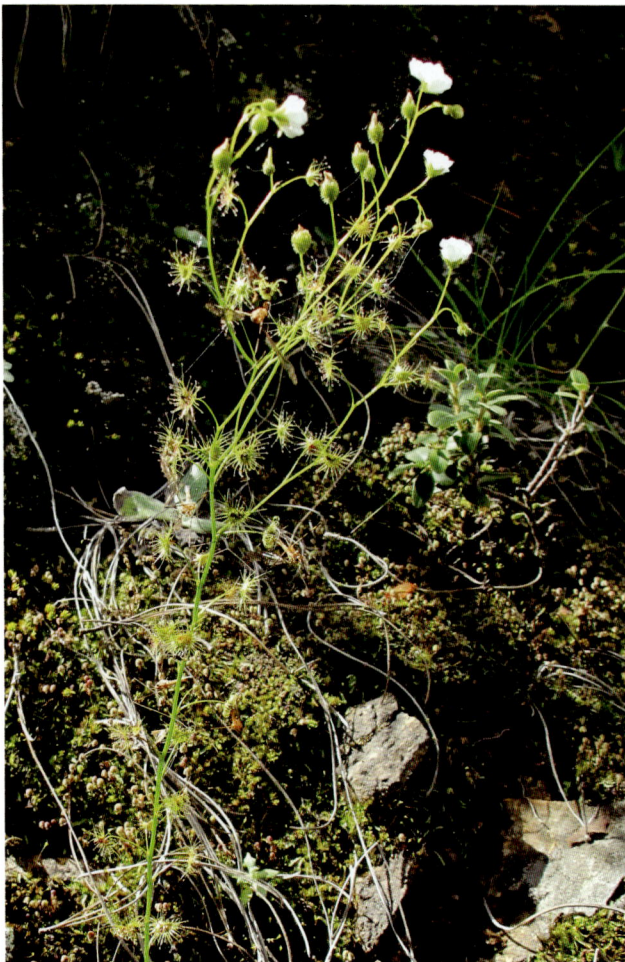

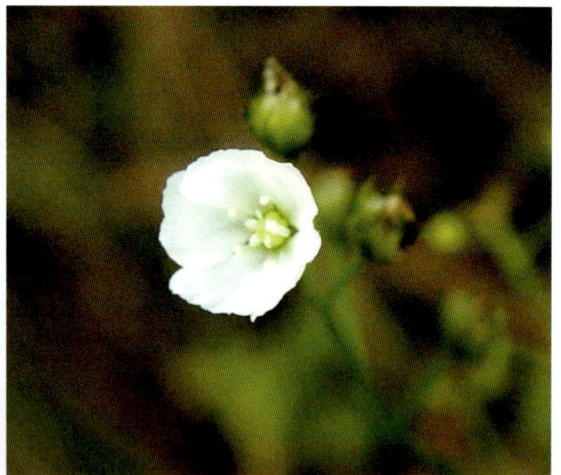

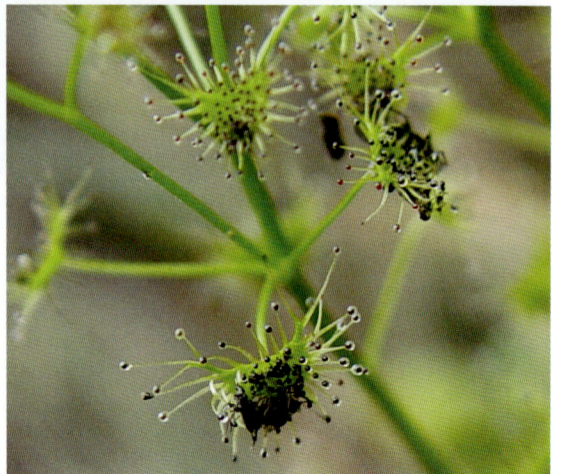

景天科 Crassulaceae

草本、半灌木或灌木，常有肥厚、肉质的茎、叶，无毛或有毛。叶不具托叶，互生、对生或轮生，常为单叶，全缘或稍有缺刻，少有浅裂叶或单数羽状复叶。聚伞花序、伞房花序、穗状花序、总状花序或圆锥花序；花两性，或为单性而雌雄异株，辐射对称，花各部常为5或5的倍数；花瓣分离，或多少合生；雄蕊1或2轮。蓇葖果有膜质或革质的皮，稀为蒴果。种子小，长椭圆形；种皮有皱纹或微乳头状突起。

本科约35属1500种。我国有13属233种。

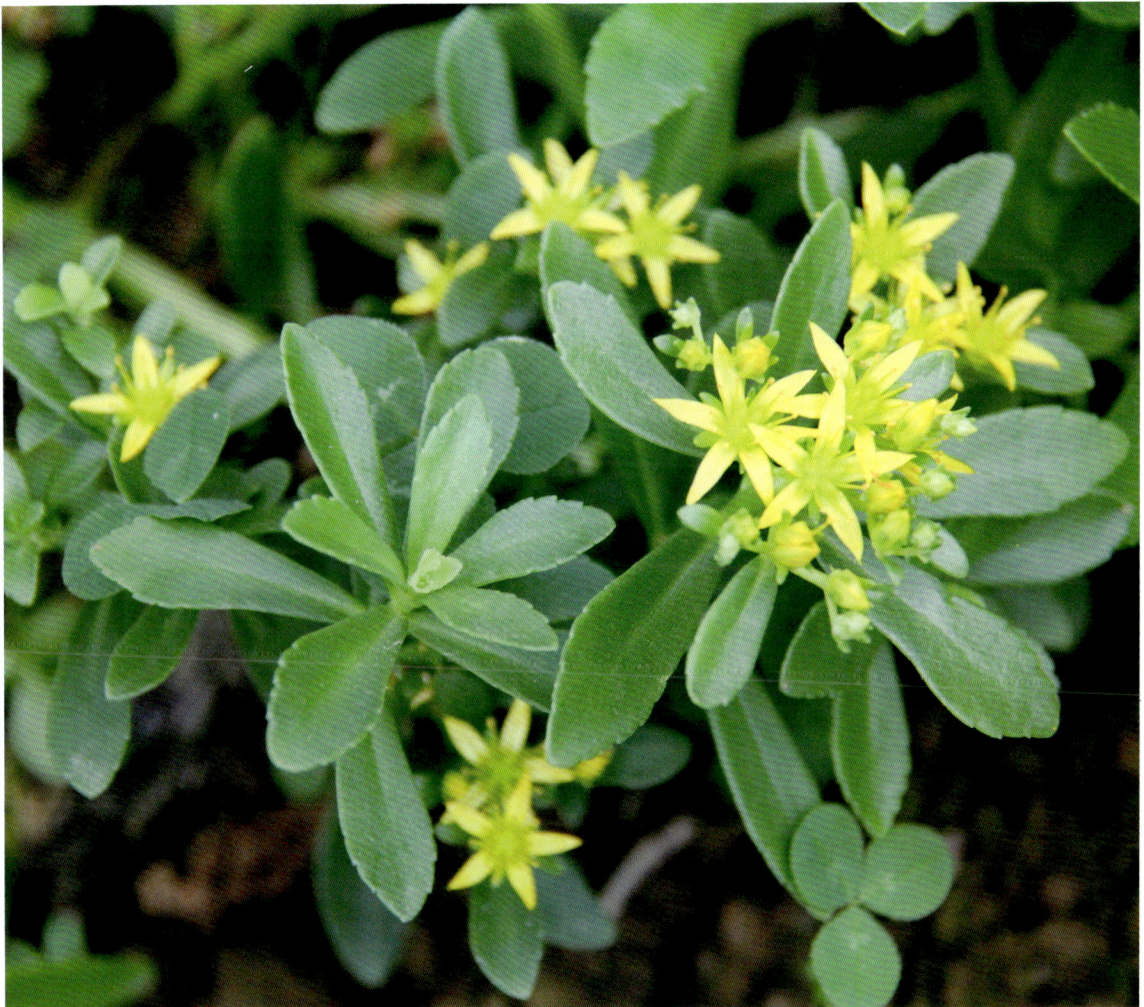

费菜 *Phedimus aizoon* (Linnaeus)'t Hart

植物名称：落地生根 *Bryophyllum pinnatum* (Linnaeus f.) Oken

植物形态：多年生草本，高40～150 cm。茎有分枝。羽状复叶，长10～30 cm；小叶长圆形至椭圆形，边缘有圆齿，圆齿底部容易生芽，芽长大后落地可生成新植株。圆锥花序顶生，长10～40 cm，花下垂；花萼圆柱形，长2～4 cm；花冠高脚碟状，长达5 cm，基部稍膨大，向上成管状，裂片4枚，卵状披针形，淡红色或紫红色；雄蕊8枚，着生于花冠基部；心皮4枚。蓇葖果包在花萼与花冠内。种子小，有条纹。

生境及分布：生于海拔400～1000 m的草地或荒坡。分布于望谟、罗甸等地，贵阳有栽培。

采收加工：全年均可采收，一般鲜用。

功能与主治：全草入药，清热解毒，凉血止血。主治吐血，外伤出血，跌打损伤，疔疮痈肿，乳痈，丹毒，溃疡，烫伤，胃痛，关节痛，咽喉肿痛，肺热咳嗽等。

附注：该种野生资源量小，应加以保护。

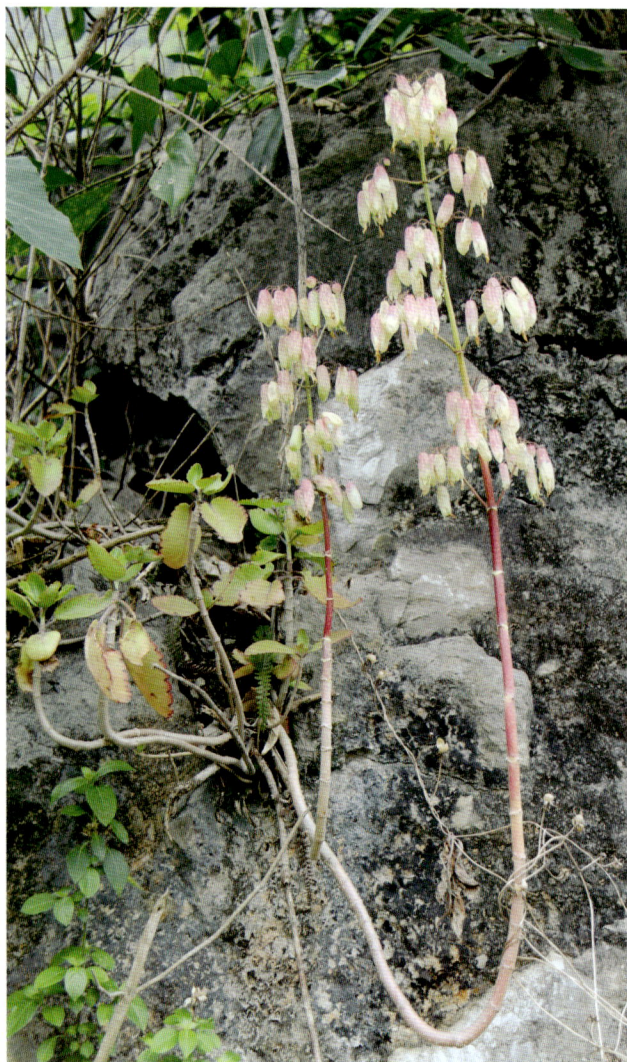

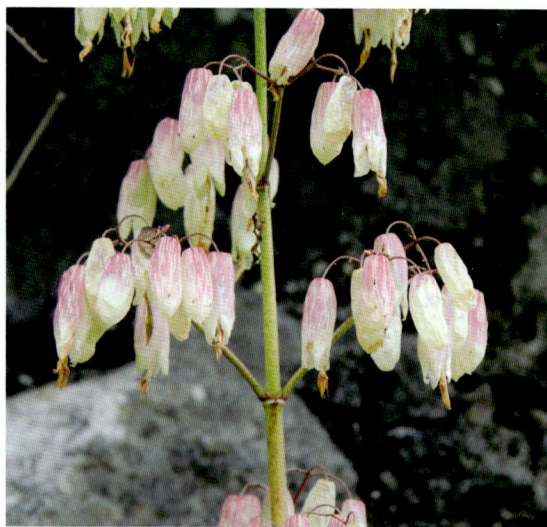

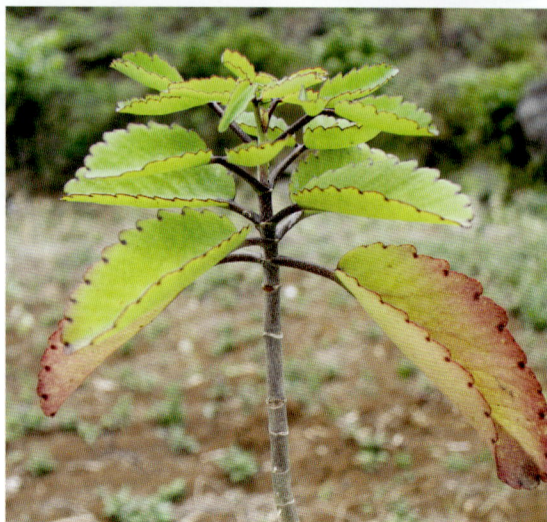

植物名称：八宝 *Hylotelephium erythrostictum* (Miquel) H. Ohba

别称：景天

植物形态：多年生草本。块根胡萝卜状；茎直立，高30～70 cm，不分枝。叶对生，少有互生或3叶轮生，长圆形至卵状长圆形，长4.5～7 cm，宽2～3.5 cm，先端急尖或钝，基部渐狭，边缘有疏锯齿，无柄。伞房花序顶生；花密生，径约1 cm；花梗稍短或同长；萼片5枚，卵形；花瓣5枚，白色或粉红色，宽披针形，长5～6 mm，渐尖；雄蕊10枚，与花瓣同长或稍短，花药紫色；鳞片5枚，长圆状楔形；心皮5枚，直立，基部几乎分离。

生境及分布：生于海拔700～1300 m的山坡草地、岩石缝中或河谷潮湿处。分布于松桃、雷山、锦屏、瓮安、长顺等地，贵阳有栽培。

采收加工：夏季、秋季采收，除去泥土，鲜用或晒干。

功能与主治：全草入药，清热解毒，散瘀消肿，止血。主治咽喉疼痛，吐血，疔疮肿毒，缠腰火丹，毒蛇咬伤，吐血，外伤出血，烧伤，烫伤等。

附注：该种野生资源量小，应加以保护。

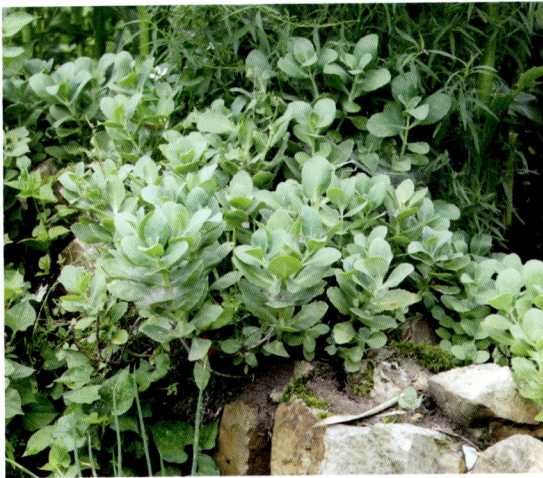

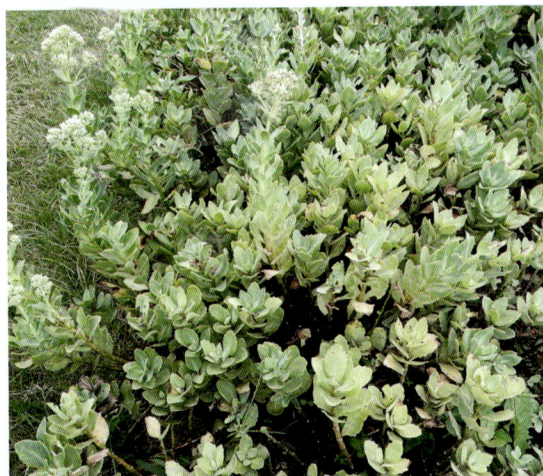

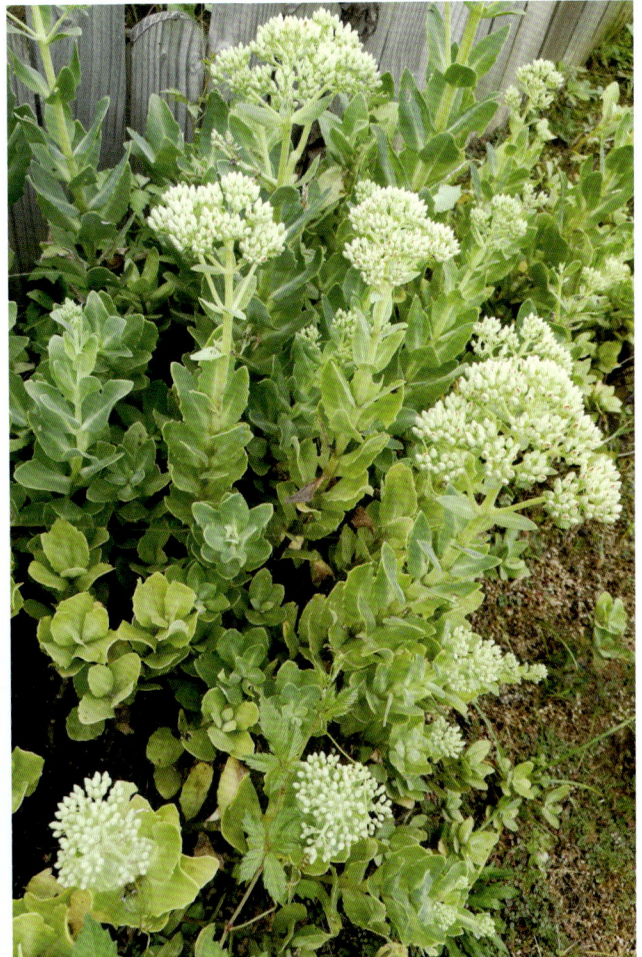

植物名称：费菜 *Phedimus aizoon* (Linnaeus)'t Hart

植物形态：多年生草本。根茎短，粗茎高20～50 cm，有1～3条茎，直立，无毛，不分枝。叶互生，坚实，近革质，狭披针形、椭圆状披针形至卵状倒披针形，长3.5～8 cm，宽1.2～2 cm，先端渐尖，基部楔形，边缘有不整齐的锯齿。聚伞花序具多花，水平分枝；萼片5枚，线形，肉质，不等长，长3～5 mm，先端钝；花瓣5枚，黄色，长圆形至椭圆状披针形，长6～10 mm，有短尖。蓇葖果星芒状排列，长约7 mm。种子椭圆形，长约1 mm。

生境及分布：生于海拔800～2600 m的多岩石山坡。贵州大部分地区有野生或零星栽培。

采收加工：全年均可采收，多为鲜用。

功能与主治：全草入药，散瘀，止血，宁心安神，解毒。主治吐血，衄血，咯血，便血，尿血，崩漏，心悸，失眠，跌打损伤，水火烫伤等。

附注：该种适应性强，易于栽培，贵州部分地区的老百姓采其幼嫩茎叶作为蔬菜（养心草）食用，是一种具有较大开发利用潜力的区域特色药食两用资源。

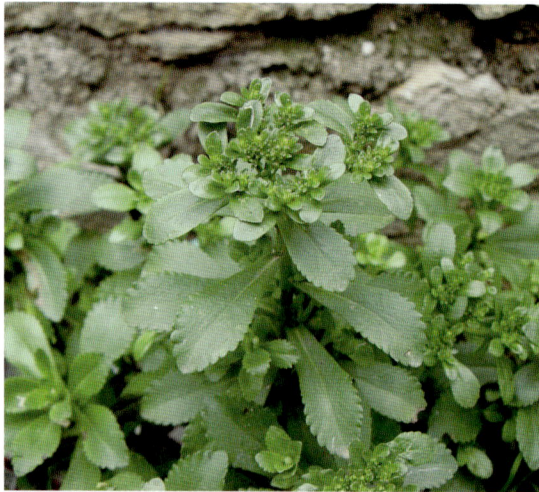

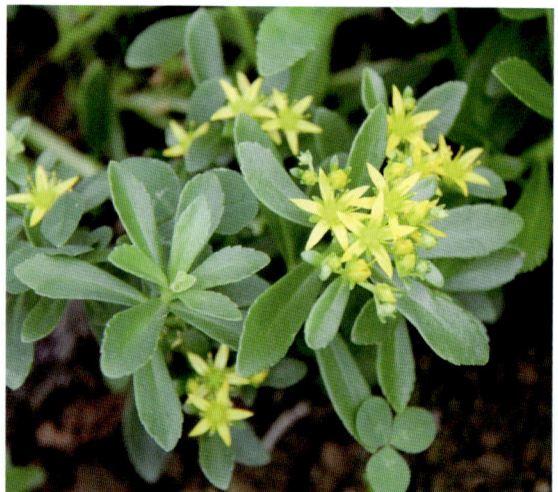

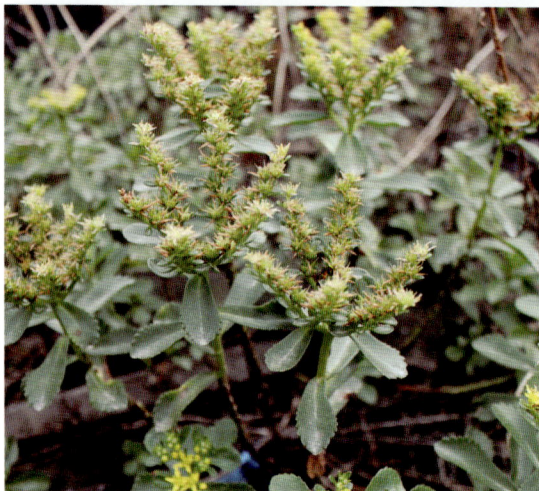

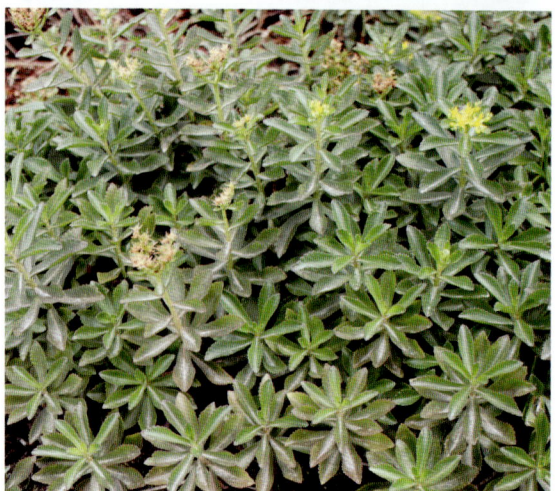

植物名称：齿叶费菜 *Phedimus odontophyllus* (Fröderström)'t Hart

　　植物形态：多年生草本，无毛。不育茎叶对生或3叶轮生，常聚生于枝顶。叶互生或对生，卵形或椭圆形，长2～5 cm，宽12～28 mm，边缘具齿牙，基部急狭，具假叶柄，假叶柄长11～18 mm。聚伞花序，分枝蝎尾状；花无梗；萼片5～6枚，三角状线形，长2～2.5 mm；花瓣5～6枚，黄色，长5～7 mm；鳞片5～6枚，近四方形；心皮5～6枚，近直立，长3～4 mm，基部0.5～0.7 mm合生。蓇葖果横展，长约5 mm，基部近1 mm合生，腹面囊状隆起。种子多数。花期4—6月，果期6月底。

　　生境及分布：生于海拔300～1200 m的山坡阴湿岩石上。分布于江口、清镇、习水、赤水等地。

　　采收加工：全年均可采收，多为鲜用。

　　功能与主治：全草入药，行血散瘀。主治跌打损伤，骨折，扭伤，青肿疼痛。

　　附注：该种适应性强，易于栽培，贵州部分地区的老百姓采其幼嫩茎叶作为蔬菜（养心草）食用，是一种具有较大开发利用潜力的区域特色药食两用资源。

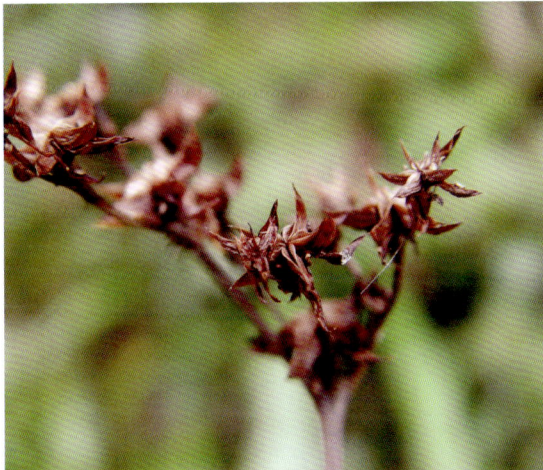

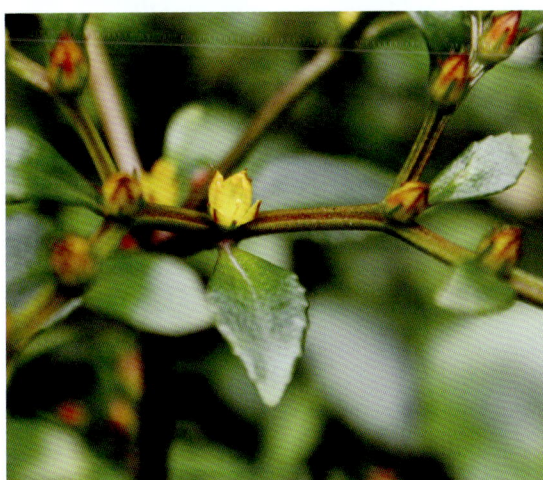

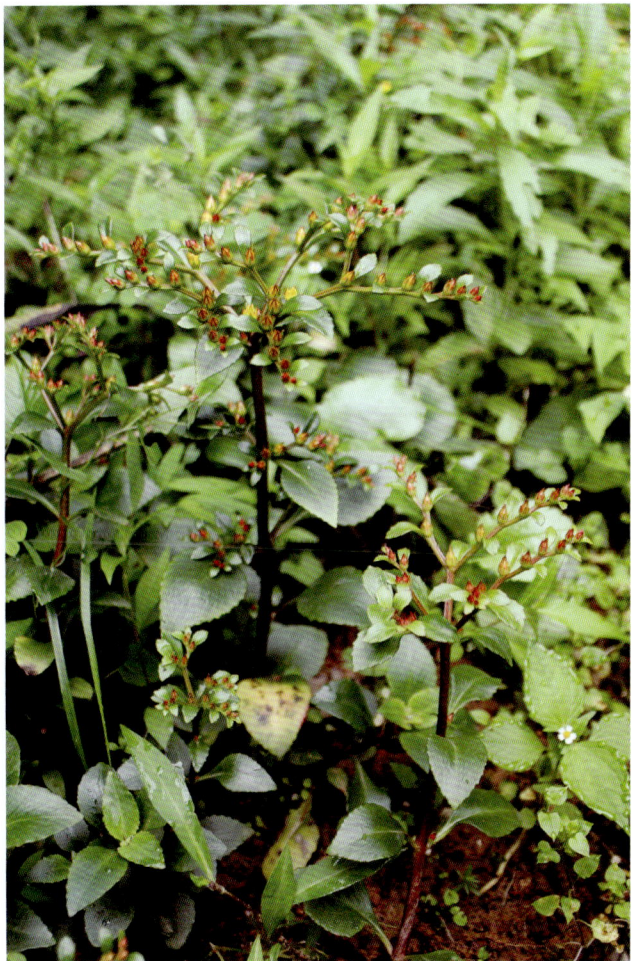

植物名称：云南红景天 *Rhodiola yunnanensis* (Franchet) S. H. Fu

别称：豌豆七、菱叶红景天

植物形态：多年生草本。根茎粗、长，不分枝或少分枝，先端被卵状三角形鳞片；花茎单生或少数着生，无毛。3叶轮生，稀对生，卵状披针形、椭圆形。圆锥状聚伞花序，多次三叉分枝；花雌雄异株，稀两性；雄花小，多，萼片4枚，披针形，花瓣4枚，黄绿色，匙形，长约1.5 mm；雌花萼片、花瓣各4枚，绿色或紫色，线形，长约1.2 mm；鳞片4枚，近半圆形，长约0.5 mm；心皮4枚，卵形，长约1.5 mm，基部合生，上部叉开。蓇葖果星芒状排列。

生境及分布：生于海拔1800～2600 m的山坡、草地。分布于梵净山及赫章、威宁、江口等地。

采收加工：夏季、秋季采收，晒干。

功能与主治：全草入药，补肺益肾，清热止咳，散瘀止血。主治虚劳咳嗽，肾虚腰痛，咽喉疼痛，跌打肿痛，外伤出血。

附注：该种分布区域狭窄，野生资源量小，应加以保护。

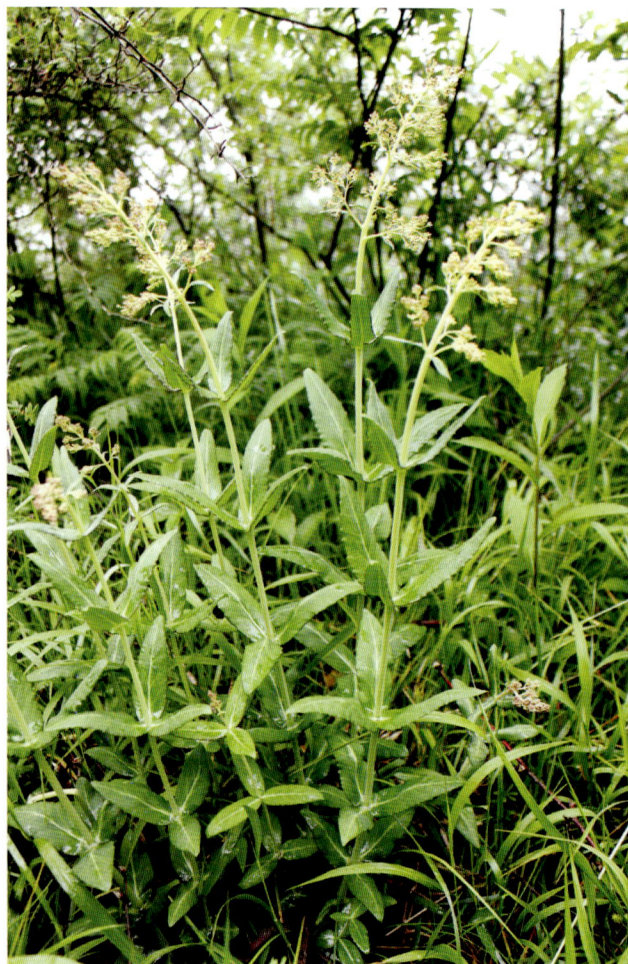

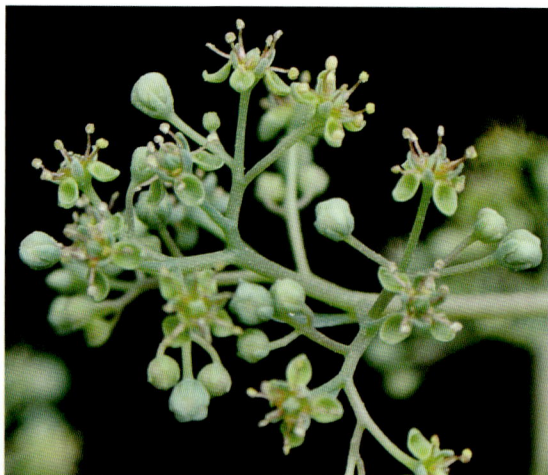

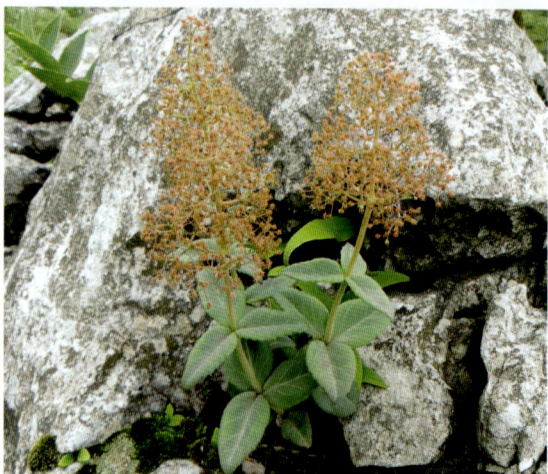

植物名称：珠芽景天 *Sedum bulbiferum* Makino

别称：零余子景天

植物形态：多年生草本。茎高7～22 cm，茎下部常横卧；叶腋常有圆球形、肉质珠芽着生。基部叶常对生，卵状匙形；上部叶互生，匙状倒披针形，长10～15 mm，宽2～4 mm，先端钝，基部渐狭。花序聚伞状，有3个分枝，常再二歧分枝；萼片5枚，披针形至倒披针形，长3～4 mm，宽达1 mm，有短距，先端钝；花瓣5枚，黄色，披针形，长4～5 mm，宽1.25 mm，先端有短尖；雄蕊10枚；心皮5枚，略叉开。花期4—5月。

生境及分布：生于海拔1 000 m以下低山、平地树荫下。分布于道真、七星关、石阡，以及贵阳等地。

采收加工：夏季采收，鲜用或晒干。

功能与主治：全草入药，清热解毒，凉血止血，截疟。主治热毒痈肿，牙龈肿痛，毒蛇咬伤，血热出血，外伤出血，疟疾。

附注：该种资源量小，应加以保护。

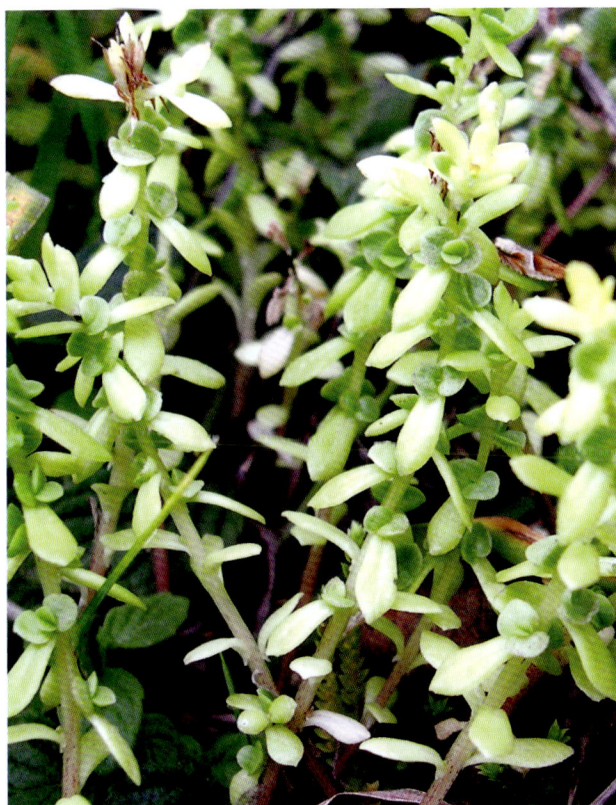

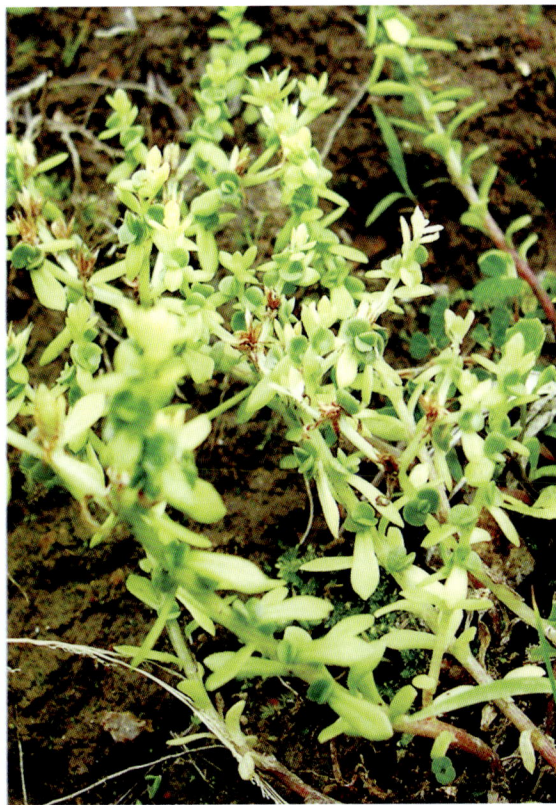

植物名称：凹叶景天 *Sedum emarginatum* Migo

植物形态：多年生草本。茎细弱，高10～15 cm。叶对生，匙状倒卵形至宽卵形，长1～2 cm，宽5～10 mm，先端圆形或微缺，基部渐狭，具短距。聚伞花序顶生，宽3～6 mm，有多花，常有3个分枝；萼片5枚，披针形至狭长圆形，长2～5 mm，宽0.7～2 mm；基部有短距；花瓣5枚，黄色，线状披针形至披针形；鳞片5枚，长圆形，长约0.6 mm；心皮5枚。蓇葖果略叉开，腹面有浅囊状隆起。种子细小，褐色。

生境及分布：生于山谷阴湿处。分布于江口、松桃、雷山、岑巩、瓮安、道真、习水、绥阳等地。

采收加工：夏季、秋季采收，洗净，鲜用或用沸水稍烫后晒干。

功能与主治：全草入药，清热解毒，凉血，止血，利湿。主治疔疮痈肿，带状疱疹，瘰疬，咯血，吐血，黄疸等。

附注：该种产藏量较大，可加以开发利用。

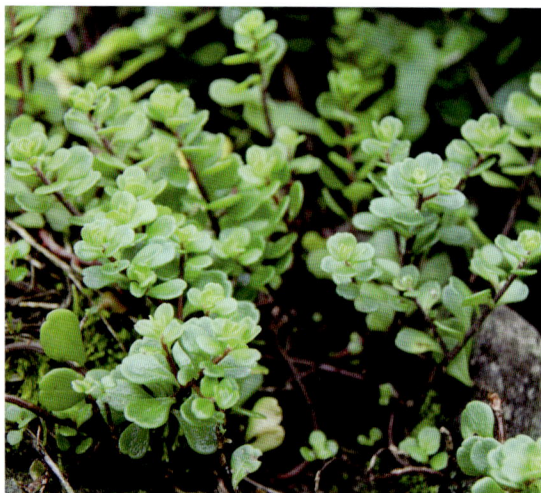

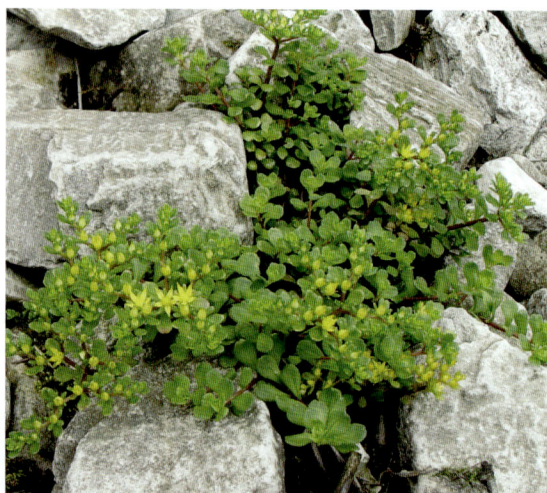

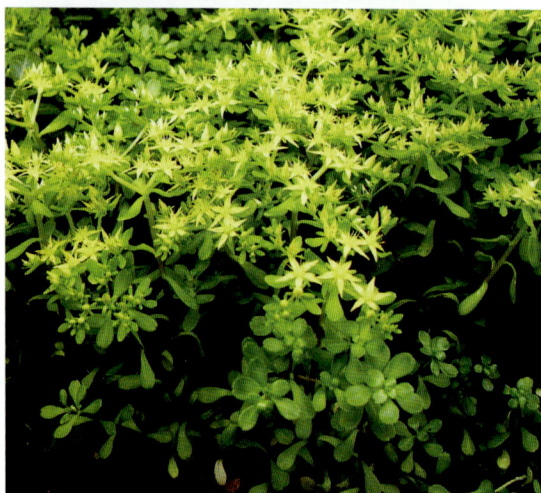

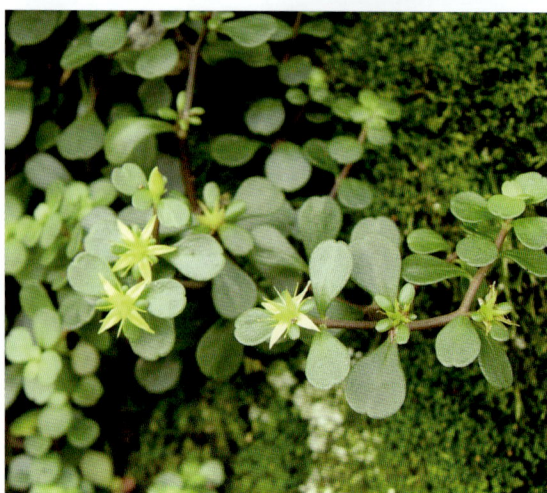

植物名称：佛甲草 *Sedum lineare* Thunberg

植物形态：多年生草本，无毛。茎高10～20 cm。3叶轮生，少有4叶轮生或对生的，叶线形，长20～25 mm，宽约2 mm，有短距。聚伞花序顶生，径4～8 cm；花疏生；萼片5枚，线状披针形，长1.5～7 mm，不等长，不具距，有时有短距；花瓣5枚，黄色，披针形，长4～6 mm，先端急尖，基部稍狭；雄蕊10枚，较花瓣短；鳞片5枚，宽楔形至近四方形，长约0.5 mm，宽0.5～0.6 mm；花柱短。蓇葖果略叉开，长4～5 mm。种子小。

生境及分布：生于海拔750～2000 m的山坡岩石上。分布于松桃、雷山、黎平、道真，以及毕节等地。

采收加工：夏季、秋季采收，洗净，放入沸水中烫一下，捞出晒干。

功能与主治：全草入药，清热解毒，利湿，止血。主治咽喉肿痛，目赤肿痛，热毒痈肿，疔疮，丹毒，毒蛇咬伤，外伤出血，黄疸，湿热泻痢，便血等。

附注：该种为《本草纲目》收载品种，在贵州各地常作为花卉栽培。

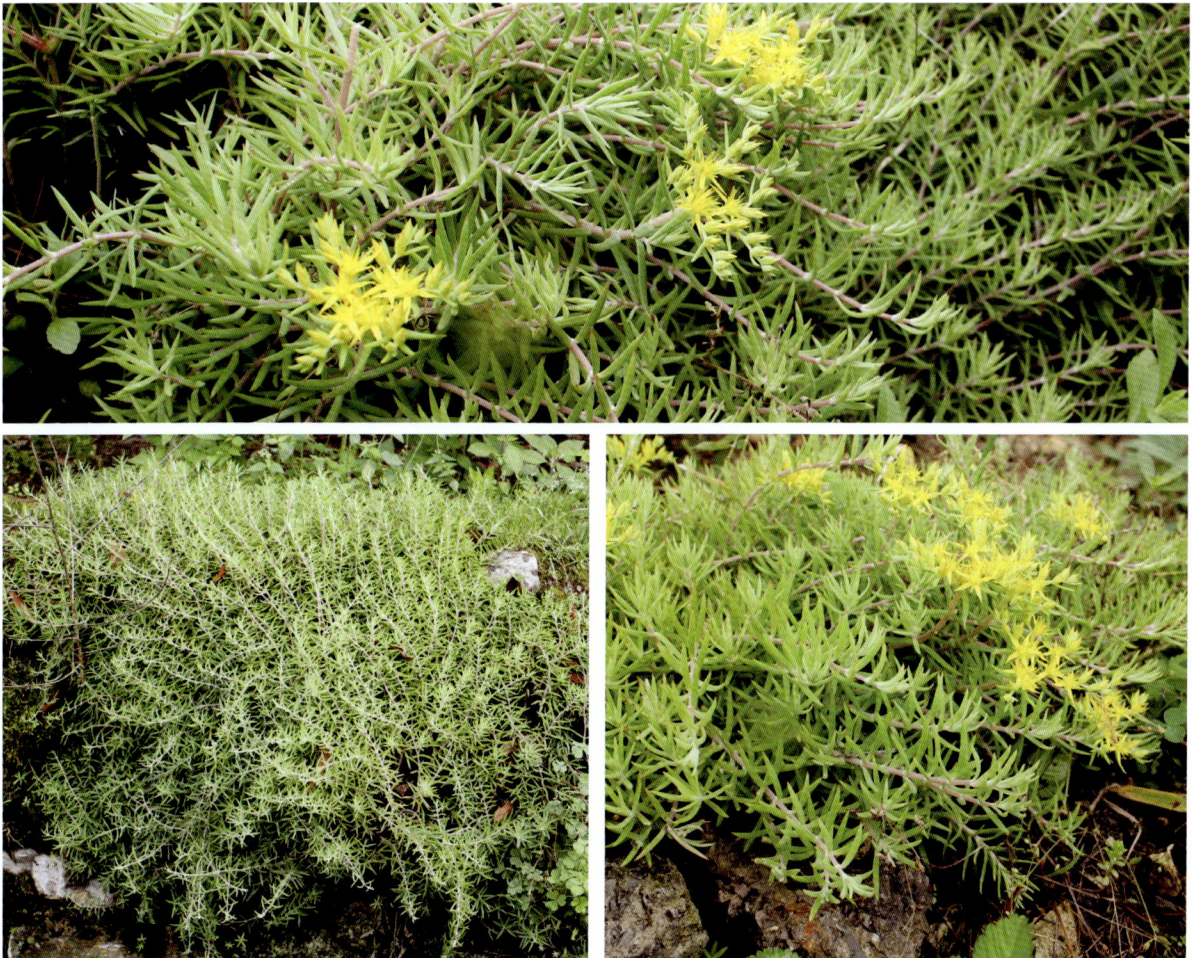

植物名称：日本景天 *Sedum japonicum* Siebold ex Miquel

植物形态：多年生草本，根匍匐生长。不育枝长2~4 cm；花茎细弱，分枝多，斜上，高10~20 cm。叶互生，圆柱形或线状匙形，长7~10 cm，宽1.5~2.5 cm，先端钝，有短距，无柄。聚伞花序三歧分枝；花梗粗短；萼片5枚，线状长圆形或近三角形，有短距；花瓣5枚，黄色，长圆状披针形；雄蕊10枚；鳞片5枚，宽楔形，先端圆截形；心皮5枚，披针形。蓇葖果水平展开。花期5—6月，果期7—8月。

生境及分布：生于海拔1000 m以下的山坡阴湿处或岩壁上。分布于水城、赫章，以及遵义、贵阳等地。

采收加工：夏季生长旺盛时采收，鲜用或晒干。

功能与主治：全草入药，消肿止血，祛湿热，抗癌。

附注：该种资源量小，应加以保护。

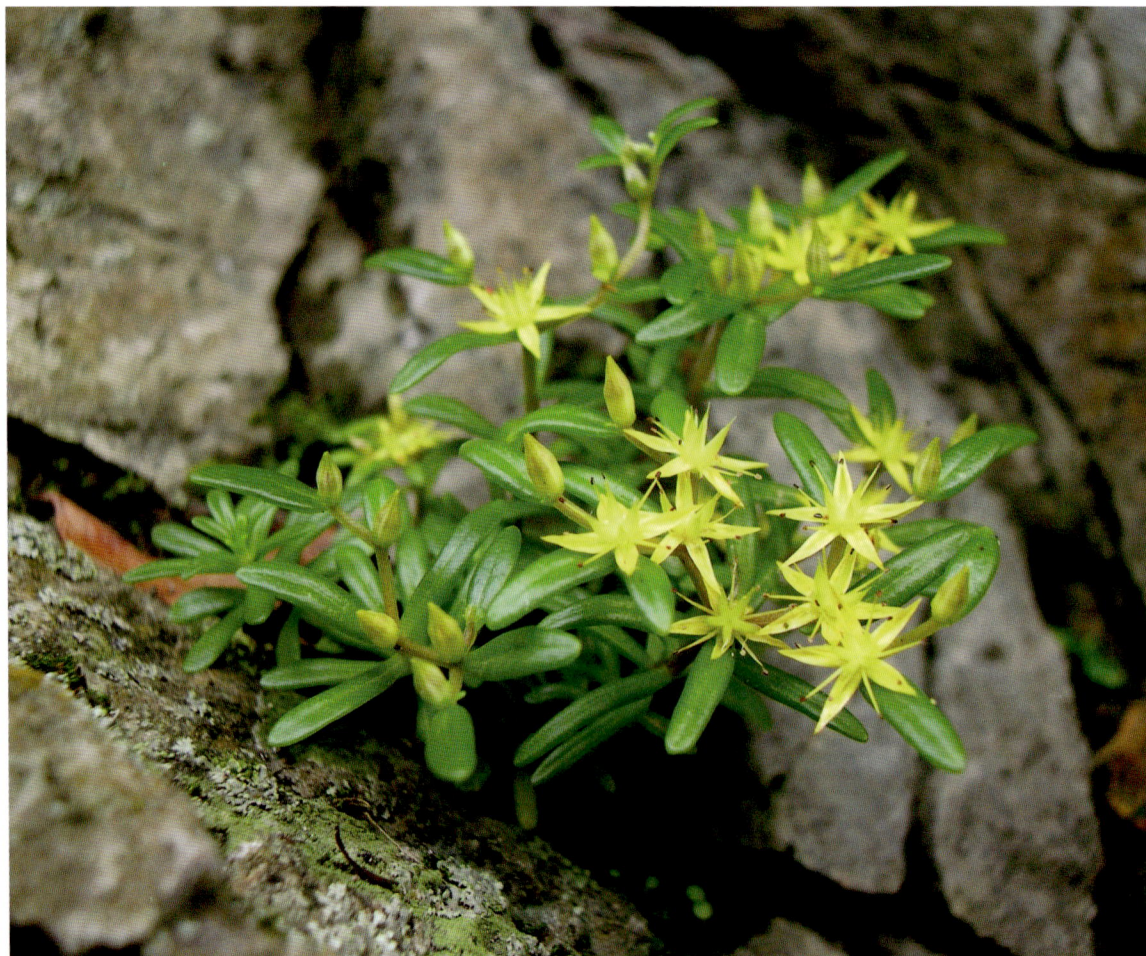

植物名称：山飘风 *Sedum majus* (Hemsley) Migo

植物形态：小草本，高10 cm，基部分枝或不分枝。4叶轮生，叶圆形至卵状圆形，大的1对长、宽约4 cm，先端圆或钝，基部急狭，具假叶柄或几无柄，全缘。伞房花序；萼片5枚，近正三角形，长约0.5 mm，钝；花瓣5枚，白色，长圆状披针形；雄蕊10枚，长约3 mm；鳞片5枚，长方形；心皮5枚，椭圆状披针形，直立，基部近1 mm合生。种子少数。花期7—10月。

生境及分布：生于海拔1000～2500 m的山坡林下岩石上。分布于金沙、道真等地。

采收加工：秋季采收，洗净，放入沸水中烫一下，捞出晒干。

功能与主治：全草入药，主治鼻出血。

附注：该种产藏量较小，应加以保护。

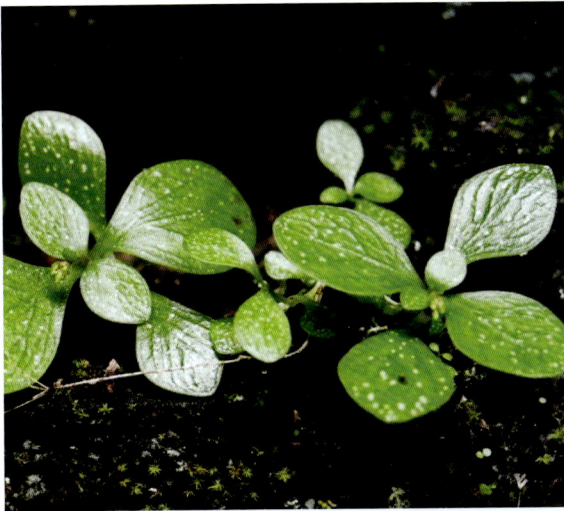

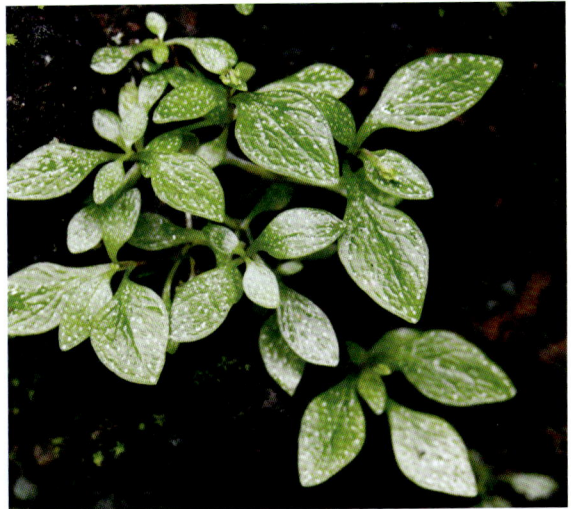

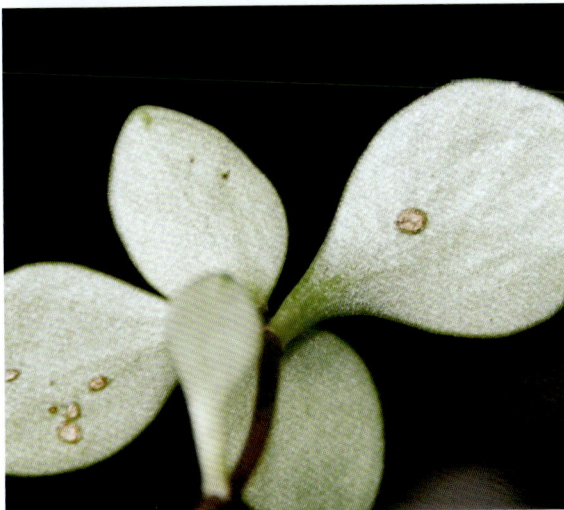

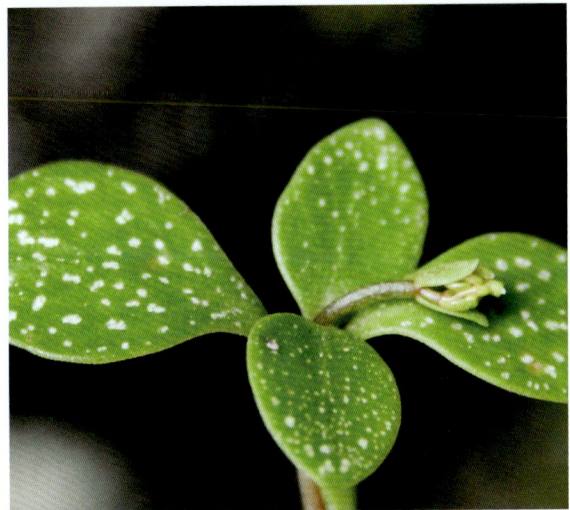

植物名称：大苞景天 *Sedum oligospermum* Maire

别称：苞叶景天

植物形态：一年生草本。茎高15～50 cm。叶互生，上部叶轮生，下部叶常脱落，菱状椭圆形，长3～6 cm，宽1～2 cm，两端渐狭，先端钝，常聚生于花序下；有叶柄，长达1 cm。苞片圆形或稍长，与花略同长；聚伞花序常三歧分枝，每枝有1～4朵花，无梗；萼片5枚，宽三角形，长0.5～0.7 mm；花瓣5枚，黄色，长圆形，长5～6 mm，宽1～1.5 mm，近急尖，中脉不显；雄蕊5或10枚，较花瓣稍短；鳞片5枚，近长方形至长圆状匙形，长0.7～0.8 mm；心皮5枚，略叉开，基部近2 mm合生，长约5 mm；花柱长。蓇葖果含种子1～2枚。种子大，纺锤形，长2～3 mm，有微乳头状突起。

生境及分布：生于海拔1950 m左右的山沟密林中或水旁潮湿处。分布于雷公山等地。

采收加工：夏季、秋季采收，洗净，晒干。

功能与主治：全草入药，清热解毒，活血化瘀。主治产后腹痛，胃痛，大便燥结，烧伤，烫伤。

附注：*Flora of China*将苞叶景天的拉丁名*Sedum amplibracteatum* K. T. Fu处理为大苞景天现用拉丁名的异名。该种分布区域狭窄，野生资源量小，应加以保护。

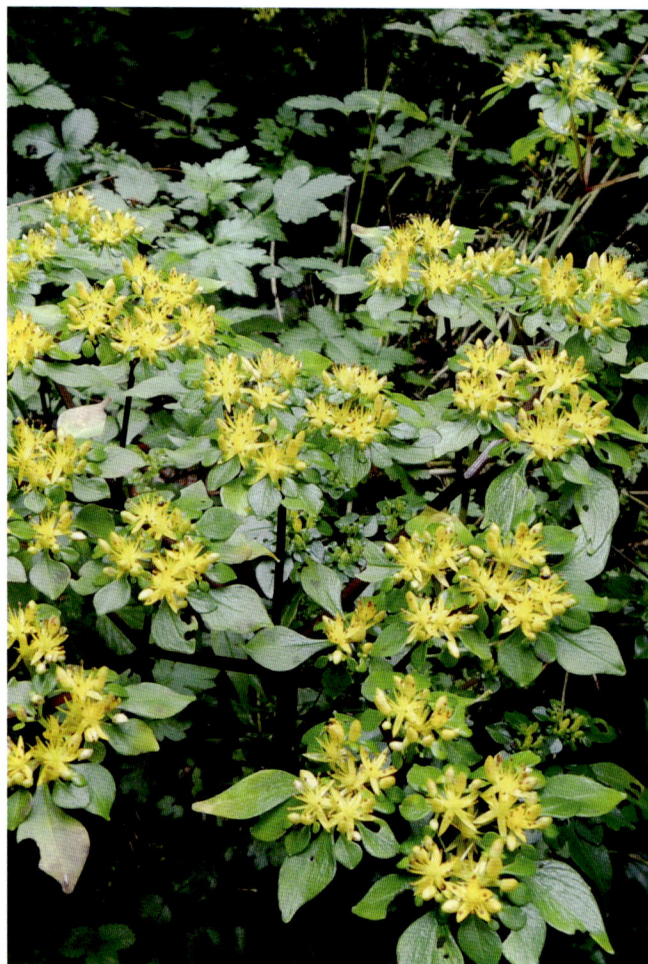

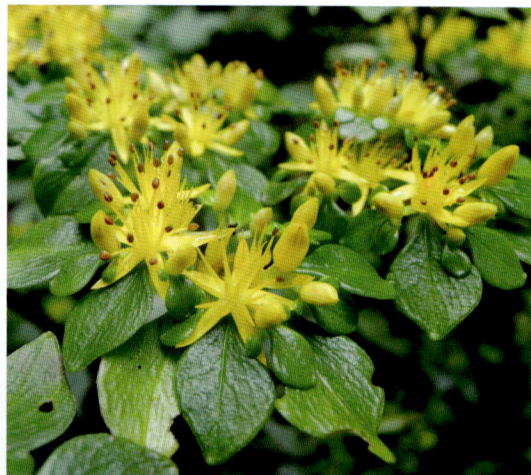

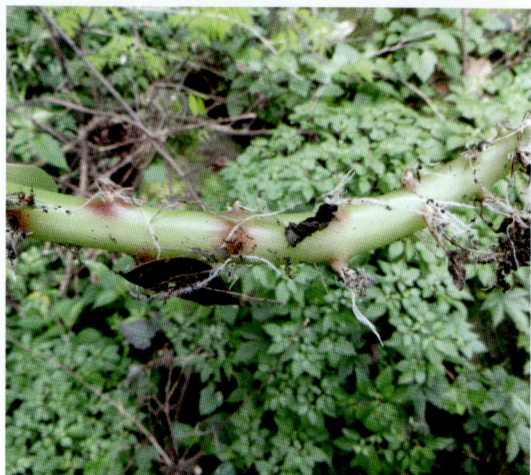

植物名称：叶花景天 *Sedum phyllanthum* H. Léveillé et Vaniot

别称：长苞景天

植物形态：植株铺散，有多数茎，茎斜升。叶线形，近圆柱形。聚伞花序，花黄色，苞片长；萼片5枚，伸长；花瓣有短尖头；雄蕊10枚，伸出，花药带黑色。花期7月。

生境及分布：生于山谷岩石缝中。分布于梵净山及平坝、清镇、修文等地。

采收加工：夏季采收，晒干。

功能与主治：全草入药，清热利湿，解毒消肿，凉血止血。主治热毒疮疡，泻痢，蛇虫咬伤，水火烫伤，咽喉肿痛等。

附注：该种分布区域狭窄，野生资源量小，应加以保护。

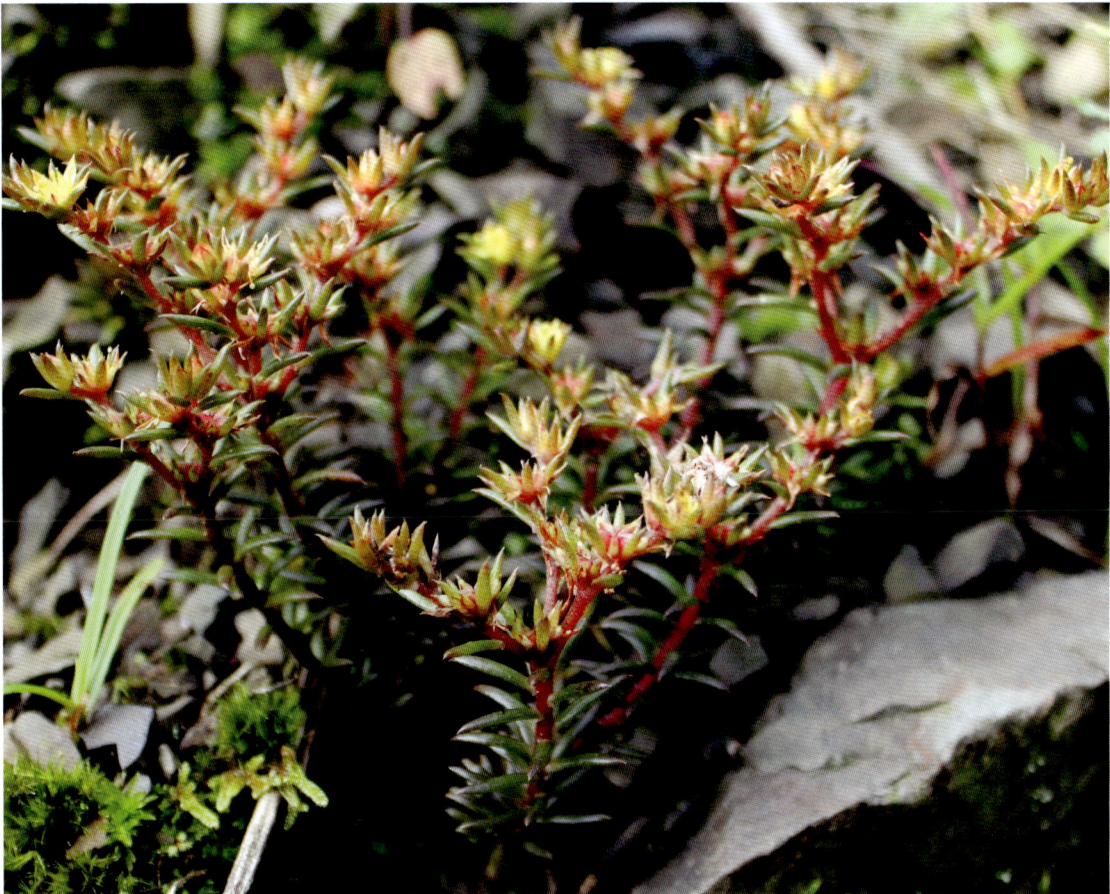

植物名称：垂盆草 *Sedum sarmentosum* Bunge

别称：太阳花

植物形态：多年生草本。不育枝及花茎细，匍匐而节上生根，直至花序之下。3叶轮生，叶倒披针形至长圆形，长15～28 mm，宽3～7 mm。聚伞花序，有3～5分枝，花少，花无梗；萼片5枚，长3.5～5 mm，先端钝，基部无距；花瓣5枚，黄色，披针形至长圆形，长5～8 mm；雄蕊10枚，较花瓣短；鳞片10枚，楔状四方形，长约0.5 mm，先端微缺；心皮5枚，长圆形，长5～6 mm，略叉开，有长花柱。种子卵形，长约0.5 mm。

生境及分布：生于海拔800～1500 m的石灰岩岩缝中，贵州各地均有野生或栽培。

采收加工：全年均可采收，晒干或鲜用。

功能与主治：全草入药，清热利湿，解毒。主治湿热黄疸，淋证，泻痢，肺痈，肠痈，疮疖肿毒，蛇虫咬伤，水火烫伤，咽喉肿痛，带状疱疹等。

附注：该种适应性强，易于栽培，贵州部分地区的老百姓采其幼嫩茎叶作为蔬菜食用，是一种具有区域特色的药食两用资源。

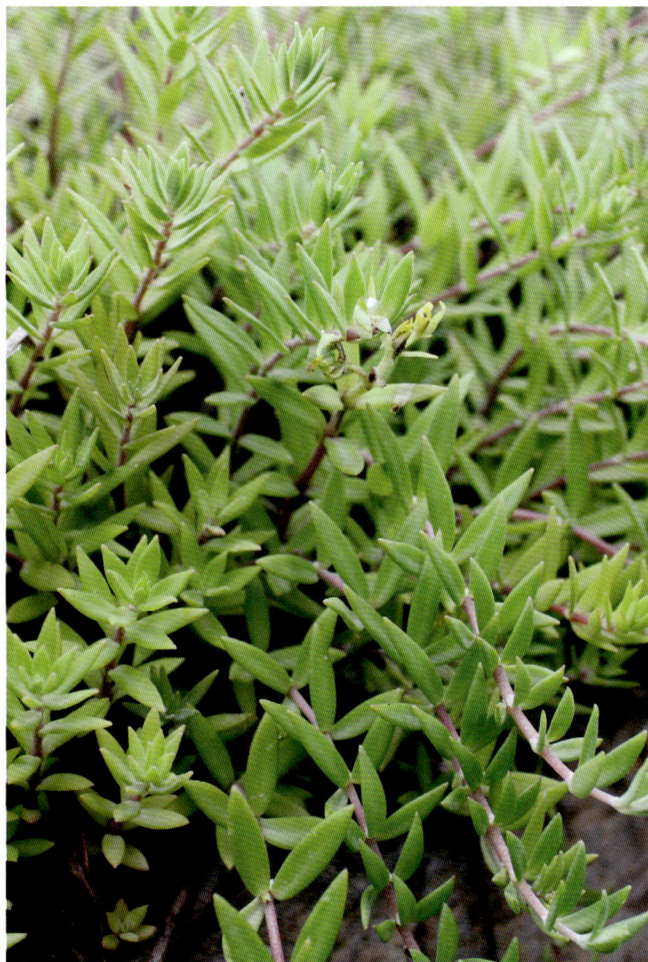

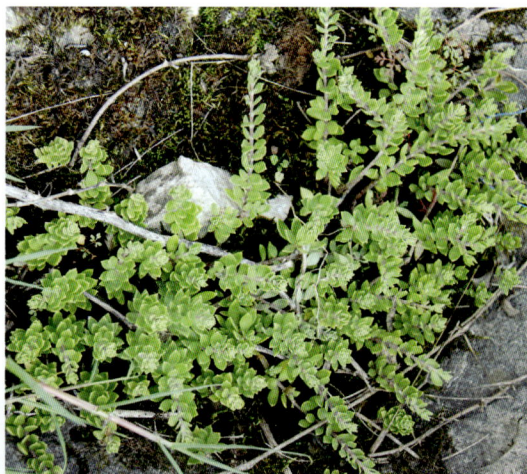

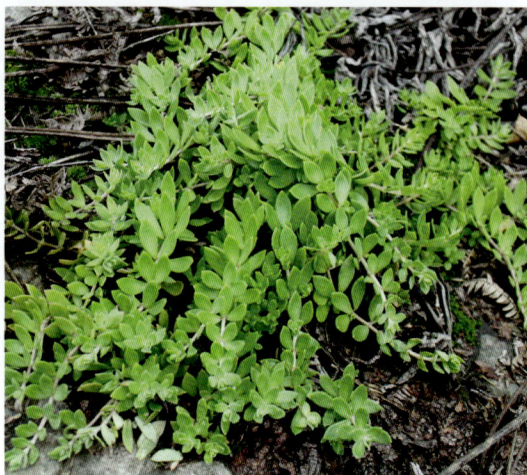

植物名称：火焰草 *Sedum stellariifolium* Franchet

植物形态：一年生或二年生草本，植株全体被腺毛。茎直立，褐色，略带本质，高10～15 cm。叶互生，卵状菱形，长10～15 mm，宽5～10 mm，先端尖。聚伞花序排列成总状，生于主茎和分枝上；萼片5枚，披针形至长圆形，长1～2 mm；花瓣5枚，黄色，披针状长圆形，长3～5 mm；雄蕊10枚，较花瓣为短；鳞片宽匙形至宽楔形，顶端微缺；心皮5枚，长圆形，近直立，基部宽，稍合生。蓇葖果上部略叉开。种子长圆状卵形，有纵纹。

生境及分布：生于山坡或山谷岩石缝中。分布于江口、石阡、金沙、岑巩、道真，以及贵阳、安顺等地。

采收加工：夏季采收，晒干。

功能与主治：全草入药，清热解毒，凉血止血。主治热毒疮疡，乳痈，丹毒，无名肿毒，水火烫伤等。

附注：该种野生资源量小，加以开发利用的同时应注意保护。

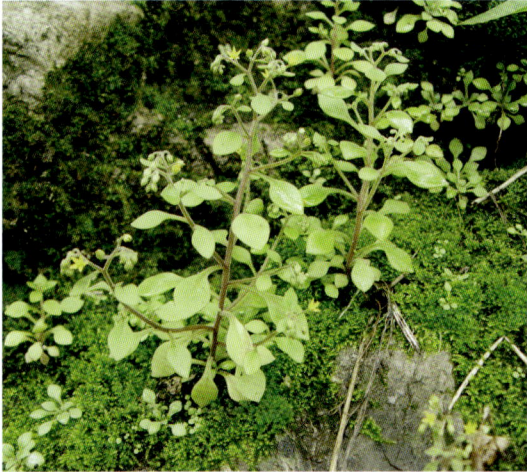

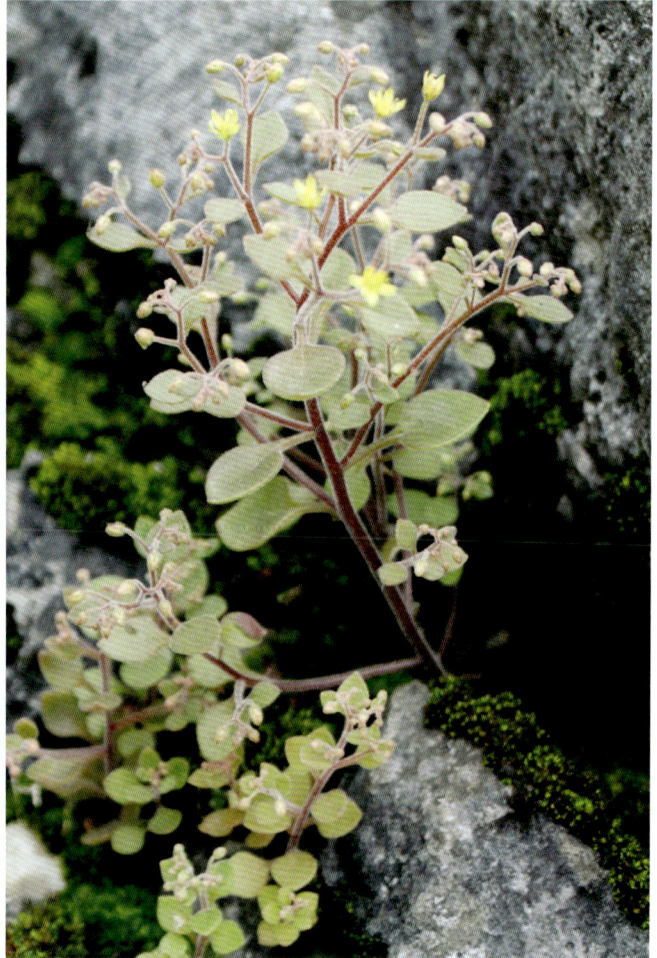

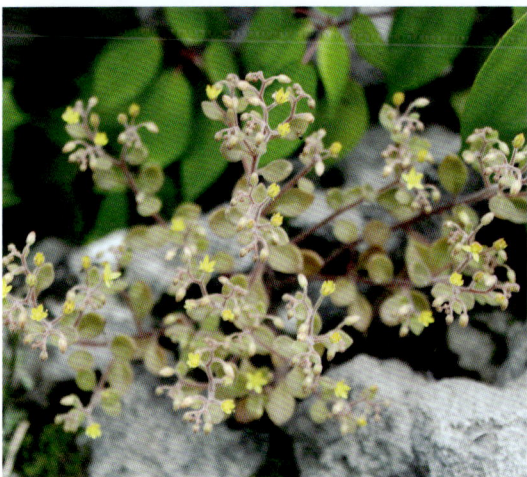

植物名称：石莲 *Sinocrassula indica* (Decaisne) A. Berger

植物形态：二年生草本，无毛。根须状；花茎高15～60 cm，直立，常被微乳头状突起。基生叶莲座状，匙状长圆形；茎生叶互生，宽倒披针状线形至近倒卵形，上部的渐缩小，长2.5～3 cm，宽4～10 mm，渐尖。花序圆锥状或近伞房状，总梗长5～6 cm；花瓣5枚，红色，披针形至卵形；雄蕊5枚，长3～4 mm；心皮5枚，基部0.5～1 mm合生，卵形，长2.5～3 mm，先端急尖；花柱长不及1 mm。蓇葖果的喙反曲。种子平滑。

生境及分布：生于海拔1000～1800 m的石灰岩山地或灌丛下的石缝中。贵州西部、中部地区多有分布。

采收加工：8—9月采收，洗净，晒干。

功能与主治：全草入药，清热解毒，凉血止血，收敛生肌，止咳。主治热毒疮疡，咽喉肿痛，烫伤，痢疾，热淋，血热出血，肺热咳嗽。

附注：该种野生资源量小，加以开发利用的同时应注意保护。

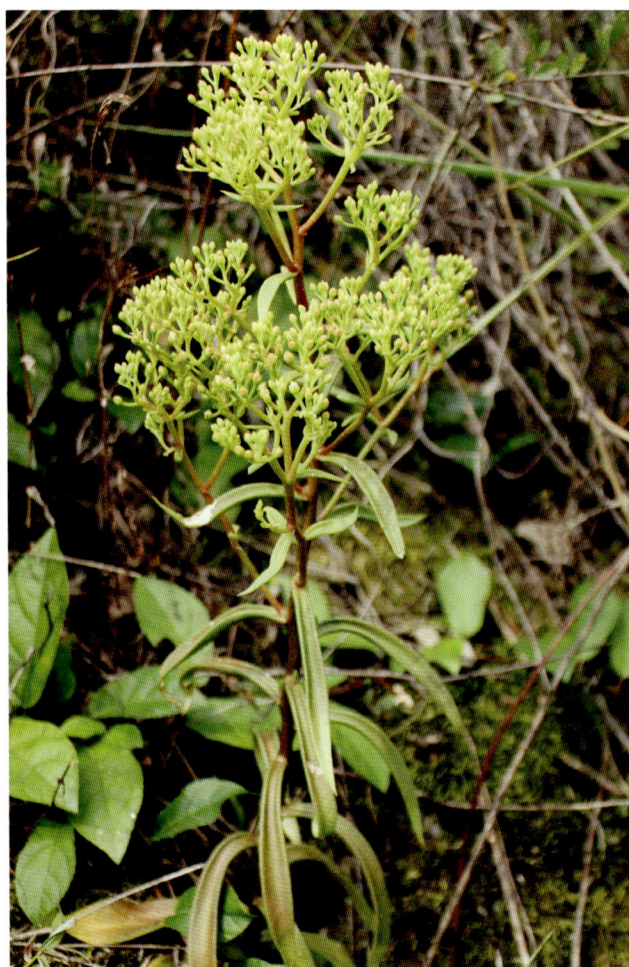

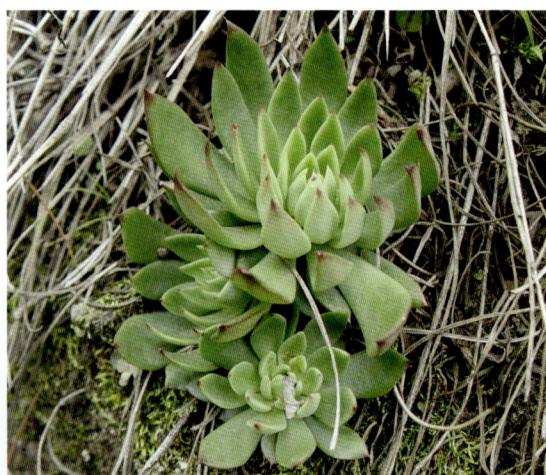

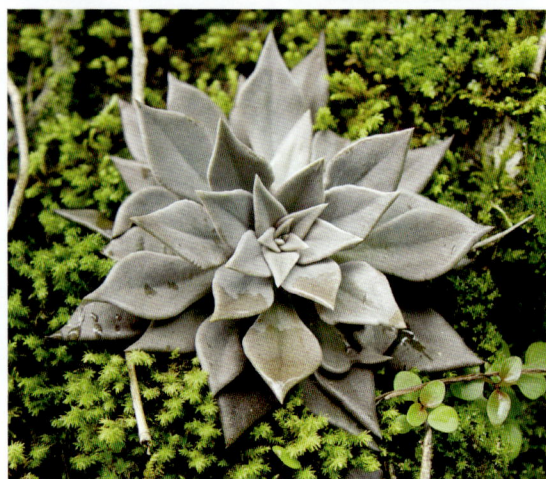

虎耳草科 Saxifragaceae

草本，灌木，小乔木或藤本。单叶或复叶，互生或对生。通常为聚伞花序、圆锥花序或总状花序，稀单花；花两性，稀单性；花被片4～5枚，稀6～10枚，覆瓦状、镊合状或旋转状排列；萼片有时花瓣状；花冠辐射对称；子房上位、半下位或下位，多室而具中轴胎座，或1室且具侧膜胎座，稀具顶生胎座。蒴果、浆果、小蓇葖果或核果。种子具丰富胚乳，稀无胚乳。

本科约80属1200种。我国有29属545种，南北均产，但主产于西南地区，其中独根草属 *Oresitrophe* 为我国特有。

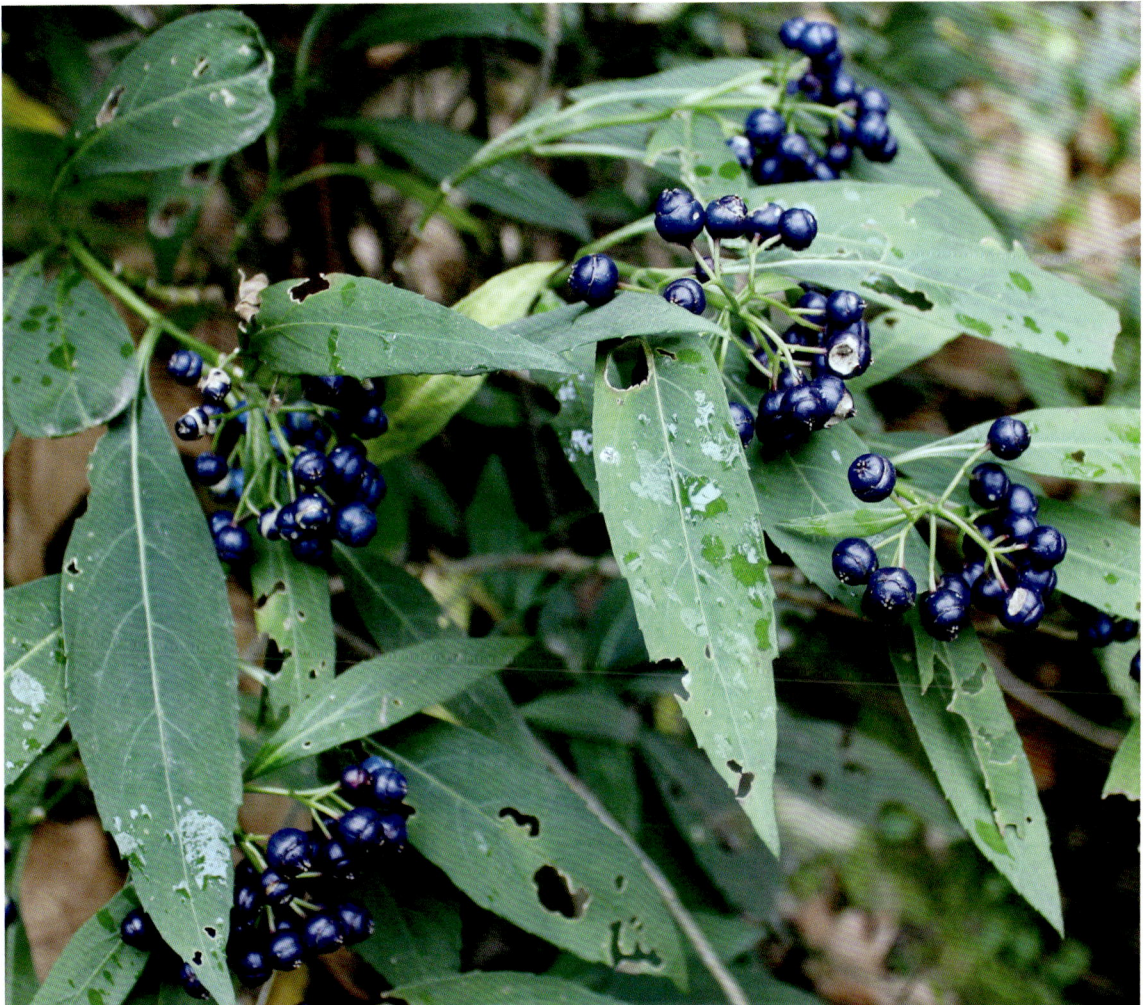

常山 *Dichroa febrifuga* Loureiro

植物名称：大落新妇 *Astilbe grandis* Stapf ex E. H. Wilson

植物形态：多年生草本，高0.4～1.2 m。根茎粗壮；茎通常不分枝，被褐色长柔毛和腺毛。二至三回三出复叶或羽状复叶；小叶卵形、狭卵形至长圆形，顶生者有时为菱状椭圆形，长1.3～9.8 cm，宽1～5 cm，腹面被腺毛，下面沿脉生短腺毛，有时亦杂有长柔毛。圆锥花序顶生，通常塔形，长16～40 cm，宽3～17 cm；花瓣5枚，白色或紫色，线形；心皮2枚，仅基部合生；子房半下位；花柱稍叉开。幼果长约5 mm。

生境及分布：生于海拔400～2000 m的山谷、溪边或林中。贵州西部地区及铜仁等地有分布。

采收加工：秋季采收，除去根茎，洗净，晒干。

功能与主治：全草入药，祛风，清热，止咳。主治风热感冒，全身疼痛，咳嗽。

附注：该种为《贵州省中药材、民族药材质量标准》收载品种，野生资源量小，加以开发利用的同时应注意保护。

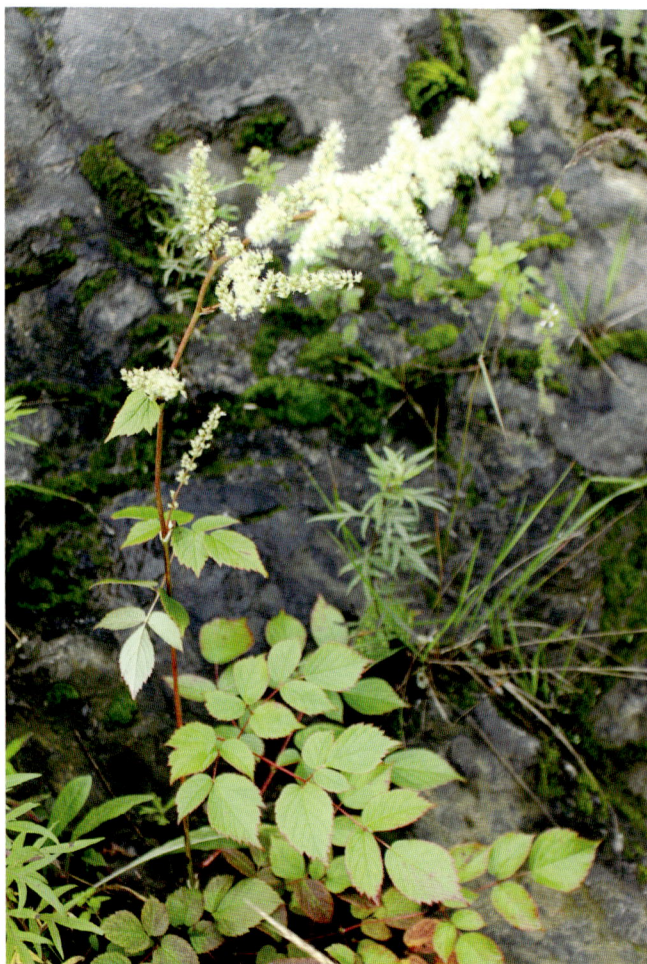

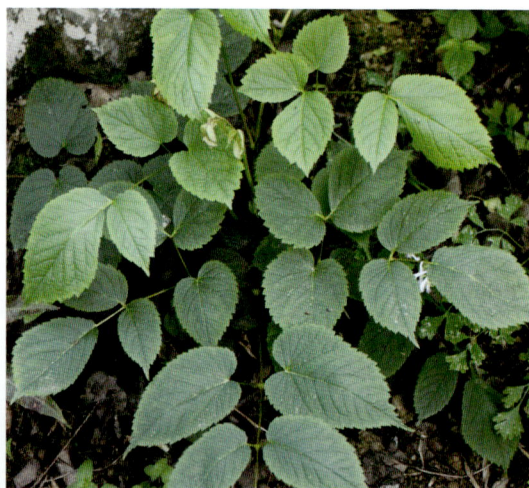

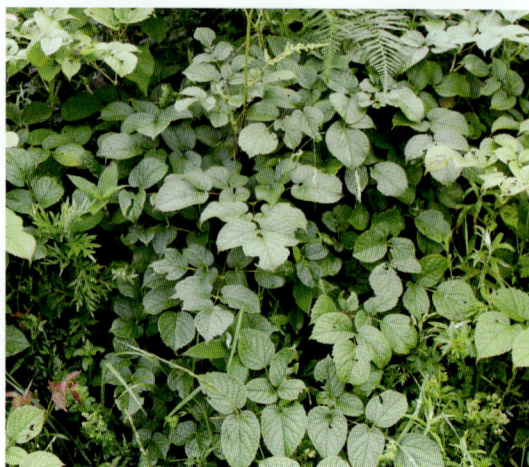

植物名称：岩白菜 *Bergenia purpurascens* (J. D. Hooker et Thomson) Engler

　　植物形态：多年生草本，高13～52 cm。根茎粗壮，被鳞片。叶基生，革质，倒卵形、狭倒卵形至近椭圆形、稀阔倒卵形至近长圆形，长5.5～16 cm，宽3～9 cm，无毛；叶柄托叶鞘边缘无毛。花葶疏生腺毛；圆锥状聚伞花序；萼片革质，近狭卵形，先端钝，里面和边缘无毛，外面密被具长柄的腺毛；花瓣紫红色，阔卵形，长10～16.5 mm，宽7～7.8 mm，先端钝或微凹，基部变窄成长2～2.5 mm的爪；雄蕊长6～11 mm。

　　生境及分布：生于海拔1400 m左右的林边或草丛中。分布于梵净山及赫章等地。

　　采收加工：秋季采收，除去根茎，洗净，晒干。

　　功能与主治：全草入药，滋补强壮，止咳，止血。主治虚弱头晕，肺虚咳喘，劳伤咯血，吐血，淋浊，白带。

　　附注：该种分布区域狭窄，野生资源量小，应加以保护。

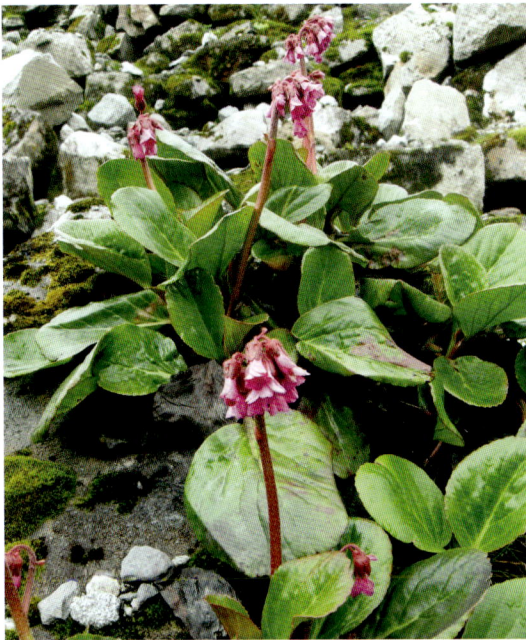

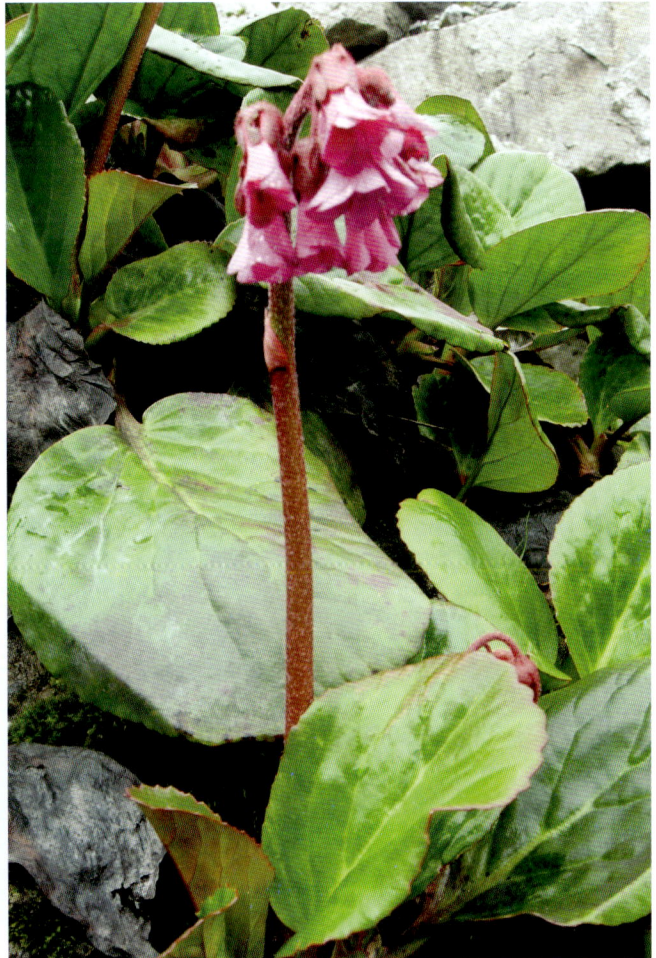

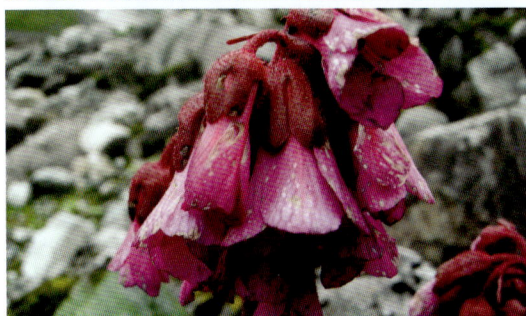

植物名称：草绣球 *Cardiandra moellendorffii* (Hance) Migo

别称：人心药

植物形态：亚灌木，高0.4～1 m。茎单生，稍具纵条纹。叶通常为单叶，分散互生于茎上，纸质，椭圆形或倒长卵形，长6～13 cm，宽3～6 cm，边缘有粗长齿牙状锯齿，上面被短毛，下面疏被短柔毛或仅脉上有疏毛。伞房状聚伞花序顶生；不育花萼片2～3枚，膜质，白色或粉红色；花瓣阔椭圆形至近圆形，淡红色或白色。蒴果近球形或卵球形，长3～3.5 mm，宽2.5～3 mm。种子棕褐色，两端的翅颜色较深，与种子同色，不透明。

生境及分布：生于海拔900 m左右的林下或沟边。分布于都匀等地。

采收加工：夏季、秋季采收，洗净，鲜用。

功能与主治：全株入药，活血化瘀。主治跌打损伤。

附注：该种分布区域狭窄，野生资源量小，应加以保护。

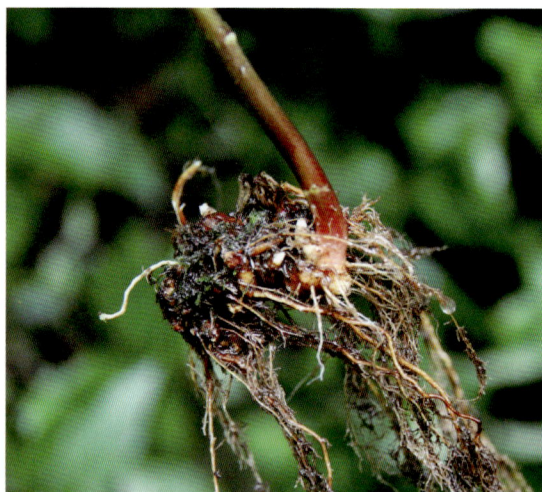

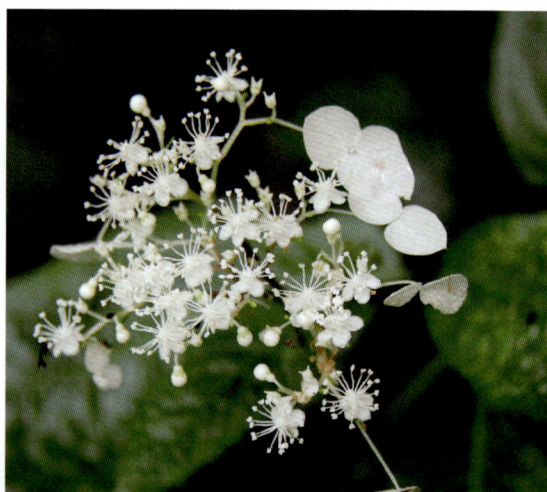

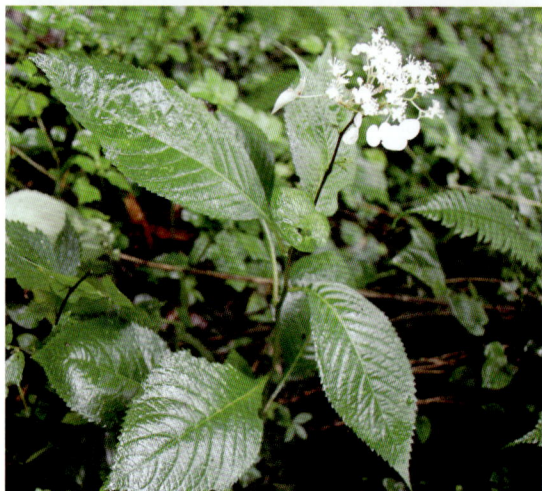

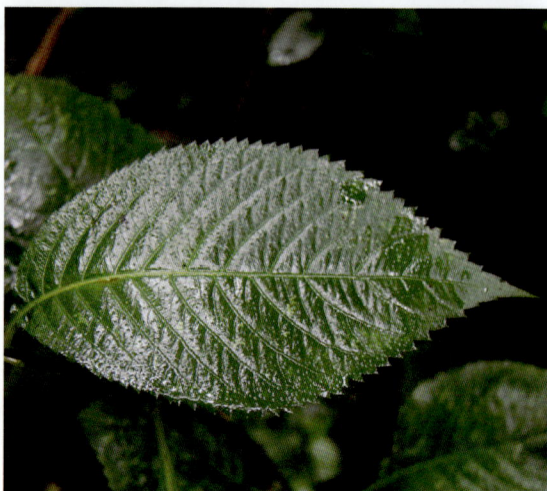

植物名称：锈毛金腰 *Chrysosplenium davidianum* Decaisne ex Maximowicz

植物形态：多年生草本，高3.5～19 cm，<u>丛生</u>。根茎横走，密被褐色长柔毛；不育枝发达；茎被褐色卷曲柔毛。基生叶具柄，阔卵形至近阔椭圆形，长2.1～4.2 cm，宽2～3.7 cm，两面（沿脉）和边缘具褐色长柔毛，叶柄密被褐色卷曲长柔毛；茎生叶2～5枚，互生。聚伞花序长0.5～4 cm，具多花；花黄色；萼片通常近圆形。蒴果长约3.8 mm；2枚果瓣近等大且水平状叉开，喙长约1 mm。种子黑棕色，卵球形，长约1 mm，被微乳头突起。

生境及分布：生于海拔1300 m左右的潮湿处。分布于雷公山及绥阳等地。

采收加工：夏季采收，洗净，晒干。

功能与主治：全草入药，清热解毒。主治疔疮，疮疡肿痛。

附注：该种野生资源量小，加以开发利用的同时应注意保护。

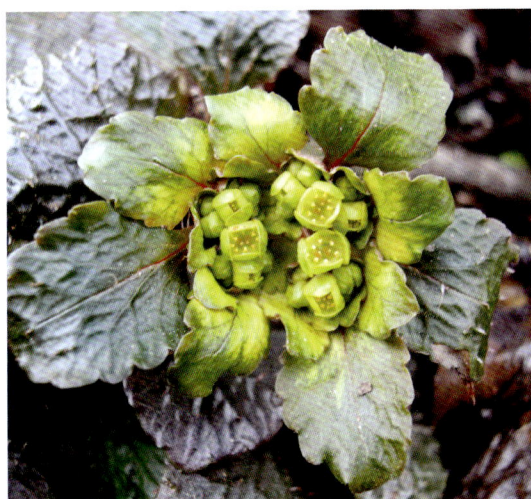

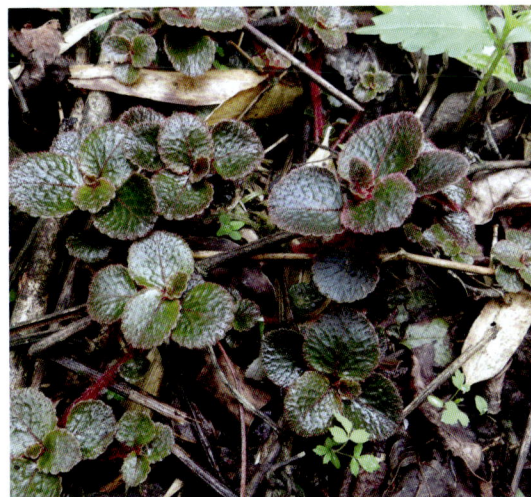

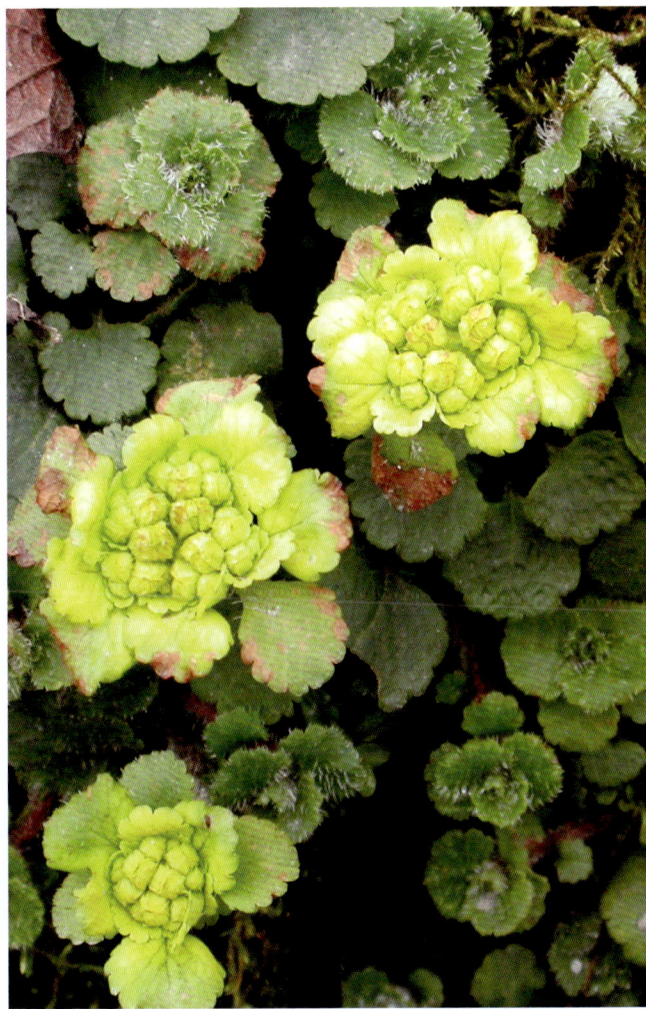

植物名称：肾萼金腰 *Chrysosplenium delavayi* Franchet

植物形态：多年生草本，高4.5～13 cm。不育枝生于茎下部叶腋，其叶对生，近扁圆形，先端钝圆，边缘具8枚圆齿，两面无毛；花茎无毛。茎生叶对生，阔卵形、近圆形至扇形，长0.22～1.5 cm，宽0.3～1.6 cm，边缘具7～12枚圆齿，上面无毛，下面疏生褐色乳头突起。花序分枝无毛；苞叶通常阔卵形，长2～5 mm，宽2.4～5 mm，先端钝，边缘具6～9枚圆齿；花黄绿色，径约8.7 mm。蒴果先端近平截形而微凹，2枚果瓣近等大且水平状叉开。种子黑褐色，卵球形。

生境及分布：生于海拔2200 m左右的溪边或湿地。分布于威宁、道真、桐梓等地。

采收加工：夏季采收，鲜用或晒干。

功能与主治：全草入药，清热解毒，生肌。主治小儿惊风，烫伤，痈疮肿毒。

附注：该种野生资源量小，加以开发利用的同时应注意保护。

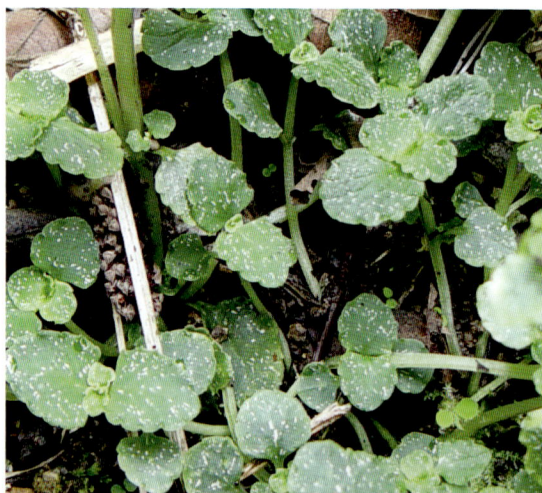

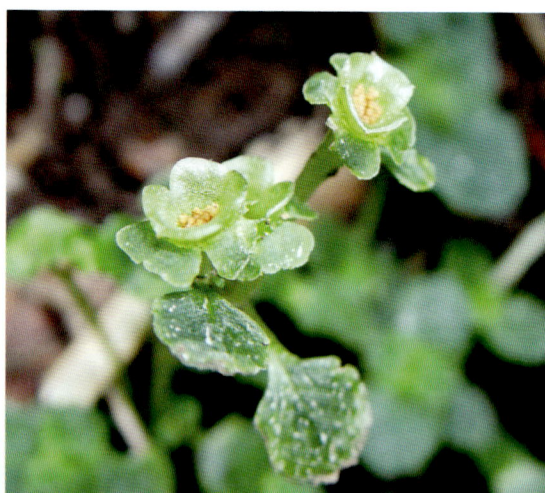

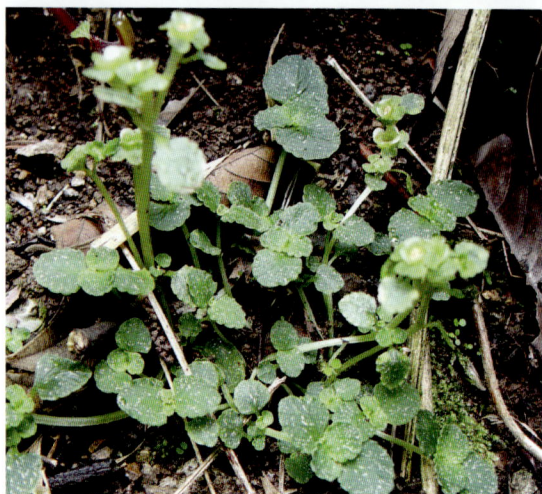

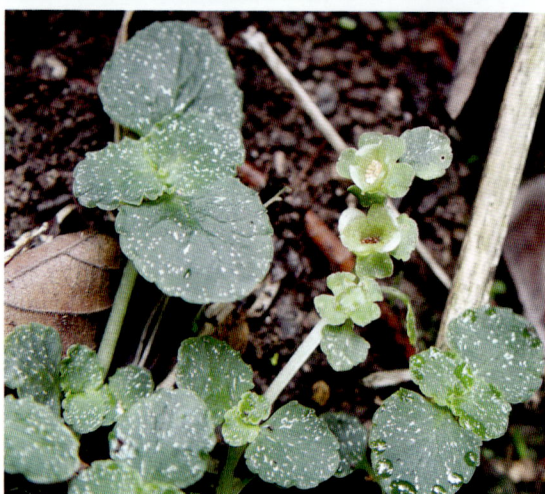

植物名称：天胡荽金腰 *Chrysosplenium hydrocotylifolium* H. Léveillé et Vaniot

植物形态：多年生草本，高约27 cm。茎通常无叶，被褐色柔毛。基生叶具长柄，近圆形，长2.3～8.5 cm，宽2.4～8.5 cm，先端钝圆，边缘波状，两面无毛；叶柄最下部具褐色长柔毛。多歧聚伞花序长10～12 cm；苞叶阔卵形，具褐色长柔毛；花绿色，径5～6 mm；萼片在花期开展，扁圆形，长约1.8 mm，宽约2.4 mm，先端钝圆且具1枚褐色疣点。蒴果长5～5.5 mm，先端近平截形而微凹；2枚果瓣近等大，喙长约0.2 mm。种子黑褐色，近卵球形。

生境及分布：生于海拔1300 m左右的石灰岩岩缝中。分布于平坝、修文、正安等地。

采收加工：全年均可采收，鲜用或晒干。

功能与主治：全草入药，祛风清热，活血解毒。主治荨麻疹，疔疮。

附注：该种野生资源量小，加以开发利用的同时应注意保护。

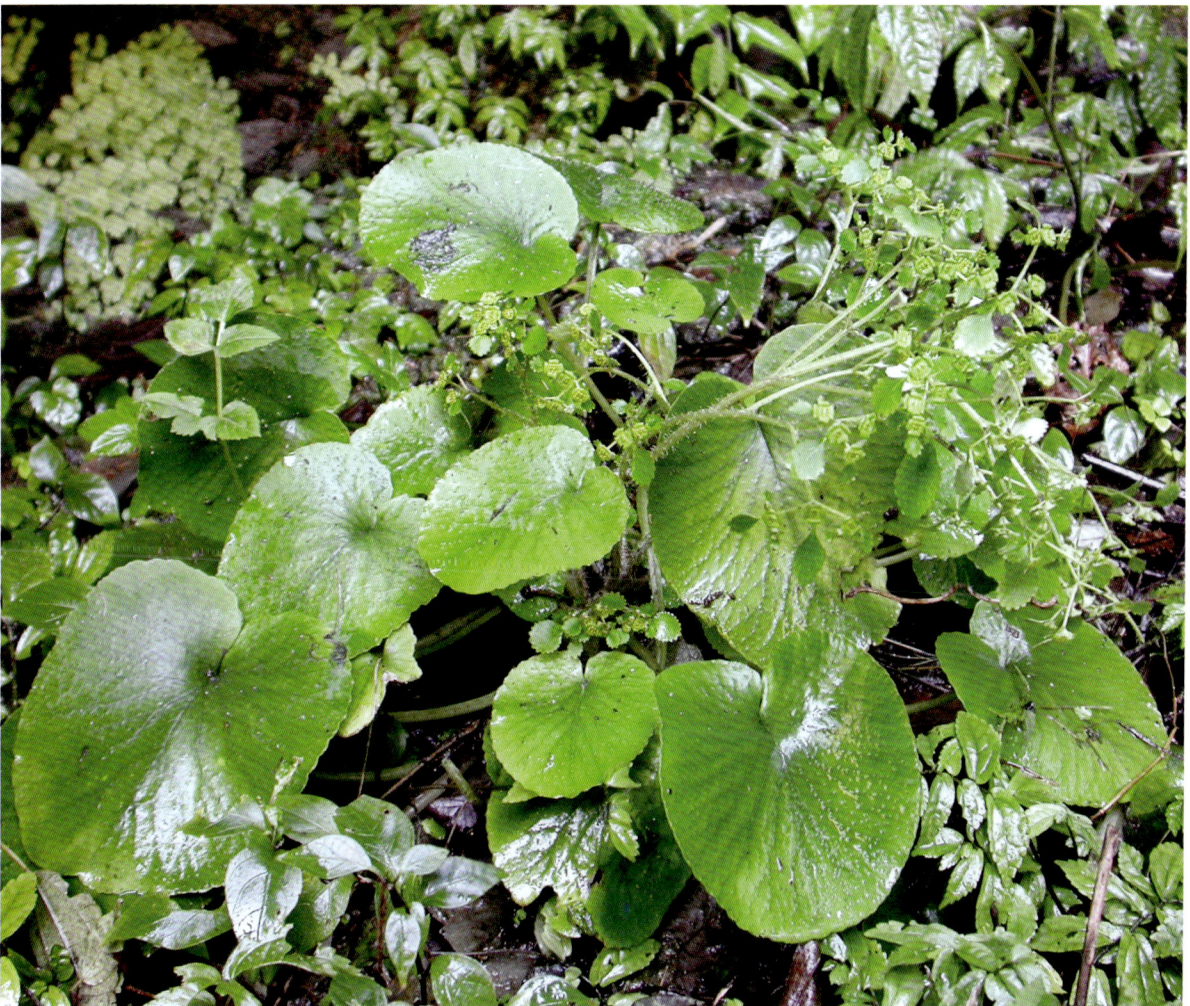

植物名称：绵毛金腰 *Chrysosplenium lanuginosum* J. D. Hooker et Thomson

别称：锦毛金腰

植物形态：多年生草本，高8～22 cm。根茎直下或横走，长达20 cm；茎被褐色柔毛或近无毛；不育枝生于基生叶腋部，长5～25 cm，被褐色长柔毛，其叶互生，两面和边缘均具褐色长柔毛，叶柄密被褐色长柔毛。基生叶卵形、阔卵形至近椭圆形，长1.3～4.5 cm，宽1.2～2.9 cm，两面和边缘均具褐色柔毛；茎生叶1～3枚，互生，阔卵形、扇形至椭圆形。聚伞花序长5～9.5 cm，花序分枝无毛或疏生柔毛。蒴果长3.2～3.5 mm，2枚果瓣近等大。

生境及分布：生于海拔1500 m左右的湿润处。分布于正安、道真等地。

采收加工：夏季采收，鲜用或晒干。

功能与主治：全草入药，清热解毒，生肌收敛，活血通络。主治臁疮，烧伤，烫伤，跌打损伤，黄疸。

附注：该种野生资源量小，加以开发利用的同时应注意保护。

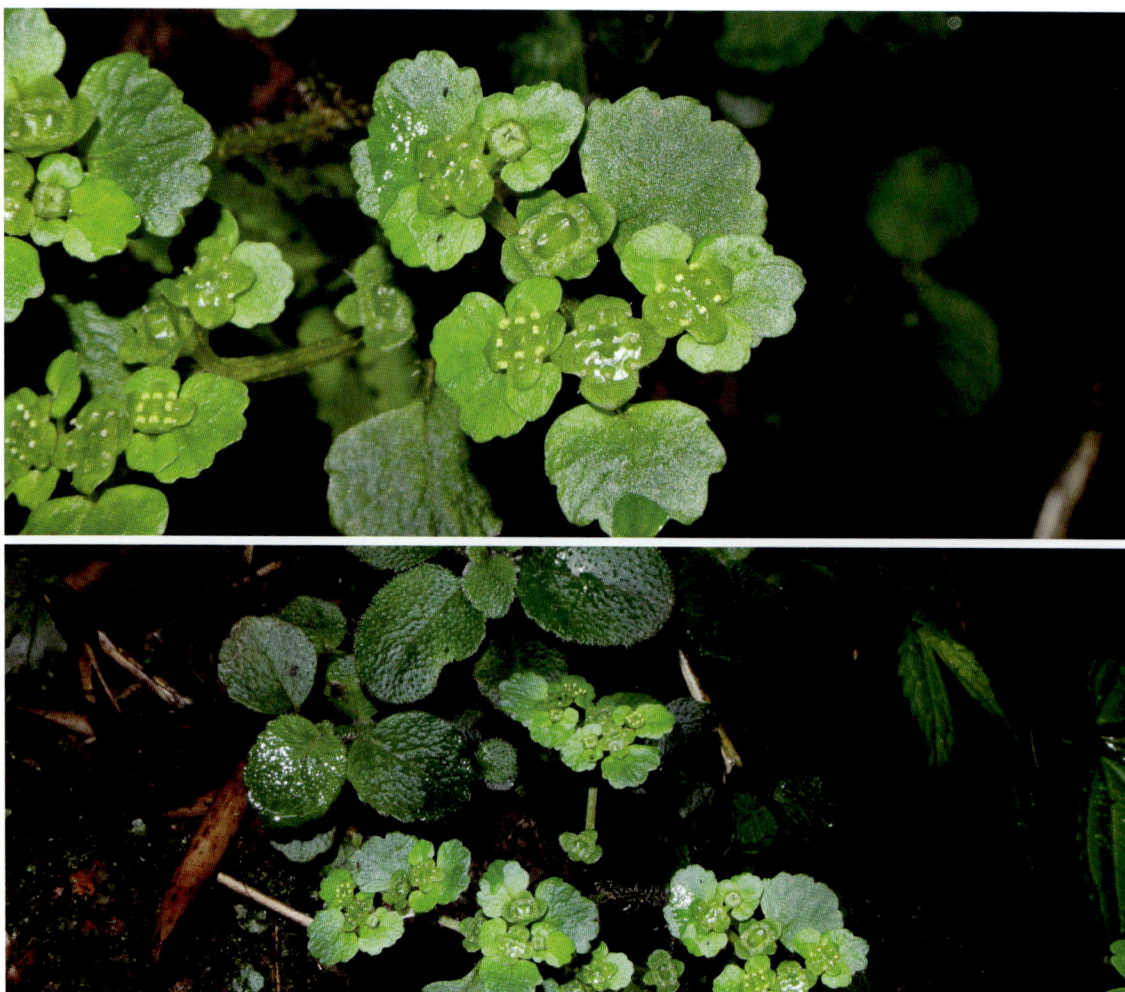

植物名称：大叶金腰 *Chrysosplenium macrophyllum* Oliver

植物形态：多年生草本，高17～21 cm。不育枝长23～35 cm，其叶互生，阔卵形至近圆形，边缘具11～13枚圆齿，上面疏生褐色柔毛，下面无；花茎疏生褐色长柔毛。基生叶数枚，革质，倒卵形，长2.3～19 cm，宽1.3～11.5 cm，上面疏生褐色柔毛，下面无毛；茎生叶通常1枚，狭椭圆形，边缘通常具13枚圆齿，下面无毛，上面和边缘疏生褐色柔毛。多歧聚伞花序长3～4.5 cm。蒴果长4～4.5 mm，先端近平截形而微凹；2枚果瓣近等大。

生境及分布：生于海拔1300～1500 m的山坡林下或沟边。分布于贵州中部、南部、东南部等地区。

采收加工：夏季采收，鲜用或晒干。

功能与主治：全草入药，清热解毒，止咳，止带，收敛生肌。主治小儿惊风，无名肿毒，咳嗽，带下，臁疮，烧伤，烫伤。

附注：该种分布区域广，有一定资源量，可加以开发利用。

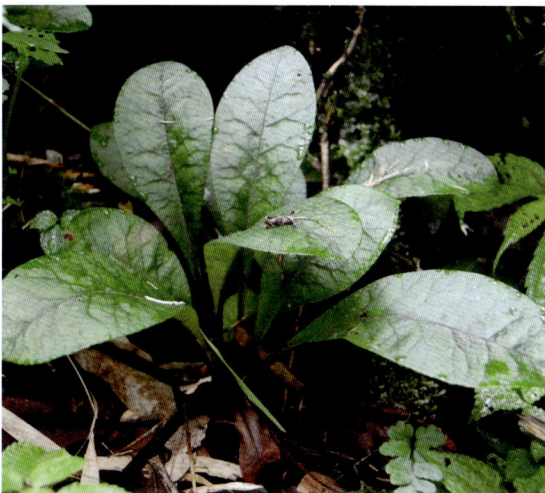

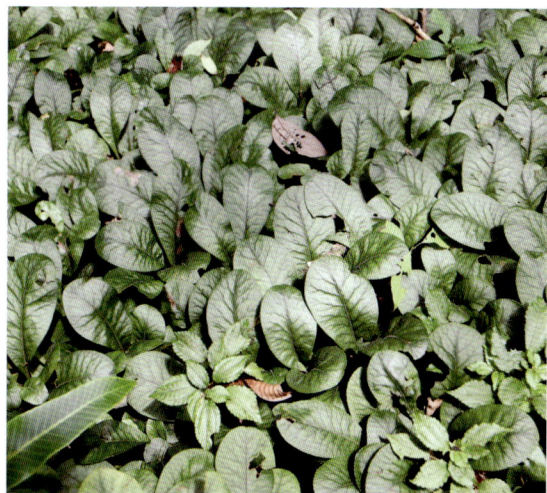

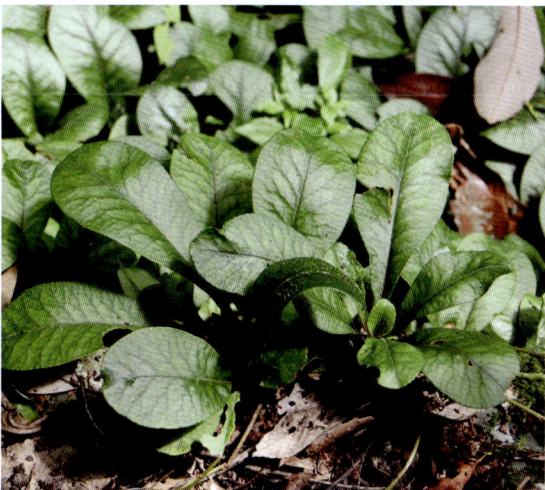

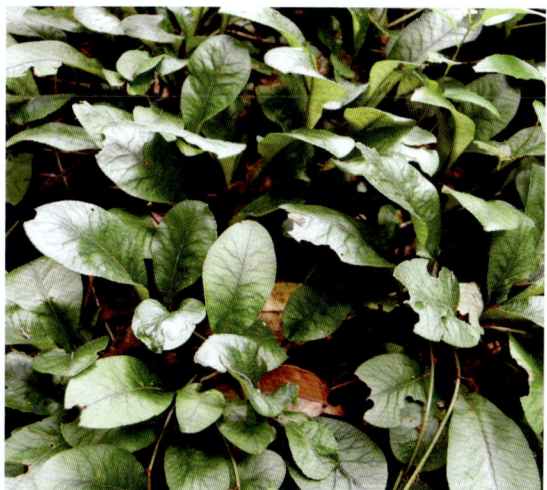

植物名称：山溪金腰 *Chrysosplenium nepalense* D. Don

植物形态：多年生草本。花茎无毛。叶对生，卵形至阔卵形，长0.3～1.8 cm，宽0.45～1.8 cm，先端钝圆，边缘具圆齿；叶柄长0.2～1.5 cm。聚伞花序；苞叶阔卵形，长3.2～6.8 mm；花黄绿色，径约3 mm；花梗无毛；萼片在花期直立，近阔卵形，长1.1～1.3 mm，先端钝圆，无毛；雄蕊8枚；子房近下位。蒴果长约2.6 mm；2枚果瓣近等大，喙长约0.4 mm。种子红棕色，椭球形。花期、果期5—7月。

生境及分布：生于海拔1550～5850 m的林下或岩石缝中。分布于赫章、正安、绥阳等地。

采收加工：秋季采收，鲜用或晒干。

功能与主治：全草入药，利尿退黄，清热解毒。主治黄疸，淋证，膀胱结石，胆道结石，疔疮等。

附注：该种野生资源量小，加以开发利用的同时应注意保护。

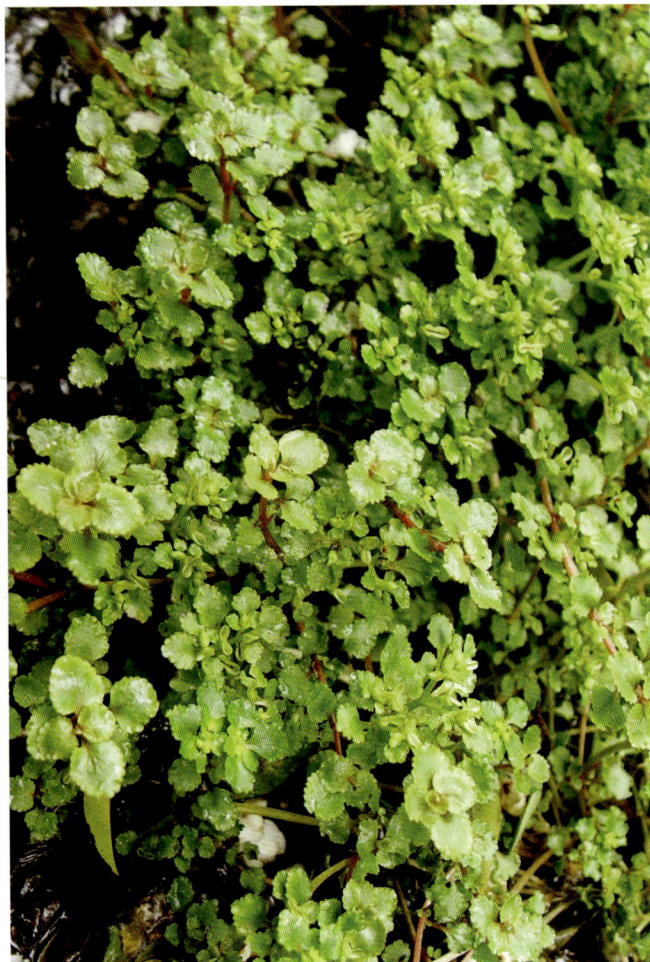

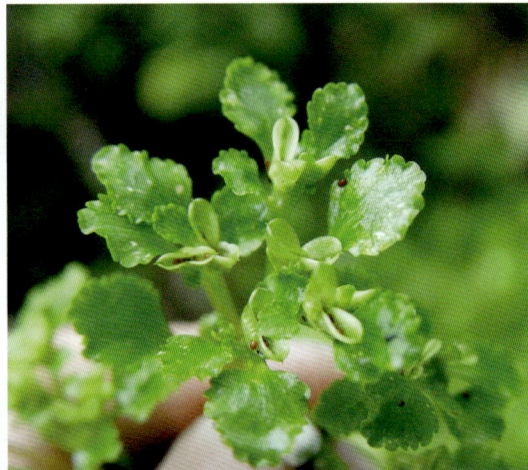

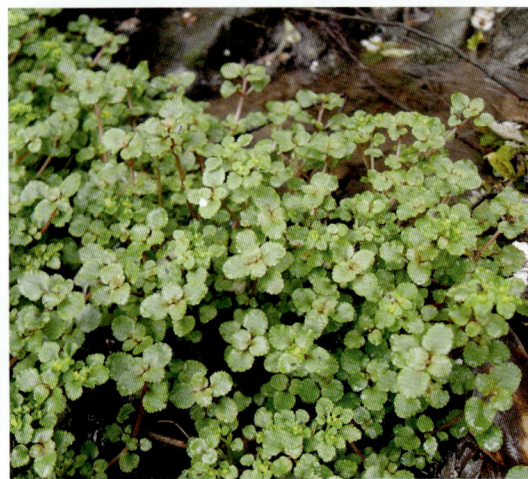

植物名称：四川溲疏 *Deutzia setchuenensis* Franchet

植物形态：灌木。叶卵形、卵状长圆形或卵状披针形，长2~8 cm，边缘具细锯齿，上面被3~5（~6）条辐线星状毛，沿叶脉稀具中央长辐线，下面被4~7（~8）条辐线星状毛；侧脉每边3~4条；叶柄短，被星状毛。伞房状聚伞花序，径2~5 cm；花冠径1.5~1.8 cm；花瓣白色；萼筒密被星状毛；外轮雄蕊长5~6 mm，花丝先端具2枚齿，齿约与花药等长或较长，内轮雄蕊较短，花丝先端2浅裂，花药从花丝内侧近中部伸出；花柱3枚。蒴果球形，径4~5 mm，宿存萼裂片内弯。花期4—7月，果期6—9月。

生境及分布：生于海拔300~2000 m的灌丛中。贵州大部分地区有分布。

采收加工：夏季采收，切段，晒干或鲜用。

功能与主治：全株入药，清热除烦，利尿消肿。主治外感暑热，身热烦渴，热淋涩痛，小儿疳积，风湿痹症，湿热疮毒，毒蛇咬伤。

附注：该种分布区域广，有一定资源量，可加以开发利用。

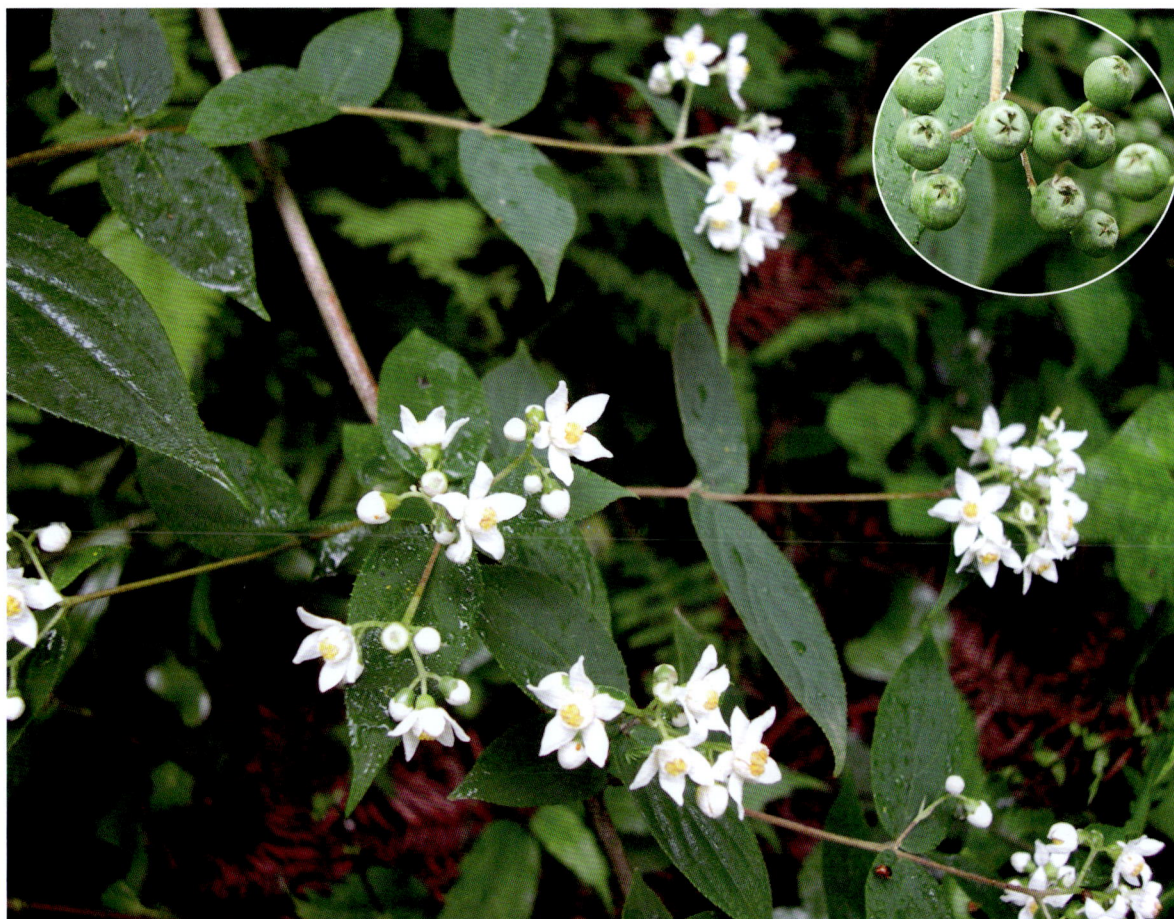

植物名称：常山 *Dichroa febrifuga* Loureiro

别称：黄常山、鸡骨常山

植物形态：灌木，高1～2 m。小枝圆柱形或具4条棱，无毛或被稀疏短柔毛，常呈紫红色。叶形状大小变异大，常椭圆形、倒卵形、椭圆状长圆形或披针形，长6～25 cm，宽2～10 cm，两面绿色或紫色，无毛或仅叶脉被皱卷短柔毛，稀下面被长柔毛。伞房状圆锥花序顶生，有时在叶腋有侧生花序；花蓝色或白色；萼片倒圆锥形，4～6裂；花瓣长圆状椭圆形。浆果蓝色，径3～7 mm，干时黑色。种子长约1 mm，具网纹。

生境及分布：生于海拔900～1200 m的林缘、沟边或湿润草丛中。贵州大部分地区有分布。

采收加工：秋季采挖，洗净，晒干。

功能与主治：根入药，截疟，祛痰。主治疟疾，胸中痰饮积聚。

附注：该种分布区域广，野生资源量大，可大量开发利用。有小毒，慎用。

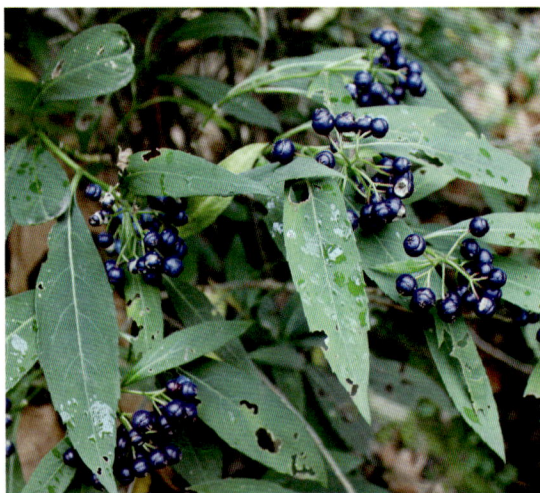

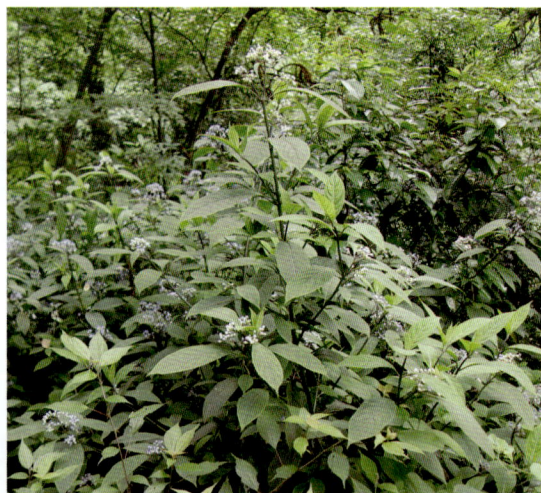

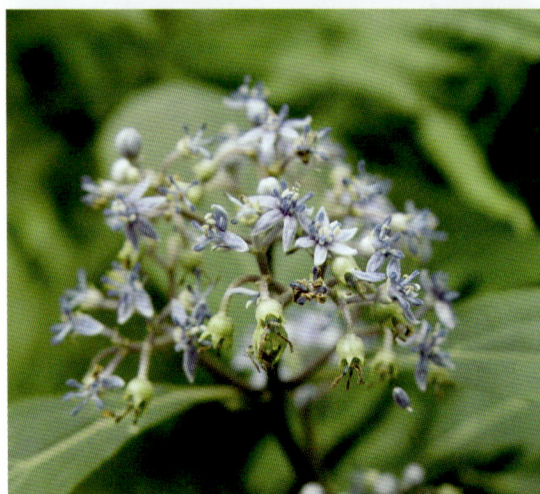

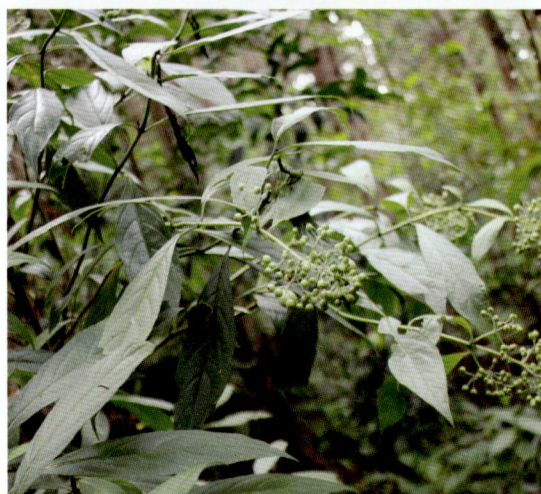

植物名称：马桑绣球 *Hydrangea aspera* D. Don

植物形态：灌木或小乔木，高2~3 m。枝圆柱形或具4条钝棱，密被黄白色短糙伏毛和颗粒状鳞秕。叶纸质，长卵形、卵状披针形或长椭圆形，长11~25 cm，宽3.5~8 cm，边缘有短尖头的不规则锯形小齿，上面疏被糙伏毛，下面密被黄褐色颗粒状腺体；叶柄密被糙伏毛。伞房状聚伞花序，径15~25 cm；不育花萼片4枚，孕性花萼筒钟形，长约1.5 mm。蒴果坛状，基部略尖，具棱。种子褐色，稍扁，具突起的纵脉纹，两端各具0.15~0.2 mm的翅。

生境及分布：生于海拔800~1850 m的灌丛或树林中。分布于梵净山、佛顶山及黄平、雷山、榕江、纳雍、水城、从江、黎平、绥阳、普定、赤水、福泉等地。

采收加工：夏季、秋季采收，晒干。

功能与主治：枝、树皮入药，祛湿，截疟，接骨续筋。主治痢疾，疟疾，骨折。

附注：该种有一定资源量，可加以开发利用。

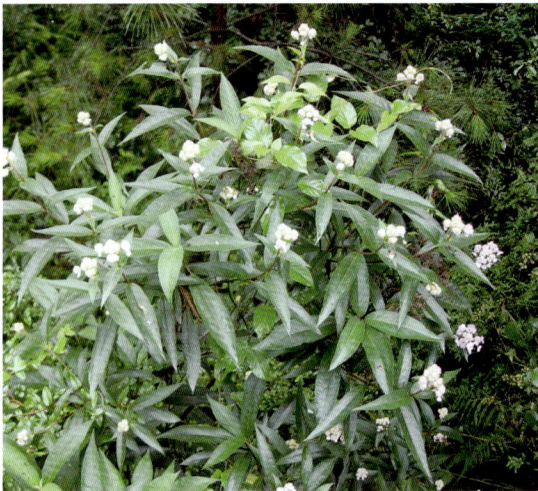

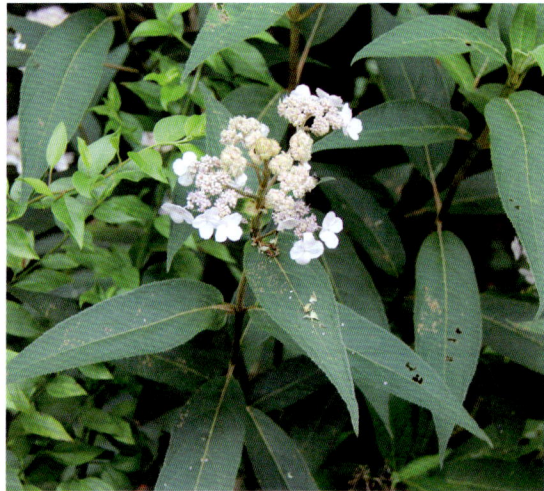

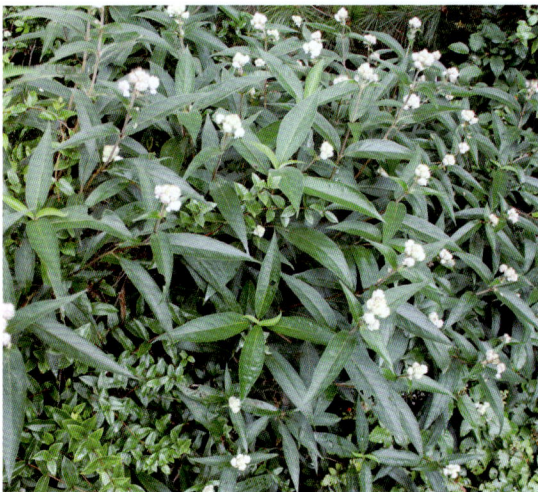

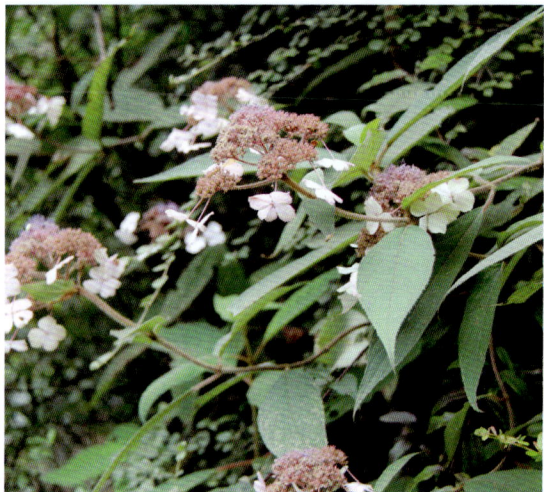

植物名称：酥醪绣球 *Hydrangea coenobialis* Chun

植物形态：灌木，高0.8～2 m。一年生小枝紫色，干后略带褐色；二年生小枝通常白色。叶纸质，狭披针形或披针形，长8～20 cm，宽1～2.7 cm，边缘有疏离锯形小齿，上面光滑无毛，下面疏被紧贴微柔毛。伞房状聚伞花序，具长4～12 cm的总花梗，密被紧贴短柔毛；不育花存在，稀少，萼片3～4枚，淡黄色，孕性花绿白色，萼筒浅杯形；花瓣狭椭圆形或椭圆形。蒴果阔椭圆状。种子无翅，具网状脉纹。

生境及分布：生于海拔600～1200 m的山坡灌丛中。分布于雷公山及榕江、三都、惠水、龙里、丹寨、凯里、黎平等地。

采收加工：夏季采收，晒干。

功能与主治：叶、茎入药，清热解毒。主治热毒疮疡，疟疾等。

附注：该种有一定资源量，可加以开发利用。

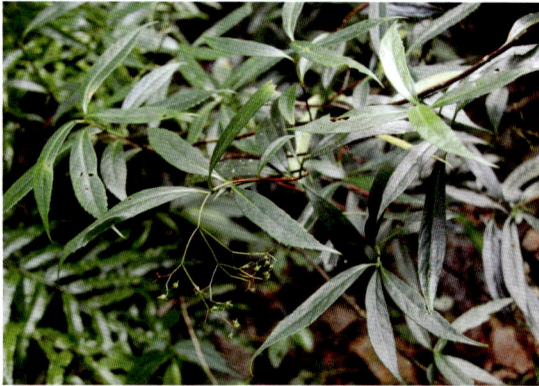

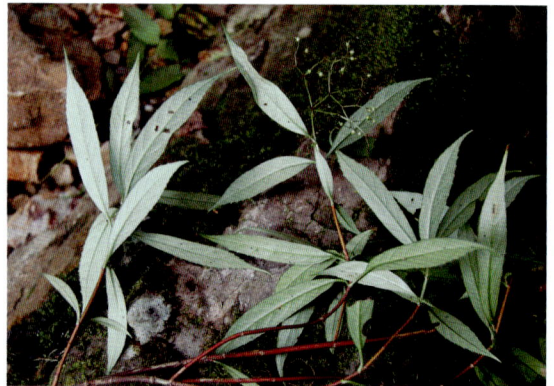

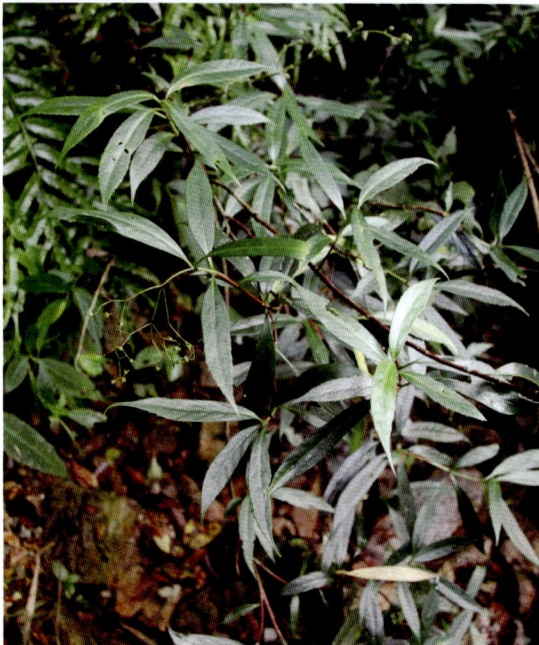

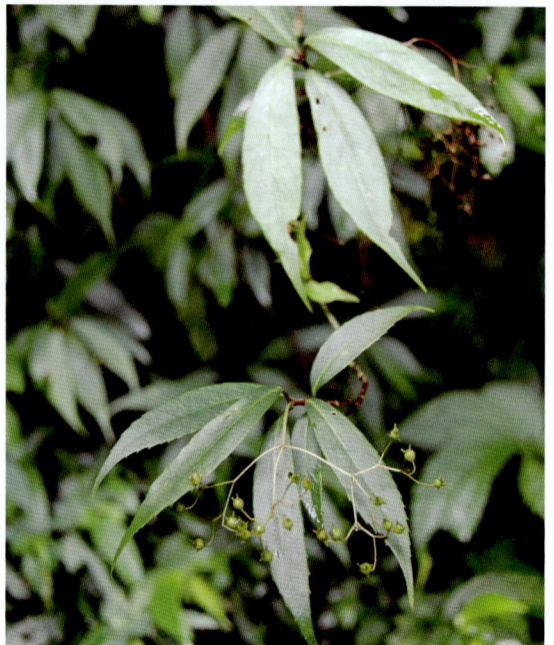

植物名称：西南绣球 *Hydrangea davidii* Franchet

植物形态：灌木，高1～2.5 m。一年生小枝褐色或暗红褐色，初时密被淡黄色短柔毛，后渐变近无毛。叶纸质，长圆形或狭椭圆形，长7～15 cm，宽2～4.5 cm，边缘于基部以上具粗齿或小锯齿，上面疏被小糙伏毛，下面近无毛。伞房状聚伞花序顶生，密被淡黄褐色短柔毛；不育花萼片3～4枚，孕性花深蓝色，萼筒杯形；花瓣狭椭圆形或倒卵形。蒴果近球形。种子无翅，具网状脉纹。

生境及分布：生于海拔1000～1700 m的路旁或疏林下。贵州大部分地区有分布。

采收加工：夏季、秋季采收，晒干。

功能与主治：根、叶入药，截疟。主治疟疾。

附注：该种分布区域广，野生资源量大，可大量开发利用。有小毒，慎用。

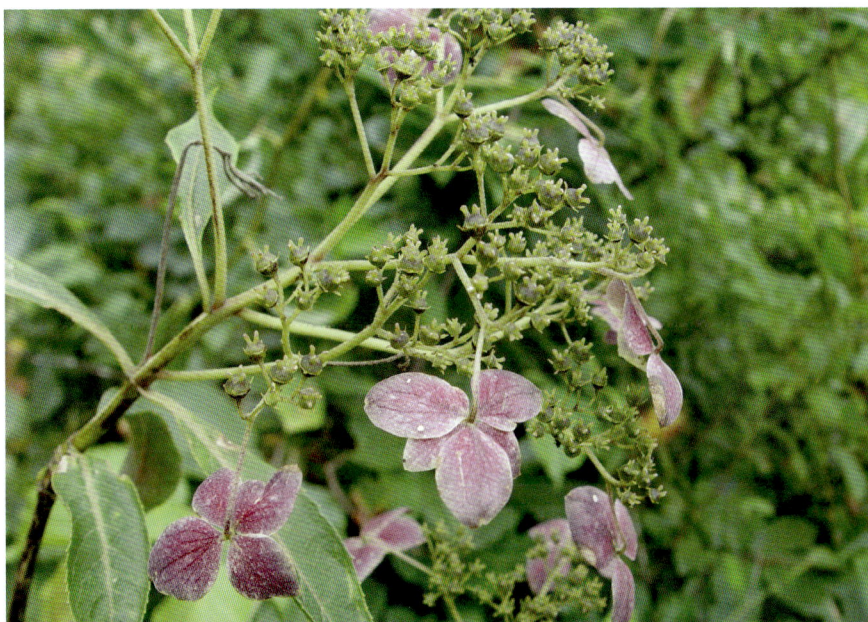

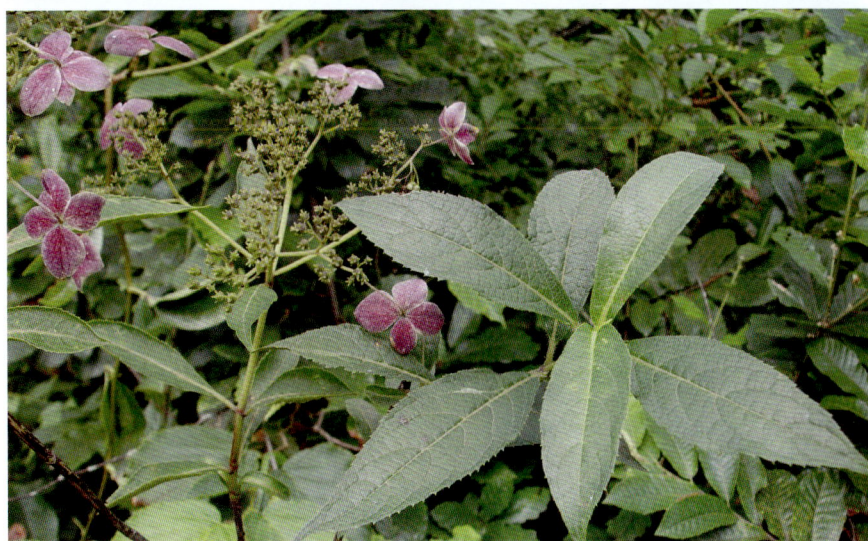

植物名称：绣球 *Hydrangea macrophylla* (Thunberg) Seringe

植物形态：灌木，高1～4 m。茎常于基部发出多数放射枝而形成圆形；枝圆柱形，粗壮，紫灰色至淡灰色。叶纸质或近革质，倒卵形或阔椭圆形，长6～15 cm，宽4～11.5 cm，两面无毛或仅下面中脉两侧被稀疏卷曲短柔毛，脉腋间常具少许髯毛。伞房状聚伞花序近球形，长、宽近等长，密被紧贴短柔毛；不育花萼片4枚，粉红色、淡蓝色或白色，孕性花极少数，具2～4 mm长的花梗。蒴果未成熟，长陀螺状，连花柱顶端突出部分长约1 mm。

生境及分布：贵州各地均有栽培。

采收加工：根秋季采挖，切片晒干。叶、花夏季采收，晒干。

功能与主治：根、叶、花入药，截疟，清热，解毒，杀虫。主治疟疾，心热惊悸，烦躁，喉痹，阴囊湿疹，疥癞。

附注：该种主要作为观赏植物栽培。有小毒，慎用。

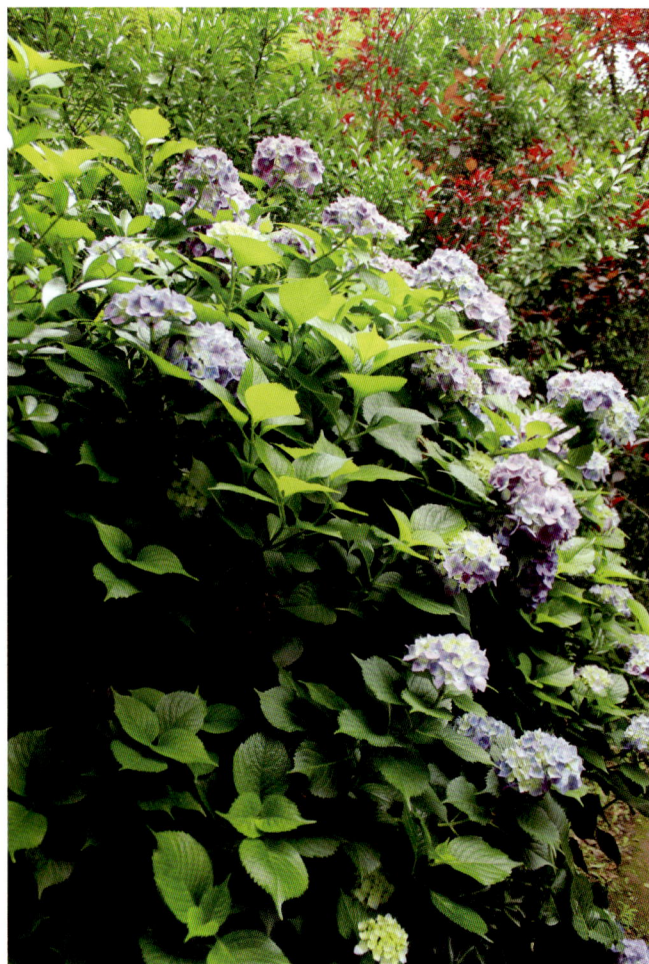

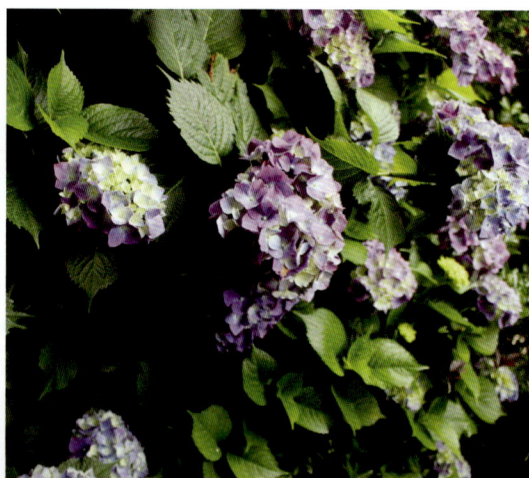

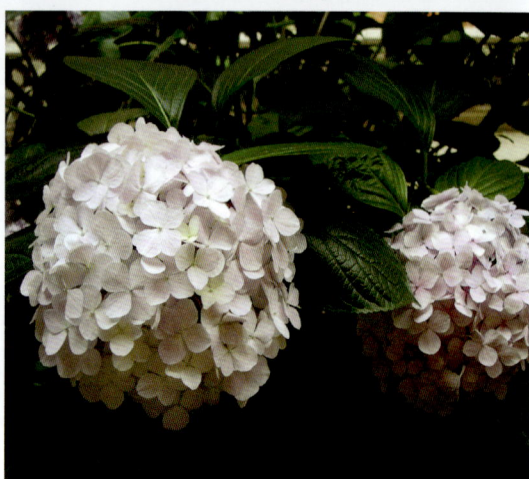

植物名称：圆锥绣球 *Hydrangea paniculata* Siebold

植物形态：灌木或小乔木，高1～5 m。枝暗红褐色或灰褐色，初时被疏柔毛，后变无毛。叶纸质，对生或2～3枚轮生，卵形或椭圆形，长5～14 cm，宽2～6.5 cm，上面无毛或有稀疏糙伏毛，下面于叶脉和侧脉上被紧贴长柔毛。圆锥状聚伞花序尖塔形，序轴及分枝密被短柔毛；不育花较多，白色，萼片4枚，孕性花萼筒陀螺状，萼齿短三角形；花瓣白色。蒴果椭圆形，其长约等于萼筒长。种子扁平，具纵脉纹，两端具翅。

生境及分布：生于海拔1000～1700 m的山坡灌丛中。分布于雷公山及江口、兴义、瓮安、长顺、独山、罗甸、福泉、都匀、惠水、贵定、三都、平塘，以及遵义、贵阳等地。

采收加工：夏季、秋季采收，晒干。

功能与主治：叶、根入药，截疟，解毒，散瘀止血。主治疟疾，咽喉疼痛，皮肤溃烂，跌打损伤，外伤出血。

附注：该种分布区域广，野生资源量大，可大量开发利用。有小毒，慎用。

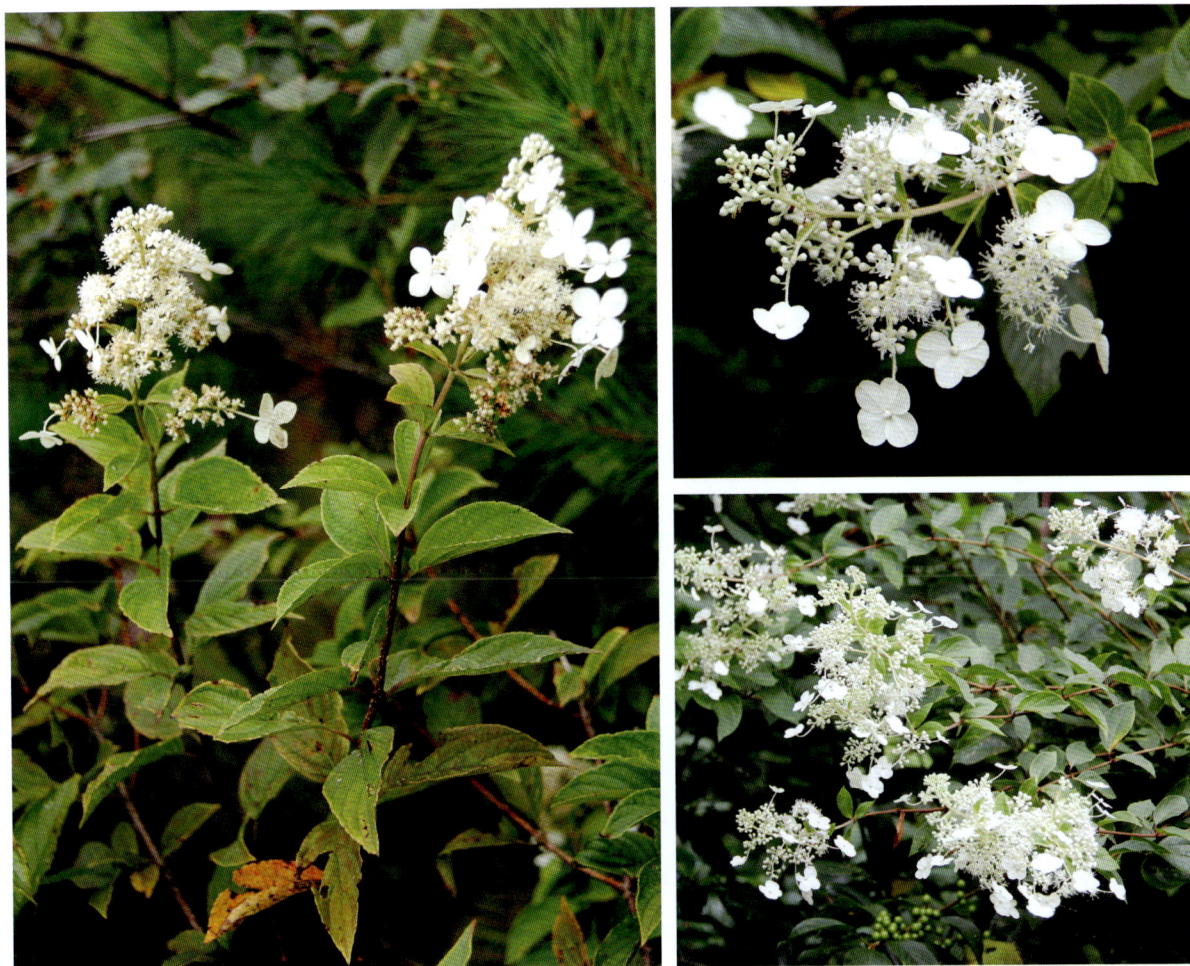

植物名称：粗枝绣球 *Hydrangea robusta* J. D. Hooker et Thomson

别称：大枝绣球

植物形态：灌木或小乔木，高2～3 m。小枝具四棱或棱不明显，褐色，密被黄褐色短粗毛或扩展的粗长毛。叶纸质，阔卵形至长卵形或椭圆形至阔椭圆形，长9～35 cm，宽5～22 cm，边缘具不规则的细齿或粗齿，上面疏被糙伏毛，下面密被灰白色短柔毛或淡褐色短疏粗毛。伞房状聚伞花序较大，密被灰黄色或褐色短粗毛或长粗毛；不育花淡紫色或白色，萼片4～5枚，孕性花萼筒杯形；花瓣紫色，卵状披针形。蒴果杯形，不连花柱顶端平截形。种子略扁，两端各具短翅。

生境及分布：生于海拔600～1750 m的山谷、沟边或灌丛中。分布于大方、纳雍、惠水、荔波、长顺、罗甸、龙里等地。

采收加工：夏季、秋季采收，鲜用或晒干。

功能与主治：叶入药，清热截疟，活血消积。主治头痛，疟疾，跌打损伤等。

附注：*Flora of China*将乐思绣球的拉丁名*Hydrangea rosthornii* Diels处理为粗枝绣球现用拉丁名的异名。该种野生资源量小，加以开发利用的同时应注意保护。

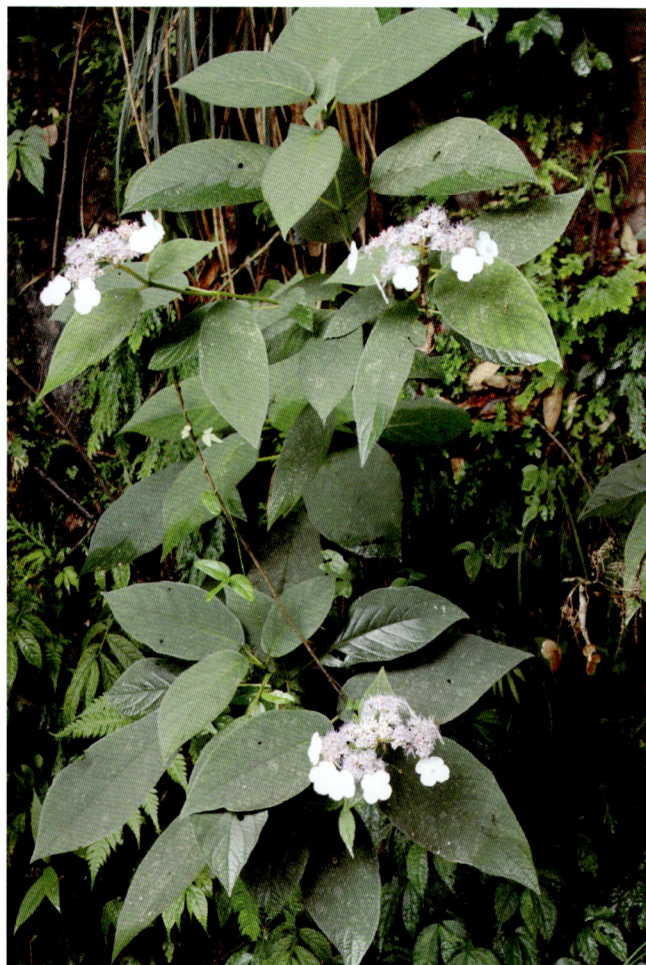

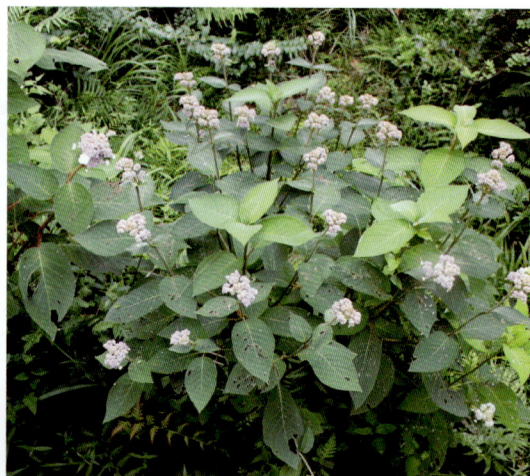

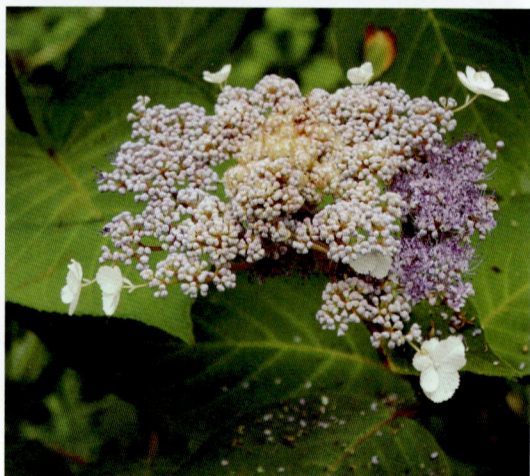

植物名称：蜡莲绣球 *Hydrangea strigosa* Rehder

植物形态：灌木，高1～3 m。小枝圆柱形或具4条钝棱，灰褐色，密被糙伏毛，无皮孔。叶纸质，长圆形、卵状披针形或倒卵状倒披针形，长8～28 cm，宽2～10 cm，上面被稀疏糙伏毛或近无毛，下面密被灰棕色颗粒状腺体和灰白色糙伏毛。伞房状聚伞花序大，密被灰白色糙伏毛；不育花萼片4～5枚，白色或淡紫红色，孕性花淡紫红色，萼筒钟形；花瓣长卵形。蒴果坛状，不连花柱顶端平截形，基部圆。种子阔椭圆形，具纵脉纹，基部收狭成短柄状。

生境及分布：生于海拔950～1500 m的山坡疏林中、溪边或林缘。贵州大部分地区有分布。

采收加工：立冬至第二年早春采挖，除去杂质，切段晒干。

功能与主治：根入药，截疟，消食，清热解毒，祛痰散结。主治疟疾，食积腹胀，咽喉肿痛，皮肤癣癞，疮疖肿毒，瘿瘤。

附注：该种分布区域广，野生资源量大，可大量开发利用。

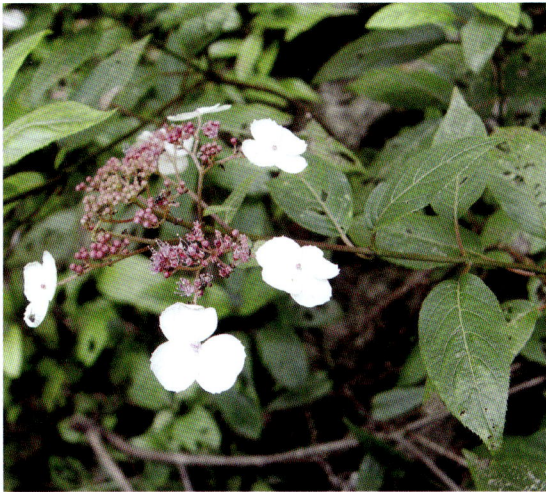

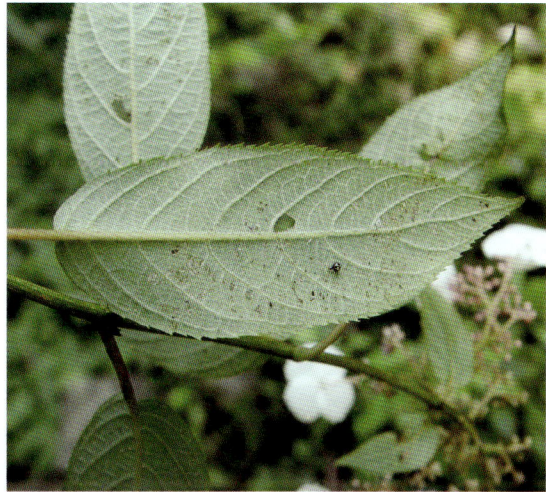

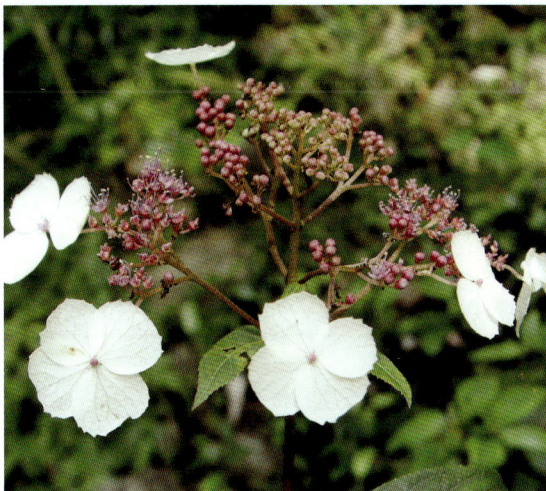

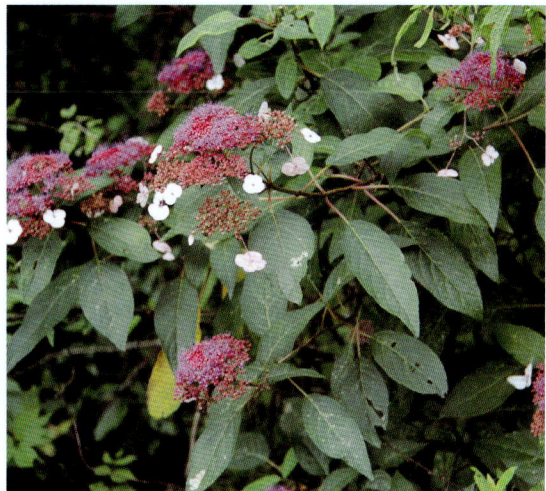

植物名称：冬青叶鼠刺 *Itea ilicifolia* Oliver

别称：月月青

植物形态：灌木，高2～4 m。小枝无毛。叶厚革质，阔椭圆形至椭圆状长圆形，稀近圆形，长5～9.5 cm，宽3～6 cm，边缘具较疏而坚硬刺状锯齿，两面无毛，或下面仅脉腋具簇毛；侧脉5～6对，斜上，中脉及侧脉在下面明显突起，网脉不明显；叶柄长5～10 mm，无毛。总状花序顶生，下垂，长达25～30 cm；花序轴被短柔毛；萼筒浅钟形；花瓣黄绿色，线状披针形。蒴果卵状披针形，长约5 mm，下垂，无毛。

生境及分布：生于海拔900～1200 m的山坡灌丛中。分布于兴义、册亨、荔波、仁怀、德江、独山、罗甸、福泉、惠水、贵定，以及安顺、贵阳、遵义等地。

采收加工：夏季、秋季采挖，除去须根，洗净，切片晒干。

功能与主治：根入药，清热止咳，滋补肝肾。主治虚劳咳嗽，咽喉干痛，风火眼。

附注：该种分布区域广，野生资源量大，可大量开发利用。

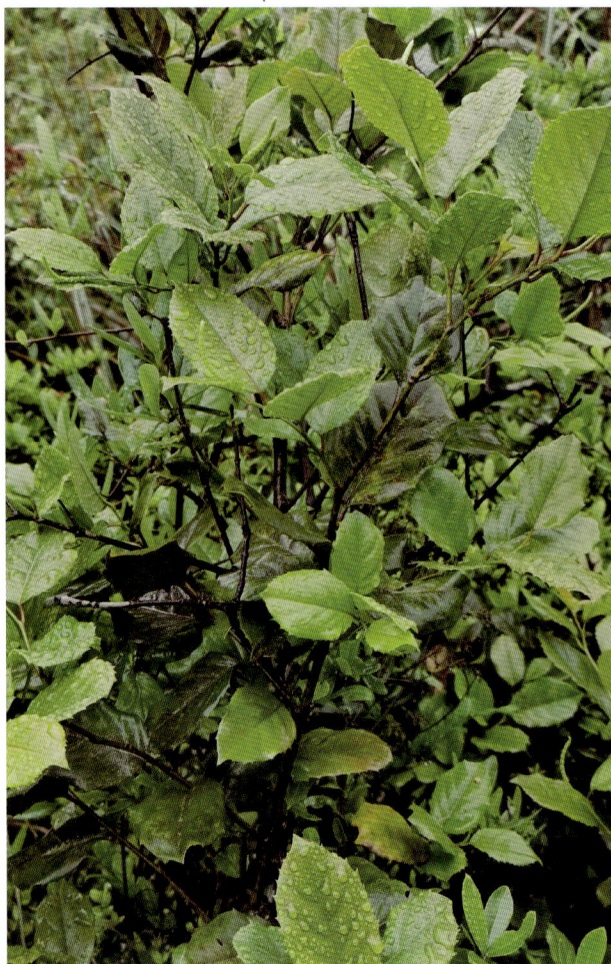

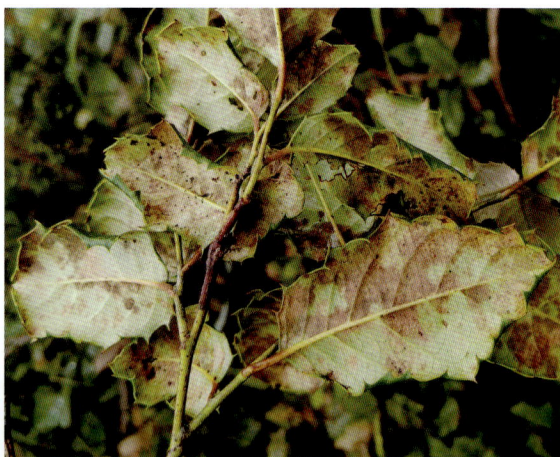

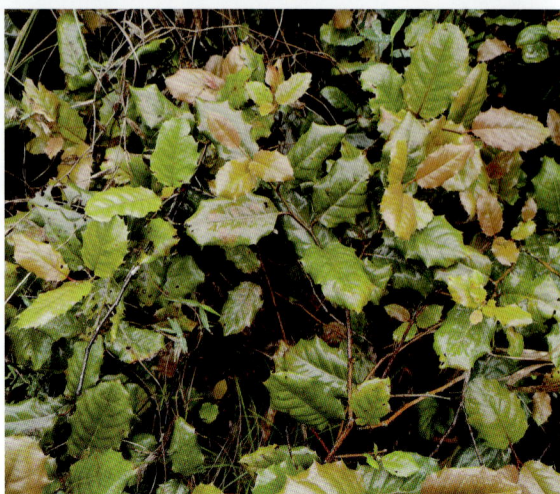

植物名称：大叶鼠刺 *Itea macrophylla* **Wallich**

植物形态：小乔木，高达8~10 m。小枝无毛，具纵条纹。叶薄革质，阔卵形或宽椭圆形，长10~20 cm，宽5~12 cm，边缘具锯齿，两面无毛；叶柄无毛。总状花序腋生，通常2~3个簇生，稀单生；花序轴与花梗被短柔毛，稀近无毛；萼筒杯形，萼片三角状披针形，被微毛；花瓣白色，狭披针形；子房半下位，无毛；心皮2枚，紧贴；柱头头状。蒴果狭锥形，长7~8 mm，无毛，具纵条纹，平展或下垂。

生境及分布：生于海拔1200 m左右的疏林中。分布于望谟、册亨、荔波、罗甸等地。

采收加工：全年均可采收，晒干。

功能与主治：根入药，滋补。主治咳嗽，喉干。

附注：该种野生资源量小，加以开发利用的同时应注意保护。

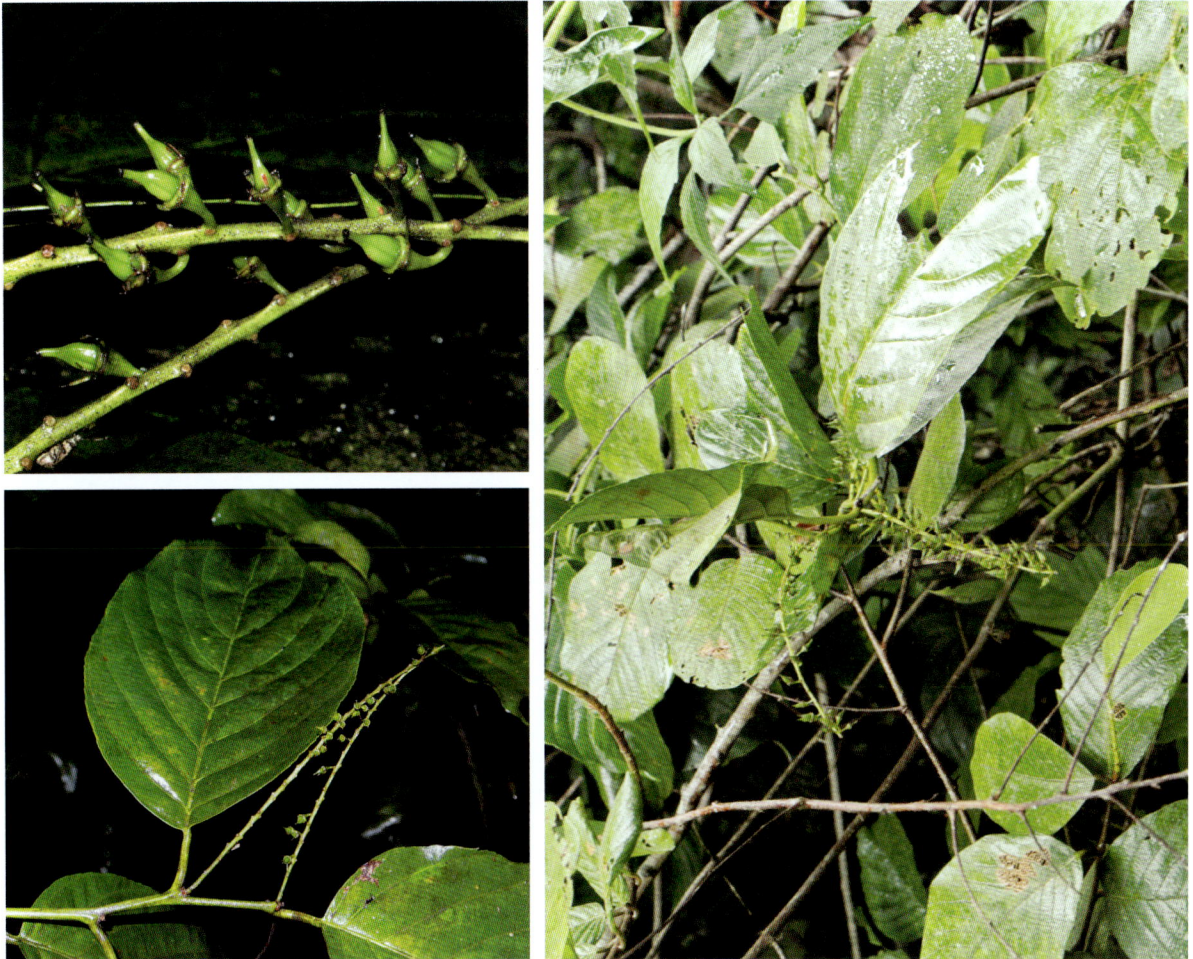

植物名称：滇鼠刺 *Itea yunnanensis* Franchet

别称：云南鼠刺

植物形态：灌木或小乔木，高1～10 m。幼枝具纵条纹，老枝无毛。叶薄革质，卵形或椭圆形，长5～10 cm，宽2.5～5 cm，边缘具稍内弯的刺状锯齿，两面均无毛；侧脉4～5对，弧状上弯，中脉在上面下陷，下面明显突起，网脉明显。总状花序顶生，俯弯至下垂，长达20 cm；花序轴与花梗被短柔毛；花瓣淡绿色，线状披针形；子房半下位，无毛；心皮2枚，紧贴；花柱单生，有纵沟，柱头头状。蒴果锥状，长5～6 mm，无毛。

生境及分布：生于海拔950～1200 m的林下、林缘、山坡或路旁。贵州大部分地区有分布。

采收加工：夏季、秋季采挖，除去茎叶，洗净，切片晒干。

功能与主治：根入药，补益肝肾，止咳宁嗽，祛风止痛。主治身体虚弱，劳伤乏力，虚劳咳嗽，咽喉疼痛，产后关节痛，腰痛，跌打损伤等。

附注：该种分布区域广，野生资源量大，可大量开发利用。

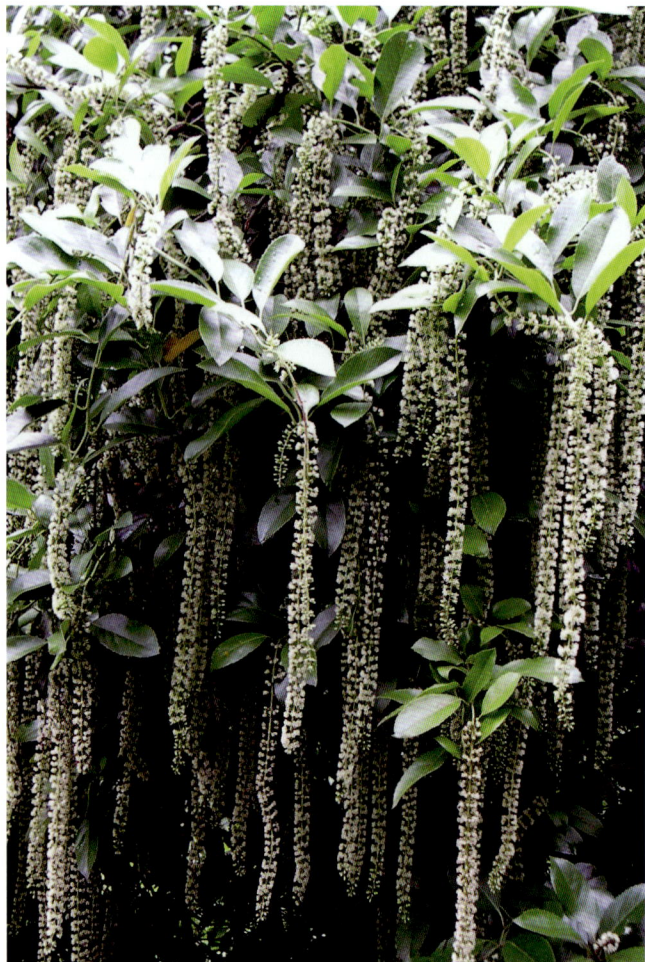

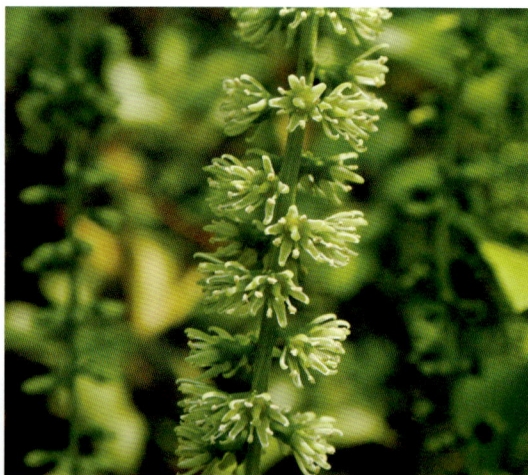

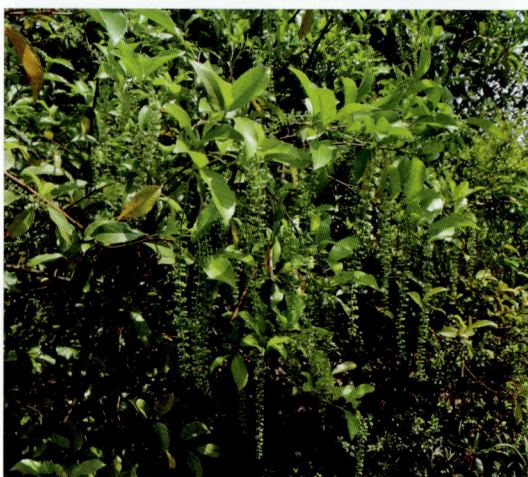

植物名称：白耳菜 *Parnassia foliosa* J. D. Hooker et Thomson

别称：苍耳七

植物形态：多年生草本，具根茎。茎1～4条，通常具4～8枚肾形茎生叶。基生叶3～6枚，丛生，具长柄，肾形，长1.5～4（～5）cm，先端圆，基部心形，全缘。花单生于茎顶，径2～3 cm；萼片全缘；花瓣白色，长约8 mm（不包括流苏状毛），基部渐窄成长约1 mm的爪，边缘被长流苏状毛；雄蕊5枚；退化雄蕊5枚，上部2/3呈三叉状；子房卵圆形，柱头3裂。蒴果3瓣裂，沿腹缝线着生多数种子。种子褐色。花期8—9月。

生境及分布：生于海拔1100～2000 m的山坡、沟边或路边潮湿处。分布于开阳、绥阳等地。

采收加工：夏季、秋季采收，洗净，鲜用或晒干。

功能与主治：全草入药，润肺止咳，凉血解毒。主治久咳咯血，便血，赤痢，白带，疔疮。

附注：该种分布区域狭窄，野生资源量小，应加以保护。

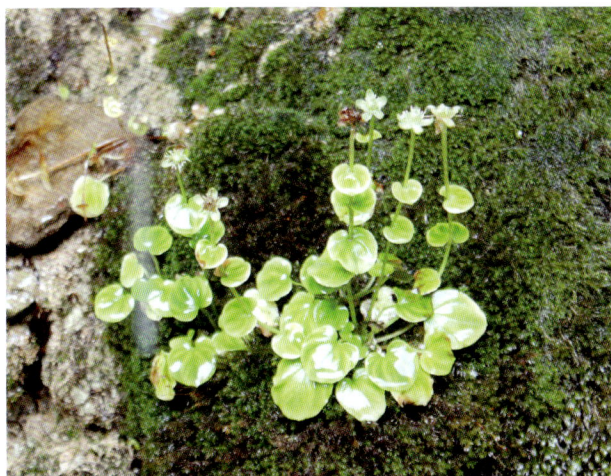

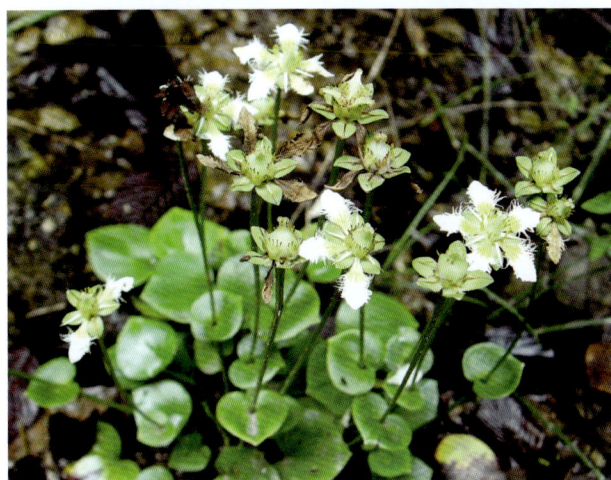

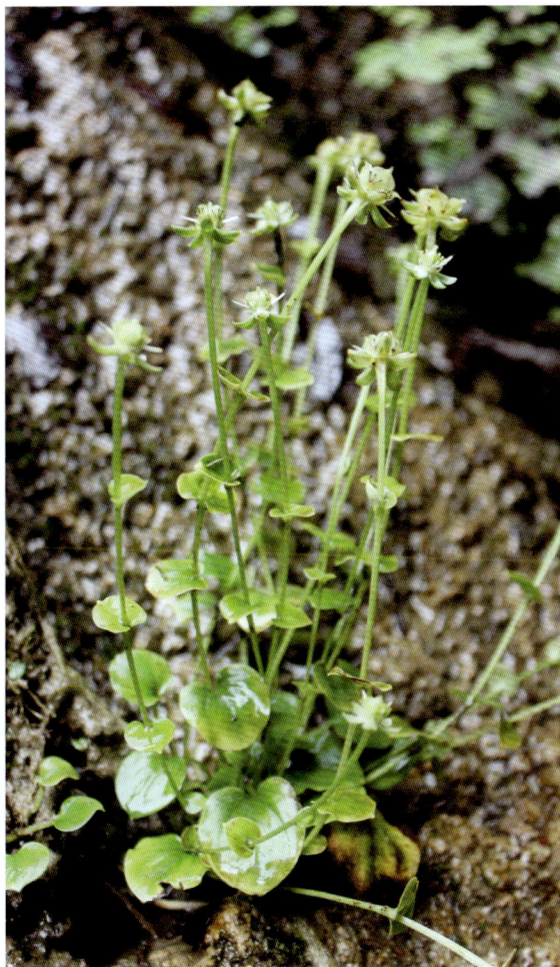

植物名称：贵阳梅花草 *Parnassia petitmenginii* H. Léveillé

植物形态：小草本。茎1~3条，细弱，高4~7 cm。基生叶多数，匙形，长5~10 mm，先端圆，基部下延成楔形，全缘，上面深绿色，下面暗绿色，叶柄长，两侧具宽的叶翼；茎生叶极小，无柄，抱茎。花小，白色，径5~8 mm；萼片长圆形，先端钝，比花瓣短1/2；花瓣宽椭圆形，全缘，具脉；退化雄蕊褐色，先端头状，全缘，雄蕊比退化雄蕊长2倍；花药近球形，白色；子房圆锥形。

生境及分布：生于山坡岩石上或阴湿处。分布于贵州中部地区。

采收加工：夏季、秋季采收，洗净，晒干。

功能与主治：全草入药，清热利湿，止血。

附注：该种为贵州特有药用植物，分布区域狭窄，野生资源量极少，应严加保护。

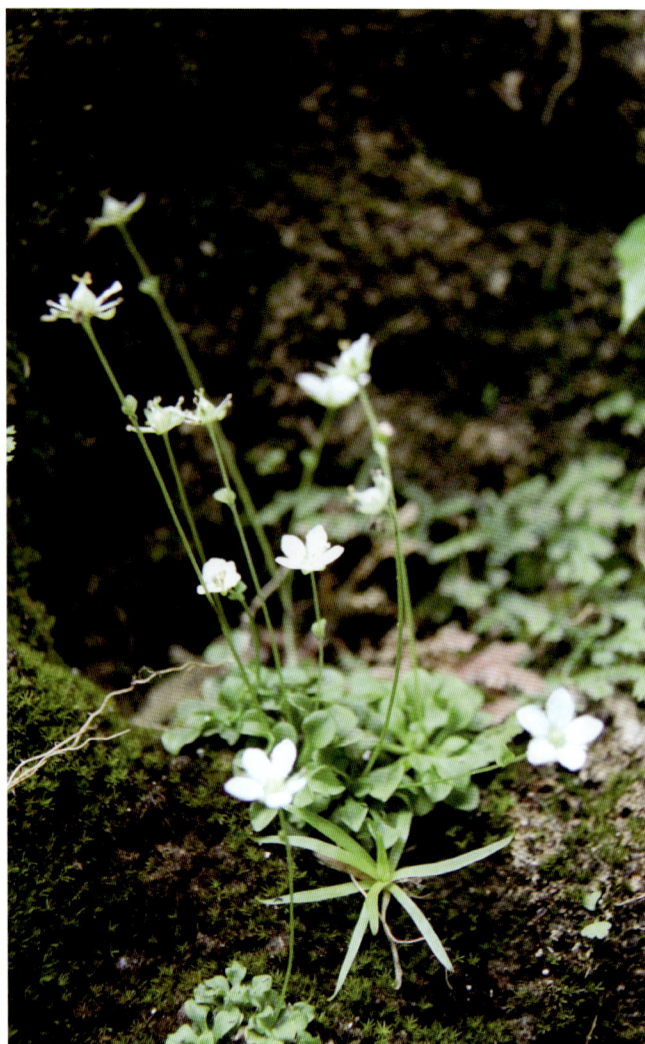

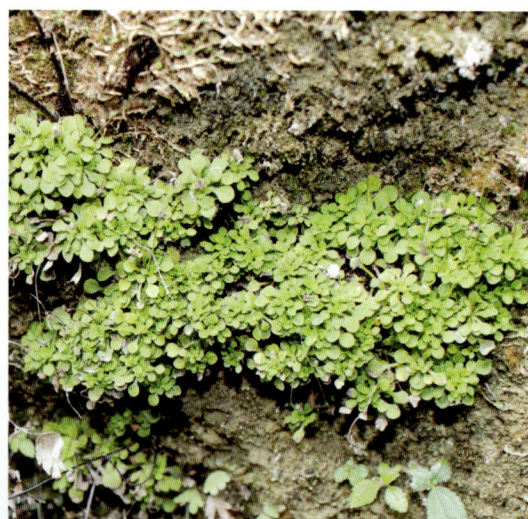

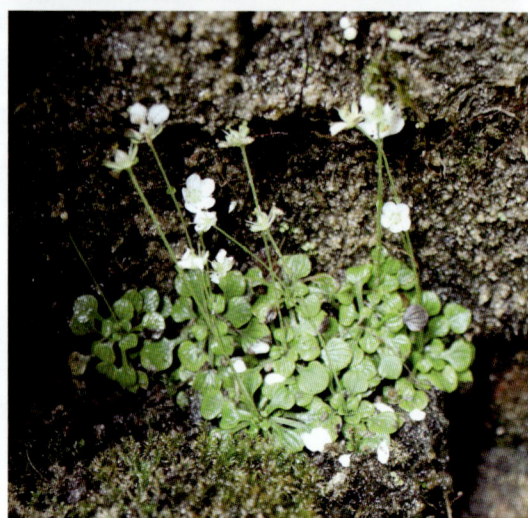

植物名称：鸡肫草 *Parnassia wightiana* **Wallich ex Wight et Arnott**

别称：鸡眼梅花草

植物形态：多年生草本。根茎近球形，有褐色鳞片和多数须根。基生叶圆形或肾形，长2～3.5 cm，宽2.5～4.2 cm，边缘全缘，两面无毛，基出脉约7条，除中间1条外均弯拱向上，有长达15 cm叶柄；茎生叶1枚，生于花茎中部，肾状心形。花白色，单一顶生，径2～3 cm；萼片绿色；花瓣长倒卵形，长约1.6 cm；退化雄蕊5深裂；子房3室；花柱短，先端3裂。蒴果近球形，径约0.5 cm。种子长圆形，长约1 mm，表面有细网纹。

生境及分布：生于海拔900～1400 m的山坡林下沟边的阴湿处。分布于江口、松桃、施秉、威宁、兴仁、普安，以及贵州中部地区。

采收加工：秋季采收，洗净，晒干。

功能与主治：全草入药，清肺止咳，止血，利湿。主治肺热咳嗽，咯血，吐血，肾结石，胆结石，白带，湿热疮毒。

附注：该种野生资源量小，加以开发利用的同时应注意保护。

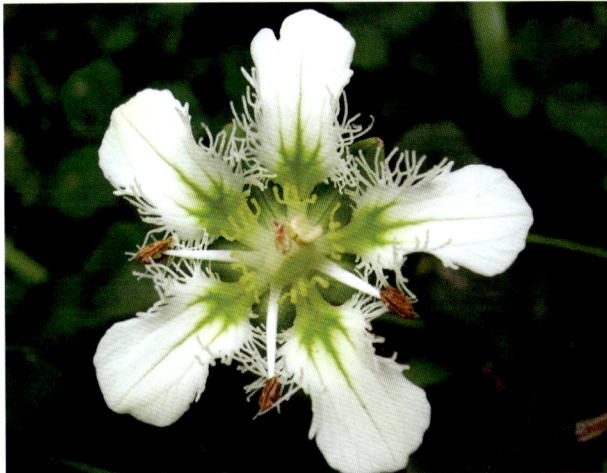

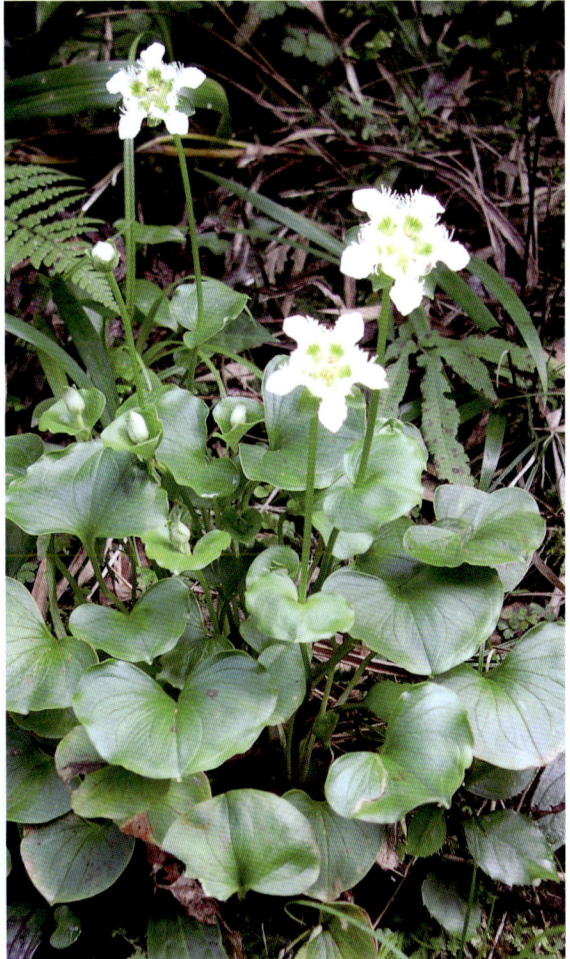

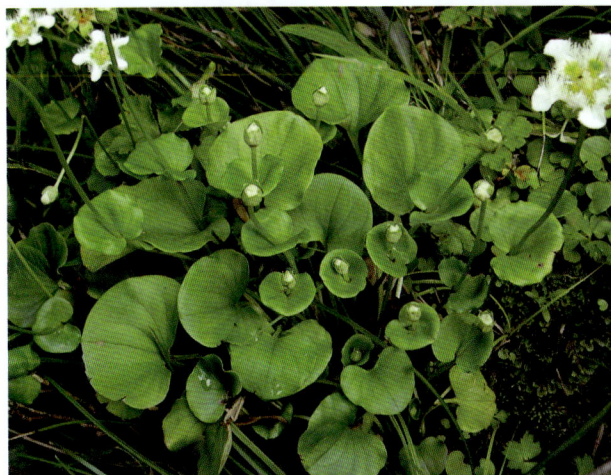

植物名称：扯根菜 *Penthorum chinense* Pursh

植物形态：多年生草本，高40~65 cm。根茎分枝；茎不分枝，稀基部分枝，具多数叶，中下部无毛，上部疏生黑褐色腺毛。叶互生，无柄或近无柄，披针形至狭披针形，长4~10 cm，宽0.4~1.2 cm，边缘具细重锯齿，无毛。聚伞花序具多花，长1.5~4 cm；花序分枝与花梗均被褐色腺毛；花小型，黄白色；萼片5枚，革质；无花瓣。蒴果红紫色，径4~5 mm。种子多数，卵状长圆形，表面具小丘状突起。

生境及分布：生于阴湿的草丛中或沟边。分布于兴仁、贵定，以及安顺、贵阳等地。

采收加工：夏季采收，晒干。

功能与主治：全草入药，利水除湿，活血散瘀，止血，解毒。主治水肿，小便不利，黄疸，带下，痢疾，闭经，跌打损伤，尿血，崩漏，疮疡肿毒，毒蛇咬伤等。

附注：该种野生资源量小，加以开发利用的同时应注意保护。

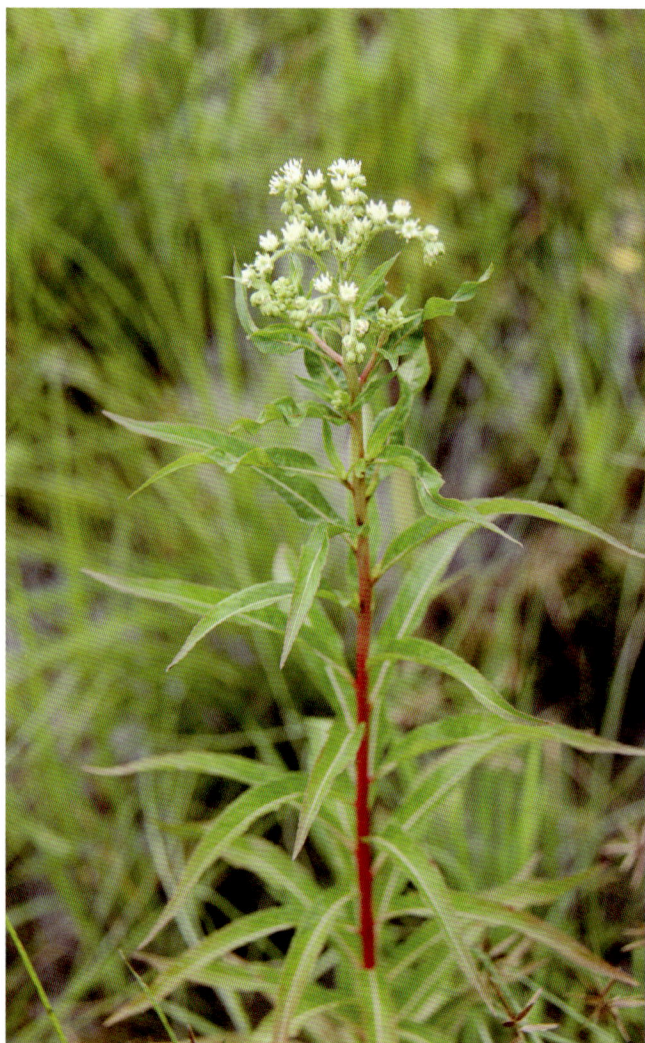

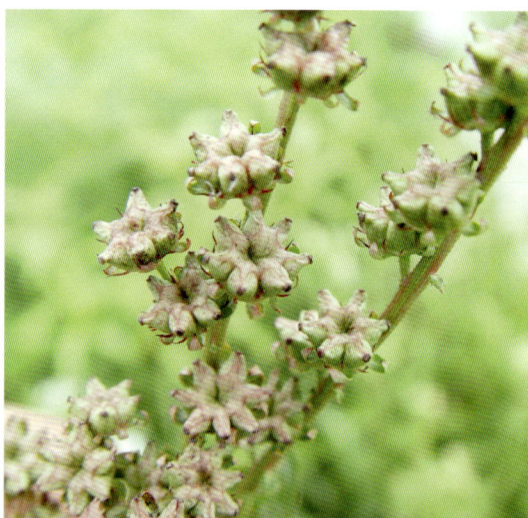

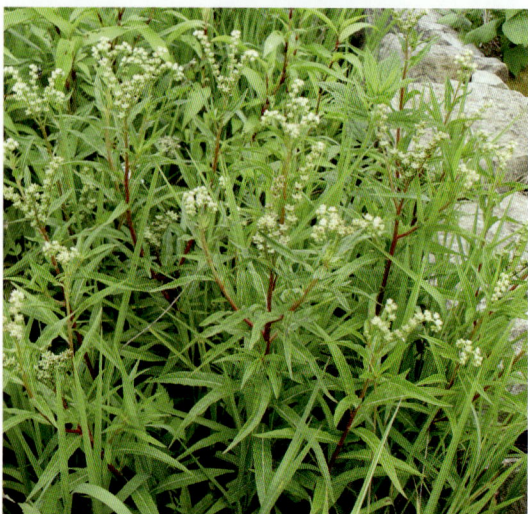

植物名称：绢毛山梅花 *Philadelphus sericanthus* Koehne

植物形态：灌木，高1~3 m。二年生小枝黄褐色，无毛或疏被毛。叶纸质，椭圆形或椭圆状披针形，长3~11 cm，宽1.5~5 cm，边缘具锯齿，齿端具角质小圆点，上面疏被糙伏毛，下面仅沿主脉和脉腋被长硬毛；叶脉3~5条稍离基；叶柄疏被毛。总状花序有花7~15朵；萼片褐色，外面疏被糙伏毛；花瓣白色，倒卵形或长圆形。蒴果倒卵形，长约7 mm，径约5 mm。种子长3~3.5 mm，具短尾。

生境及分布：生于海拔1200~1600 m的林边或灌丛中。分布于梵净山、雷公山及独山、荔波、都匀、惠水、长顺，以及贵阳等地。

采收加工：夏季、秋季采挖，洗净，晒干。

功能与主治：根皮入药，活血，止痛，截疟。主治扭伤，腰胁疼痛，胃痛，头痛，疟疾。

附注：该种野生资源量小，加以开发利用的同时应注意保护。

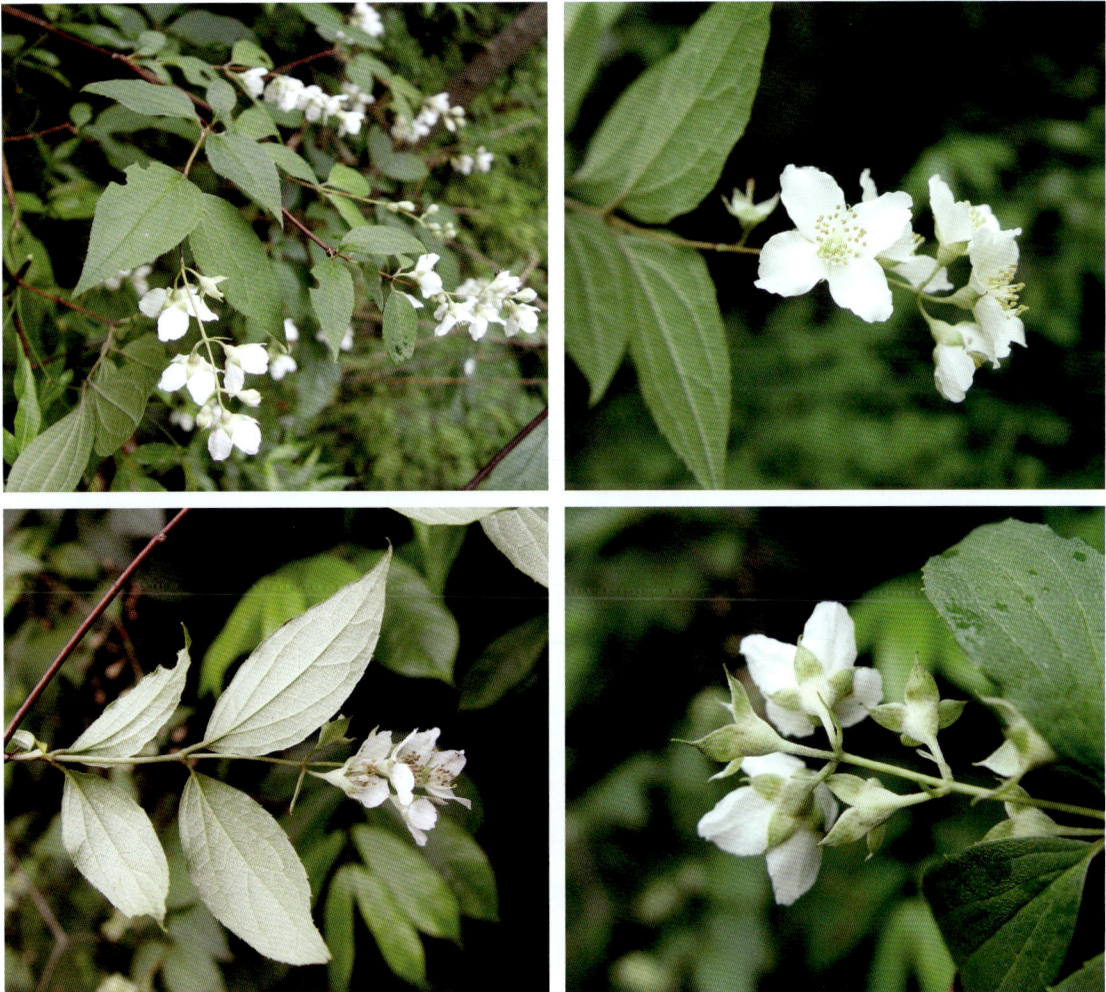

植物名称：冠盖藤 *Pileostegia viburnoides* J. D. Hooker et Thomson

别称：青棉花藤

植物形态：常绿攀缘状灌木。叶对生，椭圆状倒披针形或长椭圆形，长10～18 cm，宽3～7 cm，边缘通常全缘；叶柄长1～3 cm。伞房状圆锥花序顶生，长7～20 cm，宽5～25 cm；苞片和小苞片线状披针形，长4～5 cm，宽1～3 mm，褐色；花白色；花梗长3～5 mm；萼筒圆锥状，长约1.5 mm；花瓣卵形，长约2.5 mm；雄蕊8～10枚；花丝纤细，长4～6 mm；花柱长约1 mm，无毛，柱头圆锥形，4～6裂。蒴果圆锥形，长2～3 mm，具5～10条肋纹或棱，具宿存花柱和柱头。种子连翅长约2 mm。花期7—8月，果期9—12月。

生境及分布：生于海拔600～1000 m的山谷林中。分布于雷公山及施秉、赤水、习水、普定、六枝、惠水、三都、瓮安、独山、罗甸、福泉、荔波、都匀、从江、黎平、江口，以及贵阳等地。

采收加工：夏季、秋季采挖，洗净，晒干。

功能与主治：根皮入药，活血，止痛，截疟。主治扭伤，腰胁疼痛，胃痛，头痛，疟疾。

附注：该种有一定野生资源量，可加以开发利用。

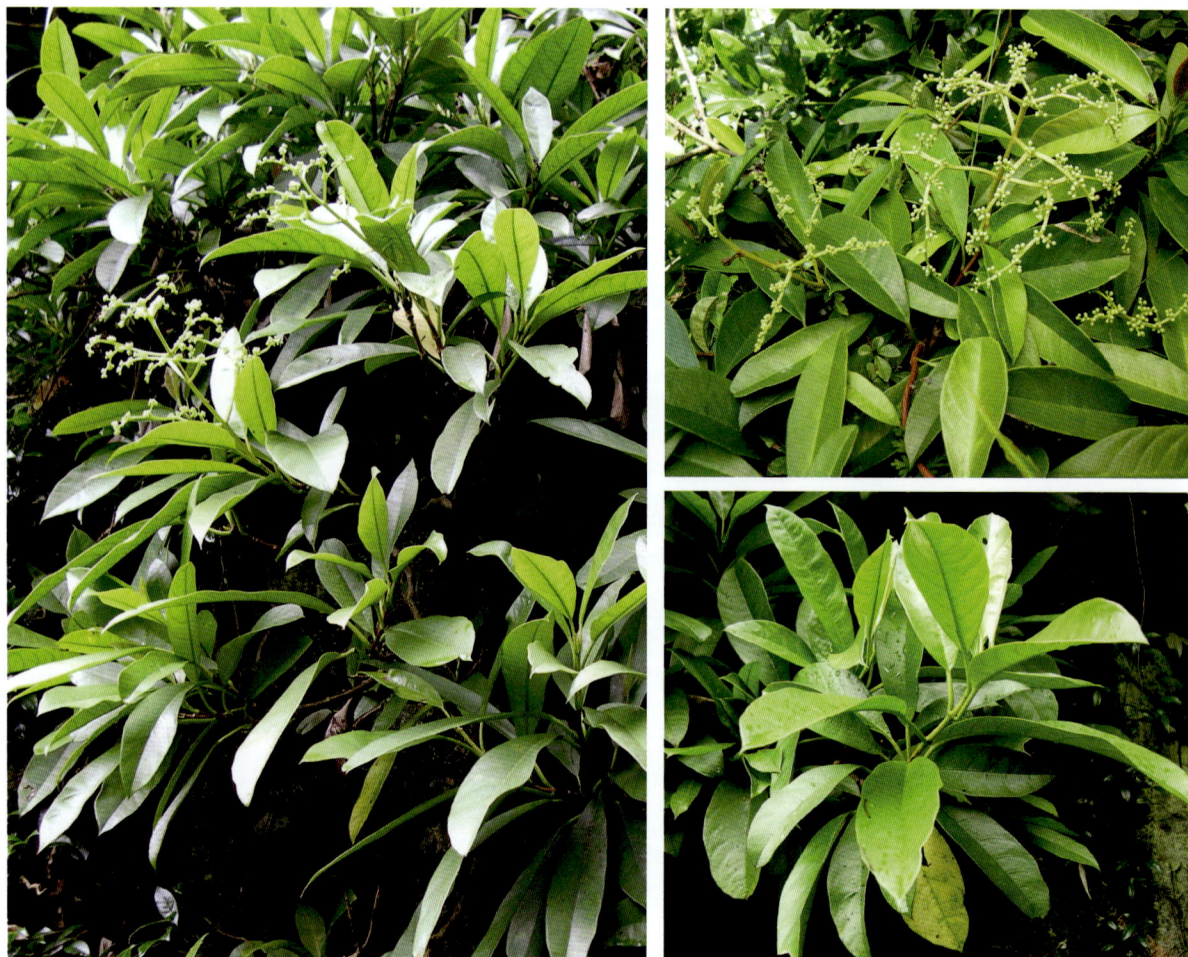

植物名称：羽叶鬼灯檠 *Rodgersia pinnata* Franchet

　　植物形态：多年生草本。近羽状复叶；基生叶和下部茎生叶通常具小叶6～9枚，上有顶生者3～5枚，下有轮生者3～4枚，上部茎生叶具小叶3枚；小叶椭圆形、长圆形至狭倒卵形，先端短渐尖，基部渐窄，边缘有重锯齿。多歧聚伞花序圆锥状，花序分枝；花序轴与花梗被膜片状毛；萼片5枚；花瓣不存在；雄蕊10枚；心皮2枚，基部合生；子房近上位，花柱2枚。花期、果期6—8月。

　　生境及分布：生于海拔2400～3800 m的林下、林缘、灌丛或岩石缝中。分布于威宁、赫章等地。

　　采收加工：夏季采收，洗净，切片晒干。

　　功能与主治：根茎（岩陀）入药，通经活血，祛风除湿，调经止痛，止痢。主治风湿痹痛，骨折，跌打损伤，消化不良，甲状腺功能亢进，泄泻，痢疾，月经不调。

　　附注：该种野生资源量小，加以开发利用的同时应注意保护。

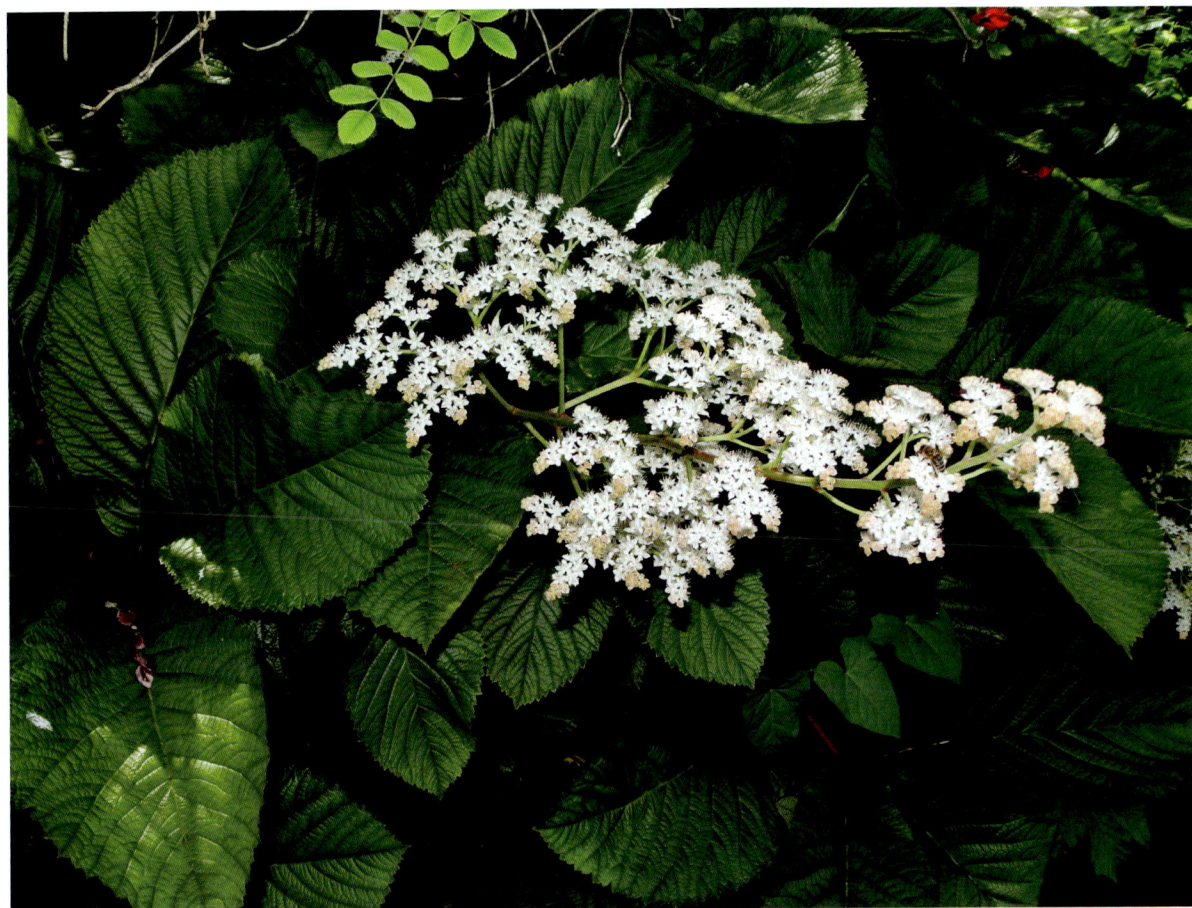

植物名称：西南鬼灯檠 *Rodgersia sambucifolia* Hemsley

植物形态：多年生草本，高0.8～1.2 m。茎无毛。羽状复叶；叶柄仅基部与小叶着生处具褐色长柔毛；基生叶和下部茎生叶通常具顶生小叶3枚，侧生小叶6～7枚；小叶倒卵形、长圆形至披针形，长5.6～20 cm，宽2.5～9 cm，边缘有重锯齿，上面被糙伏毛，下面沿脉生柔毛。圆锥状聚伞花序，长13～38 cm；萼片5枚，近卵形，长约2 mm，宽1.5～1.8 mm，里面无毛，外面疏生黄褐色膜片状毛，先端短渐尖；花瓣不存在；雄蕊长约3 mm。

生境及分布：生于海拔1950～2300 m的山坡灌丛中或疏林下。分布于威宁、赫章等地。

采收加工：夏季采收，洗净，切片晒干。

功能与主治：根茎入药，活血调经，祛风除湿，收敛止泻。主治跌打损伤，骨折，月经不调，痛经，风湿疼痛，外伤出血，肠炎，痢疾。

附注：该种为《贵州省中药材、民族药材质量标准》收载品种，野生资源量小，加以开发利用的同时应注意保护。

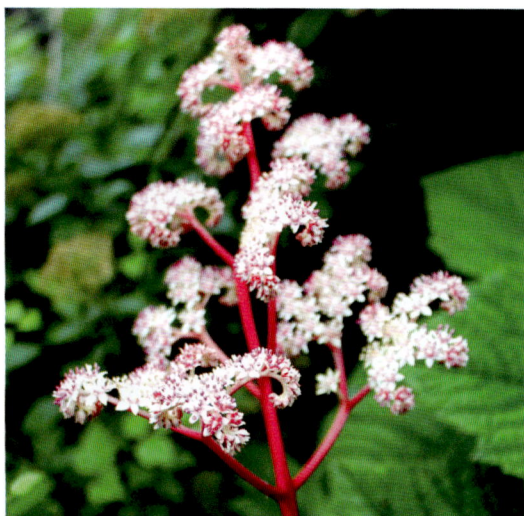

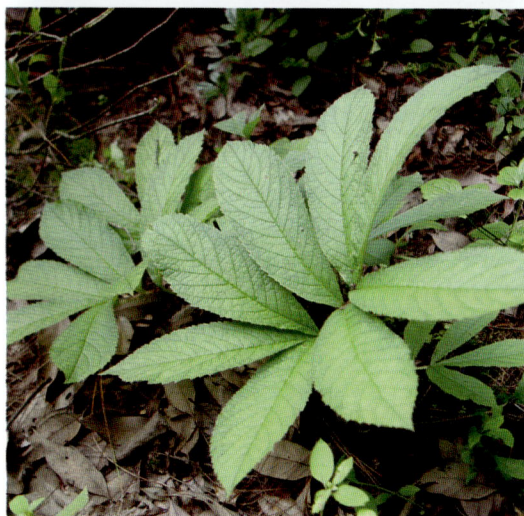

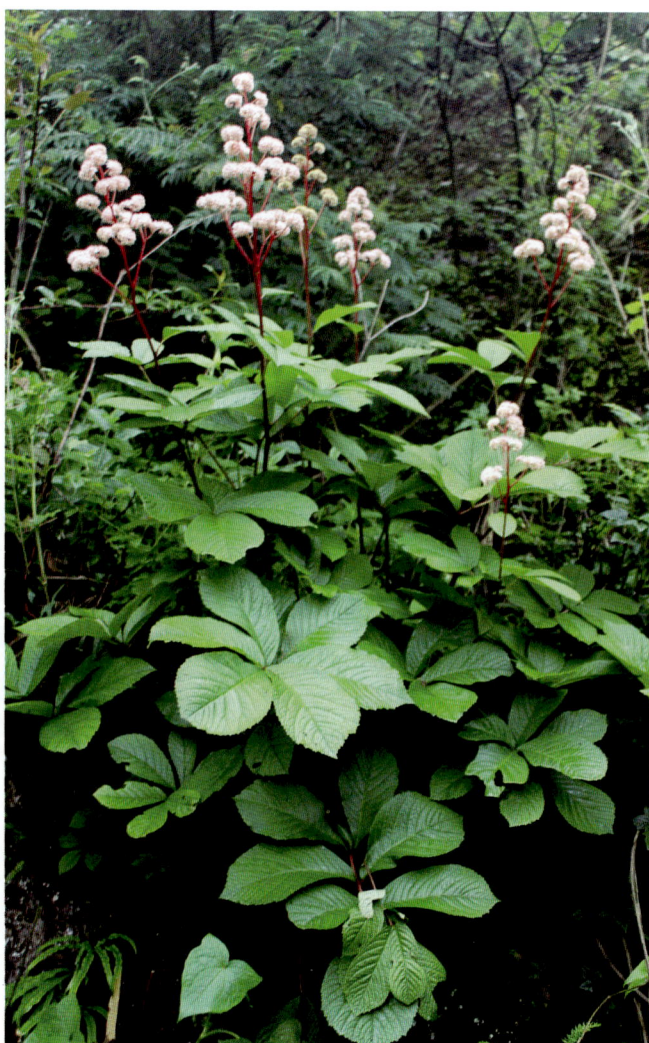

植物名称：芽生虎耳草 *Saxifraga gemmipara* Franchet

　　植物形态：多年生草本，高9~24 cm，丛生。茎多分枝，被腺柔毛，具芽。茎生叶通常密集，呈莲座状，倒狭卵形、长圆形至线状长圆形，长0.6~2.9 cm，宽1.2~9 mm，两面被糙伏毛，边缘具睫状毛。聚伞花序通常为伞房状，长2~9 cm，具花2~12朵；萼片在花期由直立变开展，近卵形，里面无毛，外面和边缘具腺毛，3~7条脉于先端汇合；花瓣白色，具黄色或紫红色斑纹；子房近上位，卵球形，长2~3.5 mm；花柱2枚，长0.8~3 mm。

　　生境及分布：生于海拔2450 m左右的山坡草丛中。分布于威宁等地。

　　采收加工：全年均可采收，洗净，晒干。

　　功能与主治：全草入药，祛风镇痛，息风安神。主治风疹，腮腺炎，中耳炎，风火牙痛。

　　附注：该种分布区域狭窄，野生资源量极少，应加以保护。

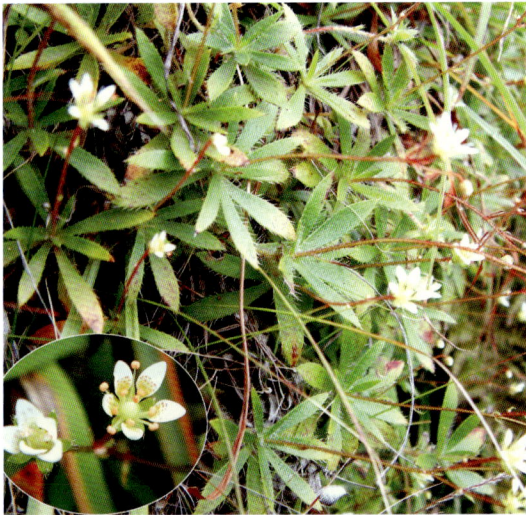

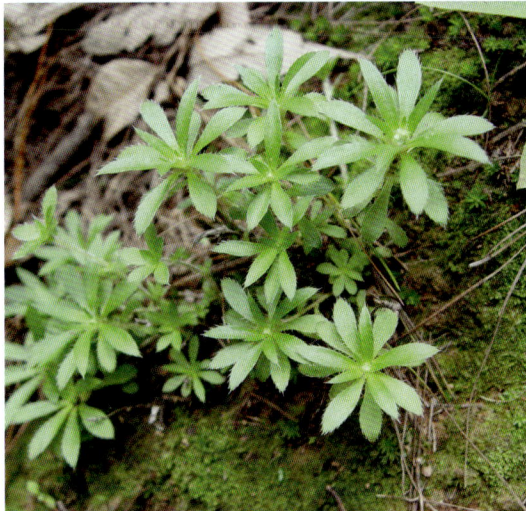

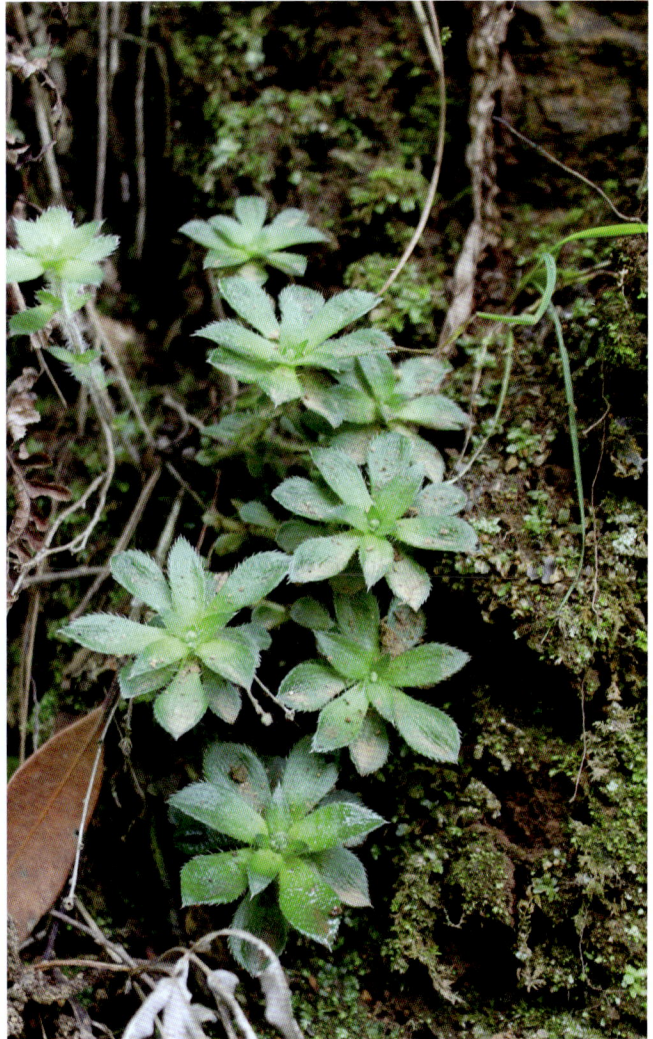

植物名称：**单脉红毛虎耳草** *Saxifraga rufescens* I. B. Balfour var. *uninervata* J. T. Pan
别称：**单脉虎耳草**

植物形态：多年生草本，高16～40 cm。叶均基生，肾形、圆肾形至心形，长2.4～10 cm，宽3.2～12 cm，先端钝，基部心形，9～11浅裂，两面和边缘均被腺毛；叶柄长3.7～15.5 cm，被红褐色长腺毛。花葶密被红褐色长腺毛；多歧聚伞花序圆锥状，长6～18 cm，具10～31朵花；花梗长0.6～3.5 cm，被腺毛；苞片线形；萼片卵形至狭卵形；花瓣白色至粉红色，5枚，通常4枚较短，披针形至狭披针形，边缘无腺毛；雄蕊长4.5～5.5 mm，花丝棒状；子房上位，卵球形。

生境及分布：生于海拔2380 m左右的山坡。分布于赫章等地。

采收加工：夏季采收，鲜用或晒干。

功能与主治：全草入药，清热祛风，镇痛。

附注：该种为贵州地理分布新记录种，在贵州资源量极少，应严加保护。

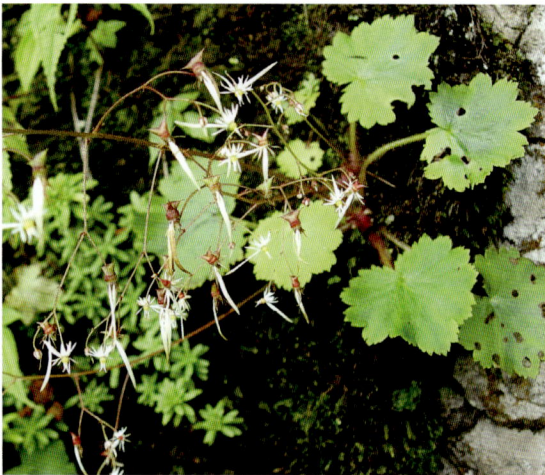

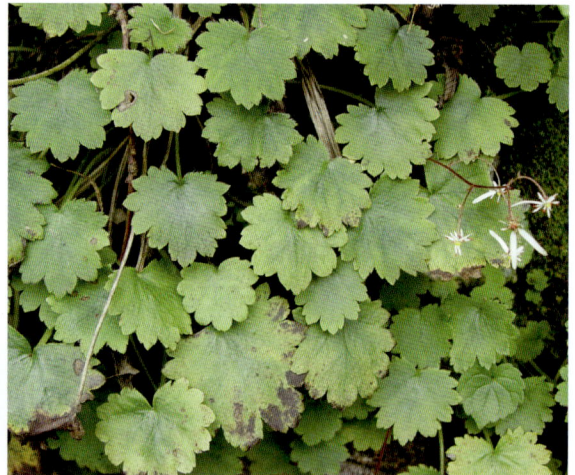

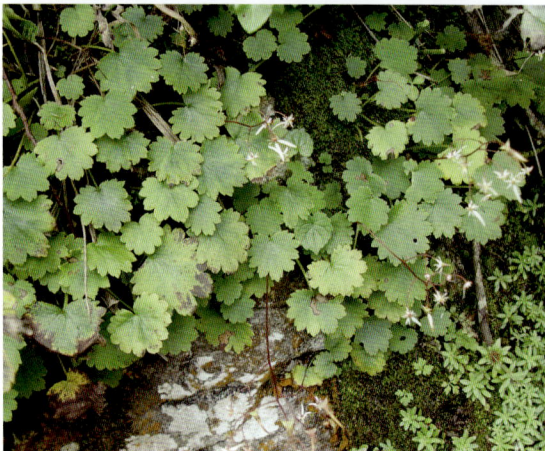

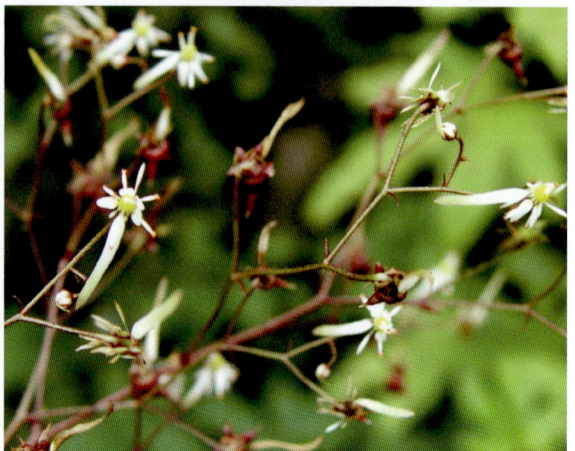

植物名称：虎耳草 *Saxifraga stolonifera* Curtis

植物形态：多年生草本，高8～45 cm。枝细长，密被卷曲长腺毛，具鳞片状叶；茎被长腺毛，具1～4枚苞片状叶。基生叶具长柄，近心形、肾形至扁圆形，长1.5～7.5 cm，宽2～12 cm，7～11浅裂（有时不明显），裂片边缘具不规则齿牙和睫状毛，上面绿色，被腺毛，下面通常红紫色，被腺毛，有斑点，具掌状达缘脉序。圆锥状聚伞花序，长7.3～26 cm，具花7～61朵；萼片在花期开展至反曲，卵形，长1.5～3.5 mm，宽1～1.8 mm；花瓣白色，中上部具紫红色斑点。

生境及分布：生于林下或灌丛阴湿处。贵州大部分地区有分布。

采收加工：全年均可采收，洗净，晒干。

功能与主治：全草入药，疏风，清热，凉血，解毒。主治风热咳嗽，肺痈，吐血，耳中流脓，风火牙痛等。

附注：该种为《贵州省中药材、民族药材质量标准》收载品种，是贵州水族、苗族、亿佬族等少数民族常用药物，产藏量较大，可加以开发利用。

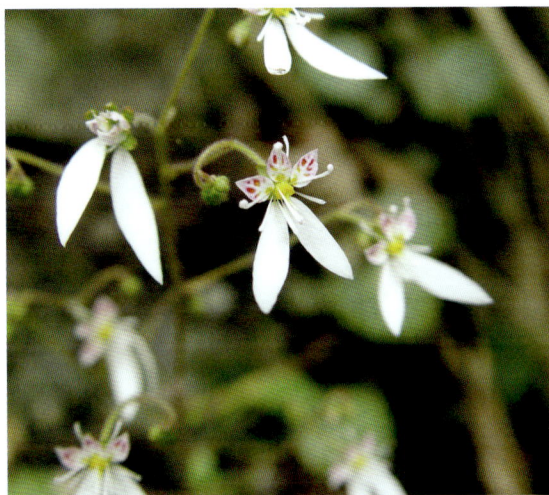

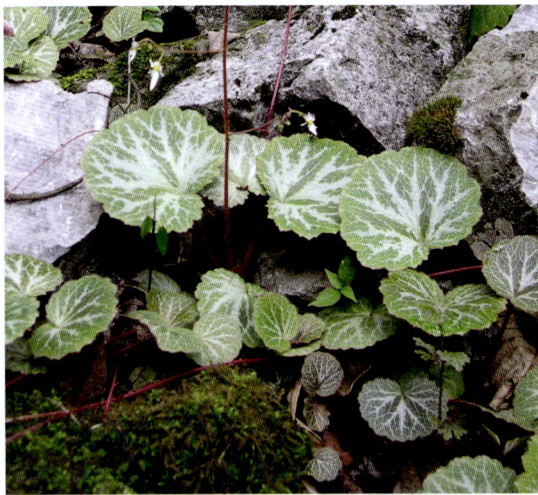

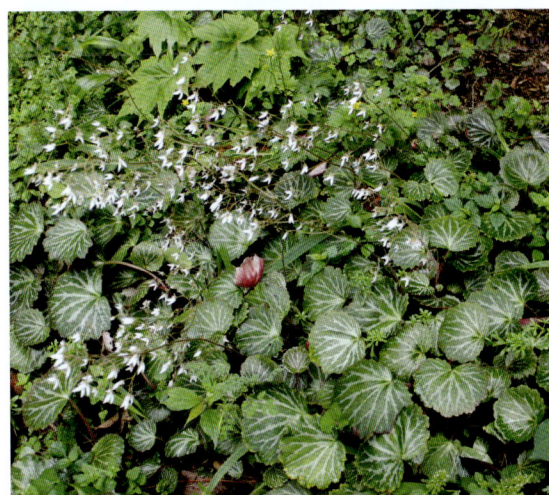

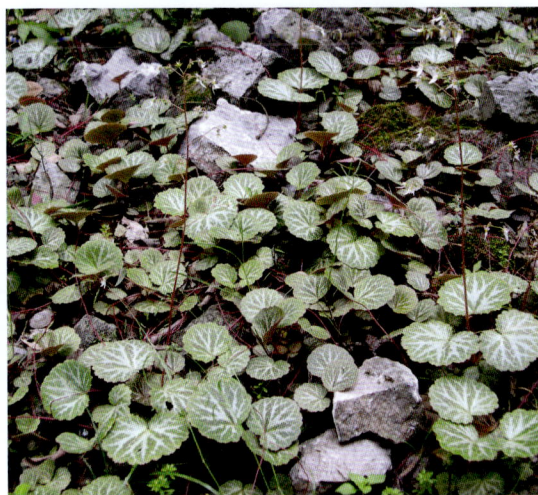

植物名称：钻地风 *Schizophragma integrifolium* Oliver

植物形态：木质藤本或藤状灌木。小枝褐色，无毛，具细条纹。叶纸质，椭圆形、长椭圆形或阔卵形，长8～20 cm，宽3.5～12.5 cm，边缘全缘或上部具仅有硬尖头的小齿，上面无毛，下面有时沿脉被疏短柔毛，后渐变近无毛，脉腋间常具髯毛；侧脉7～9对。伞房状聚伞花序密被褐色紧贴短柔毛，结果时毛渐稀少；不育花萼片单生或偶有2～3枚聚生于花柄上，孕性花萼筒陀螺状。蒴果钟形或陀螺形，较小。种子扁，两端的翅近相等。

生境及分布：生于海拔900～1500 m的山坡疏林中或岩石、树木上。分布于梵净山及赤水、贵定、独山、福泉，以及安顺、贵阳等地。

采收加工：全年均可采收，除去杂质，切片晒干。

功能与主治：根、藤茎入药，舒筋活络，祛风活血。主治风湿痹痛，四肢关节酸痛。

附注：该种有一定野生资源量，可加以开发利用。

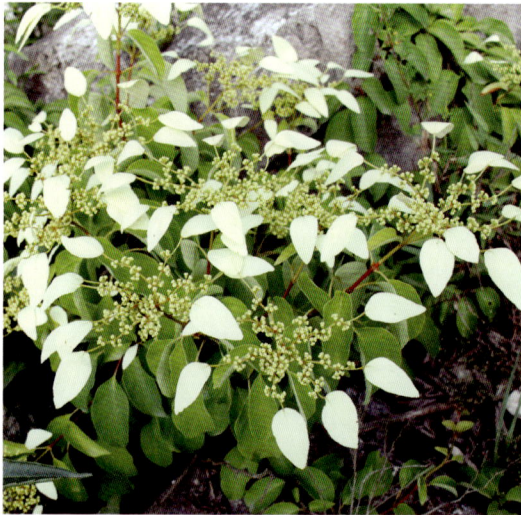

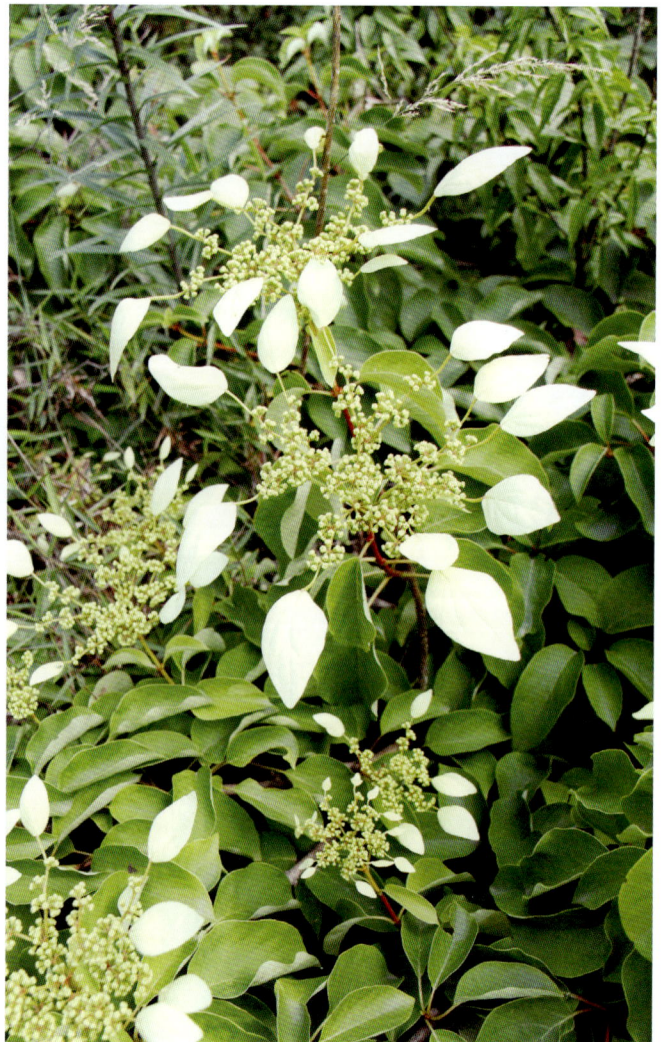

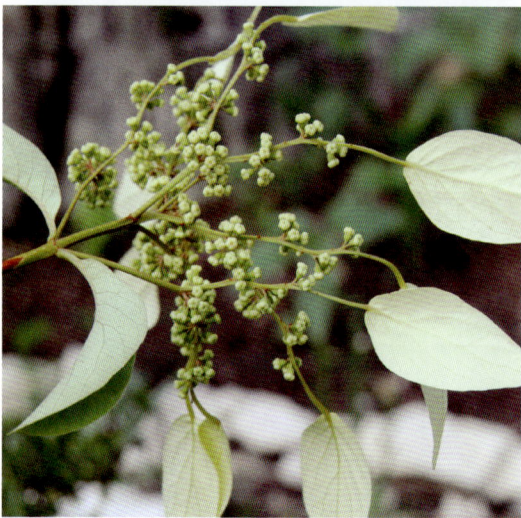

植物名称：黄水枝 *Tiarella polyphylla* D. Don

植物形态：多年生草本，高20～45 cm。根茎横走，深褐色；茎不分枝，密被腺毛。基生叶心形，长2～8 cm，宽2.5～10 cm，先端急尖，基部心形，掌状3～5浅裂，边缘具不规则浅齿，两面密被腺毛，具长柄，托叶褐色；茎生叶通常2～3枚，与基生叶同形。总状花序长8～25 cm，密被腺毛；无花瓣；雄蕊长约2.5 mm，花丝钻形；心皮2枚，不等大，下部合生；子房近上位；花柱2枚。蒴果长7～12 mm。种子黑褐色，椭圆球形，长约1 mm。

生境及分布：生于海拔1600 m左右的林下或灌丛阴湿处。分布于黎平、水城、贵定、雷山，以及贵阳等地。

采收加工：4—10月采收，洗净，晒干。

功能与主治：全草入药，清热解毒，活血祛瘀，消肿止痛。主治疮疖，无名肿毒，咳嗽，气喘，肝炎，跌打损伤。

附注：该种野生资源量小，加以开发利用的同时应注意保护。

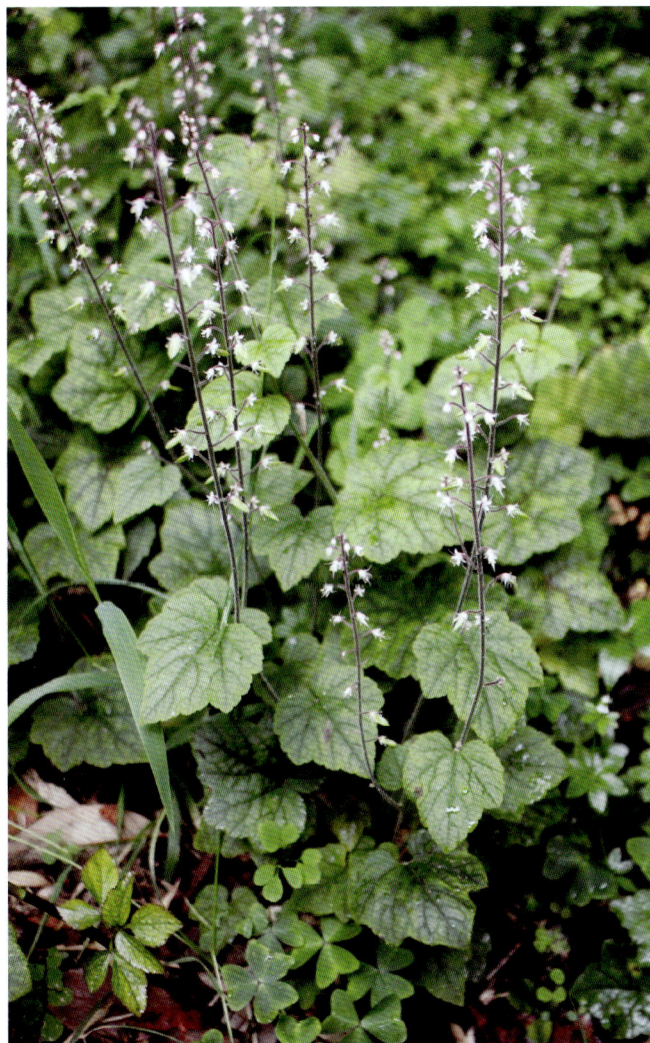

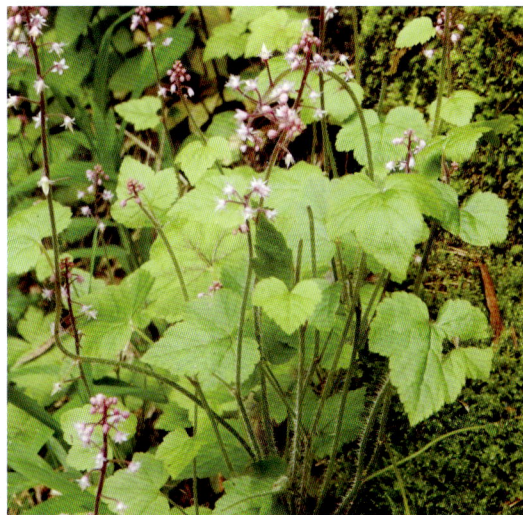

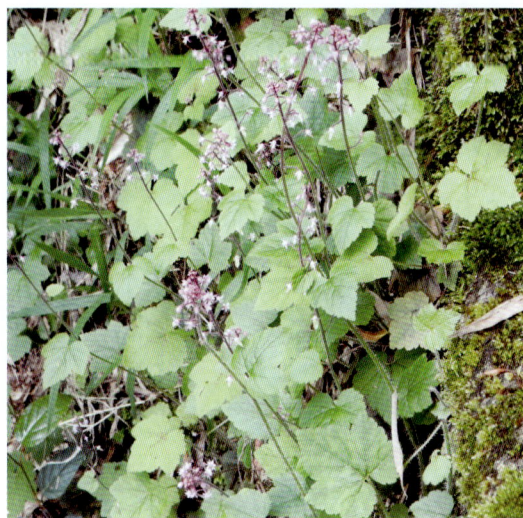

海桐花科 Pittosporaceae

常绿乔木或灌木，秃净或被毛，偶或有刺。叶互生或偶为对生，多数革质，全缘。花通常两性，有时杂性，辐射对称，稀为左右对称，单生或为伞形花序、伞房花序或圆锥花序；萼片常分离，或略连合；花瓣分离或连合，白色、黄色、蓝色或红色。蒴果沿腹缝裂开，或为浆果。种子通常多数，常有黏质或油质包在外面；种皮薄。

本科9属250种，广泛分布于西南太平洋的岛屿，大洋洲，东南亚及亚洲东部的亚热带地区。我国有1属46种。

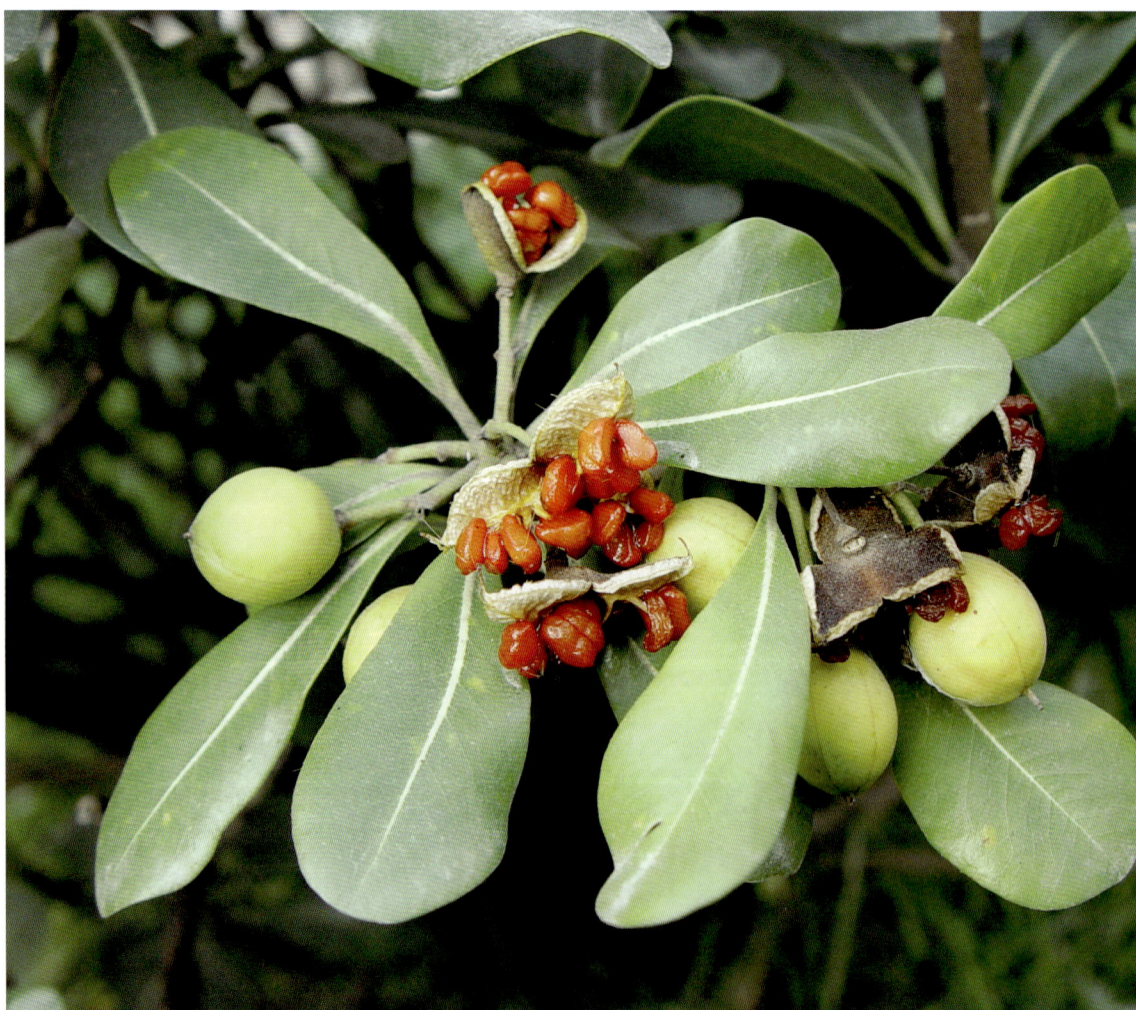

海桐 *Pittosporum tobira* (Thunberg) W. T. Aiton

植物名称：短萼海桐 *Pittosporum brevicalyx* (Oliver) Gagnepain

植物形态：常绿灌木或小乔木，高达10 m。小枝无毛。叶簇生于枝顶，二年生，薄革质，倒卵状披针形，稀为倒卵形或矩圆形，长5～12 cm，宽2～4 cm，下面幼时有微毛，不久变秃净；侧脉9～11对，在上面明显，在下面略突起。伞房花序3～5个生于枝顶叶腋内，长3～4 cm，被微毛；萼片长约2 mm，卵状披针形，有微毛；花瓣长6～8 mm，分离。蒴果近圆球形，径7～8 mm，2瓣裂开；果瓣薄；胎座位于果瓣下半部。种子7～10枚。

生境及分布：生于海拔600～1700 m的石灰岩山地杂木林或沟边灌丛中。分布于兴义、兴仁、册亨、望谟、罗甸、独山、荔波、平塘、瓮安、惠水、三都、黎平，以及安顺、遵义、贵阳等地。

采收加工：全年均可采收，鲜用或晒干。

功能与主治：根皮、树皮入药，祛风活血，消肿止痛，解毒。主治小儿惊风，腰痛，跌打损伤，疮疡肿毒，毒蛇咬伤。

附注：该种有一定野生资源量，可加以开发利用。

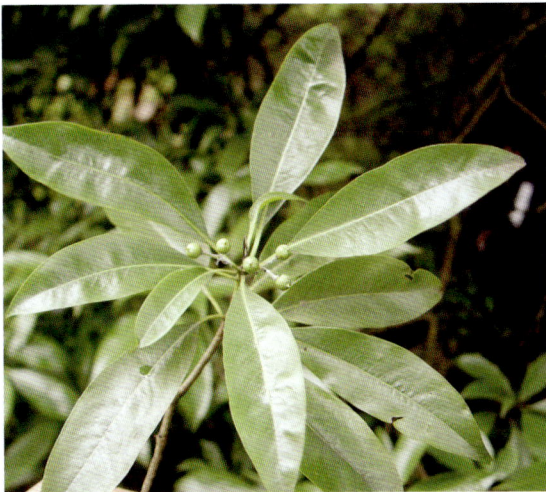

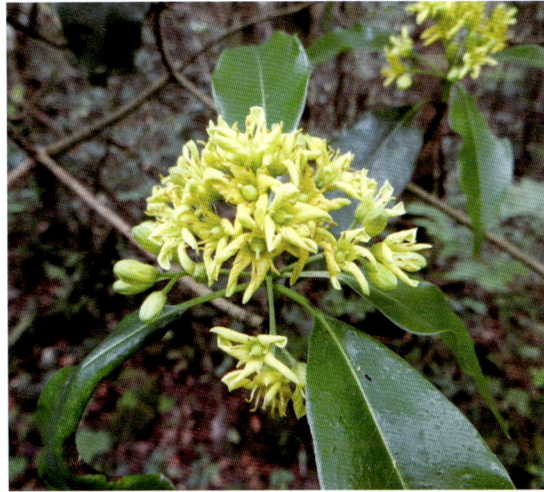

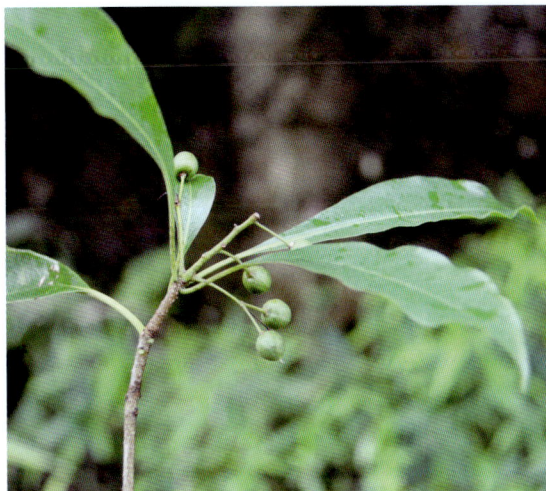

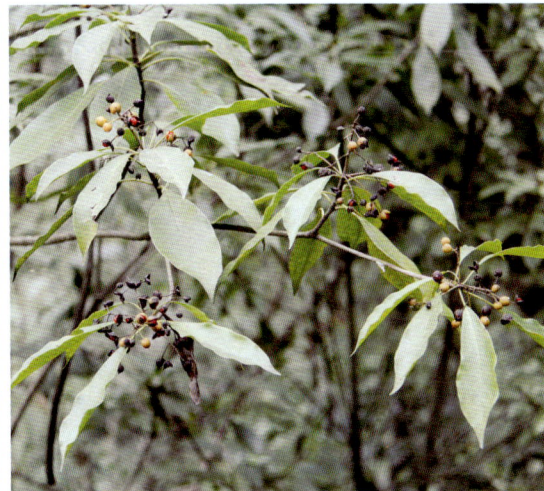

植物名称：牛耳枫叶海桐 *Pittosporum daphniphylloides* **Hayata**

植物形态：常绿小乔木，高达5 m。当年枝无毛。叶簇生于枝顶，二年生，初时薄革质，两面无毛，矩圆形或椭圆形，稀为倒卵状矩圆形，长12～20 cm，宽4～8 cm。复伞房花序3～7个生于枝顶叶腋内，被毛，总花序柄极短或不存在；花黄色；萼片卵形，长1.5～2 mm，外侧有柔毛；花瓣窄矩圆形，分离；子房卵形，被柔毛。果瓣薄木质，内侧有多数细小的横格；胎座稍超出果瓣中部。种子17～23枚，红色，干后变黑。

生境及分布：生于海拔500～1100 m的山谷沟边或林中。分布于梵净山及江口、印江、松桃、兴义、习水、绥阳、务川、开阳、长顺、独山、惠水、贵定、三都、龙里、平塘等地。

采收加工：春季、夏季采收，切碎晒干。

功能与主治：根皮、树皮入药，清热解毒，祛风除湿。主治支气管炎，口腔炎，扁桃体炎，痢疾，风湿瘫痪，半身不遂。

附注：*Flora of China*将大叶海桐*Pittosporum adaphniphylloides* Hu et F. T. Wang处理为牛耳枫叶海桐的变种。该种有一定野生资源量，可加以开发利用。

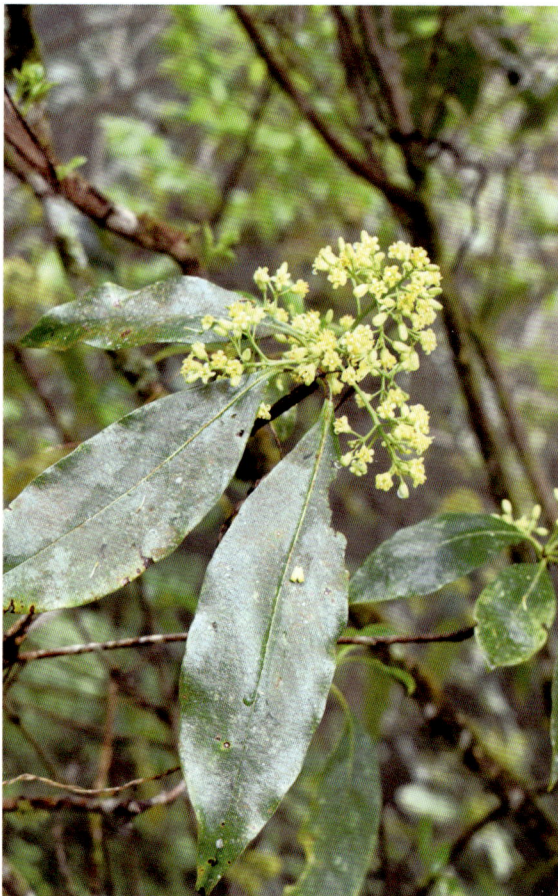

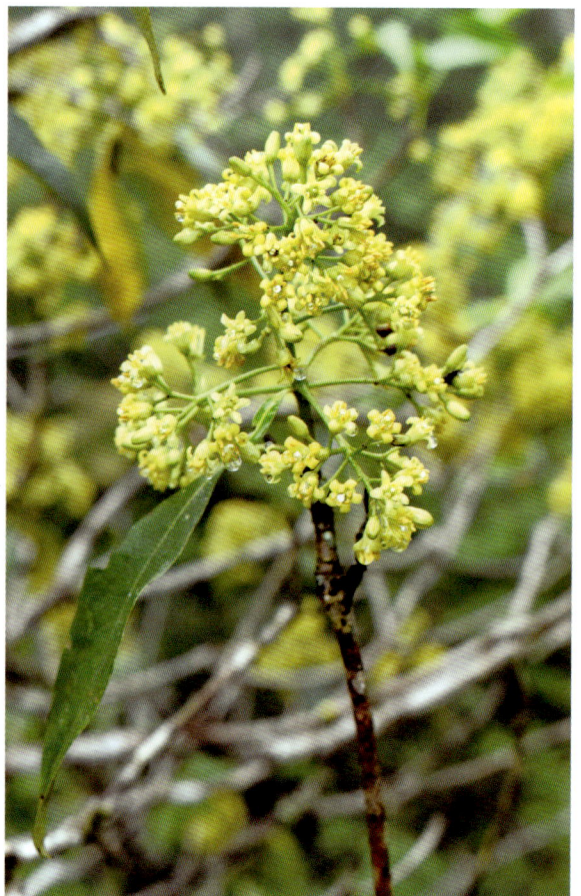

植物名称：光叶海桐 *Pittosporum glabratum* Lindley

植物形态：常绿灌木，高2~3 m。嫩枝无毛，老枝有皮孔。叶聚生于枝顶，薄革质，倒披针形，长5~10 cm，宽2~3.5 cm，无毛；侧脉5~8对。花序伞形，1~4个簇生于枝顶叶腋内，多花；萼片卵形，长约2 mm，通常有睫状毛；花瓣分离，倒披针形；子房长卵形，绝对无毛。蒴果椭圆形，3瓣裂开；果瓣薄，革质，每瓣有种子约6枚，均匀分布于纵长的胎座上。种子大，近圆形，长5~6 mm，红色；种柄长约3 mm。

生境及分布：生于海拔500~1700 m的山腹、山谷、溪边或灌丛中。分布于梵净山、雷公山及江口、印江、凯里、天柱、黎平、从江、三都、荔波、绥阳、长顺、瓮安、独山、罗甸、都匀、惠水、贵定、平塘，以及贵阳等地。

采收加工：全年均可采收，除去泥土，切片晒干。

功能与主治：根入药（山栀茶），镇静，安神，补虚弱，降血压。主治神经衰弱，失眠多梦，体虚遗精，高血压。

附注：该种为《贵州省中药材、民族药材质量标准》收载品种，是贵州苗族等少数民族常用药物。

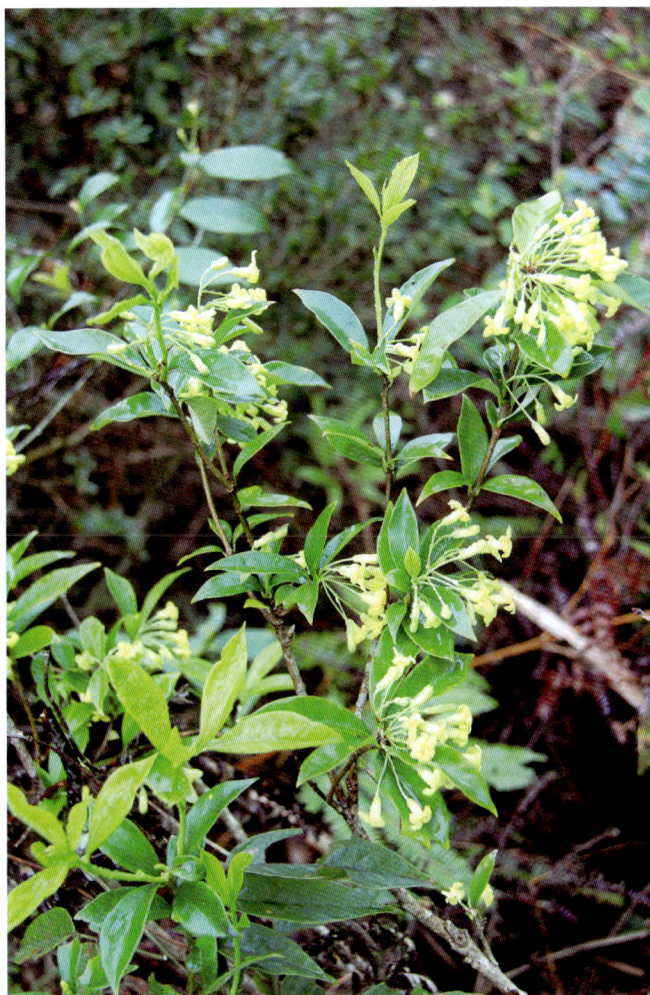

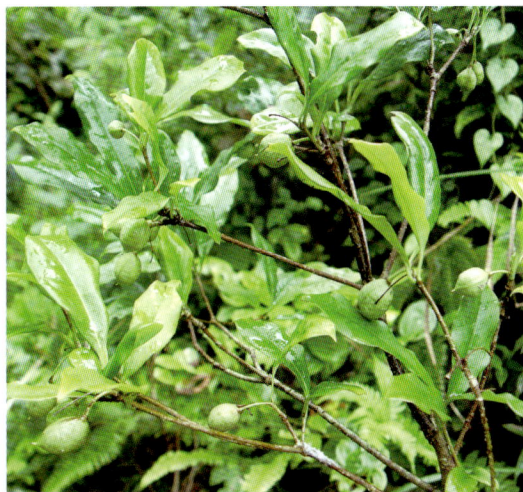

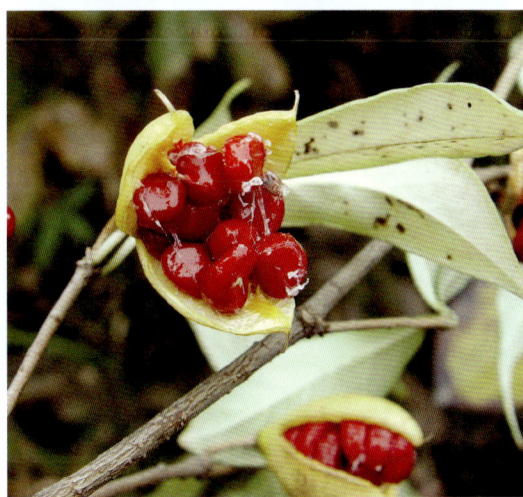

植物名称：狭叶海桐 *Pittosporum glabratum* Lindley var. *neriifolium* Rehder et E. H. Wilson

植物形态：常绿灌木，高约1.5 m。嫩枝无毛。叶带状或狭窄披针形，长6~18 cm或更长，宽1~2 cm，无毛；叶柄长5~12 mm。伞形花序顶生，有花多数；花梗长约1 cm，有微毛；萼片长约2 mm，有睫状毛；花瓣长8~12 mm；雄蕊比花瓣短；子房无毛。蒴果长2~2.5 cm，子房柄不明显，3瓣裂开。种子红色，长约6 mm。

生境及分布：生于海拔600~1700 m的山地林中或林边。分布于梵净山、雷公山及德江、松桃、施秉、黎平、榕江、从江、兴义、兴仁、普安、三都、荔波、独山、福泉、都匀、惠水、贵定，以及遵义、贵阳等地。

采收加工：全年均可采收，除去泥土，切片晒干。

功能与主治：根入药（山栀茶），镇静，安神，补虚弱，降血压。主治神经衰弱，失眠多梦，体虚遗精，高血压。

附注：该种为《贵州省中药材、民族药材质量标准》收载品种，是贵州苗族等少数民族常用药物。

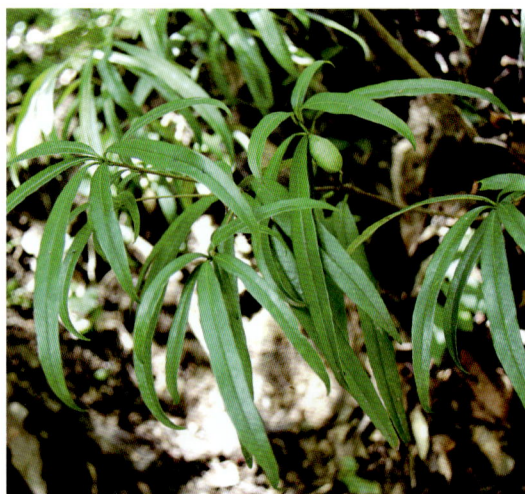

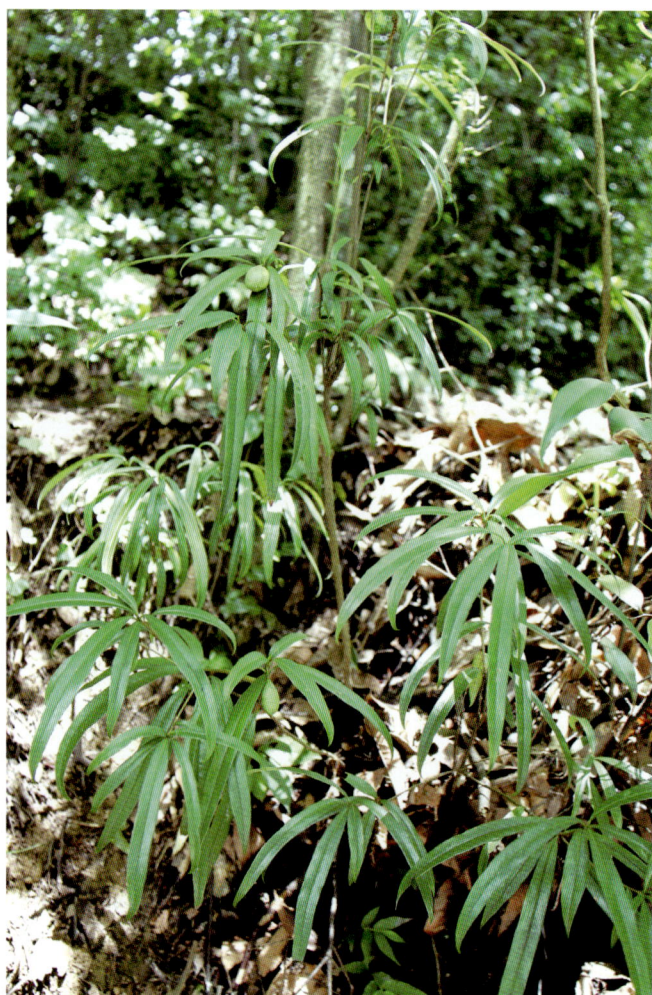

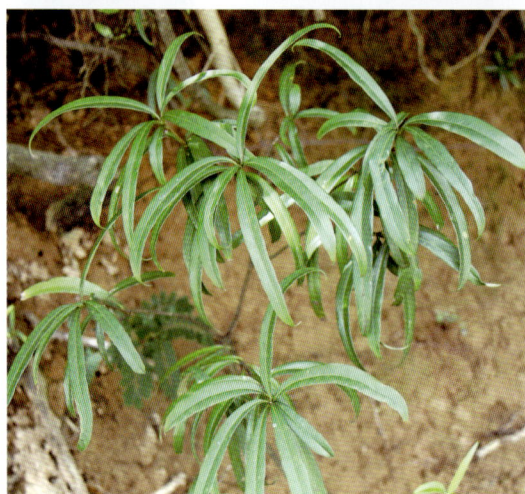

植物名称：海金子 *Pittosporum illicioides* Makino

植物形态：常绿灌木，高达5 m。嫩枝无毛，老枝有皮孔。叶生于枝顶，3～8枚簇生成假轮生状，薄革质，倒卵状披针形或倒披针形，5～10 cm，宽2.5～4.5 cm，无毛；侧脉6～8对。伞形花序顶生，有花2～10朵；苞片细小，早落；萼片卵形，长约2 mm，先端钝，无毛；花瓣长8～9 mm。蒴果近圆形，长9～12 mm，略三角形，或有纵沟3条；果瓣薄木质；侧膜胎座3个，每个胎座有胚珠5～8枚。种子8～15枚，长约3 mm；种柄短而扁平，长约1.5 mm。

生境及分布：生于山沟边、林下、岩石旁或杂木林中。分布于梵净山、雷公山及松桃、石阡、德江、沿河、凯里、施秉、剑河、天柱、黎平、平坝、长顺、瓮安、独山、福泉、都匀、惠水、三都、平塘，以及遵义、贵阳等地。

采收加工：全年均可采收，除去泥土，切片晒干。

功能与主治：根入药（山栀茶），镇静，安神，补虚弱，降血压。主治神经衰弱，失眠多梦，体虚遗精，高血压。

附注：该种为《贵州省中药材、民族药材质量标准》收载品种，是贵州苗族等少数民族常用药物。

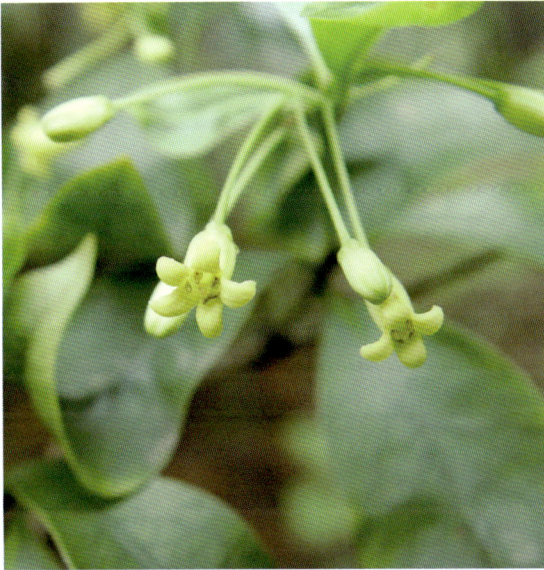

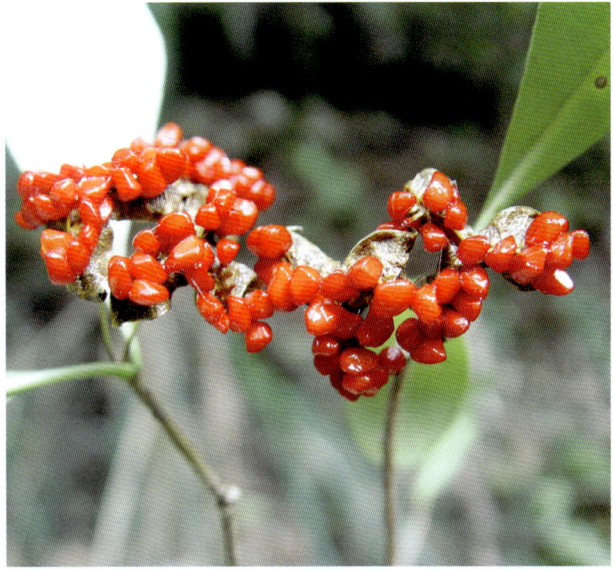

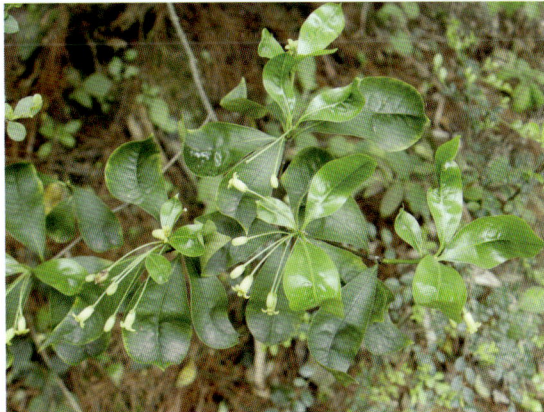

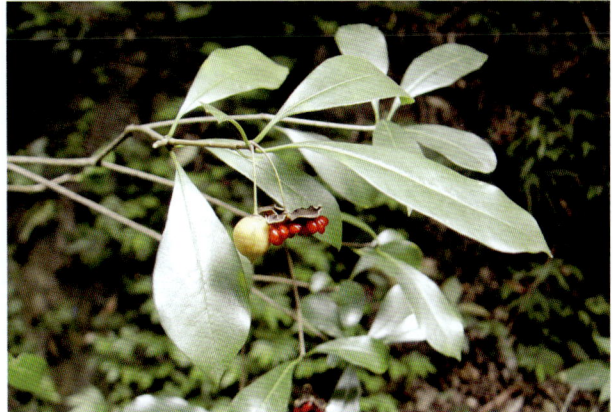

植物名称：海桐 *Pittosporum tobira* (Thunberg) W. T. Aiton

植物形态：常绿灌木或小乔木，高达6 m。嫩枝被褐色柔毛，有皮孔。叶聚生于枝顶，倒卵形或倒卵状披针形，长4～9 cm，宽1.5～4 cm；侧脉6～8对，在靠近边缘处相结合，有时因侧脉间的支脉较明显而呈多脉状。伞形花序或伞房状伞形花序顶生或近顶生，密被黄褐色柔毛；花白色，有芳香，后变黄色；花瓣倒披针形，长1～1.2 cm，离生。蒴果圆球形，有棱或呈三角形；果瓣木质，厚约1.5 mm，内侧黄褐色，有光泽，具横格。种子多数，红色。

生境及分布：生于山沟、山坡或杂木林中。贵州各地有栽培。

采收加工：全年均可采收，晒干。

功能与主治：枝叶入药，解毒，杀虫。主治疥疮，肿毒。

附注：该种在贵州各地作为园林绿化品种栽培，资源量大，可大量开发利用。

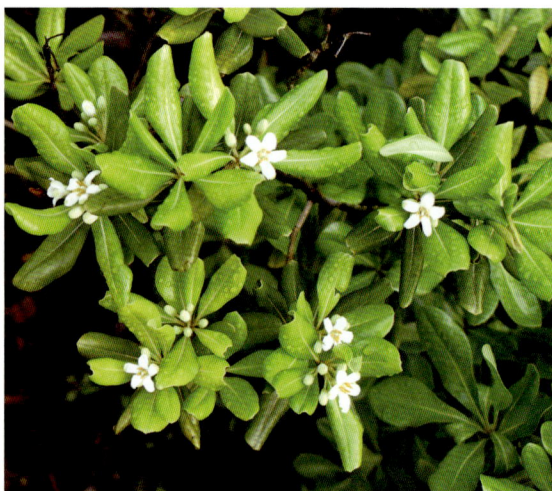

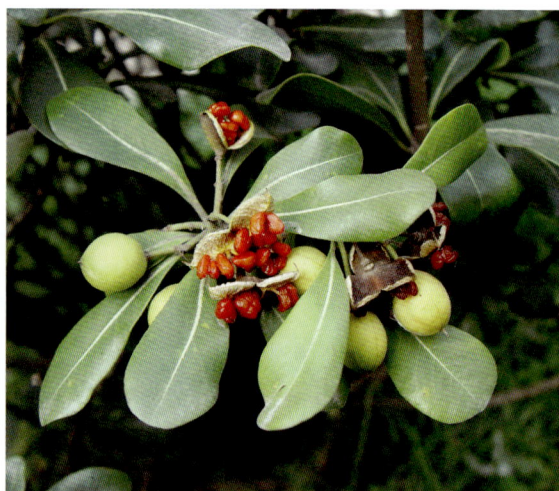

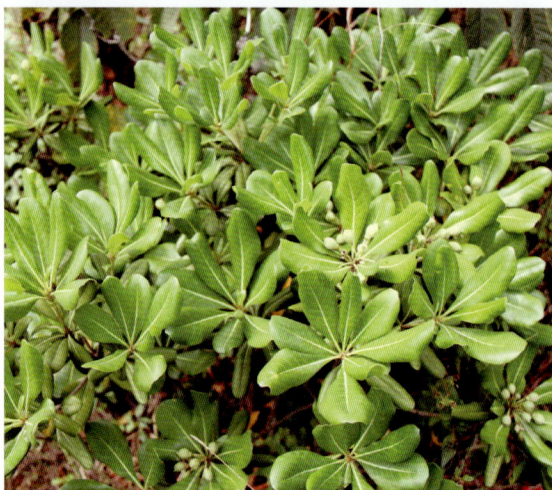

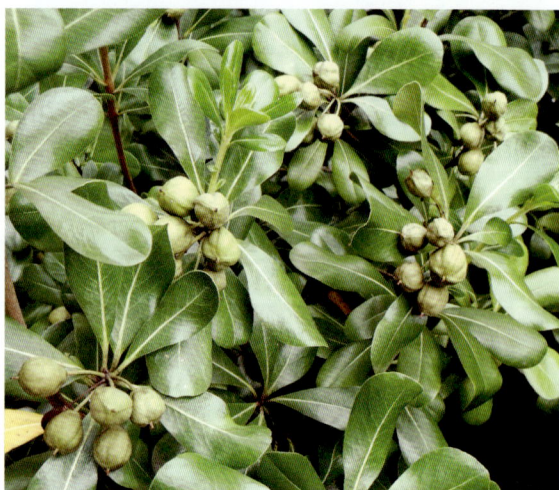

金缕梅科 Hamamelidaceae

常绿或落叶乔木和灌木。叶互生，很少是对生的，全缘或有锯齿，或为掌状分裂，具羽状脉或掌状脉。花排成头状花序、穗状花序或总状花序，两性，或单性而雌雄同株，稀雌雄异株，有时杂性；花被放射对称，或缺花瓣，少数无花被；常为周位花或上位花，亦有为下位花。果为蒴果，常室间及室背裂开为4瓣，外果皮木质或革质，内果皮角质或骨质。种子多数，常为多角形，扁平或有窄翅。

本科约30属140种。我国有18属74种，特别集中于我国南部地区。

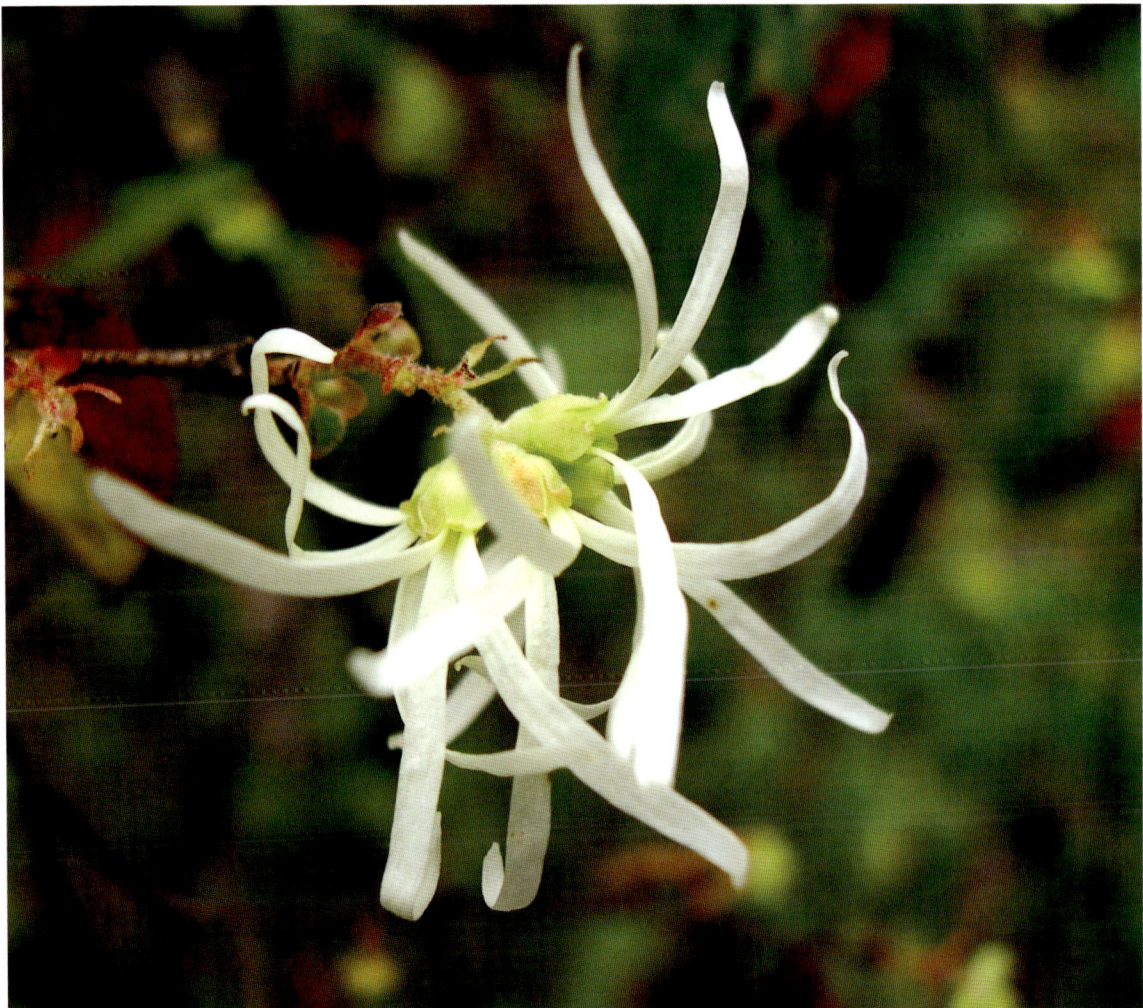

檵木 *Loropetalum chinense* (R. Brown) Oliver

植物名称：瑞木 *Corylopsis multiflora* Hance

别称：大果蜡瓣花

植物形态：落叶或半常绿灌木，有时为小乔木。嫩枝被茸毛，芽体被灰白色茸毛。叶薄革质，倒卵形、倒卵状椭圆形或卵圆形，长7～15 cm，宽4～8 cm，下面带灰白色，有星状毛，或仅脉上有星状毛；侧脉7～9对；叶柄有星状毛；托叶矩圆形，长约2 cm，有茸毛，早落。总状花序长2～4 cm，基部有1～3（～5）枚叶；花序轴及花序柄均被毛。果序长5～6 cm；蒴果硬木质，果皮厚，长1.2～2 cm，宽8～14 mm，无毛，有短柄，颇粗壮。种子黑色。

生境及分布：生于常绿阔叶林下。分布于梵净山、雷公山及江口、丹寨、施秉、榕江、荔波、独山、罗甸、都匀、惠水、三都、龙里等地。

采收加工：夏季、秋季采收，除去须根，剥取根皮，洗净，晒干。

功能与主治：根皮入药，清热，镇静，止呕逆。主治恶寒发热，呕逆，心悸，烦乱昏迷，白喉，内伤出血。

附注：该种有一定野生资源量，可加以开发利用。

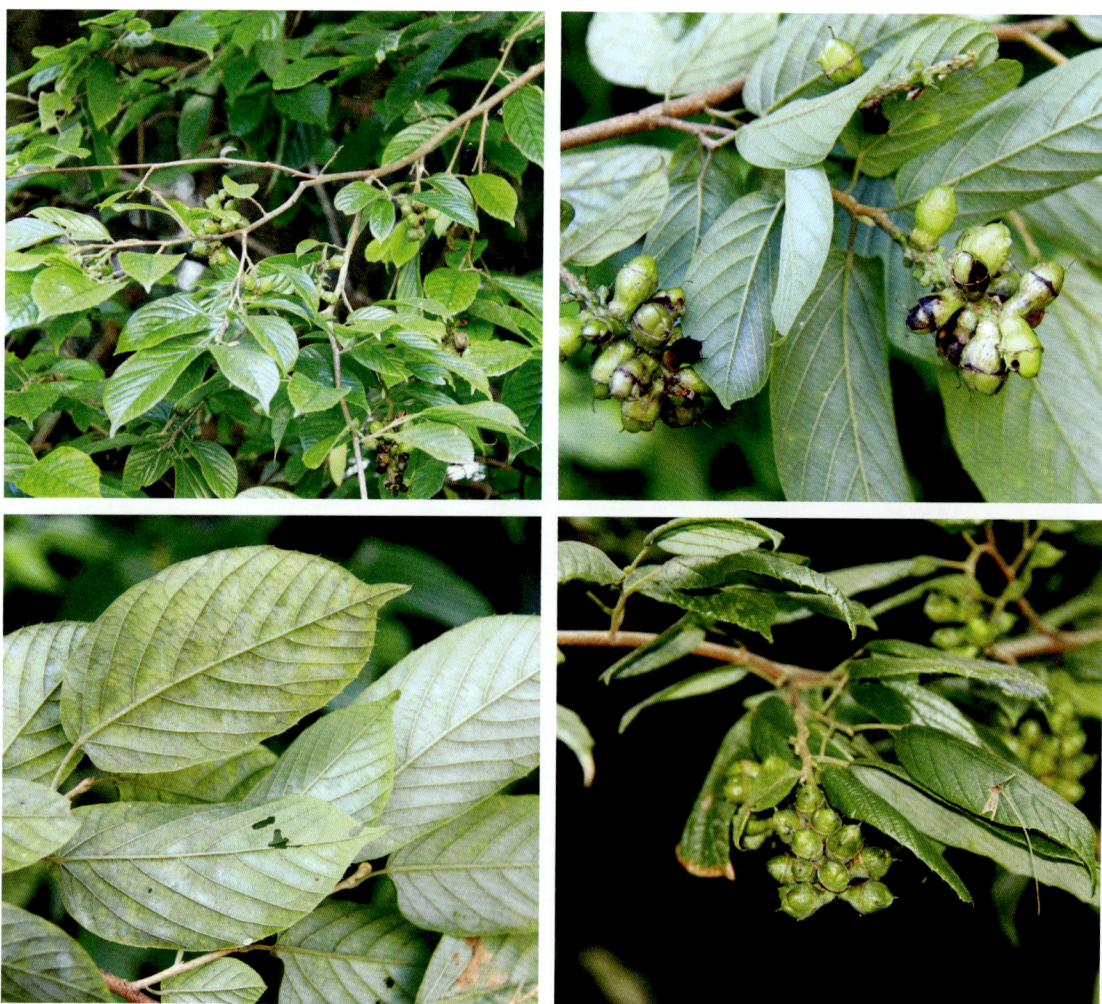

植物名称：蜡瓣花 *Corylopsis sinensis* Hemsley

别称：华蜡瓣花

植物形态：落叶灌木。嫩枝有柔毛，老枝秃净，有皮孔。叶薄革质，倒卵圆形或倒卵形，有时为长倒卵形，长5~9 cm，宽3~6 cm，边缘有锯齿，齿尖刺毛状，上面秃净无毛，或仅在中肋有毛，下面有灰褐色星状柔毛；侧脉7~8对，最下面1对侧脉靠近基部。花序柄被毛；总苞状鳞片卵圆形，外面有柔毛，内面有长丝毛；萼筒有星状茸毛。果序长4~6 cm；蒴果近圆球形，长7~9 mm，被褐色柔毛。种子黑色，长约5 mm。

生境及分布：生于海拔850~1600 m的山地林下。分布于梵净山、雷公山及独山、福泉、都匀、惠水、三都、龙里等地。

采收加工：根、根皮夏季采收，洗净，刮去粗皮，晒干。

功能与主治：根、根皮入药，疏风和胃，宁心安神。主治头痛，恶心呕吐，心悸，烦躁不安。

附注：该种有一定野生资源量，可加以开发利用。

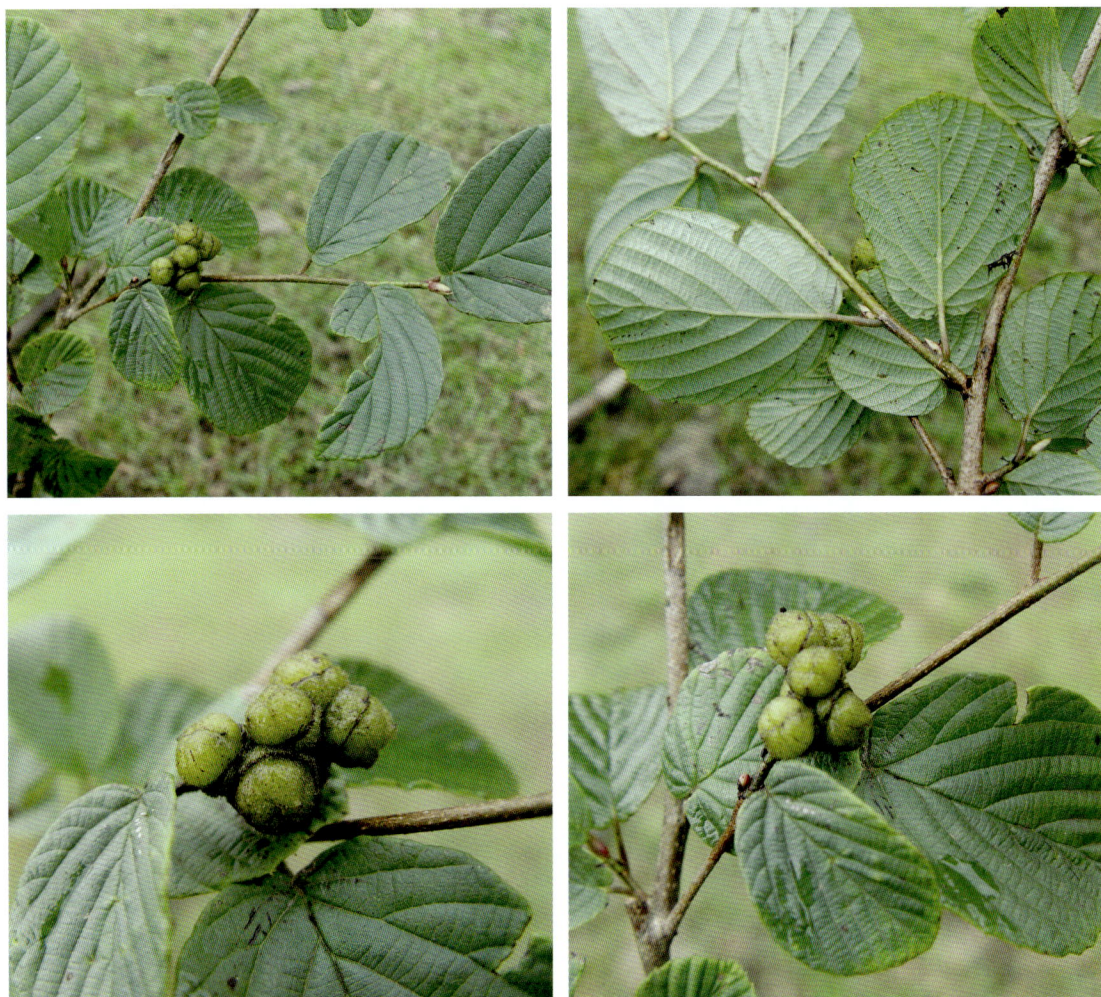

植物名称：窄叶蚊母树 *Distylium dunnianum* H. Léveillé

植物形态：常绿灌木或小乔木，高2～6 m。嫩枝略有棱，被褐色星状柔毛；芽体有褐色星状茸毛。叶革质，狭长披针形，长6～10 cm，宽1.2～2.2 cm，边缘无锯齿，上面绿色、无毛，下面秃净，或在脉腋间有簇生毛丛；侧脉6～9对，干后在上面下陷，在下面突起；叶柄有星状茸毛。果序总状，腋生，长3～5 cm；蒴果卵圆形，长约1 cm，有褐色星状茸毛，先端尖；宿存花柱极短，干后裂开为4瓣。种子长卵形，淡褐色。

生境及分布：生于山地杂木林中或沟谷阴湿处。分布于兴义、织金、关岭、修文、龙里、罗甸、三都、瓮安、独山、福泉、荔波、都匀、惠水、贵定等地。

采收加工：夏季采收，晒干。

功能与主治：叶入药，收敛止血。主治各种内出血，刀伤出血等。

附注：该种有一定野生资源量，可加以开发利用。

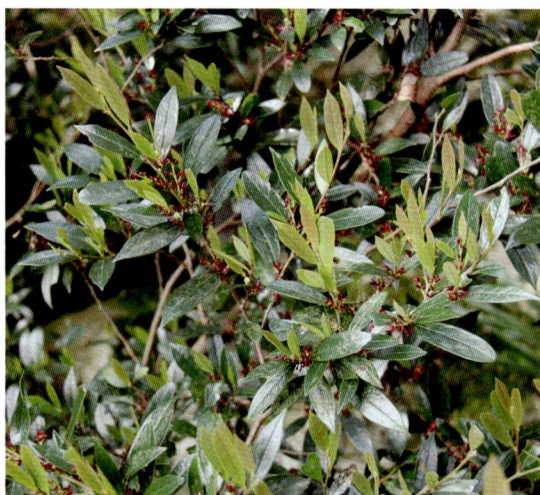

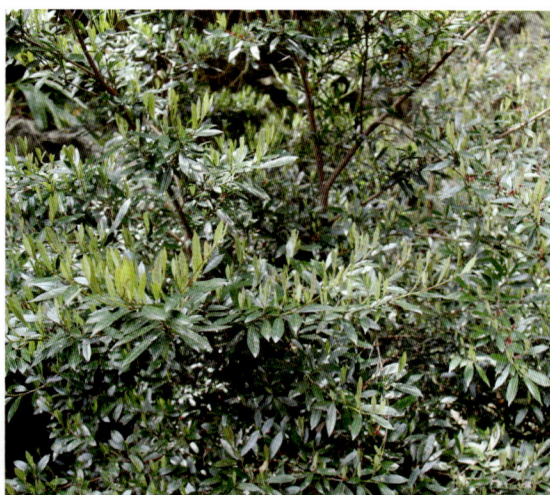

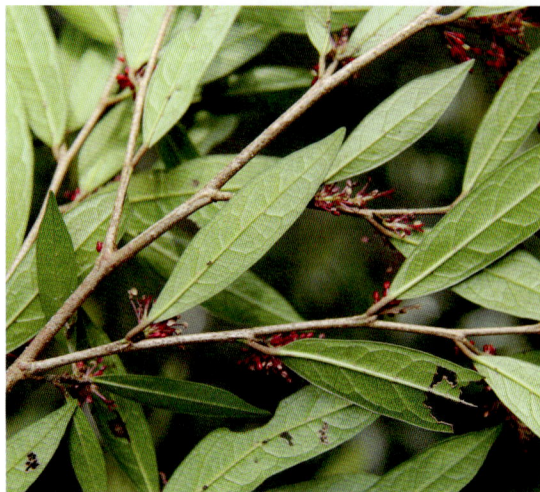

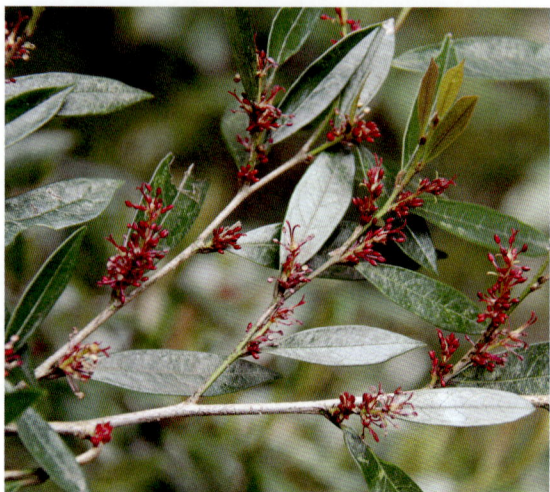

植物名称：杨梅蚊母树 *Distylium myricoides* Hemsley

植物形态：常绿灌木或小乔木。嫩枝有鳞垢，老枝无毛，有皮孔；芽体无鳞状苞片，外面有鳞垢。叶革质，矩圆形或倒披针形，长5～11 cm，宽2～4 cm，边缘上半部有数个小齿突。总状花序腋生，长1～3 cm；雄花与两性花同在1个花序上，两性花位于花序顶端；雄花萼筒极短，萼齿3～5枚；雄蕊长短不一；无退化子房。蒴果卵圆形，长1～1.2 cm，被黄褐色星状毛，先端尖，裂为4瓣，基部无宿存萼筒。种子长6～7 mm。

生境及分布：生于海拔500～1000 m的山地常绿阔叶林中。分布于梵净山及黎平、册亨、长顺、瓮安、独山、罗甸、福泉、荔波、惠水、平塘，以及贵阳等地。

采收加工：全年均可采收，洗净，晒干。

功能与主治：根入药，利水渗湿，祛风活络。主治水肿，手脚浮肿，风湿关节痛，跌打损伤。

附注：该种有一定野生资源量，可加以开发利用。

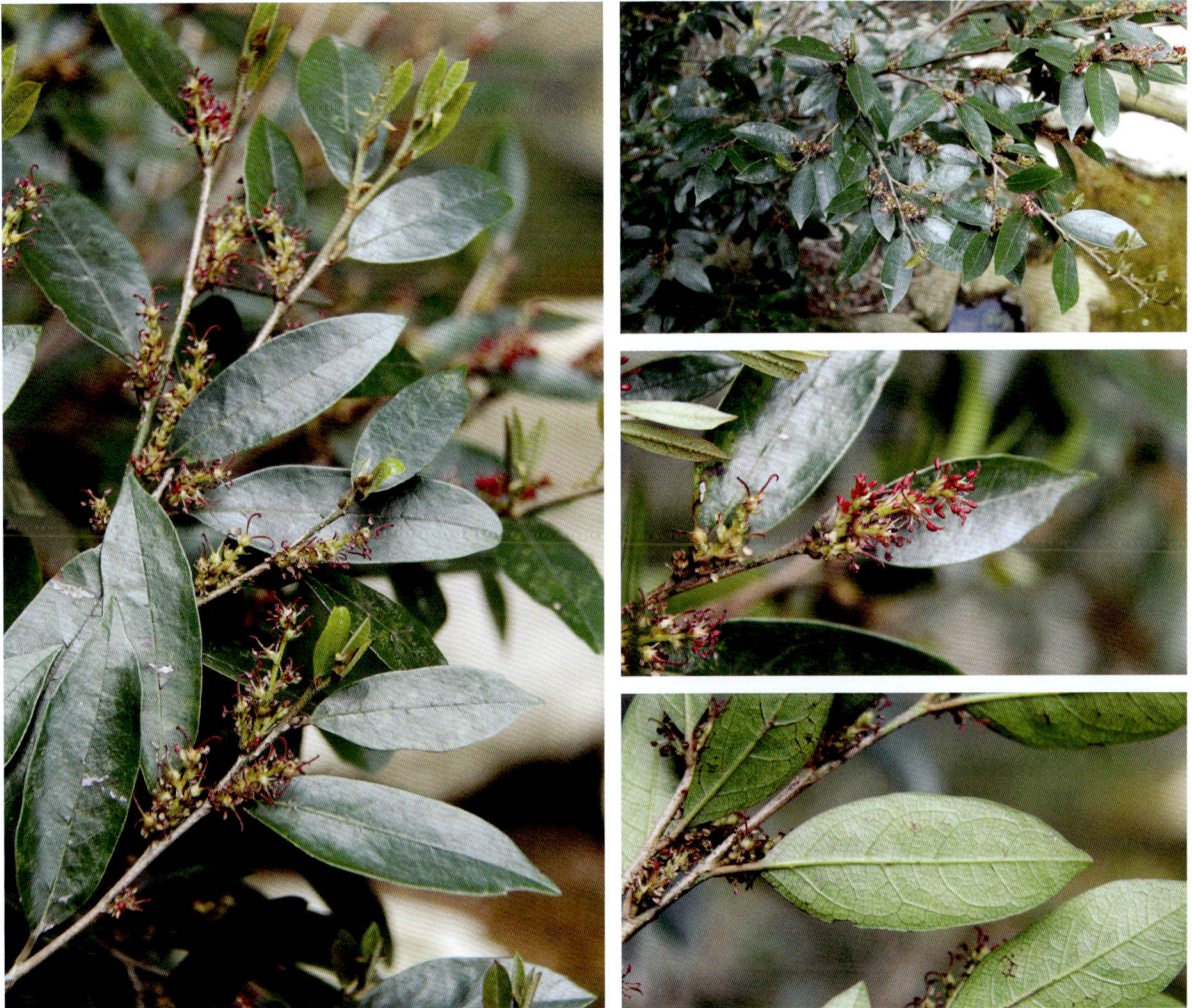

植物名称：马蹄荷 *Exbucklandia populnea* (R. Brown ex Griffith) R. W. Brown

植物形态：乔木，高约20 m。小枝被短柔毛，节膨大。叶革质，阔卵圆形，全缘或嫩叶掌状3浅裂，长10~17 cm，宽9~13 cm，嫩叶有时更大；掌状脉5~7条，在上面明显，在下面突起，网脉在上、下两面均明显；托叶椭圆形或倒卵形，有明显的脉纹。头状花序单生或数个排成总状花序，有花8~12朵，被柔毛；花两性或单性；花瓣长2~3 mm，或缺花瓣。头状果序，径约2 cm，有蒴果8~12枚；蒴果椭圆形，上半部2瓣裂开，果皮表面平滑。种子具窄翅。

生境及分布：生于海拔1300 m左右的山地密林中。分布于兴仁、独山、长顺、罗甸、都匀、惠水、龙里、三都等地。

采收加工：全年均可采收，洗净，晒干。

功能与主治：根、茎枝入药，祛风活络，止痛。主治风湿性关节炎，坐骨神经痛。

附注：该种野生资源量较小，加以开发利用的同时应注意保护。

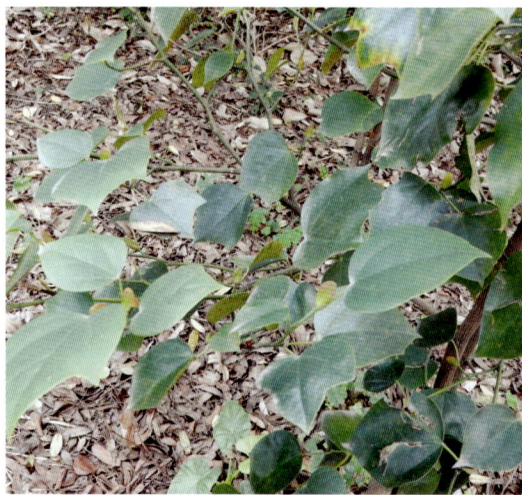

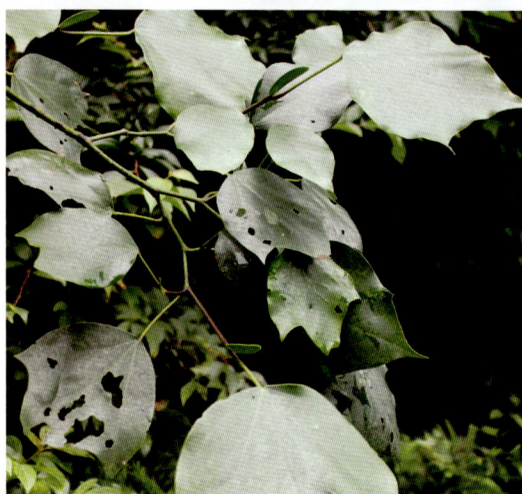

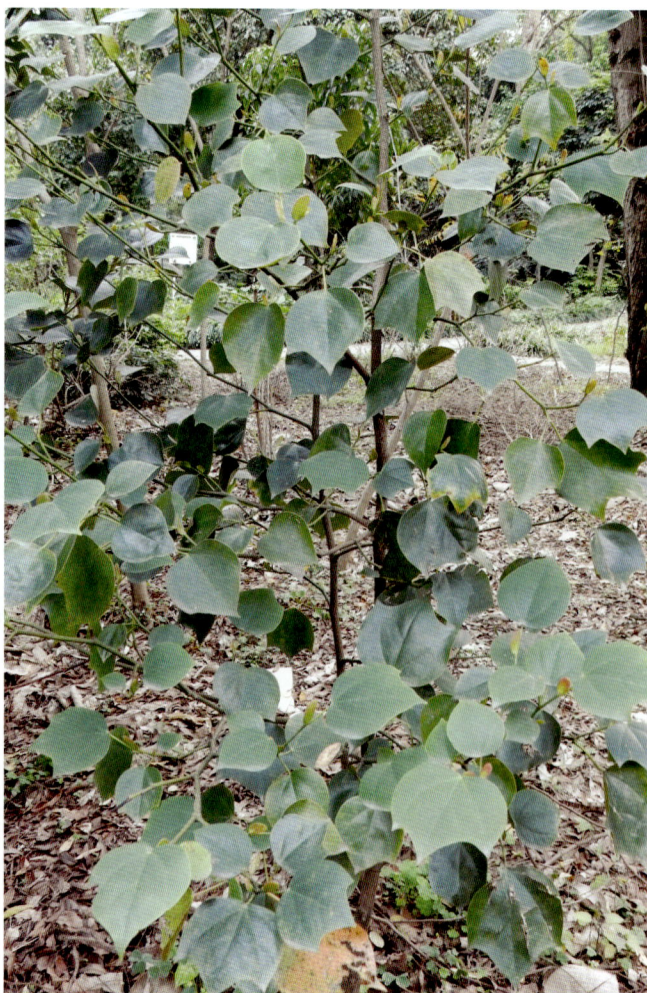

植物名称：金缕梅 *Hamamelis mollis* Oliver

植物形态：落叶灌木或小乔木，高达8 m。嫩枝有星状茸毛；芽体长卵形，被灰黄色茸毛。叶纸质或薄革质，阔倒卵圆形，边缘有波状钝齿，长8~15 cm，宽6~10 cm，上面稍粗糙，有稀疏星状毛，下面密生灰色星状茸毛；侧脉6~8对。头状或短穗状花序腋生，有花数朵；萼筒短，萼齿卵形，长3 mm，宿存，均被星状茸毛；花瓣带状，长约1.5 cm，黄白色。蒴果卵圆形，长约1.2 cm，宽约1 cm，密被黄褐色星状茸毛。种子椭圆形。

生境及分布：生于山坡杂木林、灌丛、沟谷中或溪边。分布于梵净山等地。

采收加工：秋季采收，洗净，晒干。

功能与主治：根入药，益气。主治劳伤乏力。

附注：该种在贵州分布区域狭窄，应加以保护。

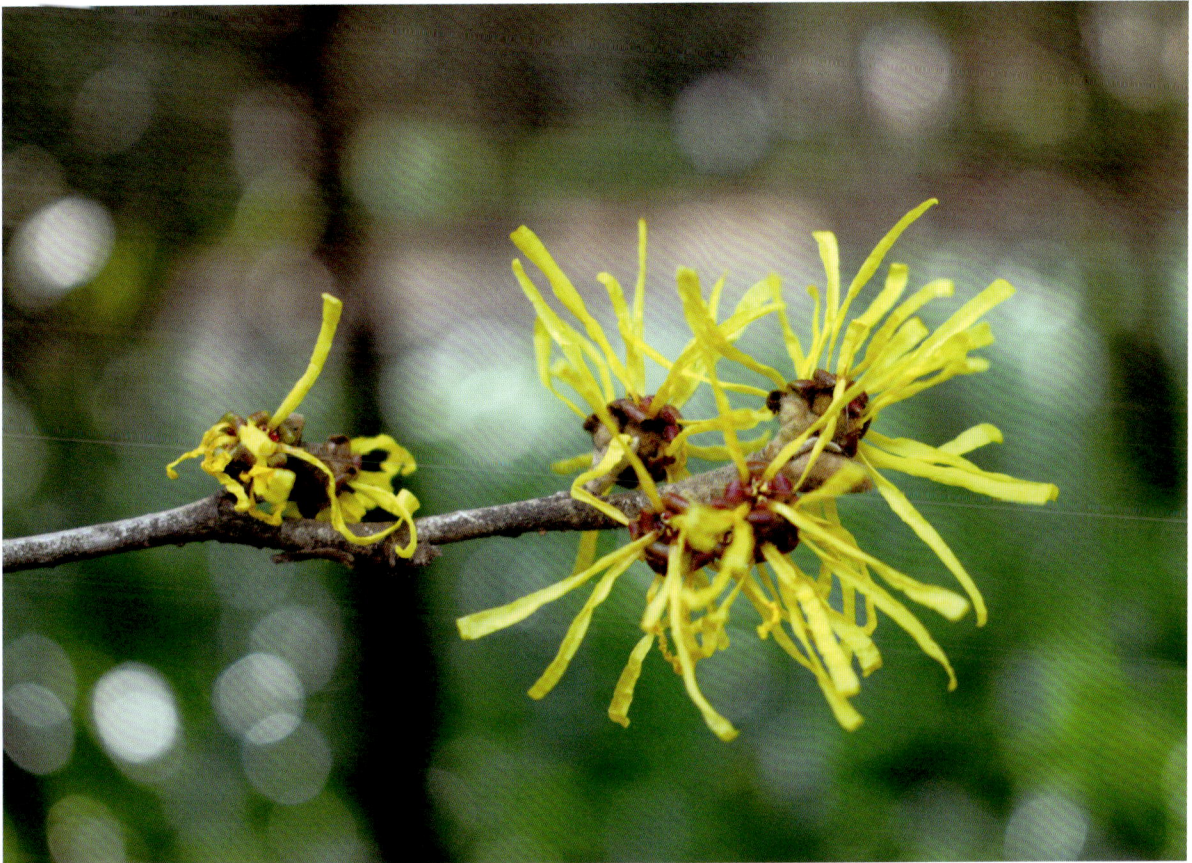

植物名称：枫香树 *Liquidambar formosana* Hance

植物形态：落叶乔木，高达30 m。小枝干后灰色，被柔毛，略有皮孔；芽体卵形，长约1 cm，略被微毛，芽鳞附有树脂。叶薄革质，阔卵形，掌状3裂，中央裂片较长，先端尾状渐尖，下面有短柔毛；掌状脉3～5条，在两面均显著。雄性短穗状花序常多个排成总状，雄蕊多数；雌性头状花序有花24～43朵，花序柄长3～6 cm。头状果序圆球形，木质，径3～4 cm；蒴果下半部藏于花序轴内。种子多数，褐色，多角形或有窄翅。

生境及分布：生于山坡或杂木林中。贵州各地均有分布。

采收加工：果实冬季成熟时采收，晒干。

功能与主治：果实入药（路路通），祛风活络，利水，通经。主治关节痹痛，麻木拘挛，水肿胀满，闭经，乳少。

附注：该种为《中华人民共和国药典》收载品种，在贵州分布区域广，野生资源量大，可大量开发利用。

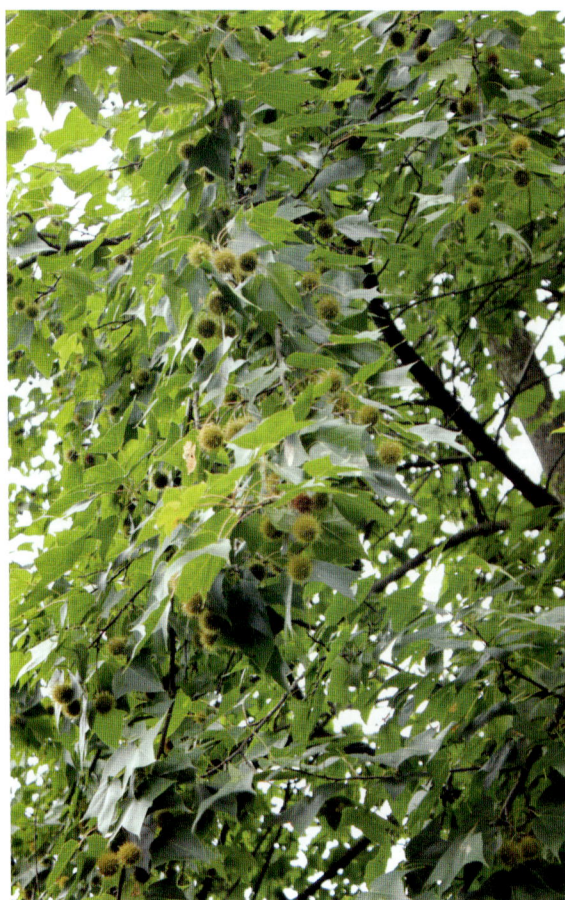

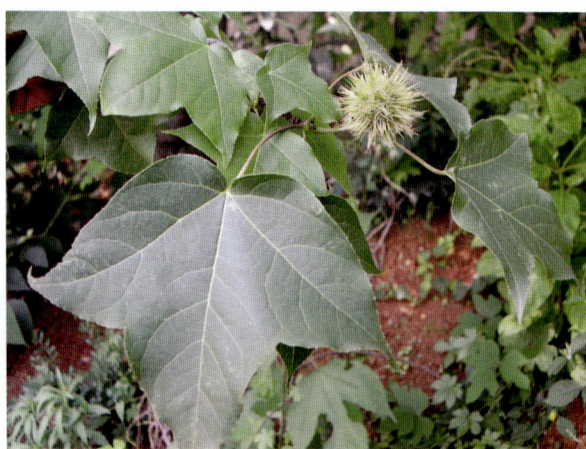

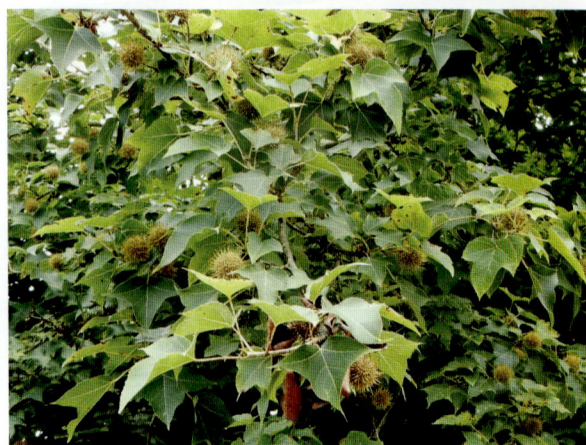

植物名称：檵木 *Loropetalum chinense* (R. Brown) Oliver

　　植物形态：灌木，有时为小乔木，多分枝。小枝被星毛。叶革质，卵形，长2～5 cm，宽1.5～2.5 cm，下面被星状毛，稍带灰白色；侧脉约5对；叶柄有星状毛；托叶膜质，三角状披针形，长3～4 mm，宽1.5～2 mm。花3～8朵簇生，有短花梗，白色，比新叶先长出，或与嫩叶同时长出；萼筒杯形，被星状毛，萼齿卵形；花瓣4枚，带状；退化雄蕊4枚被星状毛。蒴果卵圆形，长7～8 mm，宽6～7 mm，先端圆，被褐色星状茸毛。种子圆卵形。

　　生境及分布：生于向阳山坡、路边、灌丛中或丘陵地带。贵州大部分地区均有分布。

　　采收加工：花清明前后采收，阴干。果实成熟时采收，洗净，晒干。根、叶全年均可采收，洗净，晒干。

　　功能与主治：花、果实、根、叶入药，清热止咳，收敛止血。主治肺热咳嗽，咯血，鼻衄，便血，痢疾，泄泻，崩漏。

　　附注：该种在贵州分布区域广，野生资源量大，可大量开发利用。

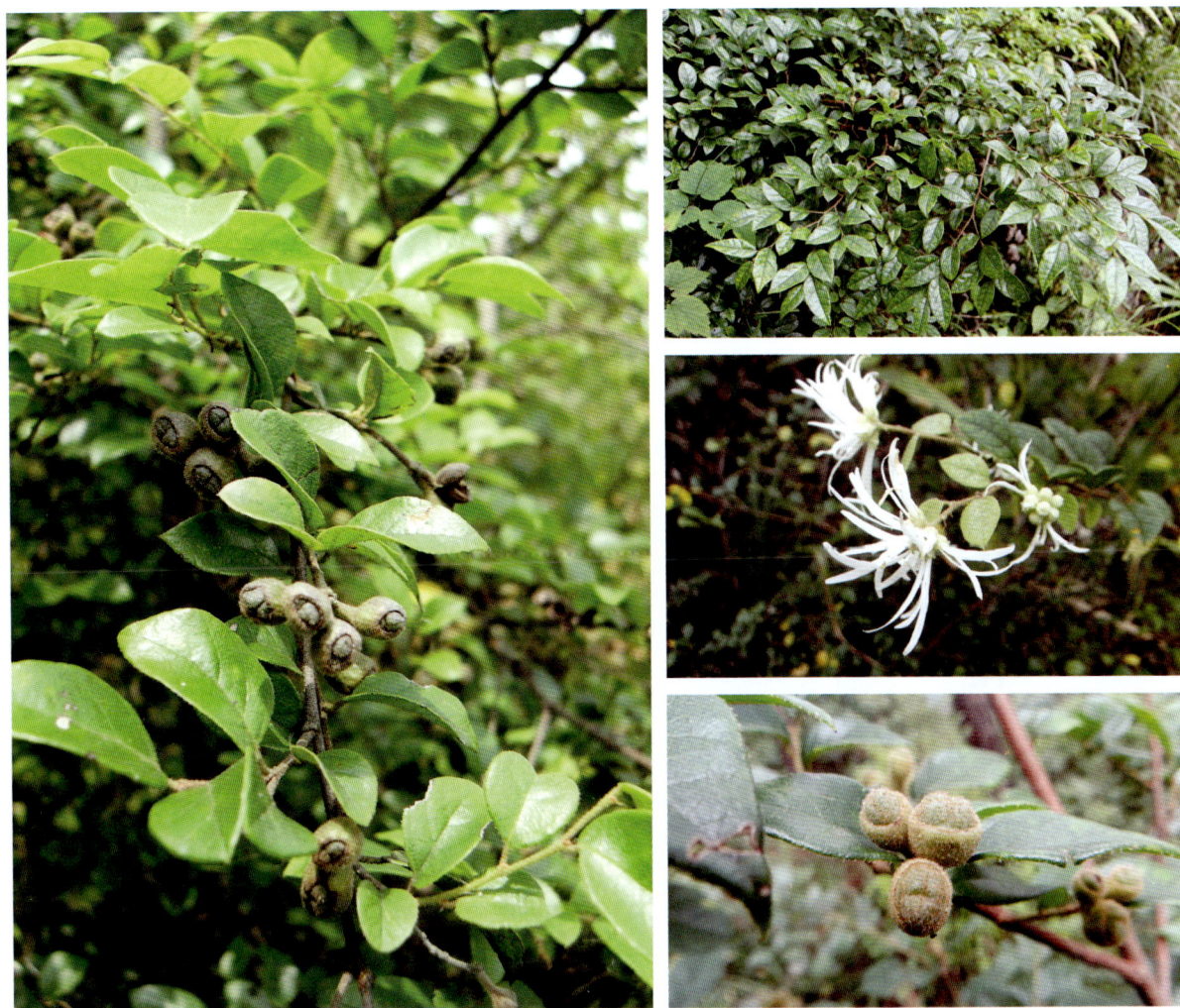

植物名称：半枫荷 *Semiliquidambar cathayensis* H. T. Chang

植物形态：常绿乔木，高约17 m。芽体长卵形，略有短柔毛。叶簇生于枝顶，革质，不分裂的叶卵状椭圆形，长8～13 cm，宽3.5～6 cm，或掌状3裂，中央裂片长3～5 cm，两侧裂片卵状三角形，边缘有具腺锯齿；掌状脉3条。雄花的短穗状花序常数个排成总状；雌花的头状花序单生；萼齿针形，长2～5 mm，有短柔毛；花柱长6～8 mm，先端卷曲，有柔毛。头状果序，径约2.5 cm；蒴果22～28枚，宿存萼齿比花柱短。

生境及分布：生于湿润、肥沃的山坡杂木林中，溪边或路旁。分布于雷公山及榕江、从江、三都、瓮安、赤水、荔波、思南，以及贵阳等地。

采收加工：全年均可采挖，洗净，晒干。

功能与主治：根入药，祛风止痛，除湿通络。主治风湿痹痛，脚气，腰腿痛，偏头痛，半身不遂，跌打损伤。

附注：该种是国家二级保护野生植物，为《贵州省中药材、民族药材质量标准》收载品种。

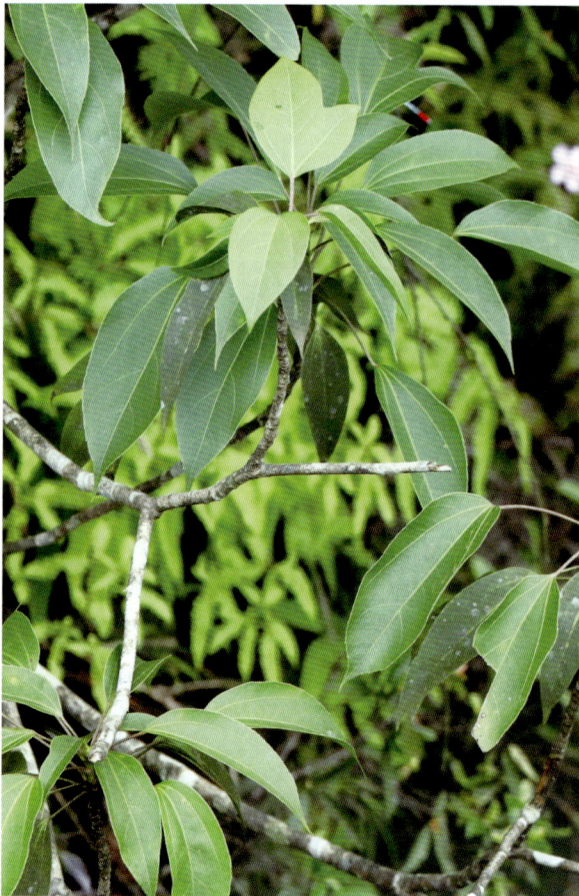

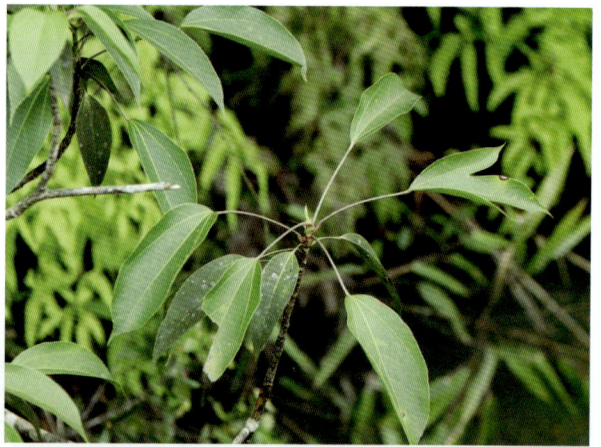

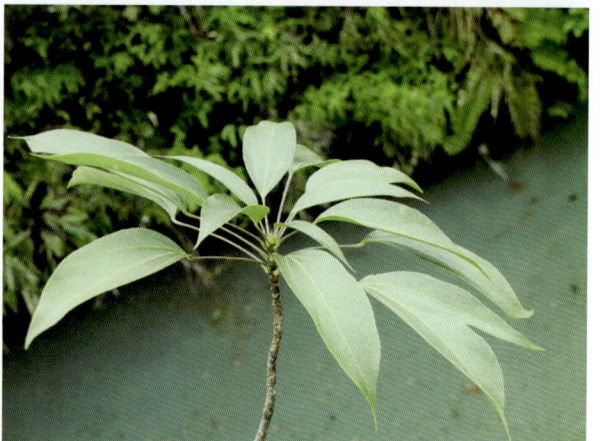

杜仲科 Eucommiaceae

落叶乔木。叶互生，单叶，具羽状脉，边缘有锯齿，具柄；无托叶。花雌雄异株，无花被，花先叶后，或与新叶同时从鳞芽长出；雄花簇生，有短柄，具小苞片，雄蕊5～10枚，线形，花丝极短，药室4个，纵裂；雌花单生于小枝下部，有苞片，具短花梗，子房1室，由合生心皮组成，有子房柄，扁平，顶端2裂，柱头位于裂口内侧，先端反折，胚珠2枚，并立、倒生，下垂。果为不开裂、扁平、长椭圆形的翅果，先端2裂；果皮薄革质；果梗极短。种子1枚，垂生于顶端；胚乳丰富；胚直立，与胚乳同长；子叶肉质、扁平；外种皮膜质。

本科仅1属1种，为我国特有，分布于华中、华西、西南及西北各地区，现广泛栽培。

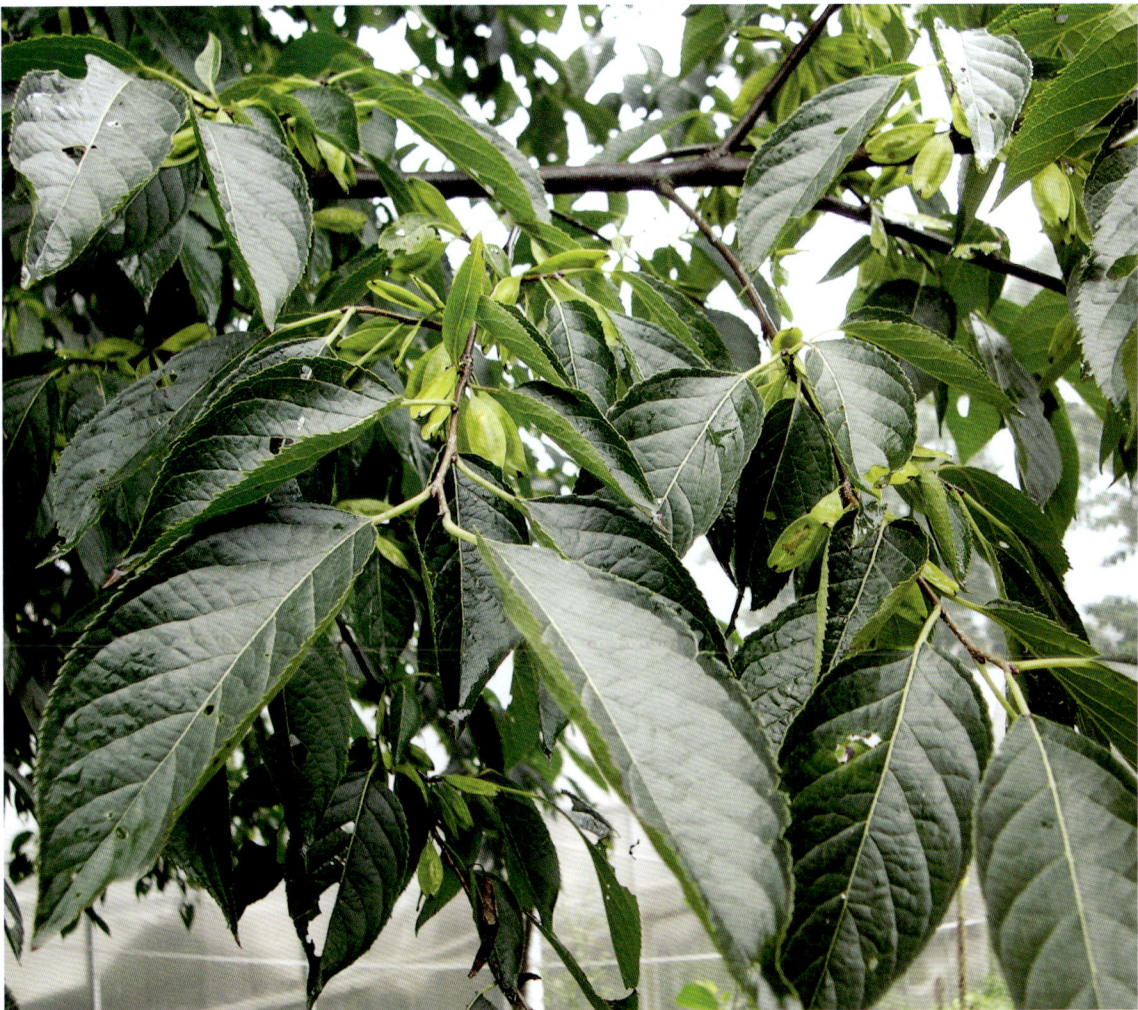

杜仲 *Eucommia ulmoides* Oliver

植物名称：杜仲 *Eucommia ulmoides* Oliver

植物形态：落叶乔木，高达20 m。树皮灰褐色，粗糙，内含橡胶，折断拉开有多数细丝。叶椭圆形、卵形或矩圆形，薄革质，边缘有锯齿，长6～15 cm，宽3.5～6.5 cm，初时有褐色柔毛；侧脉6～9对。花生于当年枝基部，雄花无花被。翅果扁平，长椭圆形，长3～3.5 cm，宽1～1.3 cm，先端2裂，周围具薄翅；坚果位于中央，稍突起。种子扁平，线形，长1.4～1.5 cm，宽3 mm，两端圆形。早春开花，秋后果实成熟。

生境及分布：生于海拔300～1700 m的低山、谷地或低坡的疏林中。贵州各地均有栽培，梵净山及大方等地尚有野生种。

采收加工：春季、夏季采收，发汗，再晒干。

功能与主治：树皮入药，补肝肾，强筋骨，安胎。主治腰膝酸痛，高血压，胎动不安，阳痿，尿频等。

附注：该种为《中华人民共和国药典》收载品种，是贵州苗族、水族、仡佬族等少数民族常用药物，产藏量较大，可大量开发利用。

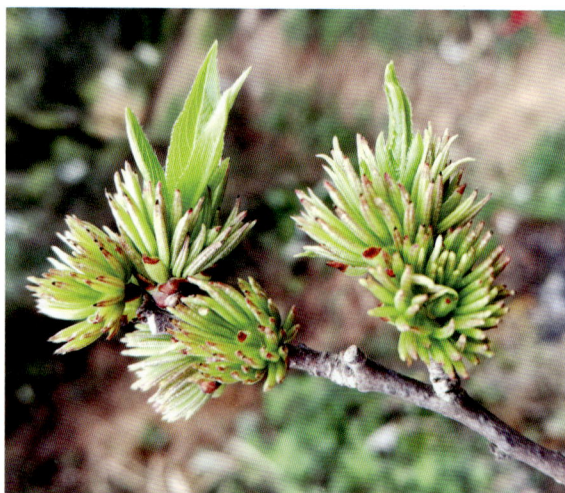

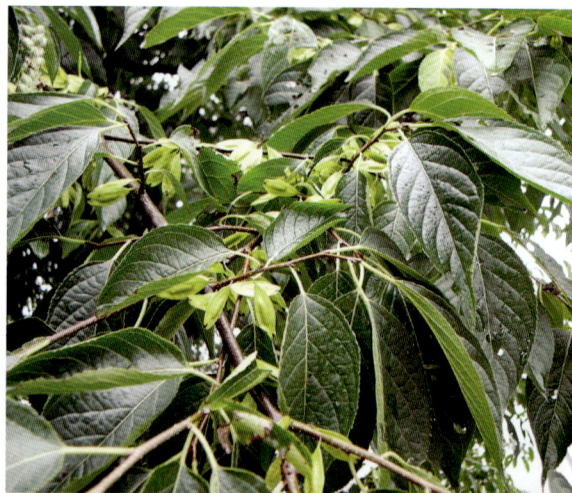

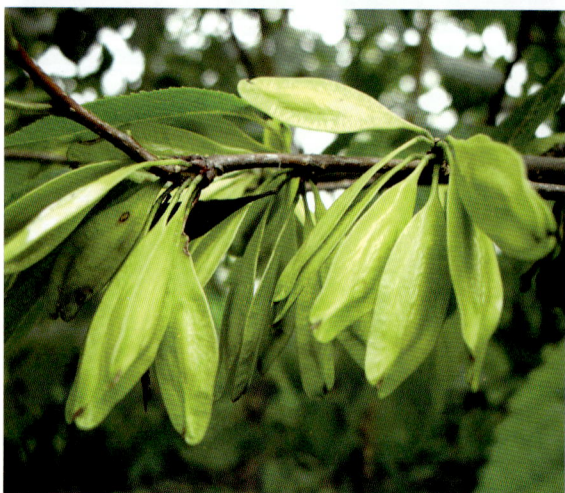

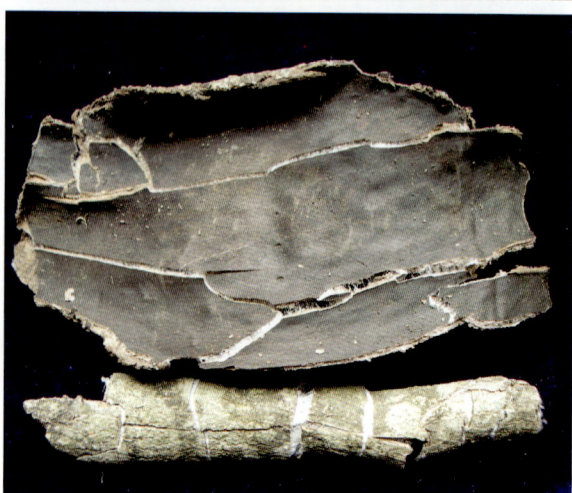

豆科 Fabaceae

　　乔木、灌木、亚灌木或草本。叶常为一或二回羽状复叶，少数为掌状复叶或3枚小叶、单小叶。花两性，稀单性，辐射对称或两侧对称，通常排成总状花序、聚伞花序、穗状花序、头状花序或圆锥花序；花被2轮；萼片3～6枚；花瓣5～6枚，近轴的1枚称旗瓣，侧生的2枚称翼瓣，远轴的2枚常合生，称龙骨瓣；雄蕊通常10枚，有时5枚或多数，单体或雄蕊二体；雌蕊通常由单心皮组成；子房上位，1室，沿腹缝线具侧膜胎座；胚珠2至多枚；花柱和柱头单一。果为荚果，形状多样，成熟后开裂或不裂。

　　本科约650属18 000种，广泛分布于全世界。我国有167属1673种，全国各地均有分布。

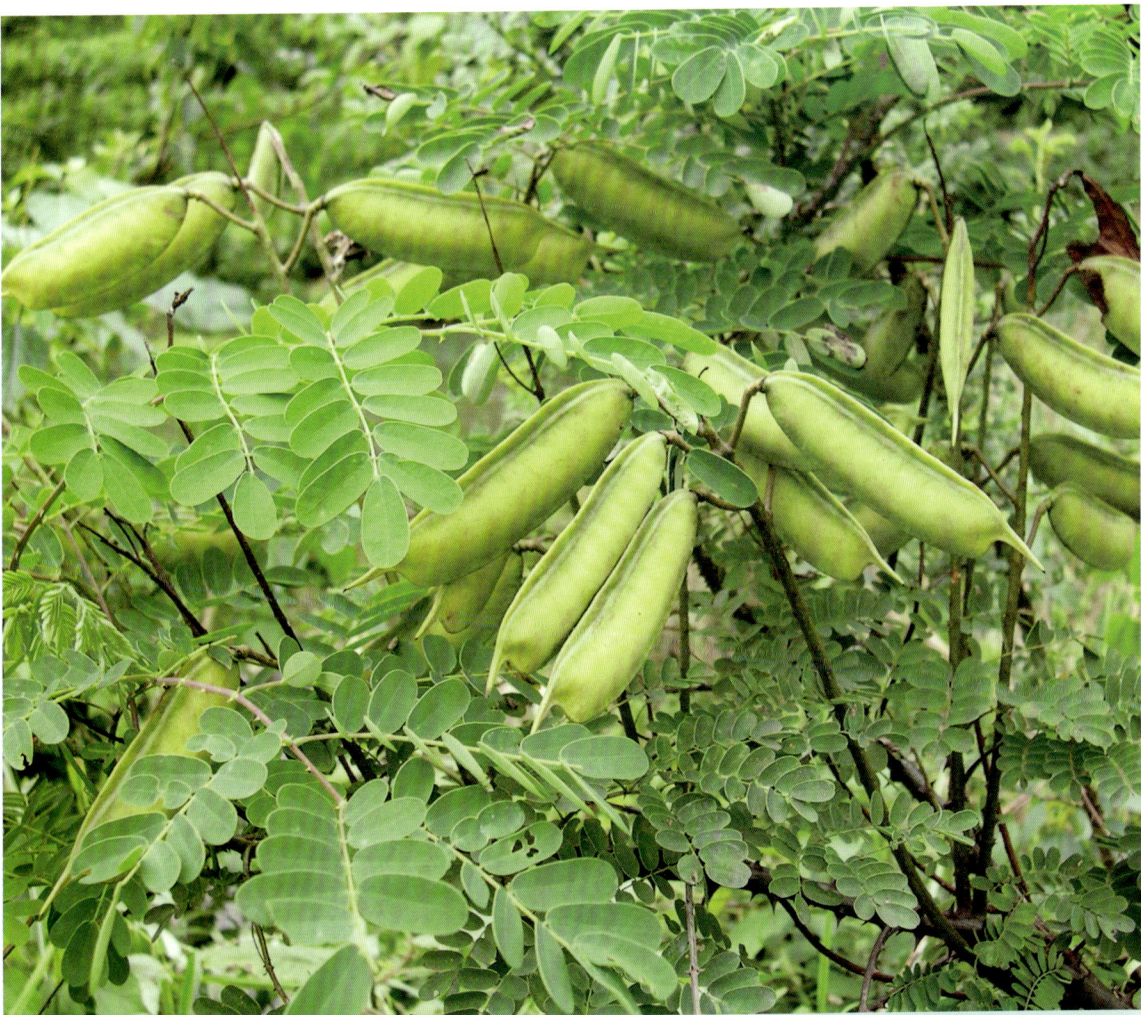

云实 *Caesalpinia decapetala* (Roth) Alston

植物名称：台湾相思 *Acacia confusa* Merrill

别称：相思仔、台湾柳、相思树

植物形态：常绿乔木。枝灰色或褐色，无刺；小枝纤细。苗期第1枚真叶为羽状复叶，长大后小叶退化，叶柄变为叶状柄，两面无毛，有明显的纵脉3~5（~8）条。头状花序球形，单生或2~3个簇生于叶腋；总花梗长8~10 mm；花金黄色，有微香；花萼长约为花冠长的1/2；雄蕊多数，明显超出花冠之外；子房被黄褐色柔毛。荚果扁平，长4~9（~12）cm，宽7~10 mm，干时深褐色，有光泽，于种子间微缢缩。种子2~8枚，椭圆形，压扁。花期3—10月，果期8—12月。

生境及分布：生于海拔400~500 m的山谷、山坡或河边。分布于罗甸等地。

采收加工：全年均可采收，洗净，晒干。

功能与主治：枝、叶入药，祛腐生肌。主治烂疮。

附注：该种在贵州分布区域狭窄，野生资源量小，应加以保护。

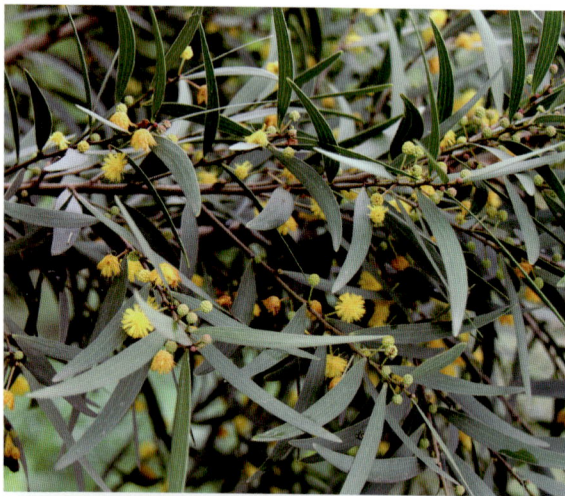

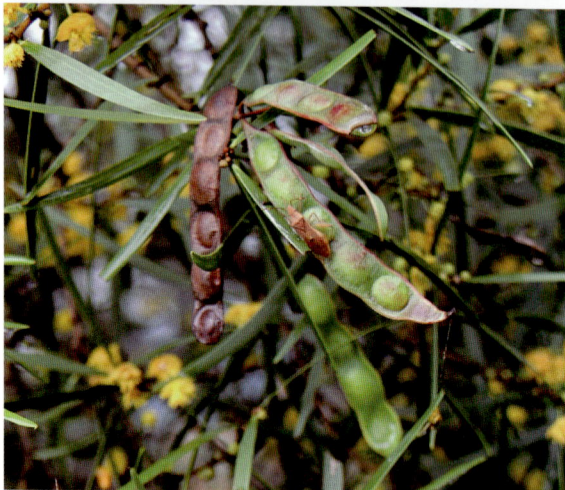

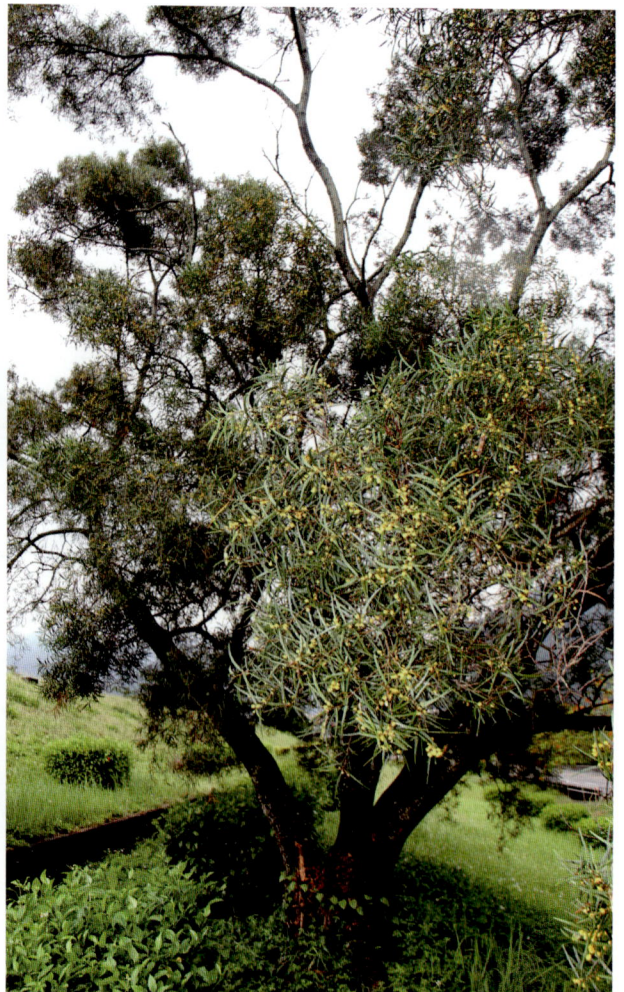

植物名称：羽叶金合欢 *Acacia pennata* (Linnaeus) Willdenow

别称：南蛇簕藤、加力酸藤、蛇藤

植物形态：攀缘、多刺藤本。羽片8～22对；小叶30～54对，线形，彼此紧靠，先端稍钝，基部平截形，具缘毛，中脉靠近上边缘。头状花序圆球形；花萼近钟形，5齿裂；花冠长约2 mm；子房被微柔毛。果带状，长9～20 cm，宽2～3.5 cm，无毛或幼时被极细柔毛，边缘稍隆起，呈浅波状。种子8～12枚，长椭圆形而扁。花期3—10月。

生境及分布：生于海拔800～1100 m的山坡灌丛中。分布于安龙、独山、都匀、修文等地。

采收加工：秋季、冬季采收，晒干。

功能与主治：藤茎入药，祛风渗湿，活血止痛。主治腰肌劳损，跌打损伤，风湿痹痛，渗出性皮炎，阴囊湿疹，下肢溃疡。

附注：该种在贵州分布区域狭窄，野生资源量小，应加以保护。

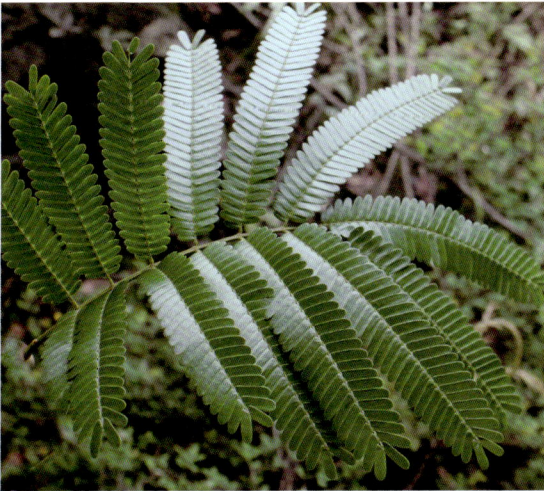

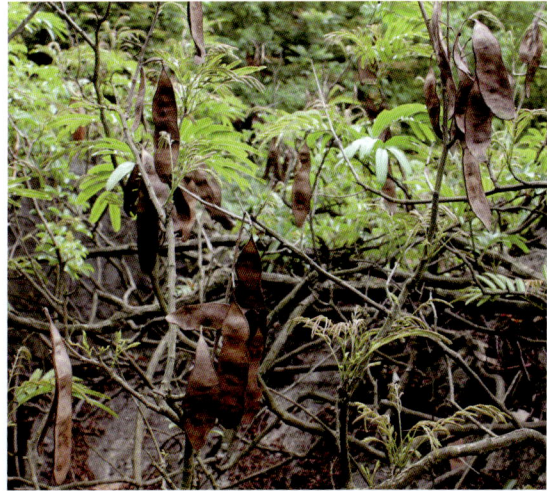

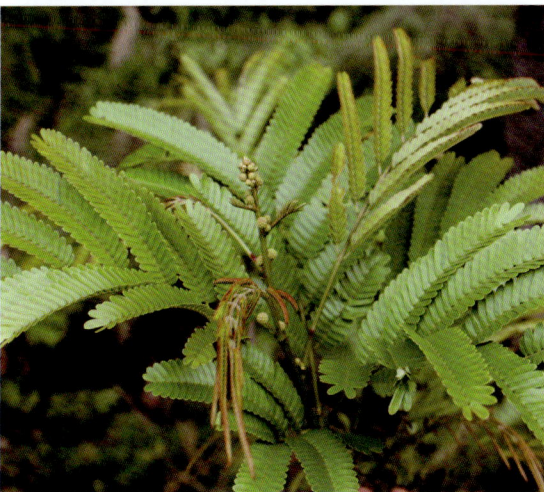

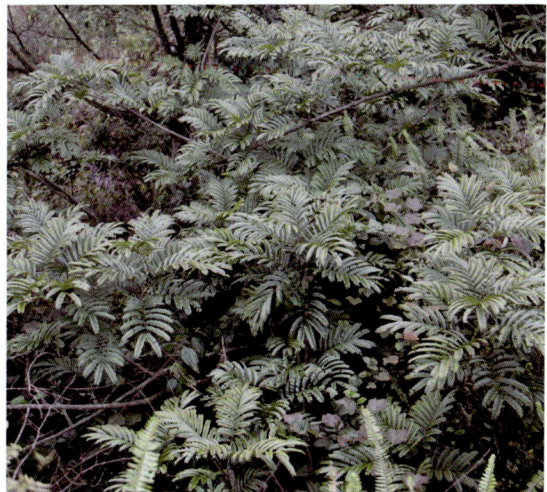

植物名称：合萌 *Aeschynomene indica* Linnaeus

别称：田皂角、镰刀草

植物形态：一年生草本，多分枝，圆柱形，无毛。叶具20～30对小叶或更多；托叶膜质；小叶近无柄，薄纸质，线状长圆形，先端钝圆或微凹，具细刺尖头，基部歪斜，全缘。总状花序比叶短，腋生；小苞片宿存；花萼膜质，具纵脉纹；花冠淡黄色，旗瓣大，近圆形，翼瓣篦状，龙骨瓣比旗瓣稍短，比翼瓣稍长或近相等；雄蕊二体；子房扁平，线形。荚果线状长圆形，直或弯曲。种子黑棕色，肾形。花期7—8月。

生境及分布：生于水边潮湿处。分布于松桃、盘州、普定、贞丰、都匀、罗甸，以及贵阳等地。

采收加工：地上部分秋季割取，晒干。

功能与主治：地上部分入药，清热利湿，祛风明目，通乳。主治血淋，水肿，泄泻，痢疾，疮疥，目翳，目赤肿痛，夜盲症，关节痛，产妇乳少等。

附注：该种有一定野生资源量，可加以开发利用。

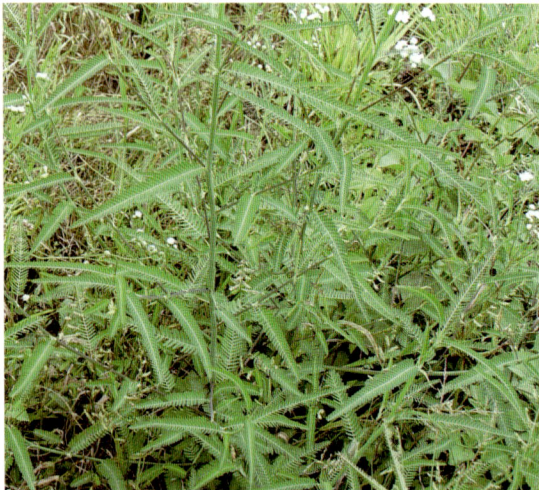

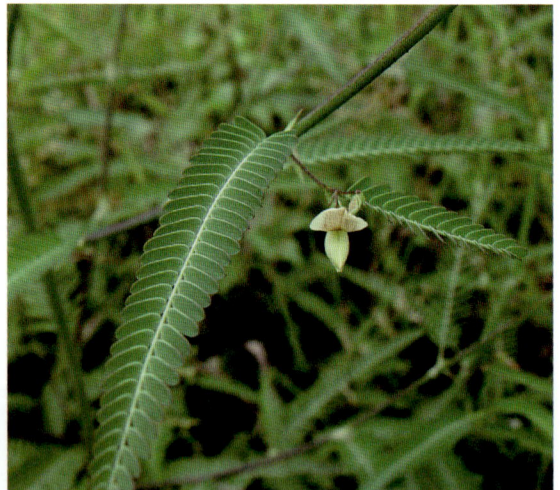

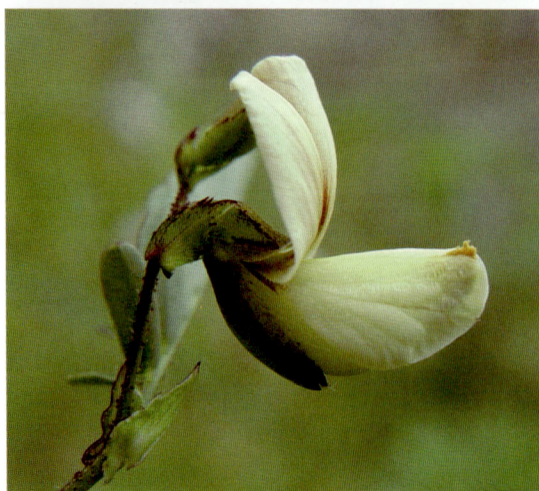

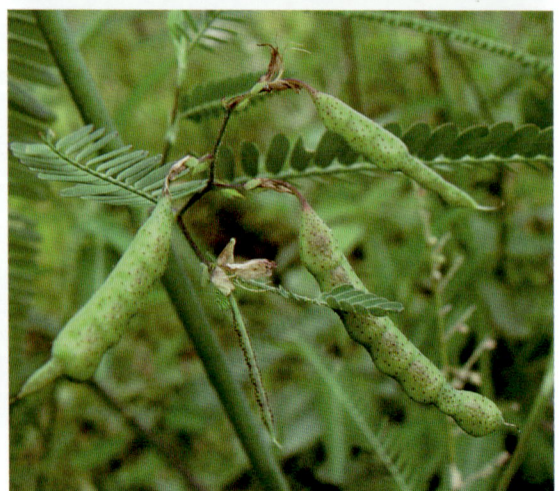

植物名称：楹树 *Albizia chinensis* (Osbeck) Merrill

植物形态：落叶乔木，高达30 m。托叶大，膜质，心形，早落；二回羽状复叶，羽片6～12对；总叶柄基部和叶轴上有腺体；小叶20～35（～40）对，无柄，长椭圆形，先端渐尖，基部近截平，具缘毛。头状花序有花10～20朵；花绿白色或淡黄色，密被黄褐色茸毛；花萼漏斗状；花冠长约为花萼长的2倍。荚果扁平，长10～15 cm，宽约2 cm，幼时稍被柔毛，成熟时无毛。花期3—5月，果期6—12月。

生境及分布：生于山坡林中、田坎、路边或谷地。分布于关岭、镇宁、兴义、安龙、册亨、望谟等地。

采收加工：全年均可采收，晒干或鲜用。

功能与主治：树皮入药，涩肠止泻，生肌，止血。主治痢疾，肠炎腹泻，疮疡溃烂久不收口，外伤出血。

附注：该种有一定野生资源量，可加以开发利用。

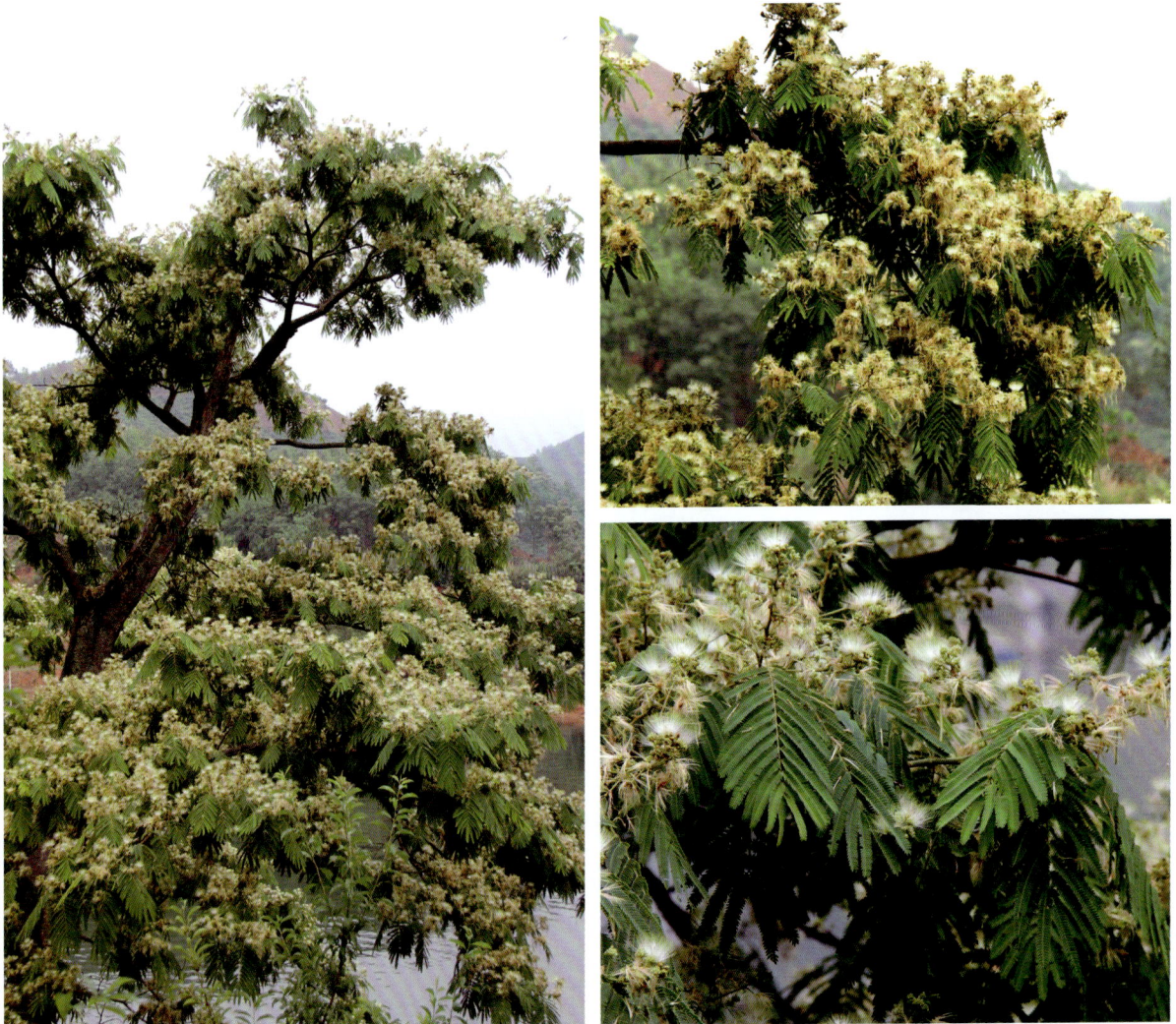

植物名称：合欢 *Albizia julibrissin* Durazzini

别称：马缨花、绒花树、夜合合

植物形态：落叶乔木，高可达16 m。托叶线状披针形，较小叶小，早落；二回羽状复叶，羽片4~12对；小叶10~30对，线形至长圆形，向上偏斜，先端有小尖头，有缘毛。头状花序于枝顶排列成圆锥状；花粉红色；花萼管状，裂片三角形，花萼、花冠外均被短柔毛。荚果带状，长9~15 cm，宽1.5~2.5 cm；嫩荚有柔毛，老荚无毛。花期6—7月，果期8—10月。

生境及分布：生于低山河边、沟旁、山谷或山坡林中。分布于江口、印江、雷山、关岭、册亨、长顺、瓮安、独山、罗甸、福泉、荔波、都匀、惠水、贵定、三都、平塘，以及贵阳等地。

采收加工：夏季采收，晒干。

功能与主治：树皮入药，安神解郁，活血消痈。主治心神不安，忧郁，失眠，内外痈疡，跌打损伤。

附注：该种为《中华人民共和国药典》收载品种，是贵州苗族、水族常用药物，有一定野生资源量，可加以开发利用。

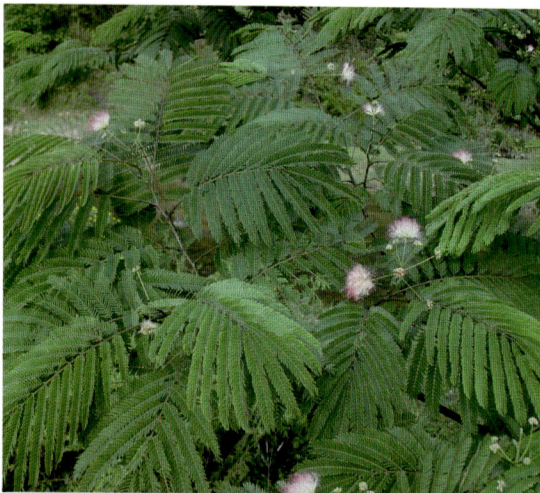

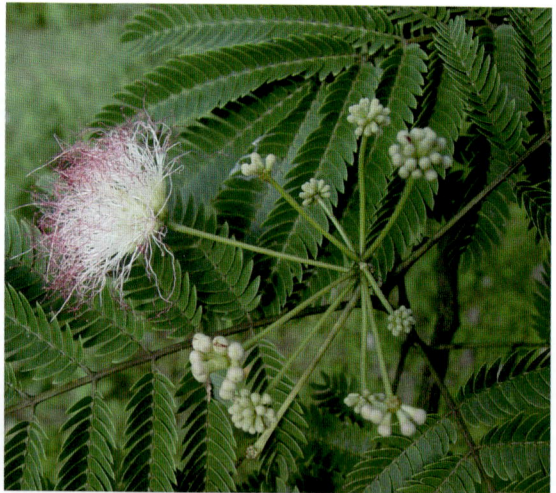

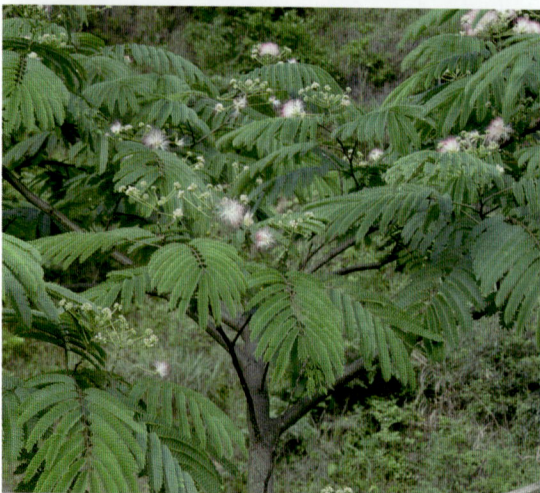

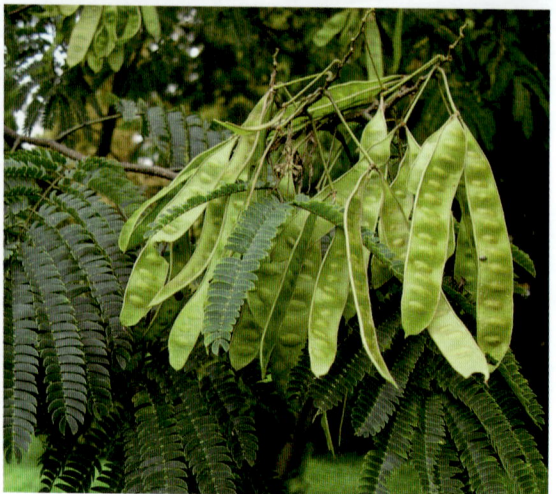

植物名称：山槐 *Albizia kalkora* (Roxburgh) Prain

别称：白夜合、山合欢

植物形态：落叶小乔木或灌木，通常高3~8 m。二回羽状复叶，羽片2~4对；小叶5~14对，长圆形或长圆状卵形，先端钝圆而有细尖头，基部两侧不对称。头状花序2~7个生于叶腋；花初白色，后变黄色，具明显的小花梗；花萼管状；花冠长6~8 mm，中部以下连合成管状，裂片披针形，花萼、花冠均密被长柔毛。荚果带状，长7~17 cm，宽1.5~3 cm，深棕色；嫩荚密被短柔毛，老时无毛。种子4~12枚，倒卵形。花期5—6月，果期8—10月。

生境及分布：生于路旁、沟边或溪边山坡林中。分布于印江、安龙、长顺、瓮安、独山、罗甸、福泉、荔波、都匀、惠水、贵定、三都、平塘，以及贵阳等地。

采收加工：夏季、秋季采收，晒干。

功能与主治：树皮入药，安神解郁，活血消瘀。主治心神不安，忧郁，失眠，内外痈疡，跌打损伤。

附注：该种为《贵州省中药材、民族药材质量标准》收载品种，有一定野生资源量，可加以开发利用。

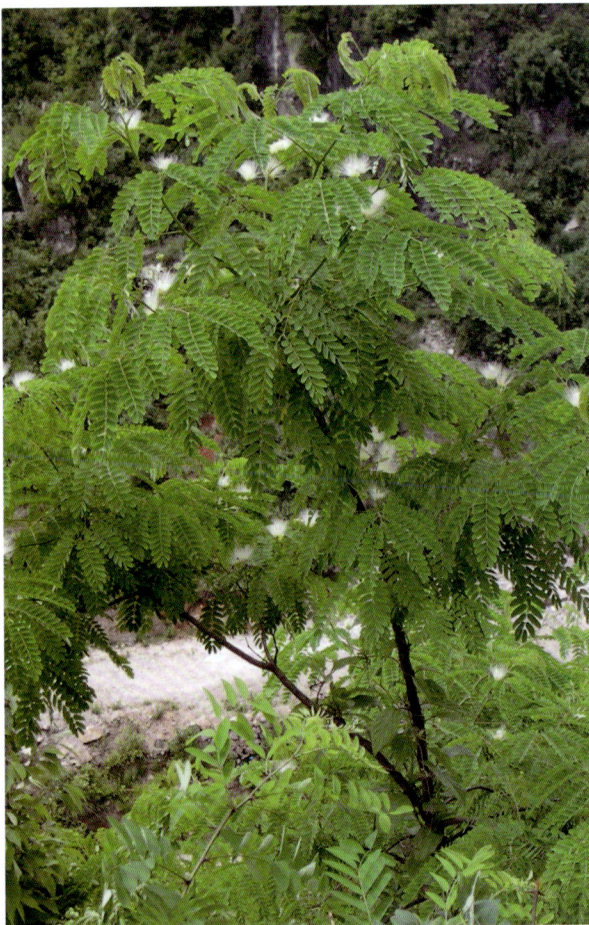

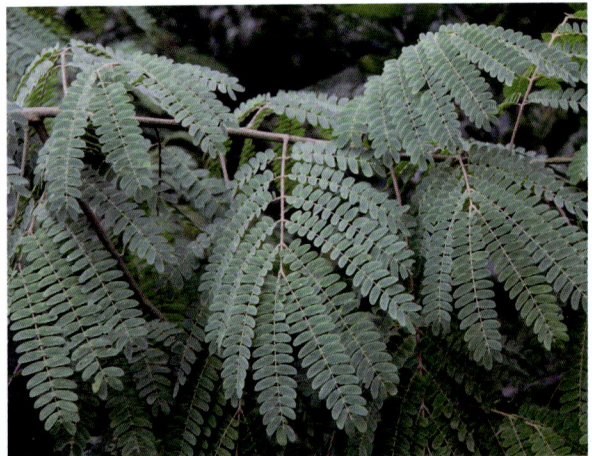

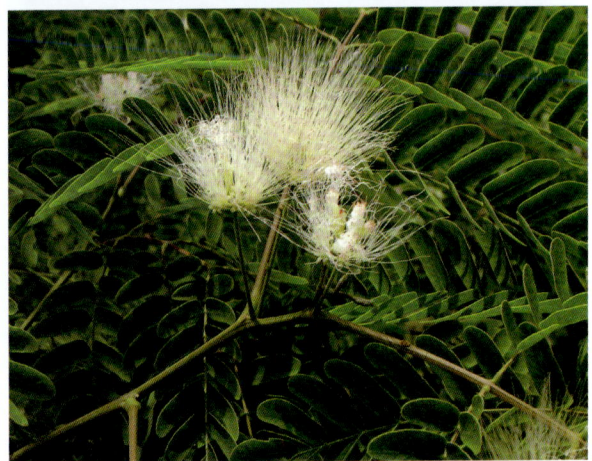

植物名称：紫穗槐 *Amorpha fruticosa* Linnaeus

别称：紫槐

植物形态：落叶灌木。小枝灰褐色，被疏毛。叶互生，奇数羽状复叶，基部有线形托叶；小叶11～25枚，卵形或椭圆形，先端圆形，锐尖或微凹，具黑色腺点。穗状花序常1个至数个顶生或于枝端腋生，密被短柔毛；苞片长3～4 mm；花萼萼齿三角形，较萼筒短；旗瓣心形，紫色，无翼瓣和龙骨瓣；雄蕊10枚，下部合生成鞘，上部分裂，包于旗瓣之中，伸出花冠外。荚果下垂，长6～10 mm，宽2～3 mm，顶端具小尖。花期、果期5—10月。

生境及分布：原产于美国。贵州中部、南部地区有引种栽培。

采收加工：花6—7月盛开时采收，晾干。

功能与主治：花入药，清热，凉血，止血。

附注：该种常作为高速公路护坡植物栽培。

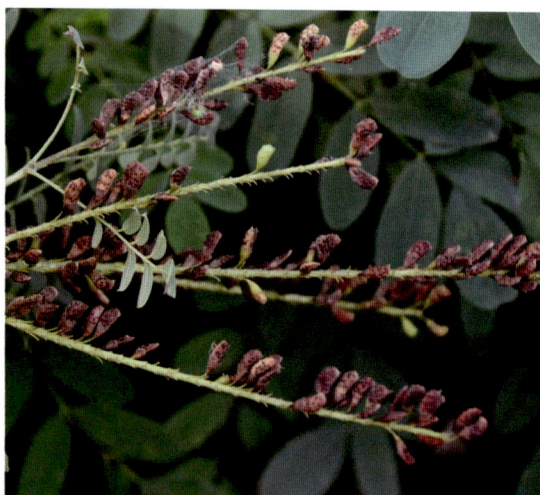

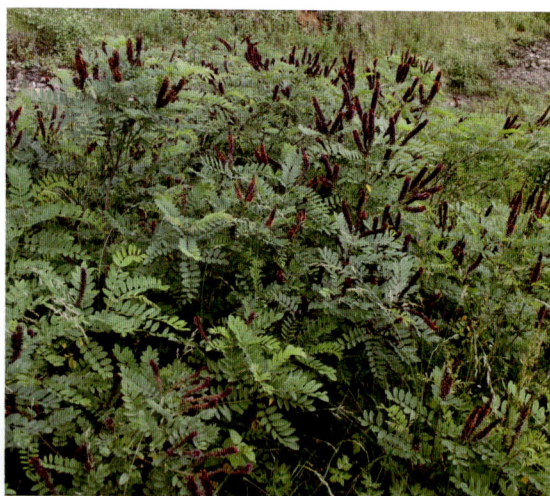

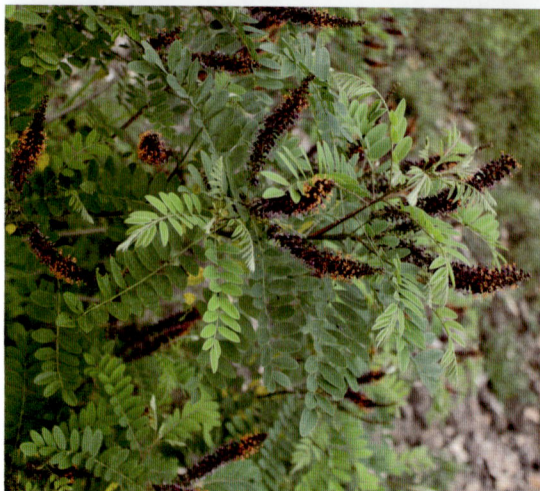

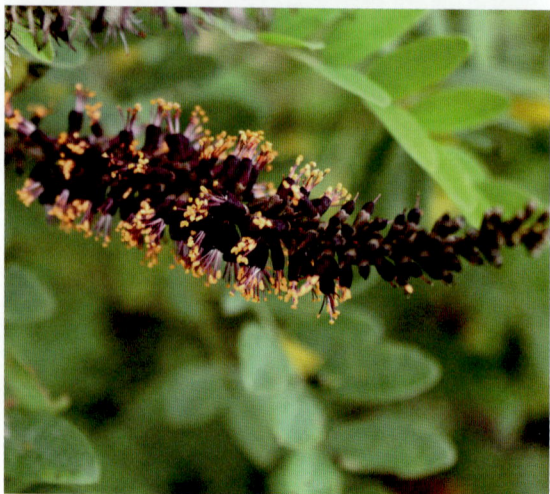

植物名称：锈毛两型豆 *Amphicarpaea ferruginea* Bentham

植物形态：多年生草质藤本。叶为羽状三出复叶，密被黄褐色毛；小叶纸质或厚纸质，顶生小叶通常卵形、卵状椭圆形至宽椭圆形；基出脉3条，侧脉每边4~6条；小托叶明显，线形。总状花序，花较密，常2朵聚生；苞片椭圆形，被毛，早落；花萼筒状，5裂，裂片不等长，短尖至短渐尖；花冠红色至紫蓝色，各瓣近等长，旗瓣倒卵状椭圆形，翼瓣椭圆形，龙骨瓣与翼瓣形状相似；雄蕊二体。荚果椭圆形，被黄褐色柔毛。种子2~3枚，肾形，黑褐色。花期6—7月。

生境及分布：常生于海拔2300~3000 m的山坡林下。分布于威宁等地。

采收加工：夏季、秋季采收，洗净，晒干。

功能与主治：种子入药，消食，解毒，止痛。主治消化不良，自汗，盗汗，各种疼痛，疮疖。

附注：*Flora of China*将锈毛两型豆的原拉丁名*Amphicarpaea rufescens* (Franchet) Y. T. Wei et S. Lee处理为现用拉丁名的异名。

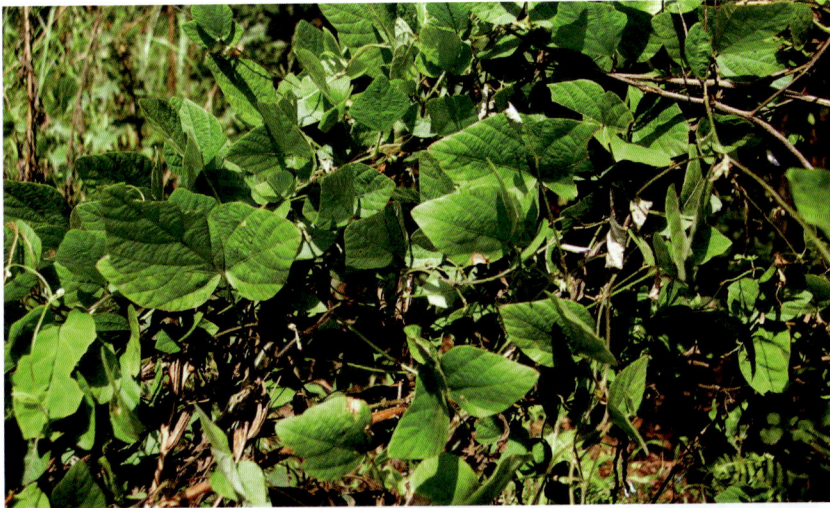

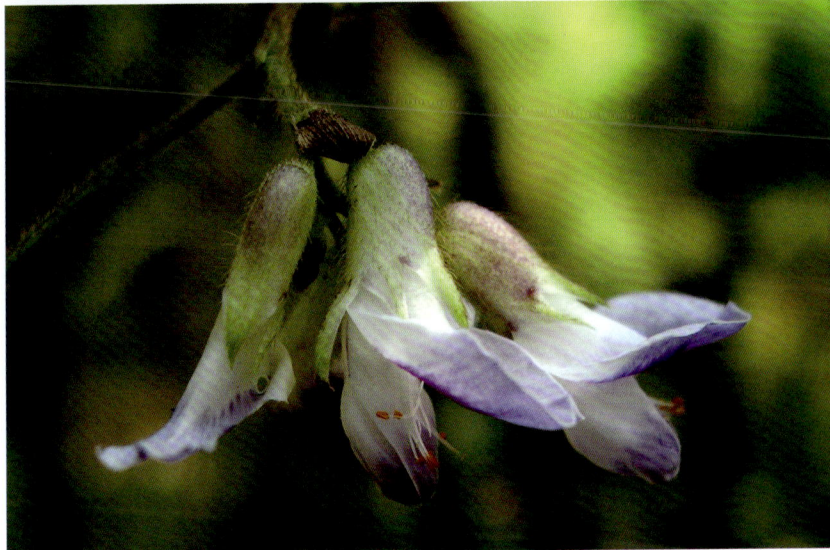

植物名称：肉色土圞儿 *Apios carnea* (Wallich) Bentham ex Baker

植物形态：缠绕藤本，长3～4 m。茎细长，有条纹。奇数羽状复叶；小叶通常5枚，长椭圆形，长6～12 cm，宽4～5 cm，先端渐尖，呈短尾状，基部楔形或近圆形，上面绿色，下面灰绿色。总状花序腋生；苞片和小苞片小，线形，脱落；花萼钟形，二唇形，短于萼筒；花冠淡红色、淡紫红色或橙红色，长为花萼的2倍，旗瓣最长，翼瓣最短，龙骨瓣带状，弯曲成半圆形；花柱弯曲成圆形或半圆形，柱头顶生。荚果线形。种子肾形。花期7—9月，果期8—11月。

生境及分布：生于海拔1300 m左右的路旁、溪边或杂木林中。分布于贞丰、普安、水城、盘州等地。

采收加工：全年均可采挖，洗净，晒干。

功能与主治：块根入药，清热解毒，利气散结。主治咽喉肿痛，腰痛。

附注：该种在贵州分布区域狭窄，野生资源量小，应加以保护。

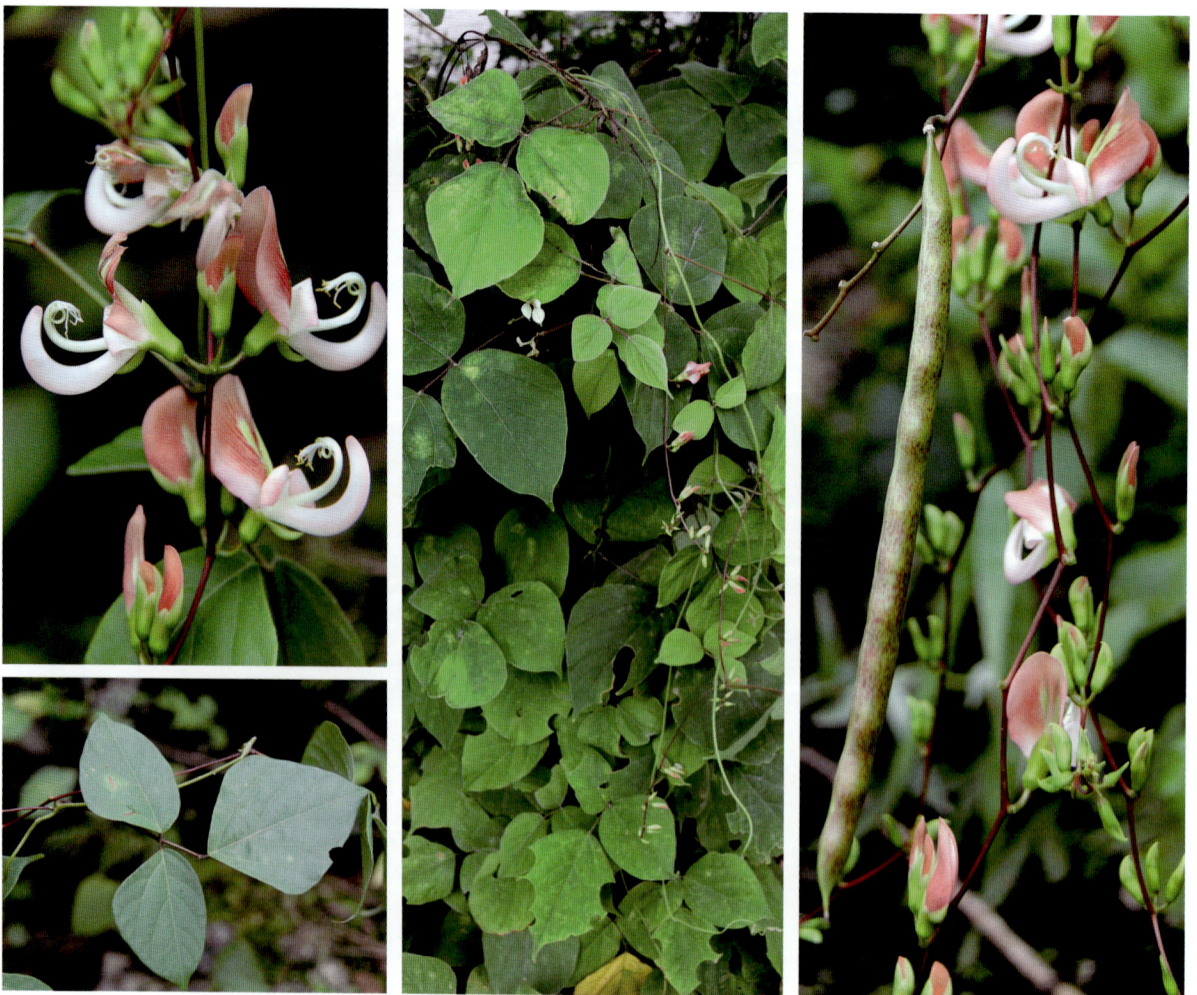

植物名称：土圞儿 *Apios fortunei* Maximowicz

别称：九子羊

植物形态：缠绕草本。有球状或卵状块根；茎细长，被白色稀疏短硬毛。奇数羽状复叶；小叶3～7枚，卵形或菱状卵形，长3～7.5 cm，宽1.5～4 cm，先端急尖，有短尖头，基部宽楔形或圆形；小叶柄有时有毛。总状花序腋生；苞片和小苞片线形，被短毛；花萼稍呈二唇形；花黄绿色或淡绿色，旗瓣圆形，翼瓣长圆形，龙骨瓣最长，卷成半圆形；子房有疏短毛；花柱卷曲。荚果长约8 cm，宽约6 mm。花期6—8月，果期9—10月。

生境及分布：生于山坡或路旁灌丛中。分布于思南、印江、兴仁，以及贵阳等地。

采收加工：秋季、冬季采挖，洗净，晒干。

功能与主治：块根入药，清热解毒，止咳去痰。主治感冒咳嗽，咽喉肿痛，百日咳，乳痈，无名肿毒，毒蛇咬伤，带状疱疹。

附注：该种为贵州苗族常用药物，野生资源量小，加以开发利用的同时应注意保护。

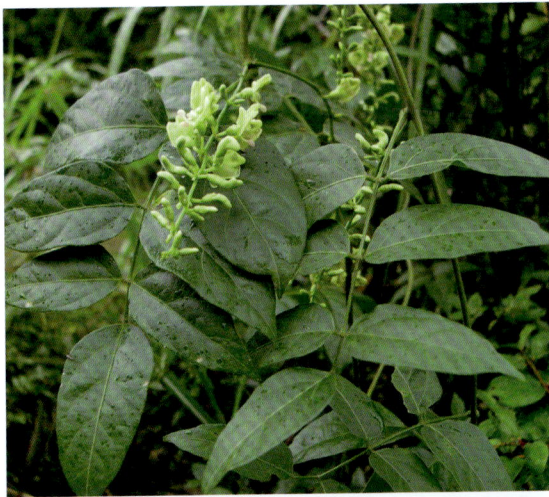

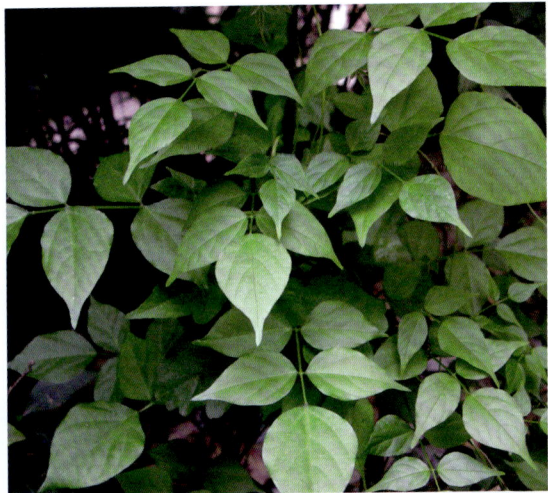

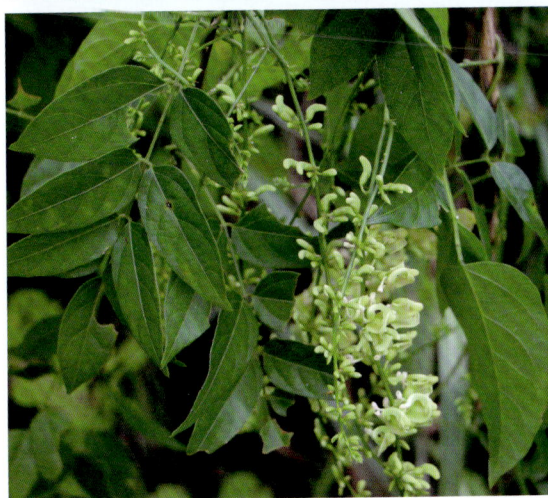

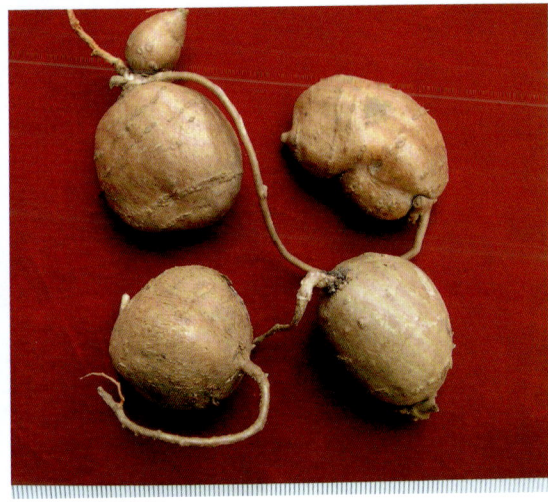

植物名称：落花生 *Arachis hypogaea* Linnaeus
别称：长生果、番豆、地豆、花生、长果

植物形态：一年生草本。茎直立或匍匐。叶通常具小叶2对；托叶具纵脉纹，被毛；叶柄基部抱茎；小叶纸质，卵状长圆形至倒卵形，先端钝圆形，有时微凹，基部近圆形，全缘。苞片2枚，披针形；花萼管细；花冠黄色或金黄色，旗瓣开展，先端凹陷，翼瓣与龙骨瓣分离，翼瓣长圆形或斜卵形，龙骨瓣长卵圆形，内弯，先端渐狭成喙状，较翼瓣短；花柱延伸于萼管咽部之外。荚果长2～5 cm，宽1～1.3 cm，膨胀，荚厚。花期、果期6—8月。

生境及分布：贵州各地均有栽培。

采收加工：秋季果实成熟时采收，除去杂质，晒干。

功能与主治：种子入药，健脾养胃，润肺化痰。主治脾虚不运，反胃不舒，乳少，脚气，肺燥咳嗽，大便燥结。

附注：该种为《本草纲目拾遗》收载品种。

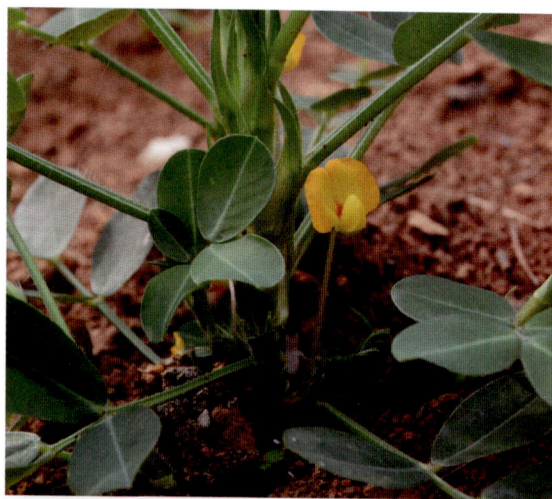

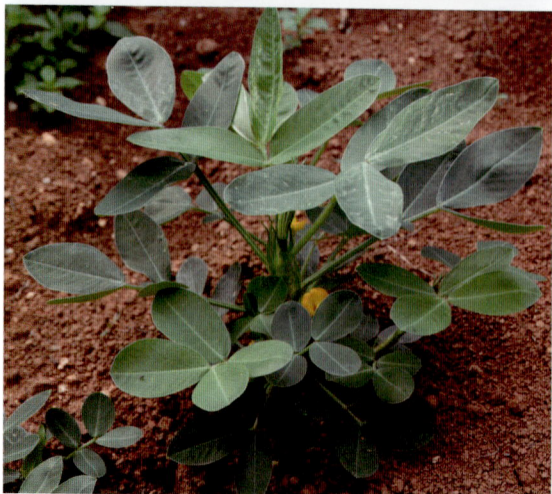

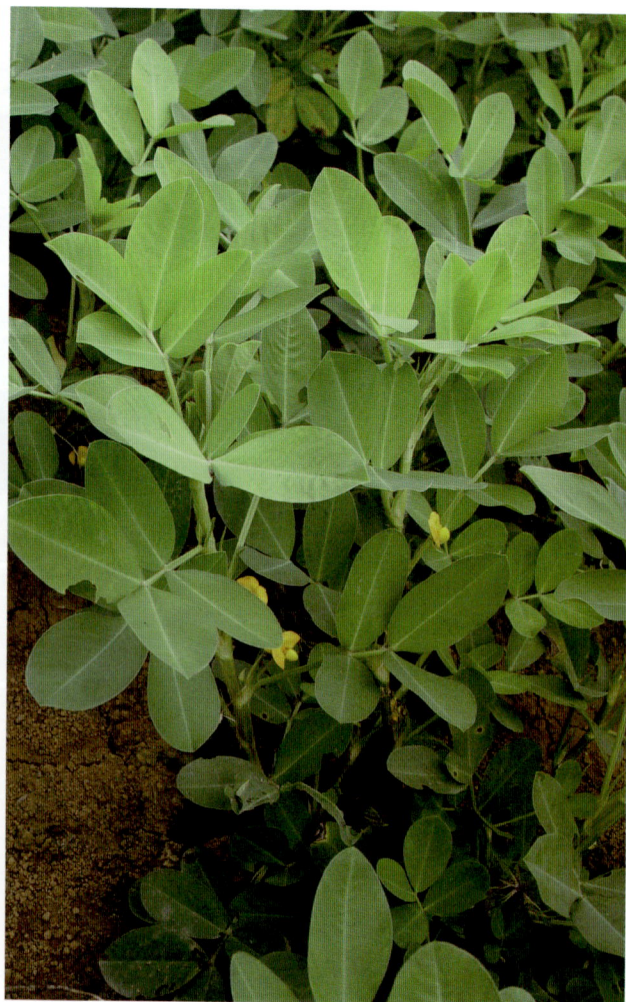

植物名称：猴耳环 *Archidendron clypearia* (Jack) I. C. Nielsen

别称：围涎树

植物形态：乔木，高可达10 m。小枝无刺，密被黄褐色茸毛。二回羽状复叶，羽片3～8对，通常4～5对；总叶柄密被黄褐色柔毛；小叶革质，斜菱形，两面稍被褐色短柔毛。花具短梗，数朵排列成头状花序，头状花序再排列成顶生和腋生的圆锥花序；花萼钟形；花冠白色或淡黄色，中部以下合生；雄蕊长约为花冠长的2倍。荚果旋卷，边缘在种子间溢缩。种子4～10枚，椭圆形或阔椭圆形，长约1 cm，黑色；种皮皱缩。花期2—6月，果期4—8月。

生境及分布：生于森林中、山坡平坦处、河边、路旁。分布于梵净山及安龙、罗甸、三都等地。

采收加工：夏季、秋季采收，晒干。

功能与主治：叶入药，清热解毒，凉血，消炎。主治阴挺，疮疥，烧伤。

附注：该种在贵州分布区域狭窄，野生资源量小，应加以保护。

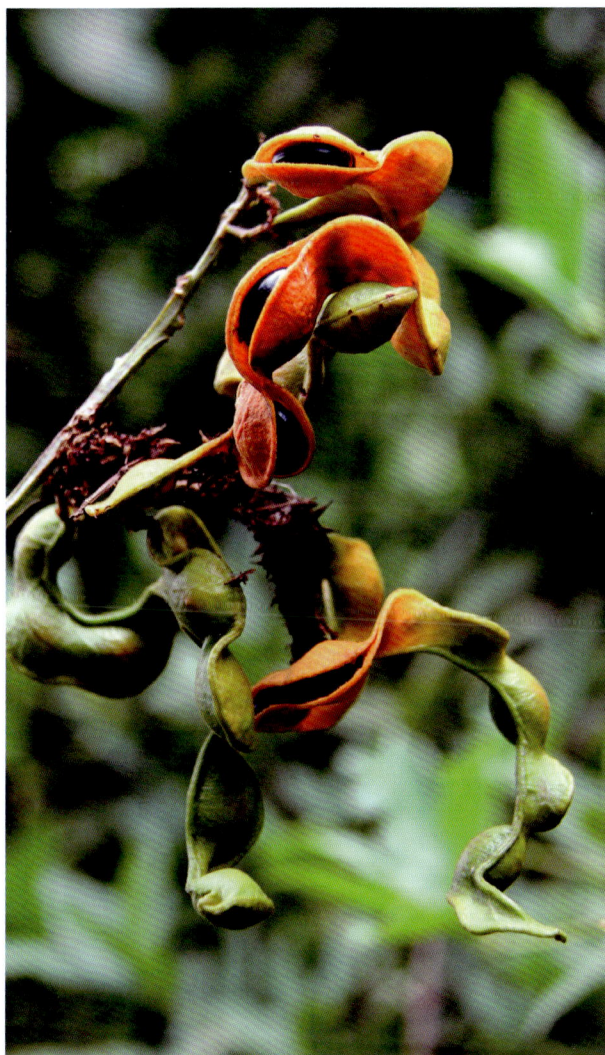

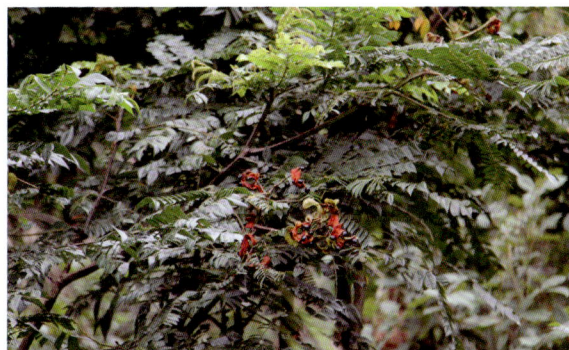

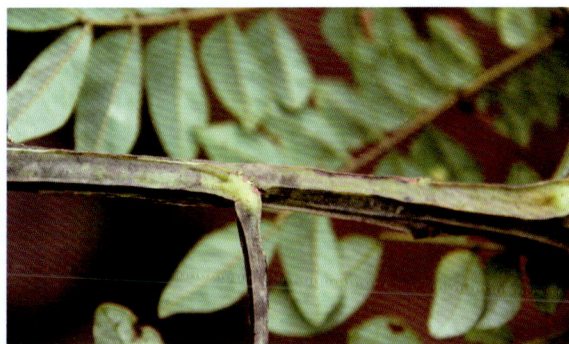

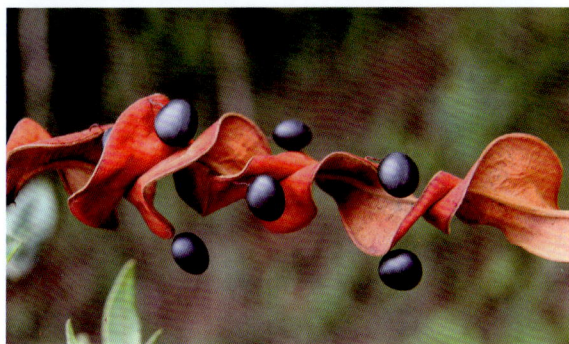

植物名称：亮叶猴耳环 *Archidendron lucidum* (Benth) I. C. Nielsen

别称：亮叶围涎树、雷公凿

植物形态：乔木，高2～10 m。小枝无刺，嫩枝、叶柄和花序均被褐色短茸毛。羽片1～2对，每对羽片下的、小叶下的叶轴上均有圆形而凹陷的腺体，下部羽片通常具2～3对小叶，上部羽片具4～5对小叶；小叶斜卵形或长圆形，顶生的1对最大，对生，余互生且较小，两面无毛或仅在叶脉上有微毛。头状花序球形，有花10～20朵，排列成腋生或顶生的圆锥花序；花萼与花冠同被褐色短茸毛；花瓣白色，中部以下合生。荚果旋卷成环状，边缘在种子间缢缩。种子黑色。花期4—6月，果期7—12月。

生境及分布：生于山坡林中、灌丛中、路旁。分布于安龙、赤水、罗甸、册亨、三都等地。

采收加工：全年均可采收，晒干。

功能与主治：枝叶入药，消肿祛湿。主治风湿痛，跌打损伤，烫伤。

附注：该种在贵州分布区域狭窄，野生资源量小，应加以保护。果有毒，慎用。

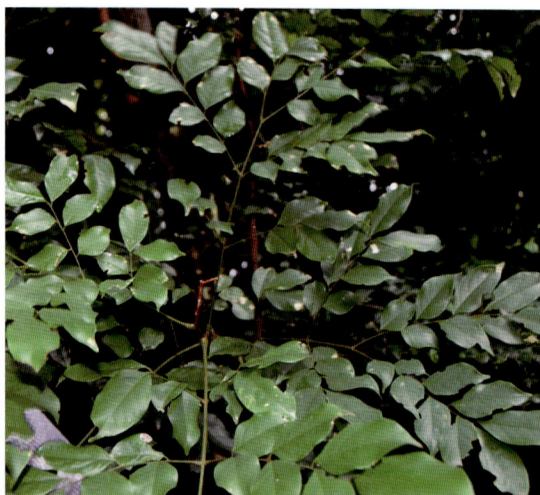

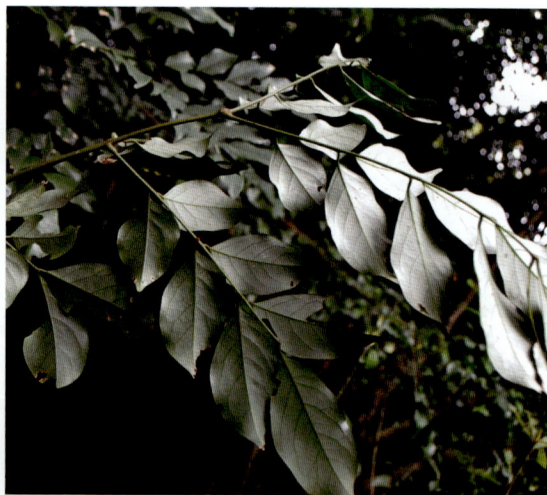

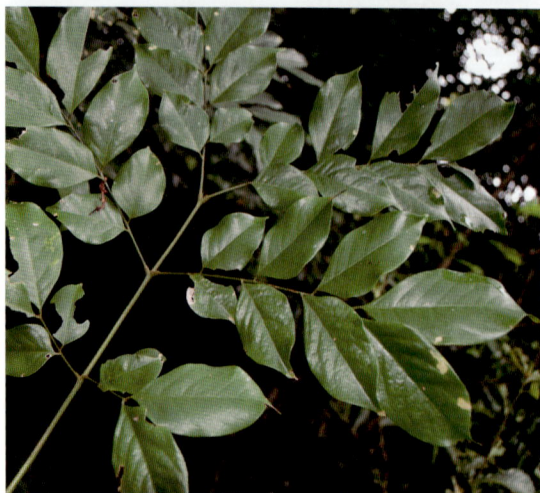

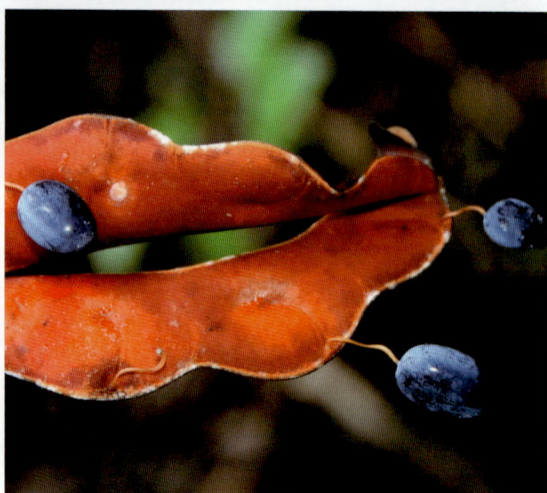

植物名称：地八角 *Astragalus bhotanensis* Baker

别称：不丹黄芪

植物形态：多年生草本。羽状复叶有19～29枚小叶，长8～26 cm；叶轴疏被白色毛；小叶对生，倒卵形或倒卵状椭圆形，长6～23 mm，宽4～11 mm，先端钝，有小尖头，基部楔形，上面无毛，下面被白色伏贴毛。总状花序头状；苞片宽披针形，小苞片较苞片短；花萼管状；花冠红紫色、紫色、灰蓝色、白色或淡黄色，旗瓣倒披针形，翼瓣狭椭圆形，较瓣柄长。荚果圆筒形，直立，两面稍扁，假2室。花期3—8月，果期8—10月。

生境及分布：生于山坡路旁或草丛中。分布于威宁，以及贵阳等地。

采收加工：夏季、秋季采收，洗净，晒干。

功能与主治：全草入药，清热解毒，利尿止泻。主治咽喉肿痛，咳嗽，麻疹，浮肿，泄泻，痢疾等。

附注：该种在贵州分布区域狭窄，野生资源量小，应加以保护。

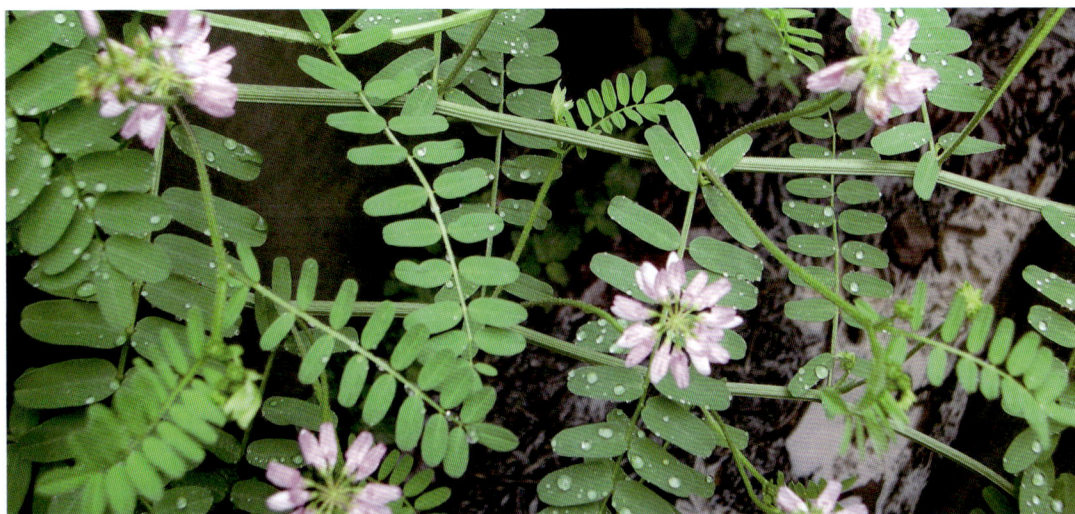

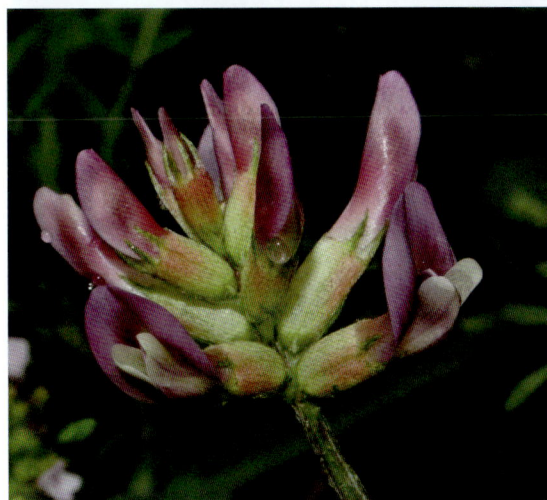

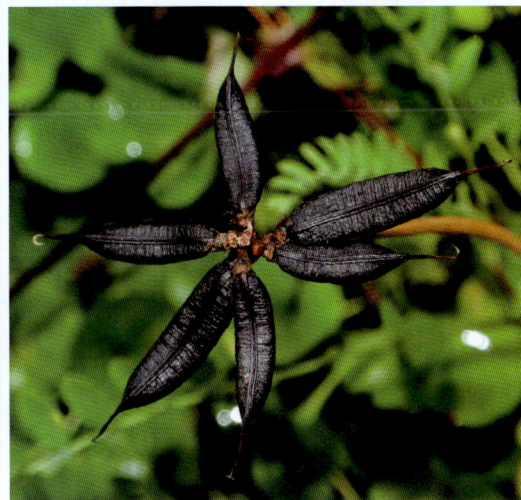

植物名称：紫云英 *Astragalus sinicus* Linnaeus

别称：红花草籽

植物形态：二年生草本。奇数羽状复叶；叶柄较叶轴短；托叶离生；小叶倒卵形或椭圆形，长10～15 mm，宽4～10 mm，先端钝圆或微凹，基部宽楔形。总状花序具花5～10朵；苞片三角状卵形；花梗短；花萼钟形，被白色柔毛，萼齿披针形；花冠紫红色或橙黄色，旗瓣倒卵形，翼瓣较旗瓣短，龙骨瓣与旗瓣近等长，瓣片半圆形。荚果线状长圆形，稍弯曲，长12～20 mm，宽约4 mm。种子肾形。花期2—6月，果期3—7月。

生境及分布：生于路边、草地及田边地头。贵州大部分地区有分布。

采收加工：全草春季采收，除去杂质，晒干。种子夏末秋初果实成熟时采收，除去杂质，晒干。

功能与主治：全草、种子入药，清热解毒，祛风明目，凉血止血。主治咽喉疼痛，风痰咳嗽，目赤肿痛，疔疮，带状疱疹，疥癣，外伤出血，月经不调，带下等。

附注：该种有一定野生资源量，可加以开发利用。

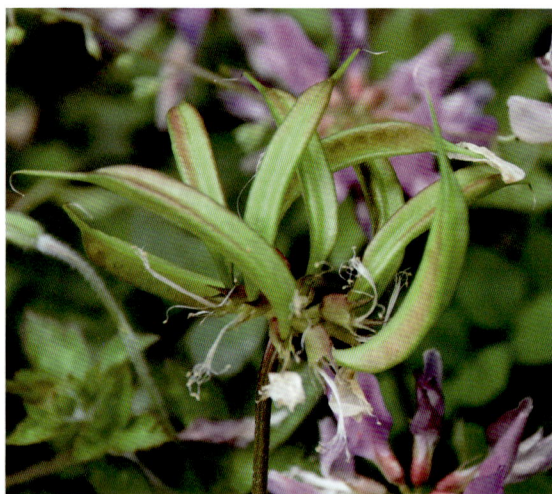

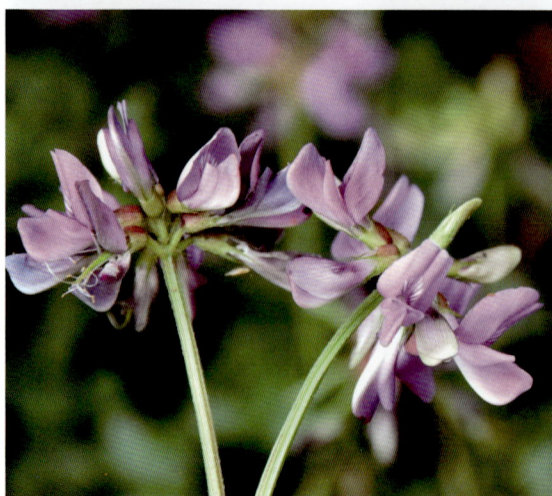

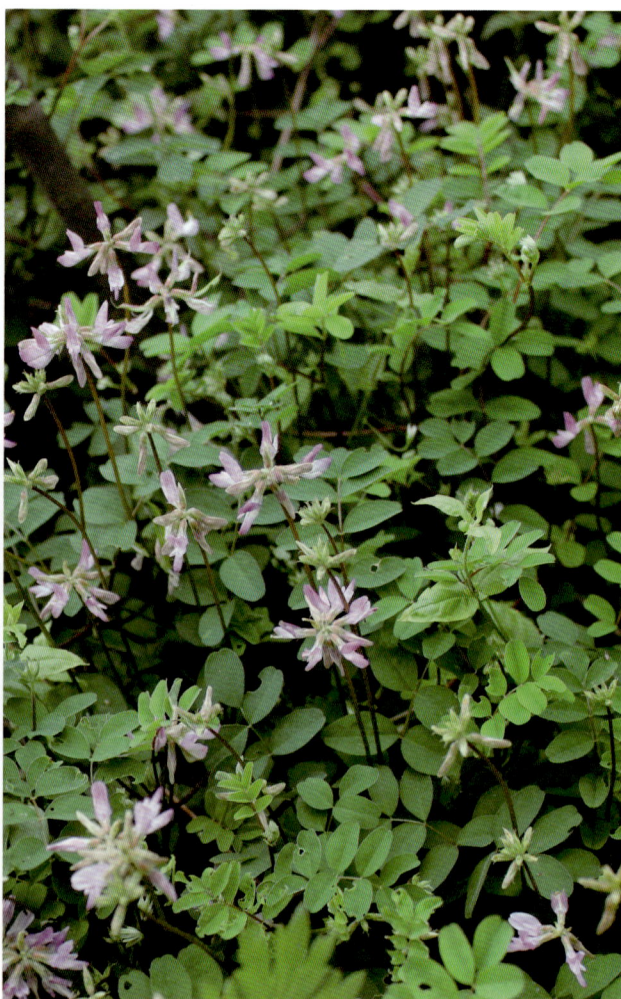

植物名称：火索藤 *Bauhinia aurea* H. Léveillé

别称：黄麻藤、金毛羊蹄甲、牛蹄藤、红绒毛羊蹄甲

植物形态：粗壮木质藤本。叶厚纸质，近圆形，长12～23 cm，宽10～20 cm，基部深或浅心形，下面被黄褐色茸毛，脉上毛更密；基出脉9～13条。伞房花序顶生或侧生，有花10余朵，全部密被褐色丝质茸毛；苞片披针形；花托短；萼片披针形，开花时向下反折，外面被毛；花瓣白色，匙形；能育雄蕊3枚，花丝无毛；子房密被褐色长柔毛。荚果带状，长16～30 cm，宽4～7 cm，外面密被褐色茸毛。种子6～11枚，椭圆形。花期4—5月。

生境及分布：生于海拔400～900 m的山坡路旁或灌丛中。分布于兴义、关岭、安龙、册亨、望谟、贞丰、罗甸、荔波等地。

采收加工：全年均可采收，洗净，切片晒干。

功能与主治：茎入药，祛风除湿，通络止痛。主治风湿关节痛，鹤膝风，跌打损伤，肾炎，黄疸型肝炎。

附注：该种为贵州布依族常用药物，有一定野生资源量，可加以开发利用。

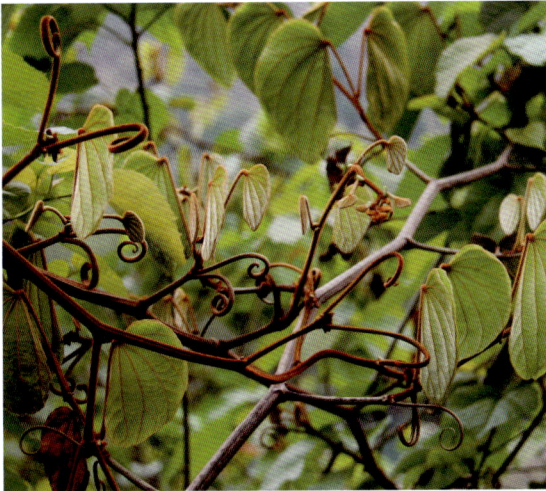

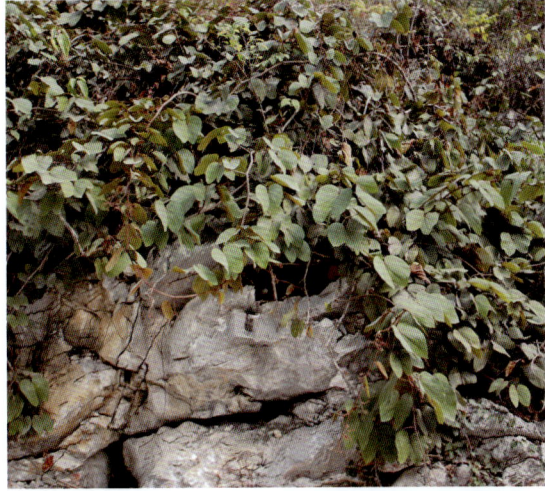

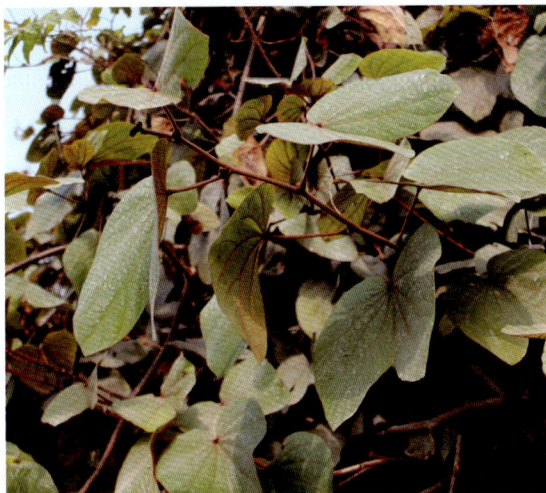

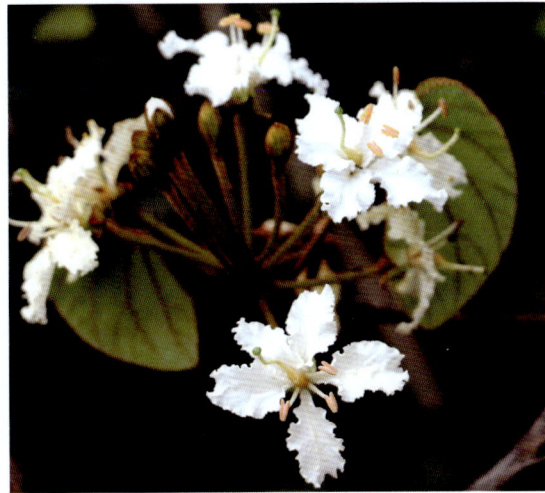

植物名称：鞍叶羊蹄甲 *Bauhinia brachycarpa* Wallich ex Bentham

别称： 马鞍叶、夜关门、马鞍叶羊蹄甲

植物形态： 直立或攀缘小灌木。叶纸质或膜质，近圆形，通常宽度大于长度，长3~6 cm，宽4~7 cm，上面无毛，下面略被稀疏的微柔毛；基出脉7~9（~11）条；托叶丝状，早落；叶柄纤细，具沟。伞房状总状花序侧生；花萼佛焰状，裂片2枚；花瓣白色，倒披针形，具羽状脉；能育雄蕊通常10枚，其中5枚较长。荚果长圆形，扁平，两端渐狭，开裂后扭曲。种子2~4枚。花期5—7月，果期8—10月。

生境及分布： 生于海拔460~800 m的山脚、沟边或山坡灌丛中。分布于兴义、安龙、贞丰、册亨、荔波、三都、惠水、罗甸、平塘、长顺、独山等地。

采收加工： 枝叶夏季采收，晒干。根秋季采挖，除去杂质，切片晒干。

功能与主治： 枝叶、根入药，祛风通络，收敛解毒。主治风湿痹痛，睾丸肿痛，久咳盗汗，遗精，尿频，腹泻，心悸失眠，瘰疬，湿疹，疥癣，烫伤，痈肿疮毒。

附注： 该种有一定野生资源量，可加以开发利用。

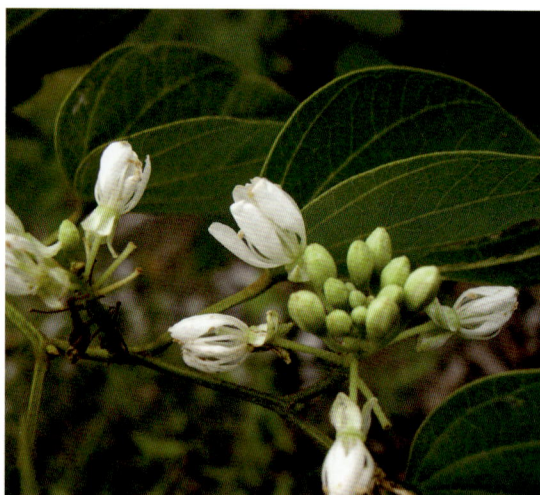

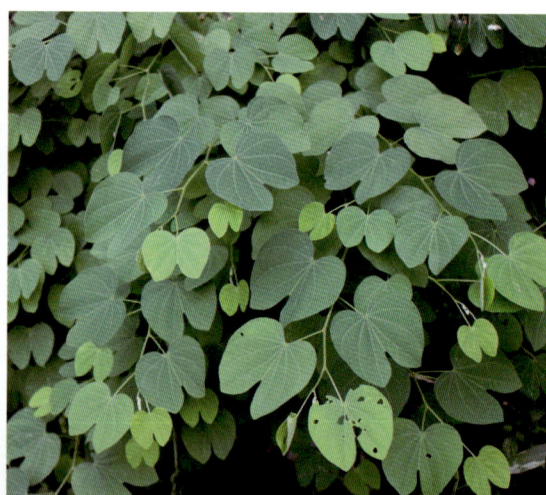

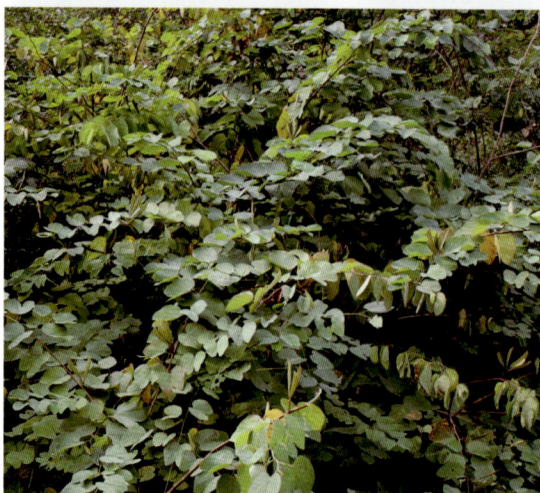

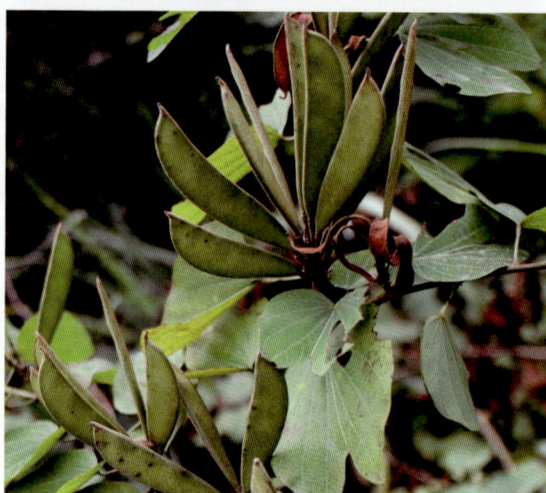

植物名称：龙须藤 *Bauhinia championii* (Bentham) Bentham

别称：乌皮藤、乌郎藤

　　植物形态：藤本。叶纸质，卵形或心形，长3～10 cm，宽2.5～9 cm，先端锐渐尖、钝圆、微凹或2裂，上面无毛，下面被紧贴的短柔毛，渐变无毛或近无毛；基出脉5～7条；叶柄长，纤细。总状花序狭长，腋生；苞片与小苞片小，尖；花梗纤细；花托漏斗形；萼片披针形；花瓣白色；能育雄蕊3枚，退化雄蕊2枚；子房具短柄，仅沿两缝线被毛。荚果倒卵状长圆形或带状，扁平。种子2～5枚。花期6—10月。

　　生境及分布：生于海拔600～800 m的山坡路旁或灌丛中。贵州西部、西南部、南部地区多有分布。

　　采收加工：全年均可采收，除去杂质，切片晒干。

　　功能与主治：藤茎入药，祛风除湿，行气活血。主治风湿痹痛，跌打损伤，偏瘫，胃脘痛，疳积，痢疾。

　　附注：该种为《贵州省中药材、民族药材质量标准》收载品种，有一定野生资源量，可加以开发利用。

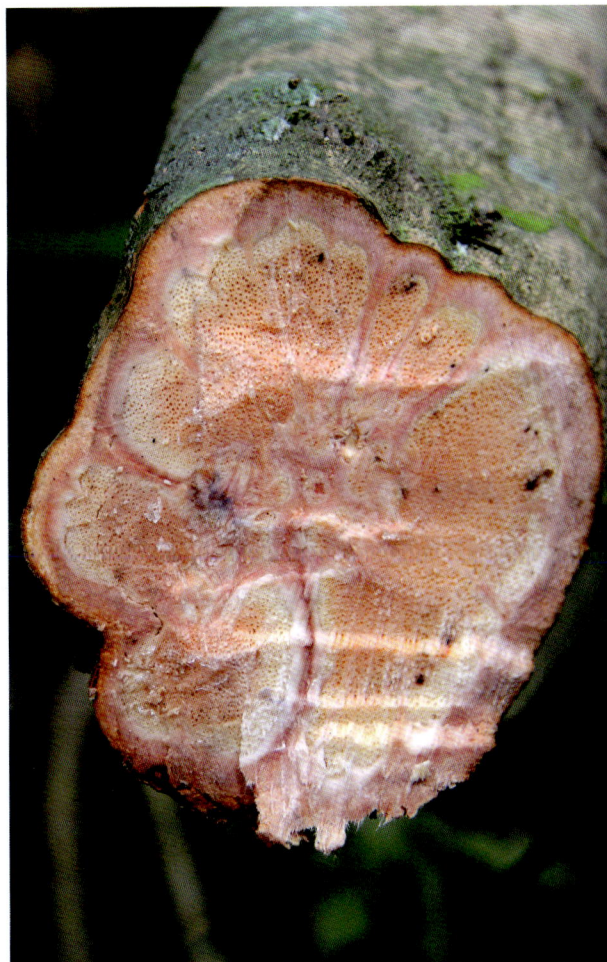

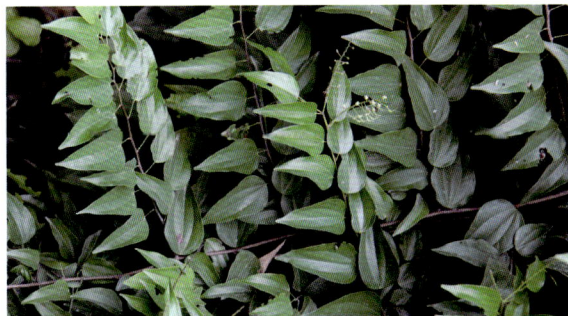

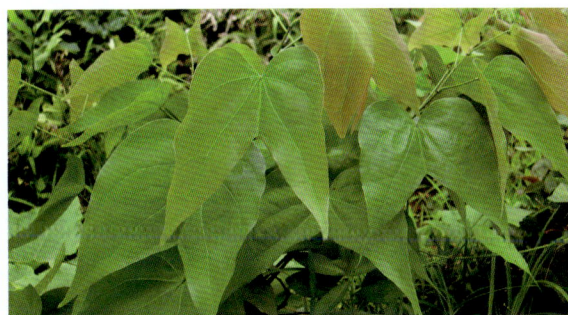

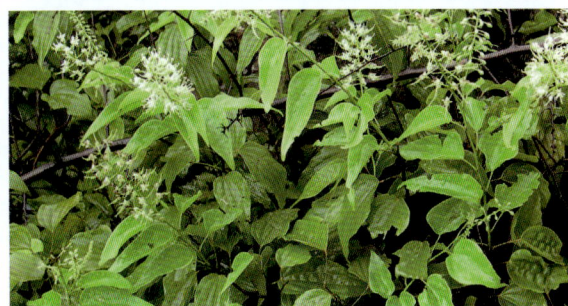

植物名称：薄叶羊蹄甲 *Bauhinia glauca* (Wallich ex Bentham) Bentham subsp. *tenuiflora* (Watt ex C. B. Clarke) K. Larsen et S. S. Larsen

别称：粉叶羊蹄甲、鄂羊蹄甲、密花羊蹄甲

植物形态：木质藤本。叶较薄，近膜质，近圆形，长5～9 cm，2裂，分裂至叶长的1/6～1/5处，上面无毛，下面疏被柔毛。伞房状总状花序顶生或与叶对生；花蕾卵形，被锈色短毛；花托长25～30 cm，被疏毛；萼片卵形，外被锈色茸毛；花瓣白色，倒卵形，各瓣的长近相等，长10～12 mm；能育雄蕊3枚，花丝无毛，远较花瓣长，退化雄蕊5～7枚；子房无毛。荚果带状，薄，无毛，不开裂。种子10～20枚，卵形，极扁平。花期6—7月，果期9—12月。

生境及分布：生于海拔650～900 m的山脚、河谷或灌丛中。分布于梵净山及松桃、黎平、榕江、锦屏、册亨、荔波、龙里、贵定、开阳、修文等地。

采收加工：藤茎夏季采收，洗净，晒干。根秋季采收，洗净，晒干。

功能与主治：藤茎、根入药，收敛固涩，解毒除湿。主治咳嗽，咯血，吐血，便血，遗尿，尿频，白带，子宫脱垂，风湿痹痛，疝气等。

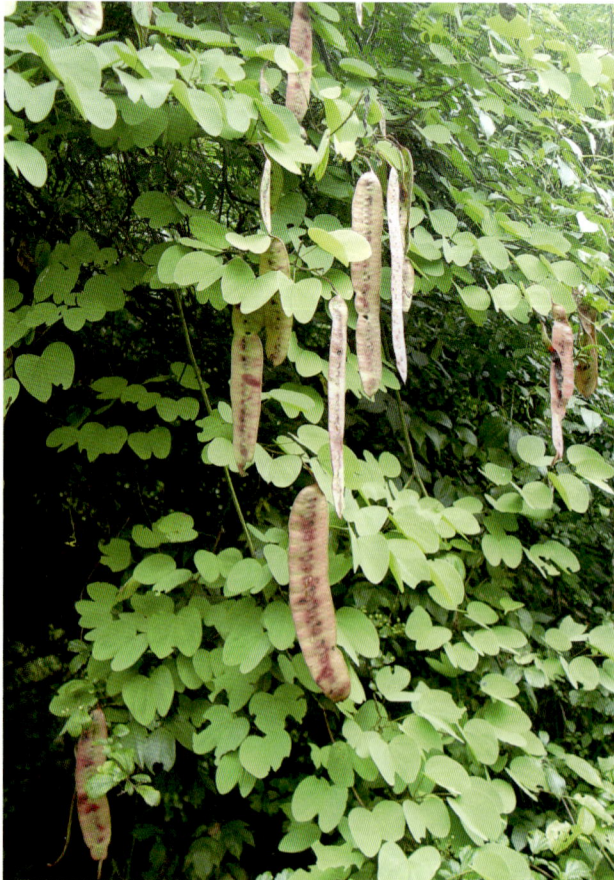

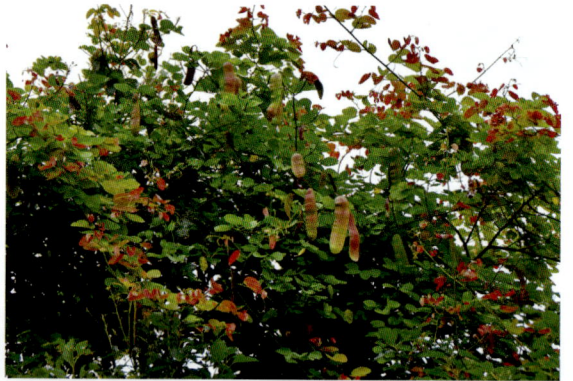

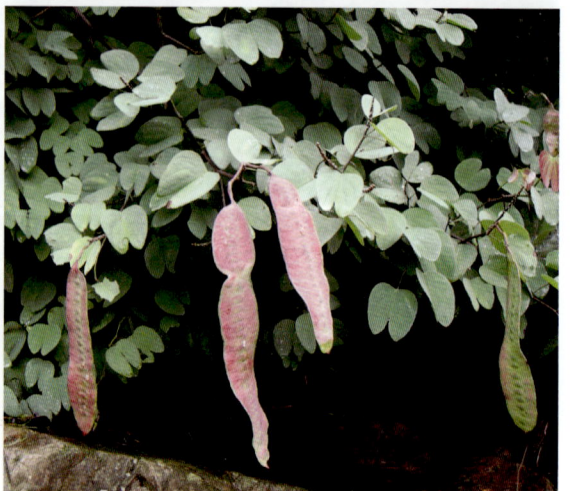

植物名称：羊蹄甲 *Bauhinia purpurea* Linnaeus

别称：紫花羊蹄甲、玲甲花

植物形态：乔木或直立灌木，高7～10 m。叶硬纸质，近圆形，长10～15 cm，宽9～14 cm，基部浅心形，两面无毛或下面被微柔毛；基出脉9～11条；叶柄长3～4 cm。总状花序侧生或顶生；花萼佛焰状，先端微裂，其中一枚具2枚齿，另一枚具3枚齿；花瓣桃红色，倒披针形；能育雄蕊3枚，退化雄蕊5～6枚；子房具长柄，被黄褐色绢毛。荚果带状，扁平，略呈弯镰形，成熟时开裂。种子近圆形，扁平。花期9—11月。

生境及分布：栽培种。荔波、罗甸等地有栽培。

采收加工：全年均可采收，除去杂质，晒干。

功能与主治：根、树皮、花入药，主治烫伤，脓疮，咳嗽。

附注：该种作为观赏植物引种栽培。根皮剧毒，忌服。

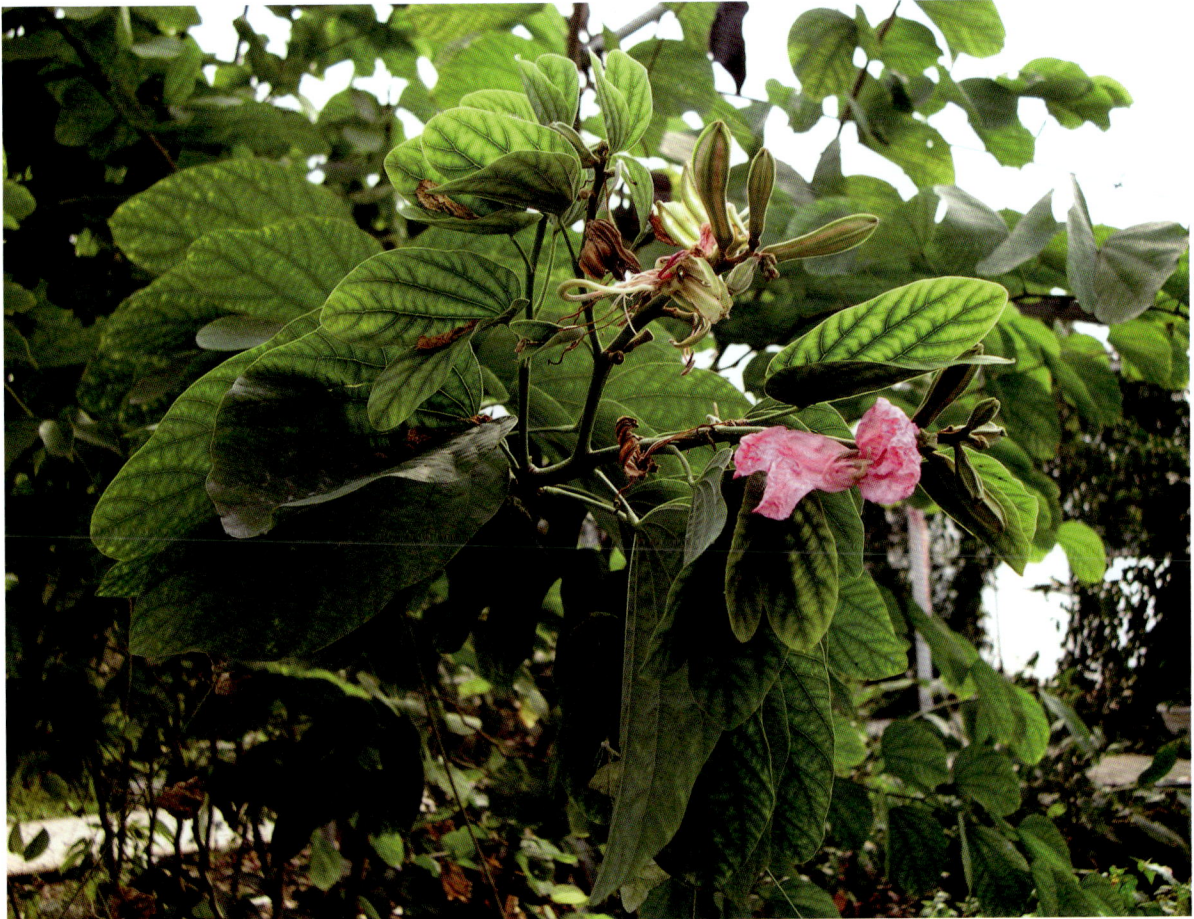

植物名称：洋紫荆 *Bauhinia variegata* Linnaeus

植物形态：落叶乔木。叶近革质，长5～9 cm，宽7～11 cm，基部浅心形至深心形，两面无毛或下面略被灰色短柔毛；基出脉9～13条。总状花序侧生或顶生；苞片和小苞片卵形，极早落；花大，近无梗；花瓣倒卵形或倒披针形，紫红色或淡红色；能育雄蕊5枚，花丝纤细，退化雄蕊1～5枚；子房具柄，被柔毛。荚果带状，扁平，长15～25 cm，宽1.5～2 cm，具长柄及喙。种子10～15枚，近圆形，扁平。花期全年。

生境及分布：生于海拔1000～1500 m的山谷。分布于荔波等地。

采收加工：夏季、秋季剥取根皮，洗净，晒干。

功能与主治：根皮入药，主治消化不良。

附注：该种作为观赏植物引种栽培。

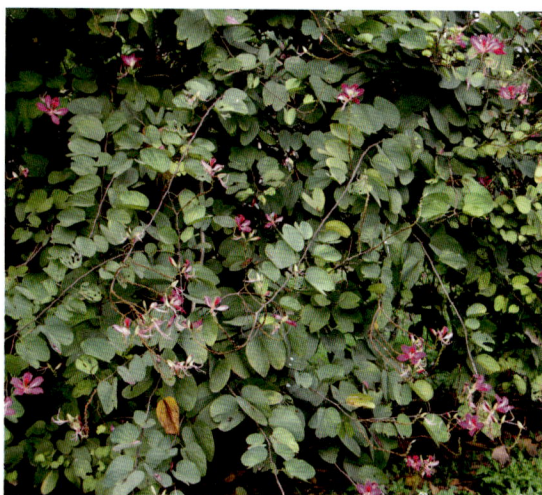

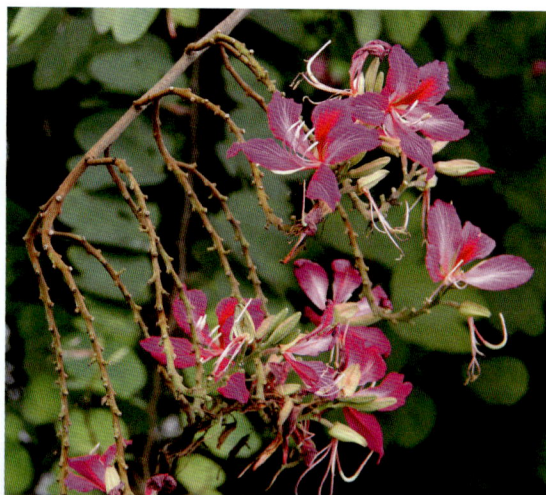

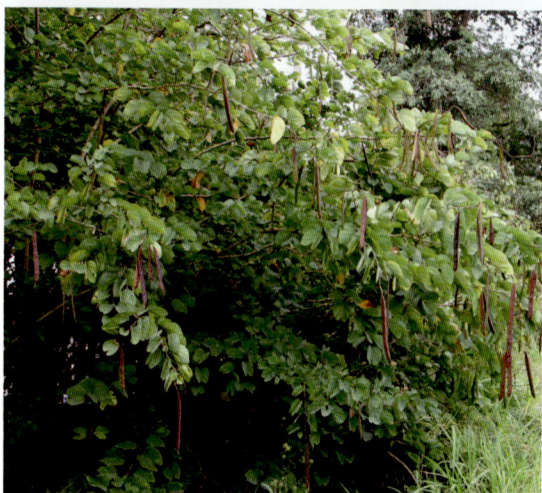

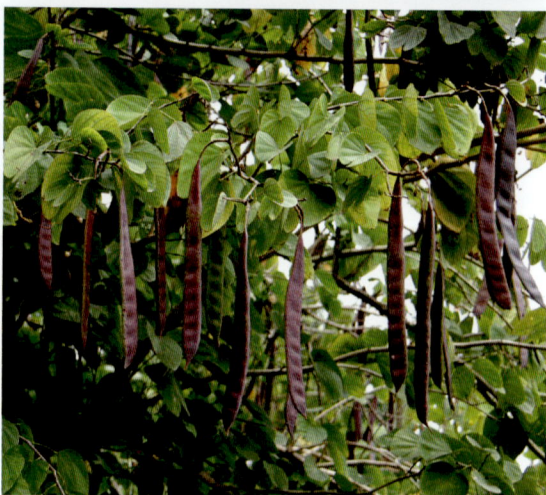

植物名称：云实 *Caesalpinia decapetala* (Roth) Alston

别称：阎王刺、天豆

植物形态：藤本。二回羽状复叶，长20～30 cm；羽片3～10对，对生；小叶8～12对，膜质，长圆形，长10～25 mm，宽6～12 mm；托叶小，早落。总状花序顶生；总花梗多刺，花梗被毛；萼片5枚，长圆形，被短柔毛；花瓣黄色，膜质，圆形或倒卵形，盛开时反卷；雄蕊与花瓣近等长；子房无毛。荚果长圆状舌形，长6～12 cm，宽2.5～3 cm，成熟时沿腹缝线开裂，先端具尖喙。种子6～9枚，椭圆状。花期、果期4—10月。

生境及分布：生于山坡、路旁、溪边或灌丛中。贵州各地均有分布。

采收加工：秋季果实成熟时采收，除去杂质，晒干。根全年均可采挖，洗净，切片；或剥取根皮，晒干。

功能与主治：种子入药，解毒除湿，止咳化痰，杀虫；主治痢疾，疟疾，慢性气管炎，小儿疳积，虫积等。根入药，祛风除湿，解毒消肿；主治感冒发热，咳嗽，咽喉肿痛，风湿痹痛，肝炎等。

附注：该种为《贵州省中药材、民族药材质量标准》收载品种，产藏量较大，可开发利用。有小毒，慎用。

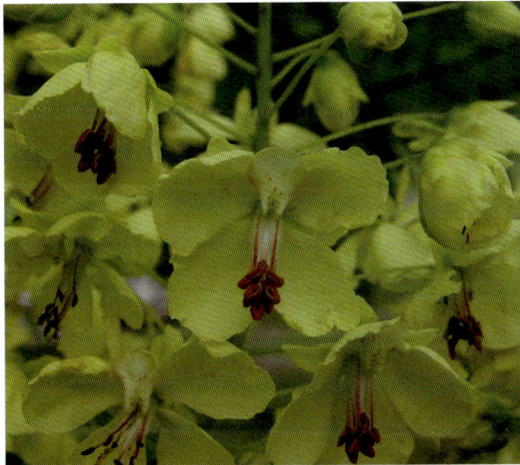

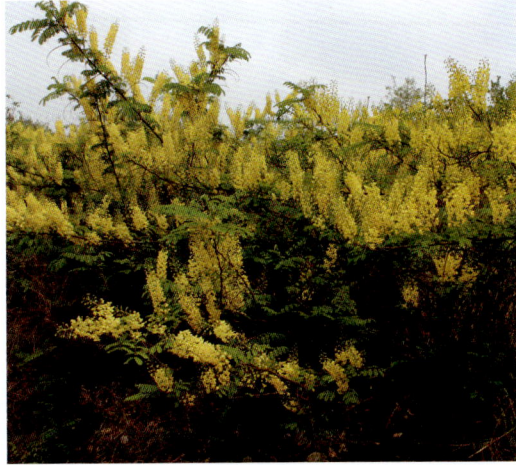

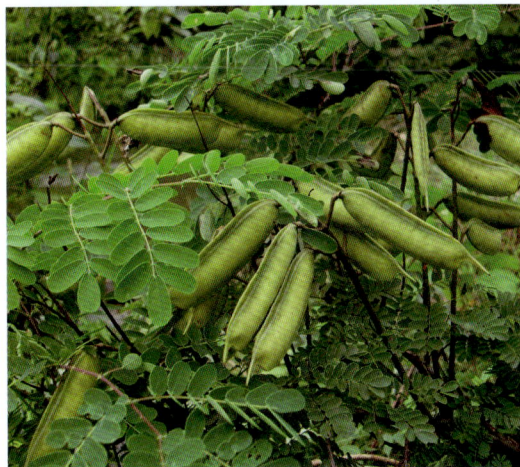

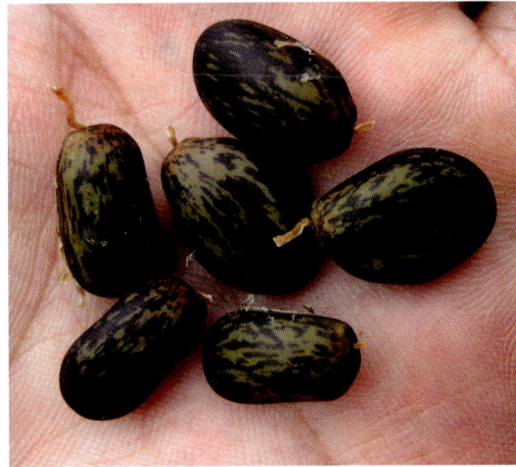

植物名称：大叶云实 *Caesalpinia magnifoliolata* F. P. Metcalf

植物形态：有刺藤本。二回羽状复叶；羽片2～3对；小叶4～6对，革质，长圆形，长4～15 cm，宽2.5～7 cm，两端钝圆，或顶端极钝，上面无毛，有光泽，下面有短柔毛。总状花序腋生或圆锥花序顶生；花黄色；萼片5枚；花瓣5枚，具短柄；雄蕊10枚，花丝下部被短柔毛；子房近无柄，无毛；柱头平截形。荚果近圆形而扁，背缝线向两侧扩张成龙骨状的狭翅；果瓣木质，棕色，表面有粗网脉。种子1枚，近圆形，棕黑色。花期4月，果期5—6月。

生境及分布：生于海拔360～1500 m的山坡灌丛中。分布于安龙、册亨、兴义、望谟、罗甸、荔波、兴仁、长顺、独山、都匀、惠水、镇宁、平塘，以及贵阳等地。

采收加工：全年均可采挖，洗净，切片晒干。

功能与主治：根入药，活血消肿。主治跌打损伤。

附注：该种野生资源量较小，加以开发利用的同时应注意保护。

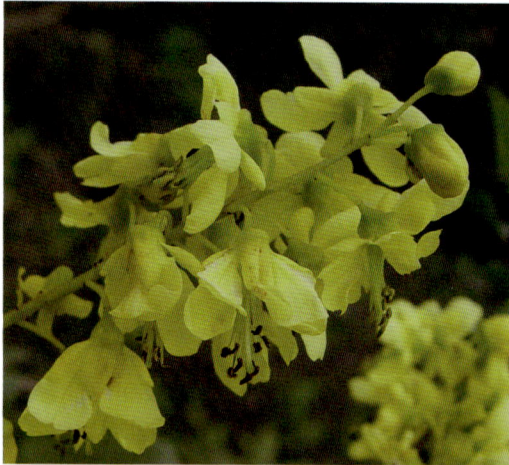

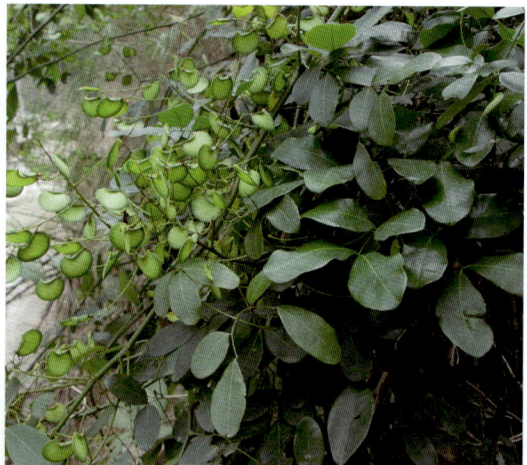

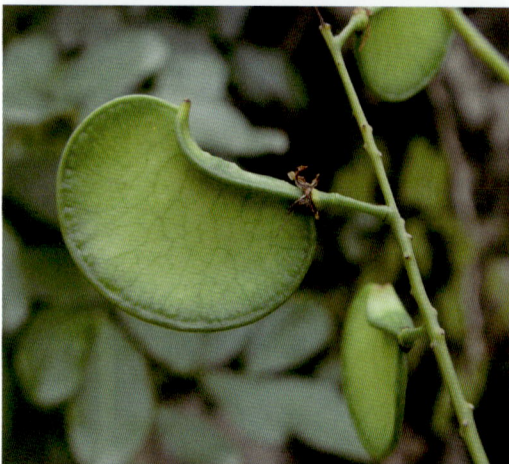

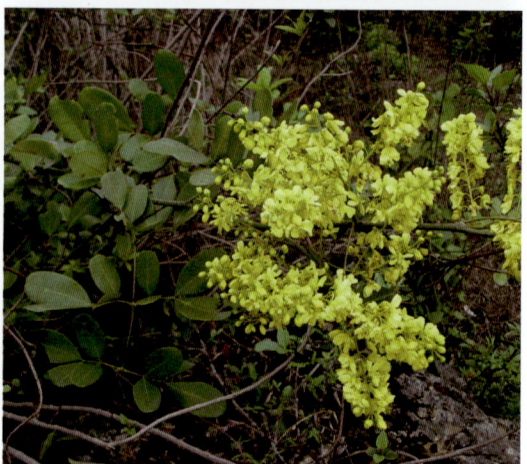

植物名称：喙荚云实 *Caesalpinia minax* Hance

别称：南蛇簕

植物形态：有刺藤本，各部被短柔毛。二回羽状复叶；羽片5~8对；小叶6~12对，椭圆形或长圆形，长2~4 cm，宽1.1~1.7 cm，先端钝圆或急尖，基部圆形，两面沿中脉被短柔毛。总状花序或圆锥花序顶生；苞片卵状披针形；萼片5枚，密生黄色茸毛；花瓣5枚，白色，有紫色斑点；雄蕊10枚，花丝下部密被长柔毛；子房密生细刺；花柱无毛。荚果长圆形，先端钝圆而有喙；果瓣表面密生针状刺。种子椭圆形。花期4—5月，果期7月。

生境及分布：生于海拔400~1050 m的山坡或灌丛中。分布于兴义、望谟、罗甸、镇宁等地。

采收加工：秋季果实成熟时采收，除去杂质，晒干。

功能与主治：种子入药（石莲子），清热化湿，散瘀止痛。主治风热感冒，痢疾，淋浊，痈肿，疮癣，跌打损伤，毒蛇咬伤。

附注：该种为《贵州省中药材、民族药材质量标准》收载品种，野生资源量较小，开发利用的同时应注意保护。

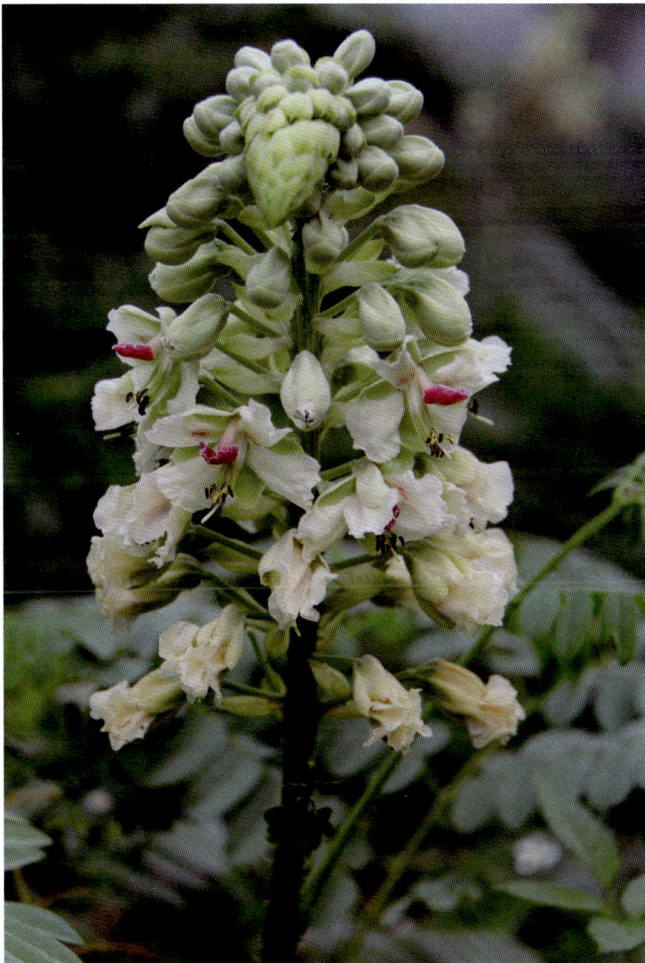

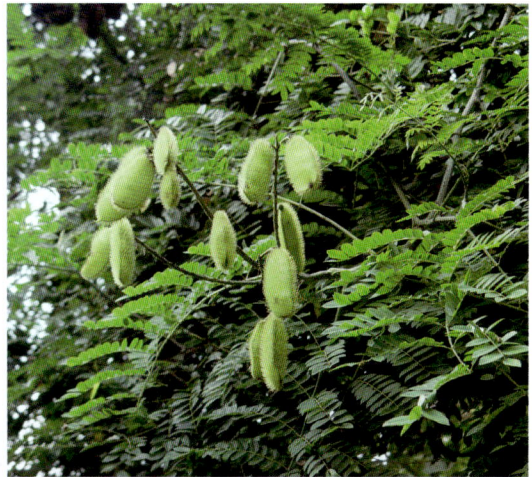

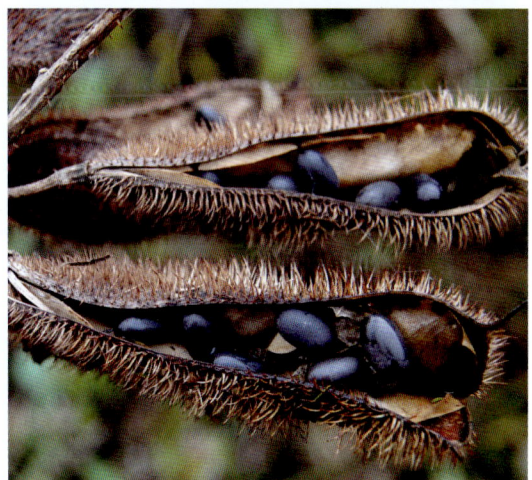

植物名称：苏木 *Caesalpinia sappan* Linnaeus

别称：苏方、苏方木、苏枋

植物形态：小乔木，高达6 m，具疏刺。二回羽状复叶，长30～45 cm；羽片7～13对，对生，长8～12 cm；小叶10～17对，紧靠，无柄，纸质，长圆形至长圆状菱形，长1～2 cm，宽5～7 mm，先端微缺，基部歪斜，以斜角着生于羽轴上。圆锥花序顶生或腋生；苞片大，披针形，早落；萼片5枚；花瓣黄色，阔倒卵形，具柄；雄蕊稍伸出，花丝下部密被柔毛。荚果木质，稍压扁，近长圆形至长圆状倒卵形。种子3～4枚，长圆形，稍扁。花期5—10月。

生境及分布：生于海拔500 m左右的山坡密林或疏林中。册亨、望谟、罗甸、安龙等地有栽培。

采收加工：全年均可采收，截成段，阴干。

功能与主治：心材入药，活血祛瘀，消肿止痛。主治闭经，痛经，产后瘀阻心腹痛，产后血晕，痈肿，跌打损伤，破伤风。

附注：该种为《中华人民共和国药典》收载品种，野生资源量较小，加以开发利用的同时应注意保护。

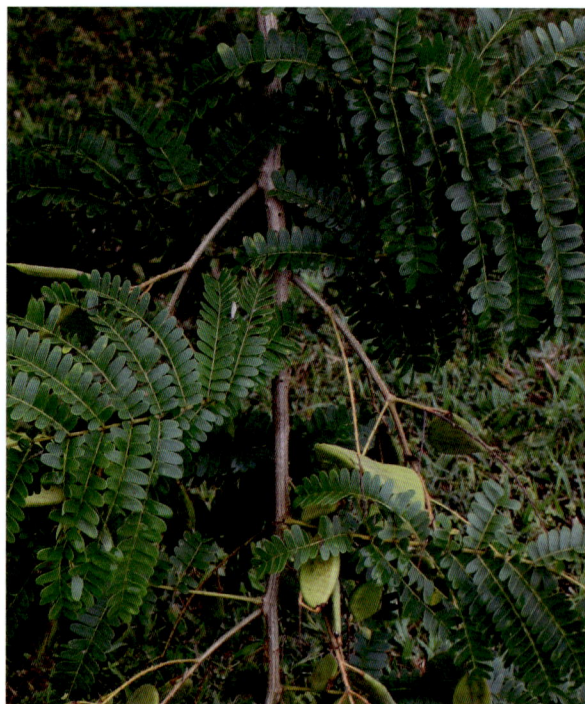

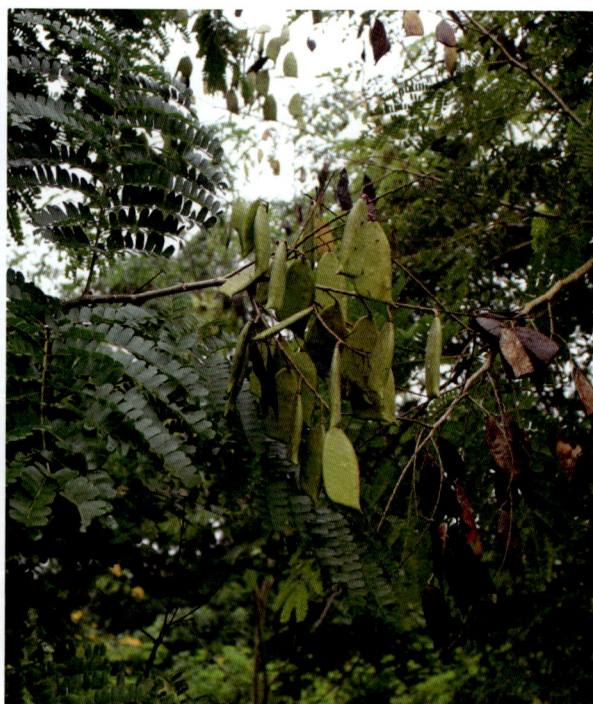

植物名称：木豆 *Cajanus cajan* (Linnaeus) Huth

别称：三叶豆

植物形态：直立灌木，高1~3 m。多分枝，被灰色短柔毛。羽状复叶，小叶3枚；小叶纸质，披针形至椭圆形，下面呈灰白色，有不明显的黄色腺点；叶柄被毛。花数朵生于花序顶部或近顶部；花萼钟形，裂片三角形或披针形，花序、总花梗、苞片、花萼均被灰黄色短柔毛；花冠黄色，长约为花萼的3倍，旗瓣近圆形，背面有紫褐色纵线纹，翼瓣微倒卵形，龙骨瓣先端钝；雄蕊二体；子房被毛；柱头头状。荚果线状长圆形。种子3~6枚，近圆形，稍扁；种皮暗红色。花期、果期2—11月。

生境及分布：册亨、罗甸等地有栽培。

采收加工：果实成熟时采收，除去杂质，晒干。

功能与主治：种子入药，利湿，消胀，散瘀，止血。主治风湿痹痛，跌打肿痛，衄血，便血，疮疖肿毒，产后恶露不尽，水肿，黄疸型肝炎。

附注：该种在贵州南部地热地区有栽培或逸为野生，资源量小。

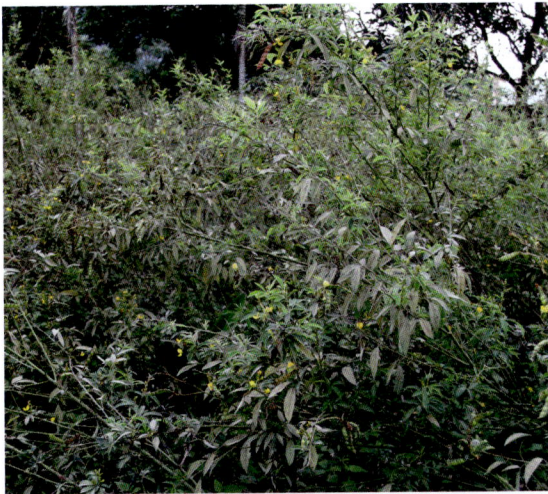

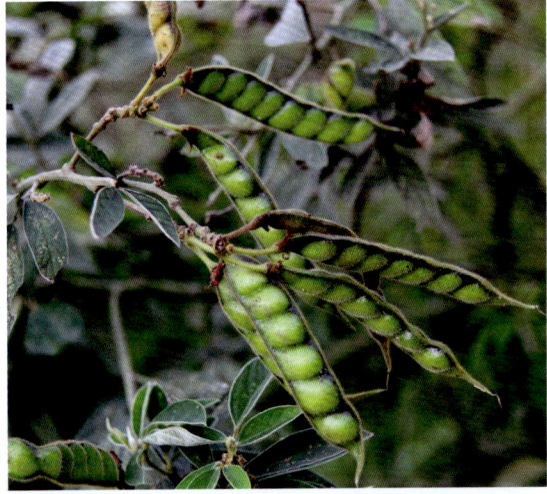

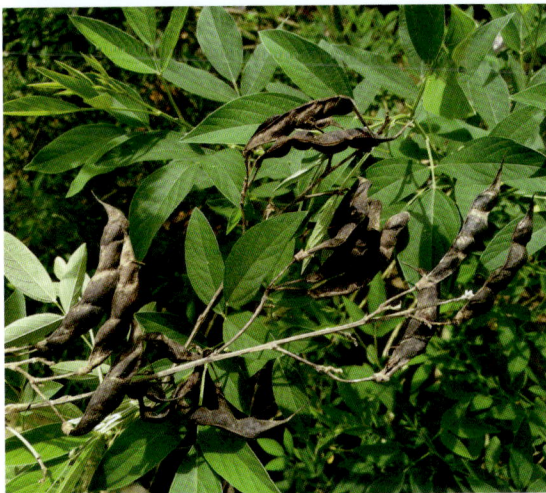

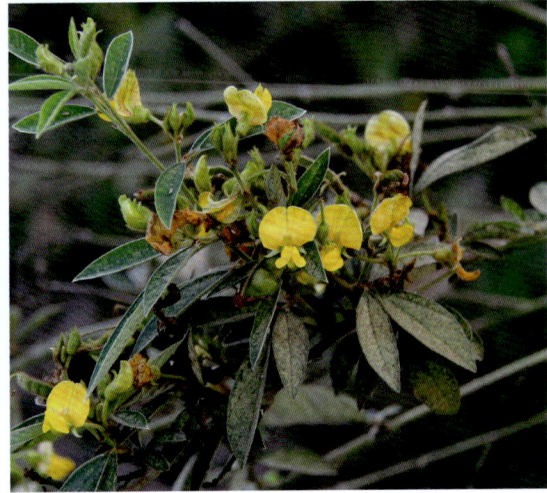

植物名称：蔓草虫豆 *Cajanus scarabaeoides* (Linnaeus) Thouars

别称：虫豆、白蔓草虫豆

植物形态：蔓生或缠绕状草质藤本。茎长可达2 m，多少被红褐色或灰褐色短茸毛。羽状复叶，小叶3枚；小叶有腺状斑点，顶生小叶椭圆形至倒卵状椭圆形，两面被褐色短柔毛，但下面较密。总状花序腋生，有花1～5朵；总花梗与总轴同被红褐色至灰褐色茸毛；花萼钟形，4齿裂或有时上面2枚不完全合生而呈5裂状；花冠黄色，通常于开花后脱落。荚果长圆形，密被红褐色或灰黄色长毛。种子3～7枚，椭圆状；种皮黑褐色；有突起的种阜。花期9—10月，果期11—12月。

生境及分布：生于海拔150～1500 m的旷野、路旁或山坡草丛中。分布于兴义、安龙、望谟、罗甸等地。

采收加工：夏季、秋季采收，晒干。

功能与主治：叶入药，解暑利尿，止血生肌。主治伤风感冒，风湿水肿，外伤出血。

附注：该种野生资源量较小，加以开发利用的同时应注意保护。

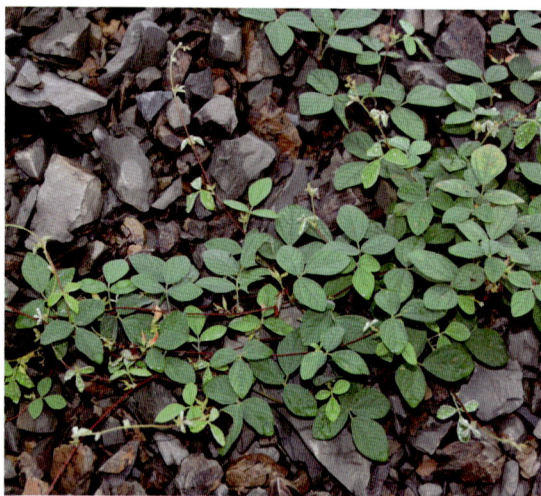

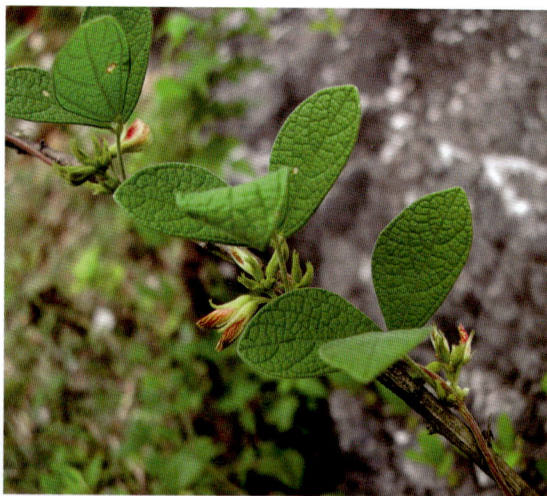

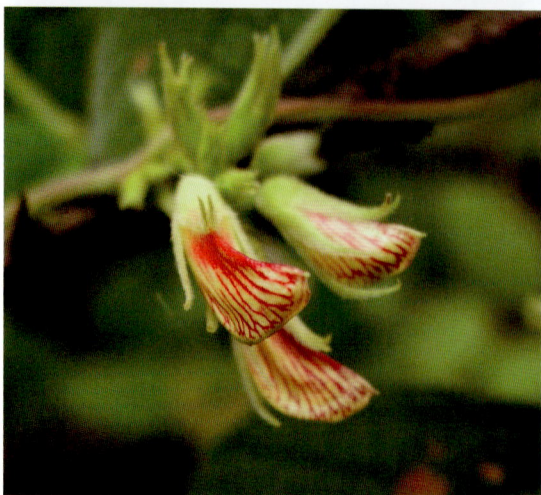

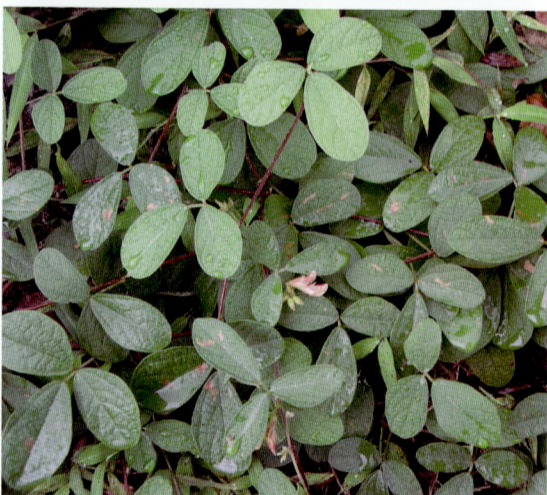

植物名称：香花鸡血藤 *Callerya dielsiana* (Harms) P. K. Lôc ex Z. Wei et Pedley

别称：香花崖豆藤

植物形态：木质藤本。羽状复叶；小叶5枚，披针形至狭矩圆形，长3～10 cm，宽1.5～3.5 cm，先端钝渐尖，基部钝或圆形，上面无毛，下面略被短柔毛或无毛；小托叶锥形。圆锥花序顶生，密被茸毛；花冠紫色，旗瓣圆形，外面白色，被毛，内面深紫色，翼瓣镰刀状，有1耳，龙骨瓣较短，基部有2耳；雄蕊二体。荚果长圆形，略扁平，近木质，密被灰色茸毛。花期7—8月，果期9—11月。

生境及分布：生于海拔600～1400 m的山坡、杂木林或灌丛中。贵州大部分地区有分布。

采收加工：夏季、秋季采收，切片晒干。

功能与主治：藤茎入药，补血止血，活血通经。主治血虚体弱，筋骨劳伤，月经不调，闭经，产后腹痛，恶露不净，各种出血，风湿痹痛，跌打损伤等。

附注：*Flora of China*将香花崖豆藤*Millettia dielsiana* Harms从崖豆藤属*Millettia*移至鸡血藤属*Callerya*，更名为香花鸡血藤。该种在贵州分布区域广，野生资源量大，可大量开发利用。

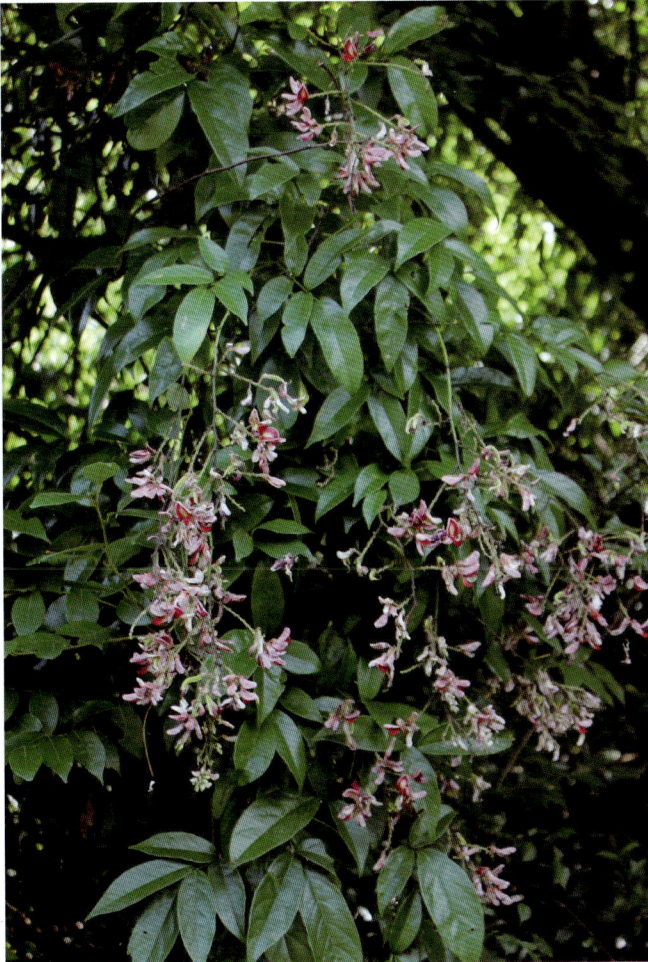

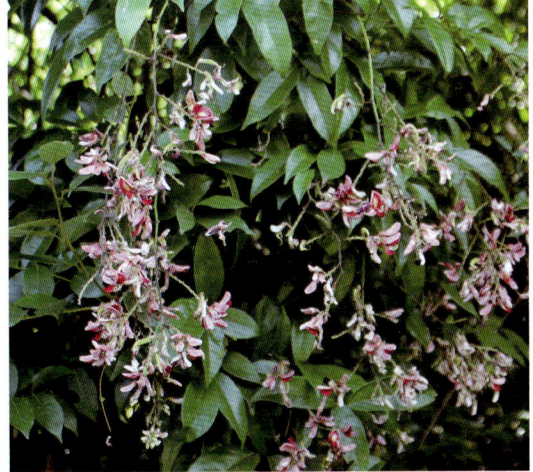

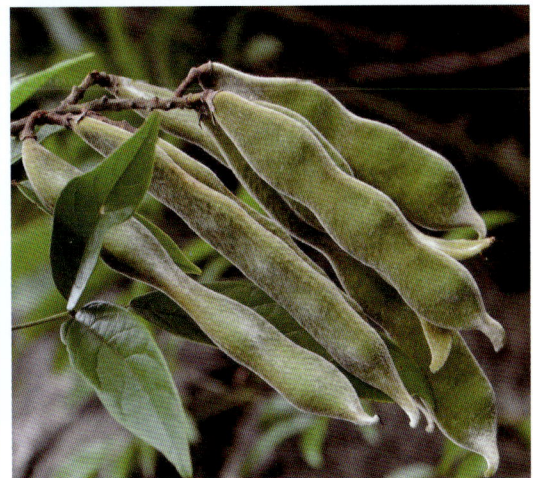

植物名称：异果鸡血藤 *Callerya dielsiana* (Harms) P. K. Lôc ex Z. Wei et Pedley var. *heterocarpa* (Chun ex T. C. Chen) X. Y. Zhu ex Z. Wei et Pedley

别称：异果崖豆藤

植物形态：木质藤本。羽状复叶；小叶5～7枚，卵形至阔披针形，长3～10 cm，宽1.5～3.5 cm，先端钝渐尖，基部钝或圆形，上面无毛，下面略被短柔毛或无毛；小托叶锥形。圆锥花序顶生，有锈色短柔毛；花冠紫色，旗瓣圆形，外面白色，被毛，内面深紫色，翼瓣镰刀状，有1耳，龙骨瓣较短，基部有2耳；雄蕊二体。荚果长圆形，略扁平，近木质，密被灰色茸毛。花期7—8月，果期9—11月。

生境及分布：生于海拔600～1400 m的山坡、杂木林或灌丛中。分布于金沙、荔波等地。

采收加工：夏季、秋季采收，切片晒干。

功能与主治：藤茎入药，补血止血，活血通经。主治血虚体弱，筋骨劳伤，月经不调，闭经，产后腹痛，恶露不净，各种出血，风湿痹痛，跌打损伤等。

附注：*Flora of China*将异果崖豆藤*Millettia dielsiana* Harms var. *heterocarpa* (Chun ex T. Chen.) Z. Wei从崖豆藤属*Millettia*移至鸡血藤属*Callerya*，更名为异果鸡血藤。

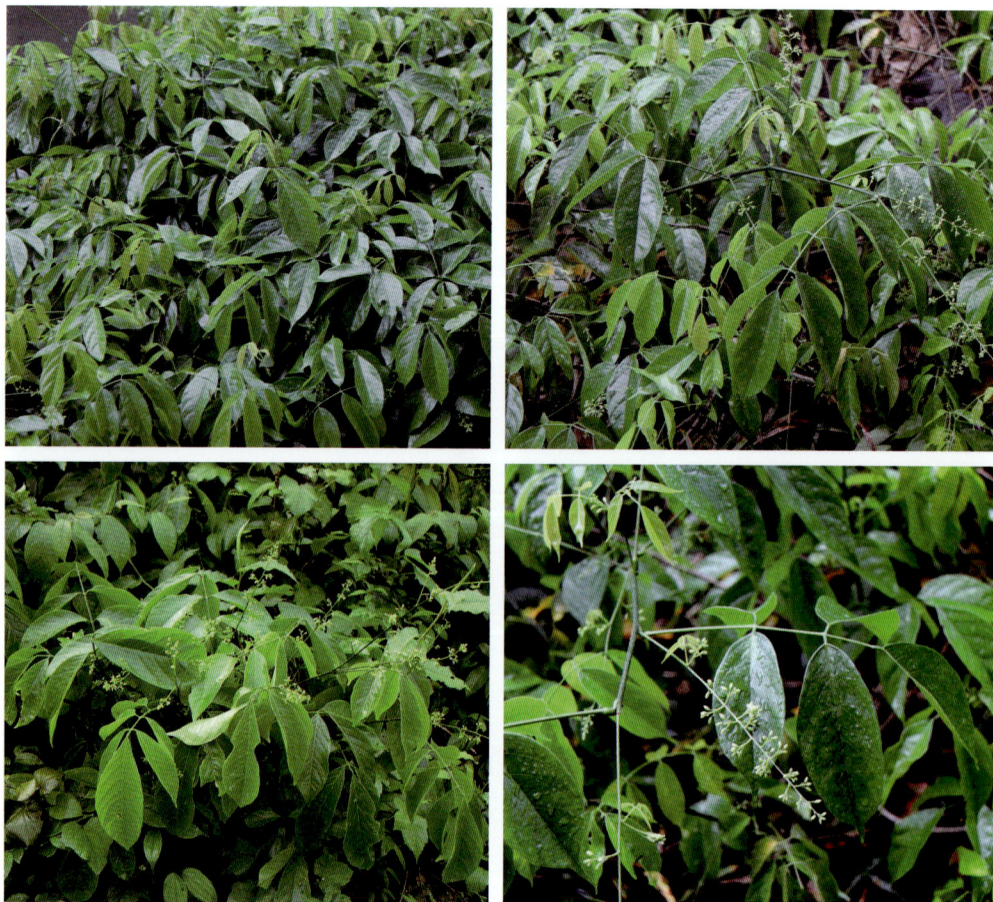

植物名称：滇缅鸡血藤 *Callerya dorwardii* (Collett et Hemsley) Z. Wei et Pedley

别称：滇缅崖豆藤、中缅崖豆藤

植物形态：大型攀缘灌木，长约5 m。幼枝密被细毛，渐变无毛。羽状复叶，长15～25 cm；小叶5枚，卵形至卵状矩圆形，先端渐尖，钝头，上面有毛，下面渐变无毛，网脉明显；小托叶刺毛状。圆锥花序顶生，分枝粗短；花单生于序轴分枝的节上，淡红色；花萼钟形，具5枚齿，上面2枚齿合生，下面中间1枚较长，披针形；旗瓣近圆形，有耳，外面密生黄色绢状毛；雄蕊二体；子房条状披针形，有丝状毛。荚果肿胀，矩圆形，密被茸毛。种子2枚，紧贴。

生境及分布：生于海拔800～1500 m的山坡杂木林中。分布于贵州西部地区。

采收加工：夏季、秋季采收，切片晒干。

功能与主治：藤茎入药，补血止血，活血通经。主治血虚体弱，筋骨劳伤，月经不调，闭经，产后腹痛，恶露不净，各种出血，风湿痹痛，跌打损伤等。

附注：*Flora of China*将滇缅崖豆藤*Millettia dormardi* Collett et Hemsley从崖豆藤属*Millettia*移至鸡血藤属*Callerya*，更名为滇缅鸡血藤。

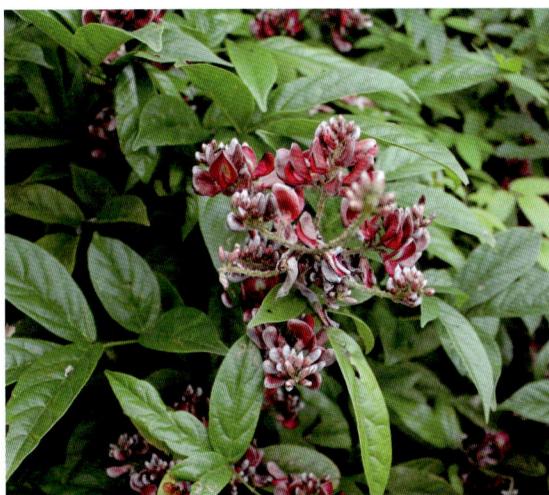

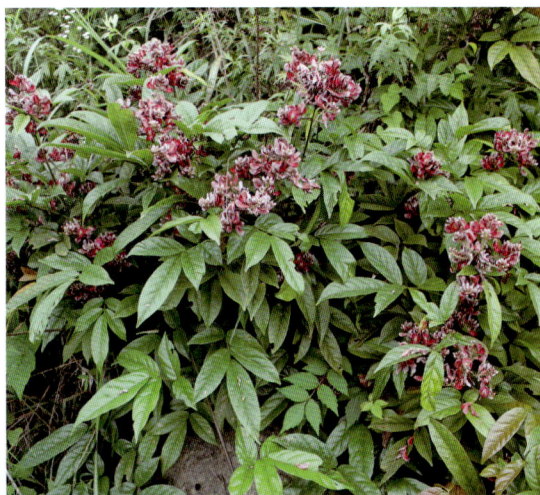

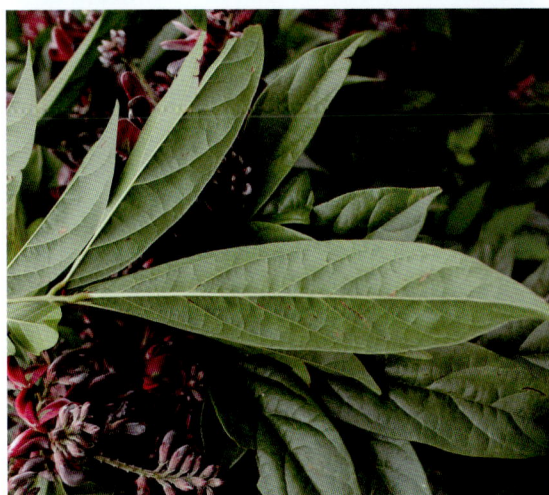

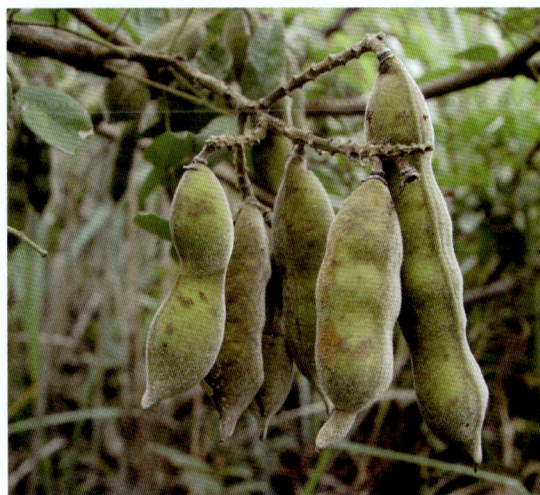

植物名称：黔滇鸡血藤 *Callerya gentiliana* (H. Léveillé) Z. Wei et Pedley

别称：黔滇崖豆藤

植物形态：藤本。茎灰褐色，粗糙；枝初被灰色细柔毛，后秃净。羽状复叶，长12~18 cm；叶柄长3~5 cm，被细柔毛，上面有狭沟；托叶三角形。圆锥花序顶生，密被黄褐色茸毛；花单生；花萼钟形，萼齿三角形，短于萼筒，上方2枚几乎全合生，下方1枚最长；花冠紫红色，旗瓣近圆形至倒卵形，密被绢毛，翼瓣长，基部两侧有2耳，龙骨瓣阔镰形；雄蕊二体。荚果线形，肿胀，密被黄色茸毛，有种子5~6枚。种子阔卵形，种脐居中。花期6—7月，果期10—11月。

生境及分布：生于海拔1200~2500 m的石灰岩山地杂木林中。分布于贵州西部地区。

采收加工：夏季、秋季采收，切片晒干。

功能与主治：藤茎入药，补血止血，活血通经。主治血虚体弱，筋骨劳伤，月经不调，闭经，产后腹痛，恶露不净，各种出血，风湿痹痛，跌打损伤等。

附注：*Flora of China*将黔滇崖豆藤*Millettia gentiliana* Léveillé从崖豆藤属*Millettia*移至鸡血藤属*Callerya*，更名为黔滇鸡血藤。

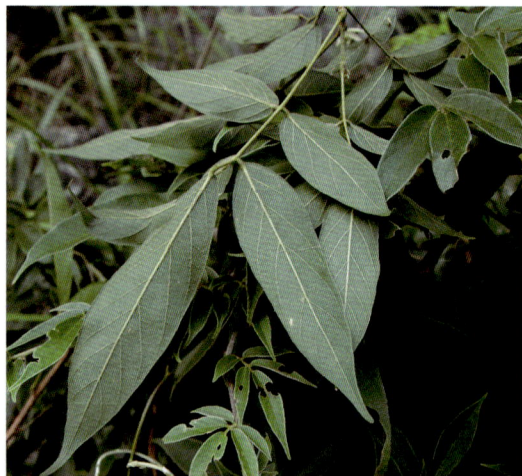

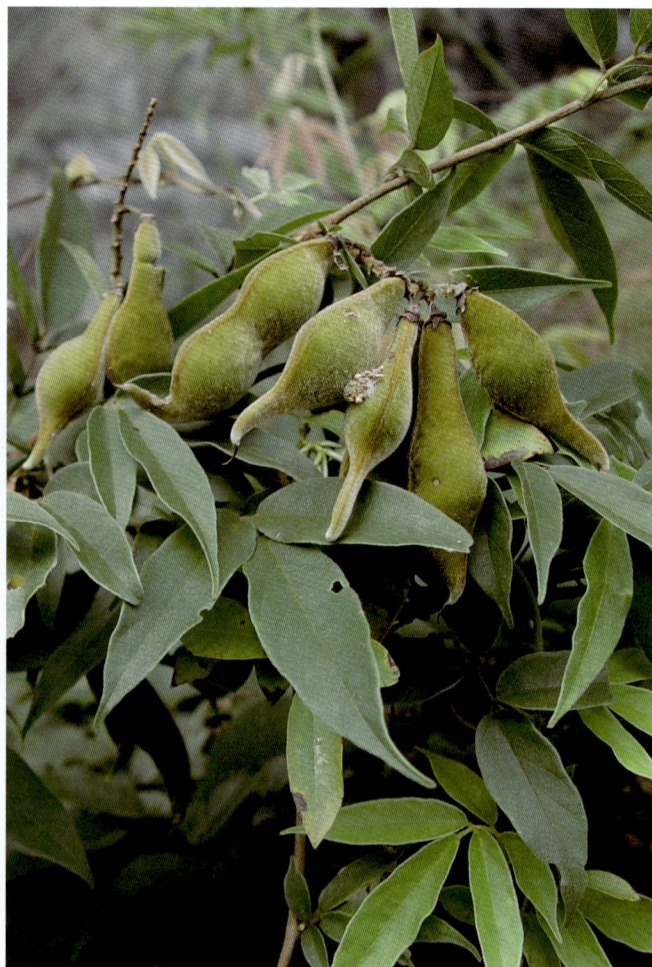

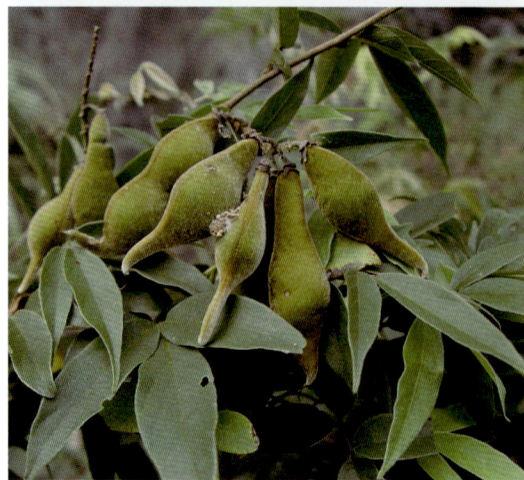

植物名称：亮叶鸡血藤 *Callerya nitida* (Bentham) R. Geesink

别称：亮叶崖豆藤

植物形态：高大攀缘灌木。幼枝被锈色短柔毛，渐变无毛。奇数羽状复叶；小叶5枚，披针形至披针状卵形，上面疏被短柔毛，下面被黄褐色柔毛，脉上尤密；托叶鳞片状，早落，小托叶锥刺状。圆锥花序顶生；总轴和分枝均密被锈色柔毛；花密集，单生于序轴分布的节上；花梗和花萼均被黄褐色绢状毛；旗瓣外翻，外面白色，密被绢状毛，内面青紫，近基部有2枚附属物。荚果扁平，条状长圆形，先端具钩状喙，密被黄褐色茸毛；果瓣木质。种子3~5枚，褐色。花期6—7月，果期7—8月。

生境及分布：生于海拔800 m以下的山野疏林或灌丛中。分布于丹寨、榕江、从江、黎平、安龙、瓮安、独山、长顺、罗甸、福泉、荔波、都匀、三都、平塘，以及贵阳等地。

采收加工：夏季、秋季采收，晒干。

功能与主治：藤茎入药，活血补血，舒筋活络。主治贫血，产后虚弱，头晕目眩，月经不调，风湿痹痛，四肢麻木。

附注：*Flora of China*将亮叶崖豆藤*Millettia nitida* Bentham从崖豆藤属*Millettia*移至鸡血藤属*Callerya*，更名为亮叶鸡血藤。该种资源量较大，可大量开发利用。

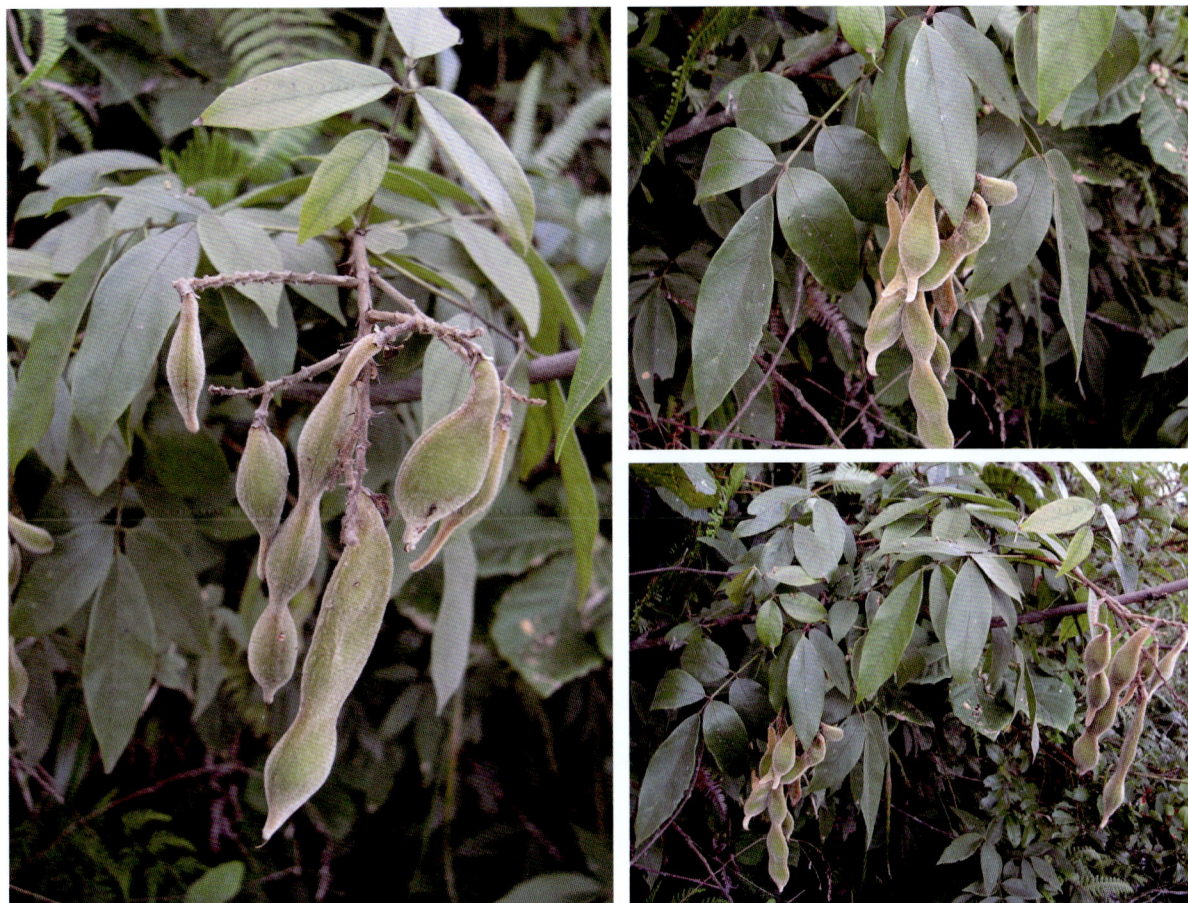

植物名称：皱果鸡血藤 *Callerya oosperma* (Dunn) *Z. Wei et Pedley*

别称：皱果崖豆藤

植物形态：攀缘灌木或藤本，长达20 m。茎褐色，密被棕褐色茸毛，渐脱落。羽状复叶，长25～40 cm；叶轴上面有浅沟和棱，密被茸毛；小叶2对，硬纸质。圆锥花序顶生，密被褐色茸毛；花单生；苞片和小苞片均为卵状披针形；花萼钟形；花冠红色带微紫色，旗瓣和花萼同被密绢毛，阔卵形，有2耳，翼瓣短，龙骨瓣阔镰形；雄蕊二体，对旗瓣的1枚离生；子房密被绢毛；花柱内侧有1列绢毛。荚果含单枚种子时呈卵形，密被褐色茸毛。种子卵形。花期5—7月，果期8—11月。

生境及分布：生于山谷水旁或山坡密林中。分布于榕江、兴仁、兴义、安龙、册亨、望谟、独山、罗甸、都匀、惠水、龙里等地。

采收加工：夏季、秋季采收，切片晒干。

功能与主治：藤茎入药，补血。主治贫血。

附注：*Flora of China* 将皱果崖豆藤 *Millettia oosperma* Dunn 从崖豆藤属 *Millettia* 移至鸡血藤属 *Callerya*，更名为皱果鸡血藤。

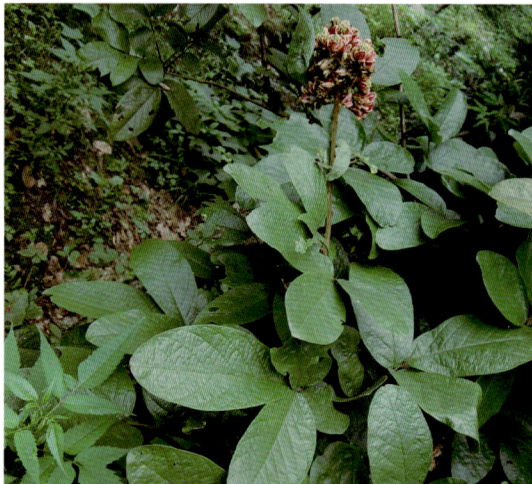

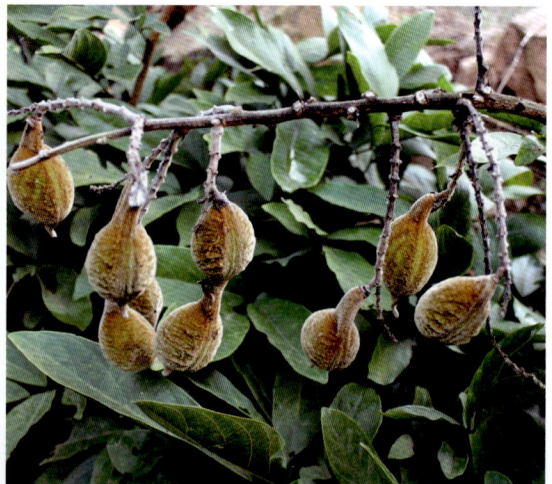

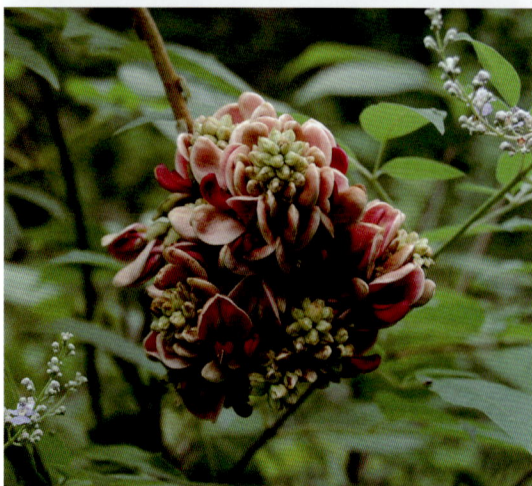

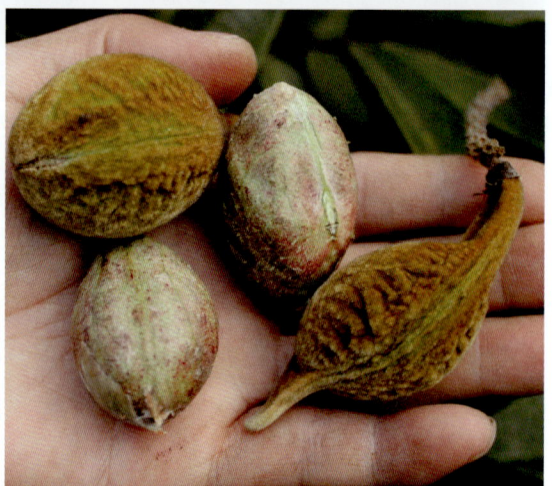

植物名称：网络鸡血藤 *Callerya reticulata* (Bentham) Schot

别称：网络崖豆藤

植物形态：藤本。小枝圆形，具细棱，初被黄褐色细柔毛，后渐秃净，老枝褐色。羽状复叶，长10～20 cm；叶柄无毛，上面有狭沟；托叶锥刺形，基部向下突起成1对短而硬的距；叶腋有多数钻形的芽苞叶，宿存；小托叶针刺状，长1～3 mm，宿存。圆锥花序顶生或着生于枝梢叶腋；花密集，贴花萼生；花被毛；花萼阔钟形至杯状，几乎无毛，萼齿短而钝圆，边缘有黄色绢毛；花冠红紫色，旗瓣无毛，翼瓣和龙骨瓣均直，略长于旗瓣；雄蕊二体，对旗瓣的1枚离生。荚果线形，狭长，扁平，瓣裂；果瓣薄而硬，近木质，有种子3～6枚。种子长圆形。花期5—11月。

生境及分布：生于山坡灌丛中或山野间。分布于梵净山及兴义、赤水、罗甸、荔波、贵定等地。

采收加工：全年均可采收，晒干。

功能与主治：茎入药，养血祛风，通经活络。主治腰膝酸痛麻木，遗精，月经不调，跌打损伤。

附注：*Flora of China*将网络崖豆藤*Millettia reticulata* Bentham从崖豆藤属*Millettia*移至鸡血藤属*Callerya*，更名为网络鸡血藤。

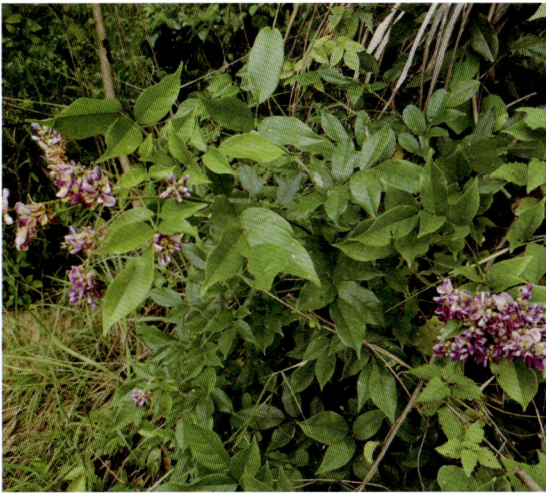

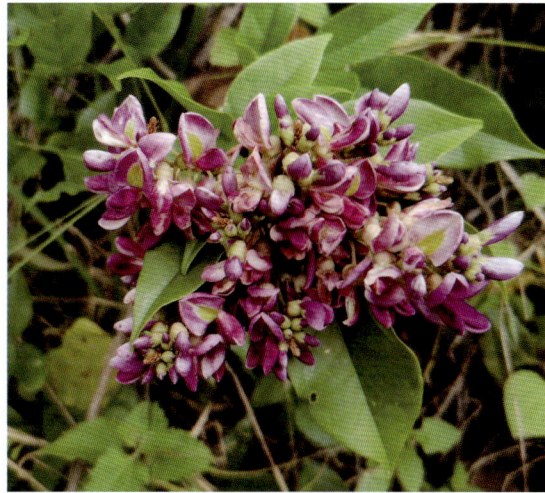

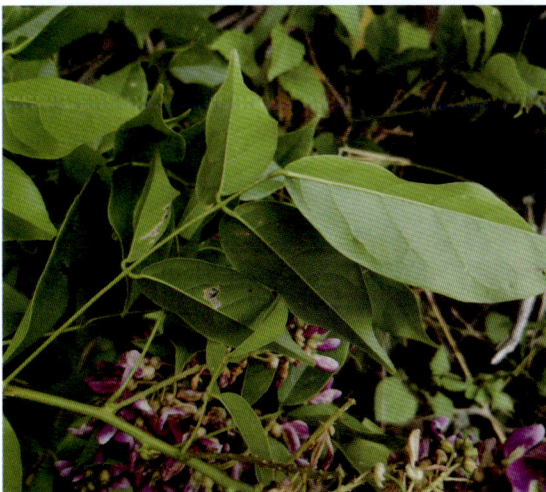

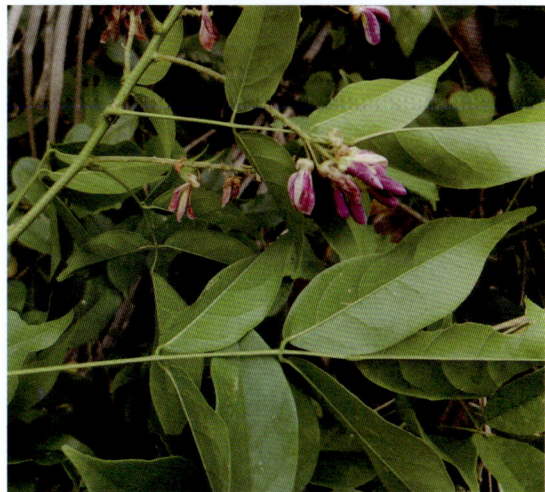

植物名称：锈毛鸡血藤 *Callerya sericosema* (Hance) Z. Wei et Pedley

别称：锈毛崖豆藤

植物形态：攀缘灌木，高约1.5 m。有纵棱，植株各部几乎全被锈色柔毛。羽状复叶，长12～17 cm；托叶小，狭披针形；叶柄圆柱形，长3～6 cm；小叶5枚，卵圆形至卵状披针形，长5～8 cm，上面无毛，下面密被毛。圆锥花序顶生，并有腋生的总状花序；苞片和小苞片都小，狭披针形；花萼钟形，外面密被绢状茸毛，萼齿卵状披针形；雄蕊二体；子房壁外被绢状茸毛；花柱细长，内弯，无毛。荚果肿胀，种子间稍缢缩。种子1～3枚。

生境及分布：生于海拔700～1700 m的山坡灌丛中。分布于赤水、沿河、湄潭、印江、江口、雷山、黎平、长顺、独山、惠水、贵定、平塘，以及毕节、贵阳等地。

采收加工：全年均可采收，晒干。

功能与主治：藤茎入药，养血祛风，通经活络。主治腰膝酸痛麻木，遗精，月经不调，跌打损伤。

附注：*Flora of China*将锈毛崖豆藤*Millettia sericosema* Hance从崖豆藤属*Millettia*移至鸡血藤属*Callerya*，更名为锈毛鸡血藤。

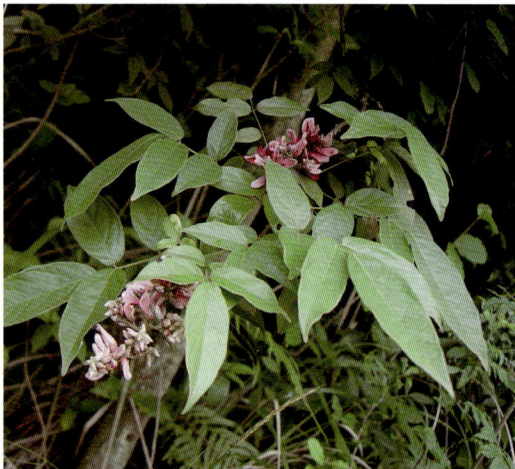

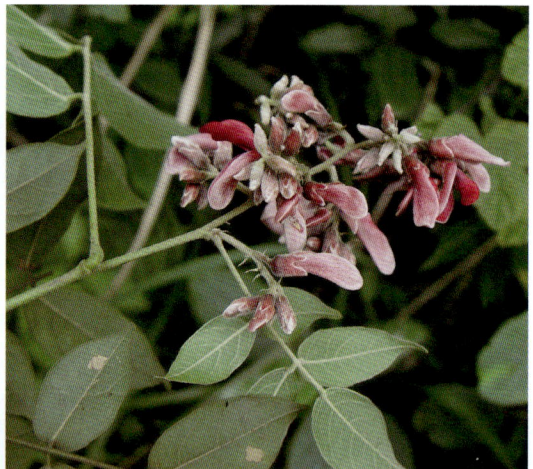

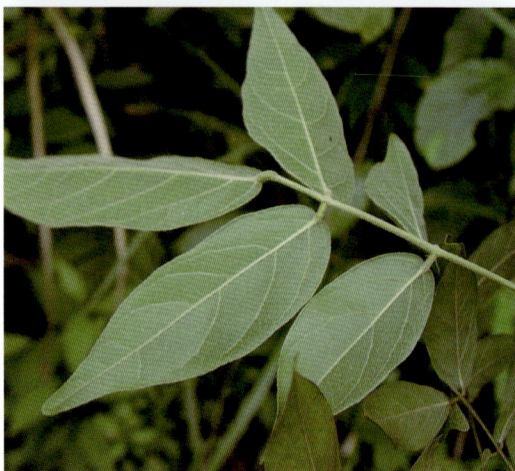

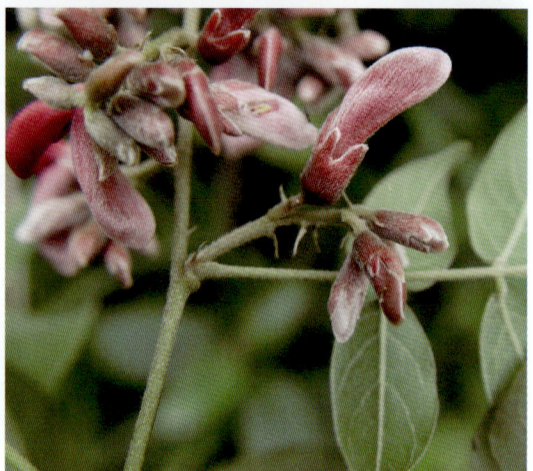

植物名称：喙果鸡血藤 *Callerya tsui* (F. P. Metcalf) Z. Wei et Pedley

别称：喙果崖豆藤

植物形态：藤本，长3～10 m。树皮黑褐色；小枝圆柱形，初时密被褐色茸毛，后渐秃净。托叶阔三角形，两面均无毛，光亮。圆锥花序顶生，长15～30 cm，生花枝长而伸展，密被褐色细茸毛；花密集，单生；花萼杯形，长约8 mm，萼齿短于萼筒，阔三角形；花冠淡黄色带微红色或微紫色，旗瓣和花萼同被绢状茸毛，基部具2耳；雄蕊二体，对旗瓣的1枚离生。荚果肿胀，含单枚种子时为椭圆形，密被褐色细茸毛，种子间缢缩。种子近球形或稍扁。花期7—9月，果期10—12月。

生境及分布：生于山坡灌丛或密林中。分布于榕江等地。

采收加工：秋季、冬季采挖，洗净，切片晒干。

功能与主治：根入药，祛风除湿，散瘀消肿。主治风湿骨痛，疮疖肿毒。

附注：*Flora of China*将喙果崖豆藤*Millettia tsui* Metcalf从崖豆藤属*Millettia*移至鸡血藤属*Callerya*，更名为喙果鸡血藤。

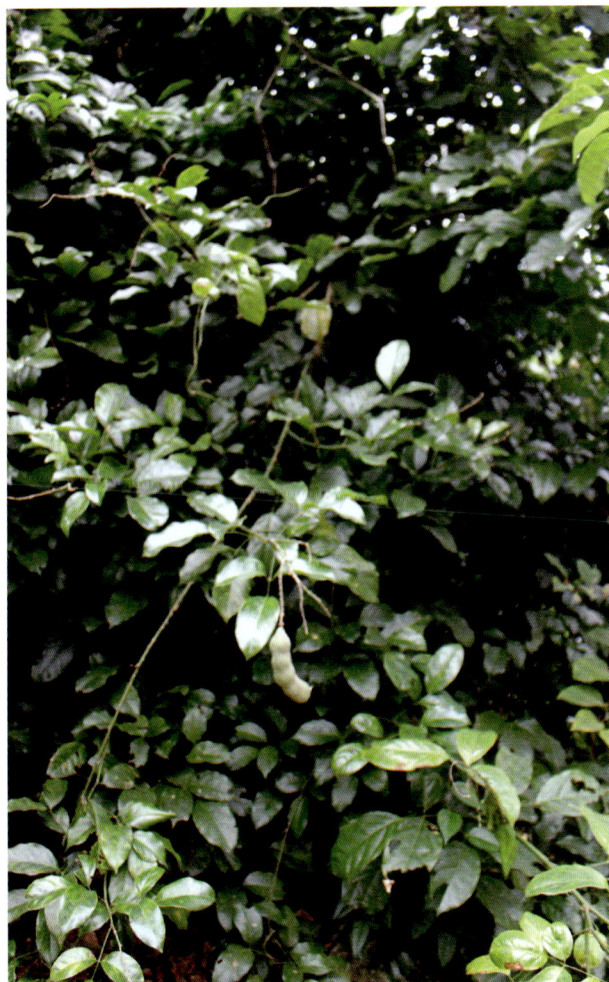

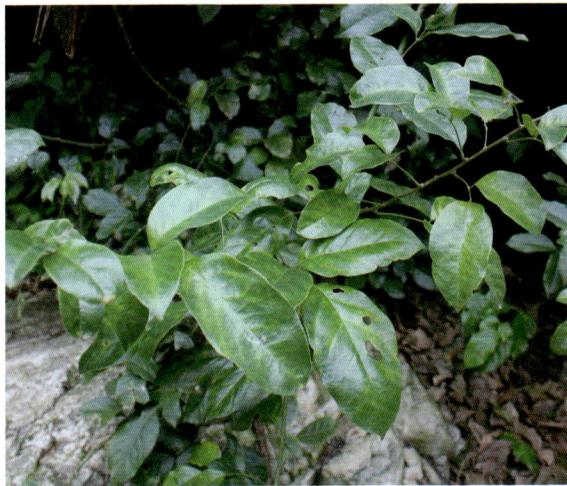

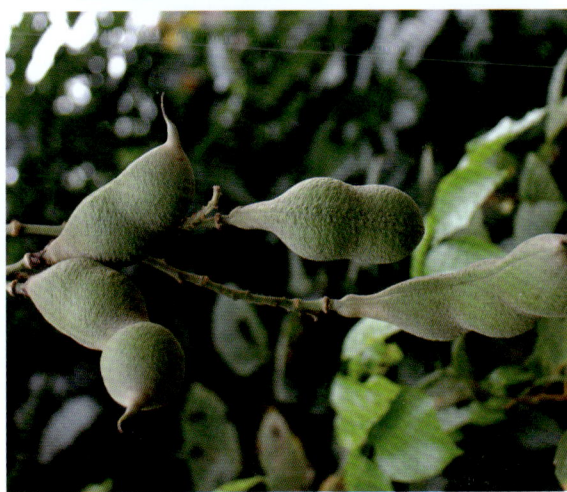

植物名称：毛杭子梢 *Campylotropis hirtella* (Franchet) Schindler

别称：毛杭子蒴

植物形态：灌木，高0.7～1 m或更高。全株被黄褐色长硬毛与小硬毛。羽状复叶；3枚小叶，近革质或纸质，三角状卵形或宽卵形，两面稍密生小硬毛与长硬毛，沿脉上毛更密。总状花序1～2个腋生并顶生；苞片宿存；密生开展的小硬毛；小苞片早落；花冠红紫色或紫红色，龙骨瓣略呈直角内弯，瓣片上部比瓣片下部（连瓣柄）短3～5 mm；子房有毛。荚果宽椭圆形，表面具明显的暗色网脉并密被长硬毛与小硬毛。花期6—10月，果期9—11月。

生境及分布：生于海拔2000～2600 m的山脚、路旁、山谷、山坡灌丛中或疏林下。分布于威宁，以及贵阳等地。

采收加工：秋季采挖，洗净，晒干。

功能与主治：根入药，活血调经，理气止血，清热利湿。主治妇女月经不调，闭经，痛经，白带，痢疾，胃脘痛，外伤出血，黄水疮，水火烫伤。

附注：该种野生资源量较小，应注意保护。

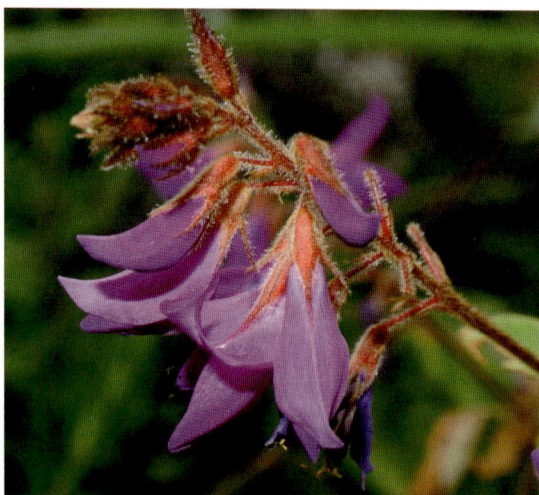

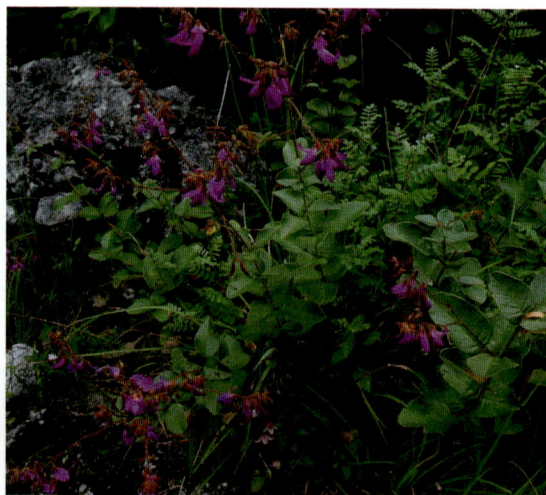

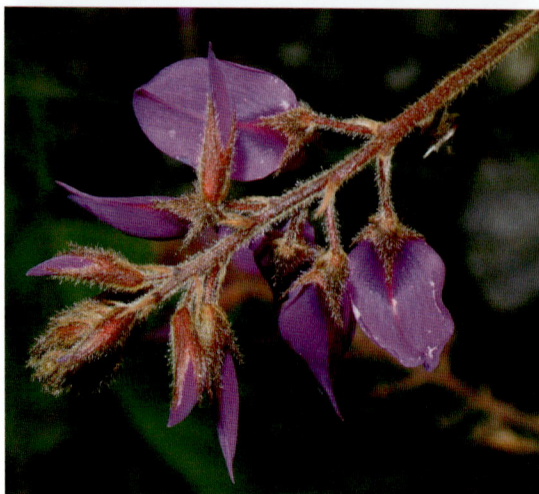

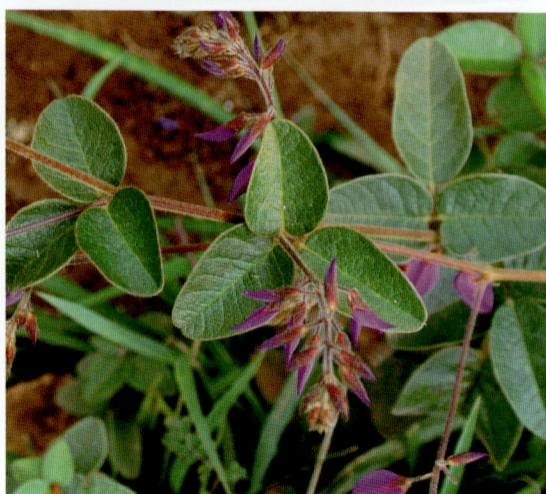

植物名称：杭子梢 *Campylotropis macrocarpa* (Bunge) Rehder

别称：多花杭子蒄、杭子蒄

植物形态：灌木，高1～2（～3）m。小枝贴生或近贴生短柔毛或长柔毛；嫩枝毛密，少有具茸毛，老枝常无毛。羽状复叶；3枚小叶，上面通常无毛，脉明显，下面通常贴生或近贴生短柔毛或长柔毛，疏生至密生。总状花序1～2个腋生或顶生；花序轴密生开展的短柔毛或微柔毛；总花梗常斜生或贴生短柔毛，稀为具茸毛；苞片卵状披针形；花萼钟形，稍浅裂或近中裂，稀稍深裂或深裂，通常贴生短柔毛；花冠紫红色或近粉红色。荚果长圆形、近长圆形或椭圆形，无毛，具网脉，边缘生纤毛。花期、果期5—10月。

生境及分布：生于山坡、沟谷、灌丛中或林缘。分布于江口、安龙、兴义、盘州、水城、普安、晴隆，以及贵阳等地。

采收加工：夏季、秋季采收，洗净，晒干。

功能与主治：根、枝叶入药，疏风解表，活血通络。主治风寒感冒，痧症，肾炎水肿，肢体麻木，半身不遂。

附注：该种有一定野生资源量，可加以开发利用。

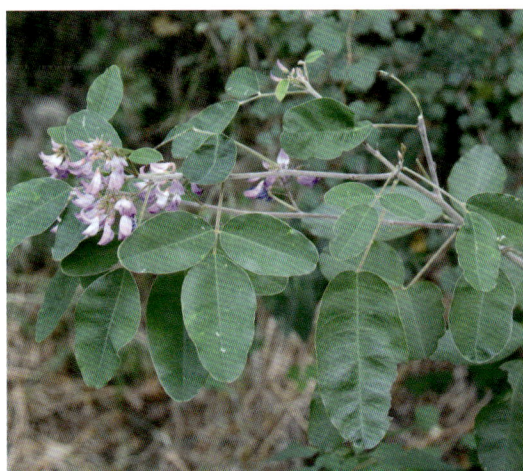

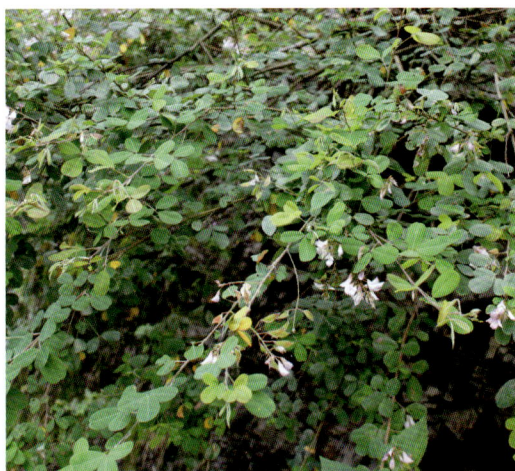

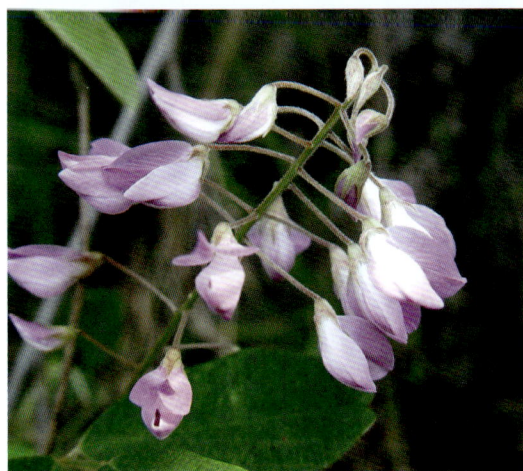

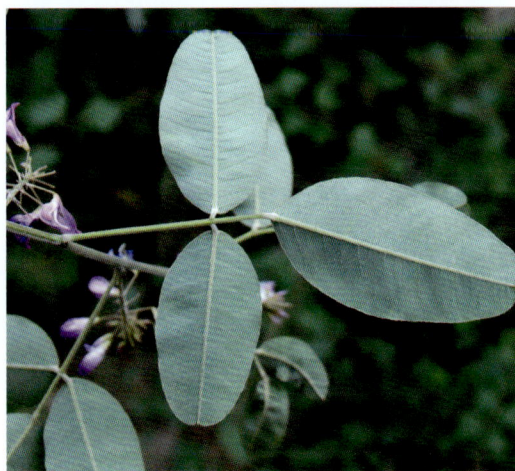

植物名称：**绒毛叶杭子梢** *Campylotropis pinetorum* (Kurz) Schindler subsp. *velutina* (Dunn) H. Ohashi

别称：**绒毛叶杭子藋**

植物形态：灌木，高1~2（~3）m。枝粗壮，具棱，密被茸毛。羽状复叶；托叶被茸毛；叶柄密生茸毛；3枚小叶，长圆形、狭长圆形，有时为近椭圆形或倒卵形，被极短的短茸毛，有时毛渐脱落而仅具短柔毛。苞片狭披针形或线状披针形；小苞片近线形，迟落；花萼狭钟形或钟形，稍深裂以至深裂达全萼的2/3，通常被淡赤褐色、有光泽的长毛，萼裂片披针状钻形或钻形。荚果椭圆形或长圆状椭圆形；果颈短，通常被开展的短柔毛或长柔毛。花期、果期4—12月。

生境及分布：生于海拔400~1000 m的山顶、山坡的灌丛中或疏林下。分布于惠水、长顺、安龙、罗甸，以及贵阳等地。

采收加工：秋季采收，洗净，晒干。

功能与主治：根入药，通经活血，舒筋络，收敛止痛。主治泄泻，慢性肝炎，腹痛，风湿关节痛，痛经。

附注：该种野生资源量较小，应注意保护。

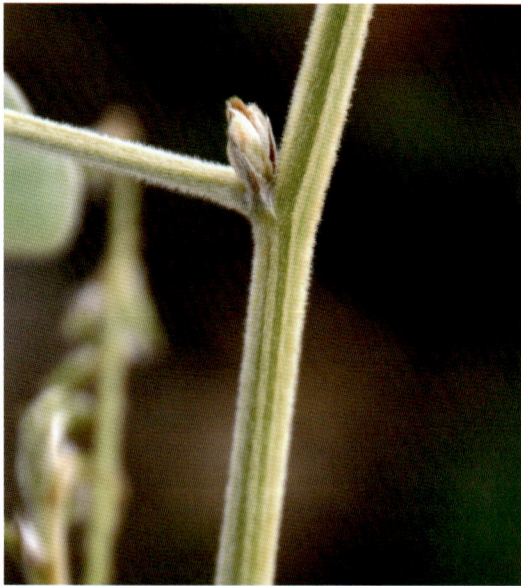

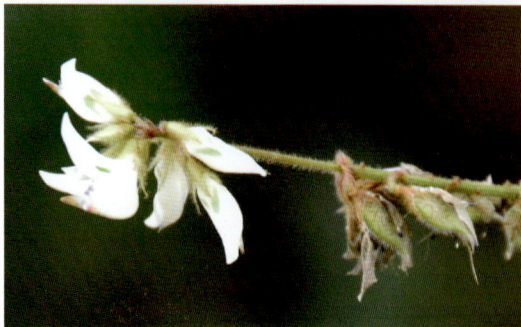

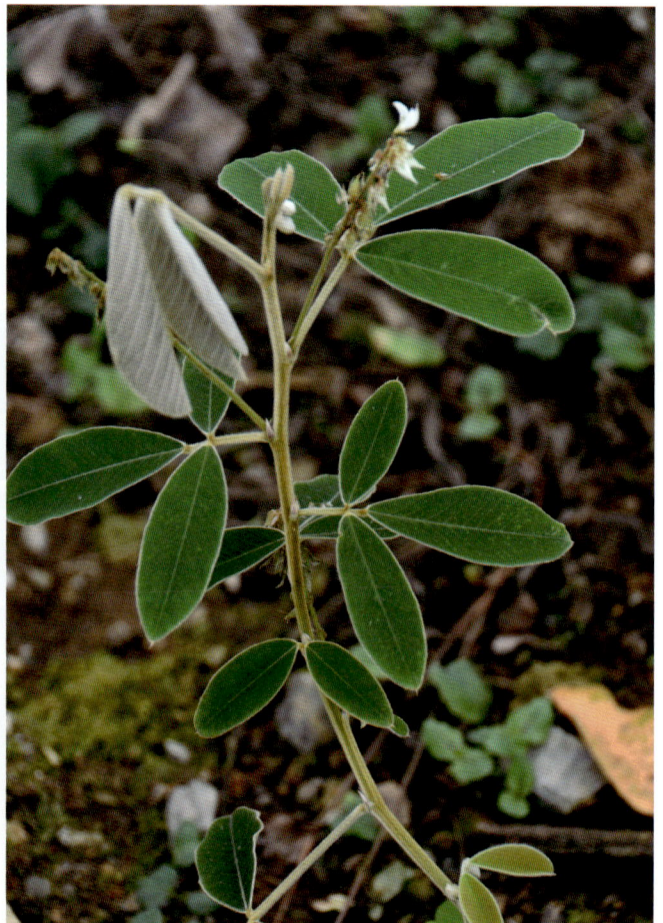

植物名称：小雀花 *Campylotropis polyantha* (Franchet) Schindler

别称：多花胡枝子、密毛小雀花

植物形态：灌木，多分枝。嫩枝有棱，被较疏或较密的短柔毛。托叶狭三角形至披针形；叶柄通常被短柔毛或长柔毛；小叶上面绿色，稀有短柔毛，有时近于绢毛。总状花序腋生并常顶生排列成圆锥花序；苞片广卵形渐尖至披针形长渐尖；花梗密生开展的短柔毛或有时毛贴生；花萼钟形或狭钟形，密被近贴状的短柔毛，裂片近等长；花冠粉红色、淡红紫色或近白色；子房被毛。荚果椭圆形或斜卵形。花期、果期3—12月。

生境及分布：生于海拔300～1600 m的山坡灌丛或草丛中。分布于兴义、独山、长顺、安龙，以及安顺等地。

采收加工：秋季采挖，洗净，晒干。

功能与主治：根入药，活血调经，止血敛疮。主治月经不调，痛经，胃溃疡，十二指肠溃疡，水火烫伤。

附注：该种有一定野生资源量，可加以开发利用。

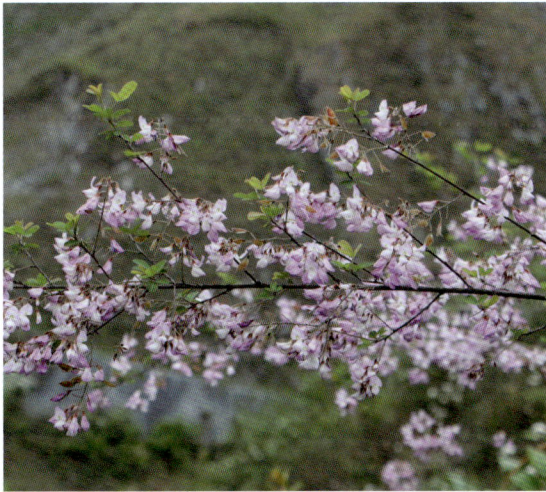

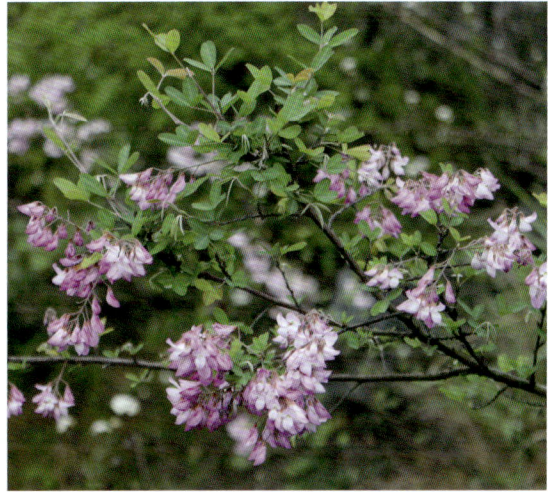

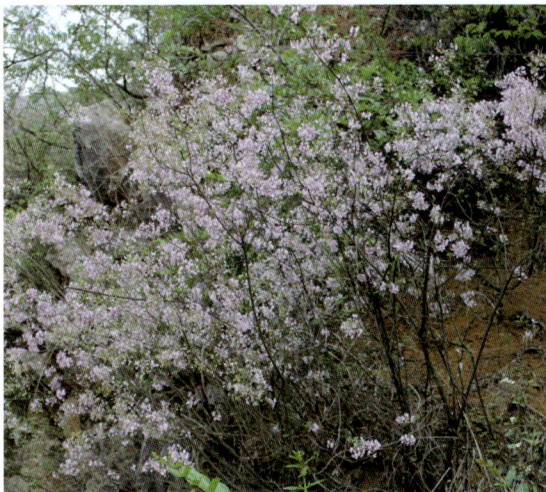

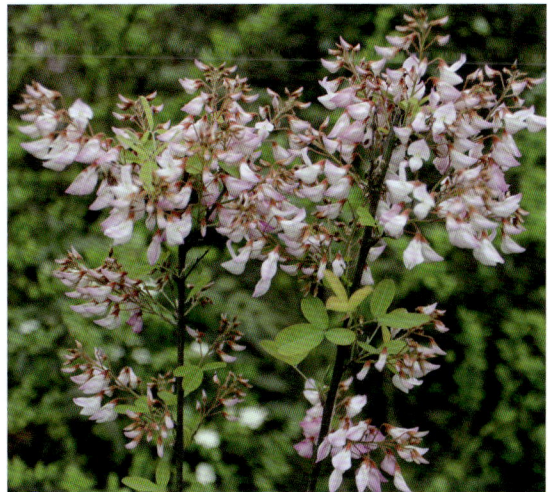

植物名称：三棱枝杭子梢 *Campylotropis trigonoclada* (Franchet) Schindler

别称：三棱枝杭子藋

植物形态：半灌木或灌木，高1~3 m。枝稍呈"之"字形，具三棱，并有狭翅，通常无毛。羽状复叶；3枚小叶，形状多变化，椭圆形、长圆形至长圆状线形或线形，上面无毛，下面无毛或有时贴生稀疏的短柔毛。总状花序1~2个腋生或顶生；苞片线状披针形或披针形，近贴生或斜生微柔毛；小苞片早落；花萼钟形，贴生长柔毛，中裂至稍深裂；花冠黄色或淡黄色；子房有毛。荚果椭圆形，表面贴生微柔毛或短柔毛。通常花期7—11月，果期10—12月。

生境及分布：生于山坡林下或草丛中。分布于关岭、兴仁、安龙、荔波、罗甸、都匀、贵定，以及贵阳等地。

采收加工：秋季采挖，洗净，切片晒干。

功能与主治：根入药，清热利湿，活血解毒。主治感冒发热，湿热痢疾，黄疸，肠风下血，风湿痹痛，水肿，跌打损伤，乳痈等。

附注：该种野生资源量较小，加以开发利用的同时应注意保护。

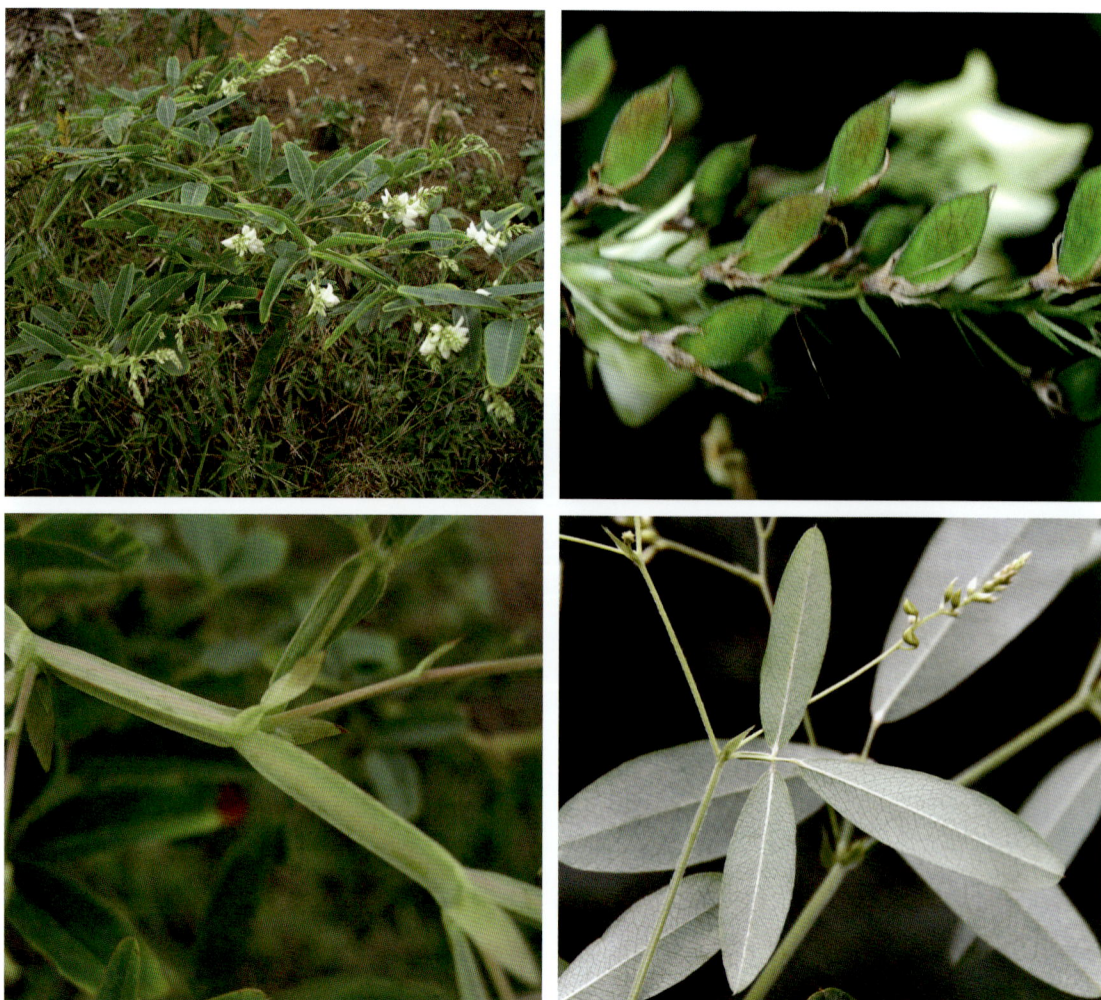

植物名称：小刀豆 *Canavalia cathartica* **Thouars**

别称：野刀板豆

植物形态：二年生、粗壮、草质藤本。茎、枝被稀疏的短柔毛。羽状复叶；3枚小叶，纸质，卵形，两面脉上被极疏的白色短柔毛；小叶叶柄长5～6 mm，被茸毛。花1～3朵生于花序轴的每节上；花梗被短柔毛；花冠粉红色或近紫色，旗瓣圆形，近基部有2枚痂状附属体，无耳，具瓣柄，翼瓣与龙骨瓣弯曲；子房被茸毛；花柱无毛。荚果长圆形，膨胀，顶端具喙尖。种子椭圆形；种皮褐黑色，硬而光滑；种脐长13～14 mm。花期、果期3—10月。

生境及分布：生于海拔400～500 m河边的路旁。分布于罗甸、望谟、册亨等地。

采收加工：秋季果实成熟时采收，除去杂质，晒干。

功能与主治：种子入药，温中下气，益肾补元。主治寒虚呃逆，肾虚腰痛。

附注：该种野生资源量小，应注意保护。

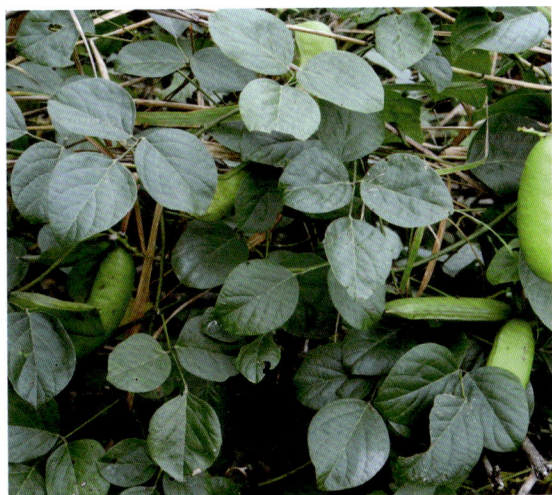

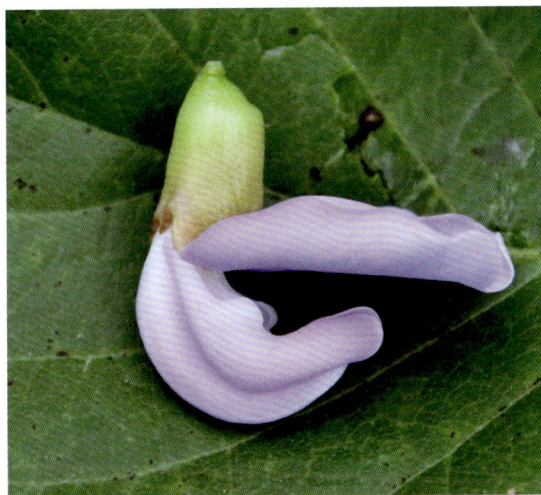

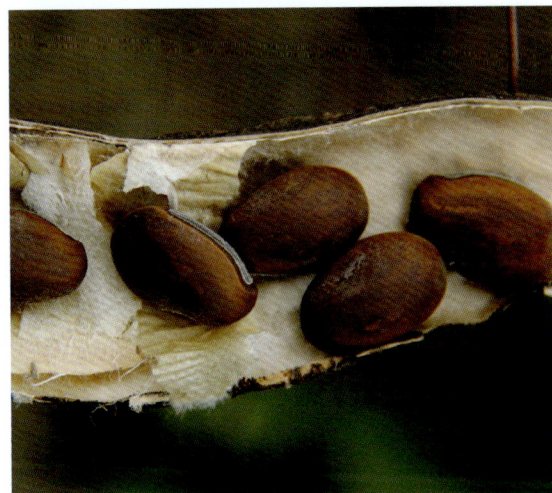

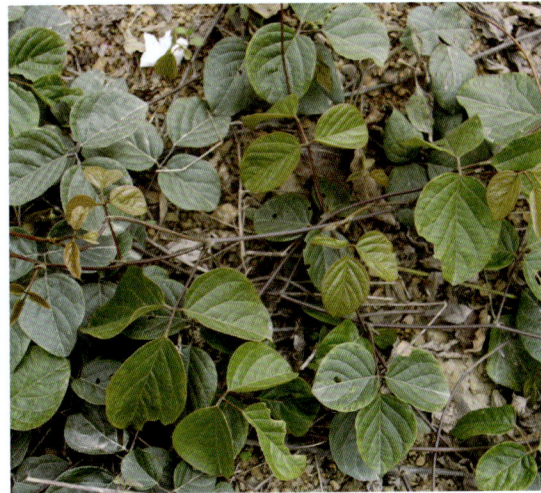

植物名称：海刀豆 *Canavalia rosea* (Swartz) Candolle

植物形态：粗壮，草质藤本。茎被稀疏的微柔毛。羽状复叶；托叶、小托叶小；3枚小叶，倒卵形、卵形、椭圆形或近圆形。总状花序腋生，连总花梗长达30 cm；花1~3朵聚生于花序轴近顶部的每节上；花冠紫红色，旗瓣圆形；子房被茸毛。荚果线状长圆形，长8~12 cm，宽2~2.5 cm，厚约1 cm，顶端具喙尖，离背缝线约3 mm处的两侧有纵棱。种子椭圆形，种皮褐色，种脐长约1 cm。花期6—7月。

生境及分布：生于海拔400~500 m的山坡灌丛中。分布于安龙、册亨等地。

采收加工：秋季果实成熟时采收，除去杂质，晒干。

功能与主治：种子入药，温中下气，益肾补元。主治寒虚呃逆，肾虚腰痛。

附注：该种野生资源量较小，加以开发利用的同时应注意保护。

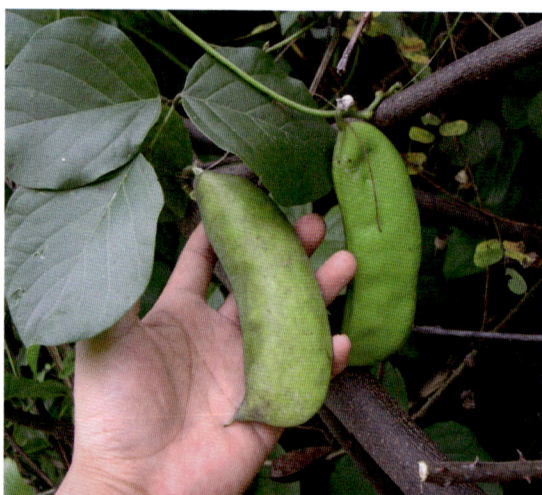

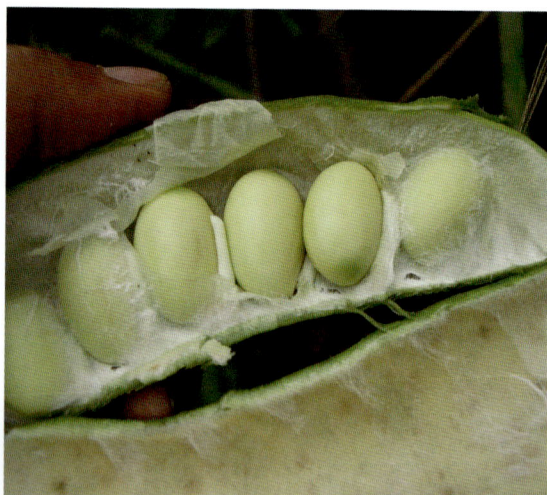

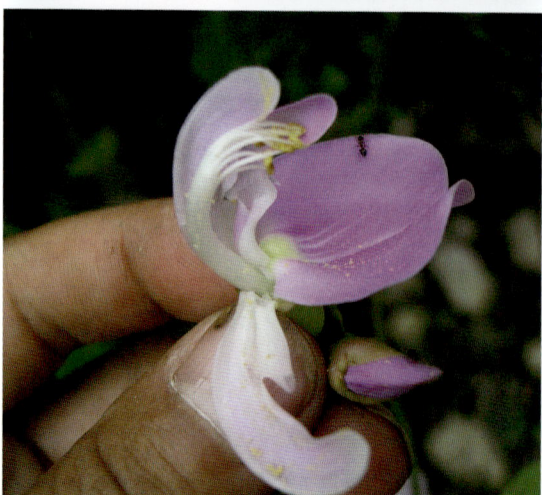

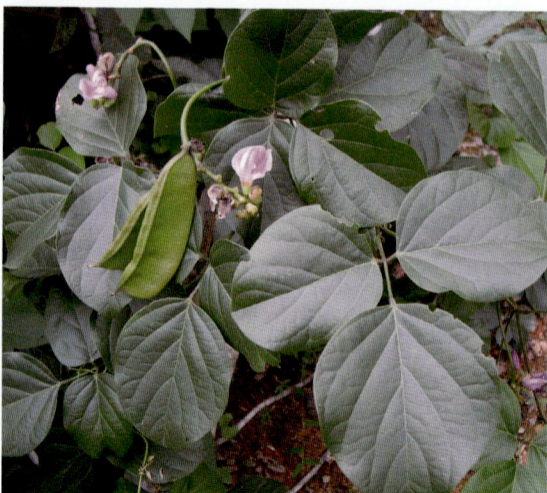

植物名称：锦鸡儿 *Caragana sinica* (Buc'hoz) Rehder

别称：阳雀花、长爪红花锦鸡儿

植物形态：灌木，高1~2 m。树皮深褐色；小枝有棱，无毛。托叶三角形，硬化成针刺，长5~7 mm；叶轴脱落或硬化成针刺，针刺长7~15（~25）mm；小叶2对，羽状，有时假掌状，上部1对常较下部的为大，厚革质或硬纸质，先端圆形或微缺，具刺尖或无刺尖，上面深绿色，下面淡绿色。花单生；花萼钟形，基部偏斜；花冠黄色，常带红色，旗瓣狭倒卵形，具短瓣柄，翼瓣稍长于旗瓣，瓣柄与瓣片近等长，耳短小，龙骨瓣宽钝；子房无毛。荚果圆筒状，长3~3.5 cm，宽约5 mm。花期4—5月，果期7月。

生境及分布：生于山坡、林下或灌丛中。分布于普安、石阡、长顺、瓮安、惠水，以及贵阳等地。

采收加工：秋季采收，晒干。

功能与主治：根皮入药，补肺健脾，活血祛风。主治虚劳倦怠，肺虚久咳，血崩，白带，风湿骨痛，痛风，半身不遂，跌打损伤，高血压等。

附注：该种野生资源量较小，加以开发利用的同时应注意保护。

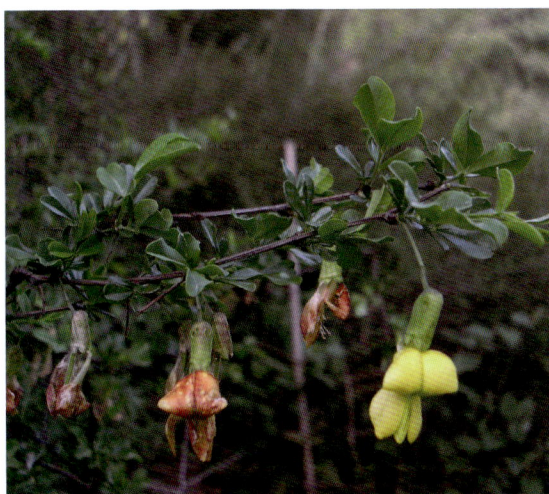

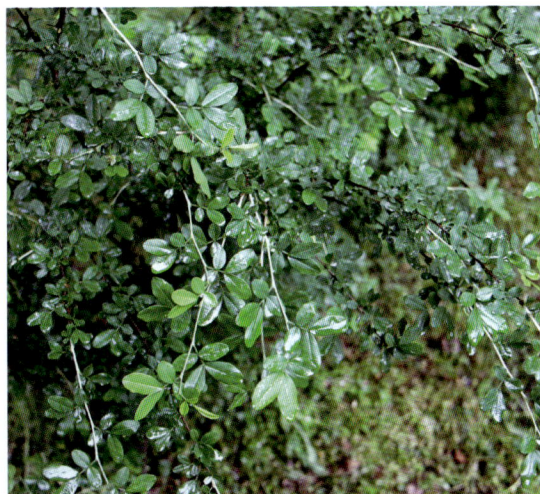

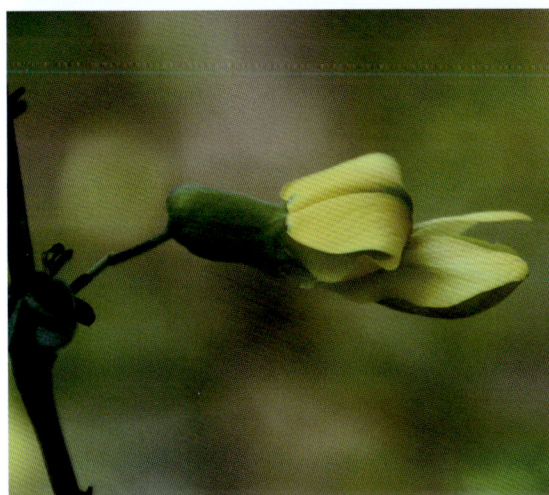

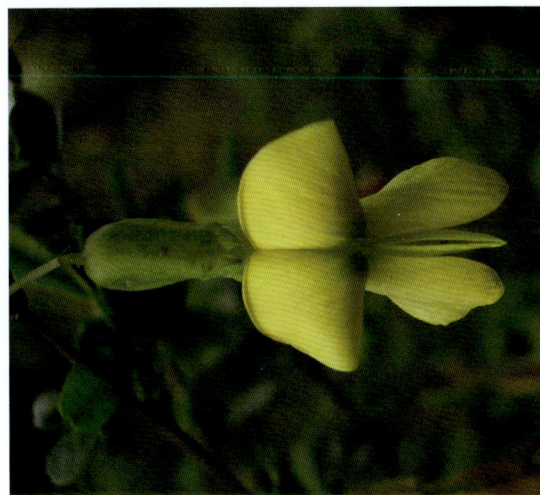

植物名称：紫荆 *Cercis chinensis* Bunge
别称：裸枝树、老茎生花、满条红

植物形态：丛生或单生灌木，高2~5 m。树皮和小枝灰白色。叶纸质，近圆形或三角状圆形，长5~10 cm，先端急尖，基部浅心形至深心形，两面通常无毛，仅叶柄略带紫色，叶缘膜质透明，新鲜时明显可见。花紫红色或粉红色，数朵成束，簇生于老枝和主干上，通常花先叶后，但嫩枝或幼株上的花与叶同时长出；龙骨瓣基部具深紫色斑纹；子房嫩绿色，花蕾时光亮无毛，后期则密被短柔毛。荚果扁狭长形。种子2~6枚，阔长圆形，黑褐色，光亮。花期3—4月，果期8—10月。

生境及分布：贵州各地均有栽培。

采收加工：夏季、秋季采收，晒干。

功能与主治：树皮入药，活血，通淋，解毒。主治月经不调，瘀滞腹痛，风湿痹痛，小便淋漓涩痛，喉痹，疥癣，跌打损伤等。

附注：该种为《贵州省中药材、民族药材质量标准》收载品种。

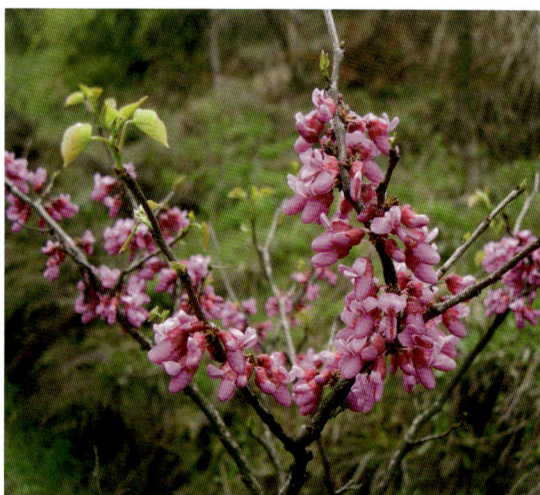

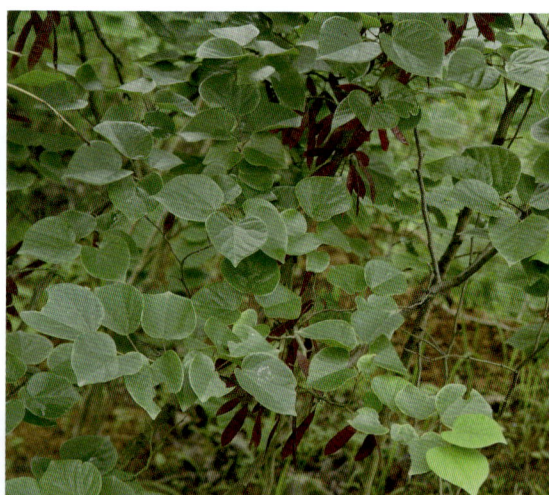

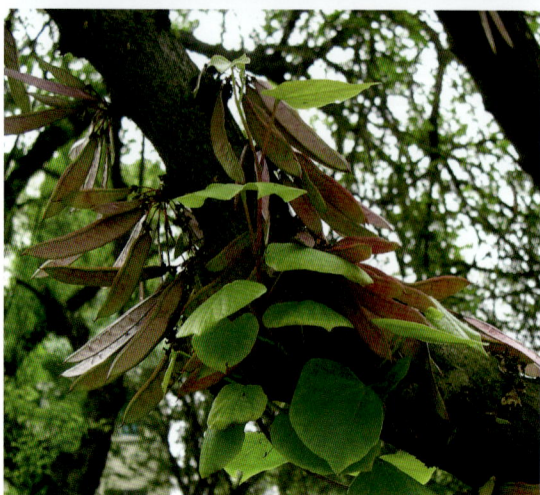

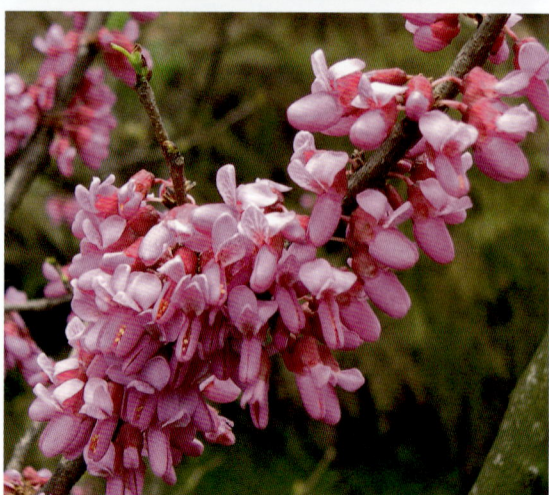

植物名称：湖北紫荆 *Cercis glabra* **Pampanini**

别称：云南紫荆、乌桑树、箩筐树

植物形态：乔木，高6～16 m，径达30 cm。树皮和小枝灰黑色。叶较大，厚纸质或近革质，心脏形或三角状圆形，先端钝或急尖，基部浅心形至深心形，幼叶常呈紫红色，成长后绿色，上面光亮，下面无毛或基部脉腋间常有簇生柔毛。总状花序短，有花数朵至10余朵；花淡紫红色或粉红色，花先于叶长出或与叶同时长出。荚果狭长圆形，紫红色，先端渐尖，背缝稍长，向外弯拱，少数基部渐尖而缝线等长。种子1～8枚，近圆形。花期3—4月，果期9—11月。

生境及分布：生于海拔600～1900 m的山地疏林中、山谷、岩石上或路边密林中。分布于贵州西部、中部、南部地区。

采收加工：夏季、秋季采收，晒干。

功能与主治：树皮入药，破血，解毒。主治痈疽，肿毒，疮疖，产后腹痛等。

附注：该种有一定野生资源量，可加以开发利用。

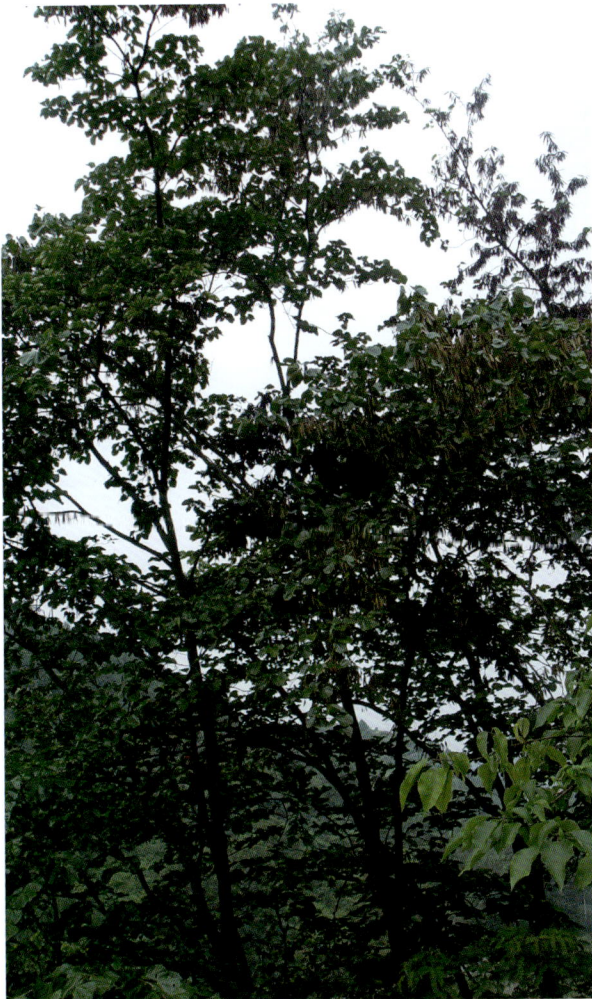

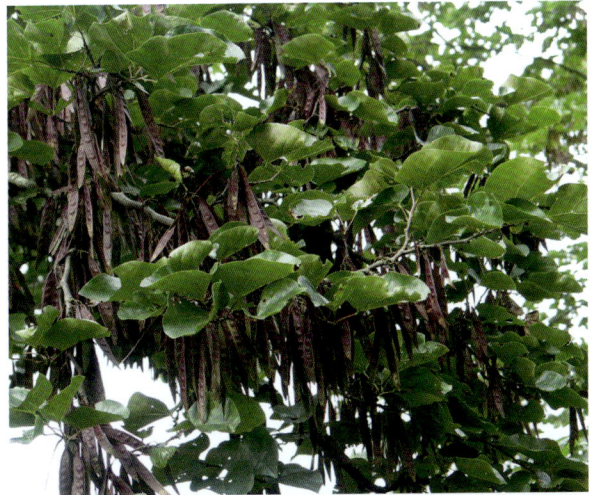

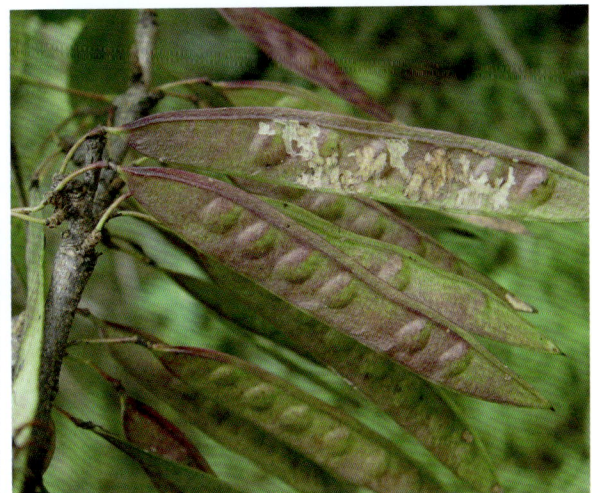

植物名称：山扁豆 *Chamaecrista mimosoides* (Linnaeus) Greene
别称：含羞草决明、黄瓜香

植物形态：一年生或多年生草本，高30～60 cm，多分枝。枝条纤细，被微柔毛。叶长4～8 cm，在叶柄的上端与最下1对小叶的下方有圆盘状腺体1枚；小叶20～50对，线状镰形，中脉靠近叶的上缘，干时呈红褐色；托叶线状锥形，有明显肋条，宿存。花序腋生，具1至数朵花；总花梗顶端有2枚小苞片，长约3 mm；花瓣黄色，不等大，具短柄，略长于萼片；雄蕊10枚，5枚长，5枚短，相间而生。荚果镰形，扁平。种子10～16枚。花期、果期8—10月。

生境及分布：生于山坡或田野路旁。分布于纳雍、盘州、普安、兴义、兴仁、册亨、望谟、瓮安，以及贵阳等地。

采收加工：夏季、秋季采收，晒干。

功能与主治：全草入药，清热解毒，健脾利湿，通便。主治黄疸，暑热吐泻，小儿疳积，水肿，小便不利，便秘，疔疮痈肿，毒蛇咬伤等。

附注：*Flora of China*将含羞草决明的拉丁名*Cassia mimosoides* Linnaeus处理为山扁豆现用拉丁名的异名。

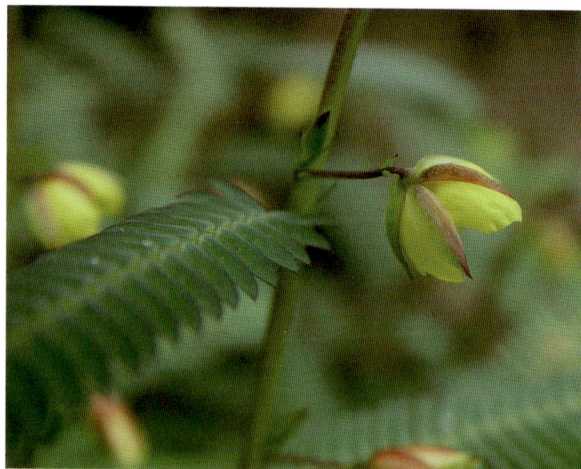

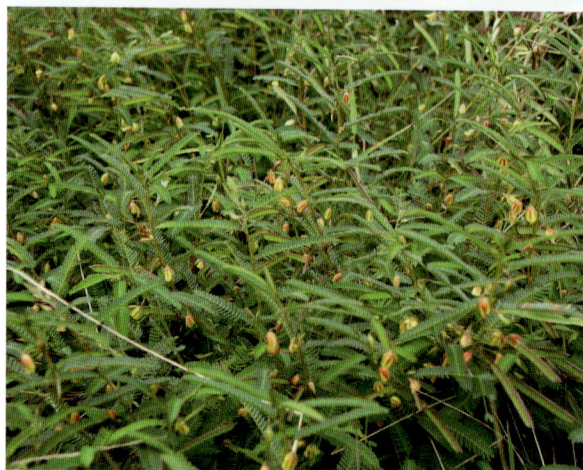

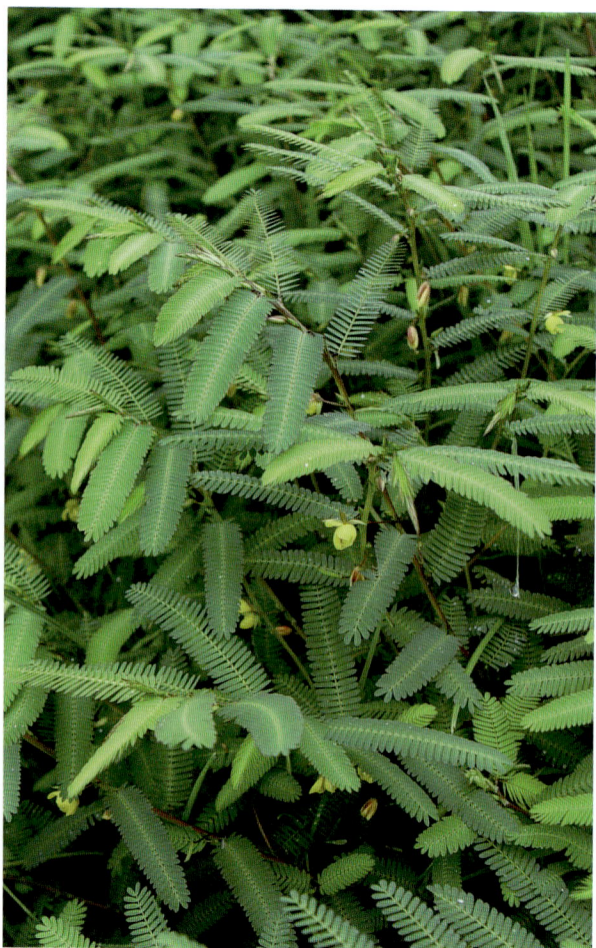

植物名称：小花香槐 *Cladrastis delavayi* (Franchet) Prain

植物形态：乔木，高达20 m。幼枝、叶轴、小叶柄被灰褐色或锈色柔毛。奇数羽状复叶，长达20 cm；小叶4~7对，互生或近对生，上面深绿色，无毛，下面苍白色，被灰白色柔毛，常沿中脉被锈色毛。圆锥花序顶生，长15~30 cm；苞片早落；花萼钟形，密被灰褐色或锈色短柔毛；花冠白色或淡黄色，偶为粉红色，旗瓣倒卵形或近圆形，翼瓣箭形，比旗瓣稍长，龙骨瓣比翼瓣稍大；雄蕊10枚，分离；子房线形，被淡黄色疏柔毛，胚珠6~8枚。荚果扁平，椭圆形或长椭圆形，两端渐狭，两侧无翅，有种子1~3（~5）枚。种子卵形，压扁，褐色。花期6—8月，果期8—10月。

生境及分布：生于海拔1500~1800 m的山沟或山坡密林中。分布于雷公山及荔波，以及贵阳等地。

采收加工：全年均可采挖，洗净，晒干。

功能与主治：根入药，消肿，止痛。主治痈疮肿毒，跌打损伤。

附注：*Flora of China*将小花香槐的原拉丁名*Cladrastis sinensis* Hemsley处理为现用拉丁名的异名。

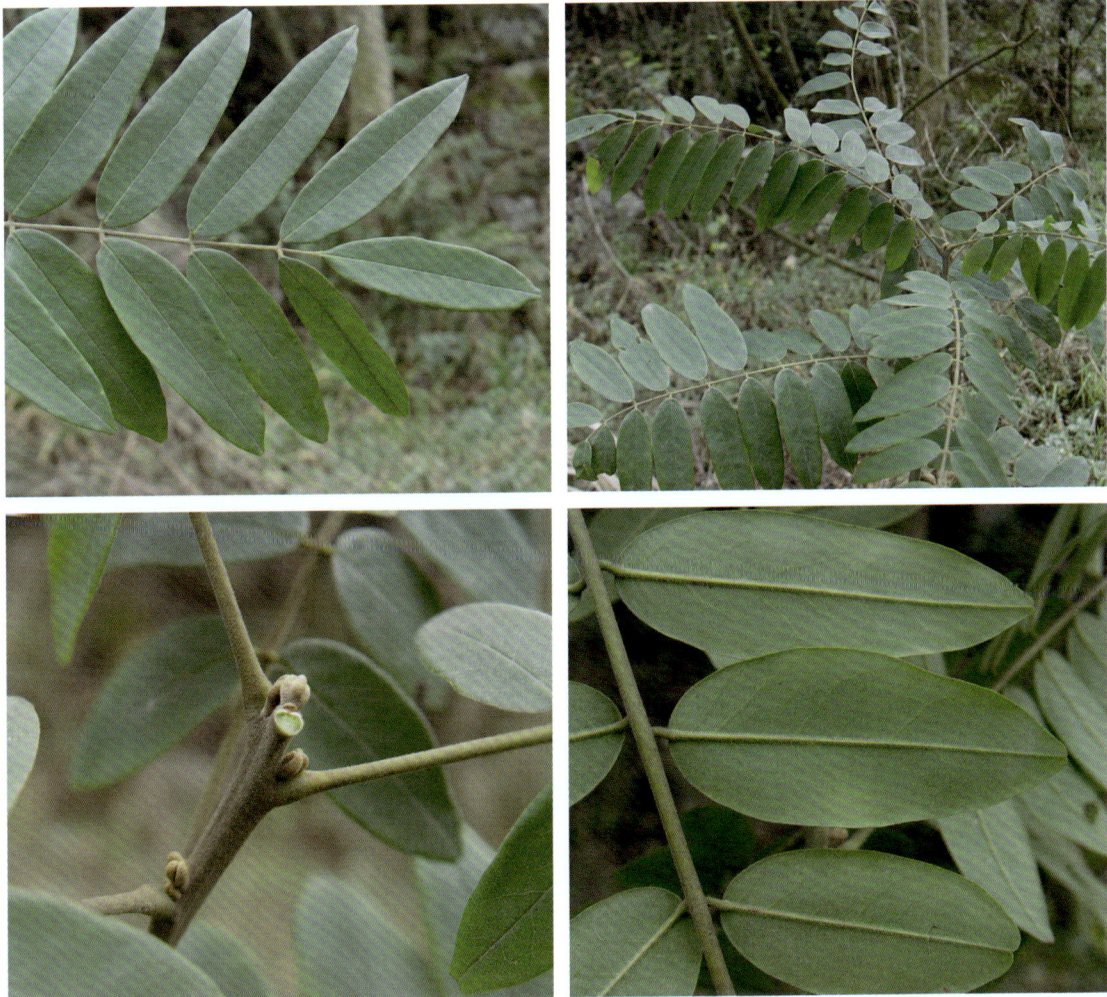

植物名称：翅荚香槐 *Cladrastis platycarpa* (Maximowicz) Makino

植物形态：大乔木，高约30 m。树皮暗灰色，多皮孔；一年生枝初被褐色柔毛，后秃净。奇数羽状复叶；小叶3～4对，下面近中脉处被疏柔毛或无毛；小叶柄密被灰褐色柔毛。圆锥花序长约30 cm，径约15 cm；花序轴和花梗被疏短柔毛；花萼阔钟形，密被棕褐色绢毛，萼齿5枚；花冠白色，翼瓣三角状卵形；雄蕊10枚，离生；子房线形，被淡黄白色疏柔毛。荚果扁平，长椭圆形或长圆形，两侧具翅，不开裂，有种子1～2枚，稀4枚。种子长圆形，种皮深褐色或黑色。花期4—6月，果期7—10月。

生境及分布：生于海拔600～1100 m的山坡、山脚林缘或疏林中。分布于印江、三穗、兴义、册亨、贞丰、望谟、三都、都匀、罗甸，以及贵阳等地。

采收加工：根全年均可采挖，洗净，切片鲜用。果实9—10月成熟时采收，晒干。

功能与主治：根、果实入药，祛风止痛。主治关节疼痛。

附注：该种有一定野生资源量，可加以开发利用。

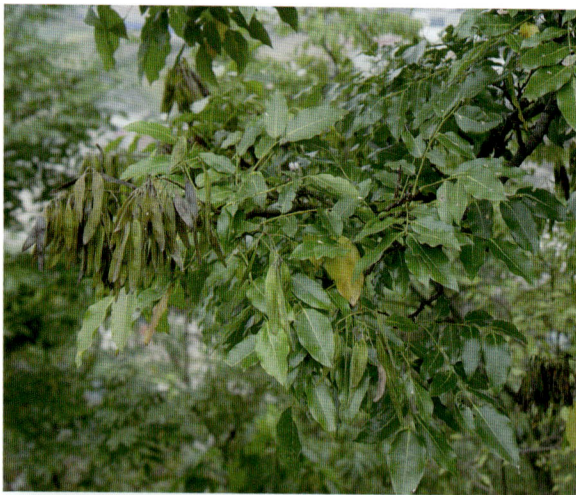

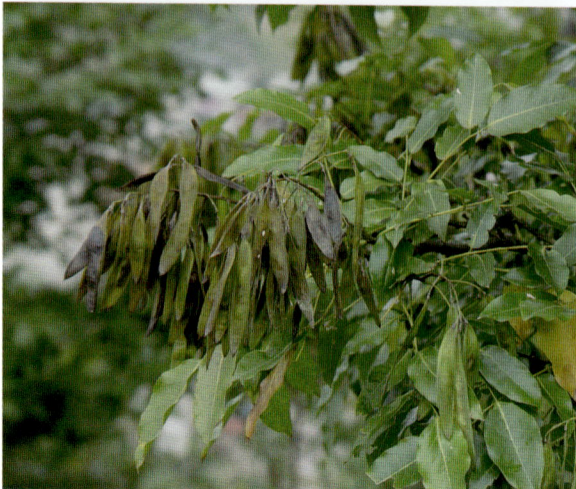

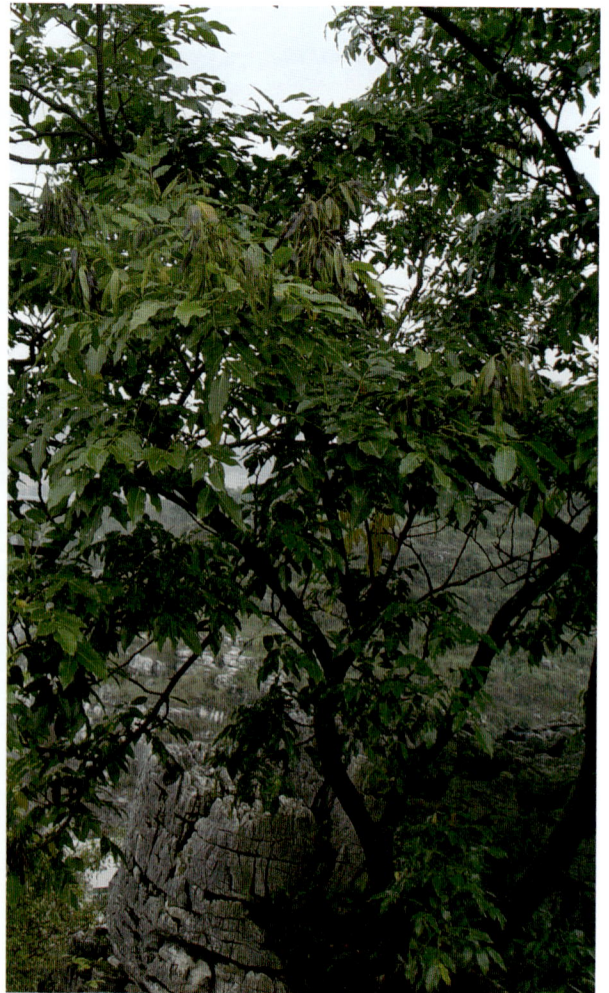

植物名称：圆叶舞草 *Codoriocalyx gyroides* (Roxburgh ex Link) Hasskarl

植物形态：直立灌木，高1~3 m。茎圆柱形，幼时被柔毛；嫩枝被长柔毛，老时无毛。三出复叶；托叶狭三角形；叶柄疏被柔毛；小叶纸质，顶生小叶倒卵形或椭圆形，上面被稀疏柔毛，下面毛被较密，小托叶钻形，两面无毛。总状花序顶生或腋生，中部以上有密集的花；花萼宽钟形；花冠紫色，旗瓣宽与长几乎相等，翼瓣基部具耳，瓣柄极短，龙骨瓣瓣柄长约5 mm。荚果呈镰刀状弯曲，腹缝线直，背缝线稍缢缩为波状，成熟时沿背缝线开裂，密被黄色短钩状毛和长柔毛，有荚节5~9个。花期9—10月，果期10—11月。

生境及分布：生于海拔1000~1500 m的山坡、林边或灌丛中。分布于雷山、安龙、罗甸、望谟、册亨、贞丰、兴义、独山、荔波等地。

采收加工：夏季、秋季采收，晒干。

功能与主治：根、叶、花入药，舒筋活血，祛风。主治跌打损伤，风湿关节痛。

附注：该种野生资源量小，应加以保护。

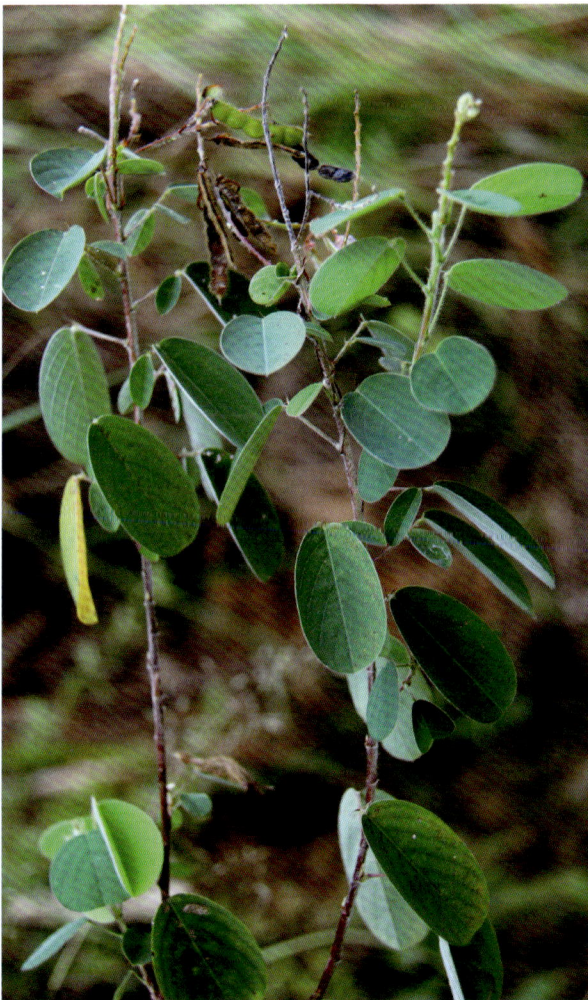

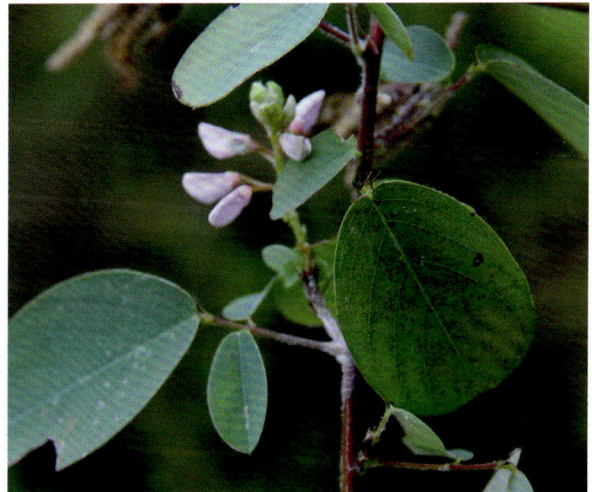

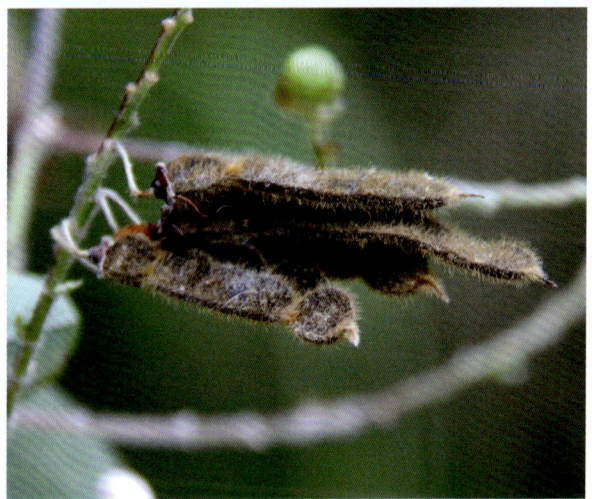

植物名称：舞草 *Codoriocalyx motorius* (Houttuyn) H. Ohashi
别称：钟萼豆、跳舞草

植物形态：直立小灌木，高达1.5 m。茎单一或分枝，无毛。三出复叶，侧生小叶很小或缺，或仅具单小叶；托叶窄三角形，无毛，边缘疏生小柔毛；顶生小叶长椭圆形或披针形，小托叶钻形，两面无毛。圆锥花序或总状花序顶生或腋生；花序轴具弯曲钩状毛；苞片宽卵形；花萼膜质，上部裂片先端2裂；花冠紫红色。荚果镰刀形或直，长2.5～4 cm，宽约5 mm，成熟时沿背缝线开裂，疏被钩状短毛，有荚节5～9个。花期7—9月，果期10—11月。

生境及分布：生于海拔500～1000 m的山坡、路旁、山谷湿地或疏林下。分布于兴义、贞丰、册亨、平塘、罗甸、望谟、三都等地。

采收加工：秋季采收，晒干。

功能与主治：全株入药，祛风活血，安神镇静。主治跌打损伤，骨折，风湿骨痛，神经衰弱。

附注：该种野生资源量小，应加以保护。

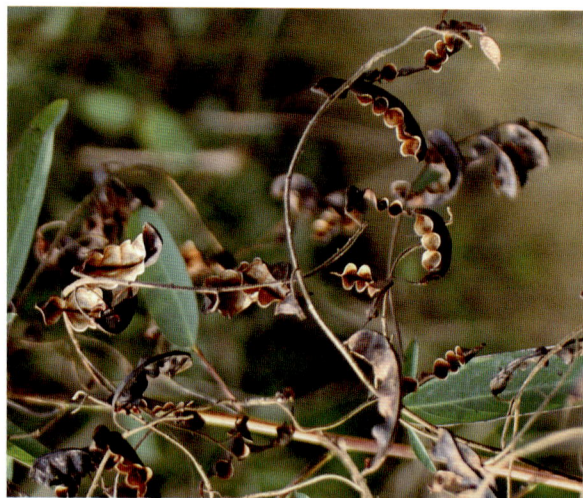

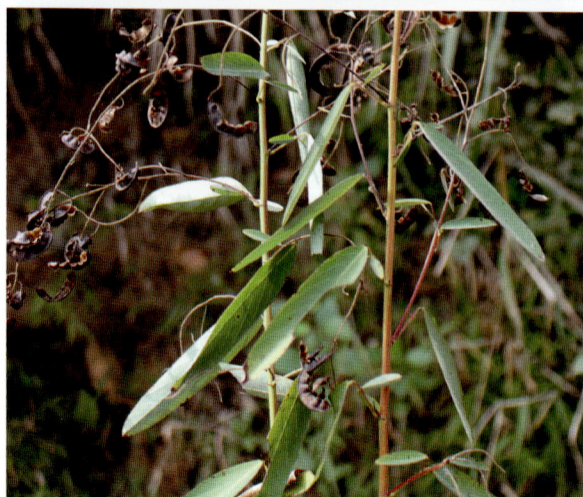

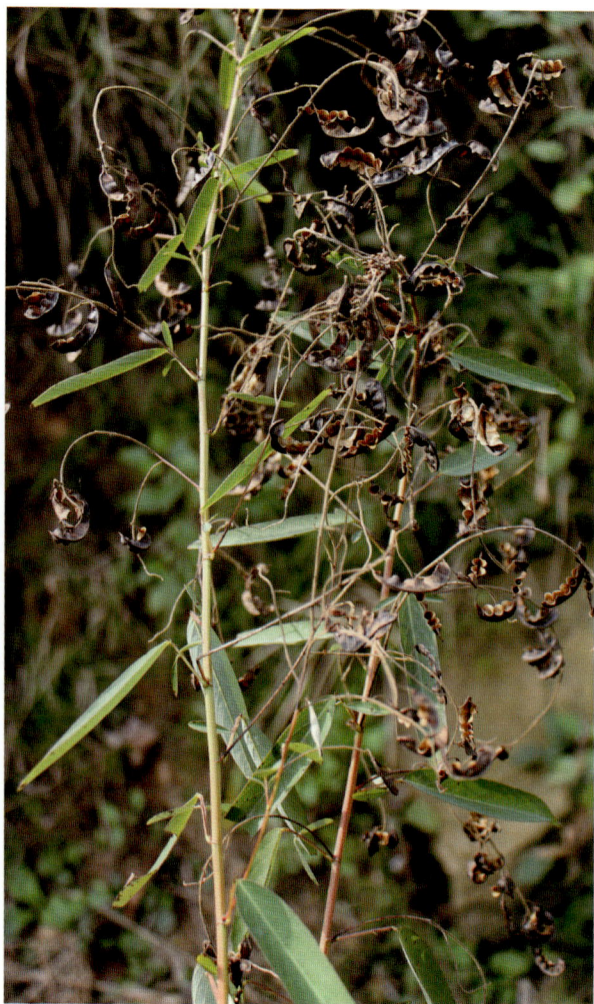

植物名称：巴豆藤 *Craspedolobium unijugum* (Gagnepain) Z. Wei et Pedley

别称：三叶崖豆藤

植物形态：攀缘灌木，长约3 m。茎具髓，初时被黄色平伏细毛，后渐秃净，暗褐色，具纵棱，密生褐色皮孔。羽状三出复叶；托叶三角形，脱落；小叶倒阔卵形至宽椭圆形，上面平坦，散生平伏细毛或秃净，下面被平伏细毛，中脉直伸达叶尖成小刺尖。总状花序着生于枝端叶腋，常多个聚集成大型的复合花序，节上簇生3~5朵花；苞片三角状卵形，被黄色细绢毛；萼齿卵状三角形，短于萼筒；花冠红色；花瓣近等长。荚果线形，密被褐色细茸毛。种子圆肾形，扁平。花期6—9月，果期9—10月。

生境及分布：生于海拔2000 m以下土壤湿润的疏林下或路旁灌丛中。分布于兴义、罗甸、普安、晴隆等地。

采收加工：全年均可采挖，洗净，晒干。

功能与主治：根入药，祛瘀活血，调经，除风湿。主治内脏出血，风湿痹痛，跌打损伤。

附注：该种野生资源量小，应加以保护。

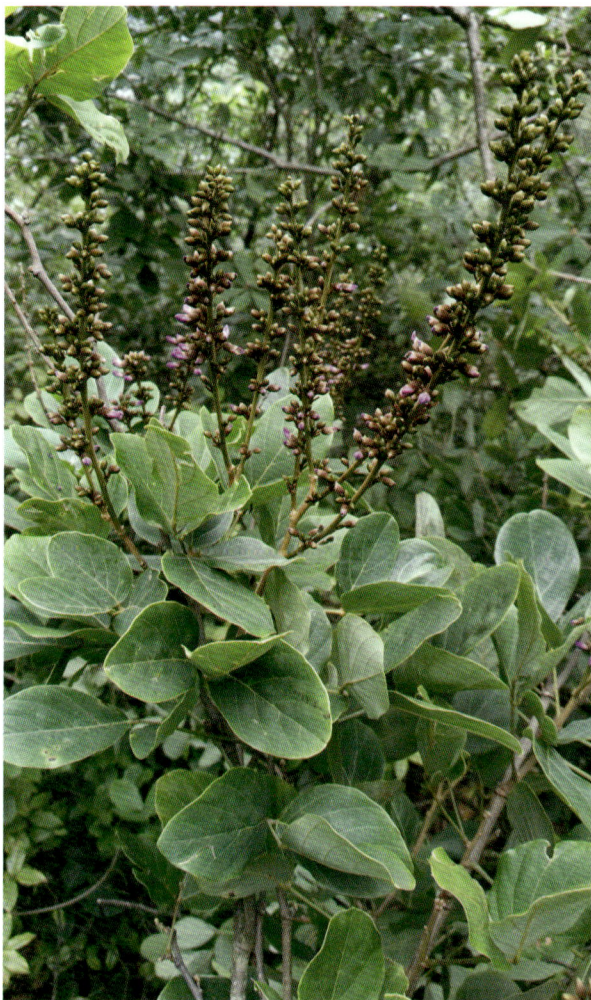

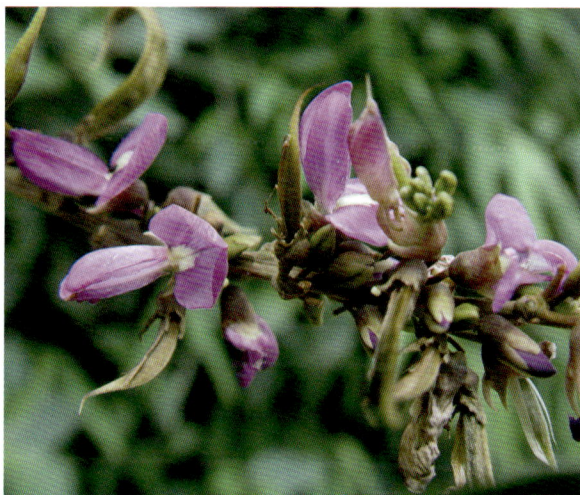

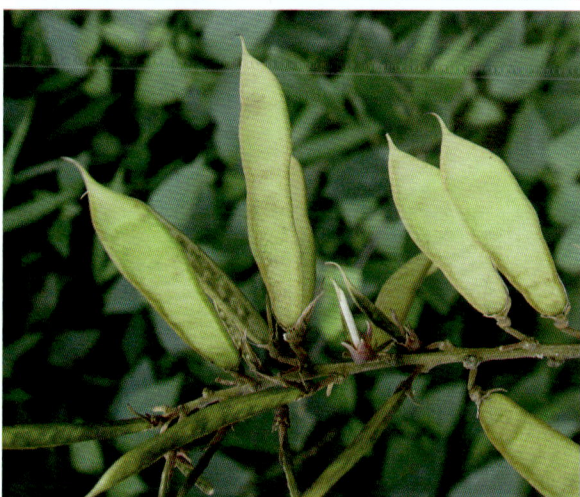

植物名称：翅托叶猪屎豆 *Crotalaria alata* Buchanan-Hamilton ex D. Don

别称：翅托叶野百合

植物形态：直立草本或亚灌木，高50～100 cm。茎枝呈"之"字形，除荚果外全部被丝状锈色柔毛。托叶下延至另一茎节而呈翅状；单叶，椭圆形或倒卵状椭圆形，两面被毛，下面较密；近无柄。总状花序顶生或腋生，有花2～3朵；苞片卵状披针形，2枚，生于萼筒基部；花萼二唇形，先端渐尖；花冠黄色，旗瓣倒卵状圆形，背部上方有束状柔毛，翼瓣长圆形，比旗瓣稍短，龙骨瓣卵形，具长喙。荚果长圆形，无毛或被稀疏的短柔毛，先端具稍弯曲的喙。种子30～40枚。花期、果期6—12月。

生境及分布：生于海拔100～2000 m的山坡草地。分布于罗甸、望谟、册亨等地。

采收加工：夏季、秋季采收，晒干。

功能与主治：全株入药，主治风湿麻痹，外伤出血。

附注：该种为贵州地理分布新记录种，野生资源量小，应加以保护。

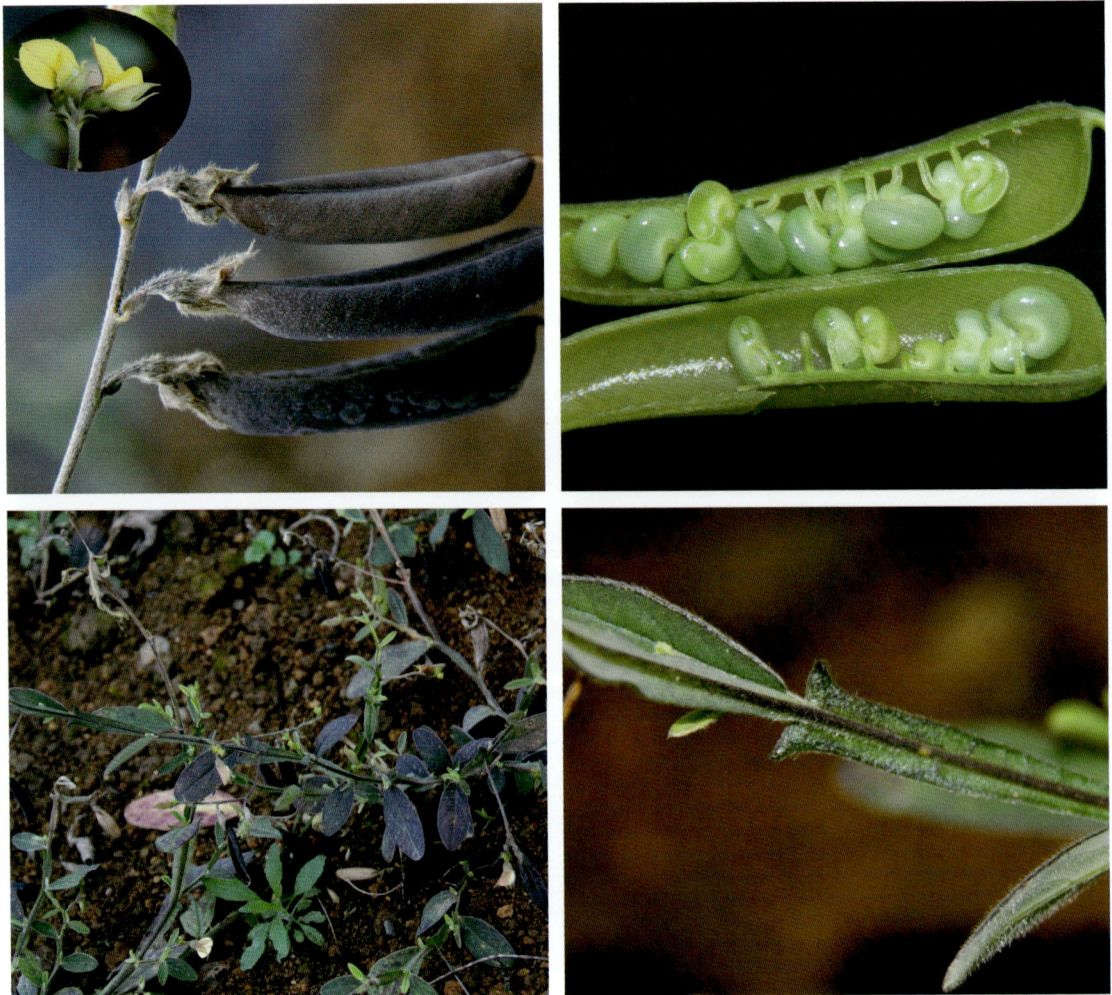

植物名称：响铃豆 *Crotalaria albida* Heyne ex Roth

植物形态：多年生直立草本，基部常木质，高30~60 cm。单叶，倒卵形、长圆状椭圆形或倒披针形，上面绿色，近无毛，下面暗灰色，略被短柔毛。总状花序顶生或腋生，有花20~30朵；花萼二唇形，深裂，上面2枚萼齿宽大；花冠淡黄色，旗瓣椭圆形，先端具束状柔毛，基部具胼胝体，翼瓣长圆形，约与旗瓣等长，龙骨瓣弯曲，几乎达90°，中部以上变狭而形成长喙。荚果短圆柱形，无毛，稍伸出花萼之外。种子6~12枚。花期、果期5—12月。

生境及分布：生于山坡草地、路旁或溪旁的灌丛中。分布于兴仁、罗甸、册亨等地。

采收加工：夏季、秋季采收，鲜用或晒干。

功能与主治：全草入药，泻肺清痰，清热利湿，解毒消肿。主治咳喘痰多，湿热泻痢，黄疸，小便淋漓涩痛，心烦不眠，乳痈，痈肿疮毒等。

附注：该种野生资源量小，应加以保护。

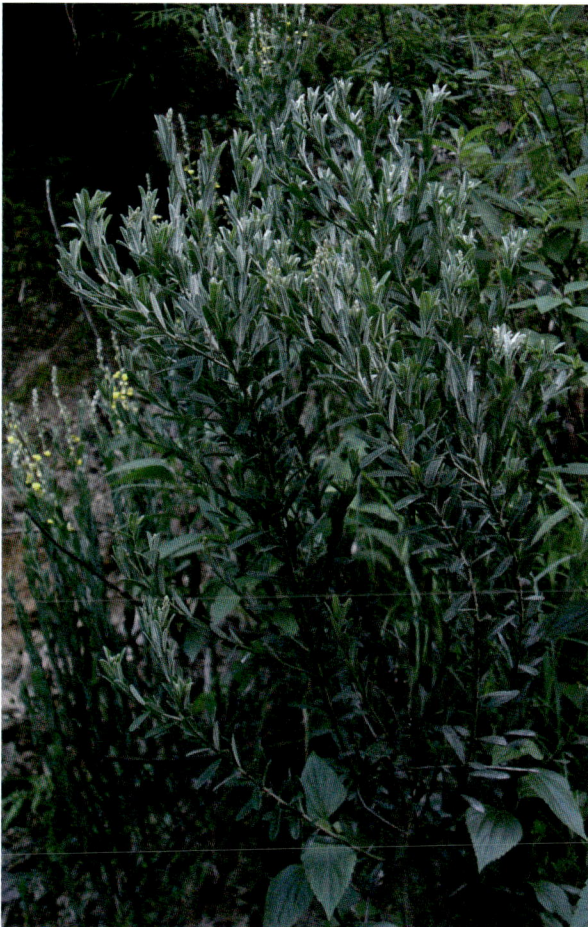

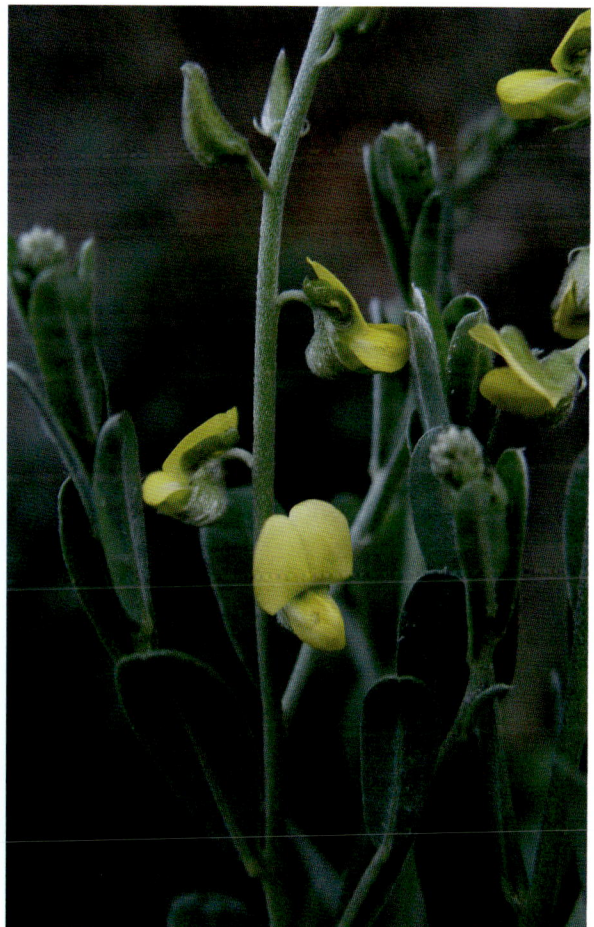

植物名称：大猪屎豆 *Crotalaria assamica* Bentham

别称：凸尖野百合、大猪屎青

植物形态：直立高大草本，高达1.5 m。茎枝粗壮，圆柱形，被锈色柔毛。托叶细小，线形，贴伏于叶柄两侧；单叶，质薄，倒披针形或长椭圆形，上面无毛，下面被锈色短柔毛。总状花序顶生或腋生，有花20～30朵；苞片线形，小苞片与苞片的形状相似；花萼二唇形，萼齿披针状三角形，约与萼筒等长，被短柔毛；花冠黄色，旗瓣圆形或椭圆形，基部具胼胝体2枚，翼瓣长圆形，龙骨瓣弯曲，中部以上变狭而形成长喙。荚果长圆形。种子20～30枚。花期、果期5—12月。

生境及分布：生于山坡、山谷、溪边或灌丛中。分布于兴义、安龙、晴隆、关岭等地。

采收加工：夏季采收，晒干。

功能与主治：全草入药，清热解毒，凉血止血，利水消肿。主治小儿头疮，口疮，牙痛，肺热咳嗽，咯血，跌打损伤，外伤出血，水肿，肾结石，膀胱炎，风湿骨痛等。

附注：该种野生资源量小，应加以保护。

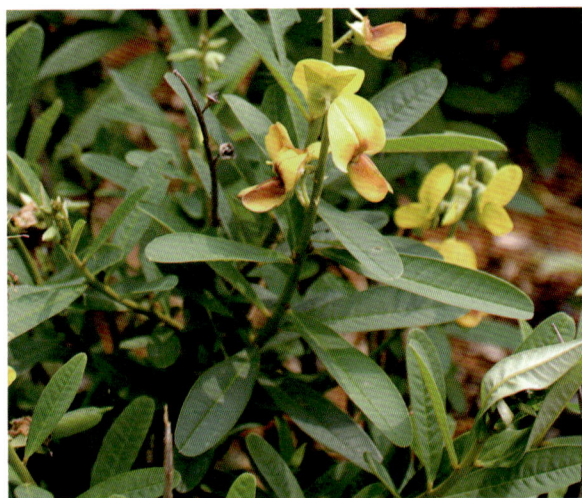

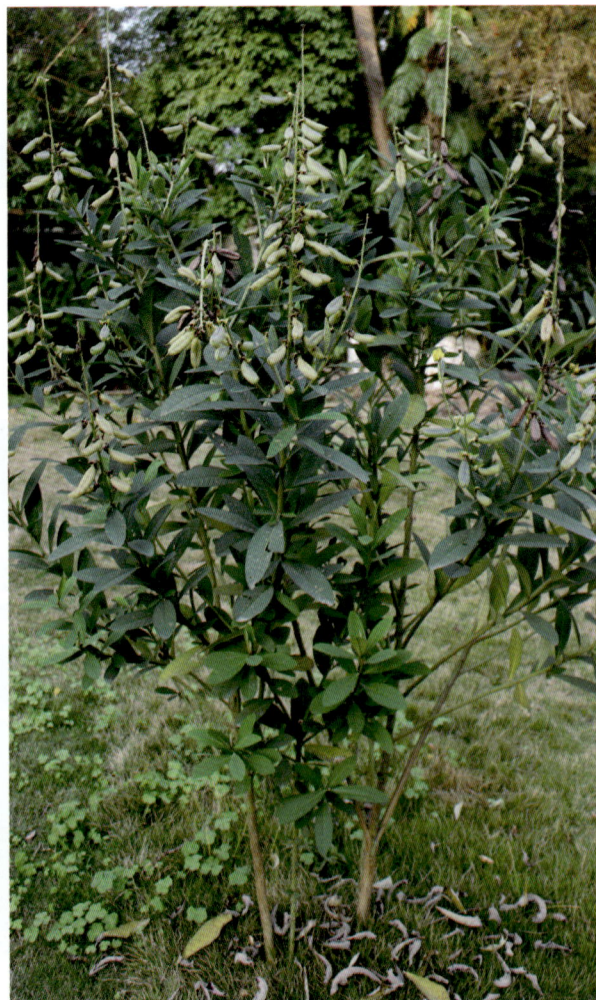

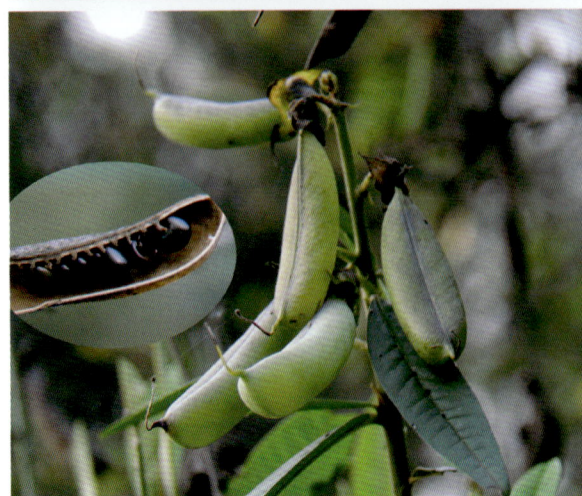

植物名称：假地蓝 *Crotalaria ferruginea* Graham ex Bentham

别称：黄花野百合、野花生、大响铃豆

植物形态：草本，基部常木质，高60～120 cm。茎直立或铺地蔓延，具多数分枝，被棕黄色伸展的长柔毛。托叶披针形或三角状披针形单叶；叶椭圆形，两面被毛。总状花序顶生或腋生，有花2～6朵；苞片披针形，长2～4 mm，小苞片与苞片同形，生于萼筒基部；花梗长3～5 mm；花萼二唇形，密被粗糙的长柔毛，萼齿披针形；花冠黄色，旗瓣长椭圆形，翼瓣长圆形，龙骨瓣与翼瓣等长，中部以上变狭而形成长喙，包于萼内或与萼等长；子房无柄。荚果长圆形。种子20～30枚。花期、果期6—12月。

生境及分布：生于山坡、山谷或灌丛中。分布于兴义、安龙、册亨等地。

采收加工：夏季、秋季采收，晒干。

功能与主治：全草入药，滋肾养肝，止咳平喘，利湿解毒。主治耳鸣，耳聋，头目眩晕，遗精，月经过多，白带，久咳痰血，哮喘，肾炎，小便不利等。

附注：该种野生资源量小，应加以保护。

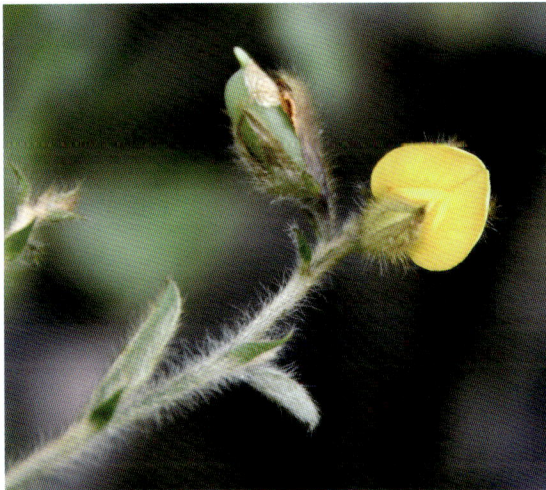

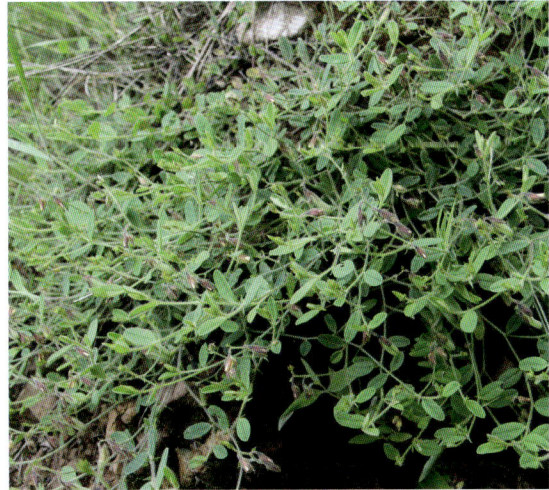

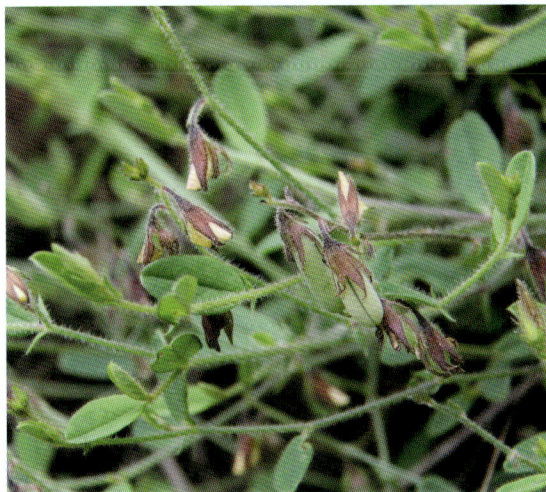

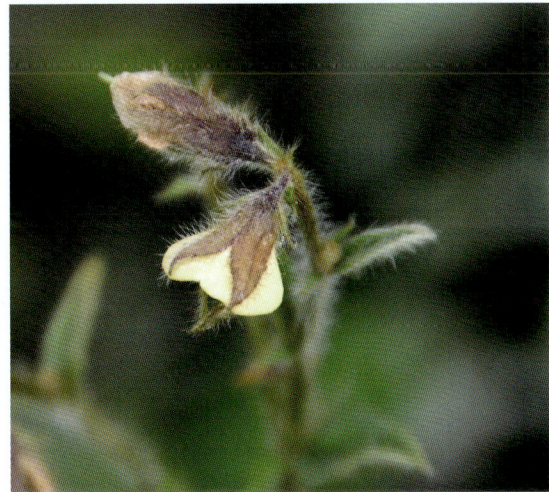

植物名称：线叶猪屎豆 *Crotalaria linifolia* Linnaeus f.

别称：条叶猪屎豆

植物形态：多年生草本。基部常呈木质；茎圆柱形，密被丝质短柔毛。单叶，倒披针形或长圆形，先端渐尖或钝尖，具细小的短尖头，基部渐狭，但非为楔形，两面被丝质柔毛。总状花序顶生或腋生，有花多朵；苞片披针形，小苞片与苞片形状相似，生于萼筒基部；花萼二唇形，深裂，密被锈色柔毛；花冠黄色，旗瓣圆形或长圆形，基部边缘被毛，胼胝体垫状，翼瓣长圆形，龙骨瓣长约8 mm；子房无柄。荚果四角菱形，无毛；成熟后果皮黑色。种子8～10枚。花期5—10月，果期8—12月。

生境及分布：生于海拔700～1000 m的山坡草地、路边或田边。分布于普定、兴仁、贞丰、安龙、独山、关岭等地。

采收加工：夏季采收，晒干。

功能与主治：根入药，清热解毒，补中益气。主治腹痛，毒疮，耳鸣，肾亏，遗精，腰痛。

附注：该种野生资源量小，应加以保护。

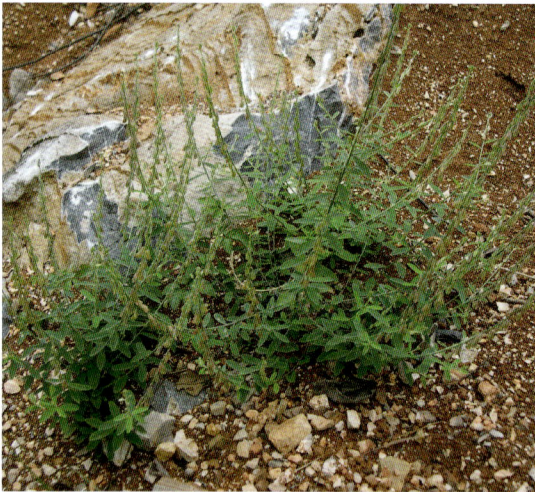

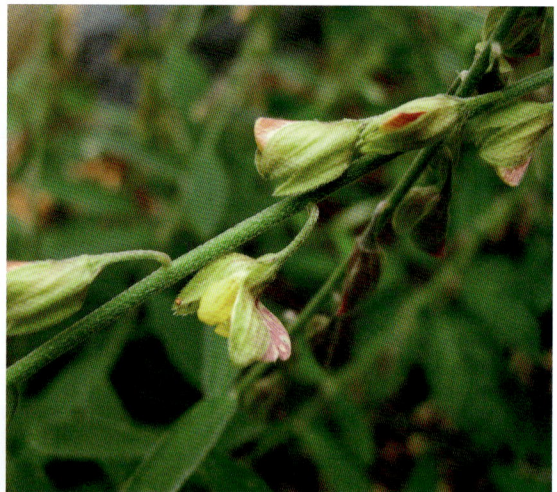

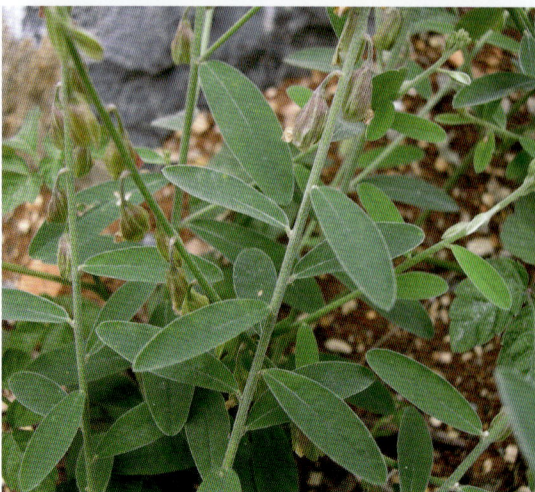

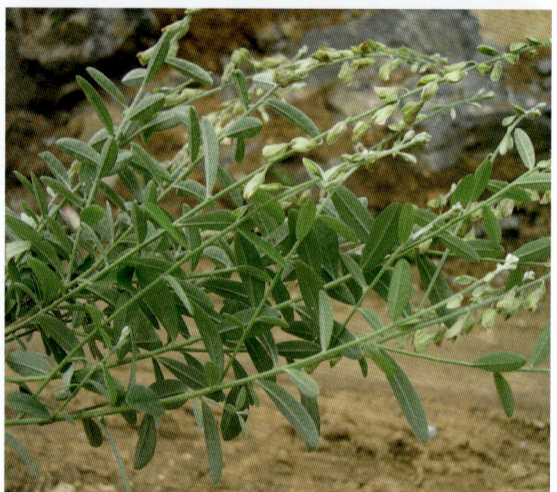

植物名称：头花猪屎豆 *Crotalaria mairei* H. Léveillé

植物形态：直立草本，高30～60 cm。基部常呈木质；茎圆柱形，密被丝质柔毛。托叶针形；单叶，披针形或长圆状披针形，稀为倒披针形，上面近无毛，下面密被棕黄色长柔毛；几乎无叶柄。总状花序密生于枝顶，形似头状，有花10～20朵；小苞片与苞片同形，或对生于萼筒基部；花萼二唇形，密被棕黄色长柔毛，深裂，萼齿比萼筒长；花冠深紫蓝色，约与花萼等长，旗瓣卵圆形或圆形，基部具胼胝体2枚，翼瓣长圆形，龙骨瓣卵形。荚果短圆柱形，长约10 mm，包于萼内。种子10～15枚。花期、果期9月至第二年2月。

生境及分布：生于海拔800～2100 m的草地或山坡疏林中。分布于威宁、安龙、普安、盘州、水城等地。

采收加工：夏季、秋季采收，晒干。

功能与主治：全草入药，散积消胀，清热解毒。主治饱胀，小儿腹泻，疔疮疖肿，跌打损伤，外伤感染。

附注：该种野生资源量小，应加以保护。

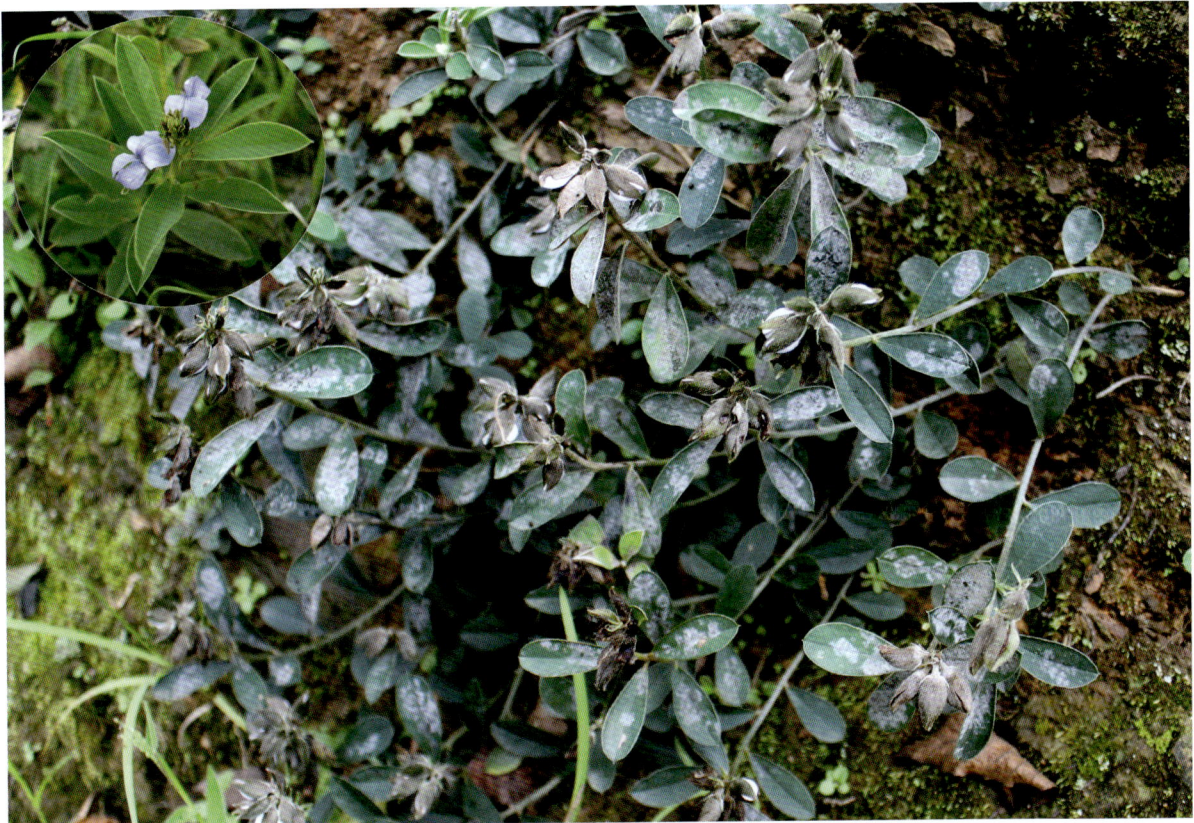

植物名称：假苜蓿 *Crotalaria medicaginea* Lamarck
别称：元江猪屎豆

植物形态： 直立或铺地散生草本。基部常呈木质；茎及分枝细弱，多分枝，被紧贴的丝光质短柔毛。托叶丝状；三出复叶；小叶倒披针形或倒卵状长圆形，上面无毛，下面密被丝光质短柔毛。总状花序顶生或腋生，有花数朵；花萼近钟形，略被短柔毛，5裂，萼齿阔披针形；花冠黄色，旗瓣椭圆形或卵状长圆形，先端被微柔毛，基部具胼胝体2枚，翼瓣长圆形，龙骨瓣约与旗瓣等长，弯曲，中部以上变狭；子房无柄。荚果圆球形，先端具短喙，包于萼内或略外露，被微柔毛。种子2枚。花期、果期8—12月。

生境及分布： 生于路旁或草地。分布于册亨、罗甸等地。

采收加工： 夏季采收，晒干。

功能与主治： 全草入药，清热祛湿。主治痢疾，湿热腹泻。

附注： 该种在贵州分布区域狭窄，野生资源量小，应加以保护。

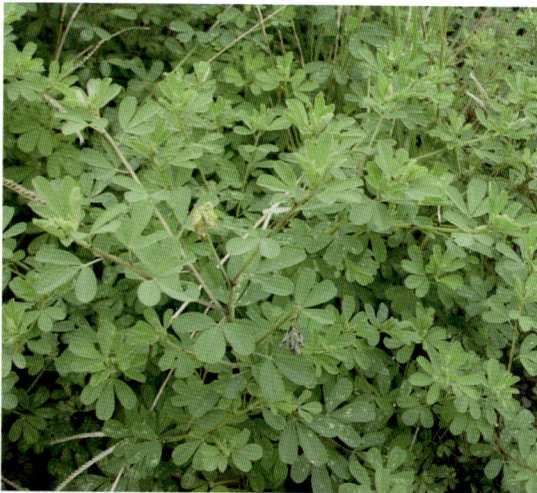

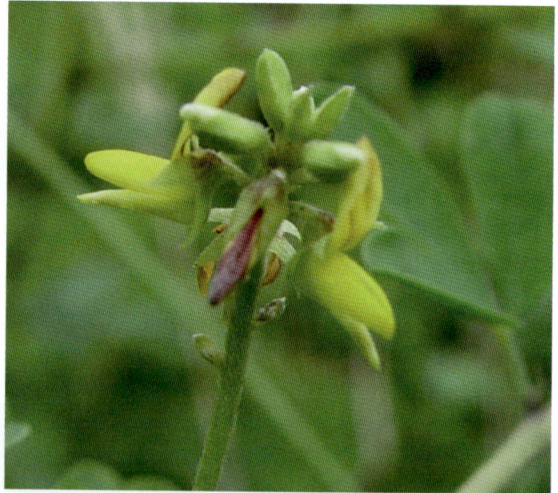

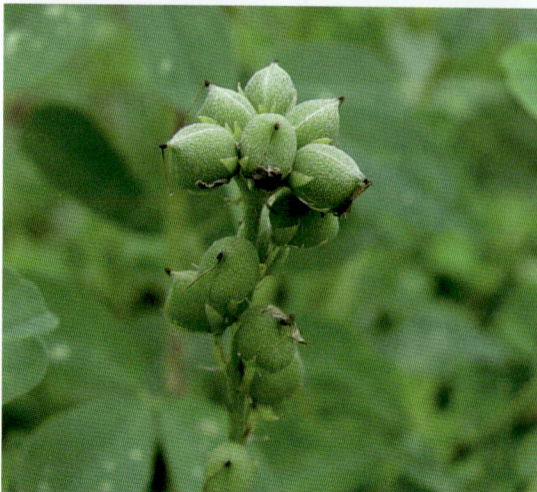

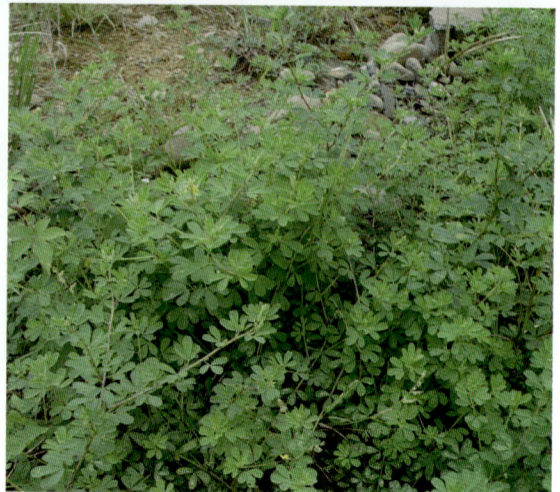

植物名称：猪屎豆 *Crotalaria pallida* Aiton

别称：黄野百合

植物形态：多年生草本，或呈灌木状。茎枝圆柱形，密被紧贴的短柔毛。托叶极细小，刚毛状，通常早落；三出复叶；小叶长圆形或椭圆形，上面无毛，下面略被丝光质短柔毛。总状花序顶生，有花10~40朵；花萼近钟形，5裂，萼齿三角形，约与萼筒等长，密被短柔毛；花冠黄色，伸出萼外，旗瓣圆形或椭圆形，基部具胼胝体2枚，翼瓣长圆形，下部边缘具柔毛，龙骨瓣最长，弯曲，具长喙，基部边缘具柔毛。荚果长圆形，幼时被毛；果瓣开裂后翻卷。种子20~30枚。花期、果期9—12月。

生境及分布：贵州中部地区有野生或栽培。

采收加工：秋季采收，晒干或鲜用。

功能与主治：全草入药，清热利湿，解毒散结。主治痢疾，湿热腹泻，小便淋漓，小儿疳积，乳腺炎等。

附注：该种有一定资源量，易于栽培，可加以开发利用。

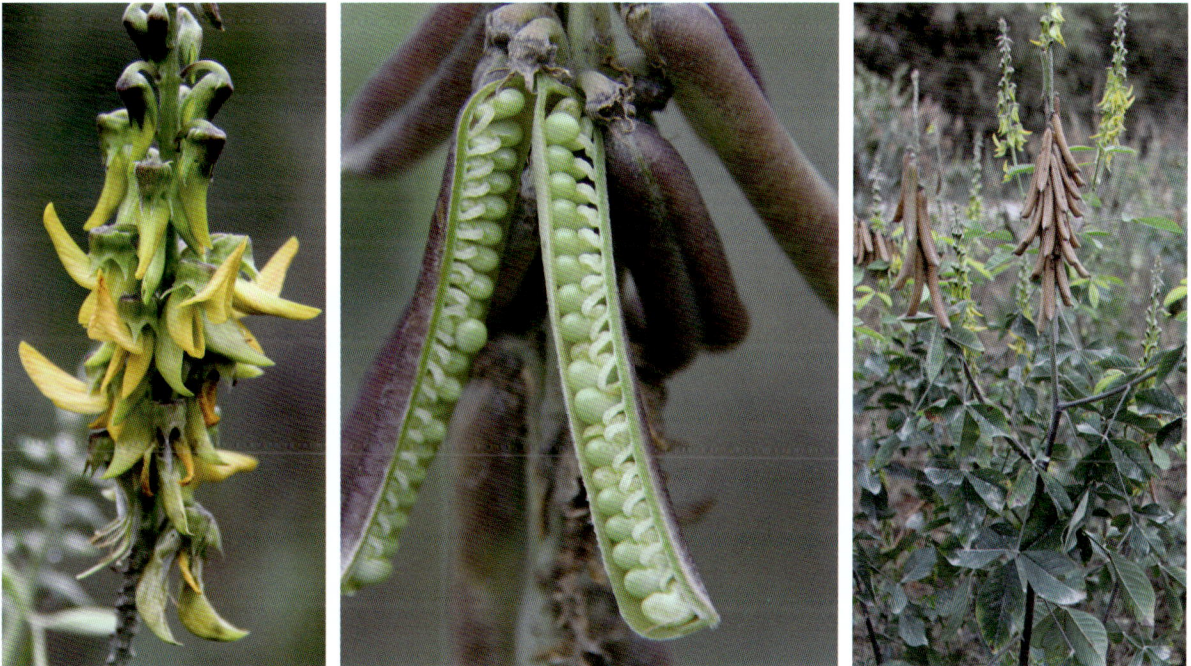

植物名称：野百合 *Crotalaria sessiliflora* Linnaeus

别称：农吉利、羊屎蛋

植物形态：直立草本。基部常木质，被紧贴、粗糙的长柔毛。托叶线形，宿存或早落；单叶，形状变异较大，通常为线形或线状披针形，两端渐尖，上面近无毛，下面密被丝质短柔毛。总状花序顶生、腋生或密生于枝顶，形似头状，花1朵至多数；花萼二唇形，密被棕褐色长柔毛；花冠蓝色或紫蓝色，包于萼内，旗瓣长圆形，基部具胼胝体2枚，约与旗瓣等长，龙骨瓣中部以上变狭。荚果短圆柱形，包于萼内，秃净无毛。种子10～15枚。花期、果期5月至第二年2月。

生境及分布：生于海拔800～1100 m的山坡、草地、路旁或灌丛中。分布于安龙、贞丰、独山、平塘等地。

采收加工：夏季采收，晒干。

功能与主治：全草入药，清热，利湿，解毒，消积。主治痢疾，热淋，喘咳，风湿痹痛，疔疮疖肿，毒蛇咬伤，小儿疳积，恶性肿瘤。

附注：该种有一定资源量，可加以开发利用。

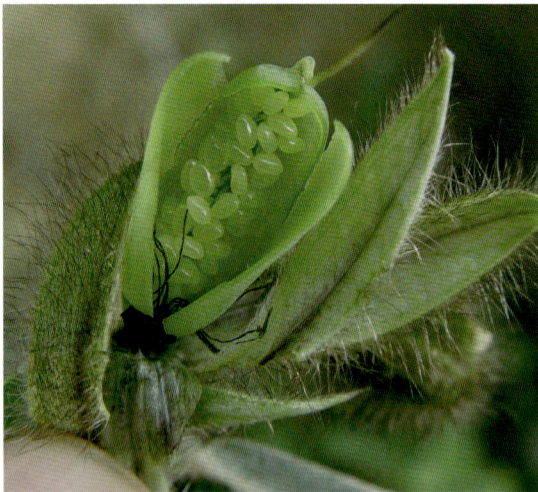

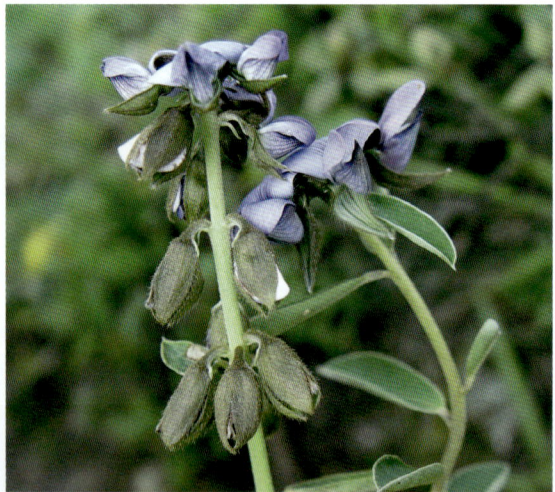

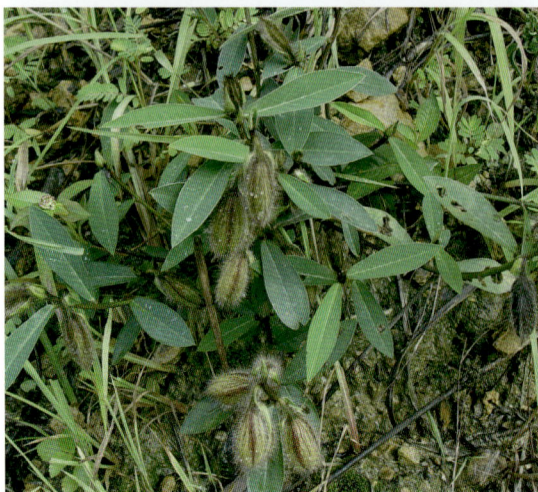

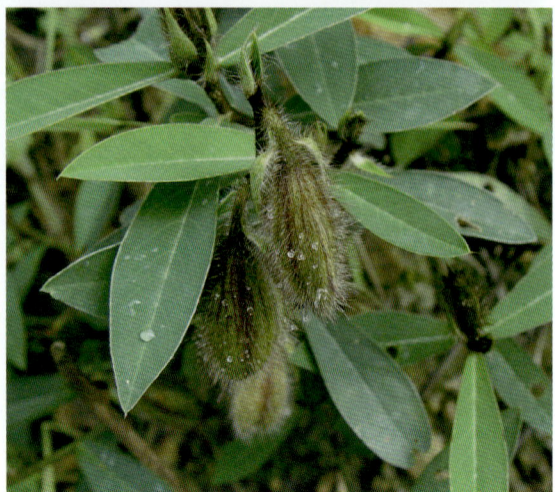

植物名称：四棱猪屎豆 *Crotalaria tetragona* Roxburgh ex Andrews

植物形态：多年生高大草本，高达2 m。茎四棱形，被丝质短柔毛。托叶线形或线状披针形；单叶，长圆状线形或线状披针形，先端渐尖，两面被毛，尤以下面毛更密。总状花序顶生或腋生，有花6～10朵；花萼二唇形，二唇深裂近达基部，萼齿披针形；花冠黄色，旗瓣圆形或长圆形，基部具胼胝体2枚，翼瓣长椭圆形或披针状椭圆形，龙骨瓣与旗瓣等长，具喙，伸出萼外；子房无柄。荚果长圆形，长4～5 cm，密被棕黄色茸毛。种子10～20枚。花期、果期9月至第二年2月。

生境及分布：生于海拔500 m左右的山谷、路旁潮湿处或灌丛中。分布于安龙、册亨、望谟、罗甸等地。

采收加工：夏季、秋季采收，晒干。

功能与主治：全草入药，清热解毒，利湿通淋，行气止痛。主治湿热黄疸，热淋，膀胱结石，腹痛，痞块不消。

附注：该种在贵州分布区域狭窄，野生资源量小，应加以保护。

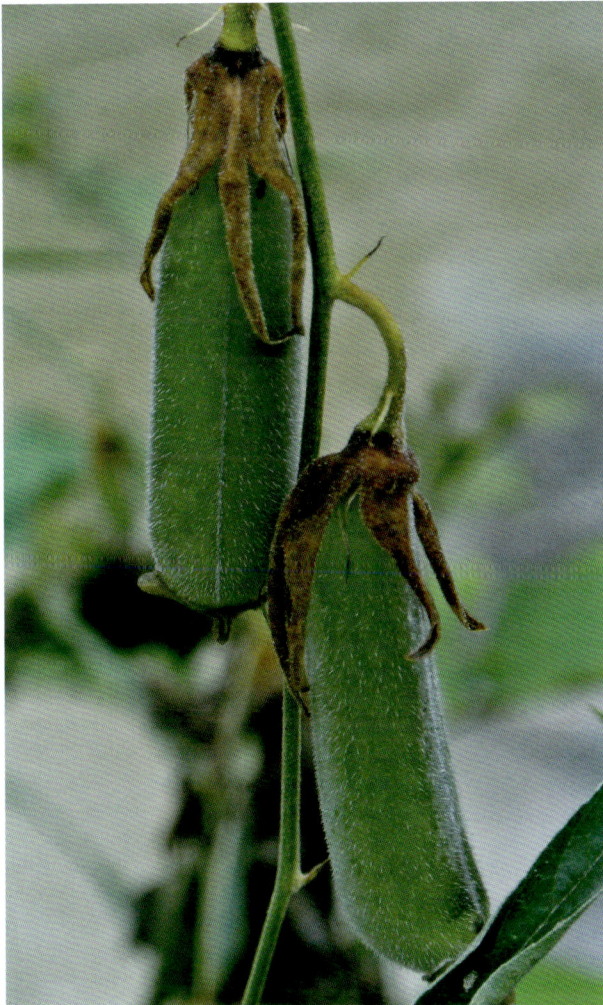

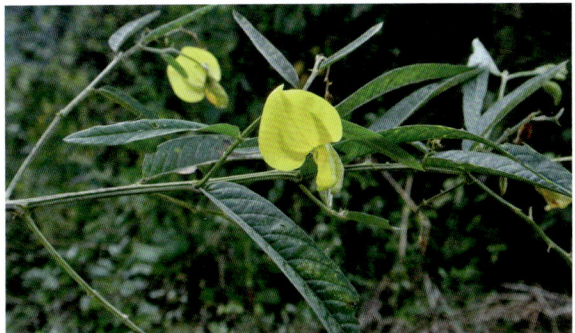

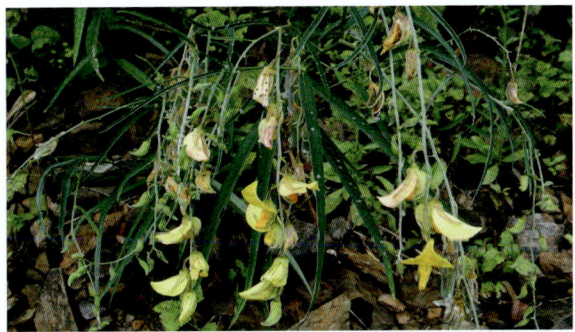

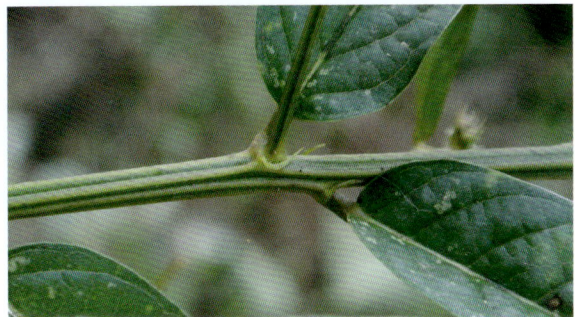

植物名称：光萼猪屎豆 *Crotalaria trichotoma* Bojer

别称：南美猪屎豆、光萼野百合、光萼响铃豆、南美响铃豆

植物形态：草本或亚灌木，高达2 m。茎枝圆柱形，具小沟纹，被短柔毛。三出复叶；小叶长椭圆形，上面绿色，光滑无毛，下面青灰色，被短柔毛。总状花序顶生，有花10～20朵；花萼近钟形，长4～5 mm，5裂，萼齿三角形，约与萼筒等长，无毛；花冠黄色，伸出萼外，旗瓣圆形，翼瓣长圆形，约与旗瓣等长，龙骨瓣最长，基部边缘具微柔毛。荚果长圆柱形，幼时被毛，成熟后脱落；果皮常呈黑色，基部残存宿存花丝及花萼。种子20～30枚，肾形，成熟时朱红色。花期、果期4—12月。

生境及分布：生于海拔100～1000 m的荒山草地或田园路边上。贵阳等地有栽培。

采收加工：夏季、秋季采收，晒干。

功能与主治：全株入药，清热解毒，散结祛瘀。主治疮痈，跌打损伤等。

附注：该种易于栽培，可加以开发利用。

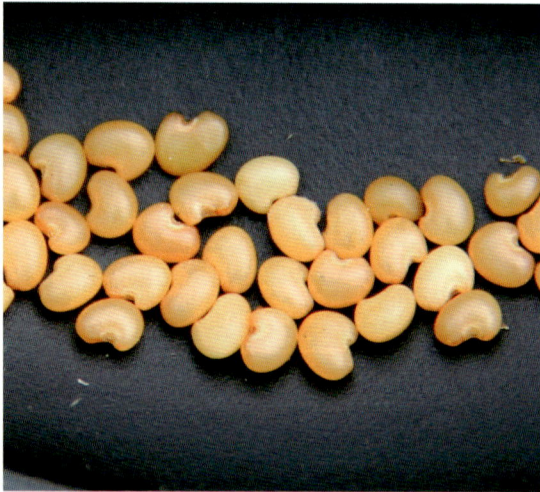

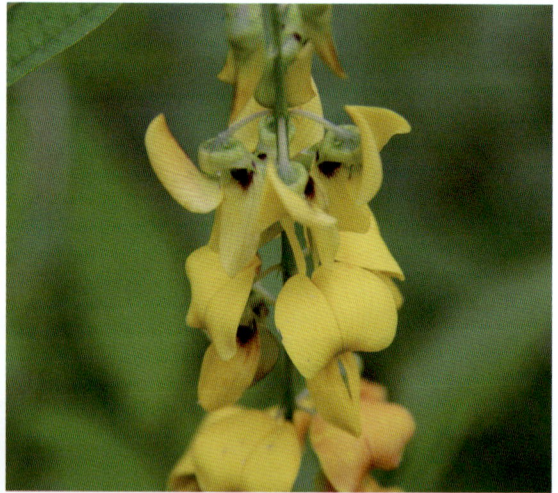

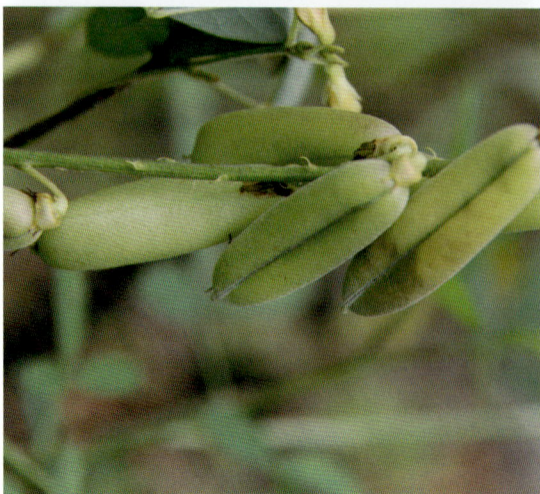

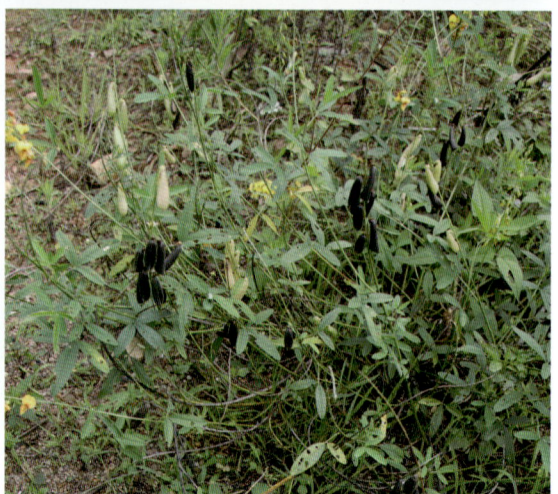

植物名称：补骨脂 *Cullen corylifolium* (Linnaeus) Medikus

　　植物形态：一年生直立草本，高60～150 cm。枝坚硬，疏被白色茸毛，有明显腺点。叶为单叶，有时具1枚长1～2 cm的侧生小叶；托叶镰形，长7～8 mm；叶柄有腺点，小叶叶柄被白色茸毛；叶宽卵形，质地坚韧，两面有明显黑色腺点，被疏毛或近无毛。花序腋生，有花10～30朵，组成密集的总状花序或小头状花序；花冠黄色或蓝色；花瓣明显具瓣柄，旗瓣倒卵形；雄蕊10枚，上部分离。荚果卵形，具小尖头，黑色，表面具不规则网纹，不开裂；果皮与种子不易分离。种子扁。花期、果期7—10月。

　　生境及分布：兴义、安龙，以及贵阳等地有零星栽培。

　　采收加工：秋季果实成熟时采收，除去杂质，晒干。

　　功能与主治：种子入药，补肾助阳，纳气平喘，温脾止泻。主治肾阳不足，腰膝冷痛，阳痿滑精，遗尿，肾不纳气，虚喘不止，脾肾两虚，久泻等。

　　附注：该种为《中华人民共和国药典》收载品种，易于栽培，可加以开发利用。

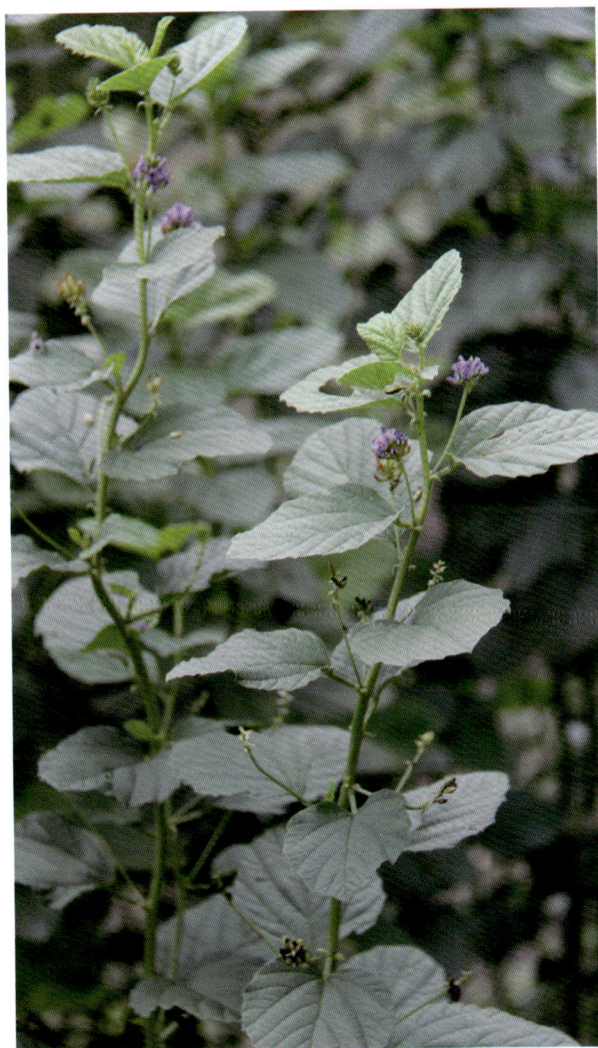

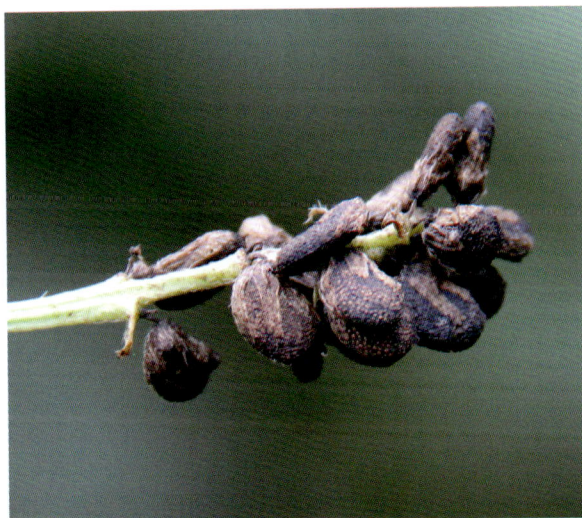

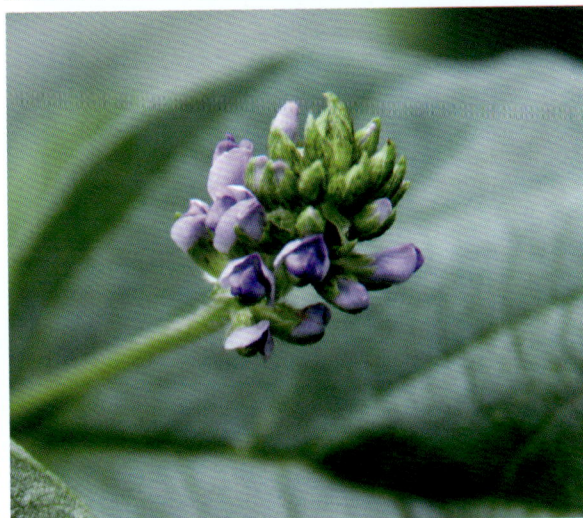

植物名称：秧青 *Dalbergia assamica* Bentham

别称：茶丫藤、黄类树

植物形态：乔木。树皮灰黑色，粗糙，有纵裂纹。羽状复叶；小叶6~7对，纸质，长圆形或倒卵状长圆形，先端圆形，有时近截形，基部阔楔形或圆形，初时略被黄褐色短柔毛，后变无毛。圆锥花序腋生；花萼钟形，萼齿5枚，最下1枚较长；花冠白色，各瓣均具柄，旗瓣圆形，翼瓣倒卵形，龙骨瓣近半月形；雄蕊10枚，合生为"5+5"的二体；子房具柄，密被短柔毛，有胚珠3~5枚。荚果舌形或长圆形。花期6月。

生境及分布：生于海拔400 m左右的山地灌丛中。分布于望谟、罗甸、赤水、独山、荔波、三都等地。

采收加工：全年均可采收，切片晒干。

功能与主治：根入药，行气止痛，解毒消肿。主治跌打瘀痛，外伤疼痛，痈疽肿毒。

附注：*Flora of China*将南岭黄檀的拉丁名*Dalbergia balansae* Prain处理为秧青现用拉丁名的异名。

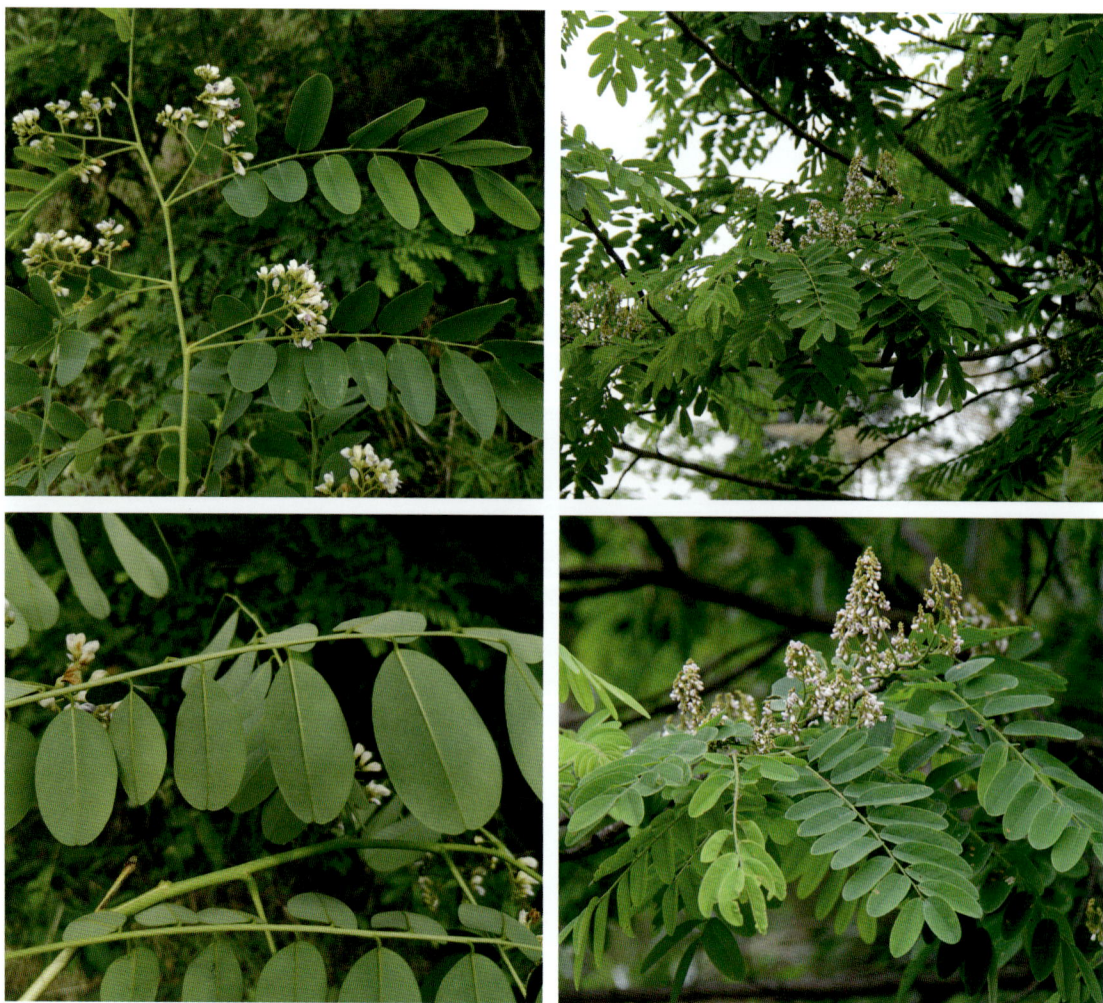

植物名称：两粤黄檀 *Dalbergia benthamii* Prain

别称：藤春、两粤檀

植物形态：藤本。羽状复叶；小叶2～3对，近革质，卵形或椭圆形，先端钝，微缺，基部楔形，上面无毛，下面干时粉白色，略被伏贴微柔毛。圆锥花序腋生；花萼钟形，萼齿长近相等，卵状三角形；花冠白色，各瓣具长柄，旗瓣椭圆形，先端微缺，翼瓣倒卵状长圆形，一侧具内弯的耳，龙骨瓣近半月形，内侧具耳，瓣柄与花萼等长；雄蕊9枚，单体；子房无毛，有胚珠2～3枚。荚果薄革质，舌状长圆形，有种子1～2枚。种子肾形，扁平。花期2—4月。

生境及分布：生于海拔600～1100 m的森林中。分布于梵净山及荔波、惠水、三都、龙里等地。

采收加工：夏季、秋季采收，切碎晒干。

功能与主治：茎入药，活血止痛。主治跌打损伤。

附注：该种在贵州分布区域狭窄，野生资源量小，应加以保护。

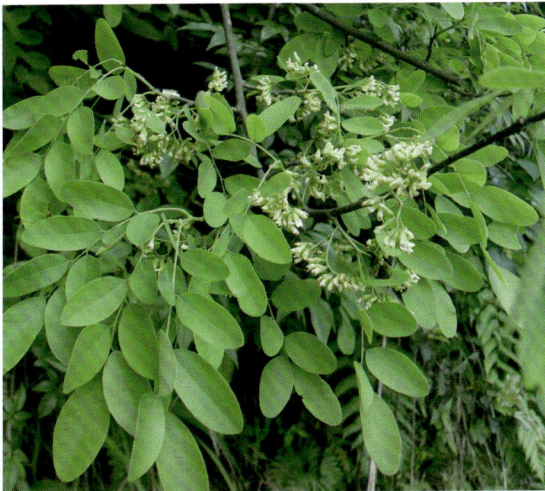

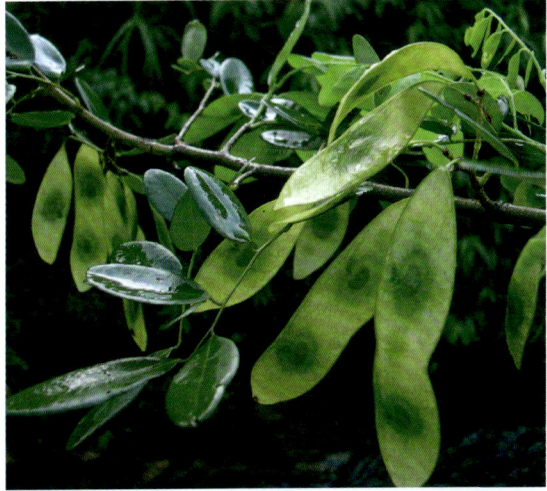

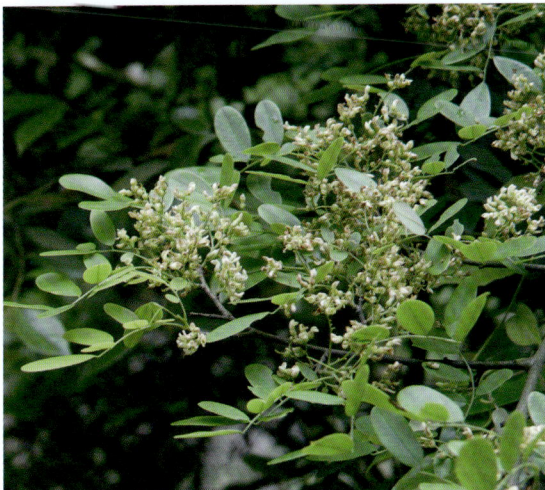

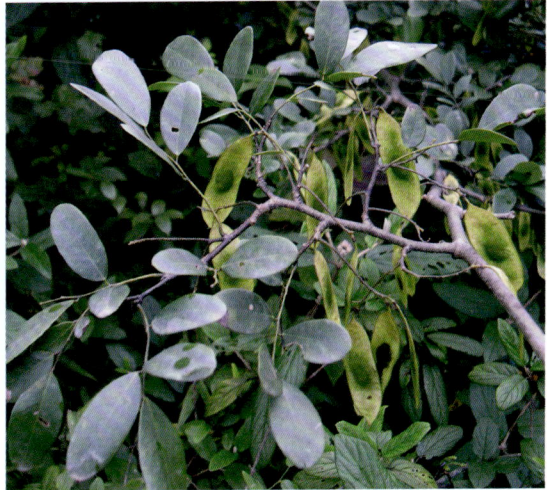

植物名称：大金刚藤 *Dalbergia dyeriana* Prain

别称：大金刚藤黄檀

植物形态：大藤本。羽状复叶；小叶4～7对，倒卵状长圆形或长圆形，基部楔形，有时阔楔形，先端圆或钝，上面无毛，有光泽，下面疏被紧贴柔毛。圆锥花序腋生；花萼钟形，萼齿三角形，先端钝；花冠黄白色，各瓣均具稍长的瓣柄，旗瓣长圆形，先端微缺，翼瓣倒卵状长圆形，无耳，龙骨瓣狭长圆形，内侧有短耳；雄蕊9枚，单体；子房具短柄，有胚珠1～3枚。荚果长圆形或带状，扁平。种子长圆状肾形。花期5月。

生境及分布：生于海拔700～1500 m的山坡灌丛或山谷密林中。分布于梵净山，以及贵阳等地。

采收加工：夏季、秋季采收，晒干。

功能与主治：根入药，理气止痛。主治胸胁痛，胃脘痛，腹痛，劳伤疼痛。

附注：该种有一定资源量，可加以开发利用。

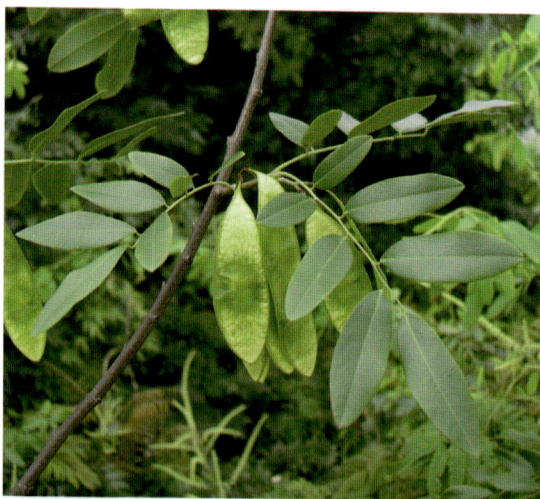

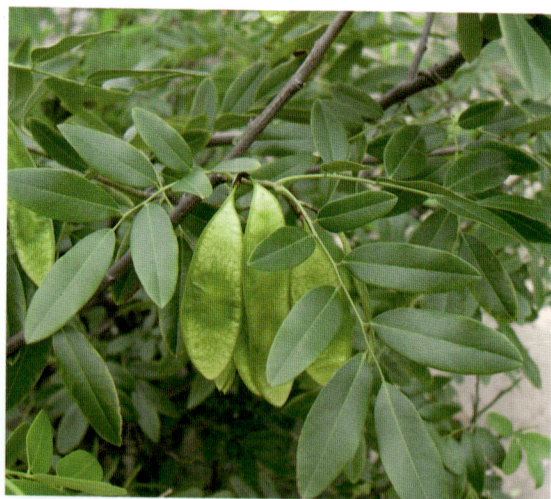

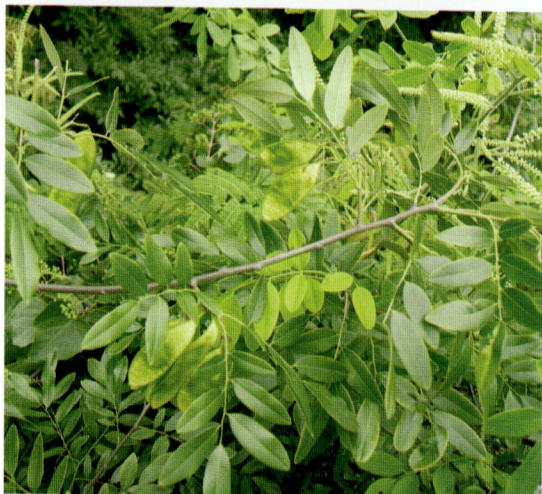

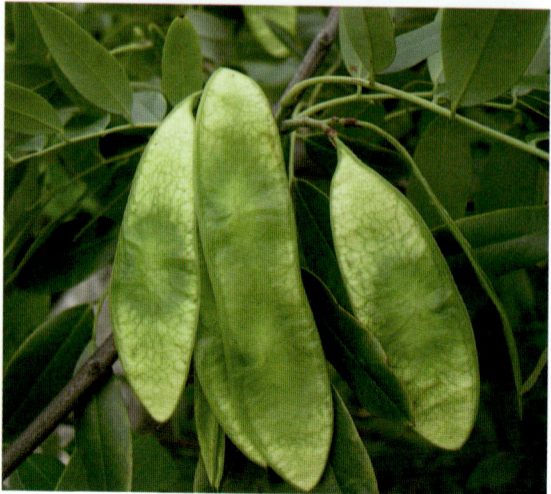

植物名称：藤黄檀 *Dalbergia hancei* Bentham

别称：檀树、梣果藤、藤檀

植物形态：藤本。羽状复叶；小叶3～6对，较小狭长圆形或倒卵状长圆形，先端钝或圆，基部圆形或阔楔形，嫩时两面被伏贴疏柔毛，后上面无毛。总状花序；花萼阔钟形，萼齿短，阔三角形，各瓣均具长柄，旗瓣椭圆形，基部两侧稍呈截形，具耳，中间渐狭下延而成一瓣柄，翼瓣与龙骨瓣长圆形；雄蕊9枚，单体，有时10枚，其中1枚对着旗瓣；子房线形。荚果扁平，长圆形或带状，无毛。种子肾形，极扁平。花期4—5月。

生境及分布：生于海拔1000～1200 m的山坡林缘、灌丛中或山溪旁。贵州大部分地区有分布。

采收加工：夏季、秋季采收，晒干。

功能与主治：根入药，理气止痛。主治胸胁痛，胃脘痛，腹痛，劳伤疼痛。

附注：该种在贵州分布区域广，野生资源量大，可大量开发利用。

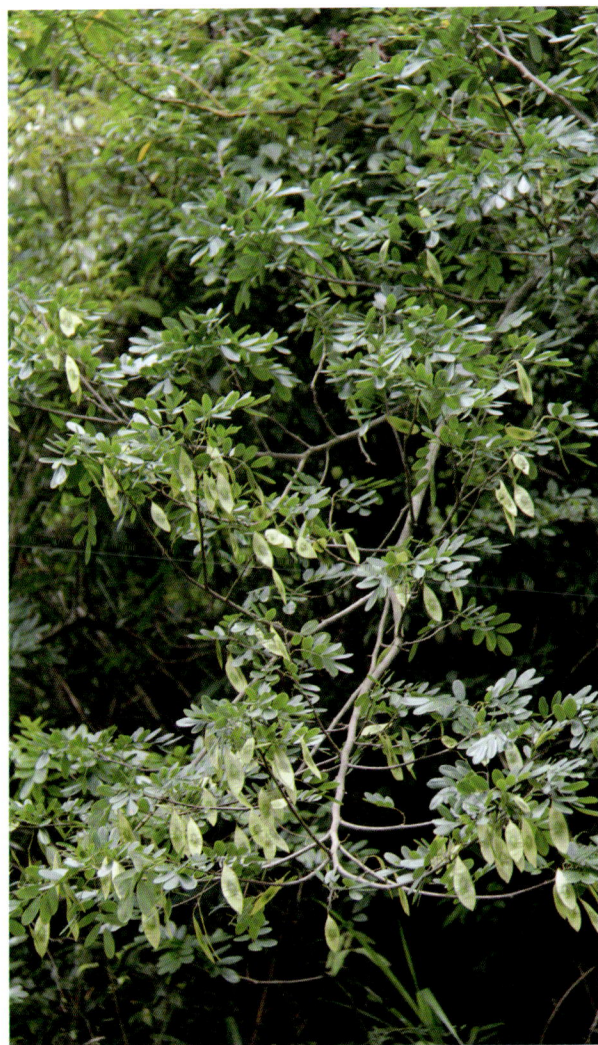

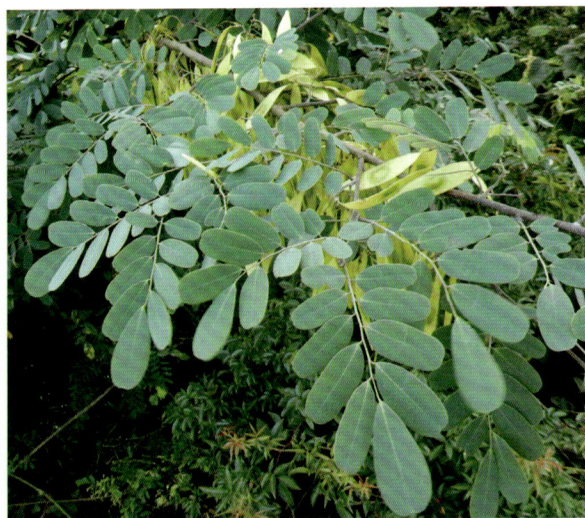

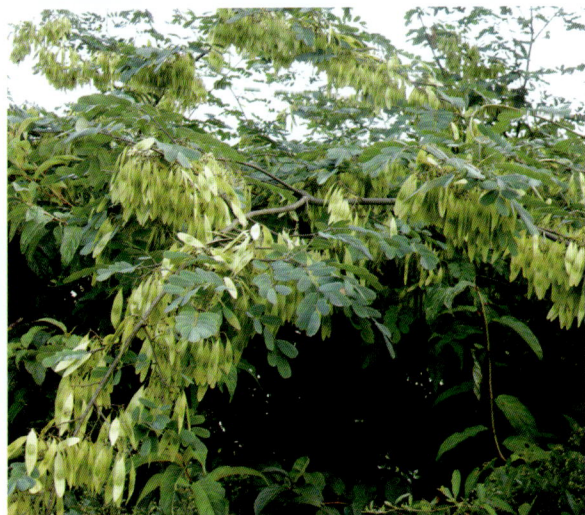

植物名称：黄檀 *Dalbergia hupeana* Hance
别称：望水檀、檀树、檀木

植物形态：乔木。树皮暗灰色，呈薄片状剥落。羽状复叶；小叶3～5对，近革质，椭圆形至长圆状椭圆形，先端钝，基部圆形或阔楔形，两面无毛。圆锥花序顶生或腋生；花密集；花萼钟形，萼齿5枚；花冠白色或淡紫色，各瓣均具柄，旗瓣圆形，翼瓣倒卵形，龙骨瓣半月形，与翼瓣内侧均具耳；雄蕊10枚，合生为"5+5"的二体；子房无毛，胚珠2～3枚。荚果长圆形或阔舌形，顶端急尖，基部渐狭成果颈。种子肾形。花期5—7月。

生境及分布：生于海拔600～1400 m的林中、溪边或山沟灌丛中。分布于榕江、瓮安、福泉、荔波、都匀、三都、贵定、平塘，以及贵阳等地。

采收加工：夏季、秋季采收，洗净，切碎晒干。

功能与主治：根皮入药，清热解毒，止血消肿。主治疮疖疔毒，毒蛇咬伤，细菌性痢疾，跌打损伤。

附注：该种在贵州分布区域狭窄，野生资源量小，应加以保护。有小毒，慎用。

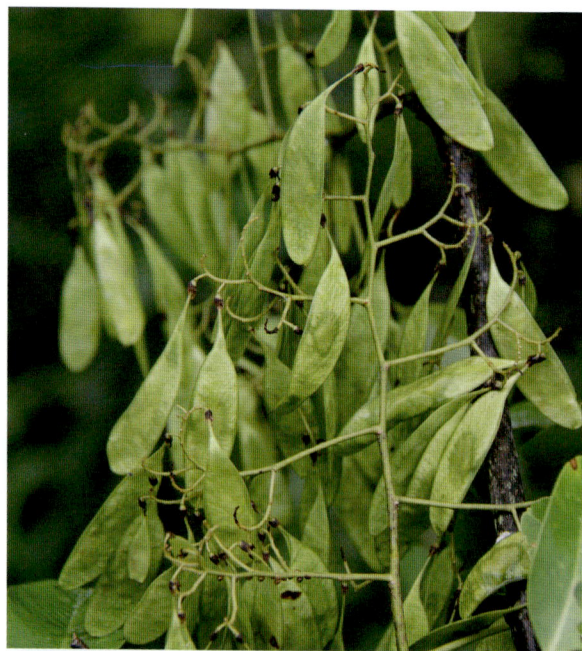

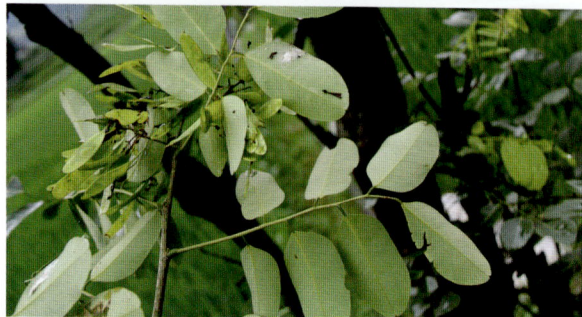

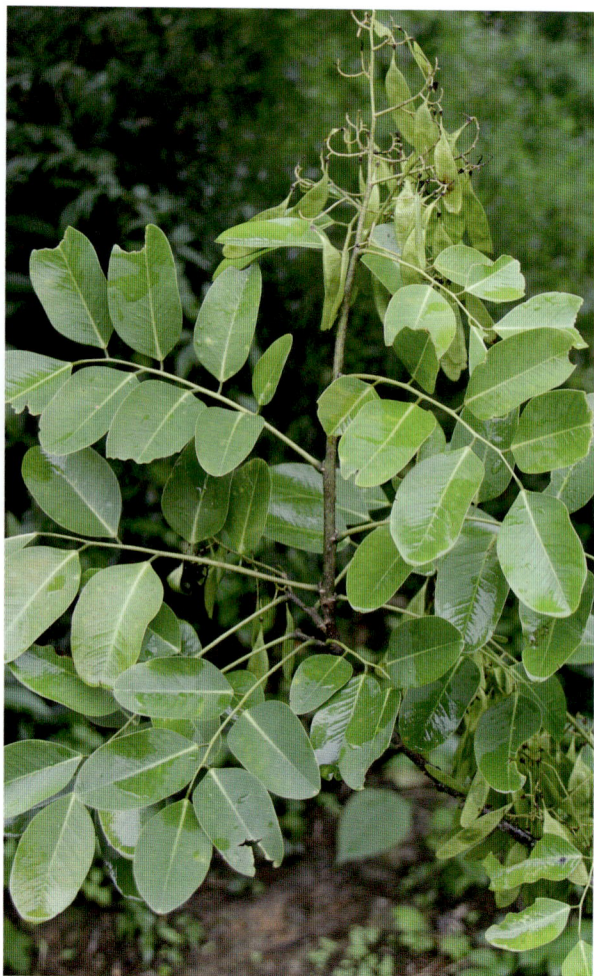

植物名称：降香黄檀 *Dalbergia odorifera* T. C. Chen

别称：降香、花梨木、花梨母、降香檀

植物形态：乔木。树皮褐色，粗糙，有纵裂槽纹。羽状复叶；托叶早落；小叶4～5对，近革质、卵形或椭圆形，顶端的1枚小叶最大。圆锥花序腋生；基生小苞片近三角形，副萼状小苞片阔卵形；花冠乳白色或淡黄色，各瓣近等长，旗瓣倒心形，翼瓣长圆形，龙骨瓣半月形，背弯拱；雄蕊9枚，单体；子房狭椭圆形，有胚珠1～2枚。荚果舌状长圆形，基部略被毛，顶端钝或急尖，有种子1～2枚。

生境及分布：罗甸、望谟等地有栽培。

采收加工：全年均可采收，除去边材，阴干。

功能与主治：心材入药，镇痛。主治刀伤出血。

附注：该种在贵州南部地区可栽培。

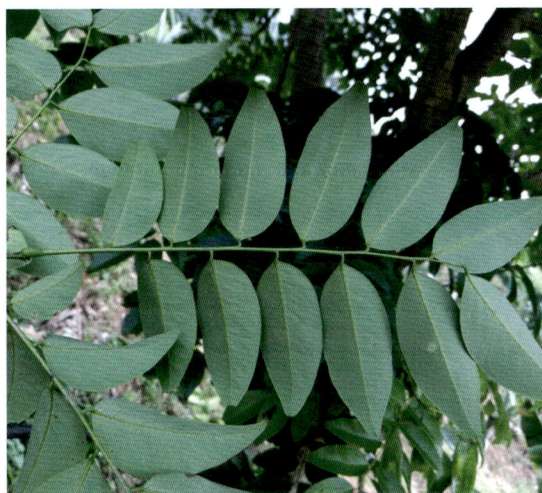

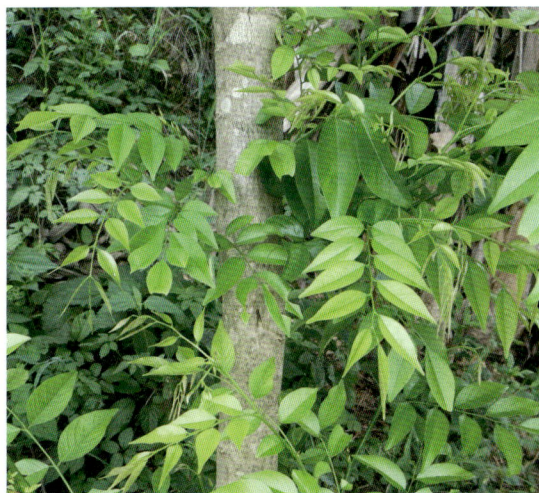

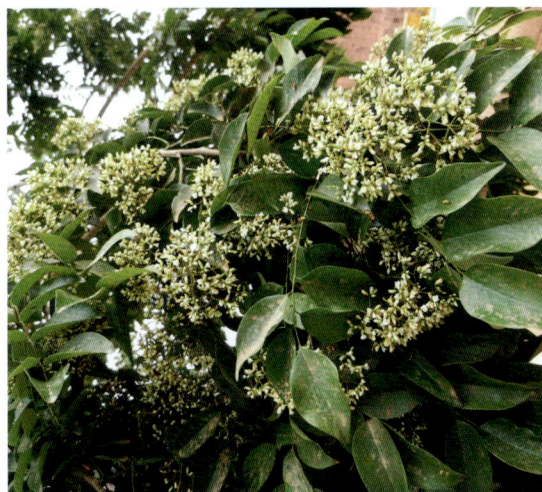

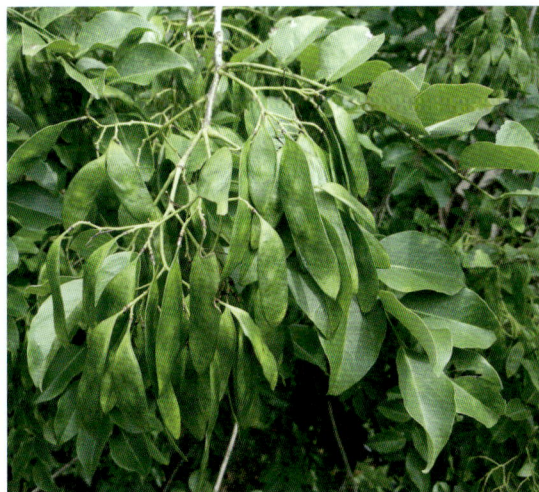

植物名称：滇黔黄檀 *Dalbergia yunnanensis* Franchet

别称：高原黄檀

植物形态：大藤本。茎匍匐状。羽状复叶，长20～30 cm；托叶早落；小叶6～9对，近革质，长圆形或椭圆状长圆形，两面被伏贴细柔毛。圆锥状聚伞花序生于上部叶腋；花稍密集；小苞片卵形，膜质，脱落；花萼钟形，萼齿5枚，具缘毛；花冠白色，旗瓣阔倒卵状长圆形，先端稍凹缺，翼瓣狭倒卵状长圆形，无耳，龙骨瓣近半月形，内侧基部有短耳，与翼瓣同具狭长的瓣柄；雄蕊9枚，单体。荚果长圆形或椭圆形，顶端急尖或钝。种子圆肾形，扁平。花期4—5月。

生境及分布：生于海拔1800～2000 m的路旁、山坡林下或灌丛中。分布于兴义、长顺、惠水、罗甸，以及贵阳等地。

采收加工：全年均可采挖，洗净，晒干。

功能与主治：根入药，祛风解表，理气消积。主治风寒头痛，发热，食积，饱胀，腹痛。

附注：该种在贵州分布区域狭窄，野生资源量小，应加以保护。

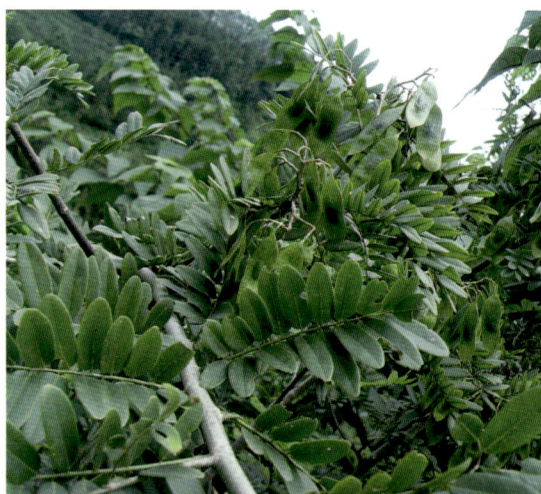

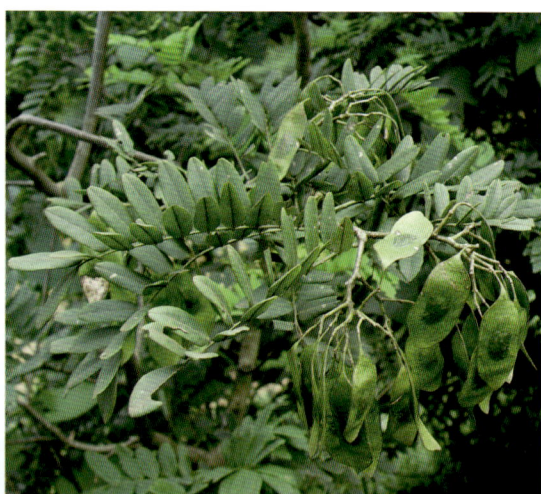

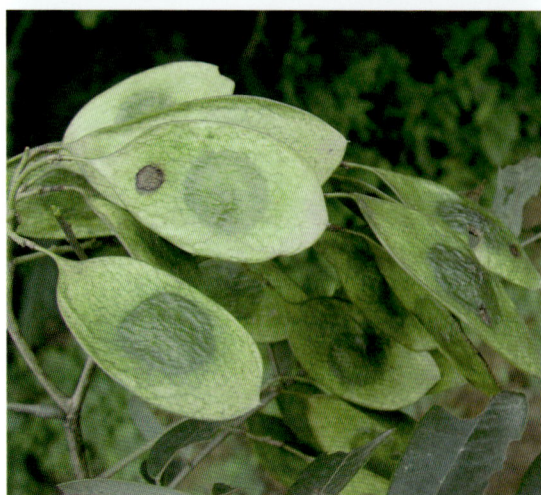

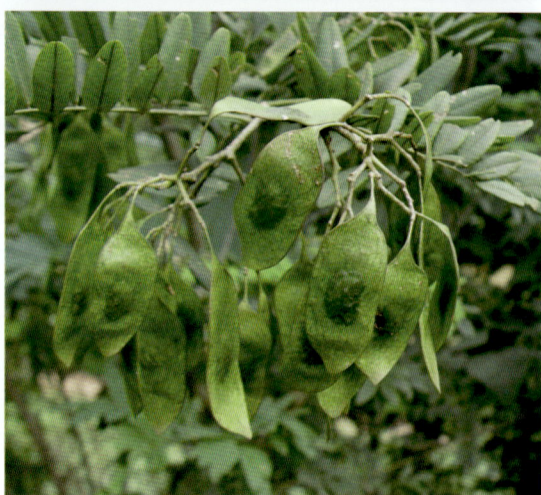

植物名称：凤凰木 *Delonix regia* (Bojer) Rafinesque

别称：火凤凰、金凤花、红楹、红花楹、凤凰花

植物形态：高大落叶乔木。树皮粗糙，灰褐色；小枝常被短柔毛并有明显的皮孔。叶为二回偶数羽状复叶，具托叶；下部的托叶明显地羽状分裂，上部的呈刚毛状；羽片对生，15～20对；小叶25对，两面被绢毛，先端钝，基部偏斜，边缘全缘，中脉明显。伞房状总状花序顶生或腋生；花大而美丽，鲜红色至橙红色，具4～10 cm长的花梗；萼片5枚；花瓣5枚，匙形，红色；雄蕊10枚；子房黄色，被柔毛。荚果带状，扁平，稍弯曲。种子20～40枚，横长圆形。花期6—7月。

生境及分布：原产于马达加斯加，现兴义、锦屏等地有栽培。

采收加工：夏季、秋季采收，切段晒干。

功能与主治：树皮入药，平肝潜阳。主治高血压，眩晕，心烦不宁。

附注：该种作为园林植物栽培。有小毒，慎用。

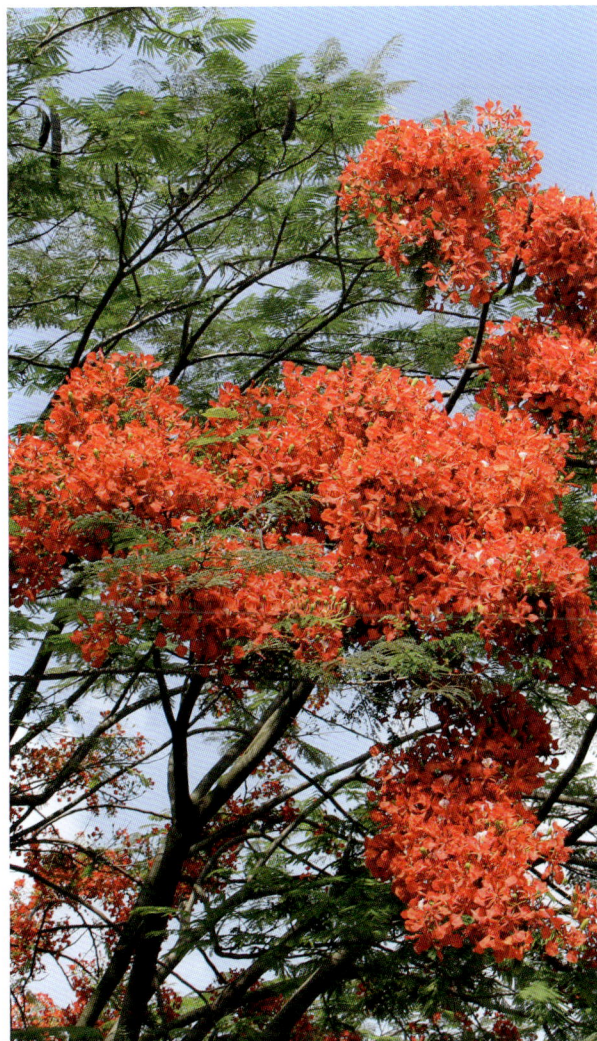

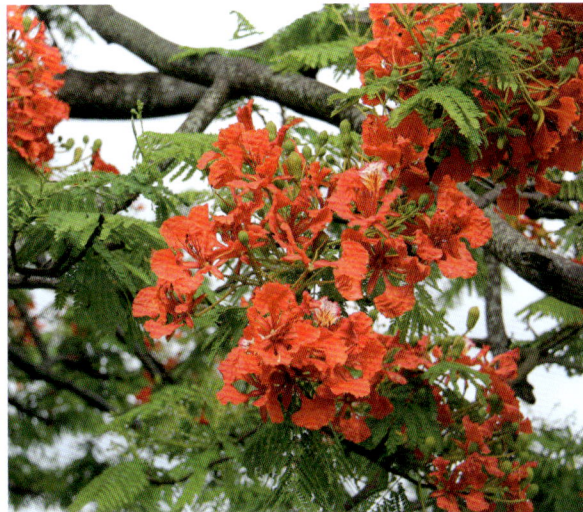

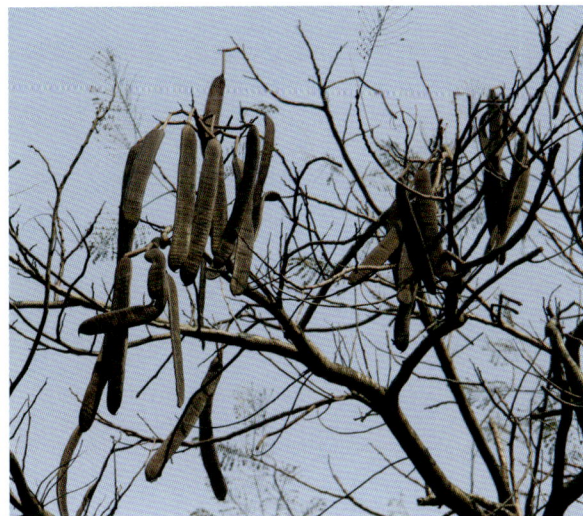

植物名称：假木豆 *Dendrolobium triangulare* (Retzius) Schindler

别称：木黄豆、野蚂蝗

植物形态：灌木，高1～2 m。密被灰白色丝状毛，老时变无毛。三出羽状复叶；托叶披针形，外面密被灰白色丝状毛；小叶硬纸质，顶生小叶倒卵状长椭圆形，先端渐尖，上面无毛，下面被长丝状毛，脉上毛尤密。花序腋生，伞形花序有花20～30朵；花萼长5～9 mm，被贴伏丝状毛，下部1枚裂片与萼筒近等长；花冠白色或淡黄色，旗瓣宽椭圆形，具短瓣柄，翼瓣和龙骨瓣长圆形，基部具瓣柄。荚果长2～2.5 cm，稍弯曲，有荚节3～6个，被贴伏丝状毛。种子椭圆形。花期8—10月，果期10—12月。

生境及分布：生于海拔480～800 m的山坡灌丛中。分布于贵州西南部、南部地区。

采收加工：全年均可采收，鲜用或晒干。

功能与主治：根、叶入药，清热凉血，舒筋活络，健脾利湿。主治咽喉肿痛，内伤吐血，跌打损伤，骨折，风湿骨痛，瘫痪，泄泻，小儿疳积。

附注：该种在贵州分布区域广，野生资源量大，可大量开发利用。

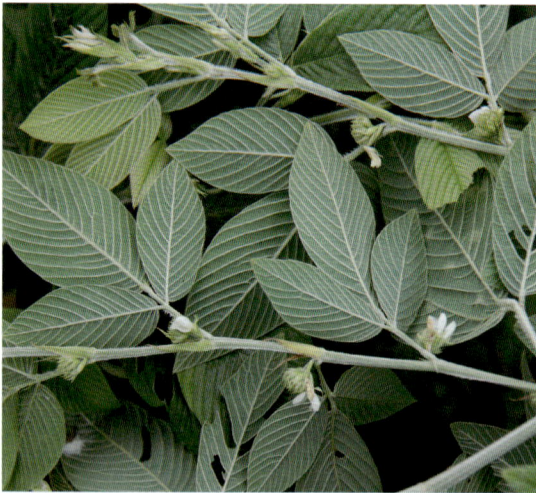

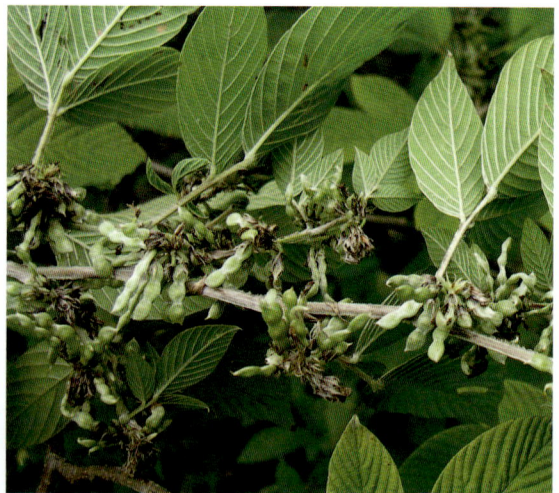

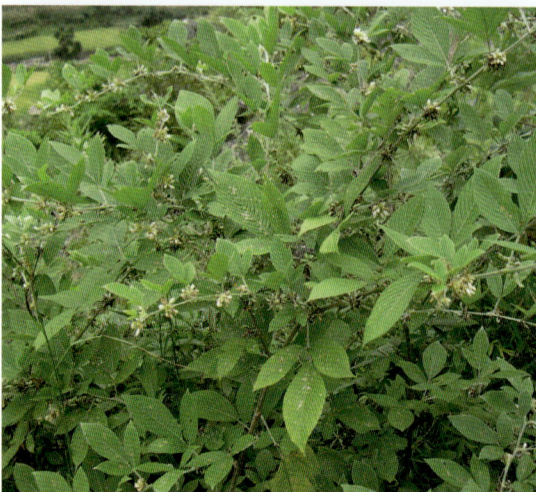

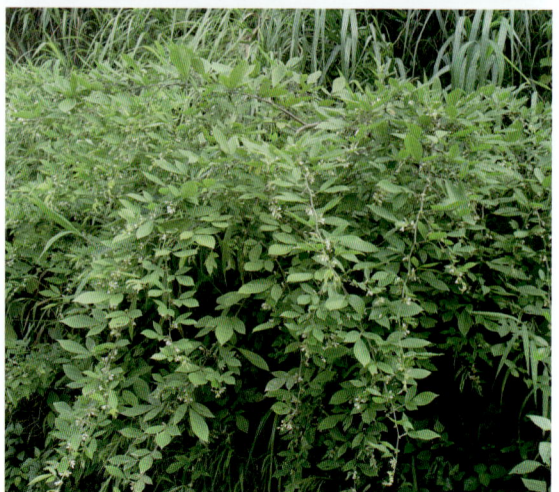

植物名称：黔桂鱼藤 *Derris cavaleriei* Gagnepain

别称：嘉氏鱼藤

植物形态：攀缘状灌木。枝纤弱，黑褐色，幼嫩时被黄色长柔毛，后变无毛。羽状复叶；小叶2对，革质，卵状长椭圆形至倒卵状长椭圆形，上面被疏柔毛或无毛，下面密被紧贴的黄褐色柔毛。圆锥状花序顶生或侧生，紧密，少分枝，被锈色长柔毛；有小苞片2枚；花萼钟形，被粗毛；花冠白色，旗瓣椭圆形，翼瓣和龙骨瓣有短尖耳；雄蕊单体；子房被长毛，有胚珠5枚。荚果阔椭圆形，两端近截形，密被锈色长柔毛。花期4—5月，果期10—12月。

生境及分布：生于300～1000 m的山林中。分布于贞丰、安龙、三都、望谟、罗甸等地。

采收加工：夏季、秋季采收，晒干。

功能与主治：根、枝叶入药，解毒杀虫。主治疮毒，皮炎，皮肤湿疹，跌打肿痛，关节痛。

附注：该种在贵州分布区域狭窄，野生资源量小，应加以保护。

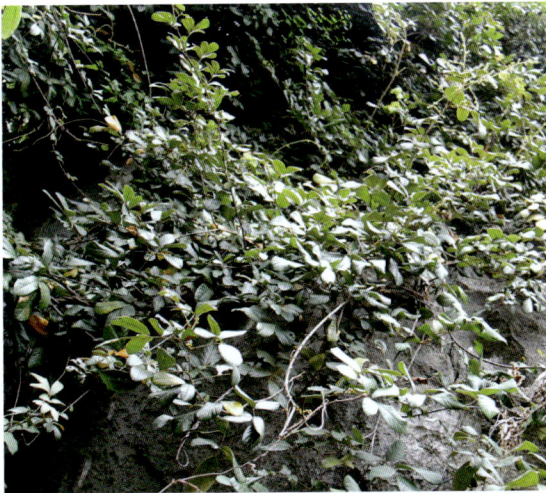

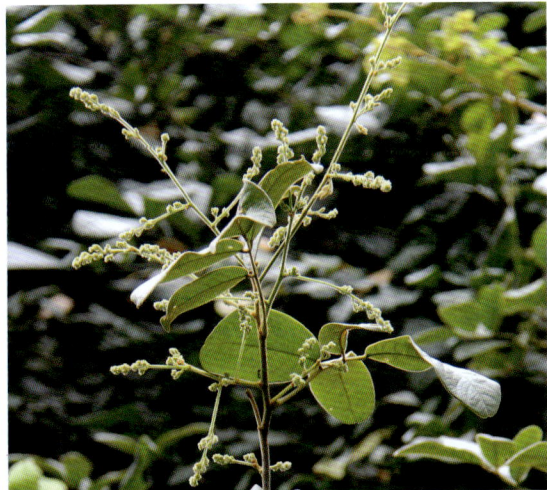

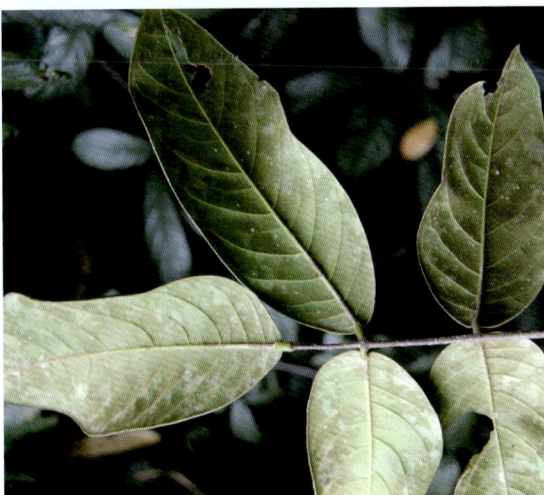

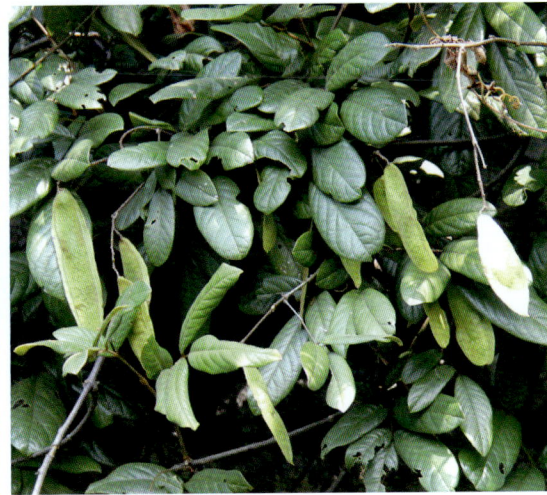

植物名称：毛果鱼藤 *Derris eriocarpa* F. C. How

植物形态：攀缘状灌木。小枝被锈色微柔毛。羽状复叶，叶轴和叶柄上面有槽沟，疏被微柔毛；小叶基部钝或斜圆形，两面均被紧贴、疏散、黄色微柔毛。总状花序单生于叶腋；花序轴被黄色微柔毛；花3～10朵聚生，长10～12 mm；花梗紧贴黄色柔毛，顶端有小苞片2枚；花萼杯形，外面密被黄色柔毛；花冠红白色，旗瓣椭圆状卵形；花盘杯形，浅裂；子房被长柔毛。荚果线状长椭圆形，被紧贴、稀疏柔毛。花期6—7月，果期9月至第二年1月。

生境及分布：生于海拔900～1200 m的山坡灌丛中。分布于兴义、三都等地。

采收加工：夏季、秋季采收，切片晒干。

功能与主治：根入药，利尿通淋，化痰止咳。主治肾炎，膀胱炎，尿道炎，脚气，水肿，咳嗽。

附注：该种在贵州分布区域狭窄，野生资源量小，应加以保护。

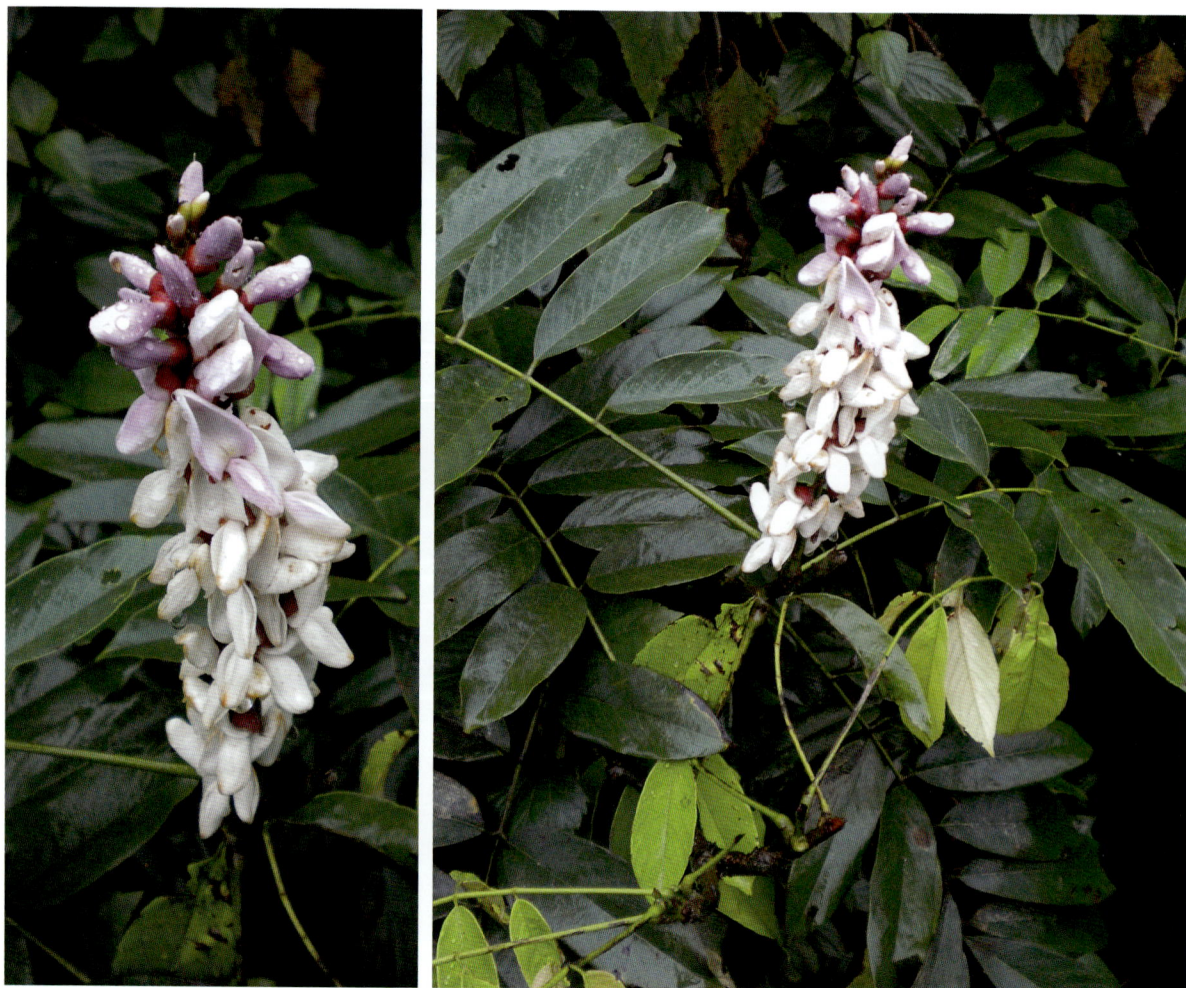

植物名称：中南鱼藤 *Derris fordii* Oliver

别称：霍氏鱼藤

植物形态：攀缘状灌木。羽状复叶，长15～28 cm；小叶叶柄长4～6 mm，黑褐色。圆锥花序腋生，稍短于复叶；花序轴和花梗有极稀少的黄褐色短硬毛；花数朵生于短小枝上；花梗通常长3～5 mm；小苞片2枚，长约1 mm，生于花萼的基部，外被微柔毛；花萼钟形，长2～3 mm，上部被极稀疏的柔毛；花冠白色，旗瓣阔倒卵状椭圆形，有短柄，翼瓣一侧有耳，龙骨瓣基部具尖耳；子房无柄，被白色长柔毛。荚果薄革质，长椭圆形至舌状长椭圆形。种子褐红色，长肾形。花期4—5月，果期10—11月。

生境及分布：生于山坡、溪边、灌丛或疏林中。分布于册亨、三都、长顺、独山、罗甸、荔波、惠水等地。

采收加工：夏季、秋季采收，晒干。

功能与主治：根、枝叶入药。解毒杀虫。主治疮毒，皮炎，皮肤湿疹，跌打肿痛，关节痛。

附注：该种在贵州分布区域狭窄，野生资源量小，应加以保护。有毒，慎用。

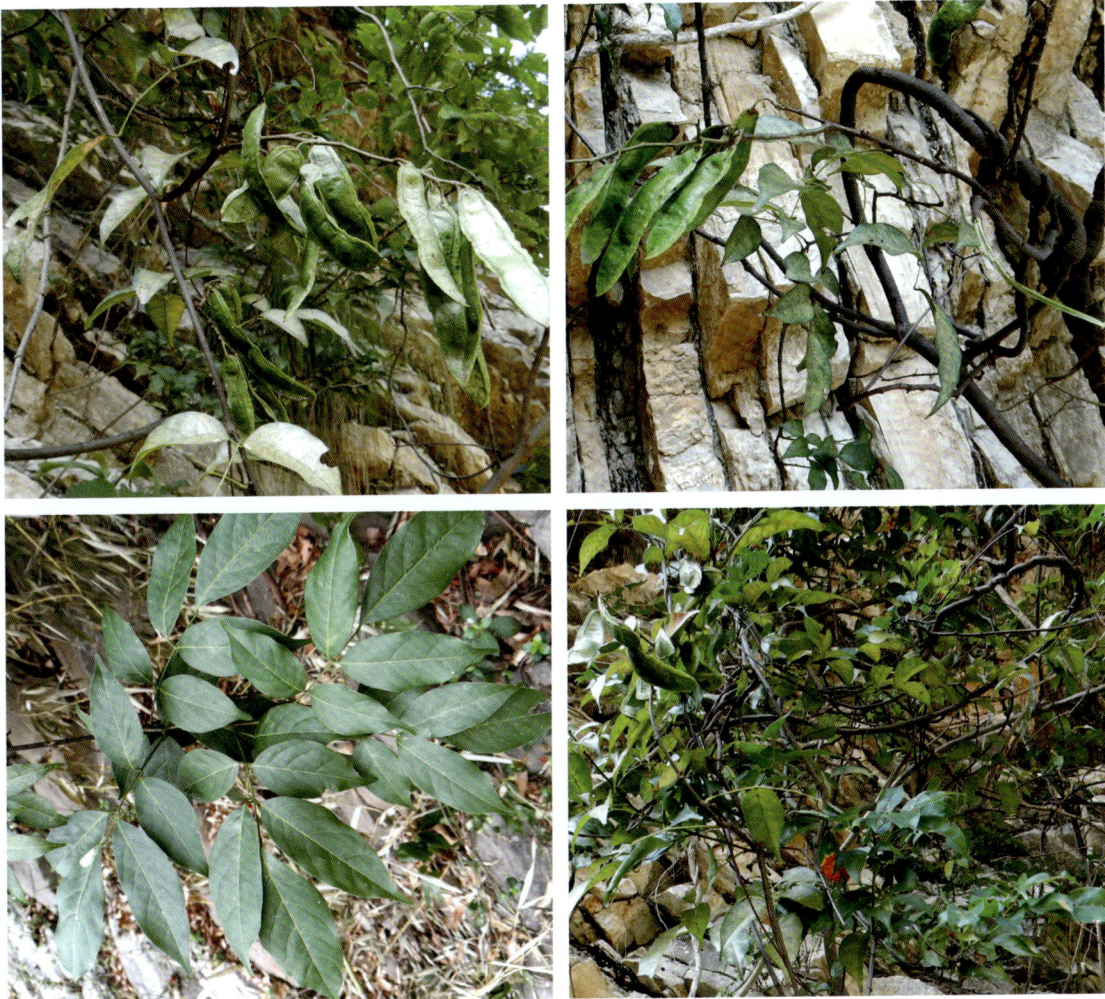

植物名称：亮叶中南鱼藤 *Derris fordii* Oliver var. *lucida* F. C. How

别称：亮叶霍氏鱼藤

植物形态：攀缘状灌木。羽状复叶，长15～28 cm；小叶2～3对，厚纸质或薄革质，卵状椭圆形、卵状长椭圆形或椭圆形，较小，长3～8 cm，宽1.5～3 cm，上面较光亮，细脉不甚明显。圆锥花序腋生，稍短于复叶；花数朵生于短小枝上；花梗通常长3～5 mm；花萼钟形，上部被极稀疏的柔毛，萼齿短，圆形或三角形；花冠白色，旗瓣阔倒卵状椭圆形，有短柄，翼瓣一侧有耳，龙骨瓣基部具尖耳。荚果较薄，成熟时不很肿胀，背缝翅较明显。种子褐红色，长肾形。花期3—4月，果期6—8月。

生境及分布：生于石灰岩山地。分布于望谟、兴义、长顺、独山、都匀等地。

采收加工：秋季采收，晒干。

功能与主治：果实入药，凉血，补血。

附注：该种在贵州分布区域狭窄，野生资源量小，应加以保护。

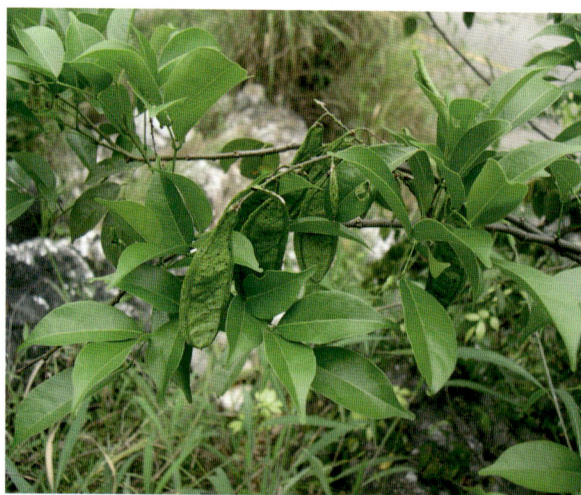

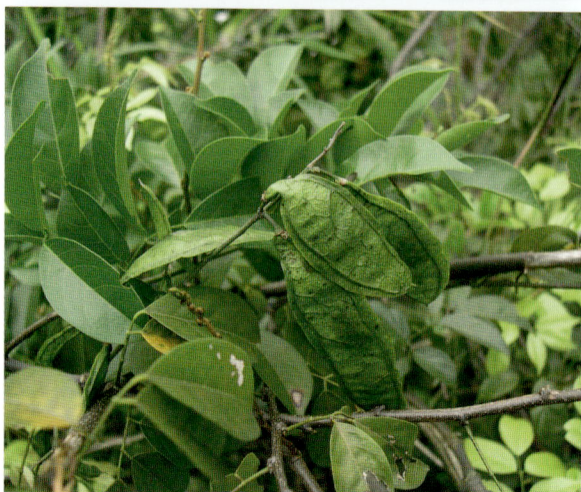

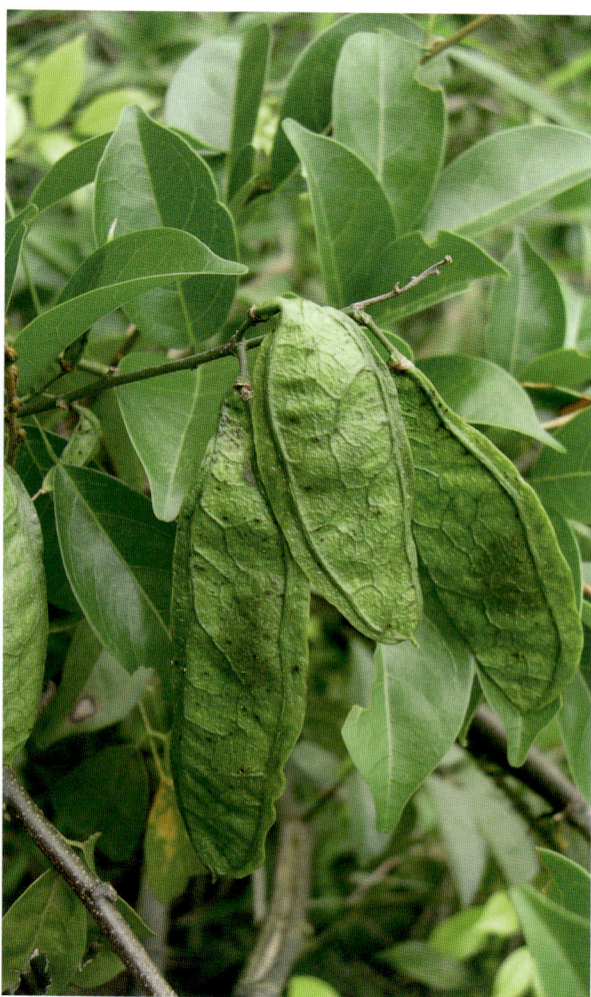

植物名称：圆锥山蚂蝗 *Desmodium elegans Candolle*

别称：总状花序山蚂蝗

植物形态：多分枝灌木，高1～2 m。小枝初被短柔毛，后渐变无毛。羽状三出复叶；小叶3枚，纸质，上面被贴伏短柔毛或几无毛，下面被密或疏的短柔毛至近无毛，全缘或浅波状。花序顶生或腋生，顶生者多为圆锥花序，腋生者为总状花序；花通常2～3朵生于每节上；花萼钟形，长1～12 mm，上部裂片全缘或先端微2裂；花冠紫色或紫红色，旗瓣宽椭圆形或倒卵形，翼瓣、龙骨瓣均具瓣柄，翼瓣具耳。荚果扁平，腹缝线近直，背缝线圆齿状，有荚节4～6个。花期、果期6—10月。

生境及分布：生于海拔1000～2500 m的山坡、山地、路旁或疏林下。分布于威宁、瓮安等地。

采收加工：秋季采挖，切片晒干。

功能与主治：根入药，活血消肿，止血敛疮。主治跌打损伤，骨折，外伤出血，烧伤，烫伤。

附注：该种在贵州分布区域狭窄，野生资源量小，应加以保护。

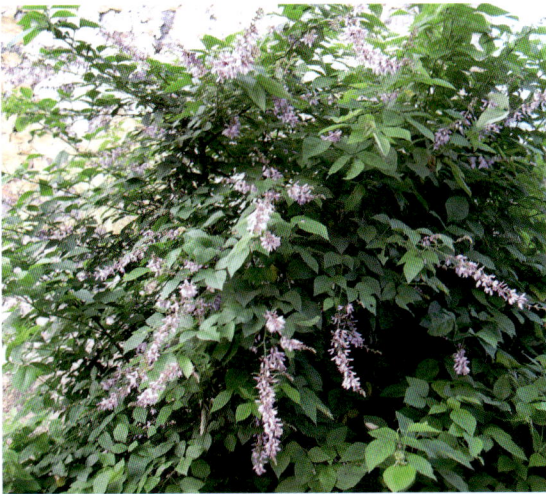

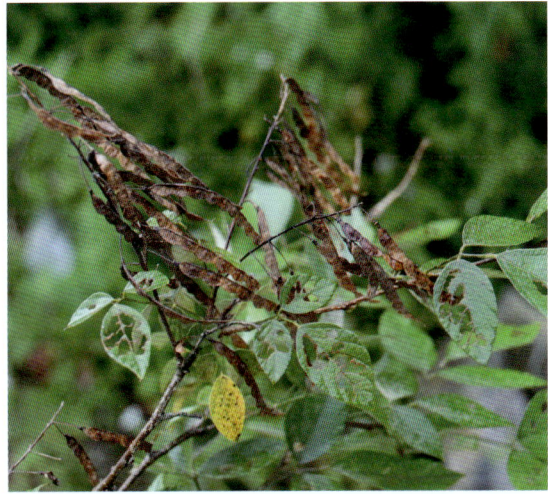

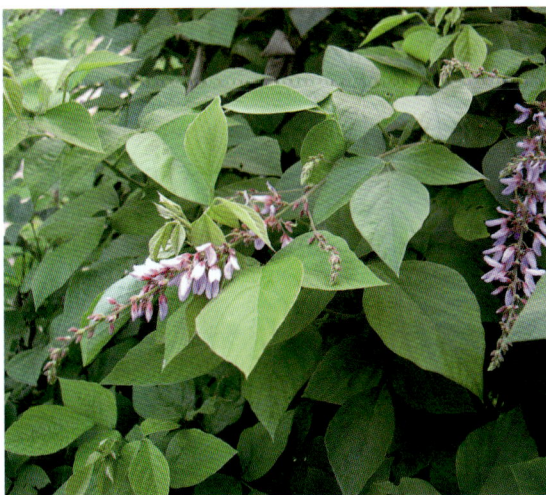

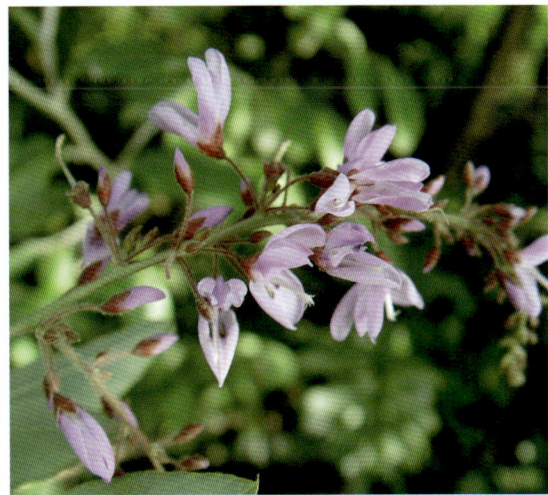

植物名称：大叶山蚂蝗 *Desmodium gangeticum* (Linnaeus) Candolle

别称：蝉豆、恒河山绿豆、大叶山绿豆

植物形态：直立或近直立亚灌木，高可达1 m。茎柔弱，稍具棱，被稀疏柔毛，分枝多。叶具单小叶；小叶纸质，长椭圆状卵形，其余无毛，下面薄被灰色长柔毛。总状花序顶生或腋生，顶生者有时为圆锥花序；花萼宽钟形；花冠绿白色，长3~4 mm，旗瓣倒卵形，基部渐狭，翼瓣长圆形，基部具耳和短瓣柄，龙骨瓣狭倒卵形，无耳。荚果密集，略弯曲，有荚节6~8个；荚节近圆形或宽长圆形，长2~3 mm，被钩状短柔毛。花期4—8月，果期8—9月。

生境及分布：生于山坡、路旁或灌丛中。分布于梵净山、雷公山及兴义、安龙、罗甸、长顺、独山、平塘等地。

采收加工：秋季采收，晒干。

功能与主治：根入药，祛瘀调经，解毒，止痛。主治跌打损伤，子宫脱垂，脱肛，闭经，银屑病，牙痛，头痛。

附注：该种在贵州有一定资源量，可加以开发利用。

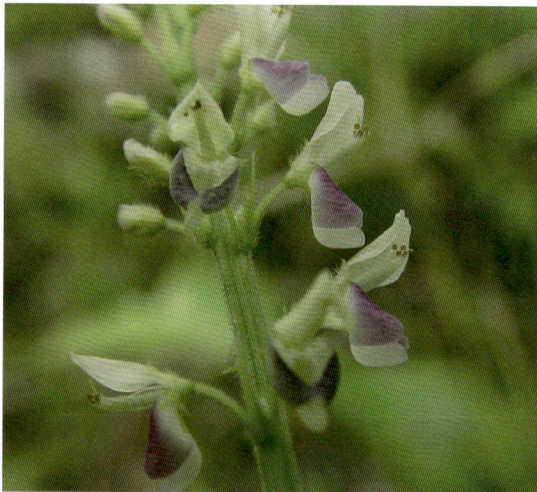

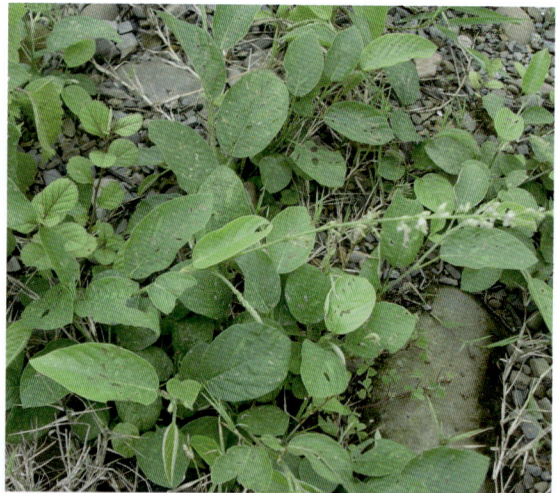

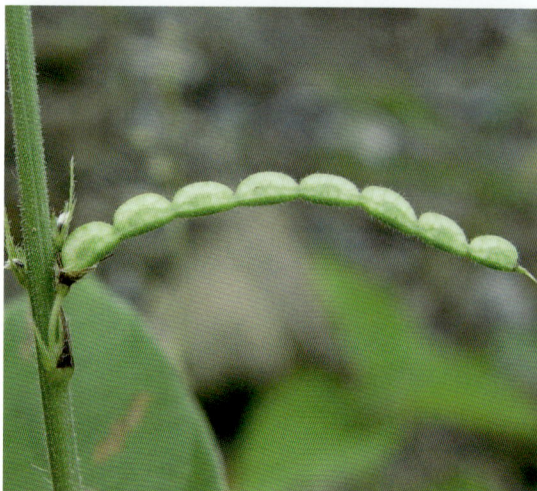

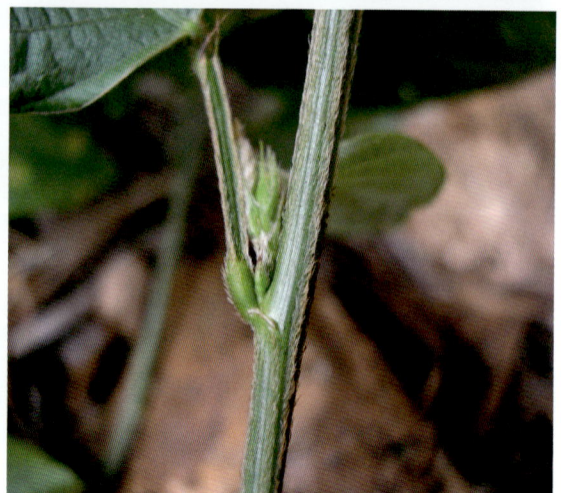

植物名称：疏果山蚂蝗 *Desmodium griffithianum* Bentham

别称：疏果假地豆

植物形态：平卧或斜升亚灌木或草本，高30～60 cm。分枝被伸展的黄褐色或锈色短柔毛，茎基部多少木质。羽状三出复叶；小叶纸质，倒三角状卵形或倒卵形，先端截形，基部楔形，全缘，上面几无毛，下面被贴伏微柔毛。总状花序顶生；总花梗被黄褐色或锈色毛；花二歧式；花冠紫红色，旗瓣近圆形，翼瓣长圆形，具短瓣柄，龙骨瓣较翼瓣小，弯曲；子房被糙伏毛；花柱无毛。荚果有荚节3～4个；荚节近方形，被钩状毛和硬直毛。花期、果期8—9月。

生境及分布：生于海拔1500～2300 m的山坡草地、路旁或松栎林下。分布于威宁、望谟等地。

采收加工：全年均可采收，洗净，晒干。

功能与主治：全株入药，主治宫寒。

附注：该种在贵州分布区域狭窄，野生资源量小，应加以保护。

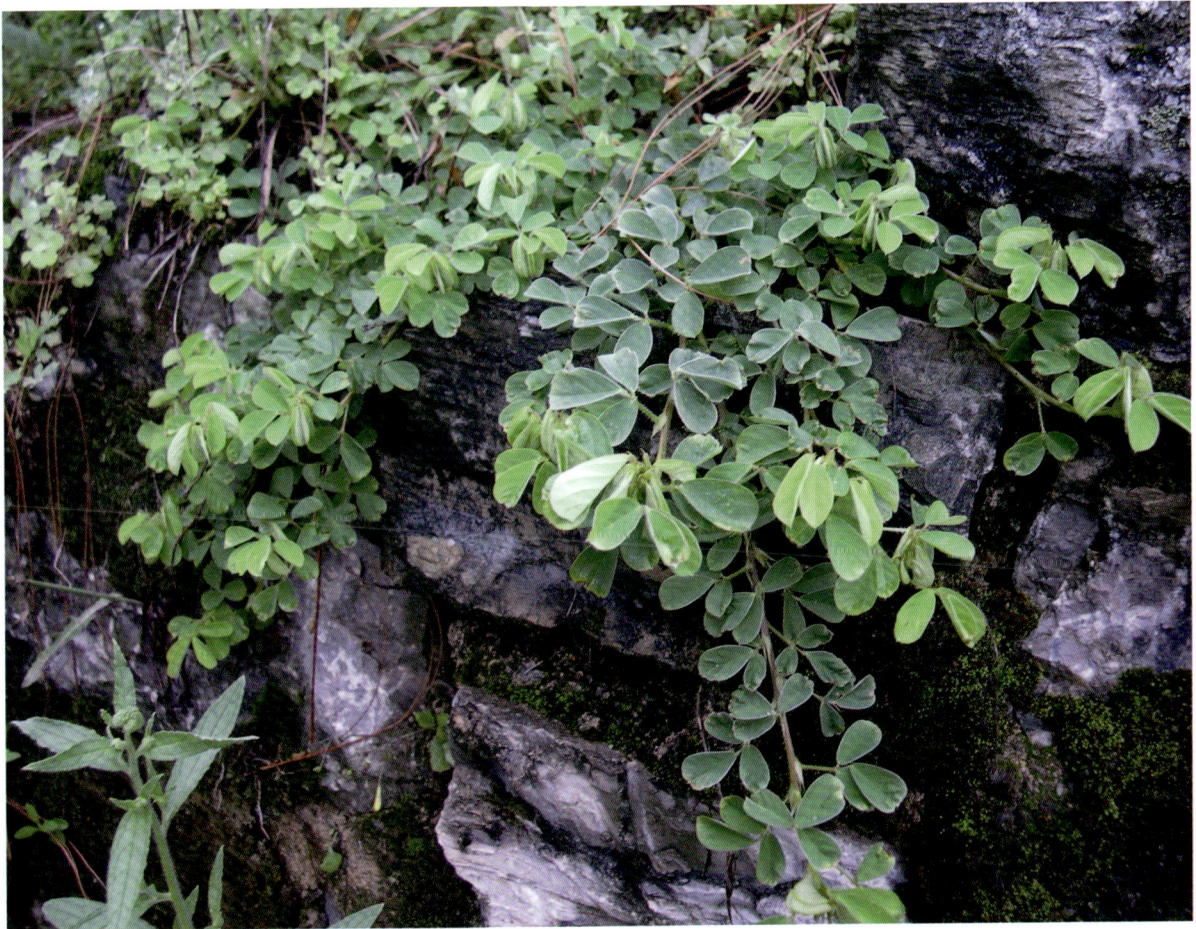

植物名称：假地豆 *Desmodium heterocarpon* (Linnaeus) Candolle

别称：异果山绿豆、大叶青、假花生

植物形态：小灌木或亚灌木。茎直立或平卧。羽状三出复叶；托叶宿存；小叶3枚，纸质，顶生小叶椭圆形、长椭圆形或宽倒卵形，小托叶丝状。总状花序顶生或腋生；总花梗密被淡黄色、开展的钩状毛；花极密，每2朵生于花序的节上；花冠紫红色、紫色或白色，旗瓣倒卵状长圆形，先端圆至微缺，翼瓣倒卵形，具耳和瓣柄，龙骨瓣极弯曲，先端钝。荚果密集，腹缝线浅波状，腹缝线、背缝线被钩状毛，有荚节4～7个；荚节近方形。花期7—10月，果期10—11月。

生境及分布：生于山坡草地、路边、山谷、水旁或灌丛中。分布于德江、兴义、安龙、罗甸、惠水、贵定，以及贵阳、毕节等地。

采收加工：秋季采收，晒干。

功能与主治：全株入药，清热，利尿，解毒。主治肺热咳喘，水肿，淋证，尿血，跌打损伤，毒蛇咬伤，痈疖，痄腮等。

附注：该种在贵州有一定资源量，可加以开发利用。

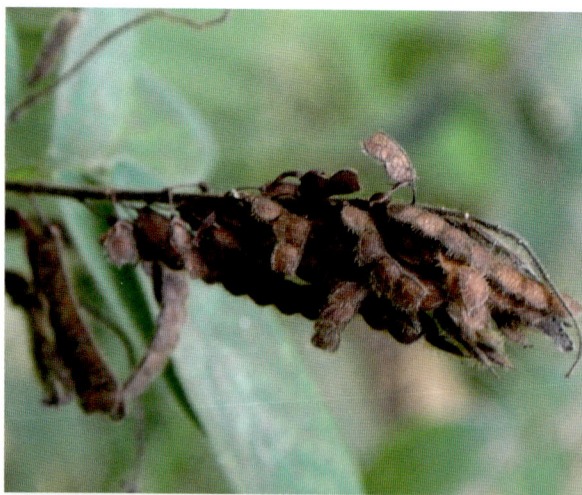

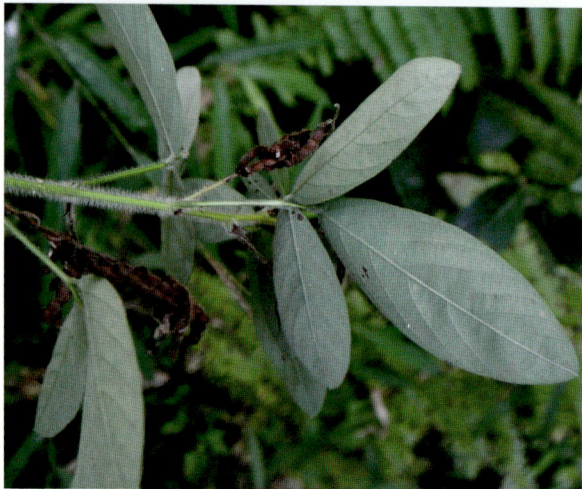

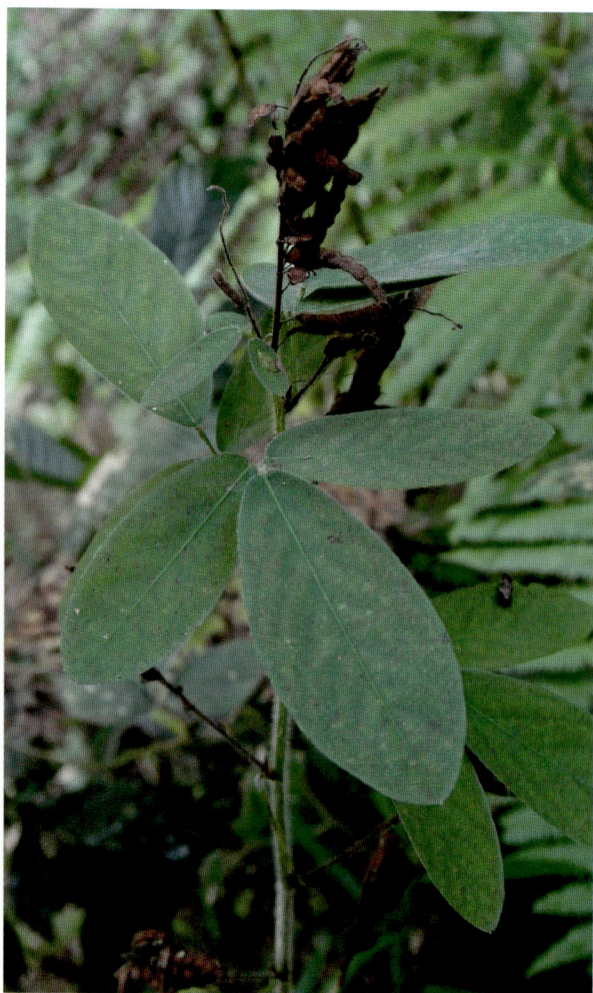

植物名称：小叶三点金 *Desmodium microphyllum* (Thunberg) Candolle

别称：小叶山蚂蝗、小叶山绿豆

植物形态：多年生草本。茎纤细，多分枝，直立或平卧，通常红褐色，近无毛；根粗，木质。羽状三出复叶，或有时仅为单小叶；托叶披针形，具条纹，疏生柔毛，有缘毛。总状花序顶生或腋生，被黄褐色开展柔毛；有花6～10朵；苞片卵形，被黄褐色柔毛；花冠粉红色，与花萼近等长，旗瓣倒卵形或倒卵状圆形，翼瓣倒卵形，具耳和瓣柄，龙骨瓣长椭圆形，较翼瓣长。荚果腹缝线、背缝线浅齿状，通常有荚节3～4个，被小钩状毛和缘毛或近于无毛，有网脉。花期5—9月，果期9—11月。

生境及分布：生于山坡草地或灌丛中。分布于印江、松桃、雷山、榕江、锦屏、威宁、赫章、普安、兴义、兴仁、安龙、都匀、平塘、罗甸、赤水、瓮安、贵定，以及贵阳等地。

采收加工：夏季、秋季采收，晒干。

功能与主治：全草入药，清热利湿，止咳平喘，消肿解毒。主治石淋，黄疸，痢疾，咳嗽，哮喘，小儿疳积，毒蛇咬伤，痈疮瘰疬，漆疮，痔疮等。

附注：该种在贵州有一定资源量，可加以开发利用。

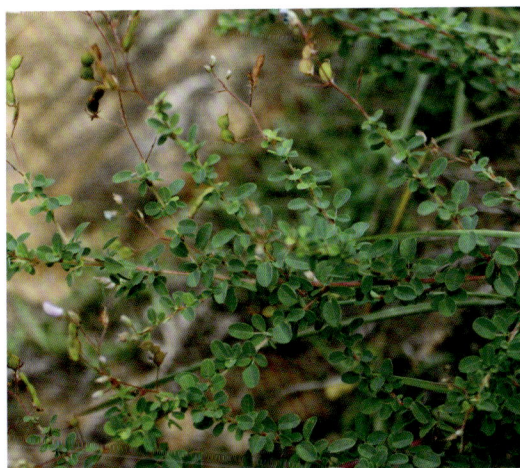

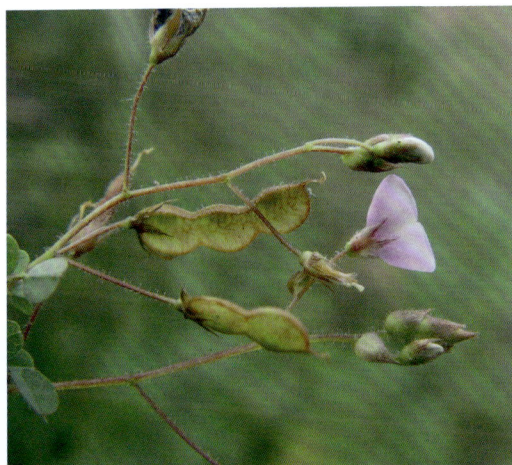

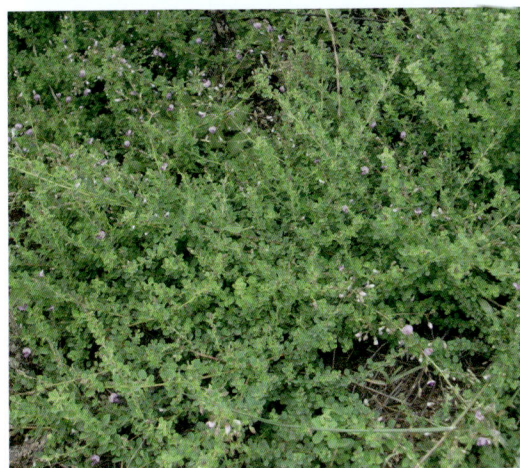

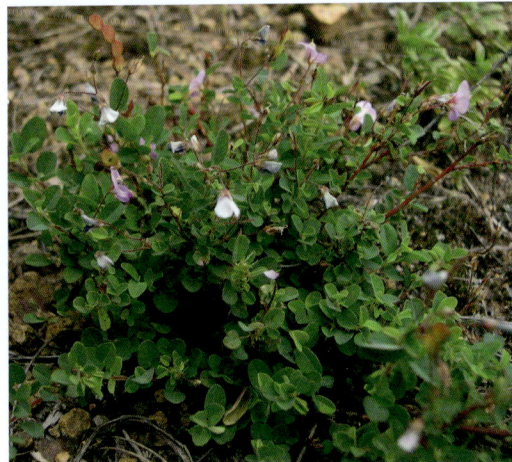

植物名称：饿蚂蝗 *Desmodium multiflorum* Candolle

别称：山黄豆、红掌草、多花山蚂蝗

植物形态：直立灌木，高1~2 m。多分枝，幼枝具棱角，密被淡黄色至白色柔毛。羽状三出复叶；托叶狭卵形至卵形；叶柄密被茸毛；小叶3枚，小托叶狭三角形。花序顶生或腋生，顶生者多为圆锥花序；总花梗密被向上的丝状毛和小钩状毛；花常2朵生于每节上；花萼长约4.5 mm，密被钩状毛，裂片三角形，与萼筒等长；花冠紫色，旗瓣椭圆形、宽椭圆形至倒卵形，翼瓣狭椭圆形，微弯曲，具瓣柄，龙骨瓣具长瓣柄；雄蕊单体。荚果长15~24 mm，荚节倒卵形。花期7—9月，果期8—10月。

生境及分布：生于海拔600~2300 m的山坡草地或林缘。分布于雷公山及江口、印江、盘州、紫云、安龙、兴仁、独山，以及毕节、遵义、贵阳等地。

采收加工：夏季、秋季采收，晒干。

功能与主治：全株入药，活血止痛，解毒消肿。主治脘腹疼痛，小儿疳积，腰扭伤，尿道炎，腮腺炎，毒蛇咬伤等。

附注：该种在贵州有一定资源量，可加以开发利用。

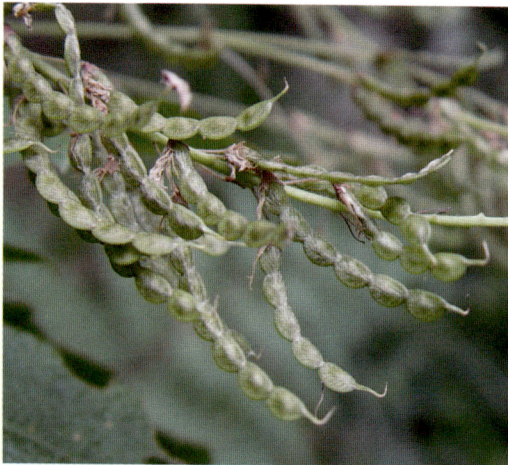

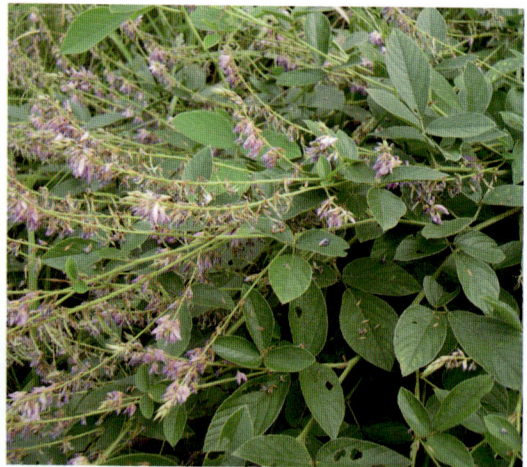

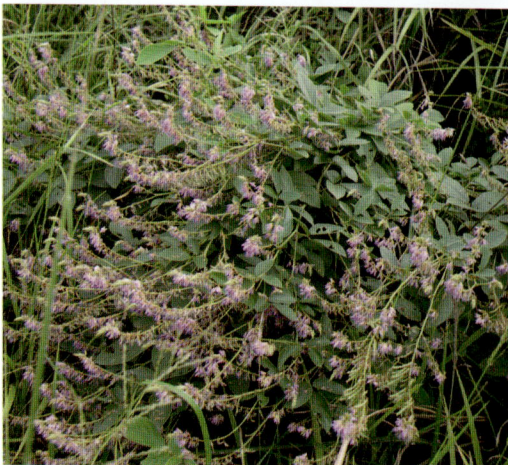

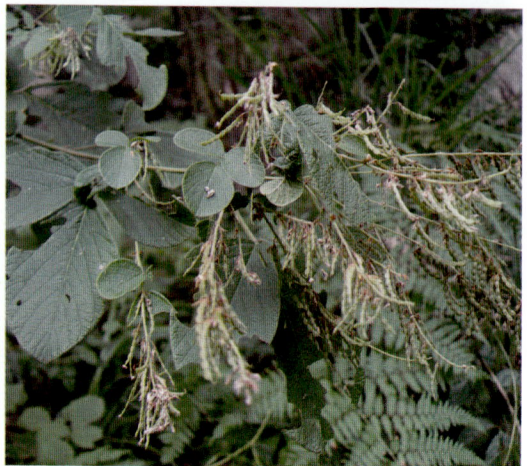

植物名称：长波叶山蚂蝗 *Desmodium sequax* Wallich

别称：瓦子草、波叶山蚂蝗

植物形态：直立灌木，高1～2 m。幼枝和叶柄被锈色柔毛，有时混有小钩状毛。羽状三出复叶；托叶线形，外面密被柔毛，有缘毛；小叶3枚，纸质，卵状椭圆形或圆菱形，侧生小叶略小，先端急尖，基部楔形至钝。总状花序顶生或腋生；花通常2朵生于每节上；苞片早落，狭卵形；花冠紫色，旗瓣椭圆形至宽椭圆形，先端微凹，翼瓣狭椭圆形，龙骨瓣具长瓣柄，微具耳。荚果腹缝线、背缝线缢缩成念珠状，有荚节6～10个；荚节近方形，密被开展褐色小钩状毛。花期7—9月，果期9—11月。

生境及分布：生于海拔400～800 m的山坡、路旁或灌丛中。分布于江口、雷山、榕江、盘州、普安、兴义、安龙、独山、惠水、赤水、习水、仁怀、清镇等地。

采收加工：夏季、秋季采收，晒干。

功能与主治：根入药，清热泻火，活血祛瘀，敛疮。主治风热目赤，胞衣不下，血瘀闭经，烧伤等。

附注：该种在贵州有一定资源量，可加以开发利用。

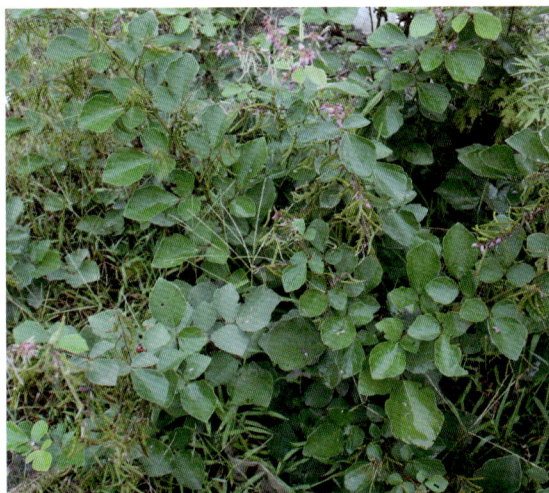

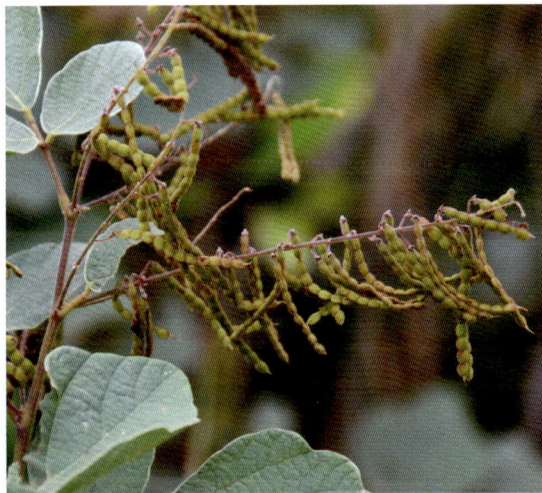

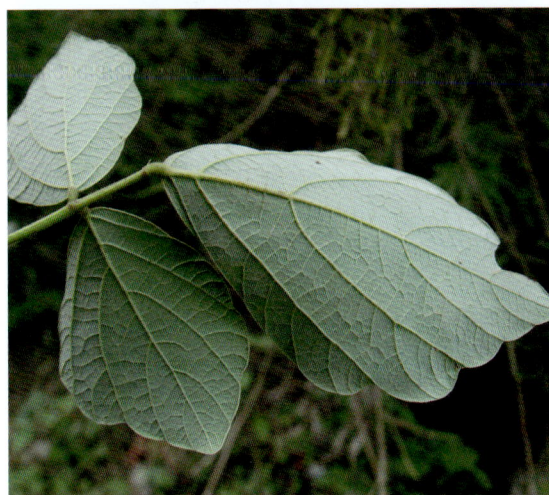

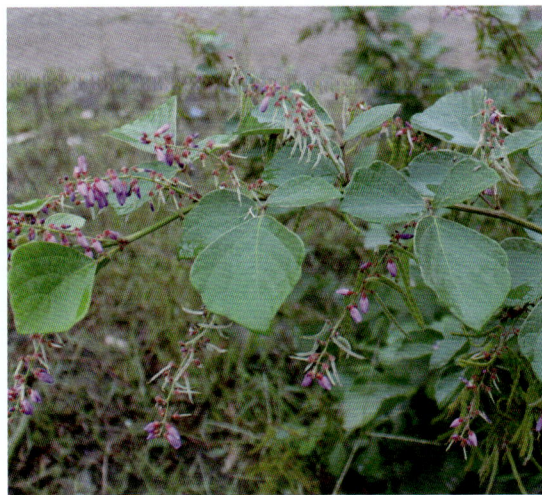

植物名称：**广东金钱草** *Desmodium styracifolium* (Osbeck) Merrill

别称：金钱草、广金钱草

植物形态：直立亚灌木状草本，高30～100 cm。多分枝，幼枝密被白色或淡黄色毛。叶通常具单小叶，有时具3枚小叶；小叶厚纸质至近革质，圆形、近圆形至宽倒卵形。总状花序短，顶生或腋生；总花梗密被绢毛；花密生，每2朵生于节上；苞片密集，覆瓦状排列，宽卵形，被毛；花萼密被小钩状毛和混生丝状毛；花冠紫红色，旗瓣倒卵形或近圆形，具瓣柄，翼瓣倒卵形，亦具短瓣柄，龙骨瓣较翼瓣长。荚果被短柔毛和小钩状毛，有荚节3～6个；荚节近方形，扁平，具网纹。花期、果期6—9月。

生境及分布：生于海拔750 m左右的山坡。分布于石阡等地。

采收加工：全年均可采收，洗净，晒干。

功能与主治：全株入药，平肝火，清湿热，利尿通淋。主治肾炎浮肿，尿道感染，尿道结石，胆囊结石，黄疸型肝炎，小儿疳积，荨麻疹等。

附注：该种在贵州分布区域狭窄，野生资源量小，应加以保护。

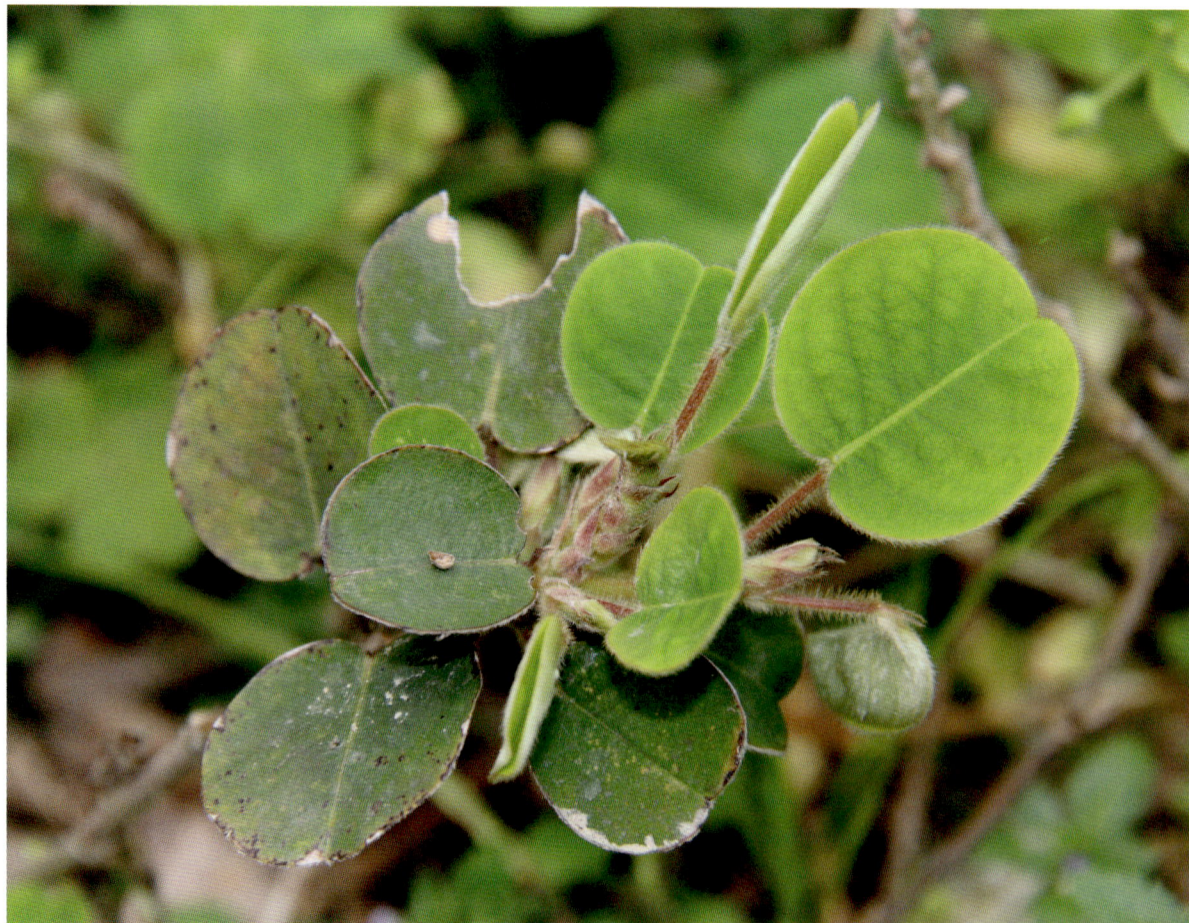

植物名称：**绒毛山蚂蝗** *Desmodium velutinum* (Willdenow) Candolle

别称：**绒毛叶山蚂蝗、绒毛山绿豆**

植物形态：小灌木或亚灌木。茎高达150 cm，被短柔毛或糙伏毛。叶通常具单小叶，少有3枚小叶；托叶三角形，先端长渐尖，基部宽，被糙伏毛或近无毛；小叶薄纸质至厚纸质，卵状披针形、三角状卵形或宽卵形，小托叶钻形。总状花序腋生或顶生，顶生者有时具少数分枝而排列成圆锥状；花小，每2～5朵生于节上；花萼宽钟形；花冠紫色或粉红色，旗瓣倒卵状近圆形，翼瓣长椭圆形，具耳，龙骨瓣狭窄，无耳。荚果狭长圆形，腹缝线几乎为直线，背缝线浅波状，有荚节5～7个。花期、果期9—11月。

生境及分布：生于海拔700～1400 m的山坡、草地或路旁。分布于贞丰、罗甸等地。

采收加工：夏季、秋季采收，晒干。

功能与主治：全株入药，清热解毒。主治黄疸。

附注：该种在贵州分布区域狭窄，野生资源量小，应加以保护。

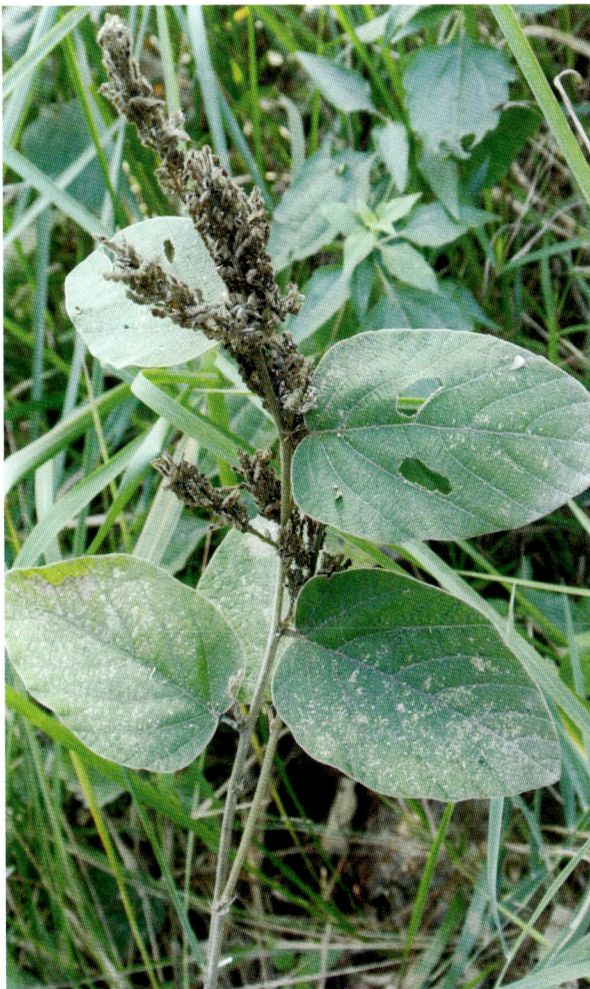

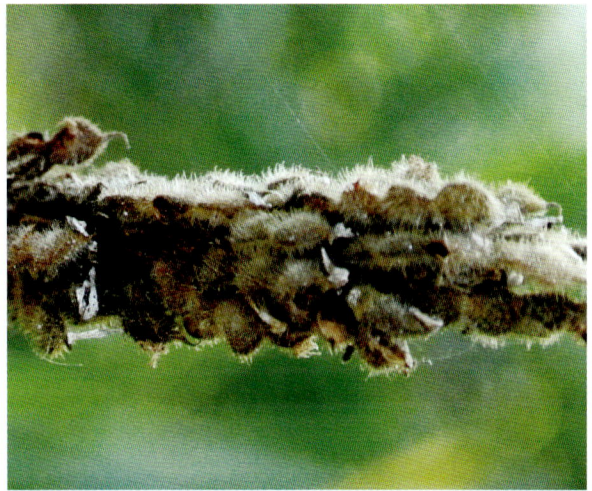

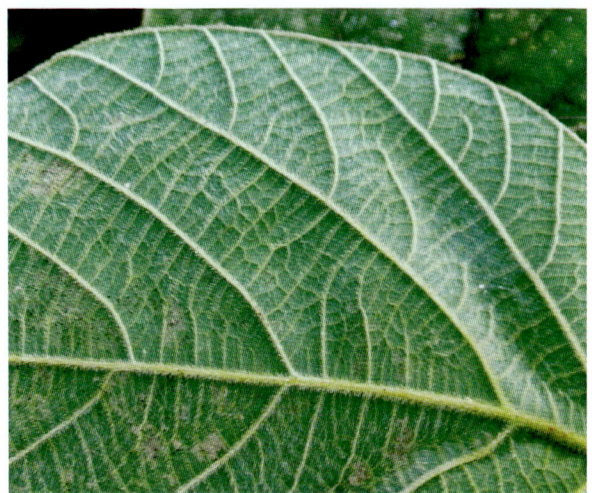

植物名称：柔毛山黑豆 *Dumasia villosa* Candolle

别称：毛小鸡藤、台湾山黑豆

植物形态：缠绕状草质藤本。全株各部被黄色或黄褐色柔毛。羽状复叶；托叶小，线状披针形或呈刚毛状，密被柔毛；小叶3枚，纸质，顶生小叶卵形至宽卵形。花序轴、总花梗均被淡黄色柔毛；花常密集或略疏；苞片和小苞片小，刚毛状；花梗被黄色短柔毛；花萼筒先端斜截形，无毛或微被伏毛；花冠黄色，各瓣近等长，旗瓣倒卵形，基部具2耳，翼瓣、龙骨瓣长圆状椭圆形；雄蕊二体。荚果长椭圆形，密被黄色柔毛，在种子间缢缩。种子通常3~4枚。花期9—10月，果期11—12月。

生境及分布：生于路旁河边或空旷地带。分布于金沙、龙里等地。

采收加工：全草春季采收，晒干。种子秋季采收，晒干。

功能与主治：全株、种子入药，清热解毒，消肿止带。主治咽喉肿痛，乳痈，牙痛，无名肿毒，毒蛇咬伤，白带过多。

附注：该种在贵州分布区域狭窄，野生资源量小，应加以保护。

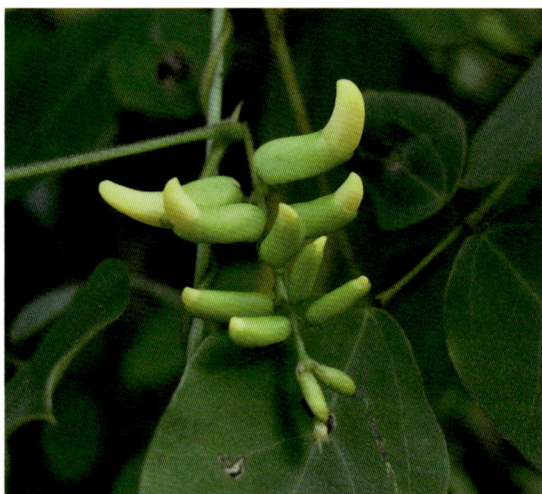

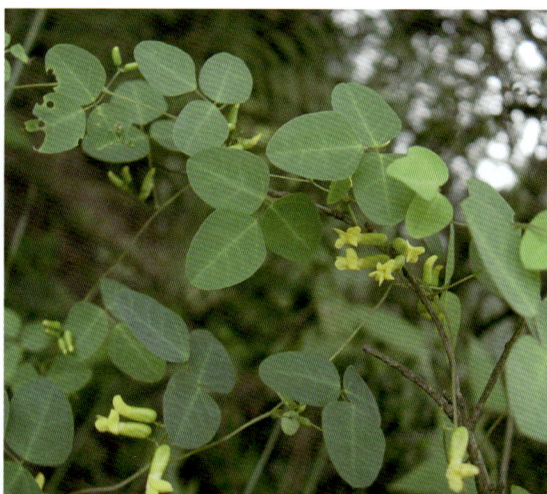

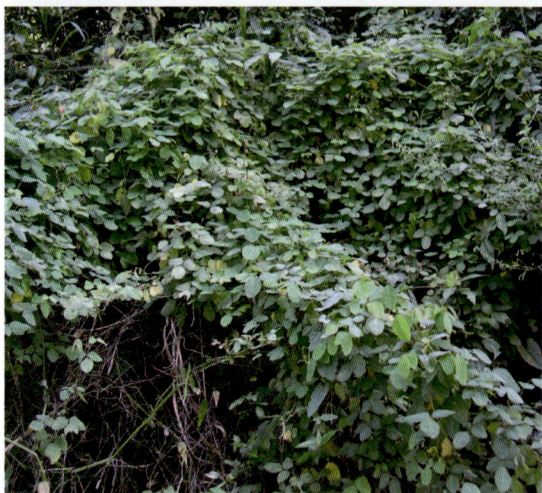

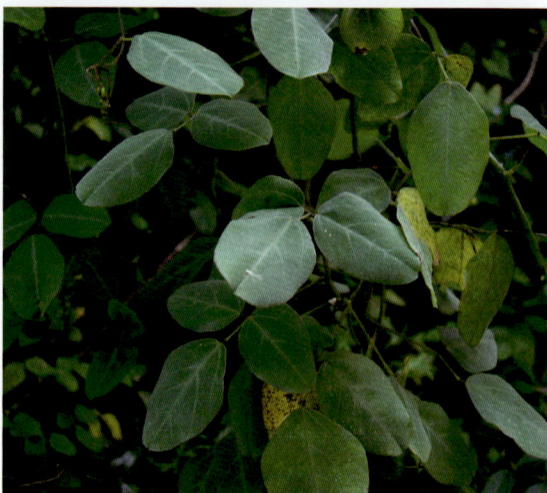

植物名称：鹦哥花 *Erythrina arborescens* Roxburgh

别称：红嘴绿鹦哥、刺木通、乔木刺桐

植物形态：小乔木或乔木。树干和枝条具皮刺。羽状复叶；叶柄不具皮刺或有少数皮刺；小叶3枚，顶生小叶近肾形，下面略带白色，两面无毛。总状花序生于先端叶腋；花鲜红色，大，具花梗，下垂；苞片单生，卵形，内有3朵花，在每个花梗基部有1枚小苞片；花萼陀螺形；花冠红色，旗瓣近卵形，翼瓣比龙骨瓣短，斜倒卵形，龙骨瓣长。荚果弯曲，有明显的喙和果梗，有种子5～10枚。种子带白色或褐色，肾形，长约2 cm。

生境及分布：生于山坡或山谷。分布于兴义、安龙、望谟、清镇等地。

采收加工：夏季、秋季采收，刮去灰垢，晒干。

功能与主治：树皮或根皮入药，祛风除湿，舒筋通络，杀虫止痒。主治风湿痹痛，关节拘挛，跌打损伤，疥癣，湿疹等。

附注：该种常作为观赏植物栽培，野生资源量小，应加以保护。

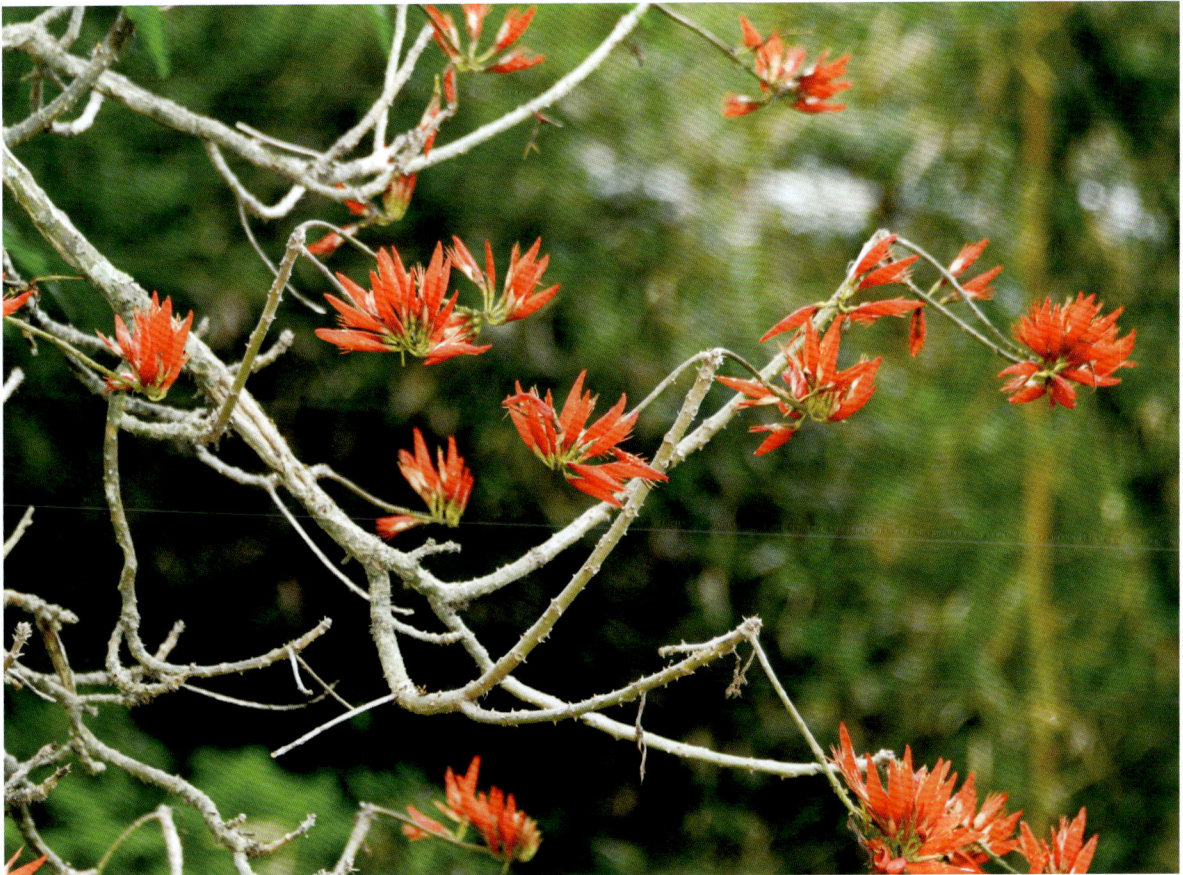

植物名称：龙牙花 *Erythrina corallodendron* Linnaeus

别称：珊瑚刺桐、珊瑚树、象牙红

植物形态：灌木或小乔木，高3~5 m。树干和枝条散生皮刺。羽状复叶；小叶3枚，菱状卵形，先端渐尖而钝或呈尾状，基部宽楔形，两面无毛，有时叶柄上面和下面中脉上有刺。总状花序腋生；花深红色，具短梗，与花序轴呈直角或稍下弯；花萼钟形，萼齿不明显，仅下面1枚稍突出；旗瓣长椭圆形，先端微缺，翼瓣短；子房有长子房柄，被白色短柔毛；花柱无毛。荚果长约10 cm，具梗，先端有喙，在种子间收缢。种子多枚，深红色，有黑斑。花期6—11月。

生境及分布：贵州大部分地区有栽培。

采收加工：夏季、秋季采收，晒干。

功能与主治：树皮入药，麻醉，镇静。

附注：该种常作为观赏植物栽培。

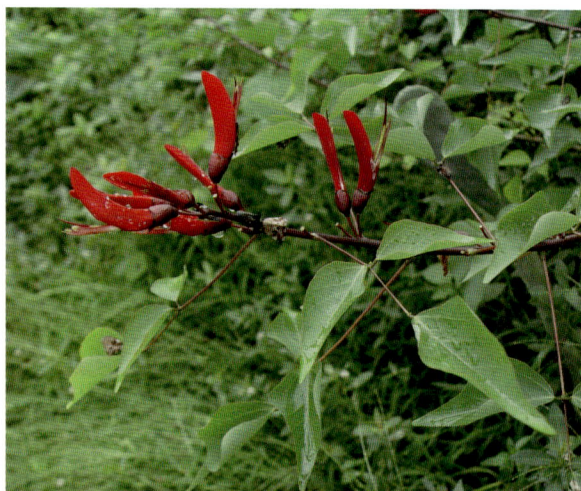

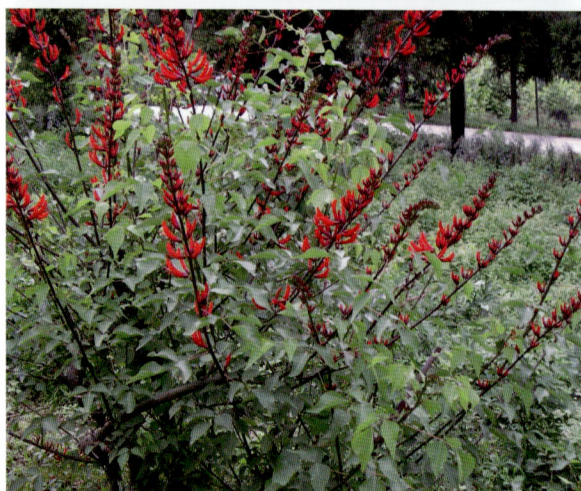

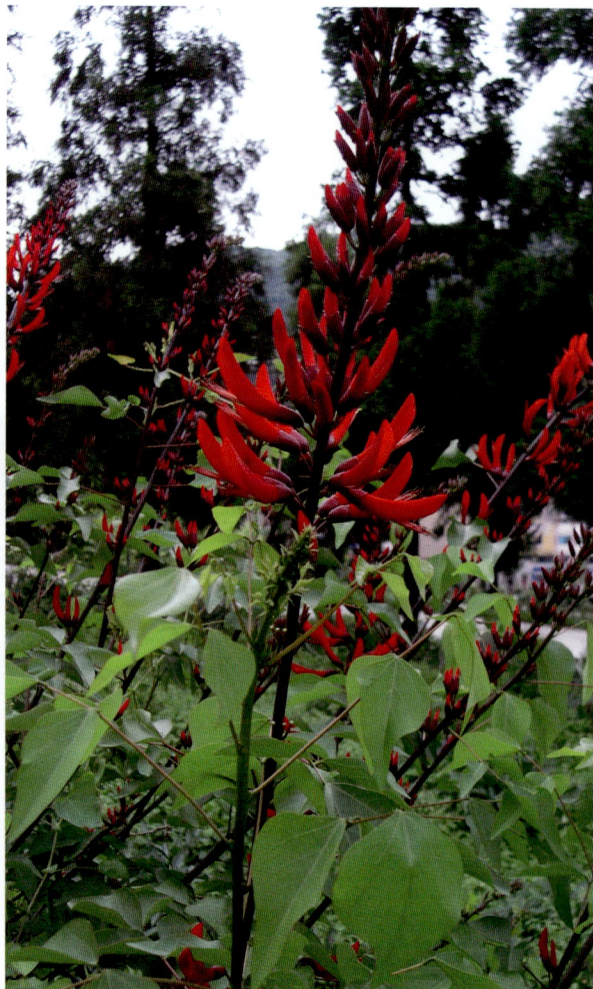

植物名称：鸡冠刺桐 *Erythrina crista-galli* Linnaeus

植物形态：落叶灌木或小乔木。茎和叶柄稍具皮刺。羽状复叶；小叶3枚，长卵形或披针状长椭圆形，长7~10 cm，宽3~4.5 cm，先端钝，基部近圆形。花与叶同时长出；总状花序顶生，每节有花1~3朵；花深红色，长3~5 cm，稍下垂或与花序轴呈直角；花萼钟形，先端二浅裂；雄蕊二体；子房有柄，具细茸毛。荚果长约15 cm，褐色，种子间缢缩。种子大，亮褐色。

生境及分布：仁怀、盘州，以及贵阳等地有栽培。

采收加工：夏季、秋季采收，晒干。

功能与主治：树皮入药，麻醉，镇静。

附注：该种常作为观赏植物栽培。

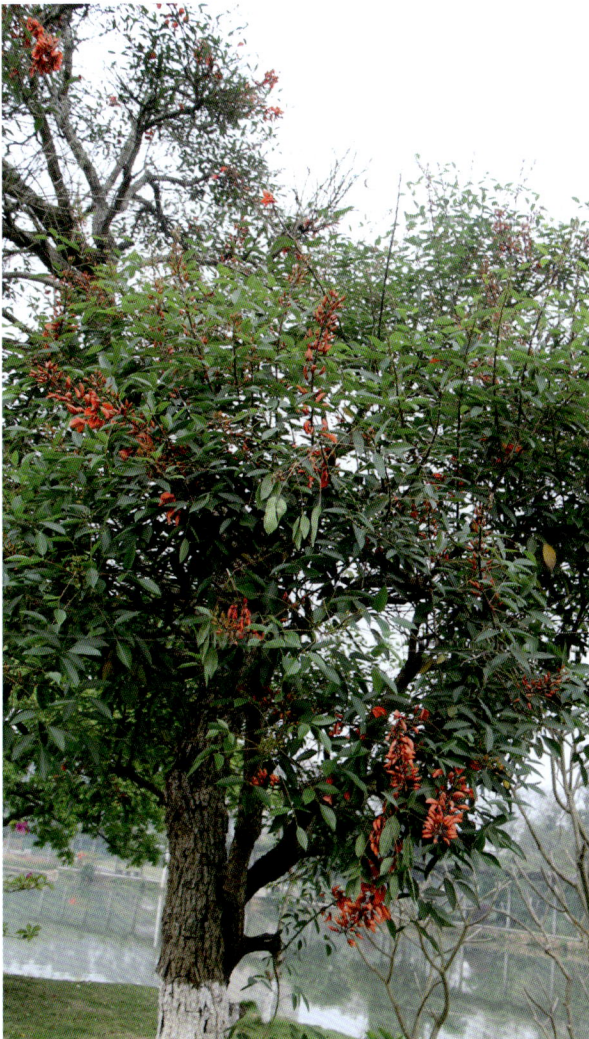

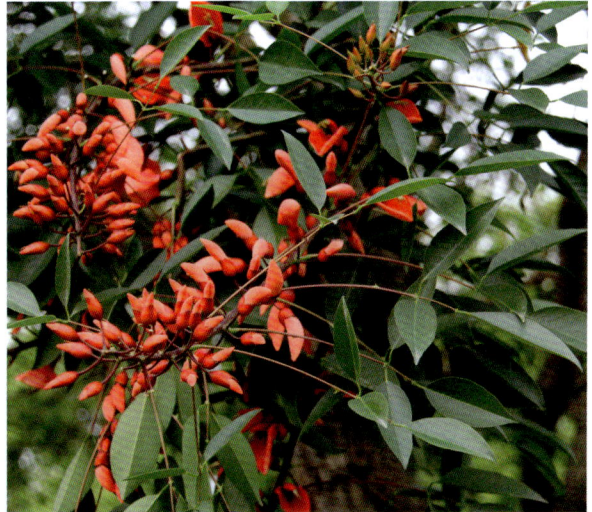

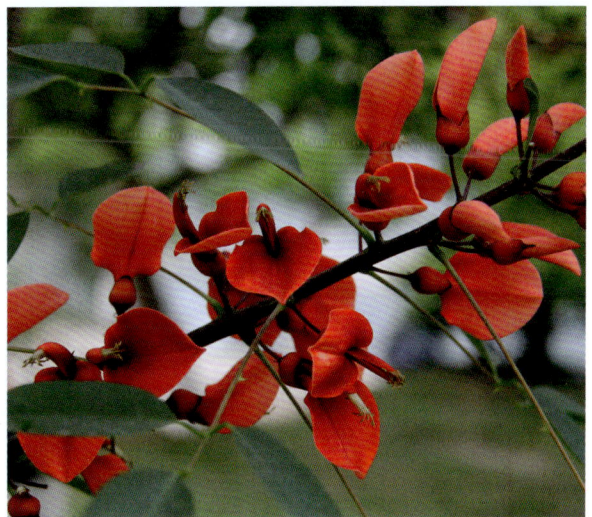

植物名称：山豆根 *Euchresta japonica* J. D. Hooker ex Regel

别称：三小叶山豆根

植物形态：小乔木，高3～5 m。小枝无毛。羽状复叶，具长柄；小叶3枚，对生，倒卵形或倒卵状椭圆形，长4～8 cm，先端钝，基部宽楔形或近圆形，上面无毛，脉下陷，下面被白毛，脉不明显，柄短。总状花序与叶对生，长约4 cm；总花梗长4～6 cm，花序轴与花梗被棕色短柔毛；花冠白色，旗瓣长圆形，长约10 mm，宽约2 mm，先端凹，翼瓣与旗瓣近等长，长圆形，先端钝圆，龙骨瓣与翼瓣等长。荚果椭圆球形，肉质，黑色，有光泽，长13～18 mm，宽约7 mm，顶端有细尖。种子1枚，圆柱形。花期、果期9—11月。

生境及分布：生于海拔800～1350 m的山沟或山坡疏林中。分布于梵净山及罗甸、石阡等地。

采收加工：全年均可采收，洗净，晒干。

功能与主治：全株、根入药，清热解毒，消肿止痛。主治肠炎腹泻、腹胀、腹痛，胃痛，咽喉疼痛，牙痛，疮疖肿毒等。

附注：该种在贵州分布区域狭窄，野生资源量小，应加以保护。

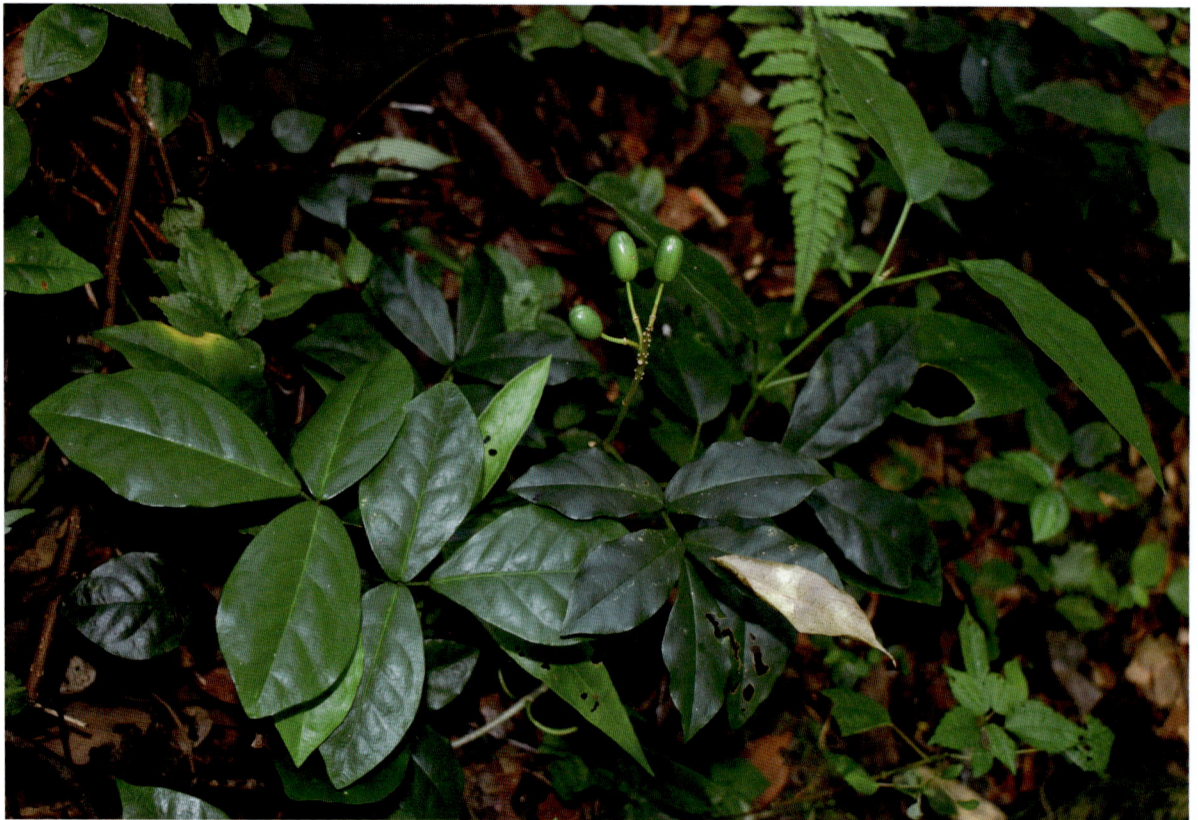

植物名称：管萼山豆根 *Euchresta tubulosa* Dunn

植物形态：灌木。小叶5枚，纸质，椭圆形或卵状椭圆形。总状花序顶生，被黄褐色短柔毛；花序基部有小囊，上半部扩展成杯形；旗瓣折合并向后弯曲；雄蕊管长约1.2 cm；子房线形，长约5.5 mm，子房柄长约1.3 cm；花柱线形，长约4 mm。果椭圆形，长1.5～1.8 cm，宽约8 mm，黑褐色，两端钝圆而先端有1枚极短的小尖头；果序长约10 cm；果柄长约5 mm；果颈长约1.4 cm。花期5—7月，果期7—9月。

生境及分布：生于海拔300～1700 m的山沟阴湿处。分布于金沙等地。

采收加工：全年均可采收，洗净，晒干。

功能与主治：全株、根入药，清热解毒，消肿止痛。主治肠炎腹泻、腹胀、腹痛，胃痛，咽喉疼痛，牙痛，疮疖肿毒等。

附注：该种为贵州地理分布新记录种，在贵州分布区域极为狭窄，需严加保护。

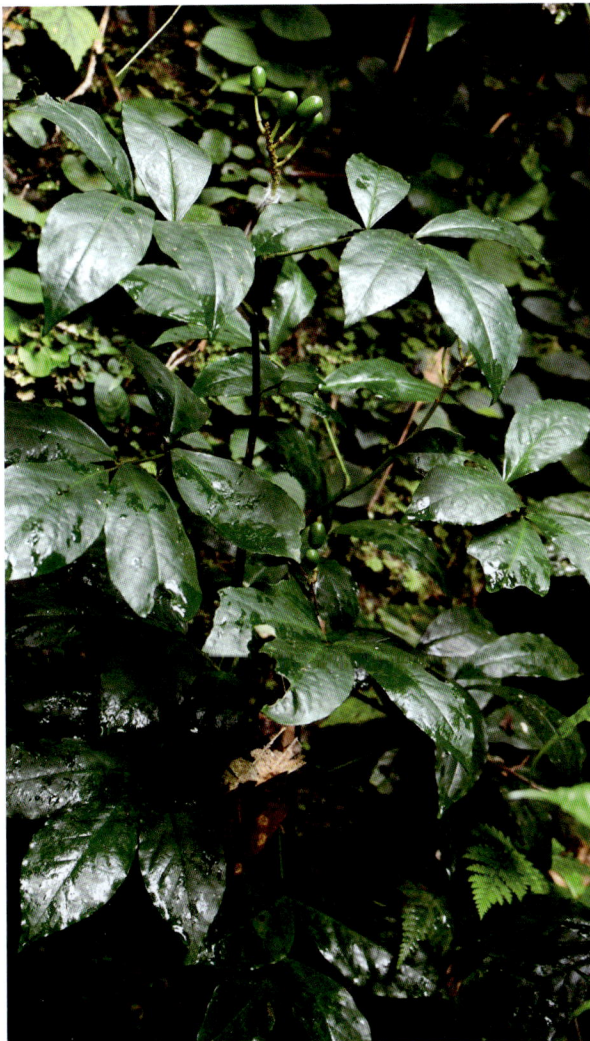

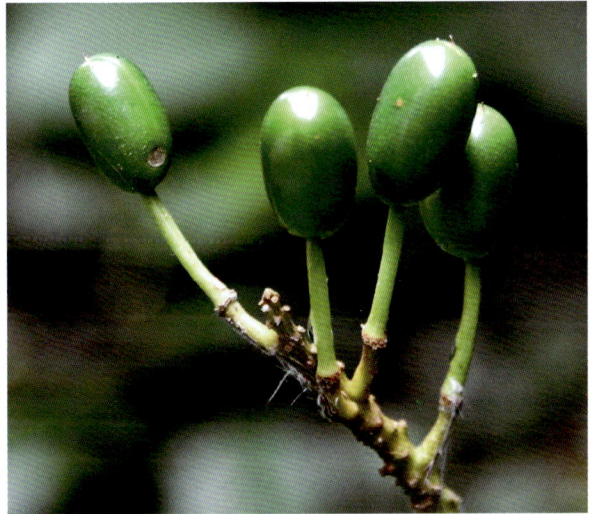

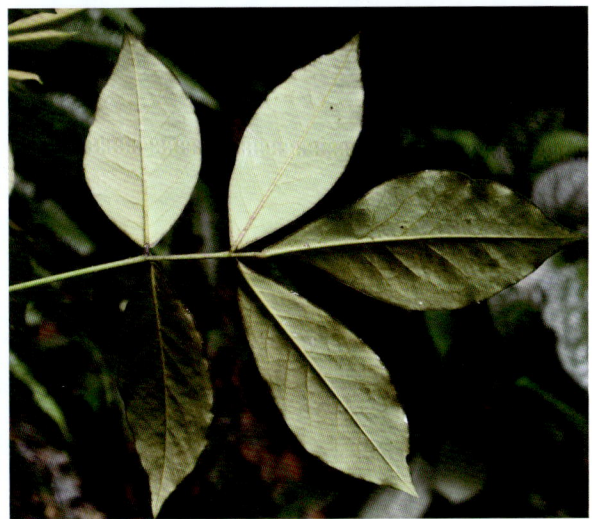

植物名称：大叶千斤拔 *Flemingia macrophylla* (Willdenow) Prain

植物形态：直立灌木，高0.8~2.5 m。幼枝有明显纵棱，密被紧贴的丝质柔毛。小叶3枚，呈指状，纸质或薄革质，顶生小叶宽披针形至椭圆形；基出脉3条。总状花序常数个聚生于叶腋；花多而密集；花梗极短；花萼钟形，长6~8 mm，被丝质短柔毛，裂齿线状披针形，较萼管长1倍，下部1枚最长；花冠紫红色，稍长于萼，旗瓣长椭圆形，具短瓣柄及2耳，翼瓣狭椭圆形，一侧略具耳。荚果椭圆形，褐色，略被短柔毛，先端具小尖喙。种子1~2枚，球形，光亮，黑色。花期6—9月，果期10—12月。

生境及分布：生于海拔400~1800 m的旷野草地或山坡灌丛中。分布于兴义、安龙、罗甸、册亨、望谟、三都等地。

采收加工：秋季采挖，除去泥土，晒干。

功能与主治：根入药，祛风湿，益脾肾，强筋骨。主治风湿骨痛，腰肌劳损，四肢痿软，偏瘫，阳痿，月经不调，带下，腹胀，食少，气虚脚肿。

附注：该种在贵州南部地区有一定产藏量，加以开发利用的同时应注意保护。

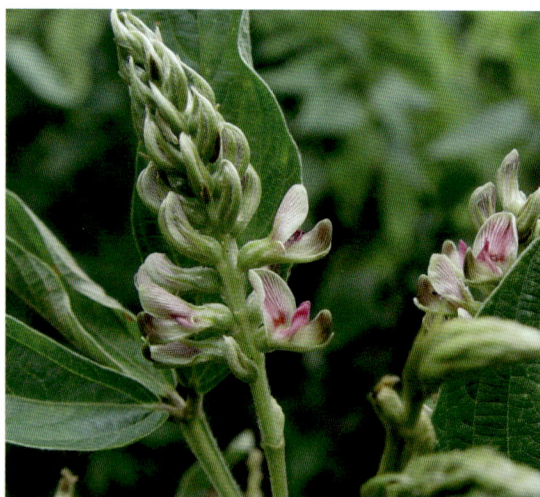

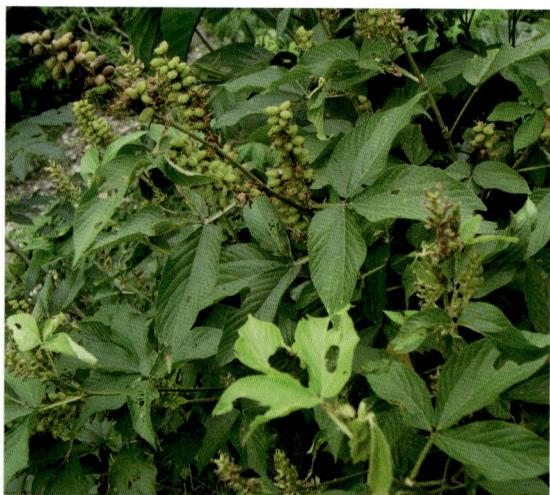

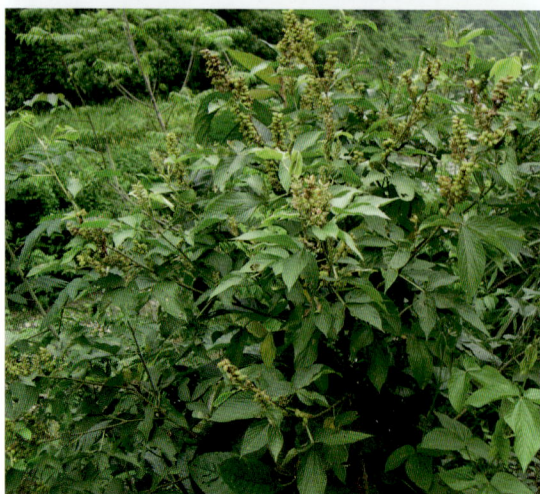

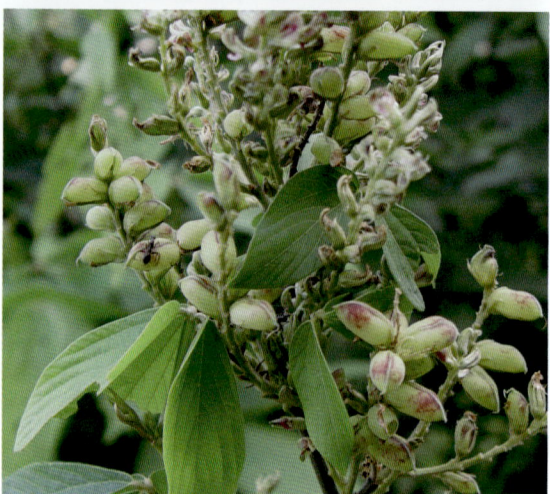

植物名称：千斤拔 *Flemingia prostrata* Roxburgh

别称：钻地风、老鼠尾、一条根

　　植物形态：直立或披散亚灌木。幼枝三棱柱形，密被灰褐色短柔毛。托叶线状披针形，有纵纹，被毛，先端细尖，宿存；小叶3枚，指状，厚纸质，上面被疏短柔毛，下面密被灰褐色柔毛；基出脉3条。总状花序腋生，各部密被灰褐色至灰白色柔毛；苞片狭卵状披针形；花密生，具短梗；花冠紫红色，旗瓣长圆形，基部具极短瓣柄，两侧具不明显的耳，翼瓣镰形，基部具瓣柄及一侧具微耳，龙骨瓣椭圆状，略弯。荚果椭圆状，被短柔毛。种子2枚，近圆球形，黑色。花期、果期在夏季、秋季。

　　生境及分布：生于山坡草丛中。分布于罗甸等地。

　　采收加工：秋季采挖，洗净，晒干。

　　功能与主治：根入药，祛风除湿，强筋壮骨，活血解毒。主治风湿痹痛，腰肌劳损，四肢痿软，跌打损伤，咽喉肿痛。

　　附注：该种在贵州分布区域狭窄，野生资源量小，应加以保护。

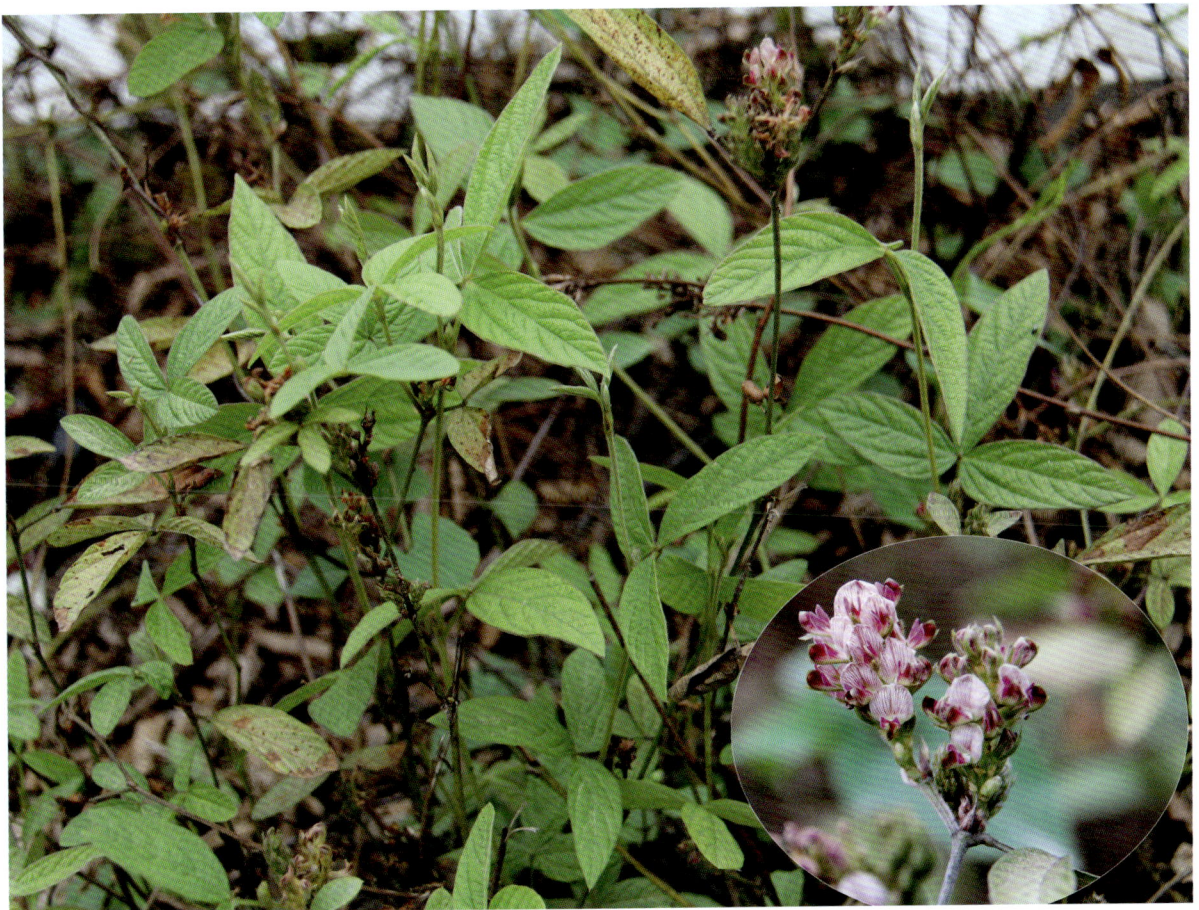

植物名称：球穗千斤拔 *Flemingia strobilifera* (Linnaeus) R. Brown

别称：珠穗千斤拔、半灌木千斤拔、大苞千斤拔

植物形态：直立或近蔓延状灌木，高0.3~3 m。小枝具棱，密被灰色至灰褐色柔毛。单叶互生，近革质，卵形、卵状椭圆形、宽椭圆状卵形或长圆形，先端渐尖、钝或急，两面除中脉或侧脉外无毛或几无毛；托叶线状披针形，宿存或脱落。小聚伞花序包藏于贝状苞片内，再排列成总状花序或复总状花序；花序轴密被灰褐色柔毛；花小；贝状苞片纸质至近膜质，先端截形或圆形，微凹或有细尖，两面多少被长硬毛。荚果椭圆形，膨胀，略被短柔毛。种子2枚，近球形，常黑褐色。花期在春季、夏季，果期在秋季、冬季。

生境及分布：生于海拔900~1400 m的山坡灌丛中。分布于兴义、普安、盘州、关岭、晴隆、罗甸等地。

采收加工：全草春季采收，晒干。根秋季采挖，洗净，晒干。

功能与主治：全株或根入药，清热除湿，祛风通络，止咳化痰。主治风湿痹痛，腰膝无力，痰热咳嗽，哮喘，百日咳，黄疸。

附注：该种在贵州分布区域狭窄，野生资源量小，应加以保护。

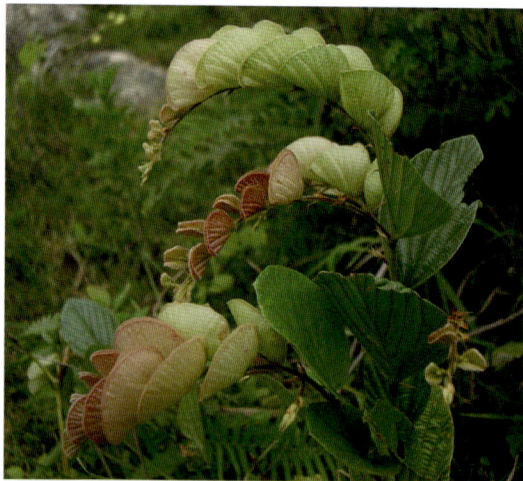

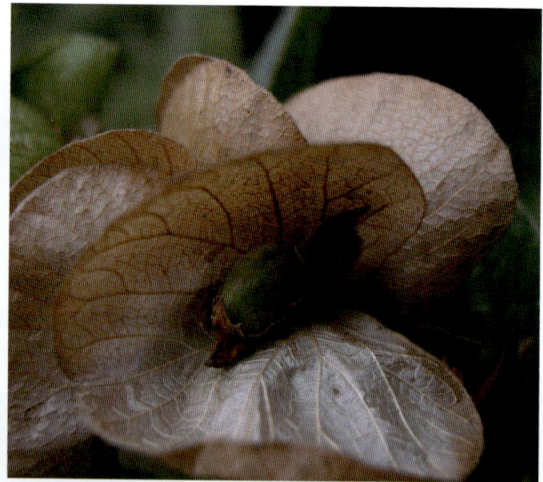

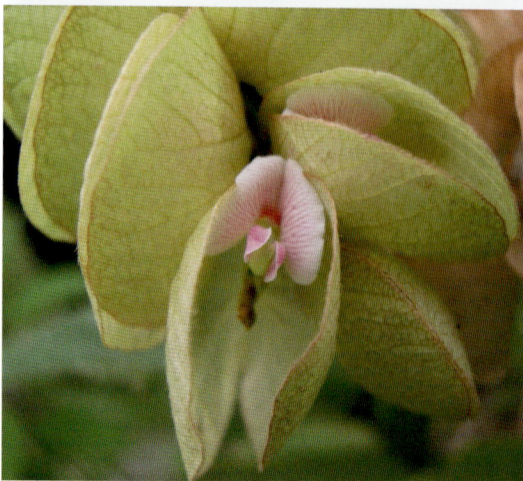

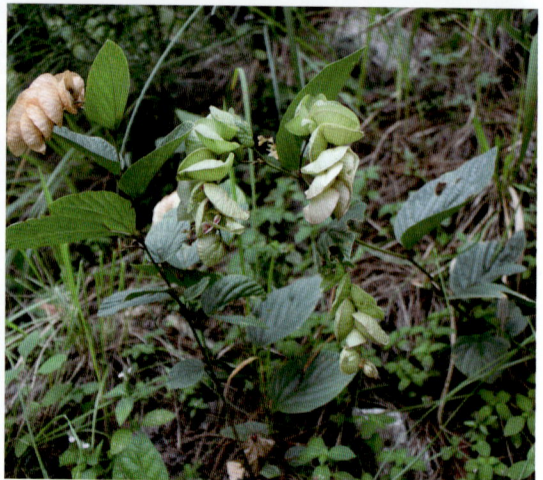

植物名称：华南皂荚 *Gleditsia fera* (Loureiro) Merrill

植物形态：小乔木至乔木，高3～42 m。枝灰褐色；刺粗壮，常分枝。一回羽状复叶；叶轴具槽，槽及两边无毛或被疏柔毛；小叶5～9对，纸质至薄革质，斜椭圆形至菱状长圆形；网脉细密、清晰。花杂性，绿白色，数朵组成小聚伞花序，腋生或顶生；雄花花瓣两面均被短柔毛；两性花花萼、花瓣与雄花的相似，唯花萼里面基部被1圈长柔毛。荚果扁平，劲直或稍弯，偶有扭转；果瓣革质；嫩果密被棕黄色短柔毛，老时毛渐脱落而呈深棕色至黑褐色。种子多数，卵形至长圆形，扁平或呈凸透镜状。花期4—5月，果期6—12月。

生境及分布：生于海拔400 m左右的林中。分布于荔波、独山、长顺、惠水、瓮安、罗甸、福泉、平塘，以及贵阳等地。

采收加工：夏季、秋季采摘，晒干。

功能与主治：果实入药，豁痰开窍，杀虫止痒。主治中风昏迷，疥疮，顽癣。

附注：该种产藏量较大，可大量开发利用。

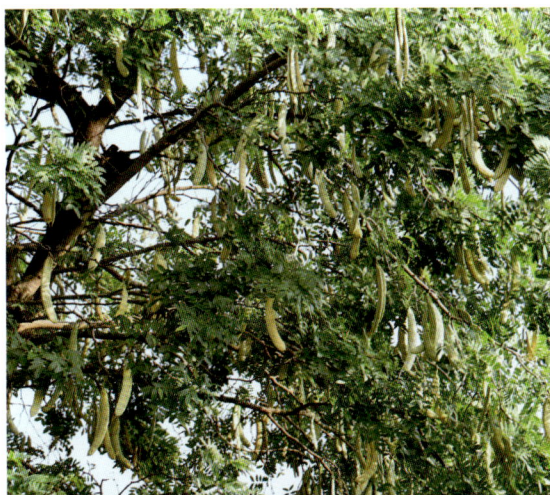

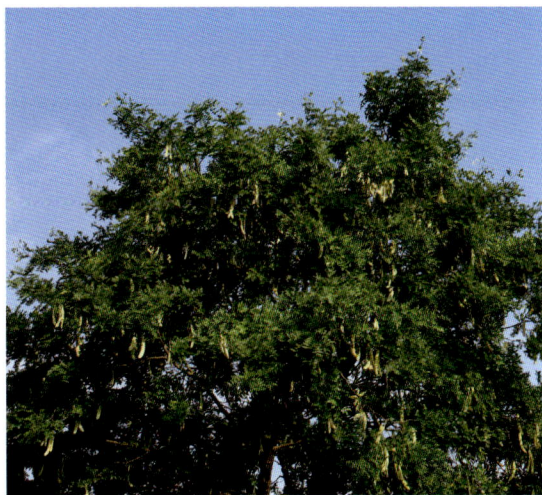

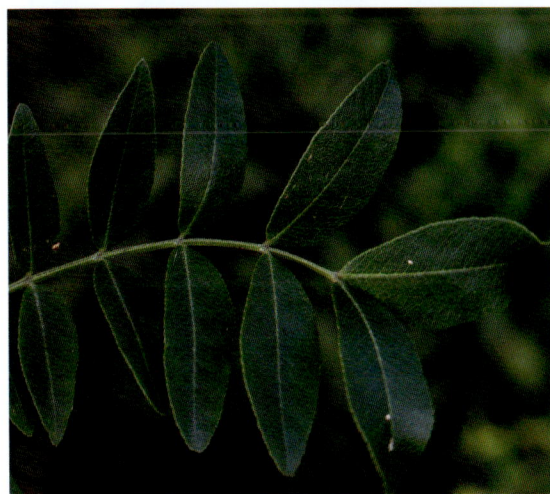

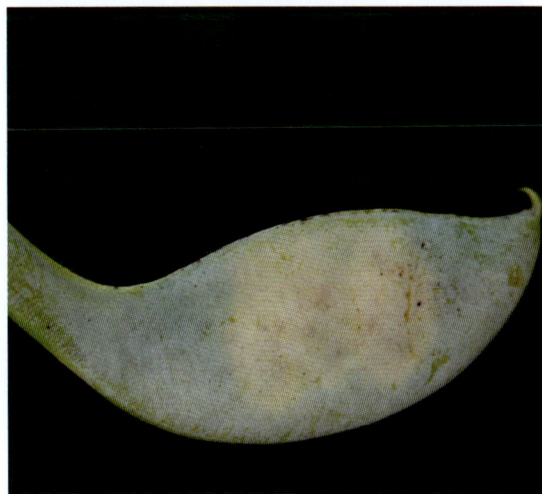

植物名称：皂荚 *Gleditsia sinensis* Lamarck

别称：皂角

植物形态：落叶乔木或小乔木，高可达30 m。枝灰色至深褐色；刺粗壮，圆柱形，常分枝。一回羽状复叶；小叶（2～）3～9对，纸质，卵状披针形至长圆形，上面被短柔毛，下面中脉上稍被柔毛。花杂性，黄白色，组成总状花序；花序腋生或顶生，被短柔毛；雄花外面被柔毛；萼片4枚；两性花花萼、花瓣与雄花的相似。荚果带状，劲直或弯曲呈新月形，通常称"猪牙皂"，内无种子；果瓣革质，褐棕色或红褐色，常被白色粉霜。种子多枚，长圆形或椭圆形。花期3—5月，果期5—12月。

生境及分布：生于海拔650～1300 m的向阳山地或林中。分布于贵州各地。

采收加工：果实秋季成熟时采摘，晒干。棘刺全年均可采收，但以秋季至第二年春季采收者为佳，晒干。

功能与主治：果实、棘刺入药，祛痰止咳，开窍通闭，杀虫散结。主治痰咳喘满，中风口噤，痰涎壅盛，神昏不语，癫痫，二便不通，痈肿，疥癣等。

附注：近年来，该种在毕节有较大规模的人工种植，以皂角米为代表的皂角产业日益壮大。

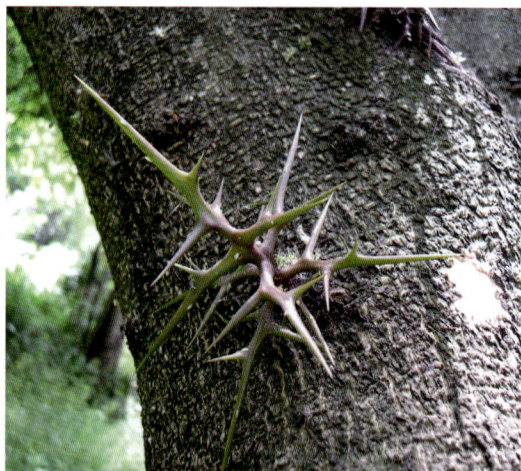

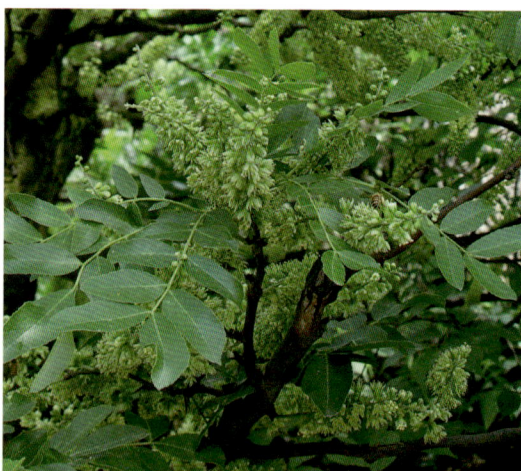

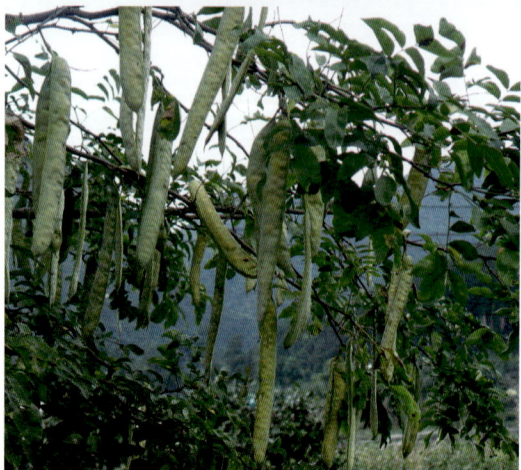

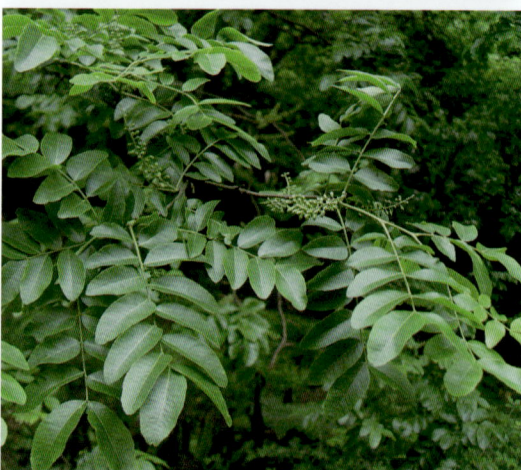

植物名称：大豆 *Glycine max* **(Linnaeus) Merrill**

别称：黄豆

植物形态：一年生草本，高30～90 cm。茎粗壮，上部具棱，密被褐色长硬毛。叶通常具3枚小叶；托叶宽卵形，被黄色柔毛；小托叶披针形。总状花序，短的少花，长的多花；小苞片披针形，被伏贴的刚毛；花萼下部3枚裂片分离，均密被白色长柔毛；花紫色、淡紫色或白色，旗瓣先端微凹并通常外反，翼瓣蓖状，基部狭，具瓣柄和耳，龙骨瓣斜倒卵形。荚果肥大，长圆形，稍弯，下垂，黄绿色，密被褐黄色长毛。种子2～5枚；种皮光滑，淡绿色、黄色、褐色和黑色等。花期6—7月，果期7—9月。

生境及分布：贵州各地均有栽培。

采收加工：秋季果实成熟时采收，除去杂质，晒干。

功能与主治：种子入药，活血利水，祛风解毒，健脾益肾。主治水肿胀满，脚气，黄疸浮肿，肾虚腰痛，遗尿，风痹痉挛，痈肿疮毒等。

附注：该种产藏量较大，可大量开发利用。

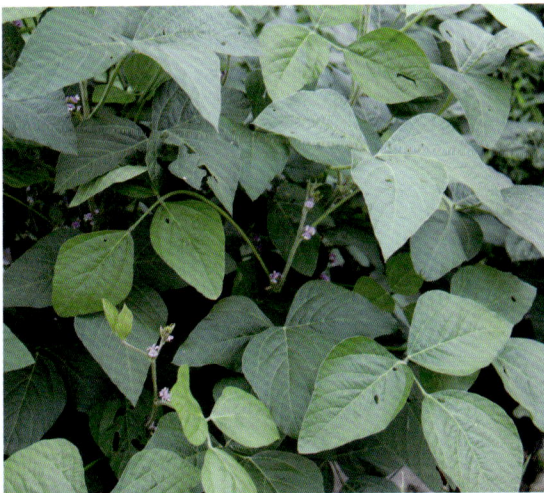

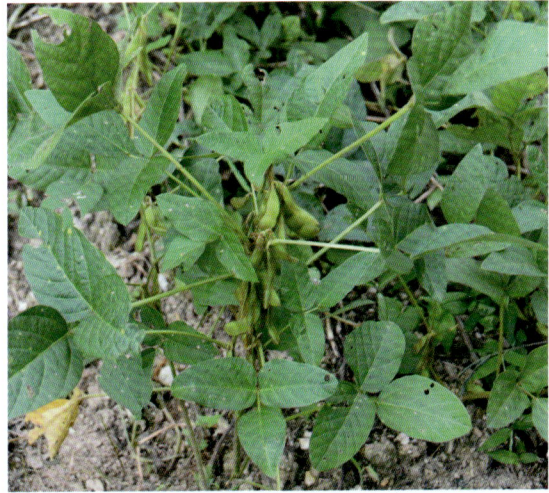

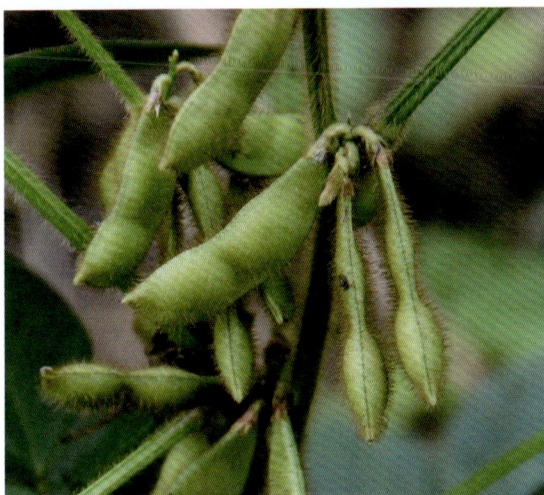

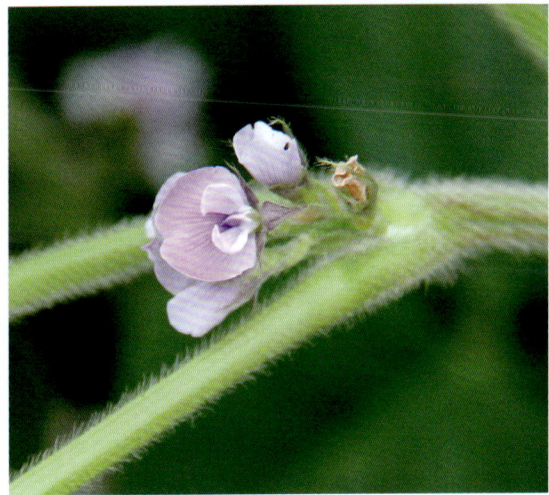

植物名称：野大豆 *Glycine soja* Siebold et Zuccarini

植物形态：一年生缠绕草本，长1~4 m。茎、小枝纤细，全体疏被褐色长硬毛。叶具3枚小叶；托叶卵状披针形，急尖，被黄色柔毛；顶生小叶卵圆形或卵状披针形，先端锐尖至钝圆，基部近圆形。总状花序通常短；花梗密生黄色长硬毛；苞片披针形；花萼钟形，密生长毛，裂片5枚；花冠淡红色、紫色或白色，旗瓣近圆形，翼瓣斜倒卵形，有明显的耳，龙骨瓣比旗瓣、翼瓣短小，密被长毛。荚果长圆形，稍弯，两侧稍扁，密被长硬毛，种子间稍缢缩。种子2~3枚，椭圆形，稍扁。花期7—8月，果期8—10月。

生境及分布：生于海拔300~800 m的路旁或草丛中。分布于凯里，以及铜仁等地。

采收加工：秋季果实成熟时采收，除去杂质，晒干。

功能与主治：种子入药，补益肝肾，祛风解毒。主治肾虚腰痛，风痹，筋骨疼痛，阴虚盗汗，内热消渴，目昏头晕，小儿疳积，痈肿。

附注：该种为国家二级保护野生植物，野生资源量极少，需严加保护。

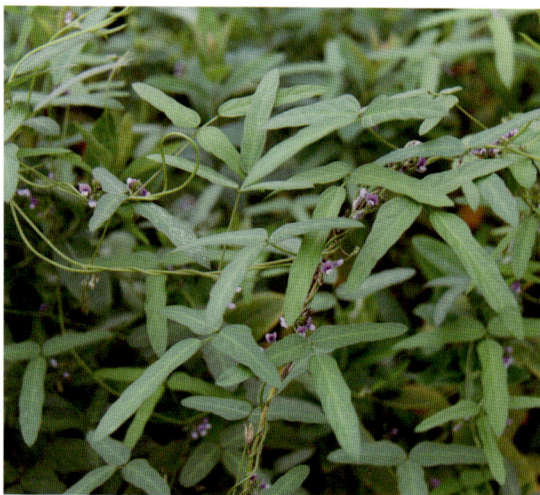

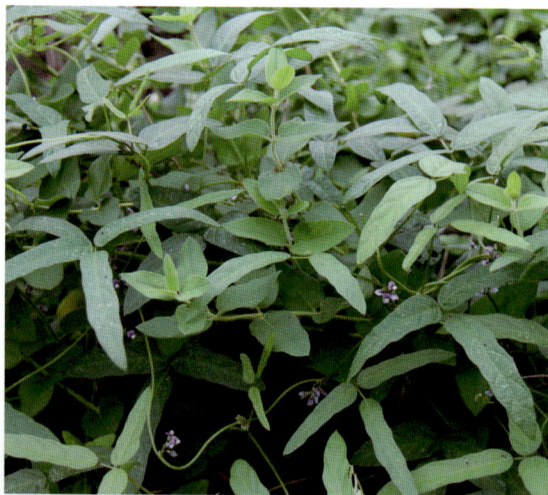

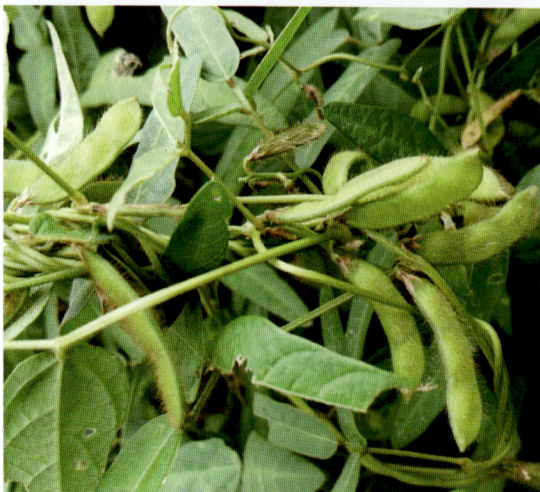

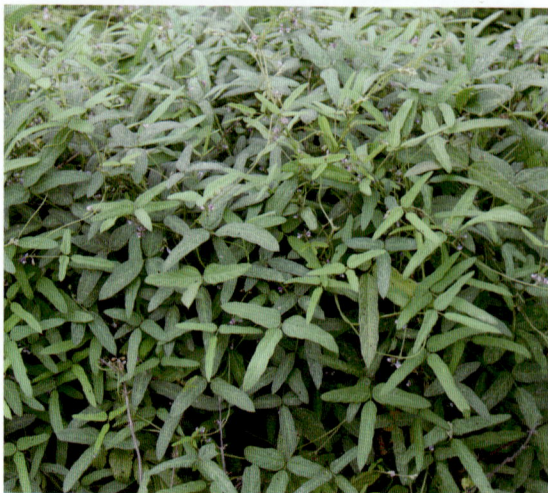

植物名称：羽叶长柄山蚂蝗 *Hylodesmum oldhamii* (Oliver) H. Ohashi et R. R. Mill

别称：山芽豆、羽叶山绿豆、羽叶山蚂蝗

植物形态：多年生草本。茎直立，高50～150 cm。根茎木质，较粗壮；茎微有棱，几无毛。羽状复叶；托叶钻形；小叶7枚，偶为3～5枚，纸质。总状花序顶生或腋生，单一或有短分枝；花疏散；苞片狭三角形；花冠紫红色，旗瓣宽椭圆形，翼瓣、龙骨瓣狭椭圆形，具短瓣柄。荚果扁平，长约3.4 cm，背缝线深凹至腹缝，通常有荚节2个；荚节斜三角形，有钩状毛。种子长约9 mm，宽约5 mm。花期8—9月，果期9—10月。

生境及分布：生于海拔1100 m左右的山谷、林边、沟边或林中。分布于沿河、都匀、安龙，以及贵阳等地。

采收加工：春季、夏季采收，晒干。

功能与主治：全株入药，疏风清热，解毒。主治温病发热，风湿骨痛，咳嗽，咯血，疮毒痈肿。

附注：该种有一定野生资源量，可加以开发利用。

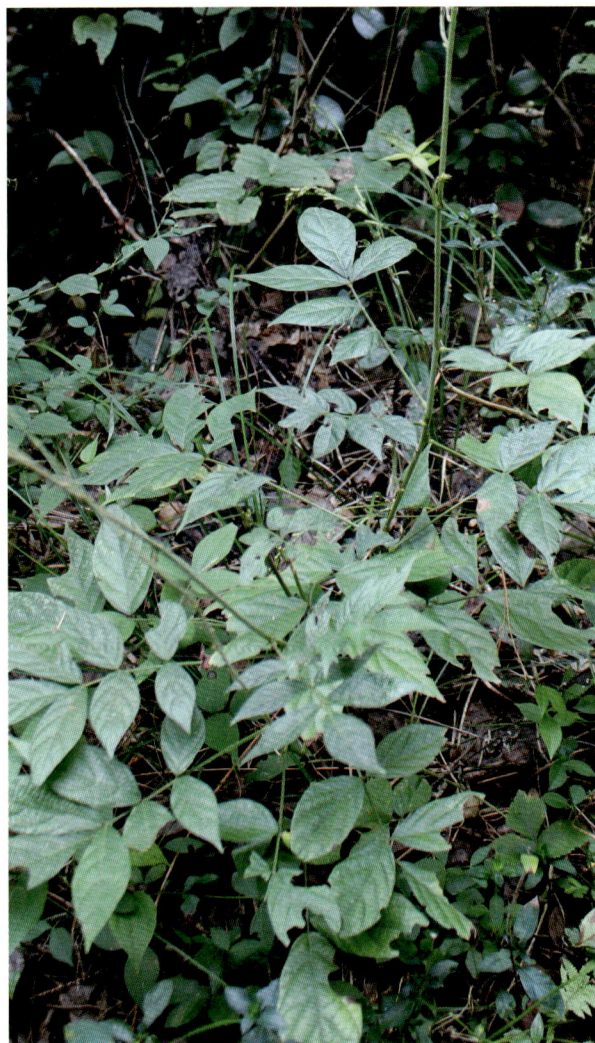

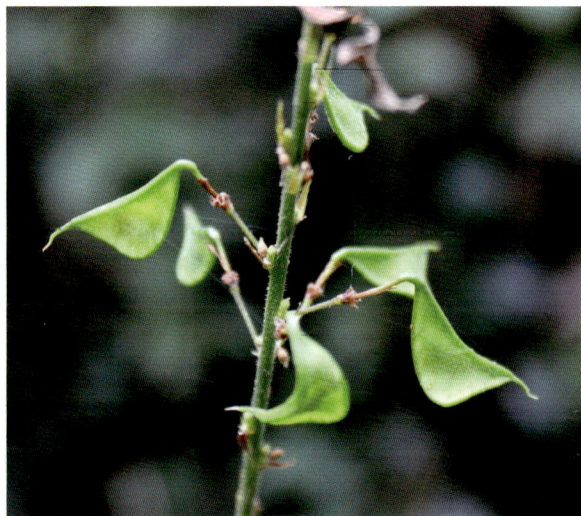

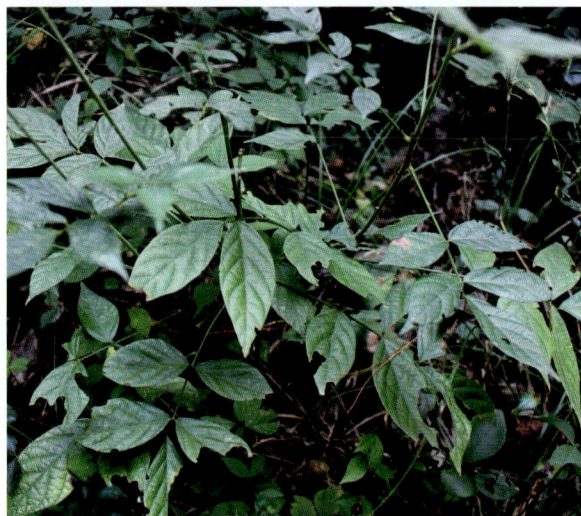

植物名称：宽卵叶长柄山蚂蝗 *Hylodesmum podocarpum* (Candolle) H. Ohashi et R. R. Mill subsp. *fallax* (Schindler) H. Ohashi et R. R. Mill

别称：东北山蚂蝗、宽卵叶山蚂蝗、假山绿豆

植物形态：直立草本，高50～100 cm。根茎稍木质。羽状三出复叶；托叶钻形，外面与边缘被毛；小叶3枚，纸质，顶生小叶宽倒卵形，被伸展短柔毛。总状花序或圆锥花序，顶生或腋生；总花梗被柔毛和钩状毛；通常每节生2朵花；苞片早落，窄卵形，被柔毛；花萼钟形，裂片极短，较萼筒短，被小钩状毛；花冠紫红色，旗瓣宽倒卵形，翼瓣窄椭圆形，龙骨瓣与翼瓣相似。荚果长约1.6 cm，通常有荚节2个，先端截形，基部楔形；果梗长约6 mm；果颈长3～5 mm。花期、果期8—9月。

生境及分布：生于海拔400～1100 m的山坡、路旁或疏林下。分布于印江、榕江、都匀、桐梓、息烽、赤水、水城、平坝、贵定等地。

采收加工：9—10月采收，晒干。

功能与主治：全株入药，清热解表，利湿退黄。主治风热感冒，黄疸型肝炎。

附注：该种有一定野生资源量，可加以开发利用。*Flora of China*将宽卵叶长柄山蚂蝗从变种提升为亚种。

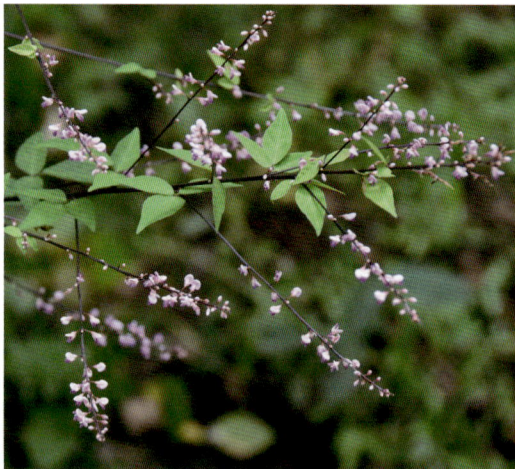

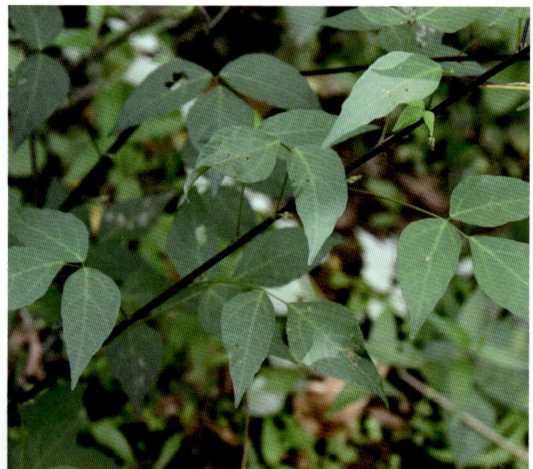

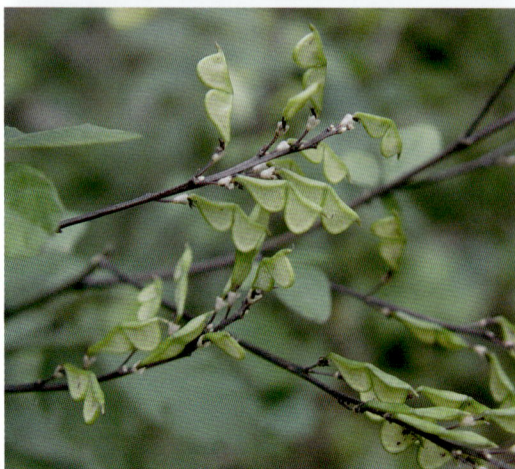

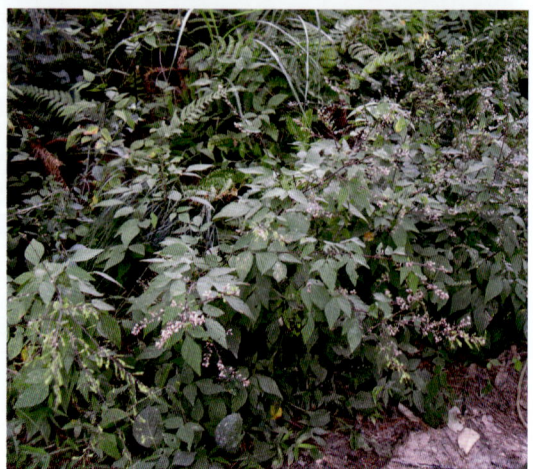

植物名称：四川长柄山蚂蝗 *Hylodesmum podocarpum* (Candolle) H. Ohashi et R. R. Mill subsp. *szechuenense* (Craib) H. Ohashi et R. R. Mill

别称：比子草、四川山蚂蝗

植物形态：直立草本，高50～100 cm。根茎稍木质；茎具条纹，疏被伸展的短柔毛。羽状三出复叶；托叶钻形，外面与边缘被毛；小叶3枚，纸质，顶生小叶宽倒卵形，两面疏被短柔毛或几乎无毛。总状花序或圆锥花序；总花梗被柔毛和钩状毛；通常每节生2朵花；花冠紫红色，旗瓣宽倒卵形，翼瓣窄椭圆形，龙骨瓣与翼瓣相似。荚果长约1.6 cm，通常有荚节2个，背缝线弯曲；荚节略呈宽半倒卵形。花期、果期8—9月。

生境及分布：生于海拔600～1400 m的山坡、山谷、水旁、路旁或灌丛中。分布于印江、榕江、纳雍、平坝、都匀、习水、湄潭，以及贵阳等地。

采收加工：夏季、秋季采收，鲜用或晒干。

功能与主治：全株入药，清热截疟。主治潮热，疟疾。

附注：该种有一定野生资源量，可加以开发利用。*Flora of China*将四川长柄山蚂蝗从变种提升为亚种。

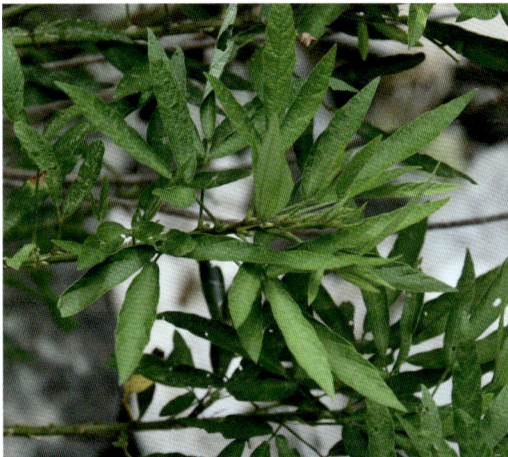

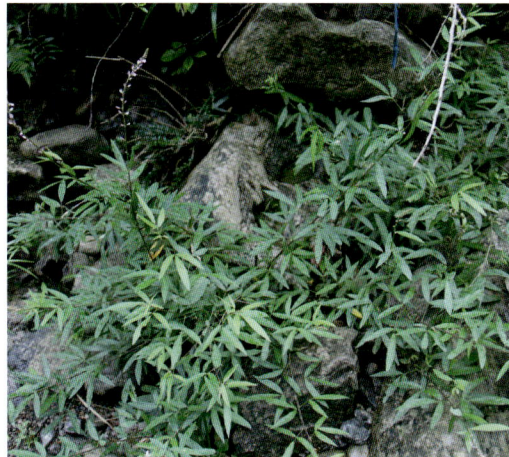

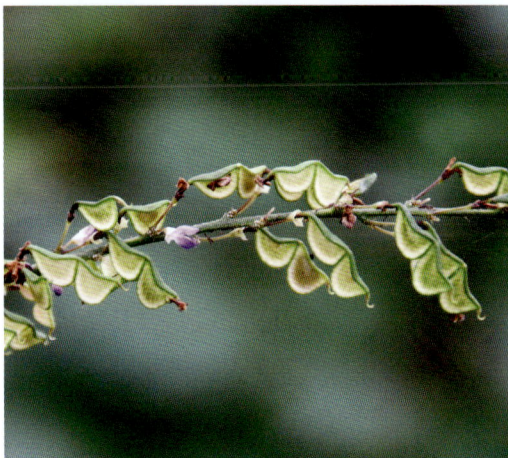

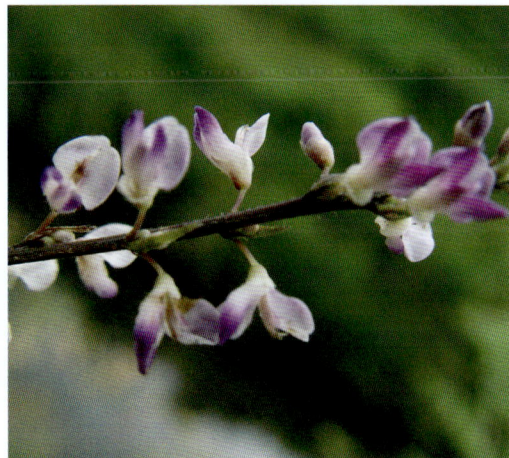

植物名称：深紫木蓝 *Indigofera atropurpurea* Buchanan-Hamilton ex Hornemann

别称：线苞木蓝

植物形态：灌木或小乔木，高1.5~5 m。茎褐色，有棱，被白色或间生棕色平贴"丁"字毛，老枝褐色。羽状复叶，长达24 cm；托叶披针状钻形；小叶对生，基部阔楔形或圆形，两面疏生短"丁"字毛，或上面近无毛。苞片卵形或卵状披针形；花萼钟形，外面密被灰褐色"丁"字毛；花冠深紫色，旗瓣长圆状椭圆形，外面无毛，先端有缘毛，龙骨瓣长7.5~8.5 mm。荚果圆柱形，两缝线明显加厚，早期疏被毛，后变无毛，有种子6~9枚。种子赤褐色，近方形，种子间有横隔；内果皮白色。花期5—9月，果期8—12月。

生境及分布：生于山坡路旁、灌丛中或林缘。分布于惠水、长顺、贵定、三都、瓮安、贞丰，以及贵阳等地。

采收加工：秋季采挖，洗净，晒干。

功能与主治：根入药，催产，解毒，截疟。主治疟疾。

附注：该种有一定野生资源量，可加以开发利用。

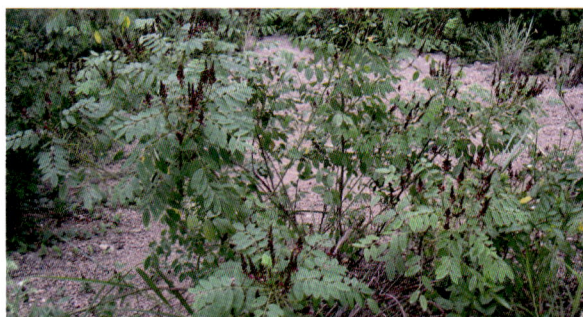

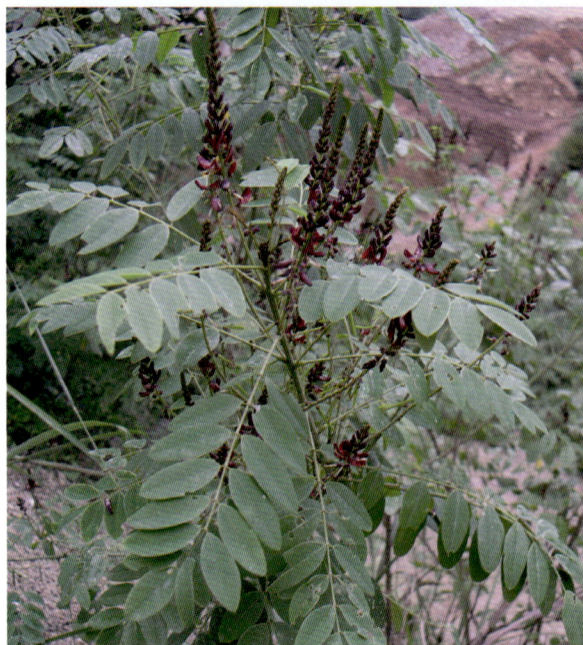

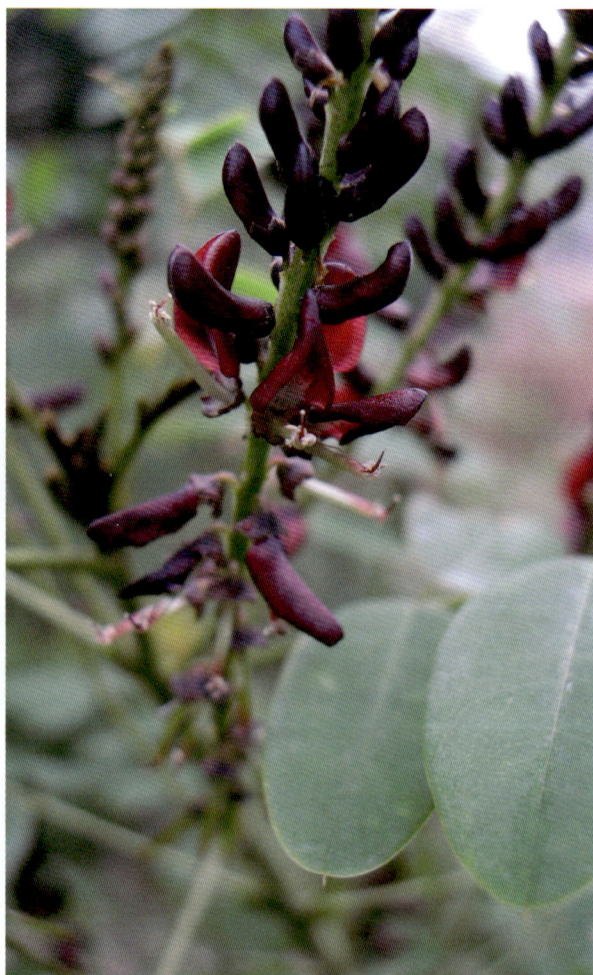

植物名称：河北木蓝 *Indigofera bungeana* **Walpers**

别称：马棘

植物形态：直立灌木，高40～100 cm。茎褐色，被灰白色"丁"字毛。叶柄均被灰色平贴"丁"字毛；小叶上面绿色，疏被"丁"字毛，下面苍绿色；小托叶与小叶柄近等长或不明显。总状花序腋生；苞片线形，长约1.5 mm；花萼长约2 mm，外面被白色"丁"字毛；花冠紫色或紫红色，旗瓣阔倒卵形，外面被"丁"字毛，翼瓣与龙骨瓣等长，龙骨瓣有距；花药圆球形，先端具小凸尖；子房线形，被疏毛。荚果褐色，线状圆柱形，被白色"丁"字毛。种子椭圆形，种子间有横隔；内果皮有紫红色斑点。花期5—6月，果期8—10月。

生境及分布：生于山坡、林缘或灌丛中。分布于贵州各地。

采收加工：夏季、秋季采收，晒干。

功能与主治：全株入药，清热解表，化痰消积。主治风热感冒，肺热咳嗽，烧伤，烫伤，疔疮，毒蛇咬伤，瘰疬，跌打损伤，食积腹胀等。

附注：该种在贵州分布区域广，产藏量大，可大量开发利用。*Flora of China*将马棘*Indigofera pseudotinctoria* Matsumura并入该种。

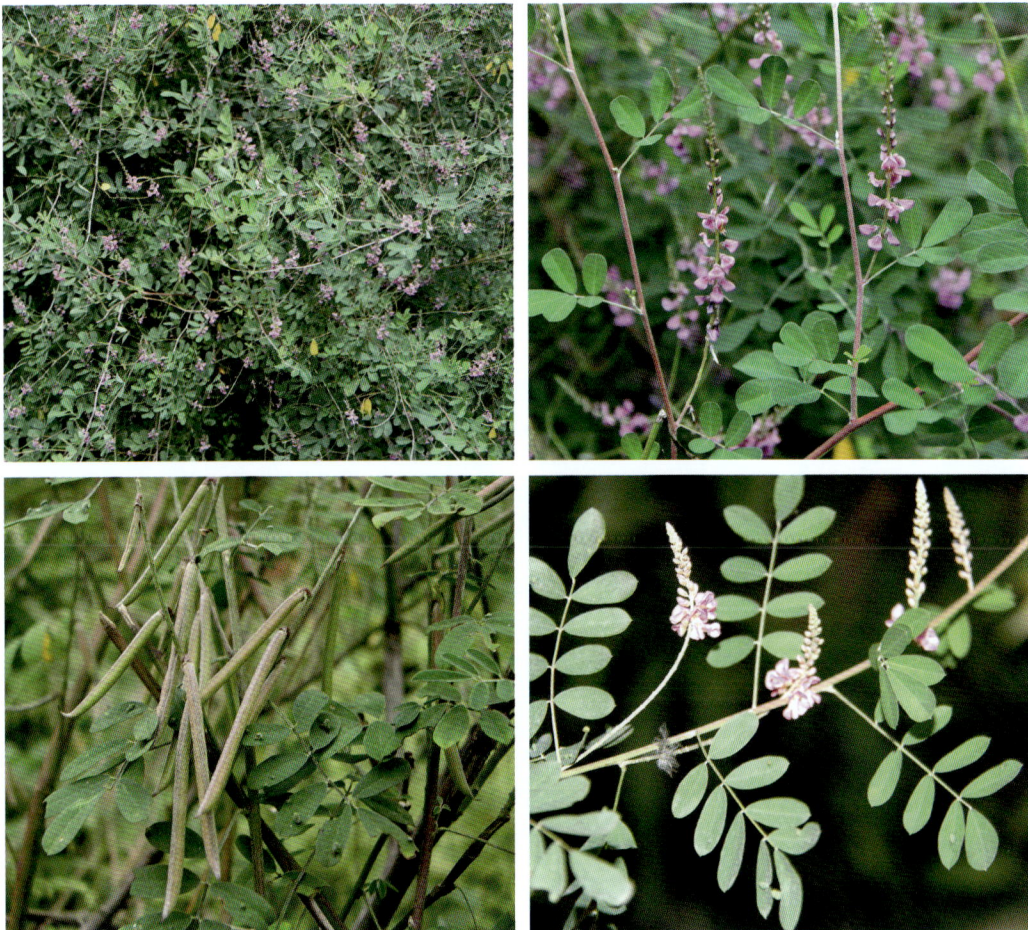

植物名称：椭圆叶木蓝 *Indigofera cassioides* Rottler ex Candolle

植物形态：直立灌木，高达1.5 m。茎干粗壮，褐色，有光泽，皮孔明显；幼枝绿色或红褐色，具棱，被白色短"丁"字毛。羽状复叶，长5.5～15 cm；叶柄均被白色或棕色平贴疏"丁"字毛；小叶6～10对，上面绿色，下面灰白色，两面均被白色或下面被棕色平贴短"丁"字毛。苞片卵形或披针形；花冠淡紫色或紫红色，旗瓣阔卵形，翼瓣具缘毛，有耳状附属物及瓣柄，龙骨瓣距短。荚果圆柱形，劲直，无毛；内果皮具紫红色斑点；有种子8～42枚。种子赤褐色，有光泽，方形。花期1—3月，果期4—6月。

生境及分布：生于300～400 m的山坡草地、灌丛中。分布于罗甸等地。

采收加工：全年均可采收，洗净，晒干。

功能与主治：全株入药，续筋接骨，散瘀止痛。主治跌打损伤，痛经，血瘀闭经，风湿痹痛。

附注：该种在贵州分布区域狭窄，产藏量小，应加以保护。

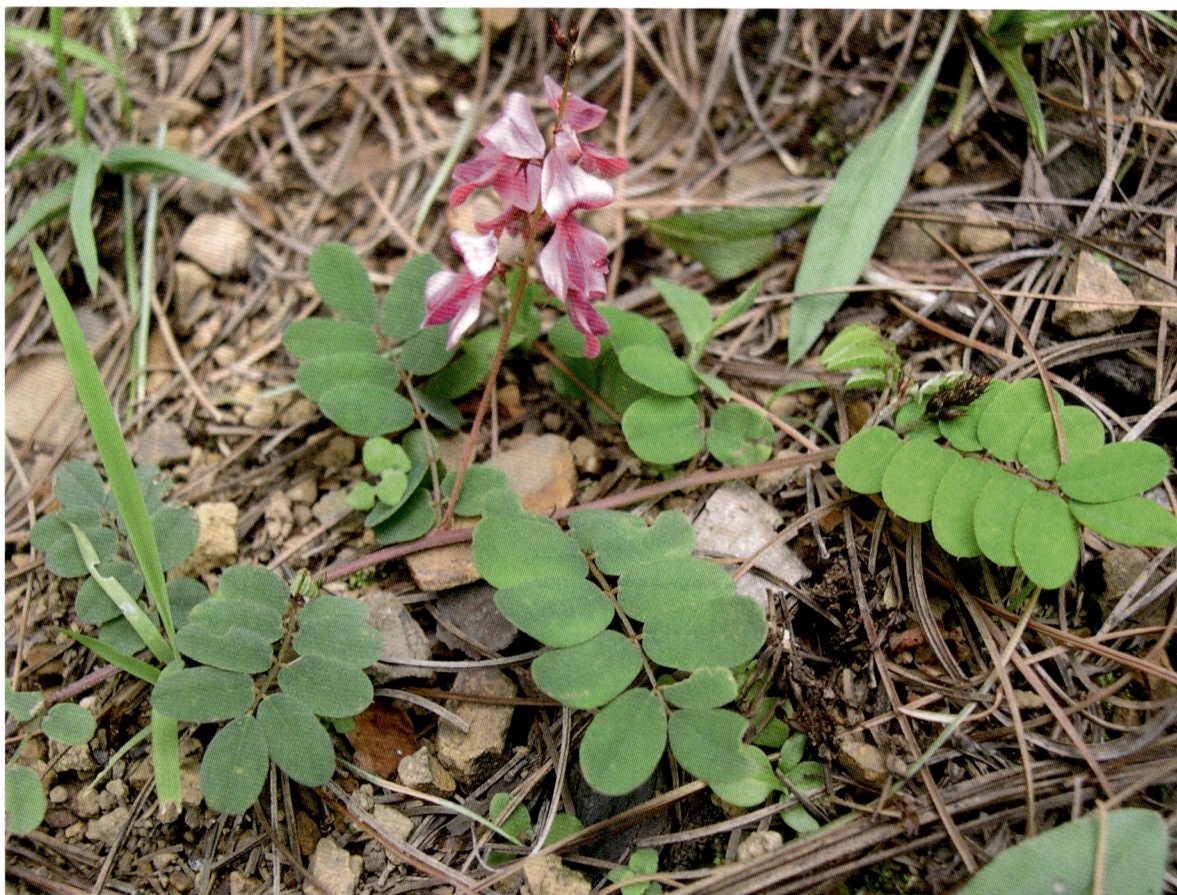

植物名称：庭藤 *Indigofera decora* Lindley

植物形态：灌木，高0.4～2 m。茎圆柱形或有棱，无毛或近无毛。小叶3～7（～11）对，对生或近对生，稀互生或下部互生；叶形变异甚大，通常卵状披针形、卵状长圆形或长圆状披针形，上面无毛，下面被平贴白色"丁"字毛。总状花序长13～21（～32）cm，直立；花萼杯形，萼齿三角形；花冠淡紫色或粉红色，稀白色，旗瓣椭圆形，外面被棕褐色短柔毛。荚果棕褐色，圆柱形，长2.5～6.5（～8）cm，近无毛；内果皮有紫色斑点；有种子7～8枚。种子椭圆形，长4～4.5 mm。花期4—6月，果期6—10月。

生境及分布：生于沟谷或山坡灌丛中。分布于安龙、贵定等地。

采收加工：全年均可采收，洗净，晒干。

功能与主治：全株入药，续筋接骨，散瘀止痛。主治跌打损伤，痛经，血瘀闭经，风湿痹痛。

附注：该种在贵州分布区域狭窄，产藏量小，应加以保护。

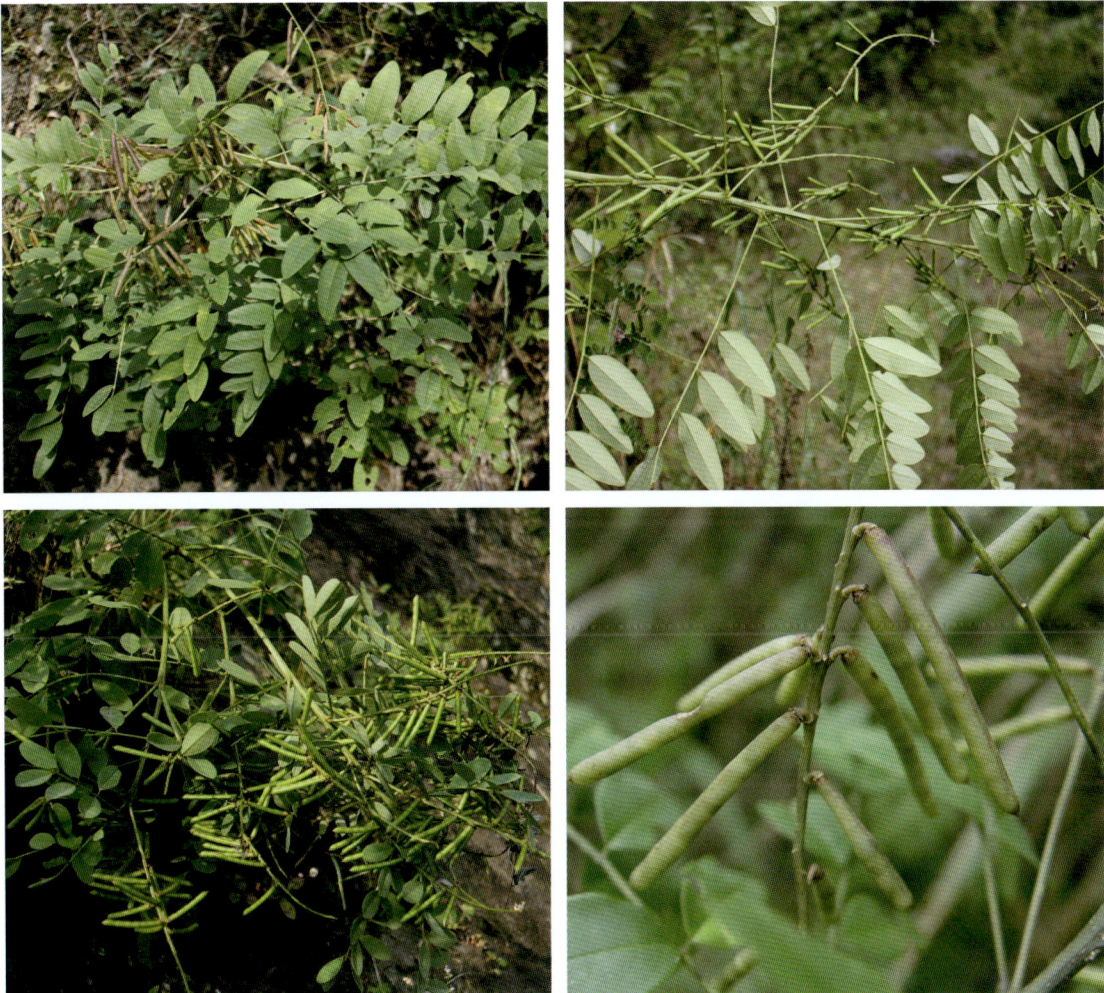

植物名称：黔南木蓝 *Indigofera esquirolii* H. Léveillé

别称：黔滇木蓝

植物形态：灌木，高1～4 m。茎栗褐色，圆柱形，皮孔圆形；幼枝灰褐色，密生棕褐色或锈色软毛。托叶线形，密生软毛；小叶4～7对，对生，椭圆形、阔倒卵形、倒卵状椭圆形，两面被灰褐色或白色的半开展"丁"字毛，小叶叶柄被棕色或灰褐色毛。苞片线形，外面具棕褐色并间生白色绢丝状粗毛；花冠白色，旗瓣椭圆形或长圆形，先端钝圆，外面被白色并间生棕色"丁"字毛，龙骨瓣长可达15 mm，先端被毛。荚果圆柱形，有种子14～15枚。花期4—8月，果期7—8月。

生境及分布：生于海拔300～900 m的山坡、河边、路旁或灌丛中。分布于凯里、兴义、安龙、罗甸、平塘、独山、荔波、三都、惠水、长顺、福泉等地。

采收加工：全年均可采收，洗净，晒干。

功能与主治：全株入药，清热解毒，消肿止痛。主治吐血，乳痈，喉炎。

附注：该种有一定野生资源量，可加以开发利用。

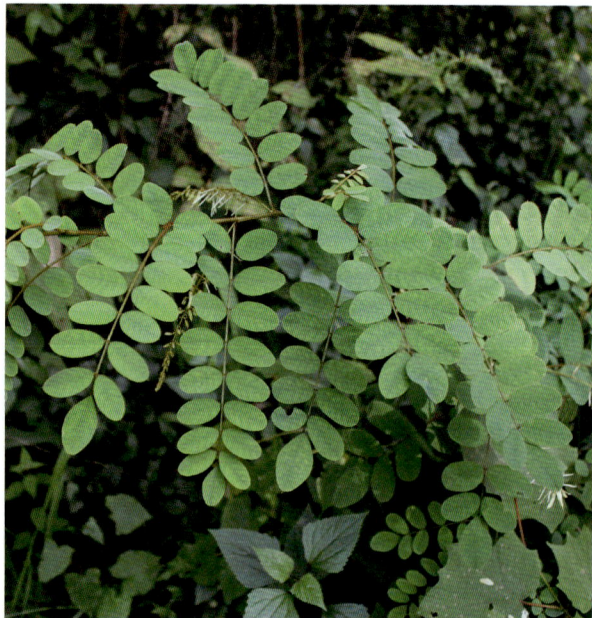

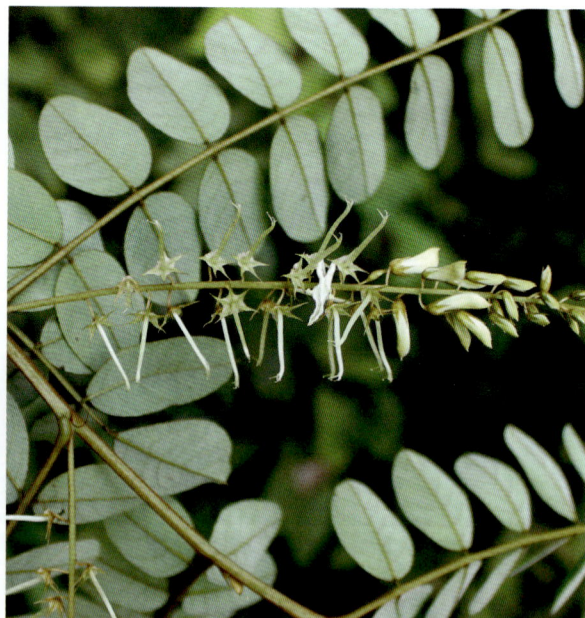

植物名称：**西南木蓝** *Indigofera mairei* Pampanini

植物形态：灌木，高1～2 m。茎栗褐色，圆柱形或具棱。羽状复叶，长2.5～10 cm；托叶钻形，有褐色"丁"字毛；小叶2～6（～8）对，基部楔形或阔楔形。总状花序着生在新梢上，总花梗明显，基部有宿存鳞片；花冠淡紫红色，旗瓣长圆状椭圆形，翼瓣与旗瓣等长，除边缘有睫状毛外，余部无毛，龙骨瓣先端外面有毛；花药卵形，基部有少量髯毛；子房顶端和腹缝线上有白色茸毛，余部无毛，有胚珠6～8枚。荚果褐色，成熟时近无毛；内果皮有紫色斑点；有种子6～7枚。花期5—7月，果期8—10月。

生境及分布：生于海拔2100～2700 m的山坡、沟边灌丛及杂木林中。分布于普定、威宁、独山、平塘，以及遵义等地。

采收加工：全年均可采收，洗净，晒干。

功能与主治：全株入药，续筋接骨，散瘀止痛。主治跌打损伤，痛经，血瘀闭经，风湿痹痛。

附注：该种有一定野生资源量，可加以开发利用。*Flora of China*将西南木蓝的原拉丁名 *Indigofera monbeigii* Craib处理为现用拉丁名的异名。

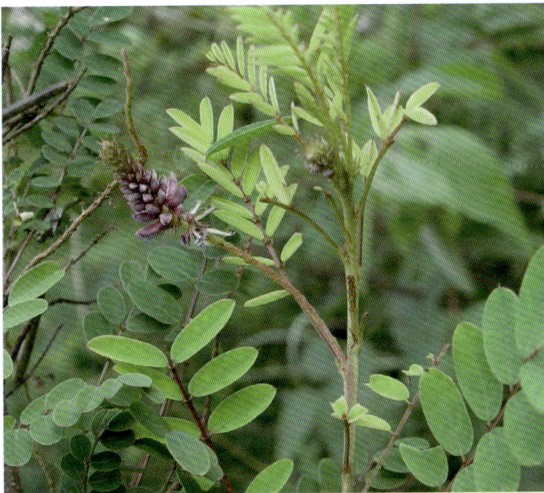

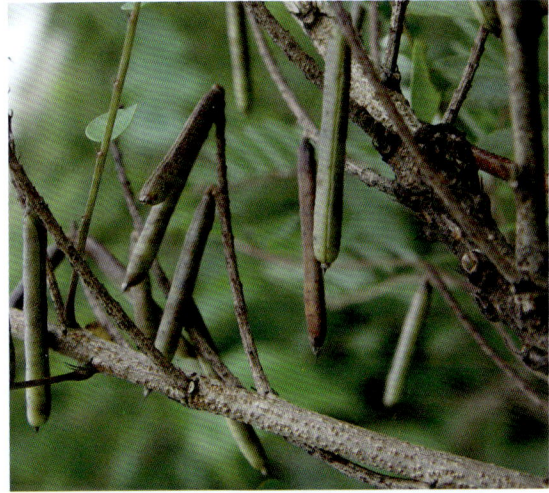

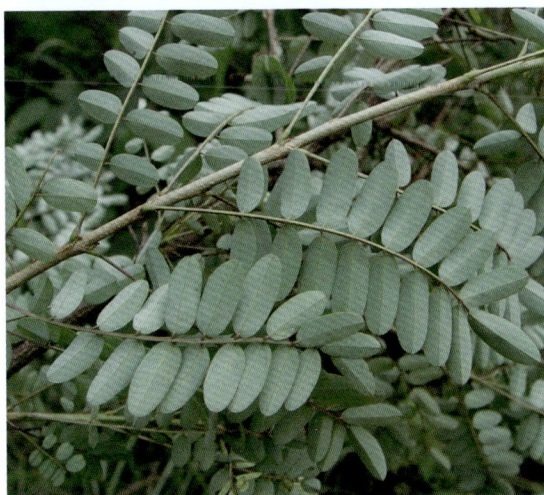

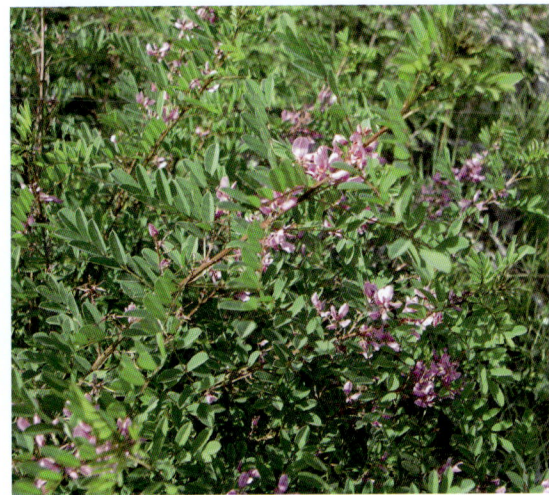

植物名称：远志木蓝 *Indigofera squalida* Prain

别称：单叶木蓝

植物形态：多年生直立草本或亚灌木状，高30～60 cm。地下根膨大，块状或纺锤形。茎单一或基部有少数分枝，枝有棱，散生平贴"丁"字毛。单叶，长圆形、披针形或倒披针形，先端钝圆，基部楔形，上面绿色，被平贴短"丁"字毛，下面苍白色，毛较长，有不明显黄褐色腺点；托叶线状钻形，长2～3（～4）mm。总状花序，花密集；花萼杯形；旗瓣披针形，长4～5 mm，渐尖，外面密被锈色毛，翼瓣线形，龙骨瓣长圆状镰形，有距；子房有毛。荚果圆柱形，密被毛，有种子4～5枚；果梗下弯。花期5—6月，果期9月。

生境及分布：生于海拔600 m以下的山脚、路旁。分布于贞丰、安龙等地。

采收加工：夏季、秋季采收，晒干。

功能与主治：全株入药，活血止痛。主治劳伤。

附注：该种在贵州分布区域狭窄，产藏量小，应加以保护。

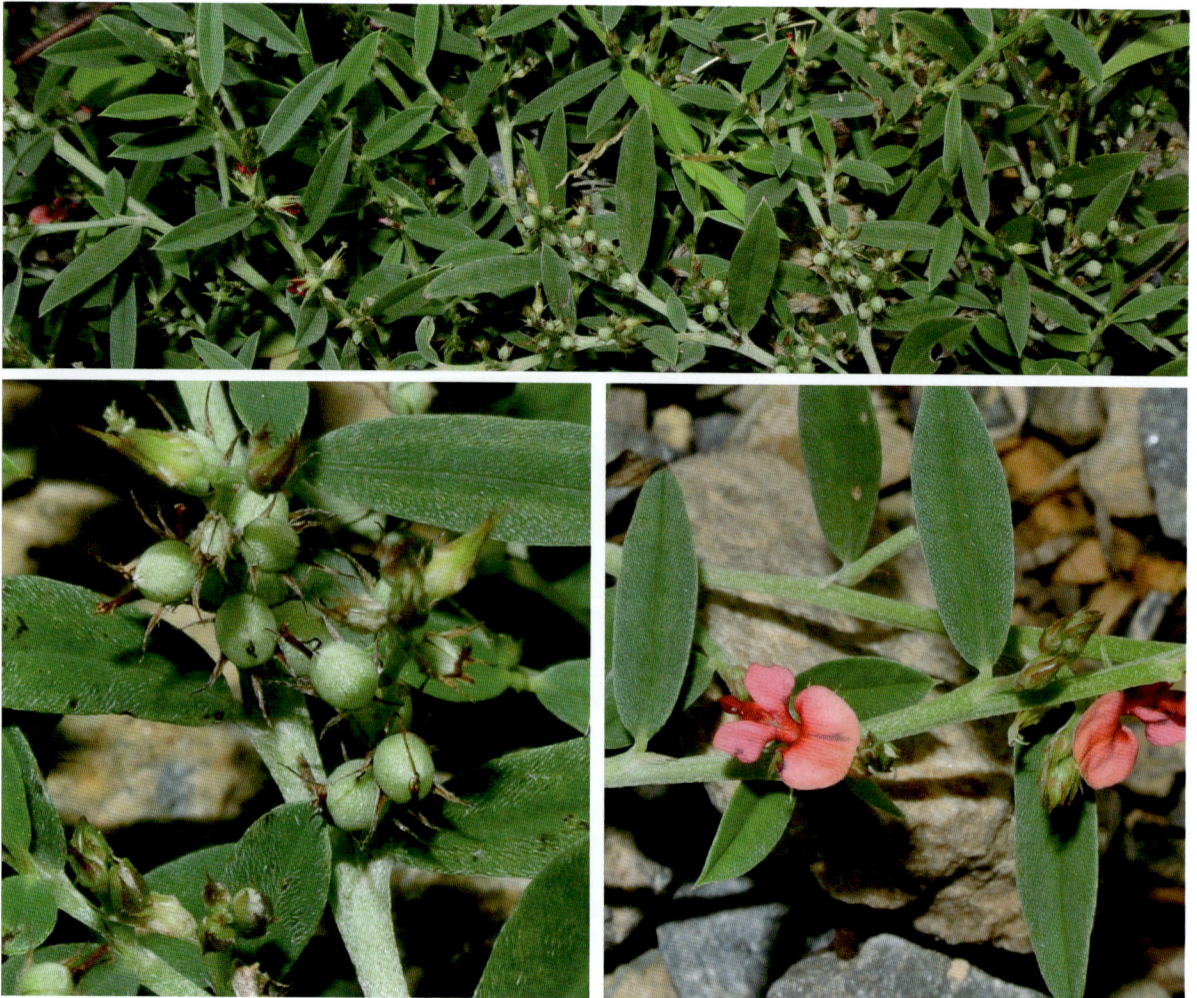

植物名称：茸毛木蓝 *Indigofera stachyodes* Lindley

植物形态：灌木，高1～3 m。茎直立，密生棕色或黄褐色长柔毛。羽状复叶，长10～20 cm；小叶两面密生棕黄色或灰褐色长软毛。总状花序，多花；苞片线形，被毛；花萼长约3.5 mm，被棕色长软毛，萼齿披针形，不等长；花冠深红色或紫红色，旗瓣椭圆形，外面有长软毛，翼瓣无毛，龙骨瓣上部及边缘具毛，余部无毛。荚果圆柱形，密生长柔毛；内果皮有紫红色斑点，有种子10余枚；果梗粗短，下弯或平展。种子赤褐色，方形，长、宽各约2 mm。花期4—7月，果期8—11月。

生境及分布：生于向阳山坡或山地灌丛中。贵州西部、西南部、中部地区均有分布，以六枝、盘州、普安等地分布最为集中。

采收加工：秋后采收，洗净，切段晒干。

功能与主治：根入药，滋阴补虚，调经摄血，活血舒筋。主治崩漏，体虚久痢，肠风下血，溃疡不敛，风湿痹痛，跌打损伤，肝硬化，疳积等。

附注：该种根入药称"血人参"，是贵州的特色苗药之一，有一定野生资源量，容易栽培，可大量开发利用。

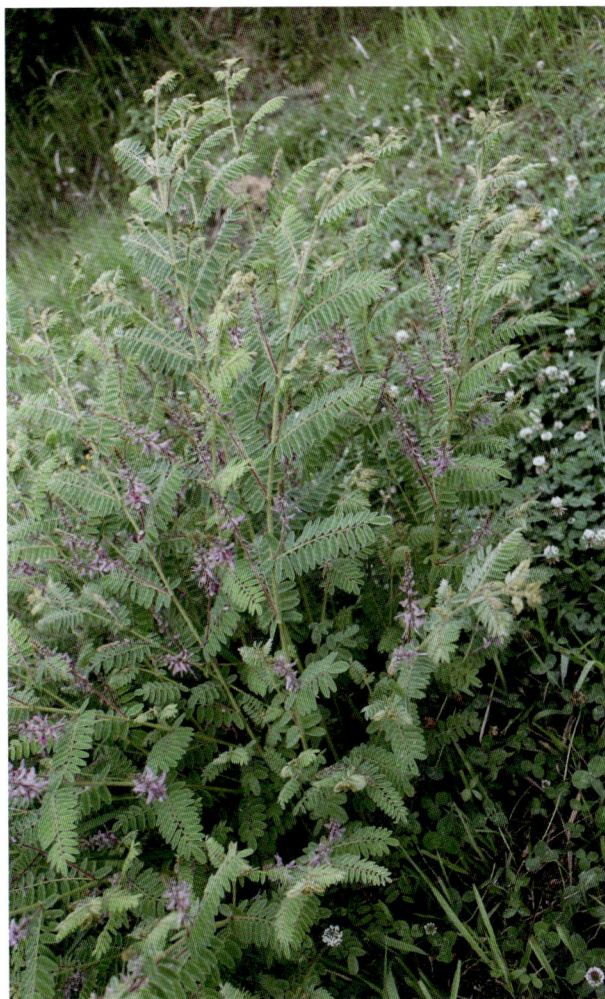

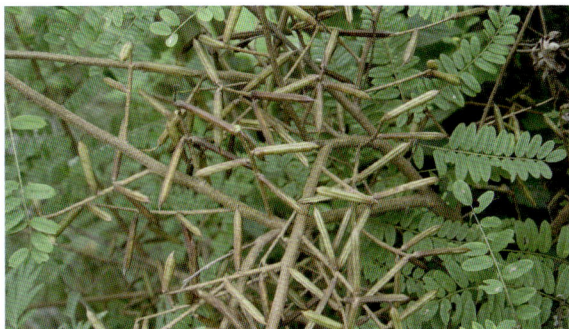

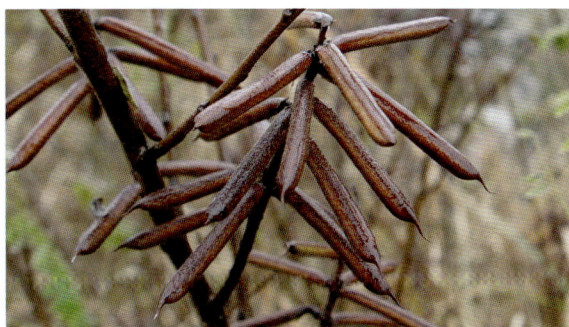

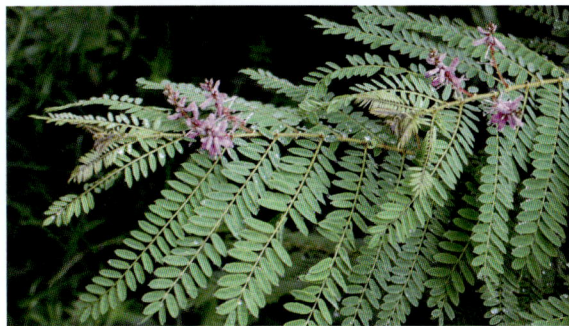

植物名称：木蓝 *Indigofera tinctoria* **Linnaeus**

　　植物形态：直立亚灌木，高0.5~1 m。分枝少，幼枝有棱，扭曲，被白色"丁"字毛。羽状复叶，长2.5~11 cm；叶柄长1.3~2.5 cm；叶轴上面扁平，有浅槽，被"丁"字毛；托叶钻形，长约2 mm；小叶4~6对，对生，倒卵状长圆形或倒卵形，长1.5~3 cm，宽0.5~1.5 cm，先端钝圆或微凹，基部阔楔形或圆形，两面被"丁"字毛或上面近无毛，中脉上面凹入，侧脉不明显，小叶叶柄长约2 mm，小托叶钻形。总状花序长2.5~5（~9）cm，花疏生，近无总花梗；苞片钻形，长1~1.5 mm；花梗长4~5 mm；花萼钟形，长约1.5 mm，萼齿三角形，与萼筒近等长，外面有"丁"字毛；花冠伸出萼外，红色，旗瓣阔倒卵形，长4~5 mm，外面被毛，瓣柄短，翼瓣长约4 mm，龙骨瓣与旗瓣等长；花药心形；子房无毛。荚果线形，长2.5~3 cm；种子间有缢缩，外形似串珠状，有毛或无毛，有种子5~10枚；内果皮具紫色斑点；果梗下弯。种子近方形，长约1.5 mm。花期全年，果期10月。

　　生境及分布：栽培植物。赫章等地逸为野生。

　　采收加工：7—8月采收，鲜用或晒干。

　　功能与主治：根入药，解虫毒；主治丹毒。茎叶入药，清热解毒，祛瘀止血；主治流行性乙型脑炎，疖腮，目赤红肿，疮肿，吐血。

　　附注：该种作为观赏植物引种栽培。

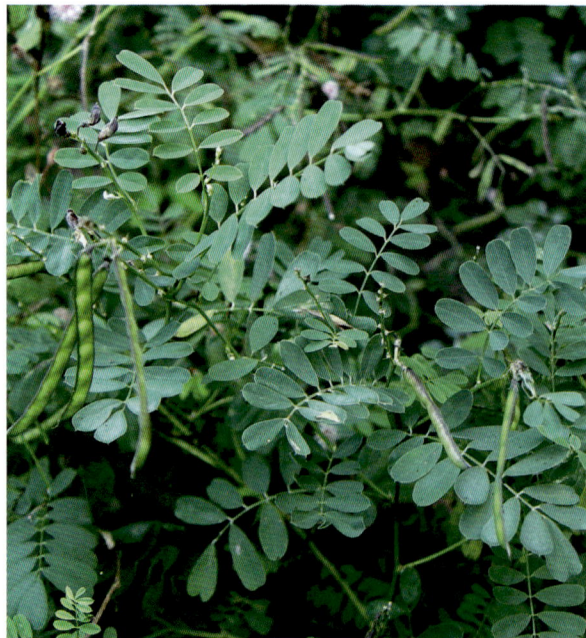

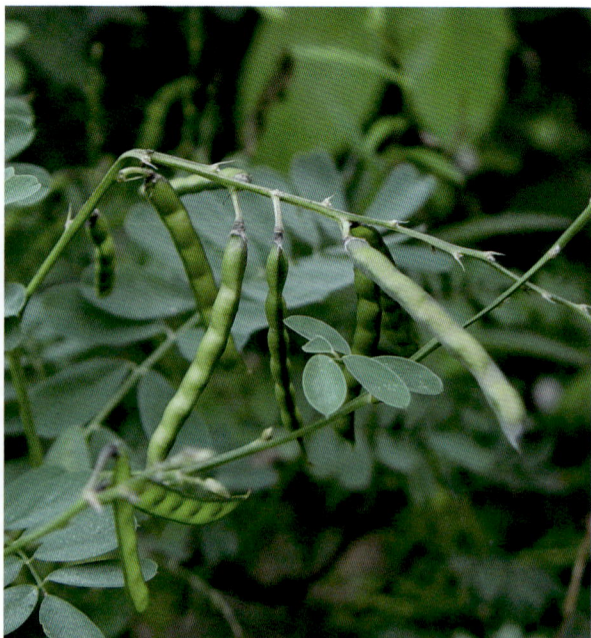

植物名称：长萼鸡眼草 *Kummerowia stipulacea* (Maximowicz) Makino

别称：短萼鸡眼草

植物形态：一年生草本，高7~15 cm。茎平伏，上升或直立，多分枝，茎和枝上被疏生向上的白毛，有时仅节处有毛。三出羽状复叶；托叶卵形，边缘通常无毛；小叶纸质，倒卵形、宽倒卵形或倒卵状楔形，全缘。花常1~2朵腋生；小苞片4枚，生于萼下，其中1枚很小；花梗有毛；花萼膜质，阔钟形，5裂；花冠上部暗紫色，旗瓣椭圆形，下部渐狭成瓣柄，较龙骨瓣短，翼瓣狭披针形，与旗瓣近等长，龙骨瓣钝，上面有暗紫色斑点；雄蕊二体（9+1）。荚果椭圆形或卵形，稍侧偏，长约3 mm，常较花萼长1.5~3倍。花期7—8月，果期8—10月。

生境及分布：生于海拔400~1100 m的山坡、路旁、草地或林下阴湿处。分布于习水、惠水，以及贵阳等地。

采收加工：7—8月采收，鲜用或晒干。

功能与主治：全草入药，清热解毒，健脾利湿，活血止血。主治感冒发热，暑湿吐泻，黄疸，痈疖疔疮，疳积，血淋，跌打损伤，赤白带下等。

附注：该种分布区域狭窄，野生资源量较小，应加以保护。

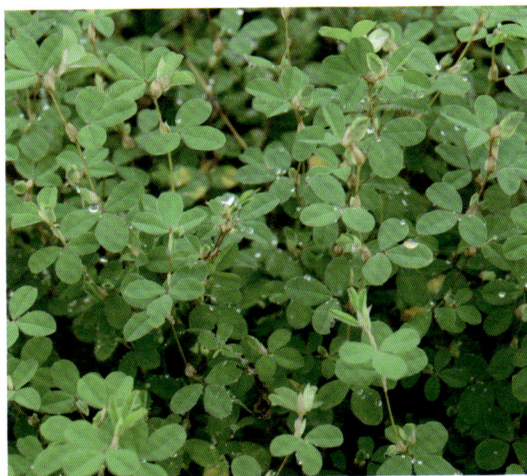

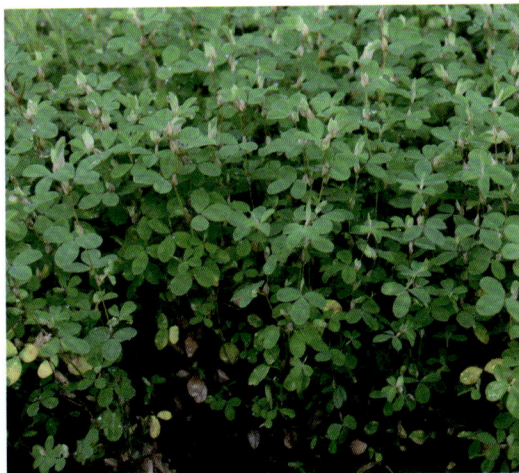

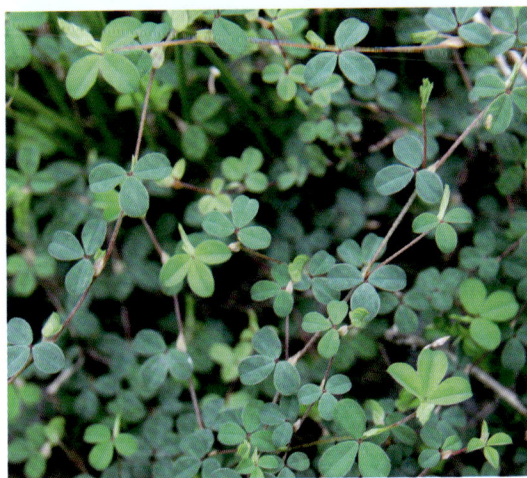

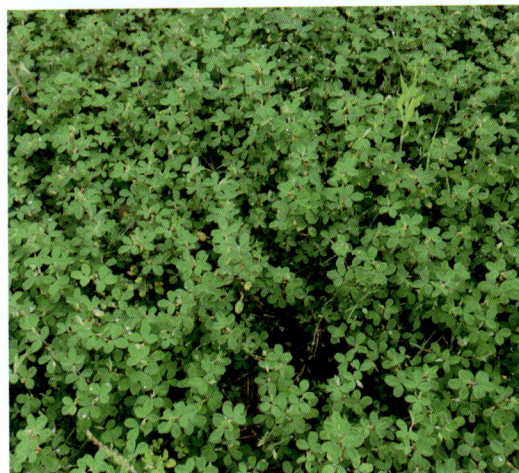

植物名称：鸡眼草 *Kummerowia striata* (Thunberg) Schindler

植物形态：一年生草本，披散或平卧，多分枝。三出羽状复叶；托叶大，膜质，卵状长圆形，比叶柄长；小叶纸质，倒卵形、长倒卵形或长圆形。花小，单生或2～3朵簇生于叶腋；花梗下端具2枚大小不等的苞片，萼基部具4枚小苞片，其中1枚极小，位于花梗关节处；花萼钟形，带紫色，5裂；花冠粉红色或紫色，旗瓣椭圆形，下部渐狭成瓣柄，具耳，龙骨瓣比旗瓣稍长或近等长，翼瓣比龙骨瓣稍短。荚果圆形或倒卵形，较花萼稍长或长达1倍，先端短尖，被小柔毛。花期7—9月，果期8—10月。

生境及分布：生于海拔500～1400 m的林下、田边或路旁。贵州大部分地区有分布。

采收加工：夏季、秋季采收，晒干。

功能与主治：全草入药，清热解毒，健脾利湿，活血止血。主治感冒，发热，暑湿吐泻，黄疸，痈疖疔疮，痢疾，血淋，咯血，跌打损伤，赤白带下等。

附注：该种在贵州分布区域广，有一定产藏量，可加以开发利用。

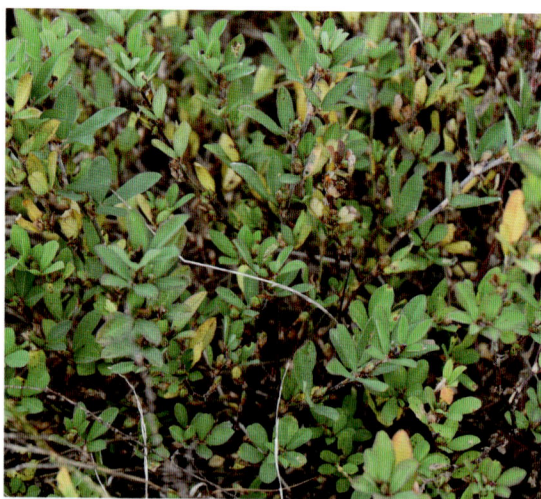

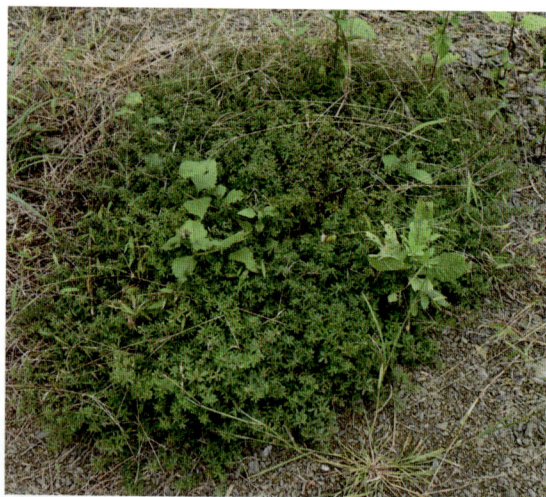

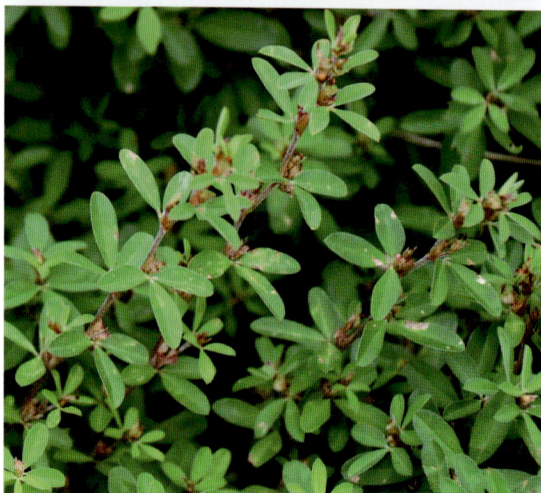

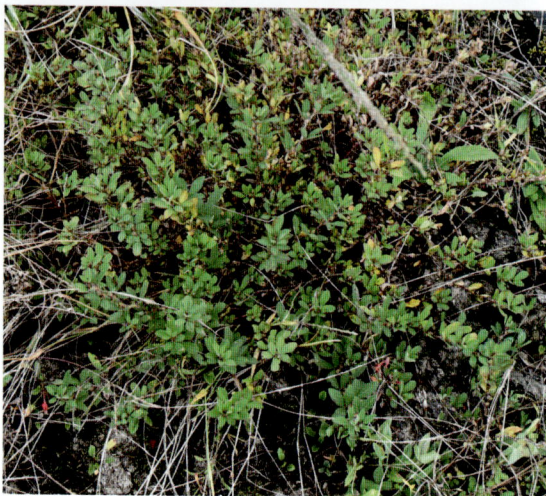

植物名称：扁豆 *Lablab purpureus* (Linnaeus) Sweet

别称：白花扁豆、鹊豆、沿篱豆、藤豆

植物形态：多年生，缠绕藤本。全株几无毛，茎长可达6 m，常呈淡紫色。羽状复叶，具3枚小叶；小叶宽三角状卵形，侧生小叶两边不等大。总状花序直立；小苞片2枚，近圆形，脱落；花2至多朵簇生于每节上；花萼钟形，上方2枚裂齿几乎完全合生，下方的3枚近相等；花冠白色或紫色，旗瓣圆形，基部两侧具2枚长而直立的小附属体，附属体下有2耳，翼瓣宽倒卵形。荚果长圆状镰形，长5～7 cm，近顶端最阔。种子3～5枚，扁平，长椭圆形，在白花品种中为白色，在紫花品种中为紫黑色。花期4—12月。

生境及分布：贵州各地均有栽培。

采收加工：秋季果实成熟时采收，除去杂质，晒干。

功能与主治：种子入药，健脾，化湿，消暑。主治脾虚生湿，食少便溏，白带过多，暑湿吐泻，烦渴胸闷等。

附注：该种为贵州水族常用药物，产藏量较大，可加以开发利用。

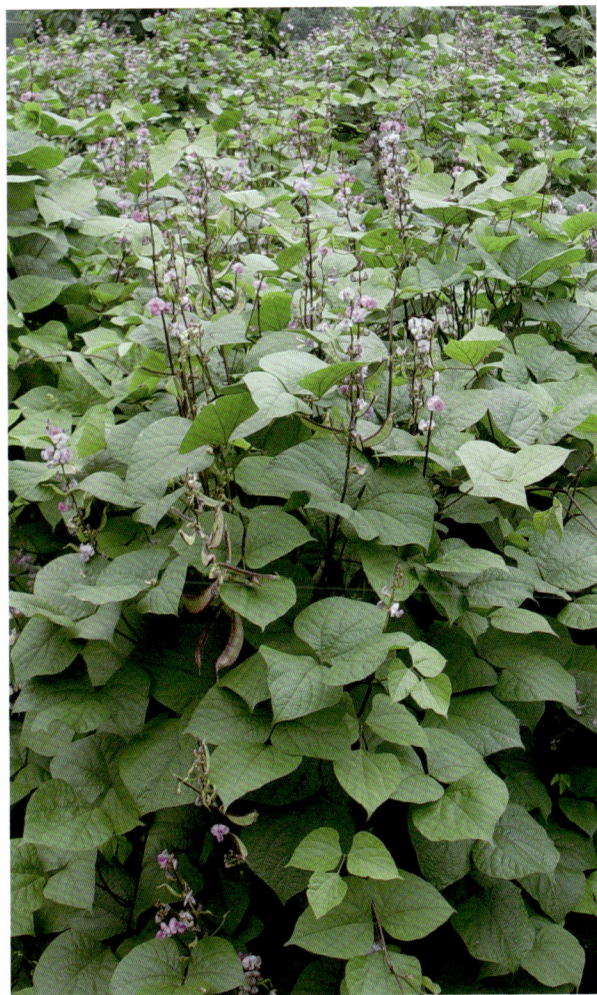

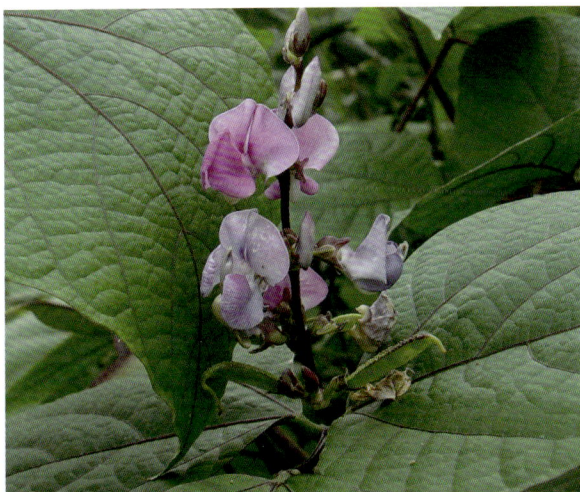

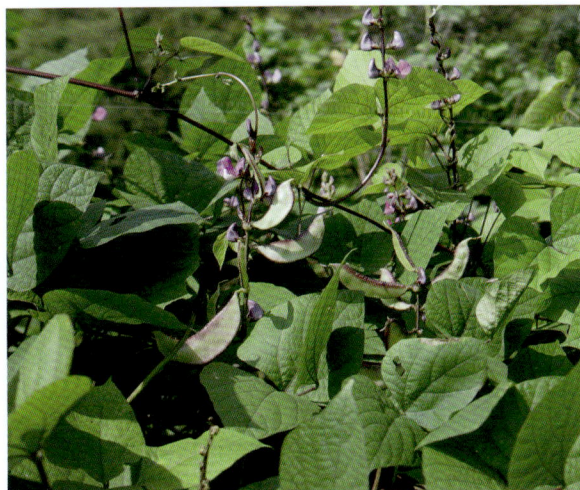

植物名称：牧地山黧豆 *Lathyrus pratensis* Linnaeus

别称：牧地香豌豆

植物形态：多年生草本，高30～120 cm。茎上升、平卧或攀缘。托叶箭形，基部两侧不对称；小叶1对，椭圆形、披针形或线状披针形。总状花序腋生，具5～12朵花，长于叶数倍；花黄色，长12～18 mm；花萼钟形，被短柔毛；旗瓣瓣片近圆形，翼瓣稍短于旗瓣，瓣片近倒卵形，基部具耳及线形瓣柄，龙骨瓣稍短于翼瓣。荚果线形，长23～44 mm，宽5～6 mm，黑色，具网纹。种子近圆形；种脐长约1.5 mm，平滑，黄色或棕色。花期6—8月，果期8—10月。

生境及分布：生于海拔1000～3000 m的山坡草地、疏林下或路旁。分布于威宁、赫章等地。

采收加工：夏季、秋季采收，晒干。

功能与主治：叶入药，祛痰止咳。主治支气管炎，肺炎，肺脓肿，肺结核。

附注：该种分布区域狭窄，野生资源量较小，应加以保护。

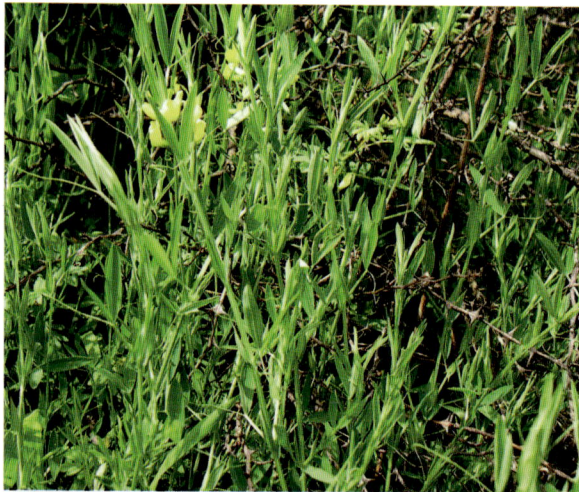

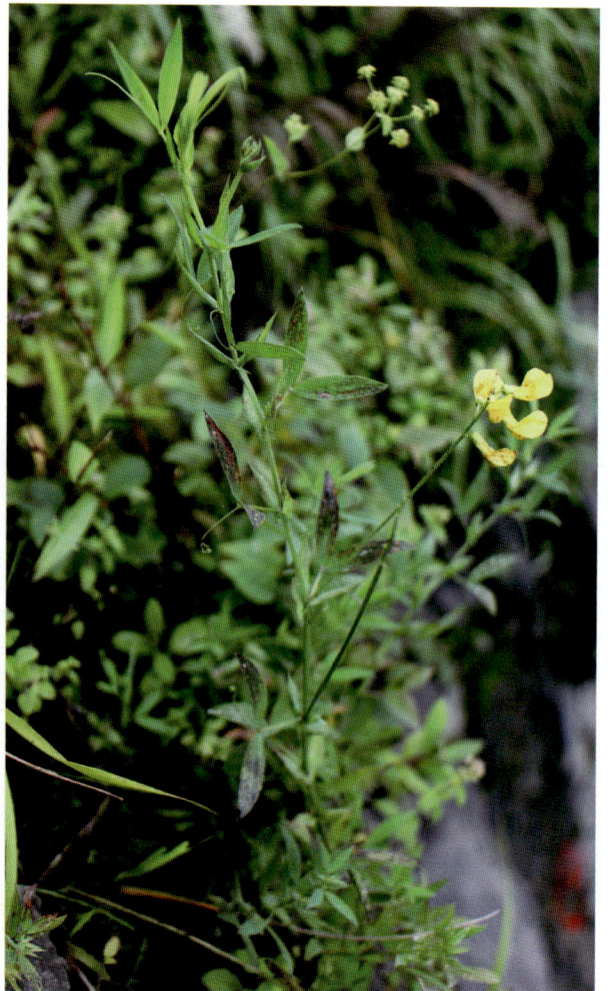

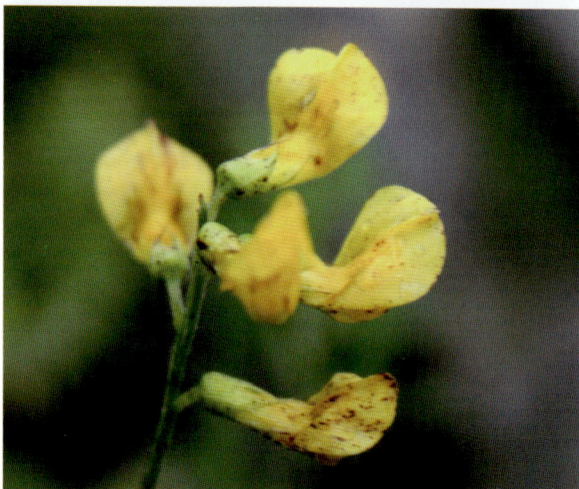

植物名称：绿叶胡枝子 *Lespedeza buergeri* Miquel

植物形态：直立灌木，高1~3 m。枝灰褐色或淡褐色，被疏毛。托叶2枚，线状披针形，长约2 mm；小叶卵状椭圆形，先端急尖，基部稍尖或钝圆，上面鲜绿色，光滑无毛，下面灰绿色，密被贴生的毛。总状花序腋生，在枝上部者构成圆锥花序；花萼钟形，长约4 mm，5裂至中部；花冠淡黄绿色，旗瓣近圆形，基部两侧有耳，翼瓣椭圆状长圆形，瓣片先端有时稍带紫色；子房有毛；花柱丝状，稍超出雄蕊，柱头头状。荚果长圆状卵形。花期6—7月，果期8—9月。

生境及分布：生于海拔1500 m以下的山坡、林下、山沟或路旁。分布于瓮安、惠水、龙里等地。

采收加工：夏季、秋季采收，晒干。

功能与主治：根入药，解表，化痰，利湿，活血；主治伤风头痛，咳嗽，淋浊，血瘀腹痛，血崩，痈疽，丹毒。皮入药，主治四肢关节红肿。叶入药，主治痈疽。

附注：该种分布区域狭窄，野生资源量较小，应加以保护。

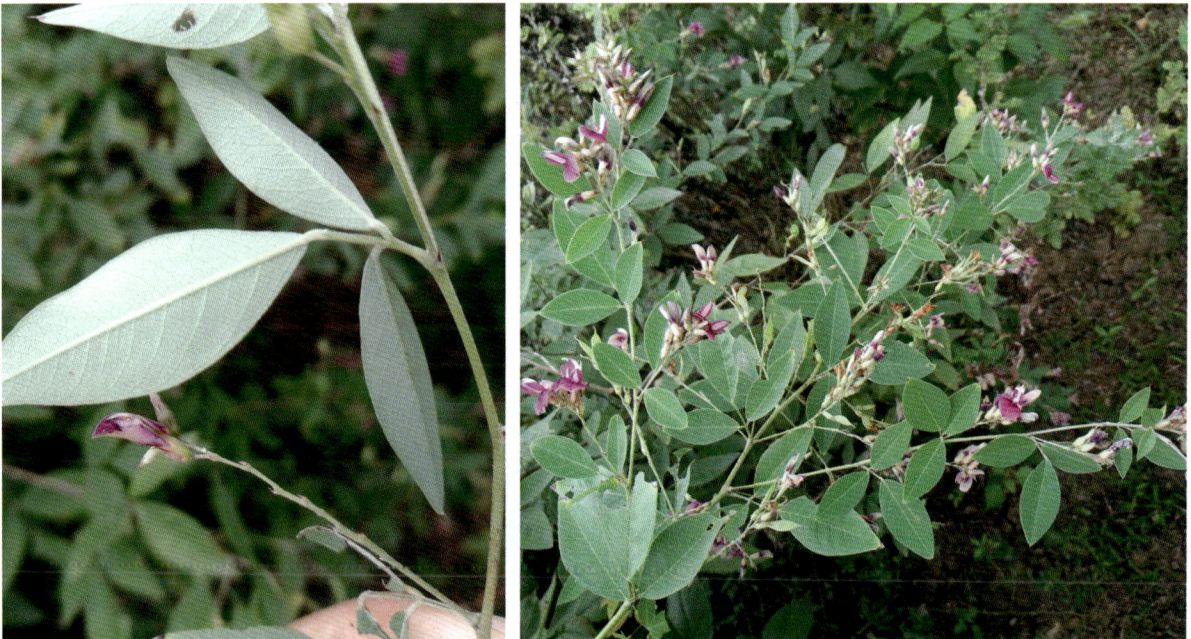

植物名称：中华胡枝子 *Lespedeza chinensis* G. Don

别称：华胡枝子、中华垂枝胡枝子

植物形态：小灌木，高达1 m。全株被白色伏毛，茎下部毛渐脱落，茎直立或铺散；分枝斜升，被柔毛。羽状复叶；小叶3枚，倒卵状长圆形、长圆形、卵形或倒卵形，上面无毛或疏生短柔毛，下面密被白色伏毛。总状花序腋生，少花；总花梗极短；花萼长为花冠长的1/2，5深裂，裂片狭披针形；花冠白色或黄色，旗瓣椭圆形，基部具瓣柄及2耳，翼瓣狭长圆形。荚果卵圆形，先端具喙，基部稍偏斜，表面有网纹，密被白色伏毛。花期8—9月，果期10—11月。

生境及分布：生于海拔2500 m以下的灌丛中、林缘、路旁、山坡或林下草丛中。分布于关岭、晴隆、道真等地。

采收加工：秋季采挖，洗净，晒干。

功能与主治：根入药，主治关节炎，跌打，骨折。

附注：该种分布区域狭窄，野生资源量较小，应加以保护。

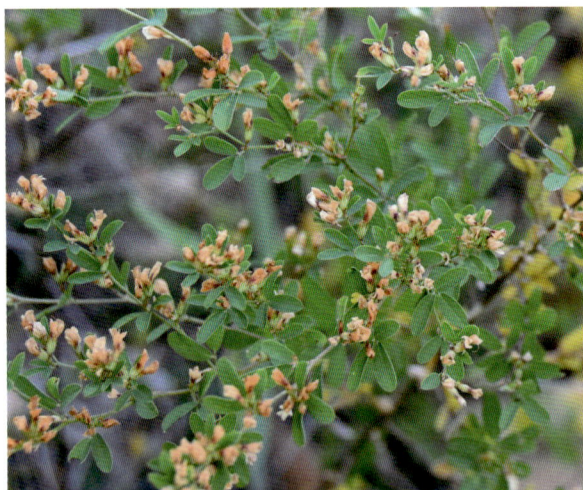

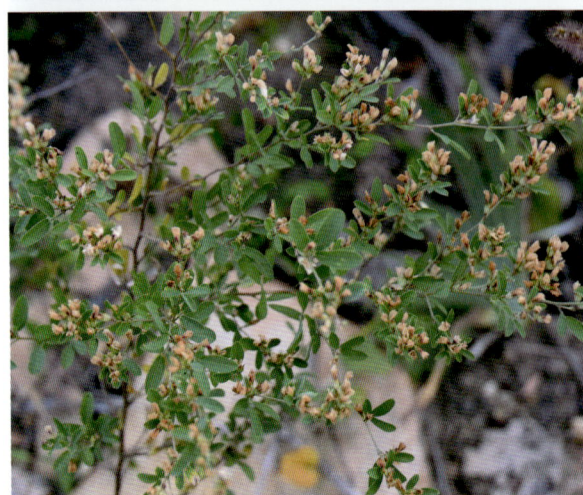

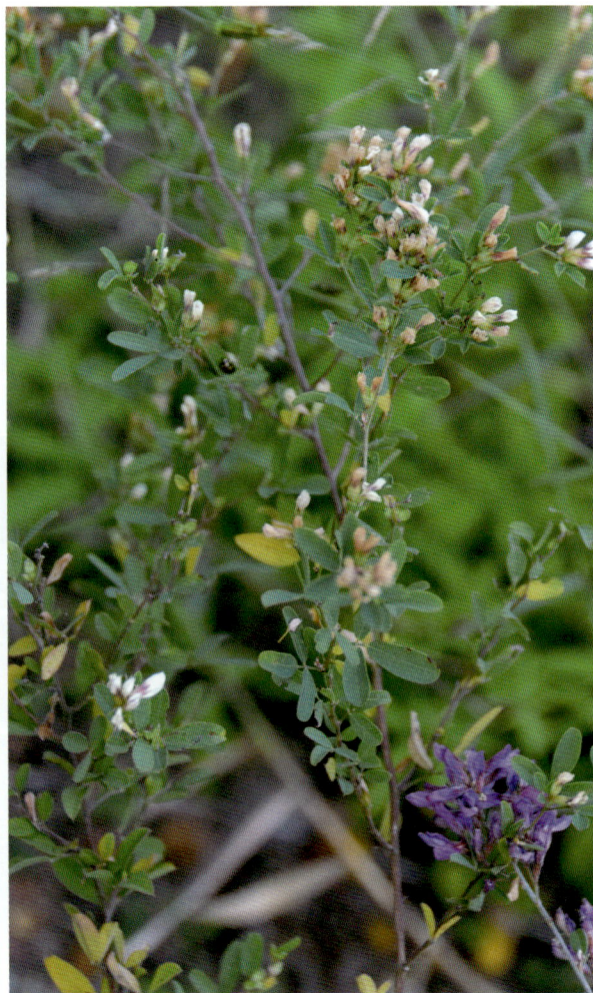

植物名称：截叶铁扫帚 *Lespedeza cuneata* (Dumont de Courset) G. Don

别称：小夜关门

植物形态：小灌木，高达1 m。茎直立或斜升，被毛，上部分枝。小叶楔形或线状楔形，基部楔形，上面近无毛，下面密被伏毛。总状花序腋生，具2～4朵花；总花梗极短；小苞片卵形或狭卵形，长1～1.5 mm，先端渐尖，下面被白色伏毛，边缘具毛；花萼狭钟形，密被伏毛，5深裂；花冠淡黄色或白色，旗瓣基部有紫斑，有时龙骨瓣先端带紫色，翼瓣与旗瓣近等长，龙骨瓣稍长；闭锁花簇生于叶腋。荚果宽卵形或近球形，被伏毛。花期7—8月，果期9—10月。

生境及分布：生于山坡、荒地、路旁或灌丛中。贵州大部分地区有分布。

采收加工：夏季、秋季采收，晒干。

功能与主治：全株入药，清热消积，健脾益肾。主治小儿疳积，阳痿，脱肛，遗精，小儿夜尿，遗尿等。

附注：该种在贵州分布区域广，有一定产藏量，可加以开发利用。

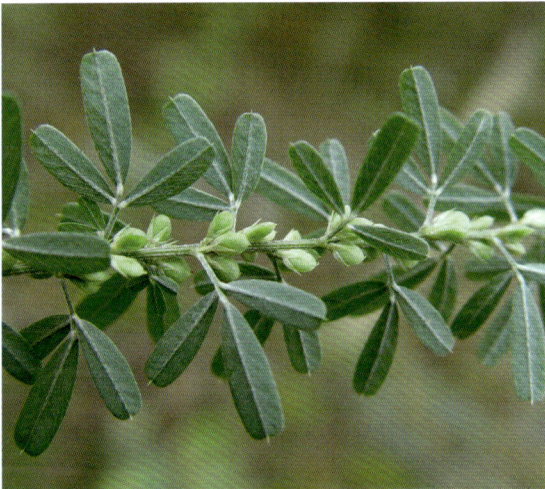

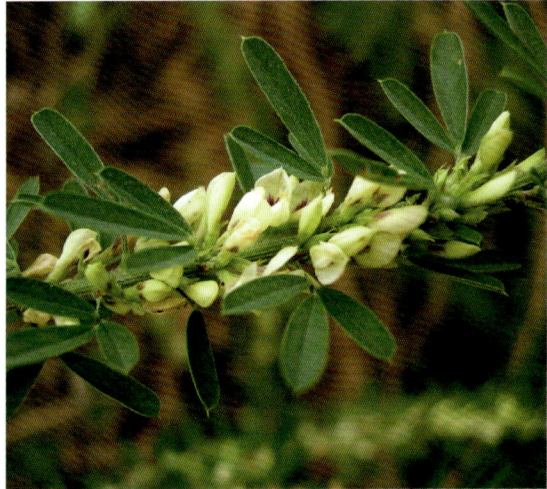

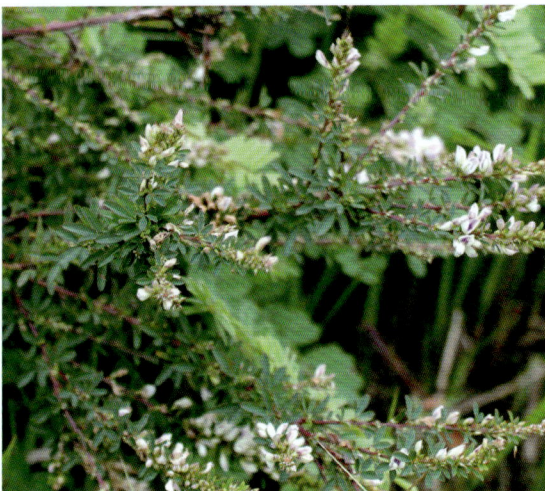

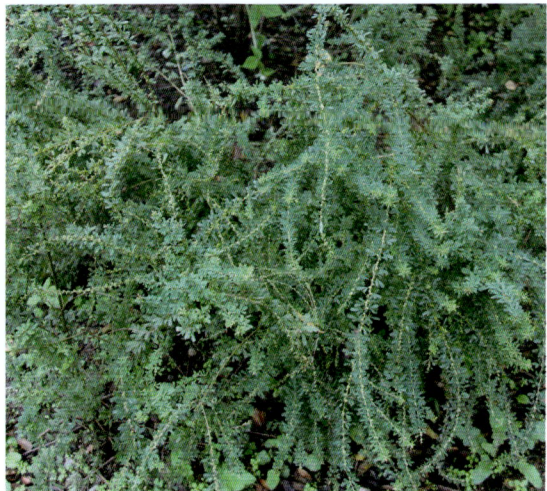

植物名称：大叶胡枝子 *Lespedeza davidii* Franchet

植物形态：直立灌木，高1～3 m。枝条较粗壮。托叶2枚，卵状披针形；叶柄密被短硬毛；小叶宽卵圆形或宽倒卵形，两面密被黄白色绢毛。总状花序腋生或于枝顶呈圆锥状；总花梗密被长柔毛；花萼阔钟形，5深裂，裂片披针形，被长柔毛；花红紫色，旗瓣倒卵状长圆形，翼瓣狭长圆形，比旗瓣和龙骨瓣短，龙骨瓣略呈弯刀形，与旗瓣近等长，基部有明显的耳和柄；子房密被毛。荚果卵形，表面具网纹和稍密的绢毛。花期7—9月，果期9—10月。

生境及分布：生于海拔800～1800 m的山坡、路旁、草丛或密林中。分布于印江、雷山、榕江、都匀、惠水、贵定、平塘、瓮安、长顺、册亨，以及贵阳等地。

采收加工：夏季、秋季采收，晒干。

功能与主治：全株入药，清热解毒，止咳，止血，通经活络。主治外感头痛，发热，痧疹不透，痢疾，咳嗽，咯血，尿血，便血，腰痛，崩漏等。

附注：该种有一定产藏量，可加以开发利用。

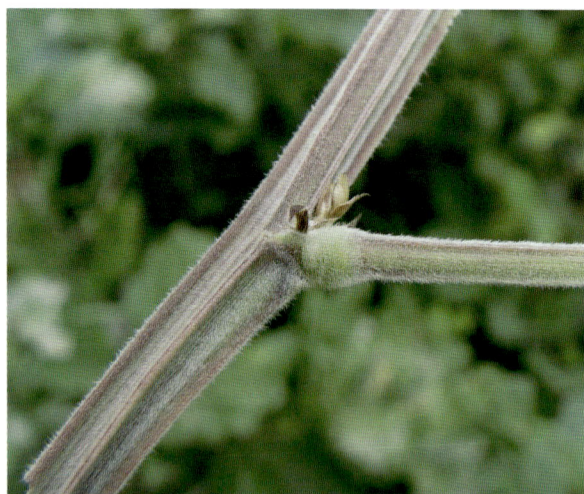

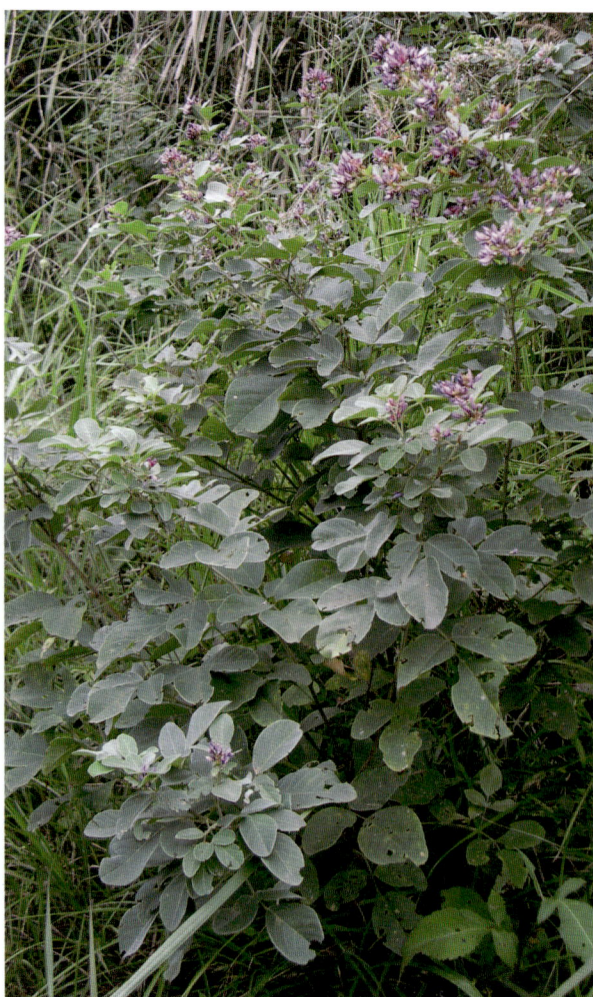

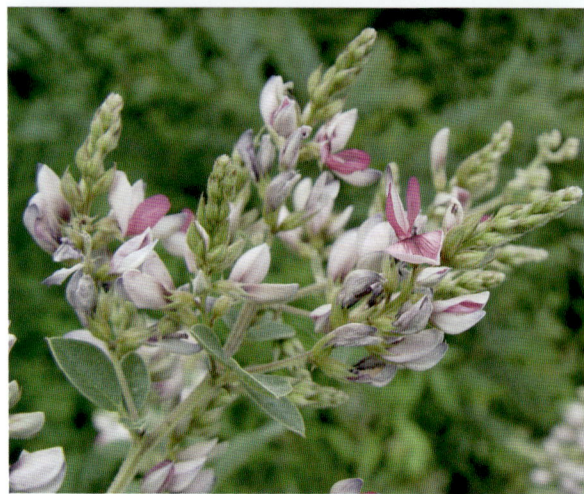

植物名称：铁马鞭 *Lespedeza pilosa* (Thunberg) Siebold et Zuccarini

植物形态：多年生草本。全株密被长柔毛；茎平卧，细长，少分枝，匍匐在地面。羽状复叶；小叶3枚，宽倒卵形或倒卵状圆形，两面密被长毛，顶生小叶较大。总状花序腋生，比叶短；苞片钻形，上部边缘具缘毛；总花梗极短，密被长毛；小苞片2枚，披针状钻形，背部中脉具长毛；花萼密被长毛；花冠黄白色或白色，旗瓣椭圆形，先端微凹，具瓣柄，翼瓣比旗瓣和龙骨瓣短；闭锁花常1~3朵集生于茎上部叶腋。荚果广卵形，凸透镜状，两面密被长毛，先端具尖喙。花期7—9月，果期9—10月。

生境及分布：生于海拔450~900 m的山脚、山坡、草地或林下。分布于思南、印江、榕江，以及遵义等地。

采收加工：夏季、秋季采收，晒干。

功能与主治：全株入药，益气安神，活血止痛，利尿消肿，解毒散结。主治气虚发热，失眠，腹痛，风湿痹痛，水肿，瘰疬，痈疽肿毒。

附注：该种分布区域狭窄，野生资源量较小，应加以保护。

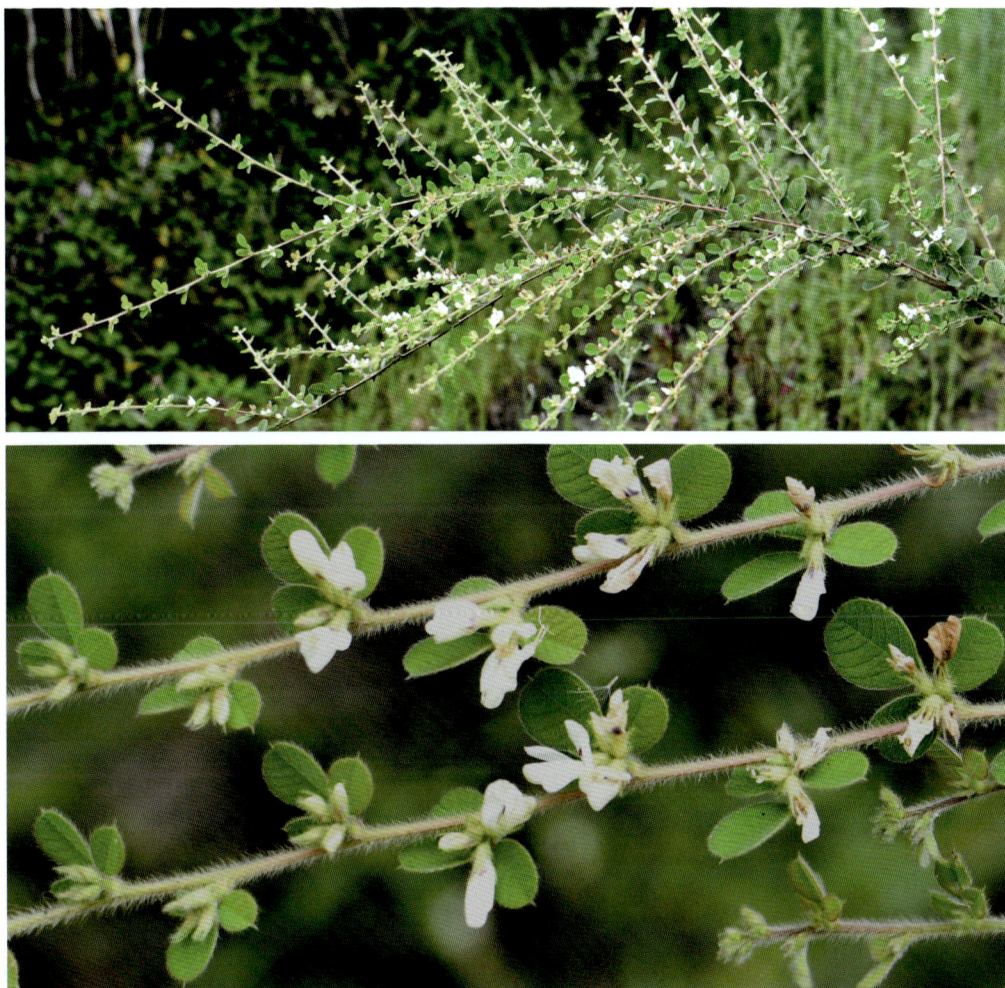

植物名称：美丽胡枝子 *Lespedeza thunbergii* (Candolle) Nakai subsp. *formosa* (Vogel) H. Ohashi

植物形态：直立灌木，高1～2 m。多分枝，枝伸展，被疏柔毛。小叶椭圆形、长圆状椭圆形或卵形，上面绿色，稍被短柔毛，下面淡绿色，贴生短柔毛。总状花序单一，腋生，比叶长，或构成顶生的圆锥花序；花梗短，被毛；花萼钟形，5深裂，裂片长圆状披针形，长为萼筒的2～4倍，外面密被短柔毛；花冠红紫色，旗瓣近圆形或稍长，翼瓣倒卵状长圆形，短于旗瓣和龙骨瓣，龙骨瓣比旗瓣稍长。荚果倒卵形或倒卵状长圆形，表面具网纹且被疏柔毛。花期7—9月，果期9—10月。

生境及分布：生于海拔2800 m以下的山坡、路旁及林缘灌丛中。分布于石阡、长顺、惠水、瓮安、开阳等地。

采收加工：全年均可采收，洗净，晒干。

功能与主治：根入药，清肺热，祛风湿，散瘀血；主治肺痈，风湿痛，跌打损伤。茎叶入药，主治小便淋漓涩痛。花入药，清热凉血；主治肺热咳血，便血。

附注：*Flora of China*将美丽胡枝子处理为日本胡枝子*Lespedeza thunbergii* (Candolle) Nakai的亚种。

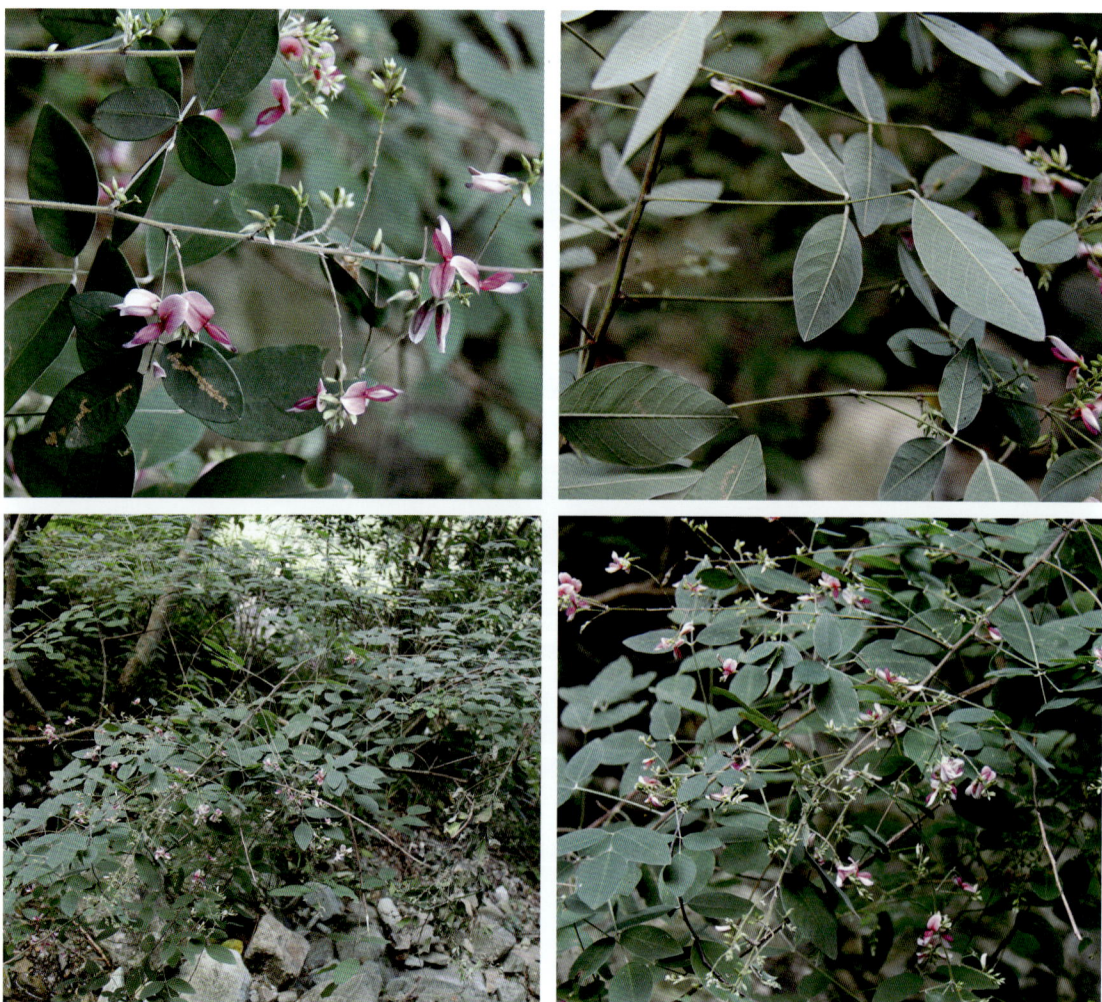

植物名称：绒毛胡枝子 *Lespedeza tomentosa* (Thunberg) Siebold ex Maximowicz

别称：山豆花

植物形态：灌木，高达1 m。全株密被黄褐色茸毛；茎直立，单一或上部少分枝。羽状复叶；托叶线形，长约4 mm；小叶3枚，质厚，椭圆形或卵状长圆形，先端钝或微心形，边缘稍反卷，上面被短伏毛，下面密被黄褐色茸毛或柔毛。总状花序顶生或于茎上部腋生；总花梗粗壮；花具短梗，密被黄褐色茸毛；花萼密被毛，长约6 mm，5深裂；花冠黄色或黄白色，旗瓣椭圆形，龙骨瓣与旗瓣近等长，翼瓣较短。荚果倒卵形，长3～4 mm，宽2～3 mm，先端有短尖，表面密被毛。

生境及分布：生于海拔500～1200 m的荒坡、路边或林下。分布于独山、惠水，以及贵阳等地。

采收加工：秋季采挖，洗净，切片晒干。

功能与主治：根入药，健脾补虚，清热利湿，活血调经。主治虚劳，血虚头晕，水肿，腹水，痢疾，闭经，痛经。

附注：该种有一定产藏量，可加以开发利用。

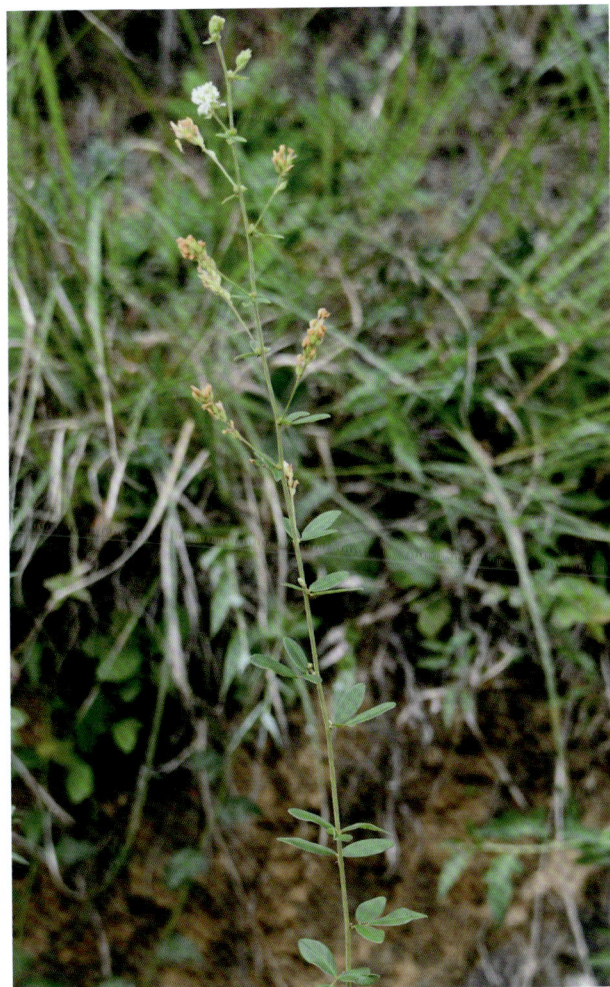

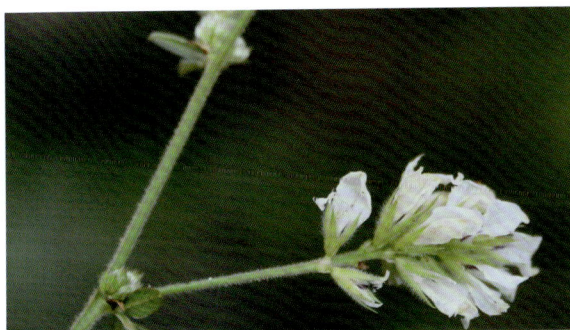

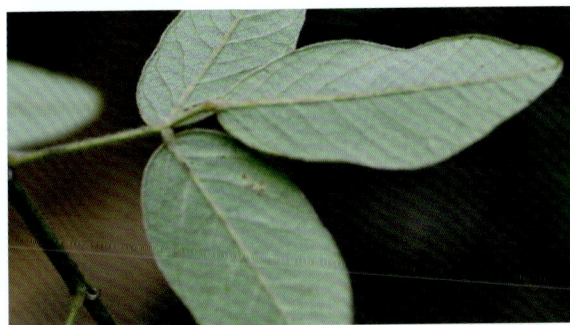

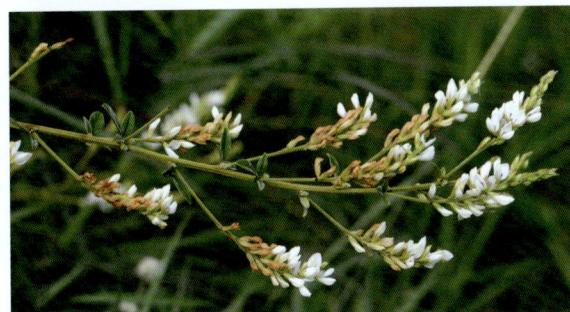

植物名称：细梗胡枝子 *Lespedeza virgata* (Thunberg) Candolle

植物形态：小灌木，高25～50 cm，有时可达1 m。基部分枝，枝细，带紫色，被白色伏毛。羽状复叶；小叶3枚，椭圆形、长圆形或卵状长圆形，稀近圆形，上面无毛，下面密被伏毛，侧生小叶较小。总状花序腋生，通常具3朵稀疏的花；苞片及小苞片披针形；花萼狭钟形，基部有紫斑，翼瓣较短；闭锁花簇生于叶腋，无梗，结实。荚果近圆形，通常不超出花萼。花期7—9月，果期9—10月。

生境及分布：生于海拔700～1120 m的山坡、草地或灌丛中。分布于印江、普定、三都，以及贵阳等地。

采收加工：夏季采收，洗净，晒干。

功能与主治：全株入药，清暑利尿，截疟。主治中暑，小便不利，疟疾，感冒，高血压。

附注：该种野生资源量较小，加以开发利用的同时应注意保护。

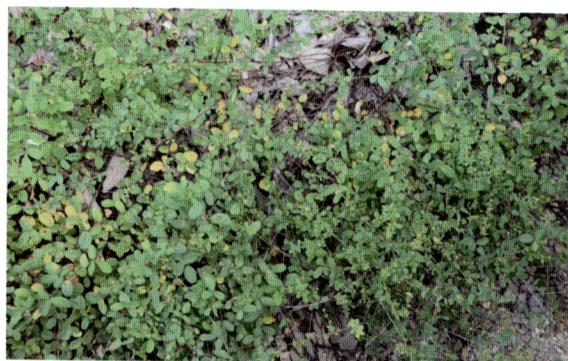

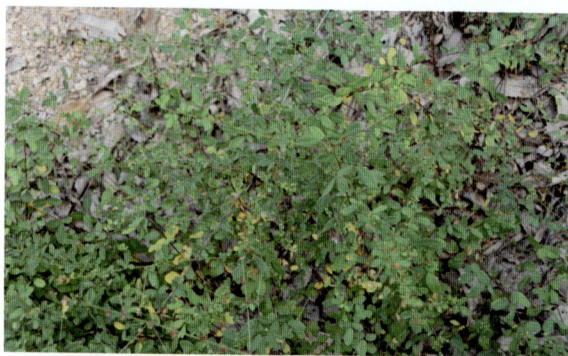

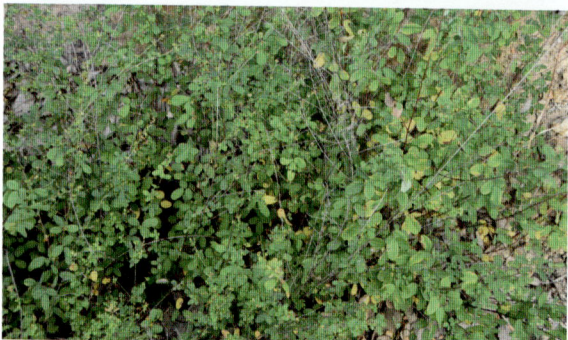

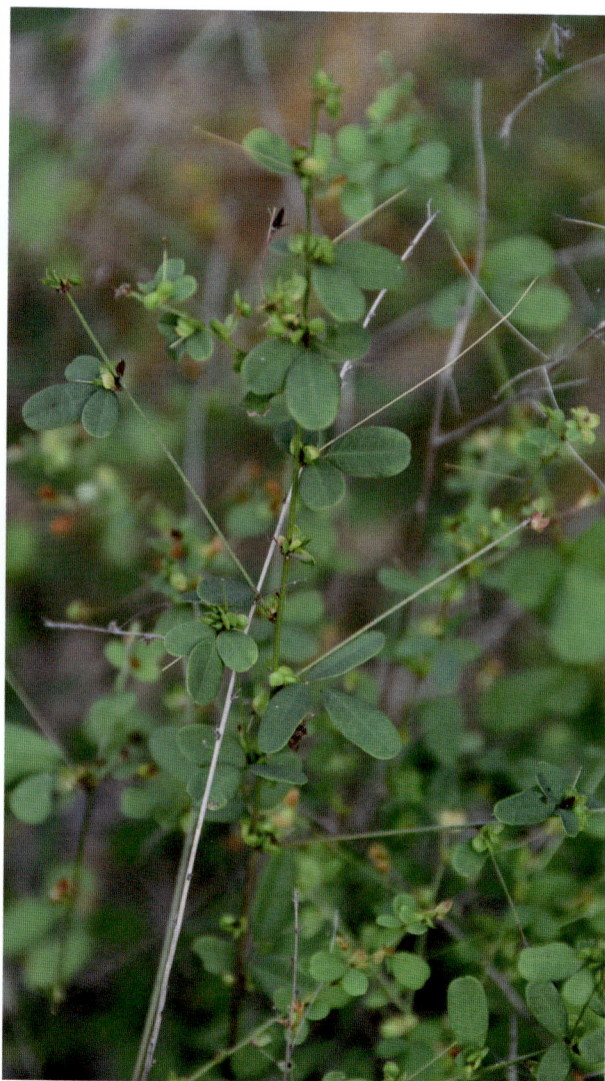

植物名称：银合欢 *Leucaena leucocephala* (Lamarck) de Wit

别称：白合欢

植物形态：灌木或小乔木，高2~6 m。幼枝被短柔毛，老枝无毛，具褐色皮孔，无刺。托叶三角形；羽片4~8对，叶轴被柔毛，在最下1对羽片着生处有黑色腺体1枚；小叶5~15对。苞片紧贴，被毛，早落；花白色；花萼长约3 mm，顶端具5枚细齿，外面被柔毛；子房具短柄，上部被柔毛；柱头凹下成杯形。荚果带状，长10~18 cm，宽1.4~2 cm，顶端凸尖，基部有柄，纵裂，被微柔毛。种子6~25枚，卵形，长约7.5 mm，褐色，扁平，光亮。花期4—7月，果期8—10月。

生境及分布：贵阳等地有栽培或野生。

采收加工：夏季、秋季采收，晒干。

功能与主治：树皮入药，主治心悸，怔忡，骨折。

附注：该种常作为园林绿化植物栽培。

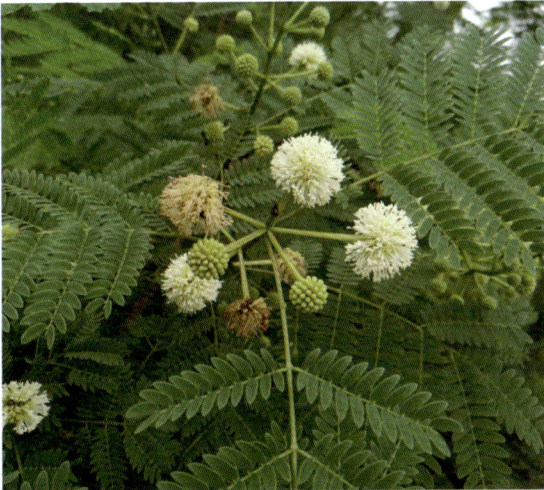

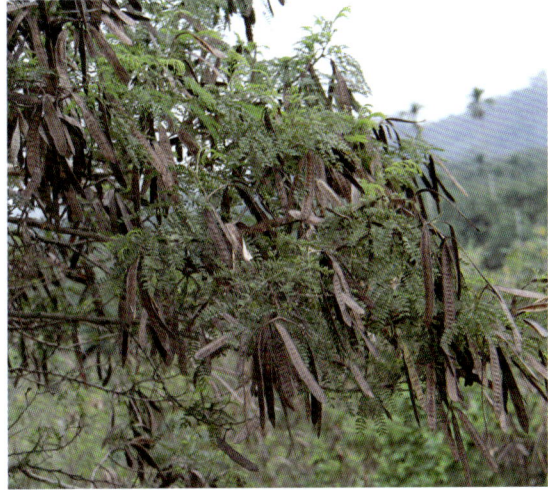

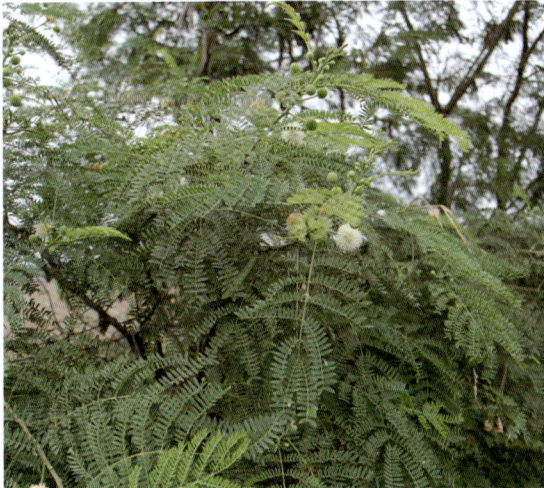

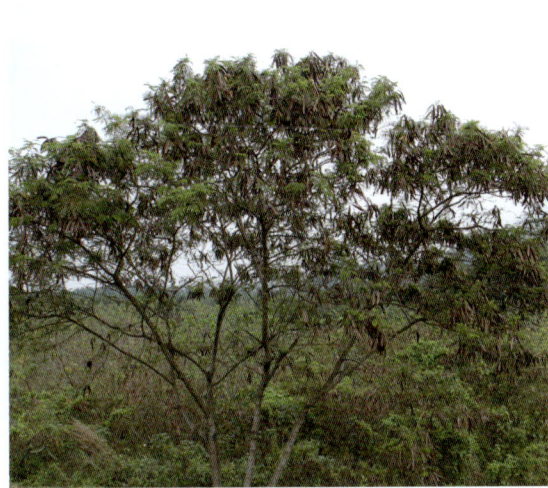

植物名称：百脉根 *Lotus corniculatus* Linnaeus

别称：五叶草、牛角花

植物形态：多年生草本，高15～50 cm。全株散生稀疏白色柔毛或秃净，具主根。茎丛生，平卧或上升，近四棱形。羽状复叶；小叶5枚，基部2枚呈托叶状。伞形花序；花3～7朵集生于总花梗顶端；苞片叶状，与花萼等长，宿存；花萼钟形；花冠黄色或金黄色，干后常变蓝色，旗瓣扁圆形，翼瓣和龙骨瓣等长，均略短于旗瓣，龙骨瓣呈直角三角形弯曲。荚果线状圆柱形，褐色，2瓣裂，扭曲，有多数种子。种子细小，卵圆形，灰褐色。花期5—9月，果期7—10月。

生境及分布：生于山坡、草地或田间湿润处。贵州大部分地区有分布。

采收加工：夏季开花前采收，晒干。

功能与主治：全株入药，补虚，清热，止渴。主治虚劳，阴虚发热，口渴。

附注：该种在贵州分布区域广，有一定产藏量，可加以开发利用。

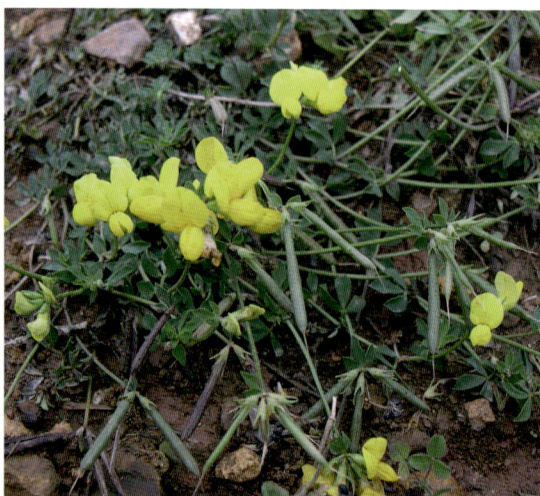

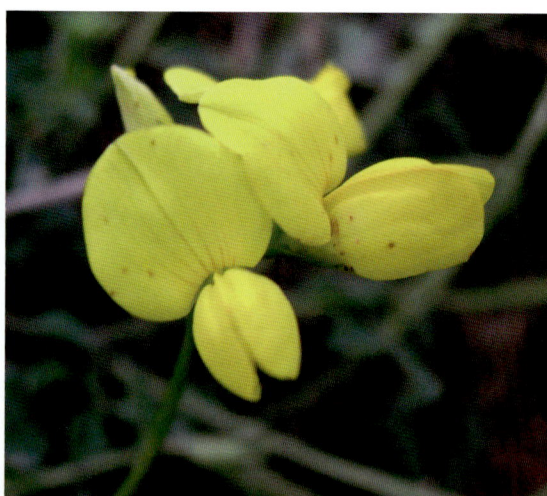

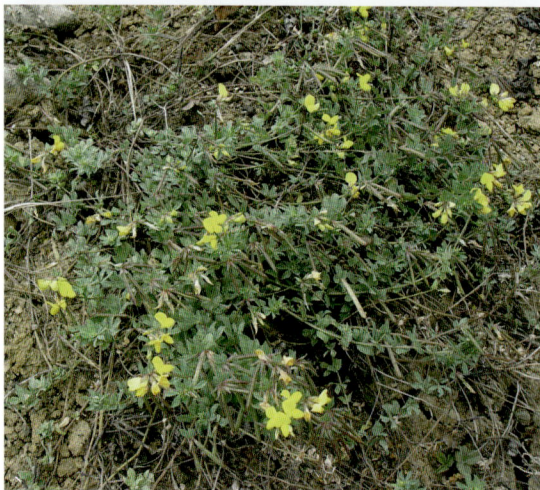

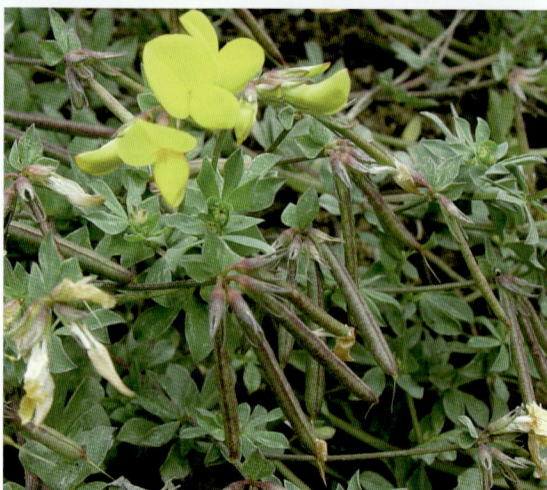

植物名称：短萼仪花 *Lysidice brevicalyx* **C. F. Wei**

别称：麻轧木、麻亿木

植物形态：乔木，高10～20 m，径20～30 cm。小叶3～4（～5）对，先端钝或尾状渐尖，基部楔形或钝。圆锥花序长13～20 cm；花萼管较短，裂片长圆形至阔长圆形，比花萼管长；花瓣倒卵形，先端近平截形而微凹，紫色。荚果长圆形或倒卵状长圆形，两缝线等长或近等长；果瓣平或稍扭转。种子7～10枚，栗褐色或微带灰绿，光亮，边缘增厚成1圈狭边；种皮脆壳质，里面紧贴着1层白色海绵状胶质层，干后呈锈红色；胚小，基生。花期4—5月，果期8—9月。

生境及分布：生于海拔500～1000 m的疏林或密林中。分布于安龙、册亨、望谟、贞丰、罗甸等地。

采收加工：全年均可采收，洗净，晒干。

功能与主治：根入药，散瘀，止痛，止血；主治跌打损伤，风湿骨痛，创伤出血。叶入药，主治外伤出血。

附注：该种主要分布于贵州南部地区，野生资源量较小，加以开发利用的同时应注意保护。

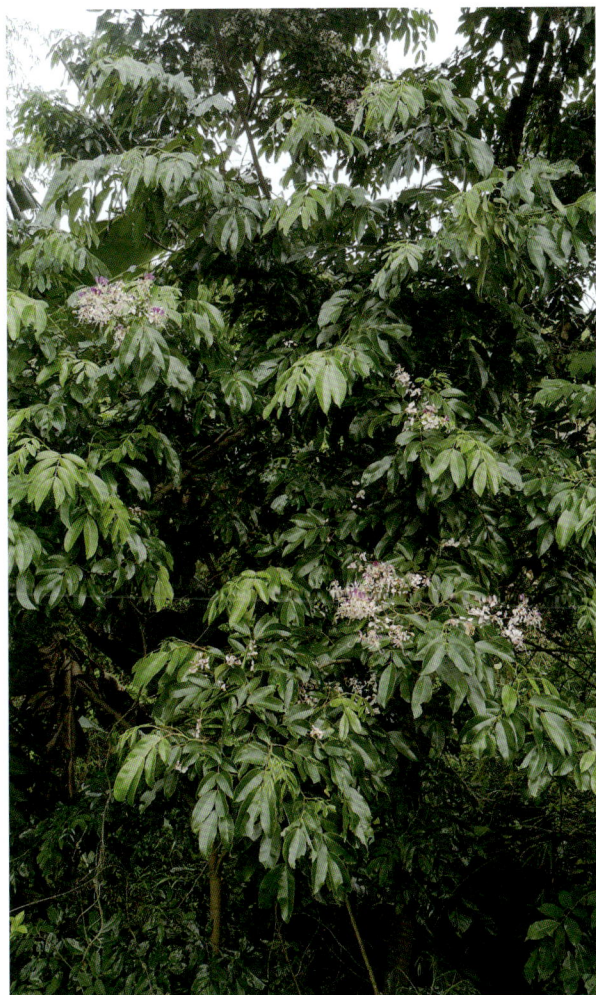

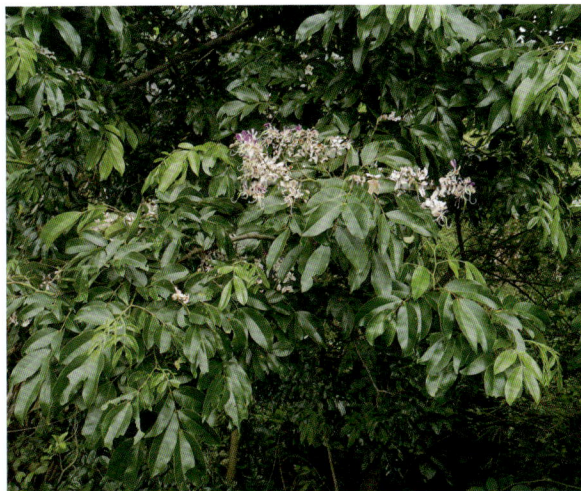

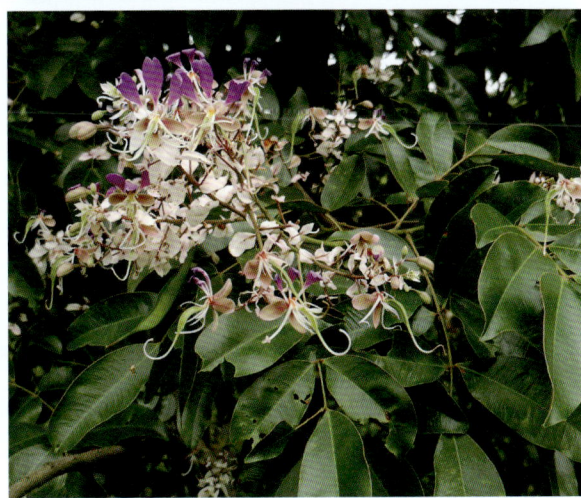

植物名称：仪花 *Lysidice rhodostegia* Hance

别称：单刀根

植物形态：灌木或小乔木，高2~5 m，很少超过10 m。小叶3~5对，纸质，长椭圆形或卵状披针形，先端尾状渐尖，基部钝圆；总轴、苞片、小苞片均被短疏柔毛；苞片、小苞片粉红色，卵状长圆形或椭圆形，小苞片小；花萼管长1.2~1.5 cm，比花萼裂片长1/3或过之，花萼裂片长圆形，暗紫红色；花瓣紫红色，阔倒卵形。荚果倒卵状长圆形，腹缝线较长而弯拱。种子2~7枚，长圆形，褐红色，边缘不增厚；种皮较薄而脆，表面微皱褶，里面无胶质层。花期6—8月，果期9—11月。

生境及分布：生于海拔500 m以下的灌丛中、路旁或山谷溪边。分布于罗甸、望谟、册亨等地。

采收加工：全年均可采收，洗净，晒干。

功能与主治：根入药，散瘀，止痛，止血；主治跌打损伤，风湿骨痛，创伤出血。叶入药，主治外伤出血。

附注：该种主要分布于贵州南部地区，野生资源量较小，加以开发利用的同时应注意保护。

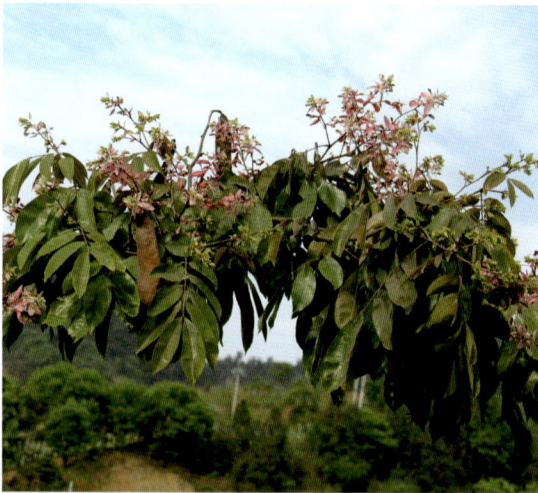

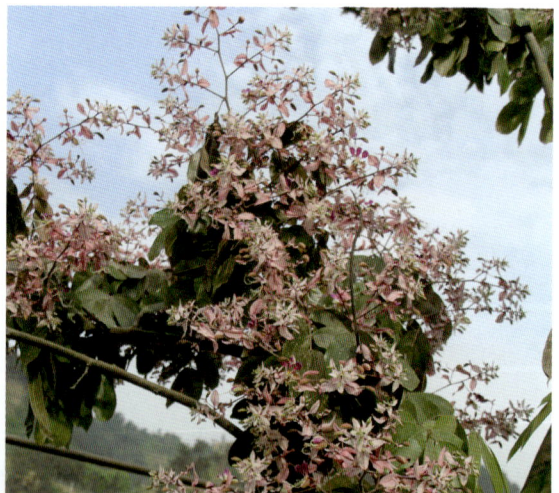

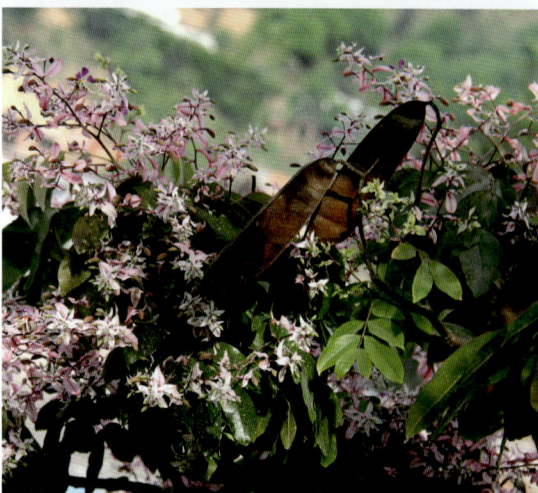

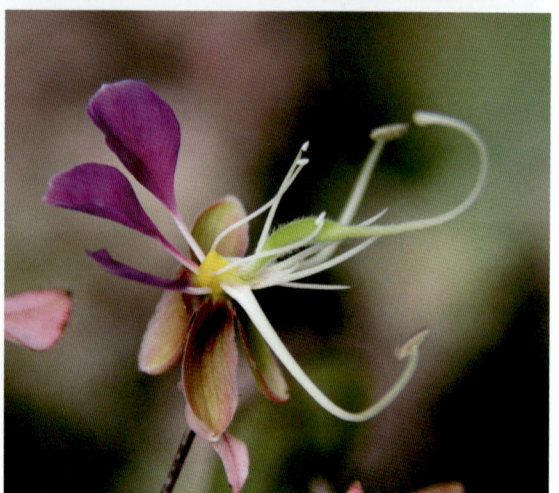

植物名称：天蓝苜蓿 *Medicago lupulina* Linnaeus

植物形态：一年生、二年生或多年生草本，高15～60 cm。全株被柔毛或有腺毛。主根浅，须根发达。茎平卧或上升，多分枝，叶茂盛。羽状三出复叶；小叶倒卵形、阔倒卵形或倒心形，纸质，先端近平截形或微凹。花序小头状，具花10～20朵；总花梗细，挺直，比叶长，密被贴伏柔毛；花长2～2.2 mm；花梗短；花萼钟形，长约2 mm，密被毛，萼齿线状披针形；花冠黄色，旗瓣近圆形，顶端微凹，翼瓣和龙骨瓣近等长，均比旗瓣短。荚果肾形，长约3 mm，宽约2 mm，被稀疏毛，熟时变黑，有种子1枚。种子卵形，褐色，平滑。花期7—9月，果期8—10月。

生境及分布：生于海拔500～1400 m的草丛或荒山路边。贵州大部分地区有分布。

采收加工：夏季采收，切碎晒干。

功能与主治：全草入药，清热利湿，舒筋活络，止咳平喘，凉血解毒。主治湿热黄疸，热淋，石淋，风湿痹痛，咳喘，痔疮出血，毒蛇咬伤等。

附注：该种分布区域广，产藏量较大，可加以开发利用。

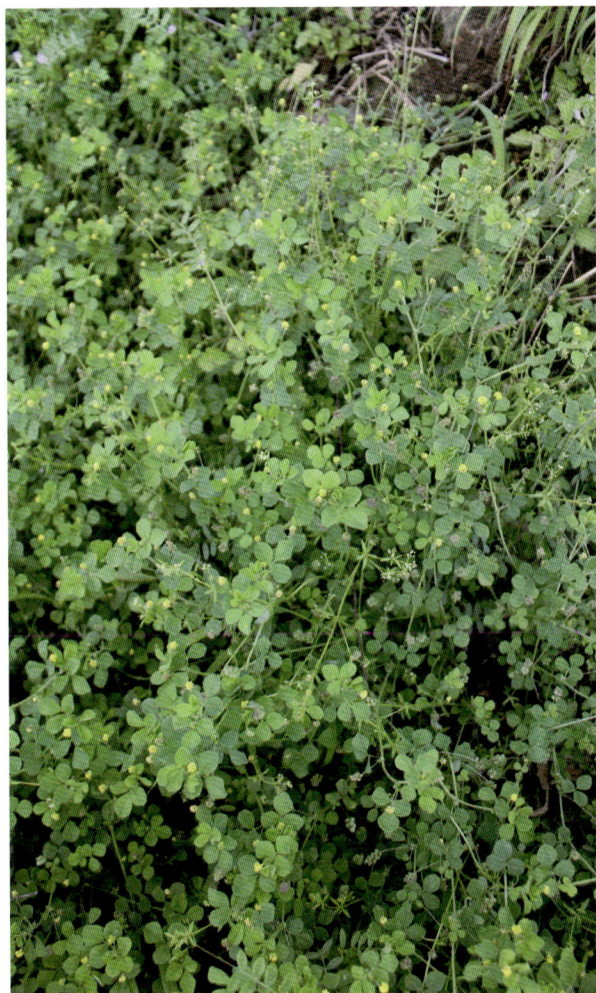

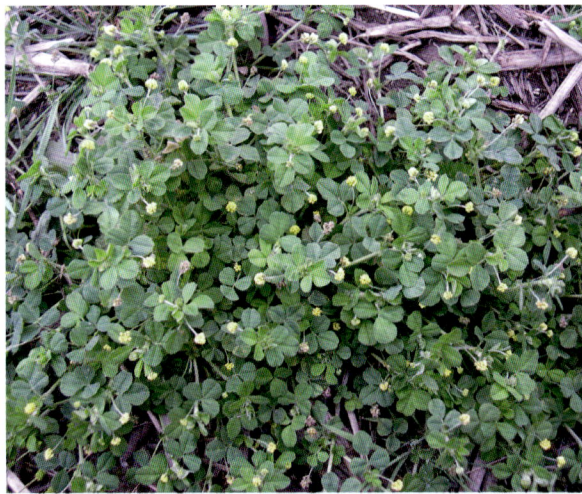

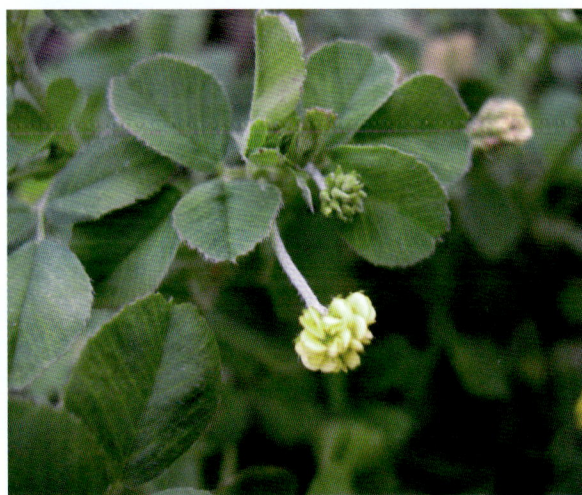

植物名称：紫苜蓿 *Medicago sativa* Linnaeus

植物形态：多年生草本，高30～100 cm。根粗壮，深入土层，根茎发达；茎直立、丛生以至平卧，四棱形，无毛或微被柔毛，枝叶茂盛。羽状三出复叶；托叶大；小叶长卵形、倒长卵形至线状卵形，纸质。花序总状或头状，长1～2.5 cm，具花5～30朵；苞片线状锥形；花长6～12 mm；花梗短，长约2 mm；花萼钟形；花冠淡黄色、深蓝色至暗紫色，旗瓣长圆形，明显较翼瓣和龙骨瓣长。荚果螺旋状紧卷2～4（～6）圈，中央无孔或近无孔，有种子10～20枚。种子卵形，黄色或棕色。花期5—7月，果期6—8月。

生境及分布：贵州各地有栽培。

采收加工：夏季、秋季收割，鲜用或晒干。

功能与主治：全草入药，清热凉血，利湿退黄，通淋排石。主治热病烦满，黄疸，肠炎，痢疾，乳痈，尿道结石，痔疮出血等。

附注：该种有一定资源量，可加以开发利用。

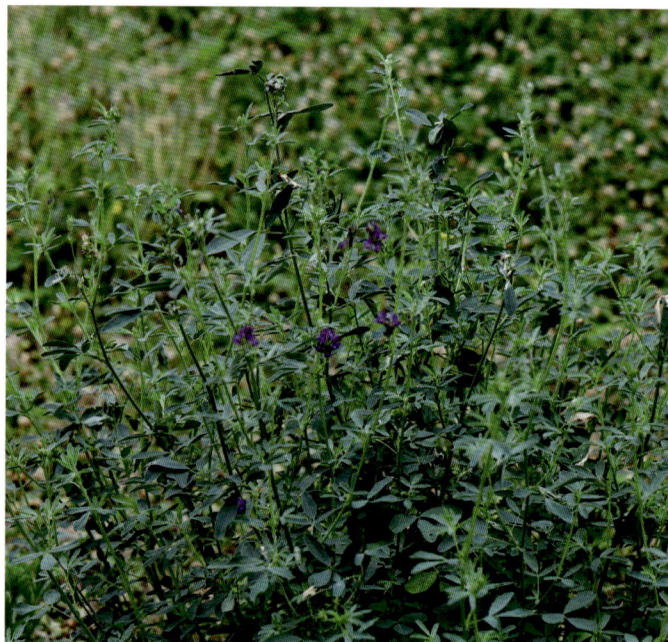

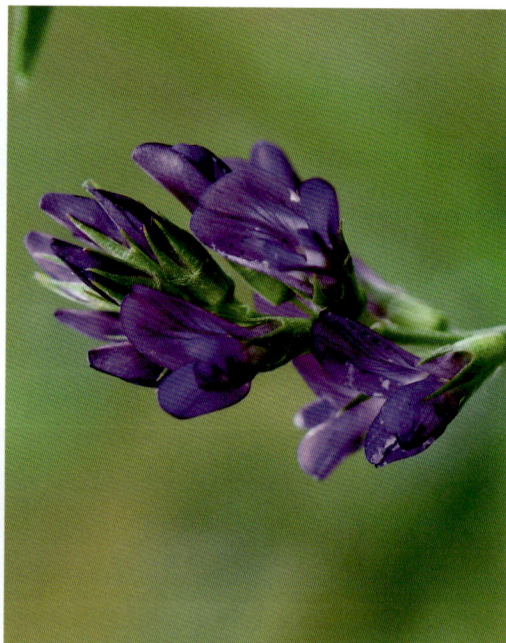

植物名称：白花草木犀 *Melilotus albus* Medikus

别称：白香草木樨

植物形态：一年生、二年生草本，高70～200 cm。茎直立，圆柱形，中空，多分枝，几乎无毛。羽状三出复叶；托叶尖刺状锥形；小叶长圆形或倒披针状长圆形，上面无毛，下面被细柔毛。总状花序长9～20 cm，腋生，具花40～100朵，排列疏松；花萼钟形，长约2.5 mm，微被柔毛，萼齿三角状披针形，短于萼筒；花冠白色，旗瓣椭圆形，稍长于翼瓣，龙骨瓣与翼瓣等长或稍短。荚果椭圆形至长圆形，先端锐尖，网状，棕褐色，有种子1～2枚。种子卵形。花期5—7月，果期7—9月。

生境及分布：威宁、水城，以及贵阳等地有栽培或逸为野生。

采收加工：花期采收，晒干。

功能与主治：全草入药，清热解毒，和胃化湿。主治暑热胸闷，头痛，口臭，疟疾，痢疾，淋证，皮肤疮疡。

附注：该种有一定资源量，可加以开发利用。

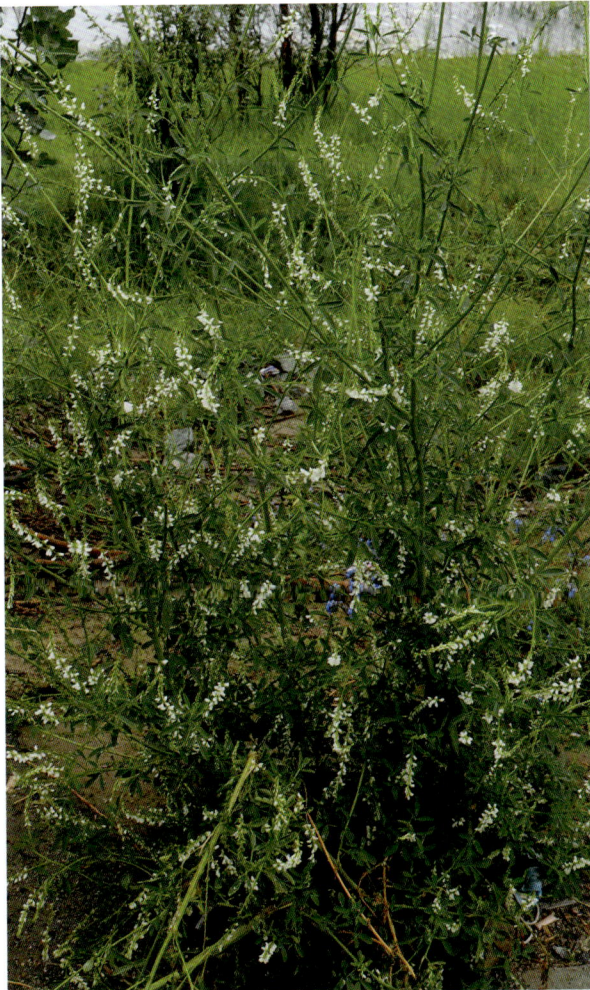

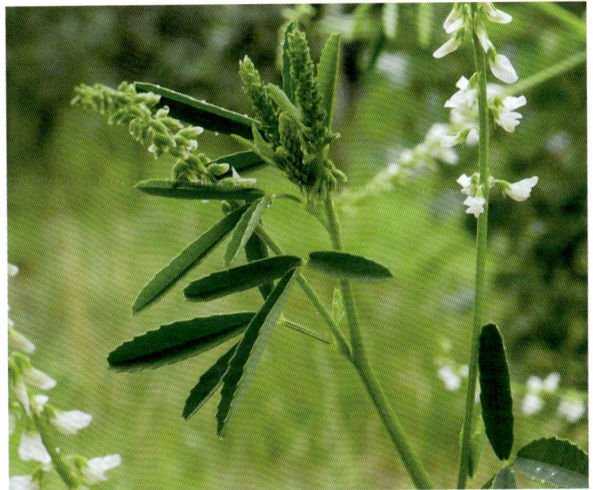

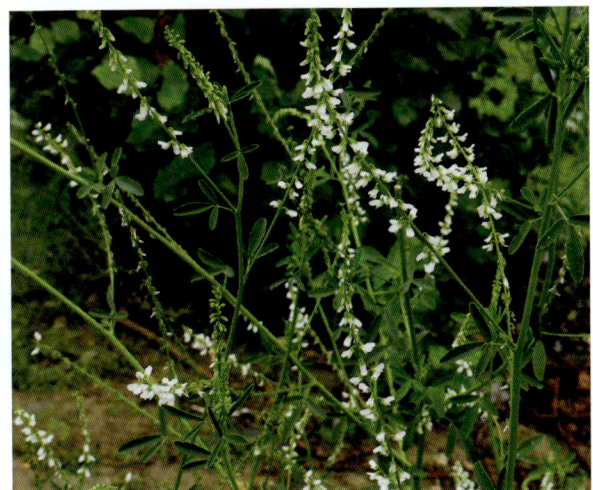

植物名称：草木犀 *Melilotus officinalis* (Linnaeus) Lamarck

别称：黄香草木樨

植物形态：二年生草本。茎直立，粗壮，多分枝，具纵棱，微被柔毛。羽状三出复叶；托叶镰状线形；叶柄细长；小叶倒卵形、阔卵形、倒披针形至线形，上面无毛，粗糙，下面散生短柔毛。总状花序腋生，具花30～70朵；苞片刺毛状；花梗与苞片等长或稍长；花萼钟形；花冠黄色，旗瓣倒卵形，与翼瓣近等长；雄蕊在花后常宿存，包于果外；子房卵状披针形。荚果卵形，先端具宿存花柱，有种子1～2枚。种子卵形，黄褐色，平滑。花期5—9月，果期6—10月。

生境及分布：生于山沟、草地或田野潮湿处，或栽培。贵州大部分地区有分布。

采收加工：夏季、秋季采收，洗净，晒干。

功能与主治：全草入药，止咳平喘，散结止痛。主治哮喘，支气管炎，肠绞痛，创伤，淋巴结肿痛。

附注：该种在贵州有一定产藏量，可加以开发利用。

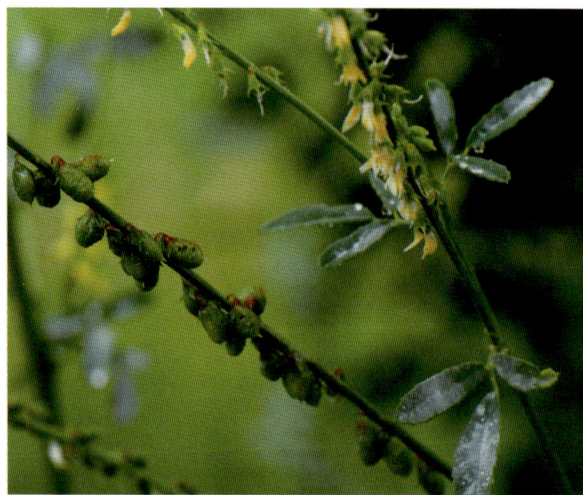

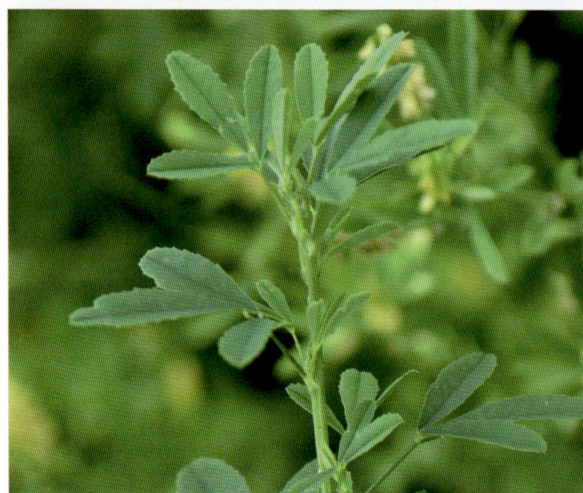

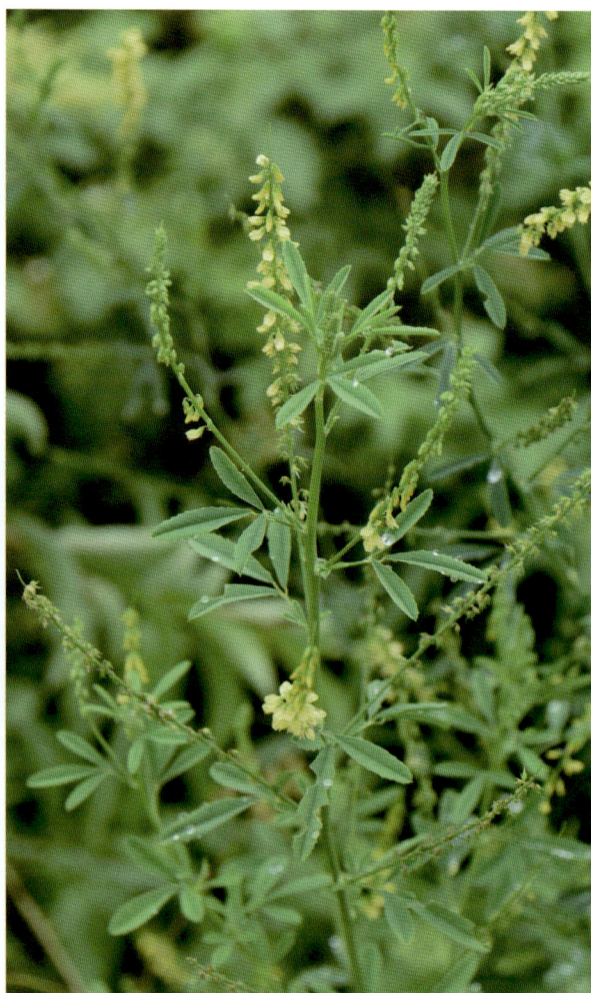

植物名称：厚果崖豆藤 *Millettia pachycarpa* Bentham

植物形态：巨大藤本，长达15 m。幼年时直立如小乔木状。嫩枝褐色，密被黄色茸毛，散布褐色皮孔，茎中空。羽状复叶，长30～50 cm；小叶6～8对。总状圆锥花序，花2～5朵着生于节上；苞片小，线形，离花萼生；花萼杯形；花冠淡紫，旗瓣无毛，基部淡紫，翼瓣长圆形，龙骨瓣基部截形。荚果深褐黄色，肿胀，长圆形，密布浅黄色疣状斑点；果瓣木质，甚厚，迟裂；有种子1～5枚。种子黑褐色，肾形，或挤压成棋子形。花期4—6月，果期6—11月。

生境及分布：生于海拔300～700 m的山坡灌丛中。分布于榕江、黎平、关岭、兴仁、兴义、安龙、册亨、望谟、罗甸、瓮安、赤水、长顺、惠水、六枝、镇宁等地。

采收加工：秋季果实成熟时采收，除去杂质，晒干。

功能与主治：种子入药，攻毒止痛，消积杀虫。主治疥癣，腹痛，小儿疳积。

附注：该种为贵州布依族常用药物，有一定产藏量，可加以开发利用。

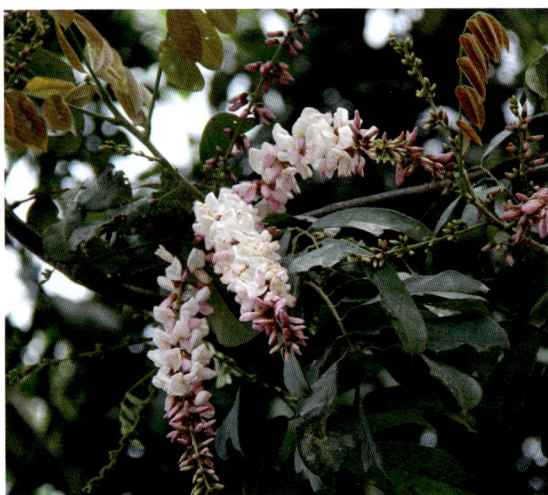

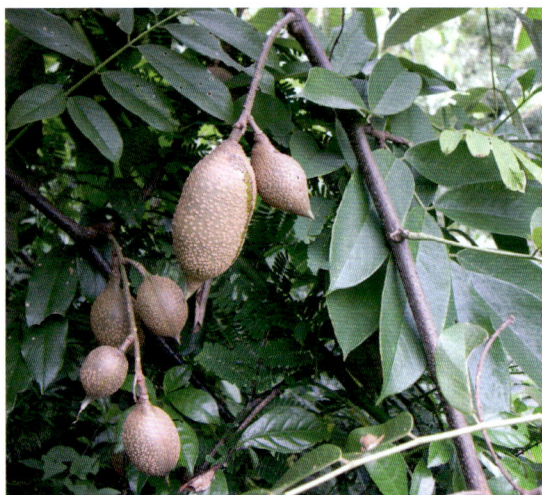

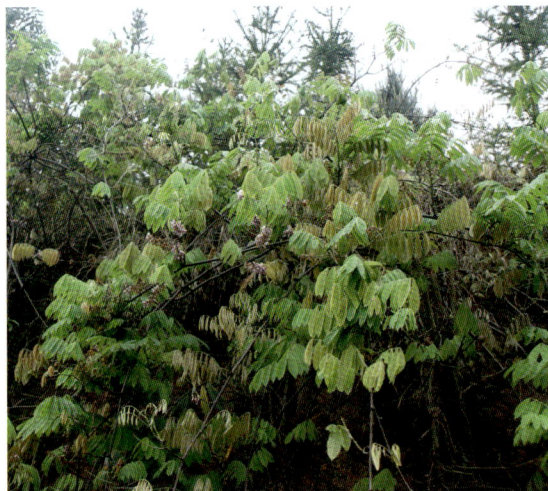

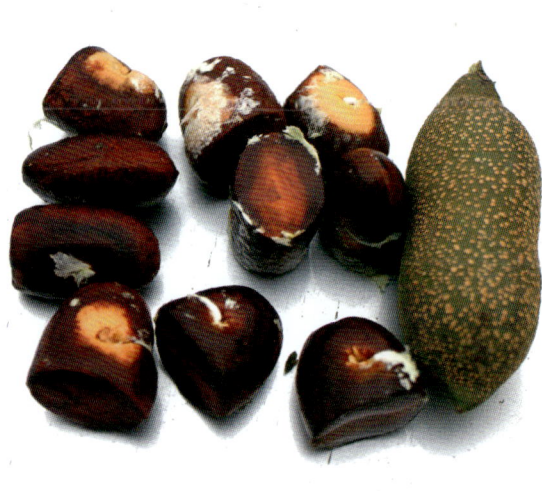

植物名称：光荚含羞草 *Mimosa bimucronata* (Candolle) O. Kuntze

别称：簕仔树

植物形态：落叶灌木，高3～6 m。小枝无刺，密被黄色茸毛。二回羽状复叶；羽片6～7对，长2～6 cm，叶轴无刺，被短柔毛；小叶12～16对，线形，长5～7 mm，宽1～1.5 mm，革质，先端具小尖头，除边缘疏具缘毛外，余无毛，中脉略偏上缘。头状花序球形；花白色；花萼杯形，极小；花瓣长圆形，长约2 mm，仅基部连合；雄蕊8枚，花丝长4～5 mm。荚果带状，劲直，长3.5～4.5 cm，宽约6 mm，无刺毛，褐色，通常有5～7个荚节，成熟时荚节脱落而残留荚缘。

生境及分布：分布于望谟、罗甸、册亨等地。

采收加工：夏季采收，洗净，晒干。

功能与主治：全株入药，凉血解毒，清热利湿，镇静安神。主治感冒，小儿高热，支气管炎，肝炎，结膜炎，尿道结石，水肿，神经衰弱，失眠，疮疡肿毒等。

附注：*Flora of China*将光荚含羞草的原拉丁名*Mimosa sepiaria* Bentham处理为现用拉丁名的异名。

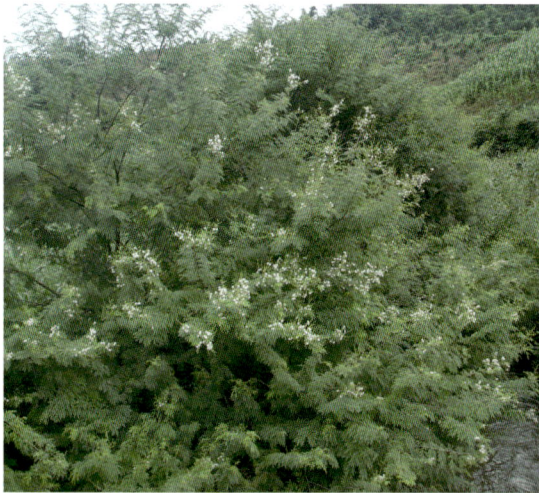

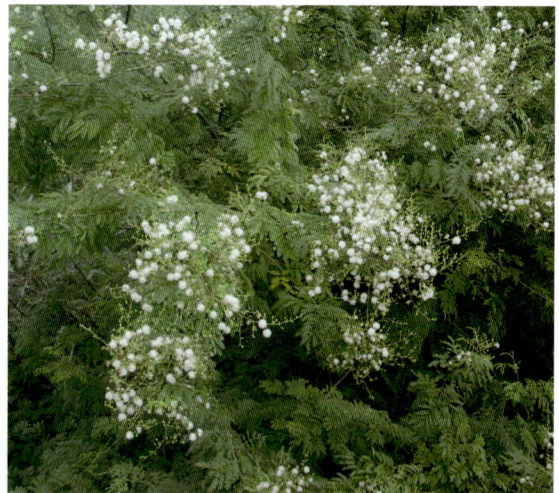

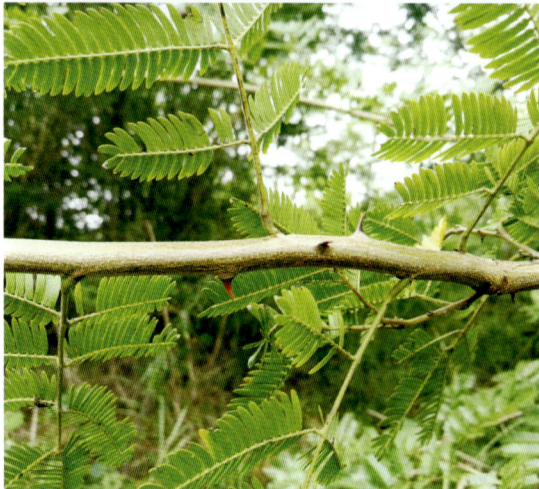

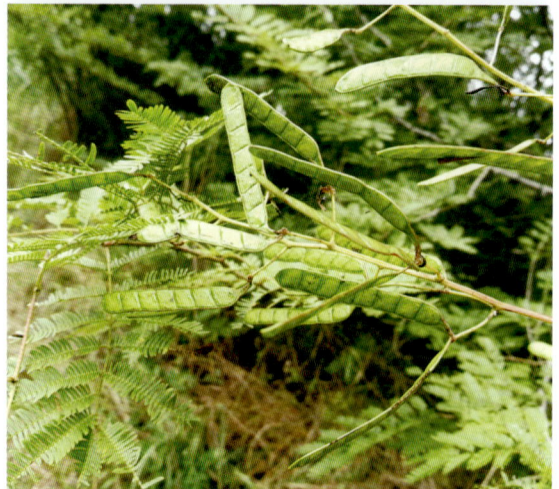

植物名称：含羞草 *Mimosa pudica* Linnaeus

别称：怕羞草、害羞草、怕丑草

植物形态：披散、亚灌木状草本，高可达1 m。茎圆柱形，具分枝，有散生、下弯的钩刺及倒生刺毛。托叶披针形，有刚毛；羽片和小叶触之即闭合而下垂；羽片通常2对；小叶10～20对，线状长圆形，先端急尖，边缘具刚毛。头状花序圆球形，具长总花梗，单生或2～3个生于叶腋；花小，淡红色，多数；苞片线形；花萼极小；花冠钟形，裂片4枚，外面被短柔毛；胚珠3～4枚，花柱丝状，柱头小。荚果长圆形，扁平，稍弯曲；荚缘波状，具刺毛。种子卵形，长约3.5 mm。花期3—10月，果期5—11月。

生境及分布：贵州各地均有引种栽培或逸为野生。

采收加工：夏季采收，洗净，晒干。

功能与主治：全草入药，凉血解毒，清热利湿，镇静安神。主治感冒，小儿高热，支气管炎，肝炎，结膜炎，尿道结石，水肿，神经衰弱，失眠，疮疡肿毒等。

附注：该种多作为观赏植物引种栽培。

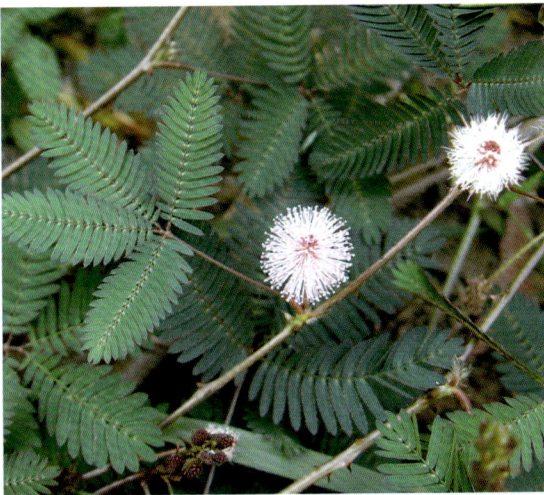

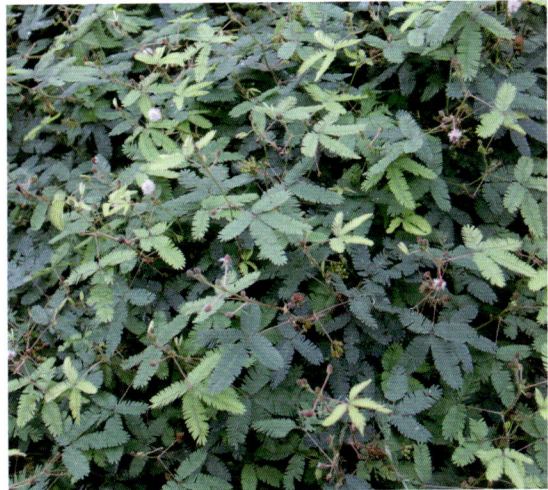

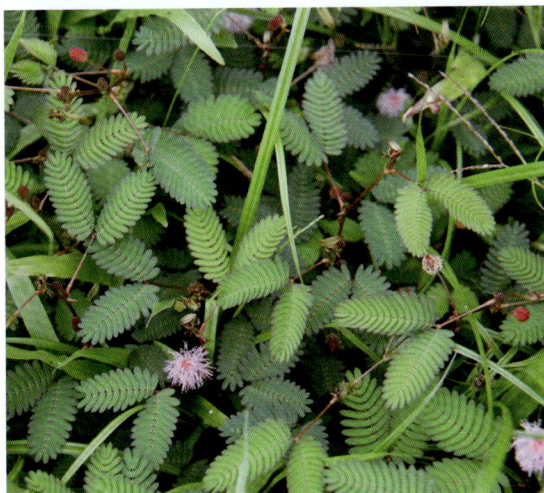

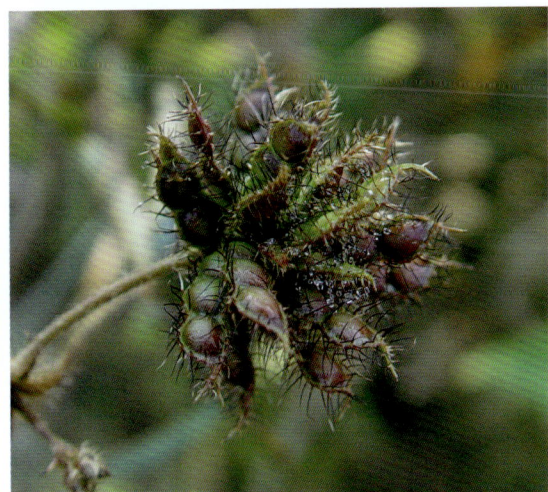

植物名称：白花油麻藤 *Mucuna birdwoodiana* Tutcher
别称：禾雀花、血枫藤、大兰布麻

植物形态：常绿、大型木质藤本。老茎外皮灰褐色，断面淡红褐色，有3～4个偏心的同心圆圈，断面先流白汁，2～3 min后有血红色汁液形成。小叶近革质，顶生小叶椭圆形，两面无毛或散生短毛。总状花序生于老枝上或叶腋，有花20～30朵；花萼里面与外面密被浅褐色伏贴毛，萼筒宽杯形；花冠白色或带绿白色，旗瓣长，先端圆，龙骨瓣长，密被褐色短毛。幼果常被红褐色刚毛，沿背缝线、腹缝线各具宽3～5 mm的木质狭翅，有纵沟。种子5～13枚，深紫黑色，近肾形，常有光泽。花期4—6月，果期6—11月。

生境及分布：生于海拔450 m左右的山坡、疏林或灌丛中。分布于从江、福泉、三都等地。

采收加工：夏季、秋季采收，晒干。

功能与主治：藤茎入药，补血活血，通经活络。主治贫血，月经不调，四肢麻木，瘫痪，腰腿酸痛。

附注：该种在贵州分布区域狭窄，野生资源量较小，加以开发利用的同时应注意保护。

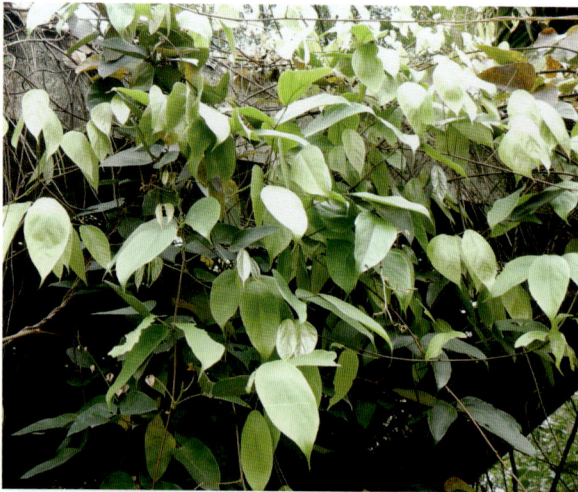

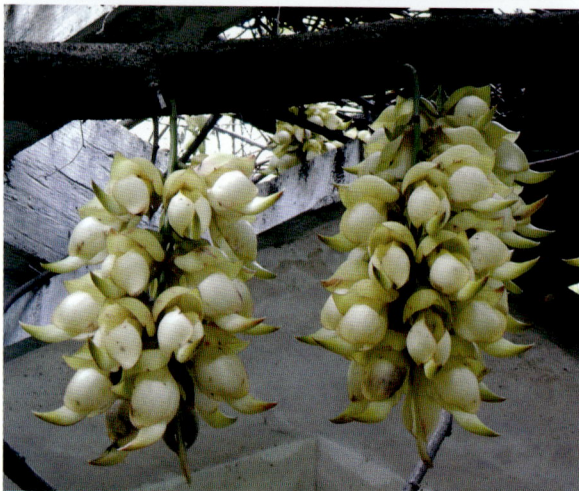

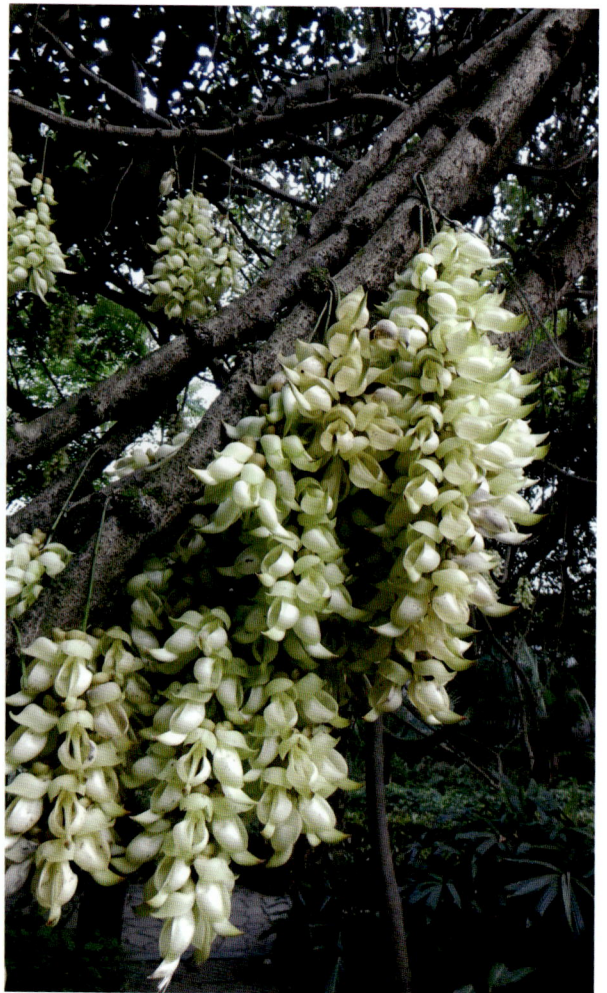

植物名称：大果油麻藤 *Mucuna macrocarpa* **Wallich**

别称：长荚油麻藤、血藤

植物形态：大型木质藤本。茎具纵棱脊和褐色皮孔，被伏贴灰白色或红褐色细毛。羽状复叶；小叶3枚，纸质或革质，顶生小叶椭圆形、卵状椭圆形、卵形或稍倒卵形；上面无毛或被灰白色或带红色的伏贴短毛。花序通常生在老茎上；花多聚生于顶部，每节有2~3朵花，常有恶臭；花萼密被伏贴的深褐色或淡褐色短毛和灰白色或红褐色刚毛，萼筒宽杯形；花冠暗紫色。荚果含种子6~12枚，内部隔膜木质。种子黑色，盘状，但稍不对称；种脐围绕种子周围的3/4或更多。花期4—5月，果期6—7月。

生境及分布：生于海拔1000~1200 m的山谷疏林中。分布于兴义、罗甸、望谟、惠水、三都等地。

采收加工：全年均可采收，晒干。

功能与主治：藤茎入药，补血活血，清肺润燥，通经活络。主治贫血，月经不调，肺热燥咳，咳血，腰膝酸软，风湿痹痛，手足麻木，瘫痪。

附注：该种在贵州分布区域狭窄，野生资源量较小，加以开发利用的同时应注意保护。

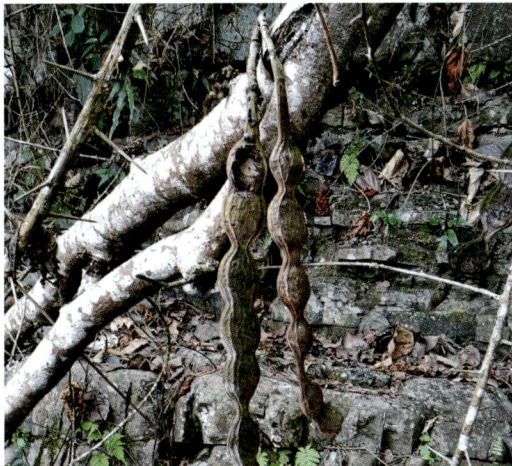

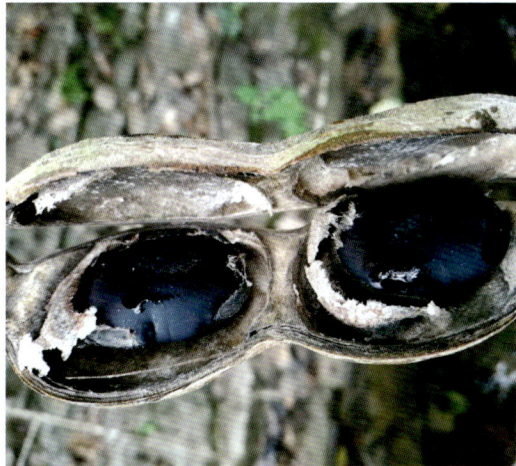

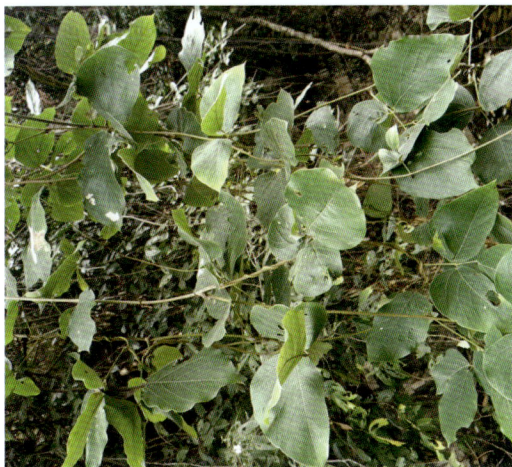

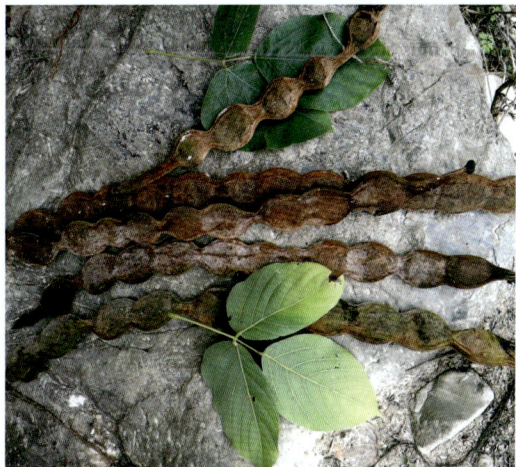

植物名称：常春油麻藤 *Mucuna sempervirens* Hemsley

别称：棉麻藤、牛马藤、常绿油麻藤

植物形态：常绿木质藤本，长可达25 m。老茎的径超过30 cm，树皮有皱纹；幼茎有纵棱和皮孔。羽状复叶；小叶3枚，纸质或革质。总状花序生于老茎上，每节上有3朵花，无香气或有臭味；花萼密被暗褐色伏贴短毛，外面被稀疏的金黄色或红褐色长硬毛，萼筒宽杯形；花冠深紫色，旗瓣长3.2～4 cm，翼瓣长4.8～6 cm，龙骨瓣长6～7 cm。果木质，种子间缢缩，具伏贴红褐色短毛和长的红褐色刚毛。种子4～12枚，带红色、褐色或黑色，扁长圆形；种脐黑色。花期4—5月，果期8—10月。

生境及分布：生于林木繁茂、遮阴而潮湿的山谷、溪边或疏林中。贵州大部分地区有野生或引种栽培。

采收加工：全年均可采收，晒干。

功能与主治：藤茎入药，活血调经，补血舒筋。主治月经不调，痛经，闭经，产后血虚，贫血，风湿痹痛，四肢麻木，跌打损伤。

附注：该种在贵州产藏量较大，可大量开发利用。

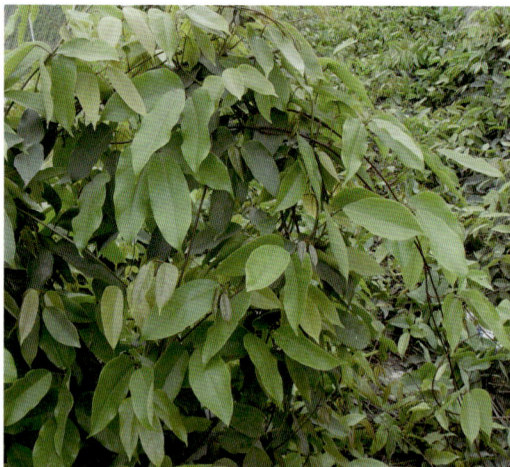

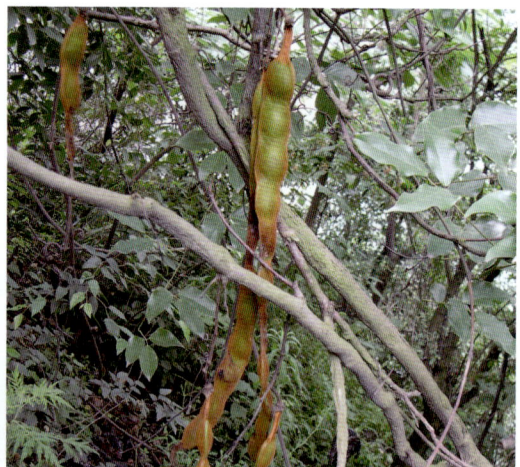

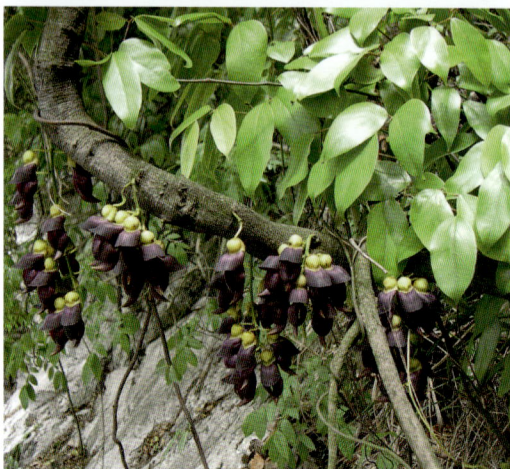

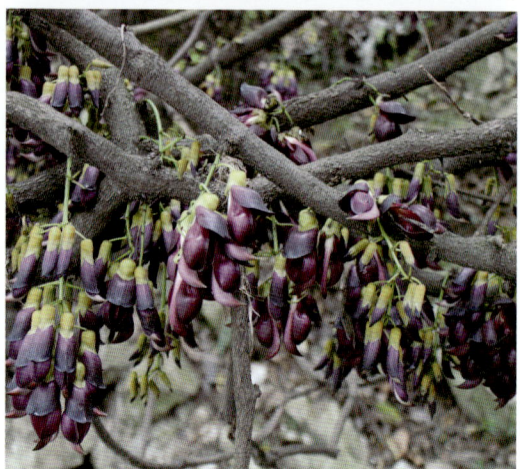

植物名称：小槐花 *Ohwia caudata* (Thunberg) H. Ohashi
别称：山扁豆、粘人麻、黏草子

植物形态：直立灌木或亚灌木，高1~2 m。树皮灰褐色，上部分枝略被柔毛。羽状三出复叶；小叶3枚，近革质或纸质，顶生小叶披针形或长圆形，侧生小叶较小，疏被极短柔毛，老时渐变无毛，下面疏被贴伏短柔毛。苞片钻形；花萼窄钟形，被贴伏柔毛和钩状毛，裂片披针形；花冠绿白色或黄白色，旗瓣椭圆形，翼瓣狭长圆形，龙骨瓣长圆形。荚果线形，扁平，被伸展的钩状毛，有荚节4~8个；荚节长椭圆形。花期7—9月，果期9—11月。

生境及分布：生于海拔400~900 m的山脚、路旁、草地、竹林下或灌丛中。贵州大部分地区有分布。

采收加工：秋季采收，晒干。

功能与主治：全株入药，清热利湿，消积散瘀。主治劳伤咳嗽，吐血，水肿，小儿疳积，痈疮溃疡，跌打损伤。

附注：该种产藏量较大，可加以开发利用。*Flora of China*将该种从山蚂蝗属*Desmodium*分离出来，独立为小槐花属*Ohwia*。

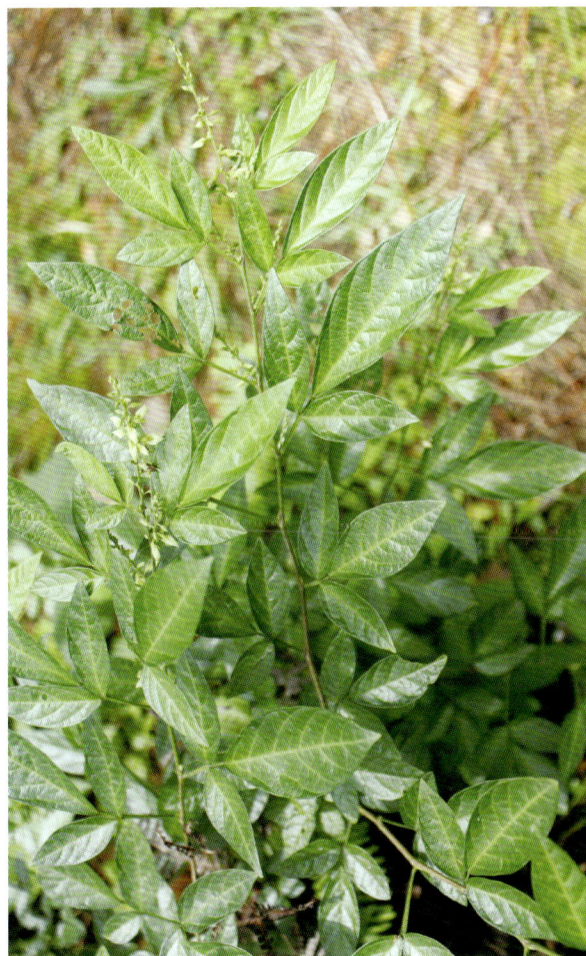

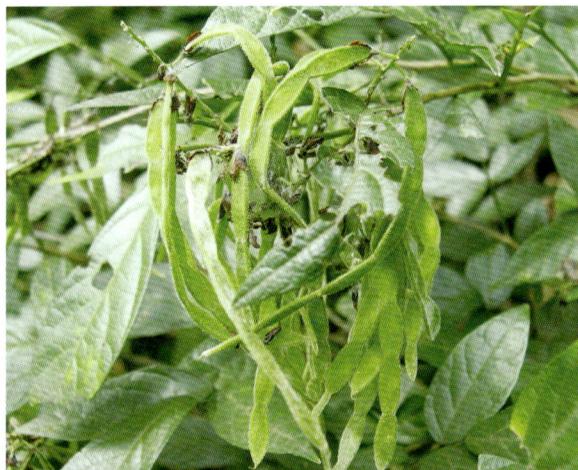

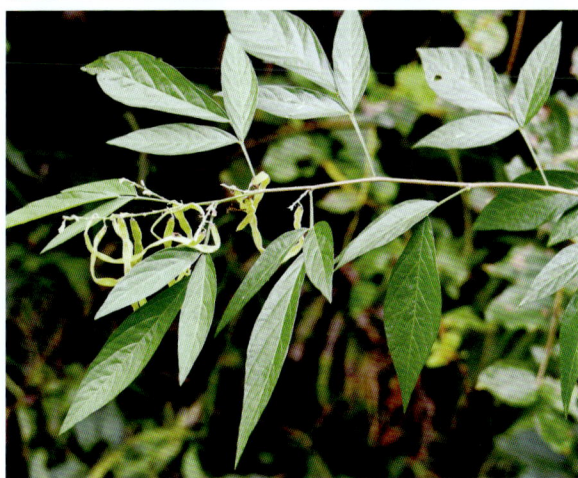

植物名称：花榈木 *Ormosia henryi* Prain

别称：红豆树、花梨木、亨氏红豆、马桶树

植物形态：常绿乔木，高约16 m，径可达40 cm。树皮灰绿色，平滑，有浅裂纹；小枝、叶轴、花序密被茸毛。奇数羽状复叶；小叶革质，椭圆形或长圆状椭圆形，上面深绿色，光滑无毛，下面及叶柄均密被黄褐色茸毛。圆锥花序顶生，或总状花序腋生；花萼钟形，5齿裂；花冠中央淡绿色，边缘绿色微带淡紫色，旗瓣近圆形，翼瓣倒卵状长圆形，淡紫绿色，龙骨瓣倒卵状长圆形。荚果扁平，长椭圆形，顶端有喙，有种子4～8枚。种子椭圆形或卵形；种皮鲜红色，有光泽，位于短轴一端。花期7—8月，果期10—11月。

生境及分布：生于海拔800～1200 m的山坡、林缘或村寨旁。分布于梵净山及锦屏、天柱、黎平、关岭、正安、赤水、石阡、沿河、务川，以及贵阳等地。

采收加工：全年均可采收，晒干。

功能与主治：木材、根皮、根、叶入药，祛风除湿，活血破瘀，解毒消肿。主治风湿性关节炎，腰肌劳损，瘀血腹痛，赤白带下，跌打损伤，毒蛇咬伤，无名肿毒等。

附注：该种为国家二级保护野生植物，产藏量较小，需严加保护。

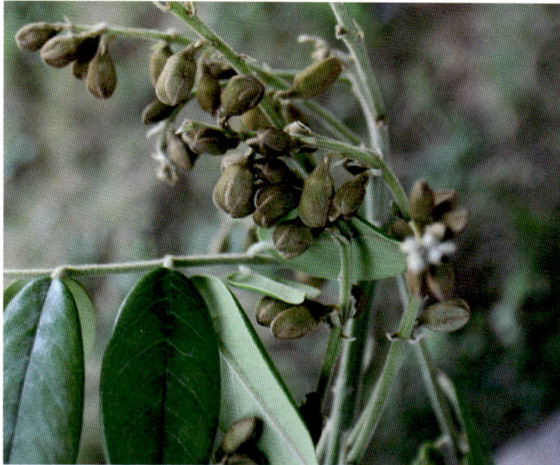

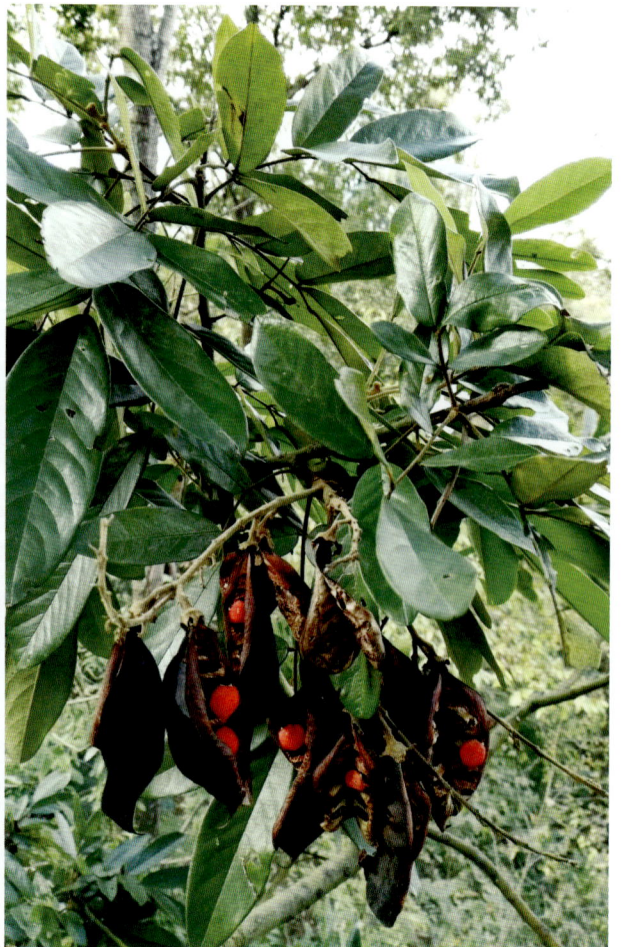

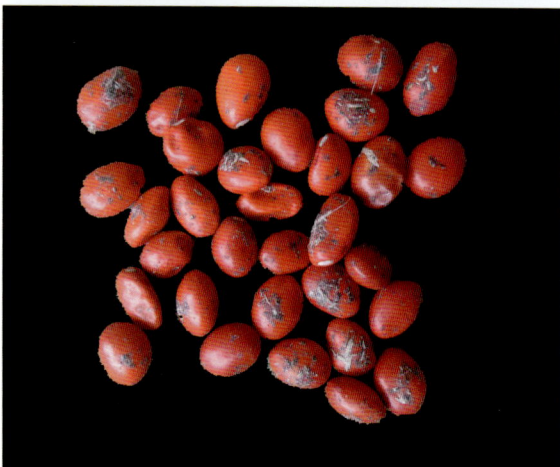

植物名称：红豆树 *Ormosia hosiei* Hemsley et E. H. Wilson

植物形态：常绿或落叶乔木，高达20～30 m，径可达1 m。树皮灰绿色，平滑；小枝绿色，幼时有黄褐色细毛，后变光滑。奇数羽状复叶；小叶薄革质，卵形或卵状椭圆形，稀近圆形。圆锥花序顶生或腋生；花萼钟形，浅裂，萼齿三角形；花冠白色或淡紫色，旗瓣倒卵形，翼瓣与龙骨瓣均为长椭圆形；雄蕊10枚。荚果近圆形，扁平，先端有短喙，有种子1～2枚。种子近圆形或椭圆形，种皮红色。花期4—5月，果期10—11月。

生境及分布：生于海拔800 m左右的林中或林缘。分布于赤水、息烽、瓮安、三都、惠水、龙里、平塘等地。

采收加工：10—11月果实成熟时采收，除去杂质，晒干。

功能与主治：种子入药，理气活血，清热解毒。主治心胃痛，疝气疼痛，血瘀闭经，无名肿毒，疔疮等。

附注：该种为国家二级保护野生植物，产藏量较小，需严加保护。

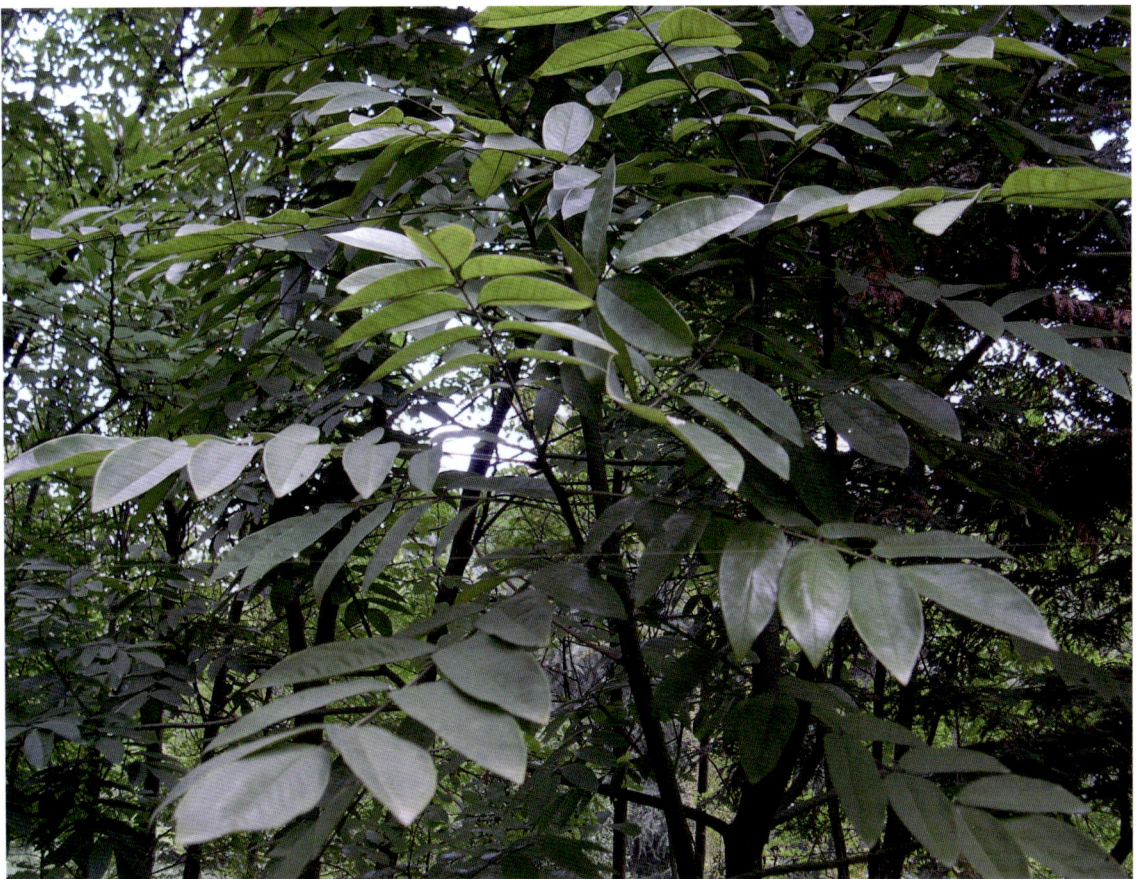

植物名称：豆薯 *Pachyrhizus erosus* (Linnaeus) Urban
别称：番薯、土瓜、地瓜

植物形态：粗壮、缠绕、草质藤本。稍被毛，有时基部稍木质。根块状，纺锤形或扁球形，肉质。羽状复叶；小叶3枚，菱形或卵形，中部以上不规则浅裂，裂片小，急尖，侧生小叶的两侧极不对称，仅下面微被毛。总状花序长15～30 cm，每节有花3～5朵；小苞片刚毛状，早落；花冠浅紫色或淡红色，旗瓣近圆形，瓣柄以上有2枚半圆形、直立的耳，翼瓣镰刀形；子房被浅黄色长硬毛；花柱弯曲。荚果带状，扁平，含种子8～10枚。种子近方形，长和宽均为5～10 mm，扁平。花期8月，果期11月。

生境及分布：贵州各地均有栽培。
采收加工：秋季采挖，通常鲜用，亦可晒干。
功能与主治：块根入药，润肺生津，利尿通乳，解酒毒。主治肺热咳嗽，肺痈，中暑烦渴，消渴，乳少，小便不利等。
附注：该种产藏量较大，可大量开发利用。

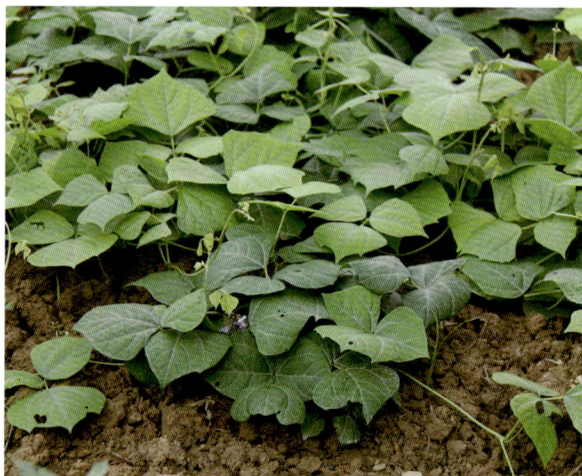

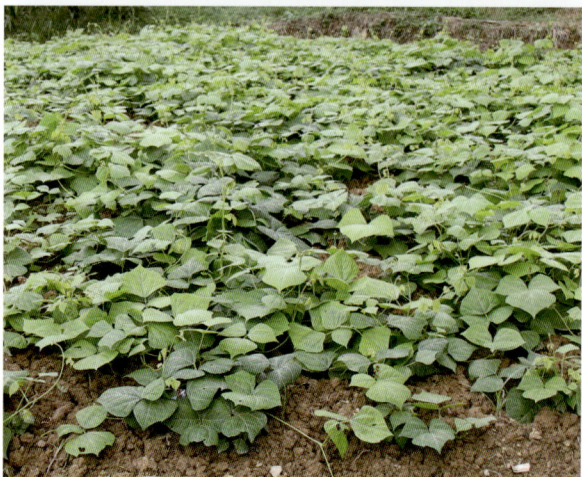

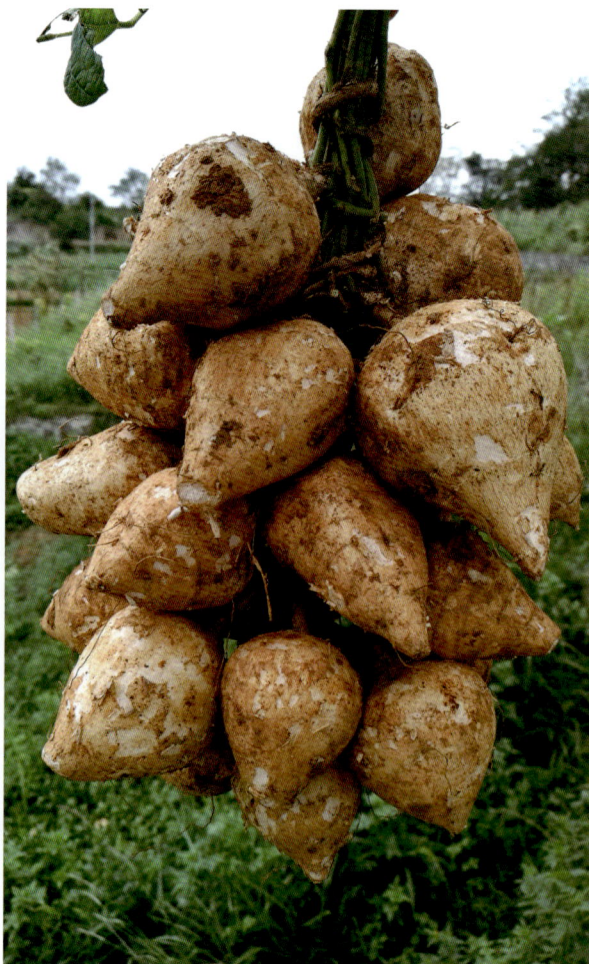

植物名称：紫雀花 *Parochetus communis* Buchanan-Hamilton ex D. Don

别称：金雀花

植物形态：匍匐草本，高10～20 cm，被稀疏柔毛。根茎丝状，节上生根，有根瘤。掌状三出复叶；托叶阔披针状卵形，膜质，无毛，全缘；叶柄微被细柔毛；小叶倒心形，上面无毛，下面被贴伏柔毛。伞形花序生于叶腋，具花1～3朵；苞片2～4枚；花萼钟形，密被褐色细毛，萼齿三角形；花冠淡蓝色至蓝紫色，偶为白色和淡红色，旗瓣阔倒卵形，稍短于旗瓣，龙骨瓣比翼瓣稍短。荚果线形，有种子8～12枚。种子肾形，棕色；种脐小，圆形，侧生。花期、果期4—11月。

生境及分布：生于海拔1800 m左右的山谷草地。贵州大部分地区有分布。

采收加工：夏季采收，晒干。

功能与主治：全草入药，补肾壮阳，健脾开胃，止痛接骨。主治肾虚阳痿，气虚食少，小儿疳积，刀伤出血，跌打损伤。

附注：该种分布区域广，有一定产藏量，可加以开发利用。

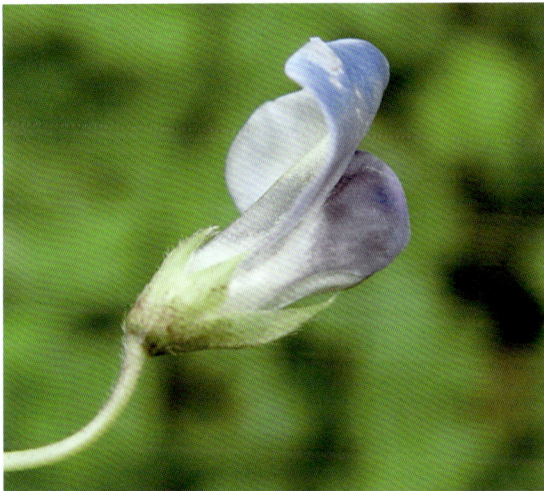

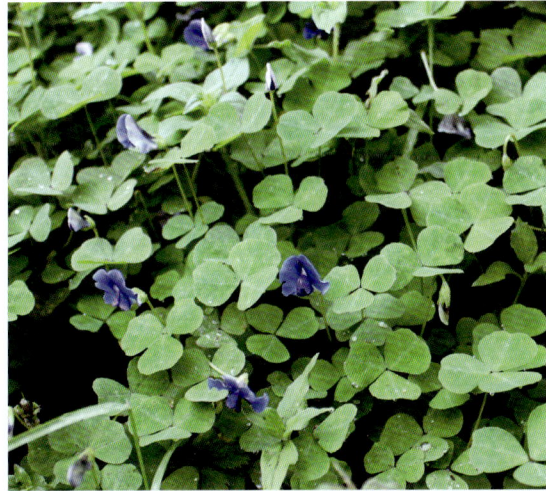

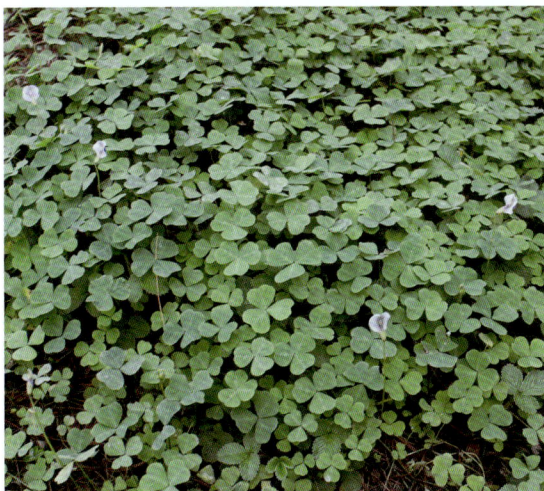

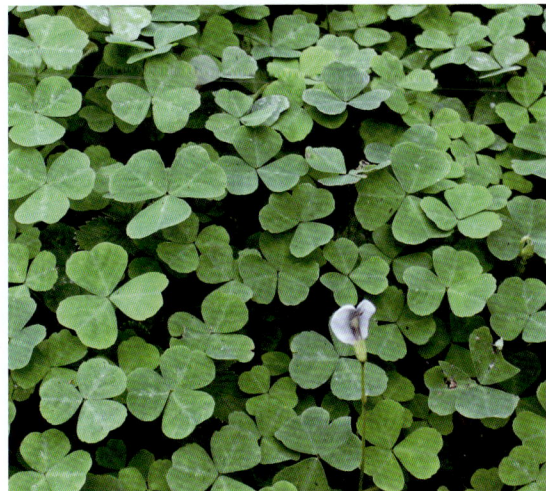

植物名称：荷包豆 *Phaseolus coccineus* Linnaeus

别称：看花豆、红花菜豆、多花菜豆

植物形态：多年生缠绕草本。具块根；茎长2～4 m或过之，被毛或无毛。羽状复叶；小叶3枚，卵形或卵状菱形，宽有时超过长，两面被柔毛或无毛。花多朵生于较叶为长的总花梗上，排列成总状花序；苞片长圆状披针形，多少宿存，与花萼等长或比花萼长；花萼阔钟形，无毛或疏被长柔毛，萼齿远比萼管短；花冠通常鲜红色，偶为白色。荚果镰状长圆形。种子阔长圆形，顶端钝，深紫色而具红斑、黑色或红色，稀为白色。

生境及分布：水城以及贵阳等地有栽培。

采收加工：秋季果实成熟时采收，鲜用。

功能与主治：种子入药，祛湿，滋补，强肾。主治风湿，肾虚等。

附注：该种常作为蔬菜栽培。

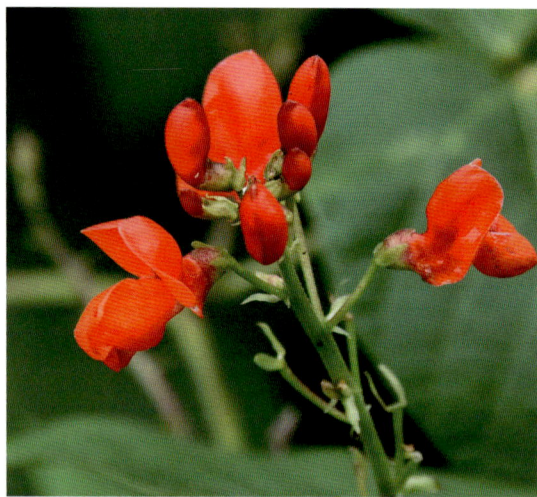

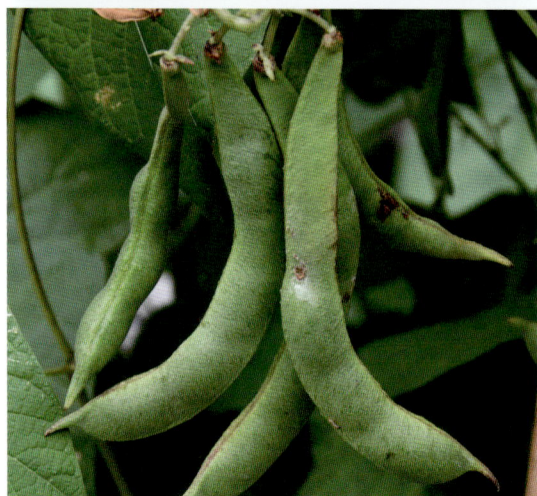

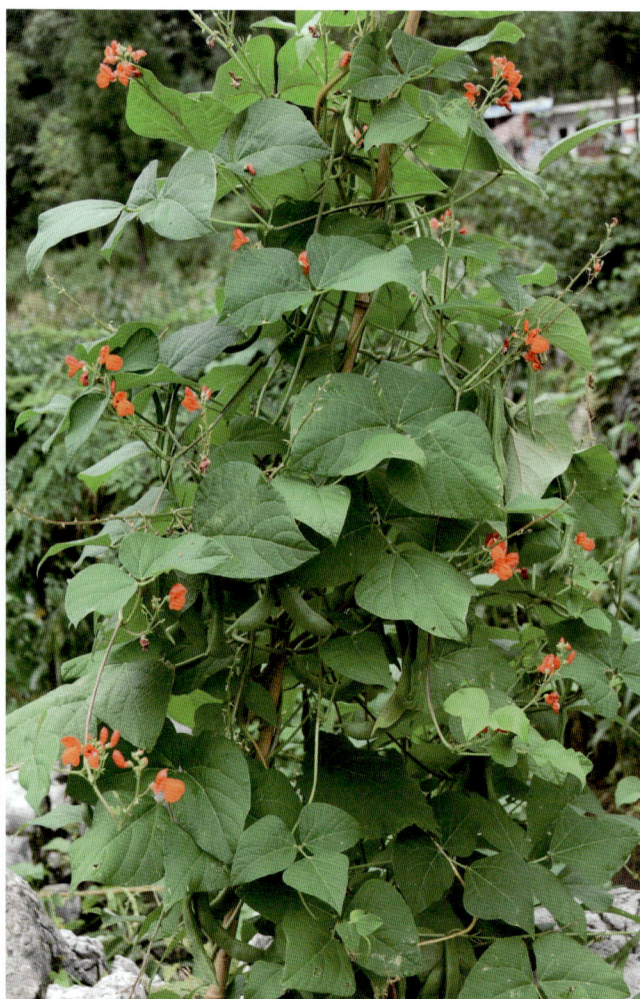

植物名称：菜豆 *Phaseolus vulgaris* Linnaeus

别称：棒豆、四季豆

植物形态：一年生、缠绕或近直立草本。茎被短柔毛或老时无毛。羽状复叶；托叶披针形；小叶3枚，宽卵形或卵状菱形，侧生的偏斜，先端长渐尖，全缘，被短柔毛。总状花序比叶短，有数朵生于花序顶部的花；花冠白色、黄色、紫色或红色，旗瓣近方形，翼瓣倒卵形，龙骨瓣长约1 cm，先端旋卷；子房被短柔毛；花柱压扁。荚果带状，稍弯曲，略肿胀，通常无毛，顶端有喙。种子4～6枚，长椭圆形或肾形，白色、褐色、蓝色或有花斑；种脐通常白色。花期在春季、夏季。

生境及分布：贵州各地均有栽培。

采收加工：秋季果实成熟时采收，鲜用。

功能与主治：种子入药，滋养解热，利尿消肿。主治暑热烦渴，水肿，脚气等。

附注：该种作为蔬菜栽培，产藏量大，可大量开发利用。

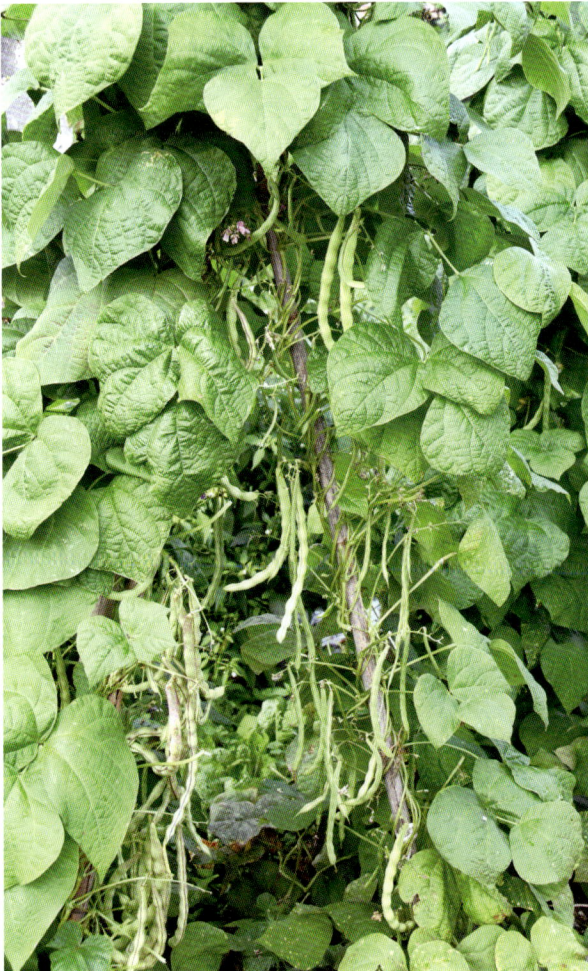

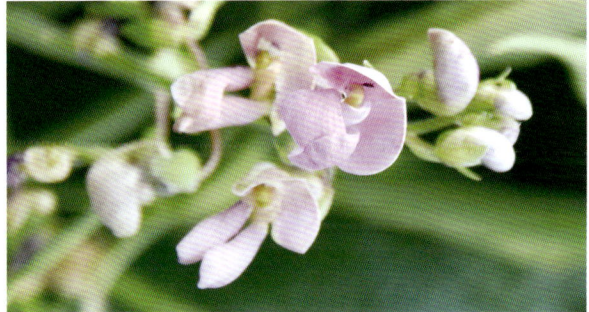

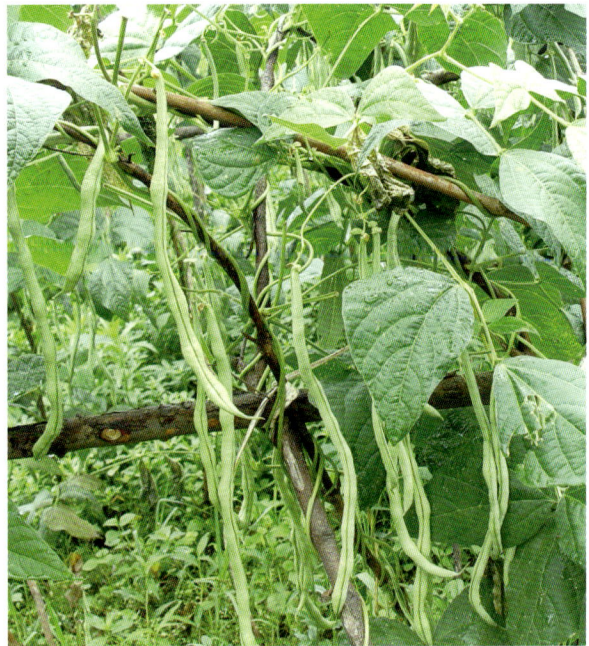

植物名称：排钱草 *Phyllodium pulchellum* (Linnaeus) Desvaux
别称：排钱树、圆叶小槐花、龙鳞草

植物形态：灌木，高0.5～2 m。小枝被白色或灰色短柔毛。托叶三角形；叶柄密被灰黄色柔毛；小叶革质，顶生小叶卵形，上面近无毛，下面疏被短柔毛，在叶缘处相连接，下面网脉明显，小托叶钻形。伞形花序有花5～6朵，藏于叶状苞片内；叶状苞片圆形，排列成圆锥状，两面略被短柔毛及缘毛，具羽状脉；花萼长约2 mm，被短柔毛；花冠白色或淡黄色。荚果腹缝线、背缝线均稍缢缩。种子宽椭圆形或近圆形，长2.2～2.8 mm，宽约2 mm。花期7—9月，果期10—11月。

生境及分布：生于山坡、草地、岩石缝或灌丛中。分布于安龙等地。

采收加工：夏季、秋季采收，晒干。

功能与主治：全株入药，清热解毒，祛风行水，活血消肿。主治感冒发热，咽喉肿痛，牙痛，风湿痹痛，水肿，臌胀，肝脾肿大，跌打肿痛，毒虫咬伤。

附注：该种在贵州分布区域狭窄，野生资源量较小，应注意保护。

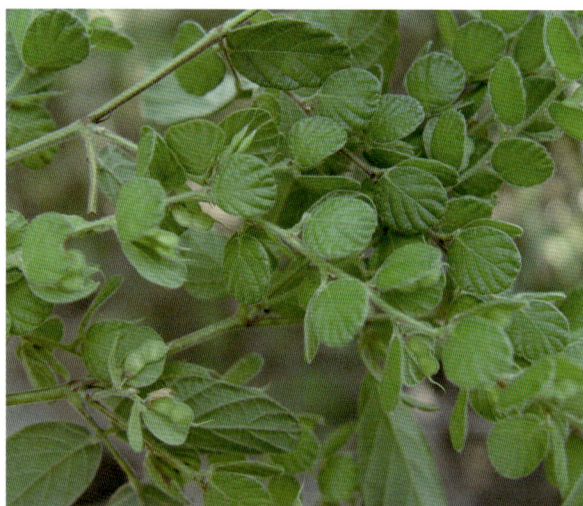

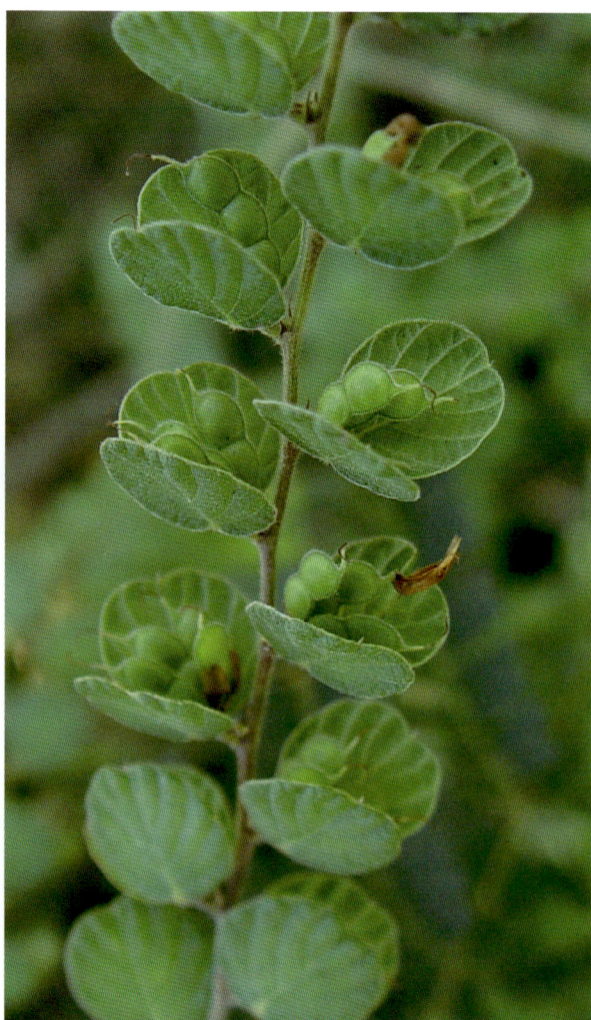

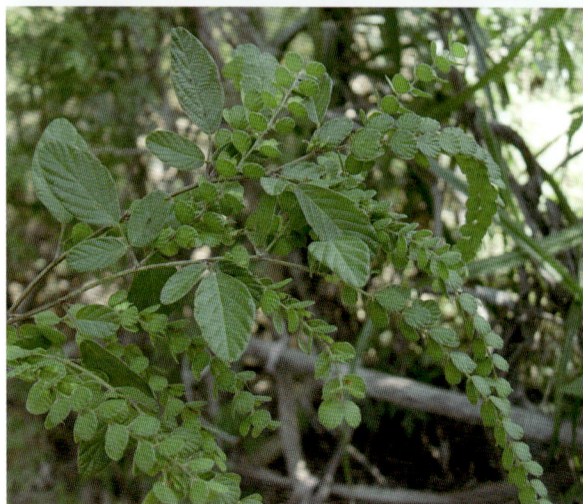

植物名称：豌豆 *Pisum sativum* Linnaeus

别称：回鹘豆、麦豆、雪豆

植物形态：一年生攀缘草本，高0.5～2 m。全株绿色，光滑无毛，被粉霜。小叶4～6枚，卵圆形；托叶比小叶大，心形。花于叶腋单生或数朵组成总状花序；花萼钟形，深5裂，裂片披针形；花冠颜色多样，随品种而异，但多为白色和紫色；子房无毛；花柱扁，内面有髯毛。荚果肿胀，长椭圆形，顶端斜急尖。种子2～10枚，圆形，青绿色，有皱纹或无，干后变为黄色。花期6—7月，果期7—9月。

生境及分布：贵州各地均有栽培。

采收加工：秋季果实成熟时采收，晒干。

功能与主治：种子入药，和中下气，通乳利水，解毒。主治消渴，吐逆，腹胀，乳少，脚气，水肿，疮痈等。

附注：该种作为蔬菜栽培，产藏量大，可大量开发利用。

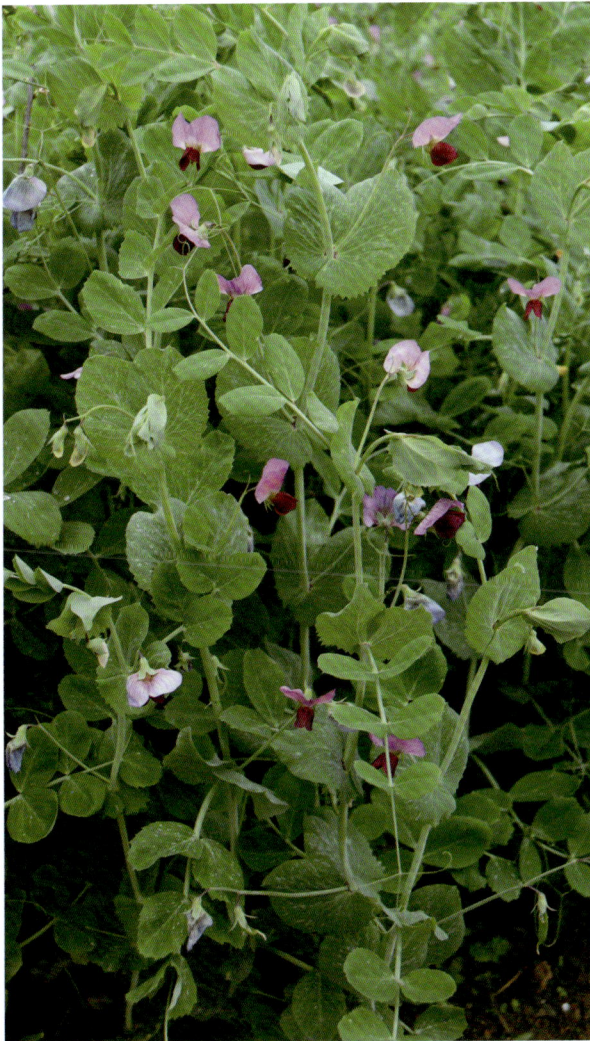

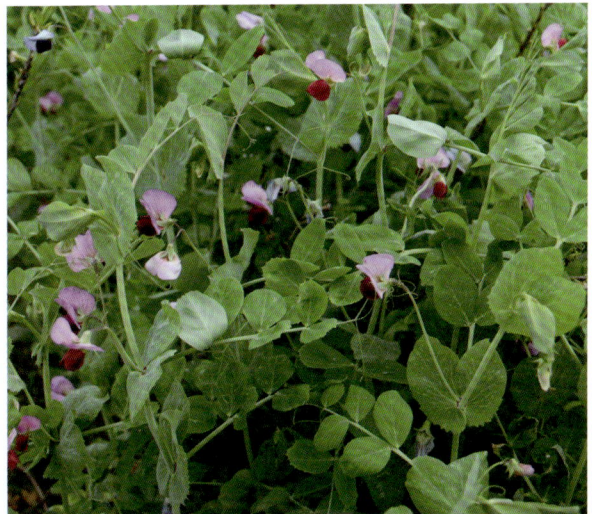

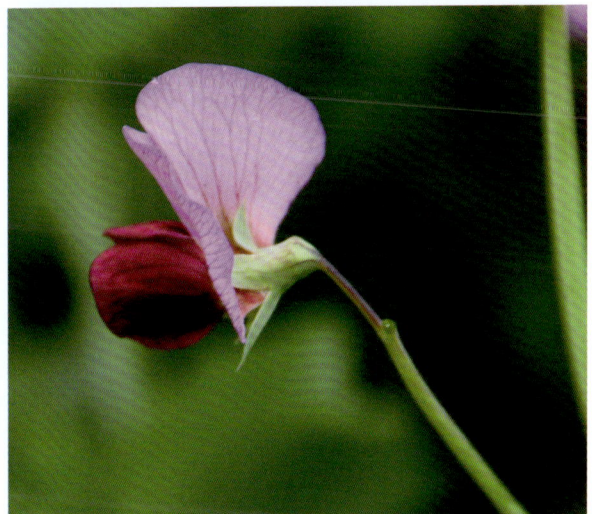

植物名称：老虎刺 *Pterolobium punctatum* Hemsley
别称：倒爪刺、石龙花、倒钩藤

植物形态：木质藤本或攀缘性灌木，高3～10 m。小枝具棱，幼嫩时银白色，被浅黄色短柔毛，老后脱落，具散生的短钩刺，或于叶柄基部具成对的、黑色的、下弯的短钩刺。叶轴有成对的黑色托叶刺；羽片9～14对，狭长。总状花序被短柔毛，腋生或于枝顶排列成圆锥状；苞片刺毛状；萼片5枚，最下面1枚较长，舟形，具睫状毛；花瓣相等，稍长于萼片，倒卵形，顶端稍呈啮蚀。荚果发育部分菱形，翅一边直，另一边弯曲。种子单一，椭圆形，扁。花期6—8月，果期9月至第二年1月。

生境及分布：生于山坡、林中、路边。分布于贵州西部、西南部、南部、中部、东南部地区。

采收加工：夏季、秋季采收，洗净，晒干。

功能与主治：根、叶入药，清热解毒，祛风除湿，消肿止痛。主治肺热咳嗽，咽喉肿痛，风湿痹痛，牙痛，风疹瘙痒，疮疖，跌打损伤。

附注：该种在贵州产藏量较大，可大量开发利用。

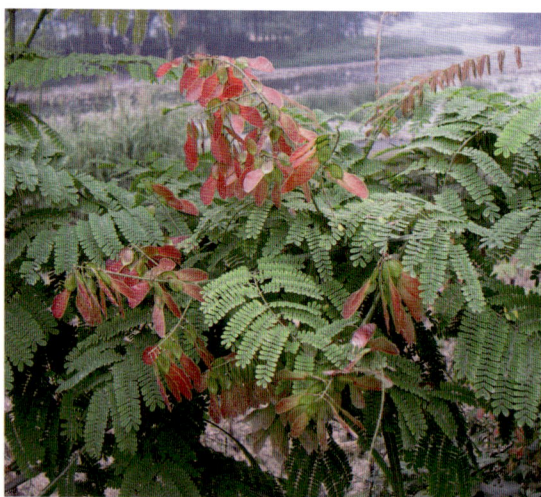

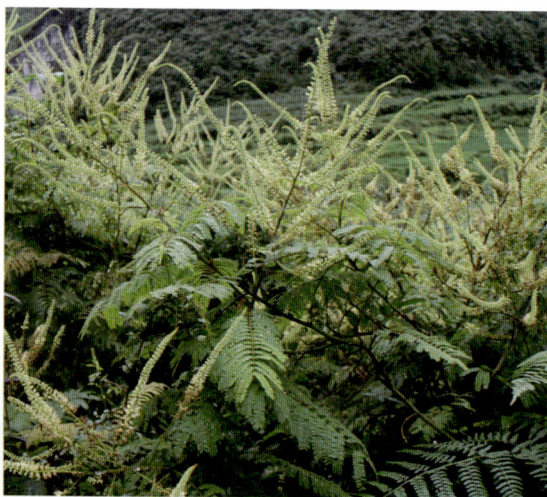

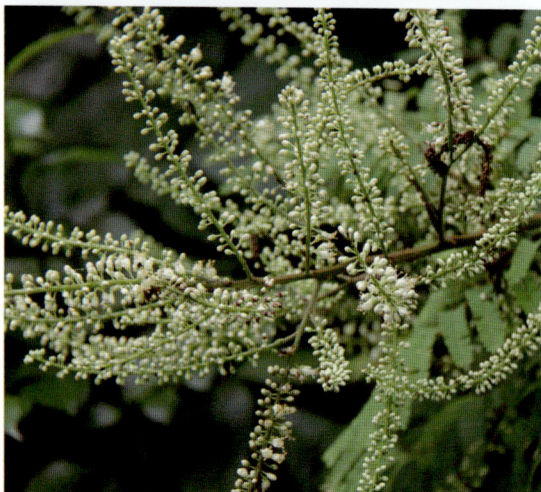

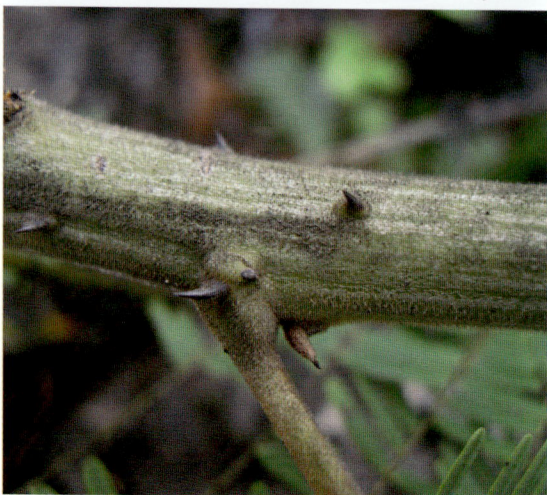

植物名称：葛 *Pueraria montana* (Loureiro) Merrill

别称：葛藤、野葛

植物形态：粗壮藤本。全株被黄色长硬毛；茎基部木质，有粗厚的块状根。羽状复叶；小叶3枚，3裂，偶尔全缘。总状花序长15～30 cm，中部以上有颇密集的花；花2～3朵聚生于花序轴的节上；花萼钟形，被黄褐色柔毛；花冠长10～12 mm，紫色，旗瓣倒卵形，基部有2耳及1枚黄色硬痂状附属体，翼瓣镰形，较龙骨瓣为狭，基部有线形、向下的耳，龙骨瓣镰状长圆形，基部有极小、急尖的耳。荚果长椭圆形，扁平，被褐色长硬毛。花期9—10月，果期11—12月。

生境及分布：生于海拔800～1000 m的山坡灌丛中或疏林下。贵州大部分地区有分布。

采收加工：春季、秋季采挖，洗净，切片晒干。

功能与主治：根入药，清热，透疹，生津，止咳。主治麻疹不透，肺热咳嗽，消渴，口腔溃疡。

附注：该种产藏量较大，可加以开发利用。

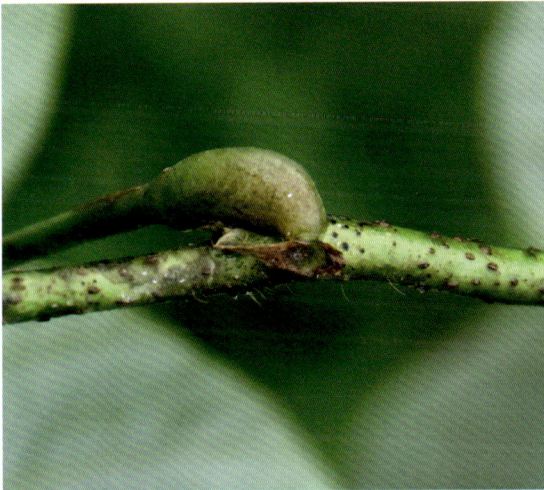

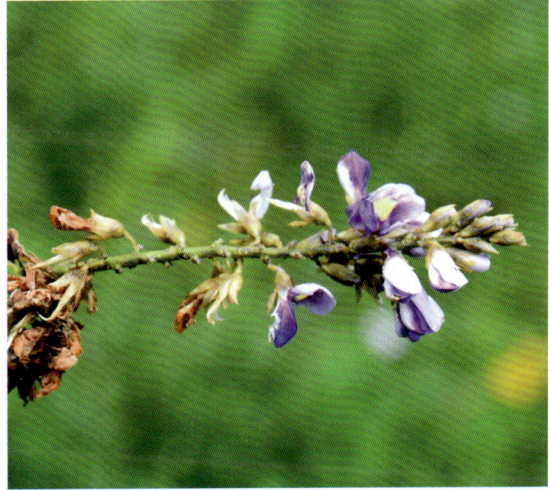

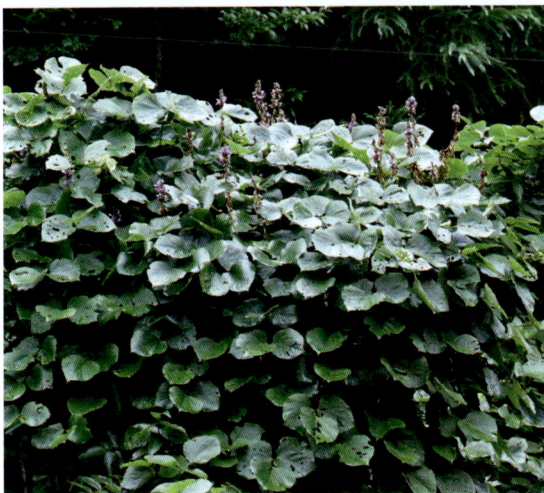

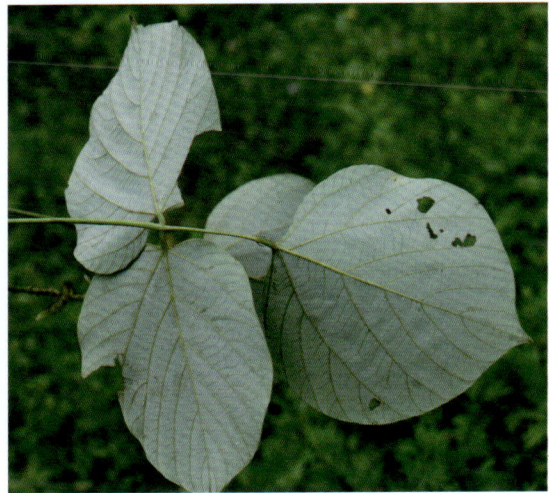

植物名称：葛麻姆 *Pueraria montana* (Loureiro) Merrill var. *lobata* (Willdenow) Maesen et S. M. Almeida ex Sanjappa et Predeep

别称：野葛

植物形态：该变种与原种葛*Pueraria montana* (Loureiro) Merrill的主要区别在于，顶生小叶宽卵形，长大于宽，长9～18 cm，宽6～12 cm，先端渐尖，基部近圆形，通常全缘，侧生小叶略小而偏斜，两面均被长柔毛，下面毛较密。花冠长12～15 mm，旗瓣圆形。花期7—9月，果期10—12月。

生境及分布：生于海拔600～1100 m的山野灌丛或疏林中。分布于江口、印江、安龙、兴义、望谟、罗甸、荔波，以及贵阳等地。

采收加工：秋季、冬季采挖，刮去粗皮，切片晒干或烘干。

功能与主治：块根入药，解肌退热，发表透疹，生津止渴，升阳止泻。主治外感发热，头颈强痛，麻疹初起，疹出不畅，温病口渴，泄泻，痢疾，高血压，冠心病等。

附注：该种为《中华人民共和国药典》收载品种，产藏量较大，可加以开发利用。*Flora of China*将该种处理为葛*Pueraria montana* (Loureiro) Merrill的变种。

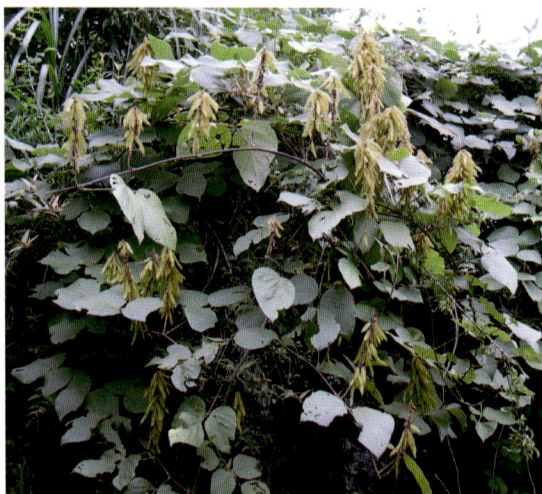

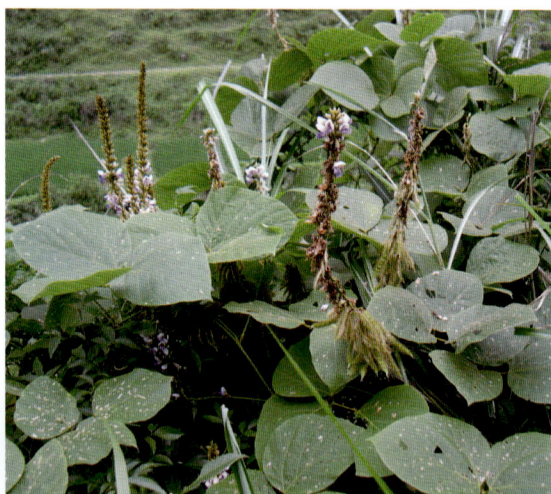

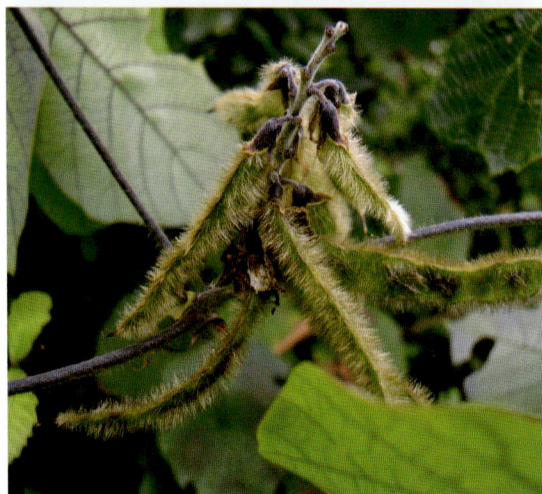

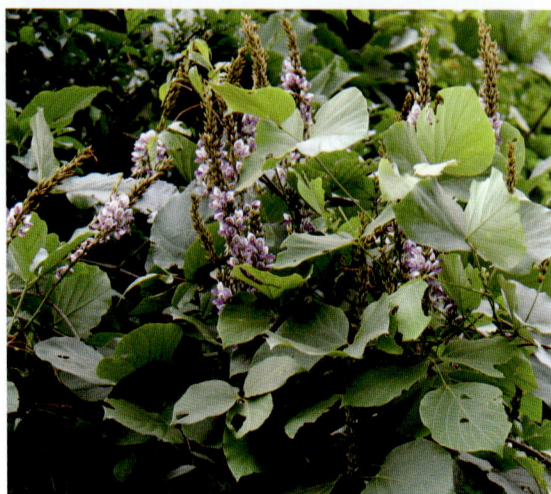

植物名称：粉葛 *Pueraria montana* (Loureiro) Merrill var. *thomsonii* (Bentham) M. R. Almeida

别称：甘葛藤

植物形态：该变种与葛*Pueraria montana* (Loureiro) Merrill的主要区别在于，顶生小叶菱状卵形或宽卵形，侧生的斜卵形，长、宽均10～13 cm，先端急尖或具长的小尖头，基部平截形或急尖，全缘或具2～3枚裂片，两面均被黄色粗伏毛。花冠长16～18 mm，旗瓣近圆形。花期9月，果期11月。

生境及分布：生于海拔800～1000 m的山间、沟边或林下。贵州各地均有栽培或野生。

采收加工：秋季、冬季采收，除去泥土，刮去粗皮，切片晒干。

功能与主治：块根入药，解肌退热，发表透疹，生津止渴，升阳止泻。主治外感发热，头项强痛，麻疹初起，疹出不畅，温病口渴，消渴，泄泻，痢疾，高血压，冠心病。

附注：该种为《中华人民共和国药典》收载品种，产藏量较大，可大量开发利用。*Flora of China*将该种处理为葛*Pueraria montana* (Loureiro) Merrill的变种。

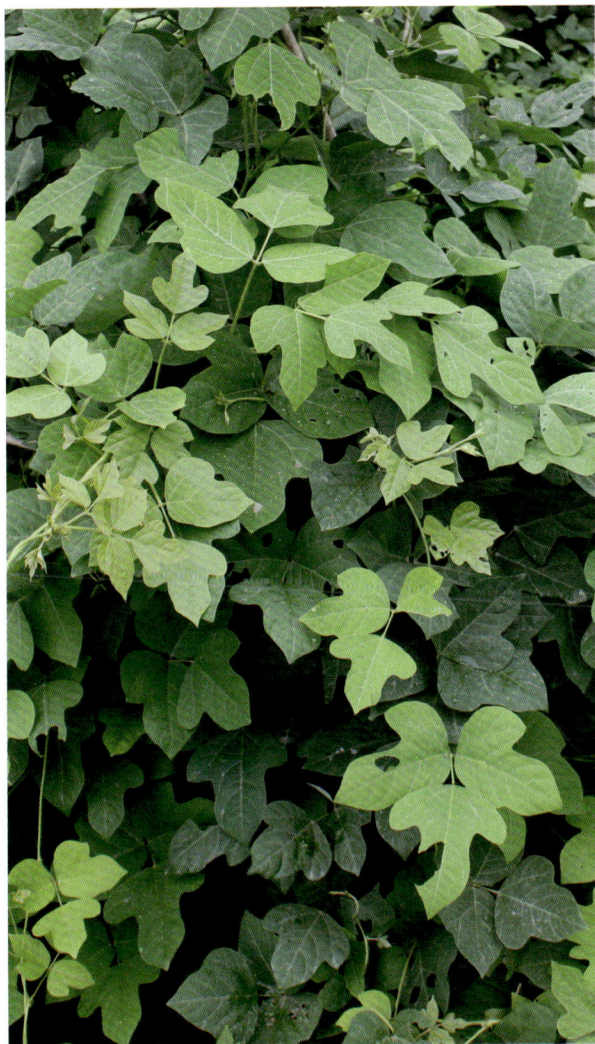

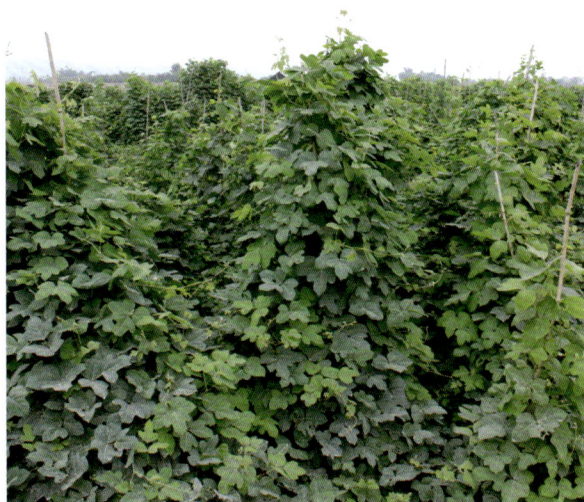

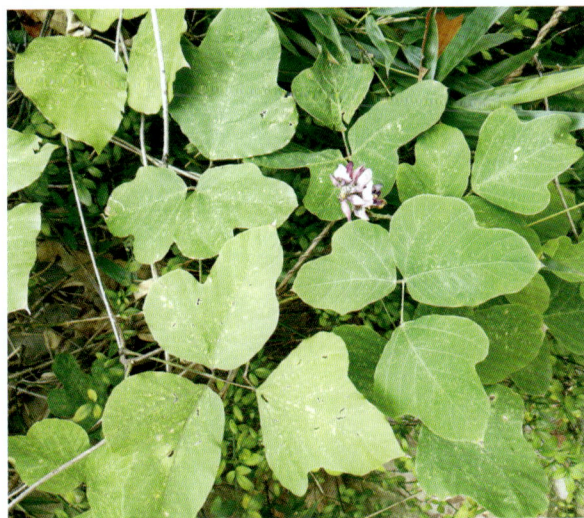

植物名称：菱叶鹿藿 *Rhynchosia dielsii* Harms

别称：山黄豆藤

植物形态：缠绕草本。茎纤细，通常密被黄褐色长柔毛或有时混生短柔毛。羽状复叶；小叶3枚，顶生小叶卵形、卵状披针形、宽椭圆形或菱状卵形，两面密被短柔毛，下面有松脂状腺点；基出脉3条。总状花序腋生，被短柔毛；花疏生，黄色；花萼5裂；花冠各瓣均具瓣柄，旗瓣倒卵状圆形，翼瓣狭长椭圆形，龙骨瓣具长喙。荚果长圆形或倒卵形，长1.2～2.2 cm，宽0.8～1 cm，扁平，成熟时红紫色，被短柔毛。种子2枚，近圆形，长、宽均约4 mm。花期6—7月，果期8—11月。

生境及分布：常生于海拔600～2100 m的山坡、路旁灌丛中。分布于龙里等地。

采收加工：全年均可采收，洗净，晒干。

功能与主治：茎叶、根入药，祛风解热。主治小儿风热咳嗽，各种惊风。

附注：该种在贵州分布区域狭窄，野生资源量较小，应注意保护。

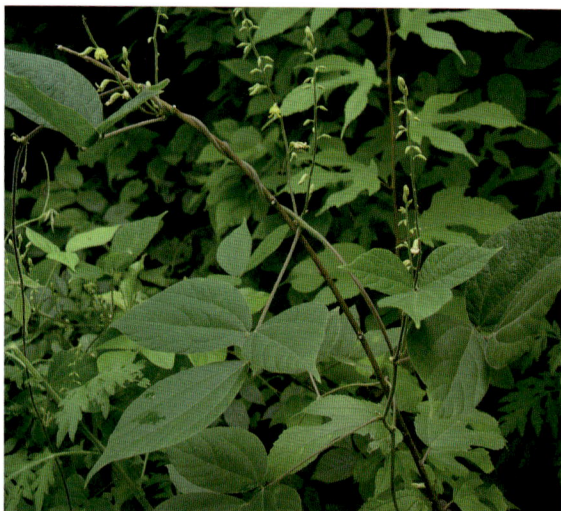

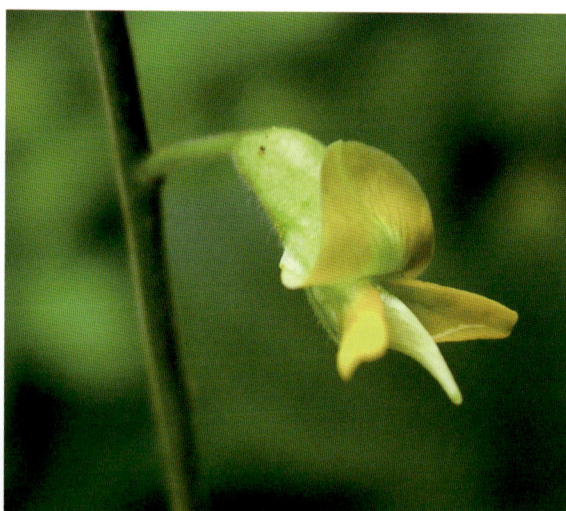

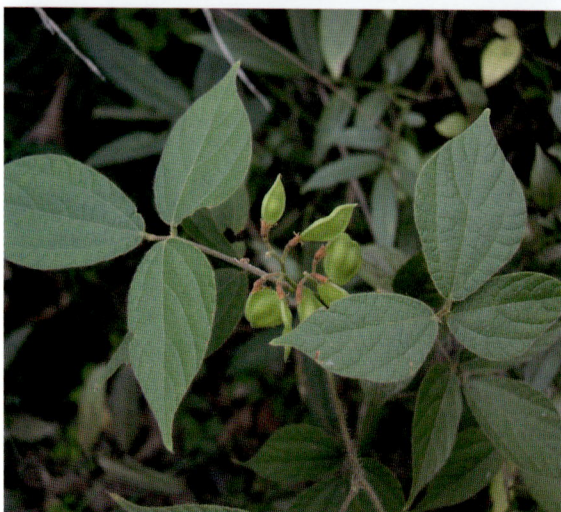

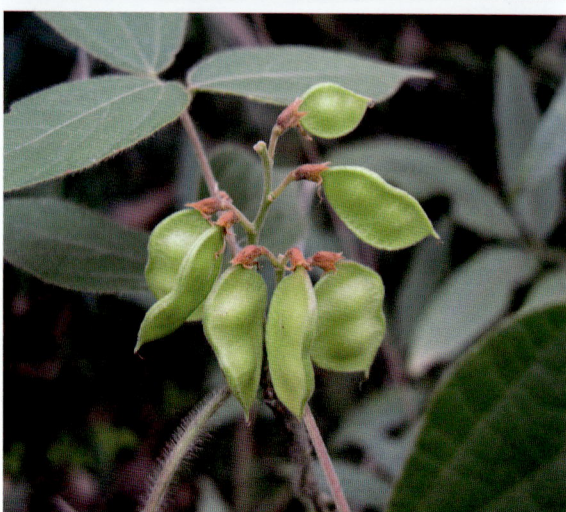

植物名称：喜马拉雅鹿藿 *Rhynchosia himalensis* Bentham ex Baker

植物形态：攀缘状草本。茎和花序轴密被褐色的腺毛和薄被伏毛。羽状复叶；小叶3枚，顶生小叶宽卵形，先端渐尖，两面密被短柔毛并混生腺毛。总状花序腋生，疏花；花黄色；花萼5裂，外面密被毛和腺点，上部2枚裂片基部合生，狭三角形，最下面1枚裂片与花冠等长；旗瓣宽倒卵形，无毛，外面具明显的紫色脉纹，翼瓣无毛，龙骨瓣新月形，明显比翼瓣长。荚果长2.5～3 cm，宽约0.9 cm，密被微柔毛和软白色毛并混生褐色腺毛。

生境及分布：生于海拔1300～2000 m的山沟田地旁、湿地或灌丛中。分布于安龙等地。

采收加工：全年均可采收，洗净，晒干。

功能与主治：茎叶、根入药，祛风解热。主治小儿风热咳嗽，各种惊风。

附注：该种在贵州分布区域狭窄，野生资源量较小，应注意保护。

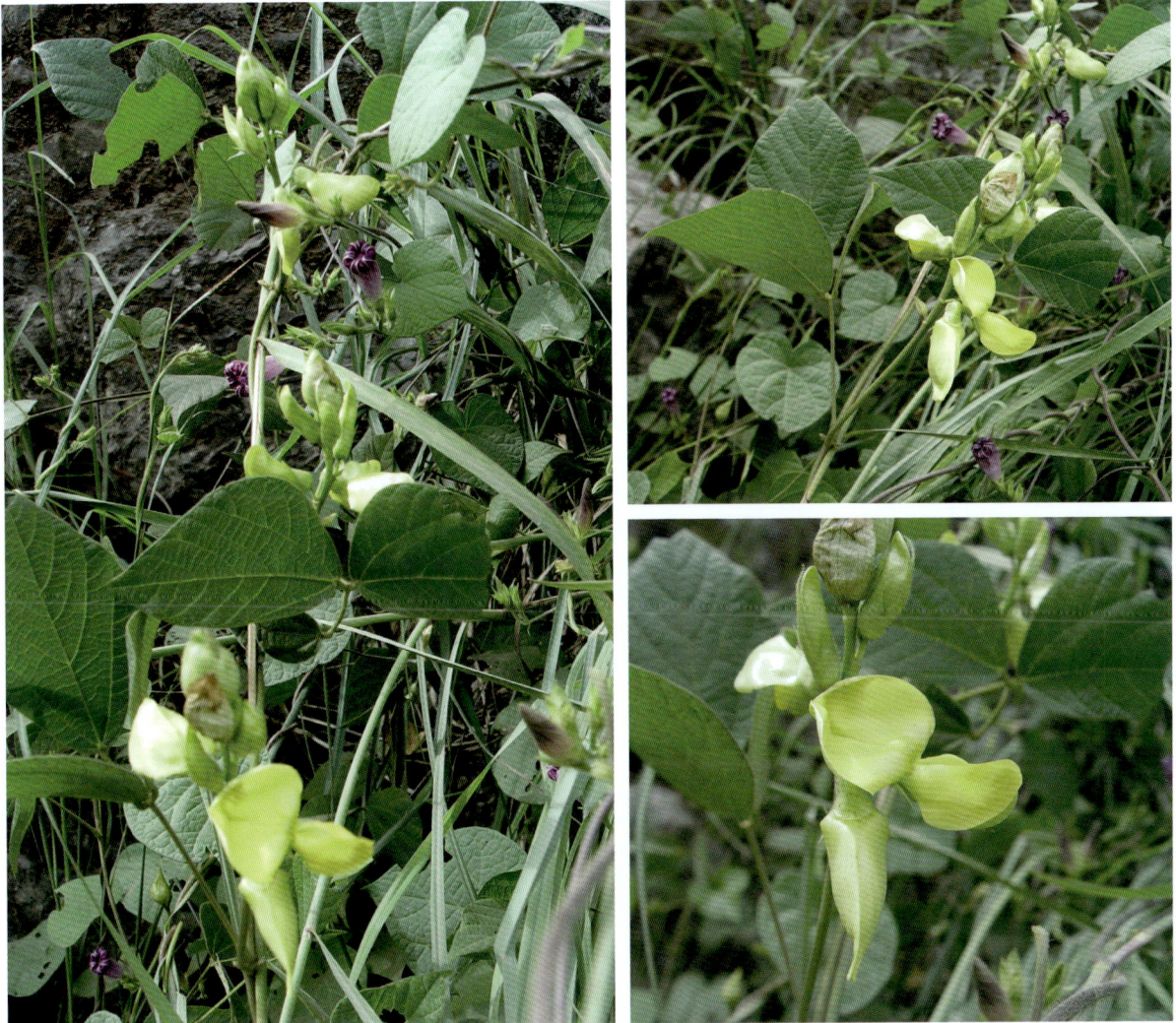

植物名称：鹿藿 *Rhynchosia volubilis* Loureiro

别称：痰切豆、老鼠眼

植物形态：缠绕草质藤本。全株各部多少被灰色至淡黄色柔毛，茎略具棱。羽状或近指状复叶；小叶3枚，两面均被灰色或淡黄色柔毛，下面尤密，并被黄褐色腺点；基出脉3条。总状花序；花长约1 cm，排列稍密集；花萼钟形，外面被短柔毛及腺点；花冠黄色，旗瓣近圆形，翼瓣倒卵状长圆形，龙骨瓣具喙。荚果长圆形，红紫色，长1~1.5 cm，宽约8 mm，极扁平，在种子间略收缩，稍被毛或近无毛，先端有小喙。种子通常2枚，椭圆形或近肾形，黑色，光亮。花期5—8月，果期9—12月。

生境及分布：生于海拔400~1200 m的山坡草丛中。分布于江口、印江、思南、赤水、习水，以及贵阳等地。

采收加工：5—6月采收，鲜用或晒干。

功能与主治：茎叶入药，祛风除湿，活血，解毒。主治风湿痹痛，头痛，牙痛，腰背疼痛，瘀血腹痛，瘰疬，痈肿疮毒，跌打损伤，烧伤，烫伤等。

附注：该种在贵州有一定资源量，加以开发利用的同时需注意保护。

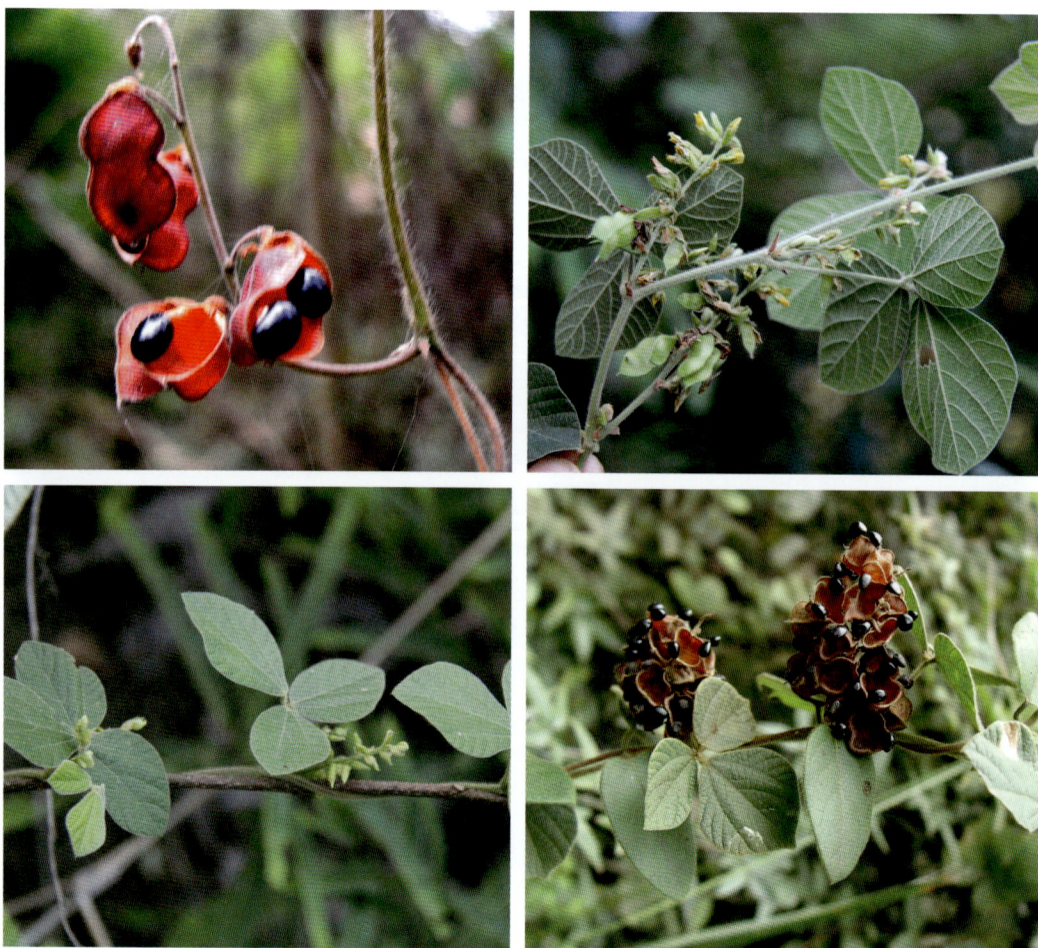

植物名称：毛洋槐 *Robinia hispida* Linnaeus

别称：红花刺槐

植物形态：落叶灌木，高1～3 m。幼枝绿色，密被紫红色硬腺毛及白色曲柔毛，二年生枝深灰褐色，密被褐色刚毛。小叶5～7（～8）对；小叶柄被白色柔毛；小托叶芒状，宿存。总状花序腋生，除花冠外，均被紫红色腺毛和白色细柔毛；花3～8朵；花萼紫红色，斜钟形；花冠红色至玫瑰红色，旗瓣近肾形，翼瓣镰形，龙骨瓣近三角形；子房近圆柱形。荚果线形，扁平，密被腺刚毛，先端急尖；果颈短；有种子3～5枚。花期5—6月，果期7—10月。

生境及分布：毕节、贵阳等地有栽培或逸为野生。

采收加工：6—7月花盛开时采收，晾干。

功能与主治：花入药，止血。主治大肠下血，咯血，吐血，血崩等。

附注：该种作为观赏植物引种栽培。

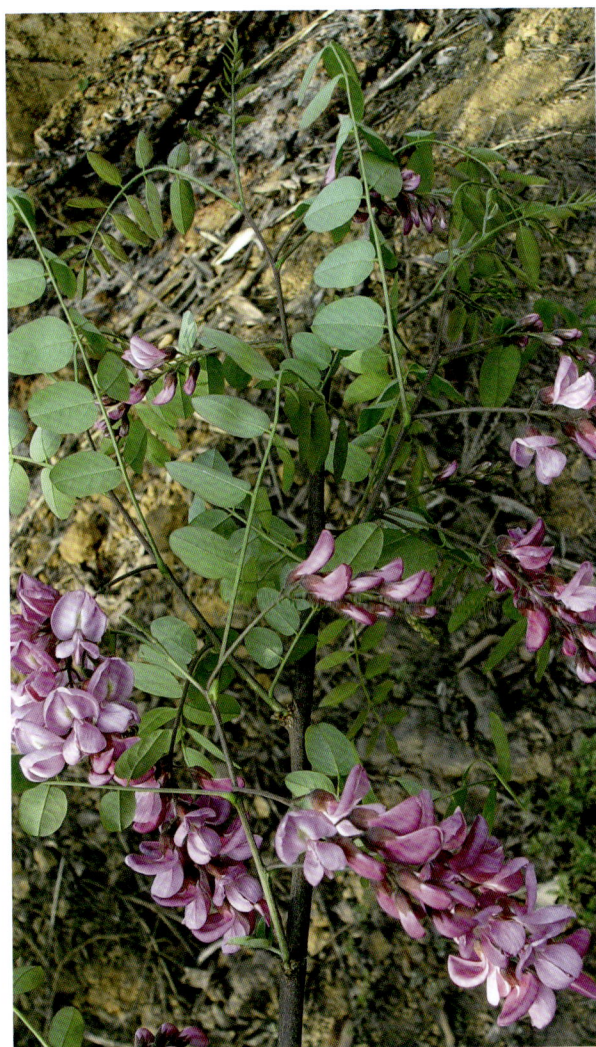

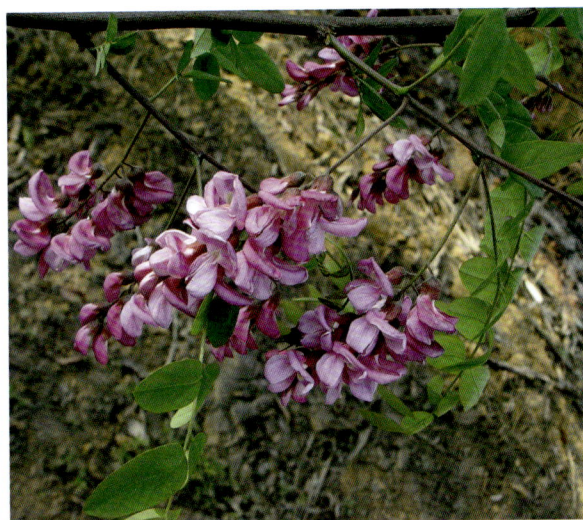

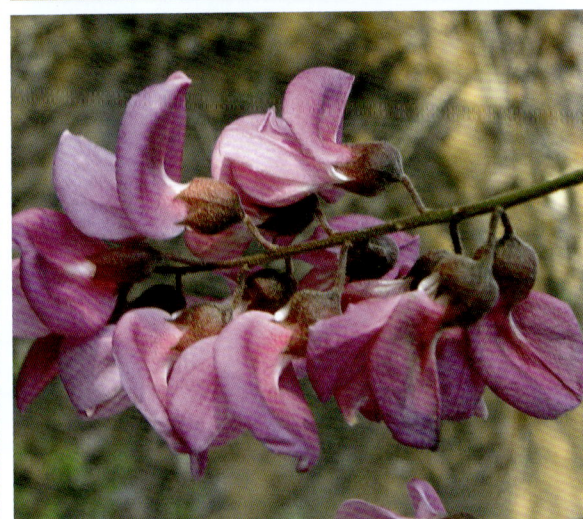

植物名称：刺槐 *Robinia pseudoacacia* Linnaeus

别称：洋槐、槐花

植物形态：落叶乔木，高10～25 m。树皮灰褐色至黑褐色，浅裂至深纵裂，稀光滑；小枝灰褐色，幼时有棱脊，微被毛，后无毛；具托叶刺；冬芽小，被毛。小叶2～12对，常对生，椭圆形、长椭圆形或卵形，上面绿色，下面灰绿色，幼时被短柔毛，后变无毛。总状花序腋生，花多数，芳香；花萼斜钟形，萼齿5枚，密被柔毛；花冠白色，内有黄斑，翼瓣斜倒卵形，与旗瓣几乎等长，龙骨瓣镰形。荚果褐色，或具红褐色斑纹。种子褐色至黑褐色，有时具斑纹，近肾形。花期4—6月，果期8—9月。

生境及分布：贵州各地均有分布。

采收加工：花6—7月盛开时采收，晾干。

功能与主治：花入药，止血。主治大肠下血，咯血，吐血，血崩等。

附注：该种在贵州分布区域广，产藏量大，可大量开发利用。

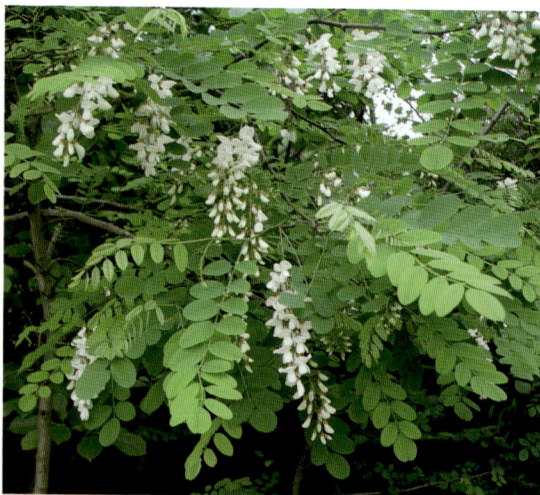

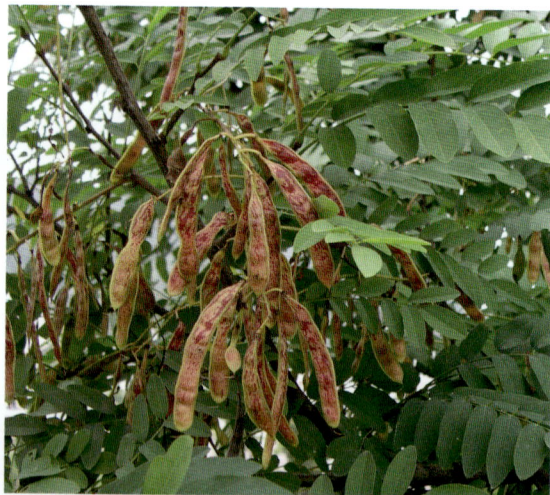

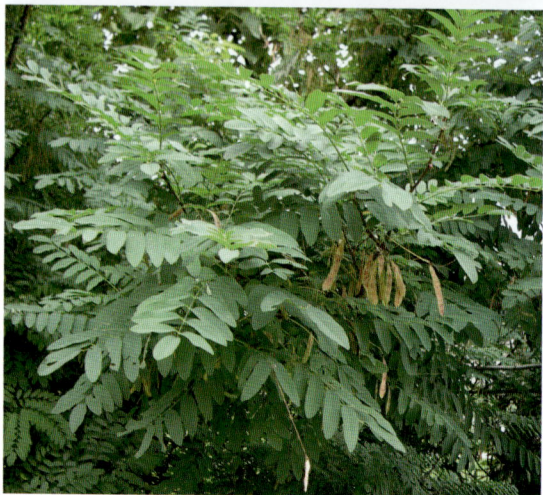

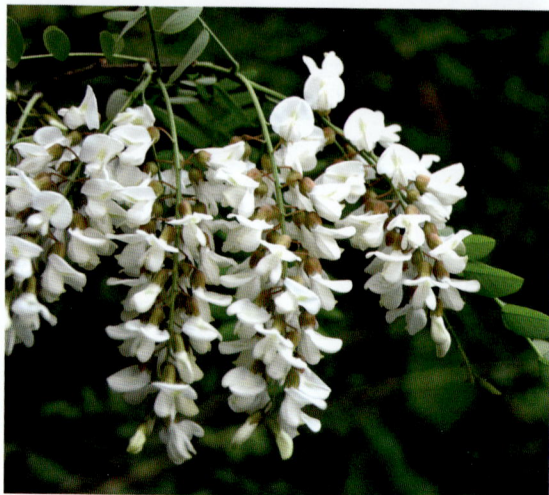

植物名称：双荚决明 *Senna bicapsularis* (Linnaeus) Roxburgh

别称：金边黄槐、双荚黄槐、腊肠仔树

植物形态：直立灌木，多分枝，无毛。叶长7～12 cm；小叶3～4对，倒卵形或倒卵状长圆形，下面粉绿色，侧脉纤细，在近边缘处呈网状，最下方的1对小叶有黑褐色线形而钝头的腺体1枚。总状花序生于枝条顶端的叶腋间，常集成伞房状；花鲜黄色，径约2 cm。荚果圆柱形，膜质，直或微曲，长13～17 cm，径约1.6 cm，缝线狭窄。种子2列。花期10—11月，果期11月至第二年3月。

生境及分布：栽培植物。分布于贵州各地。

采收加工：茎叶夏季采收，阴干。果实秋季成熟时采收，晒干。

功能与主治：茎叶入药，肃肺，清肝，利尿，通便，解毒消肿；主治咳嗽气喘，头痛目赤，大便秘结，痈肿疮毒，蛇虫咬伤。果实入药，清肝，健胃，通便解毒；主治目赤肿痛，头昏头胀，消化不良，胃痛，痢疾等。

附注：该种在贵州产藏量较大，可加以开发利用。*Flora of China*将该种从决明属*Cassia*移至番泻决明属*Senna*，将双荚决明的原拉丁名*Cassia bicapsularis* Linnaeus处理为现用拉丁名的异名。

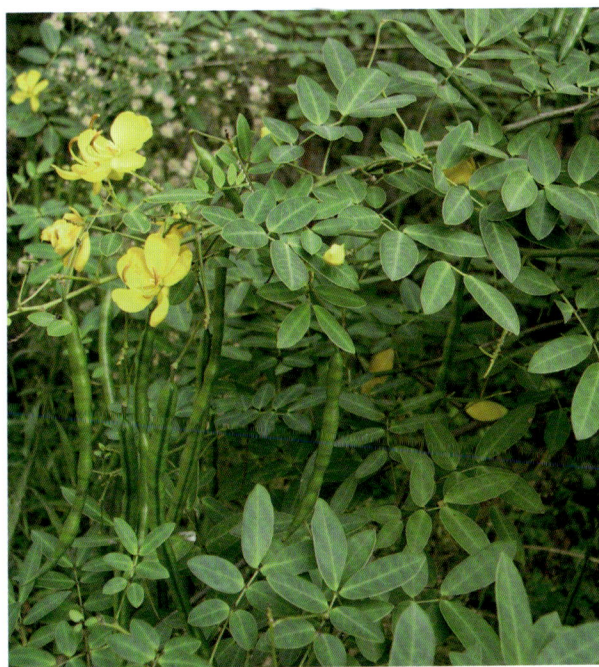

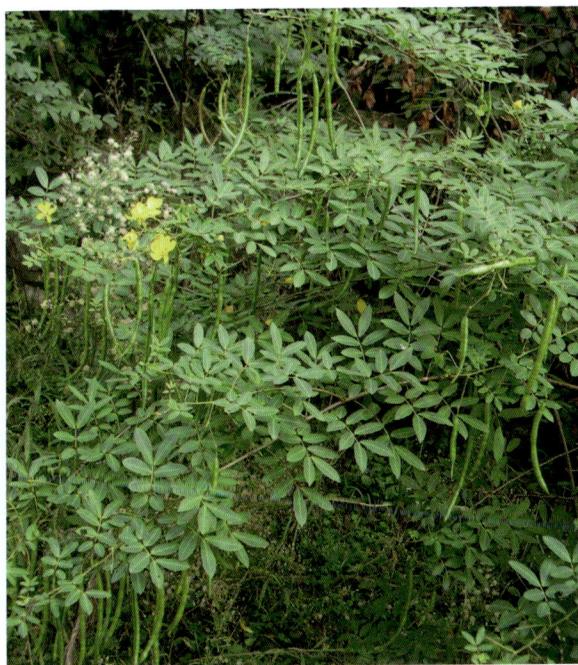

植物名称：豆茶决明 *Senna nomame* (Makino) T. C. Chen

植物形态：一年生草本，高30～60 cm。稍有毛，分枝或不分枝。叶长4～8 cm；小叶8～28对，长5～9 mm，带状披针形，稍不对称，在叶柄的上端有黑褐色、盘状、无柄腺体1枚。花生于叶腋，有柄，单生或数朵组成短的总状花序；萼片5枚，分离，外面疏被柔毛；花瓣5枚，黄色；雄蕊4枚，有时5枚；子房密被短柔毛。荚果扁平，有毛，开裂，长3～8 cm，宽约5 mm，有种子6～12枚。种子扁，近菱形，平滑。

生境及分布：生于山坡草地、路旁或林缘。分布于威宁，以及贵阳等地。

采收加工：夏季、秋季采收，晒干。

功能与主治：全草入药，清热利尿，通便。主治水肿，脚气，黄疸，咳嗽，便秘等。

附注：*Flora of China*将该种从决明属*Cassia*移至番泻决明属*Senna*，将豆茶决明的原拉丁名*Cassia mimosoides* Linnaeus var. *nomame* Makino处理为现用拉丁名的异名。

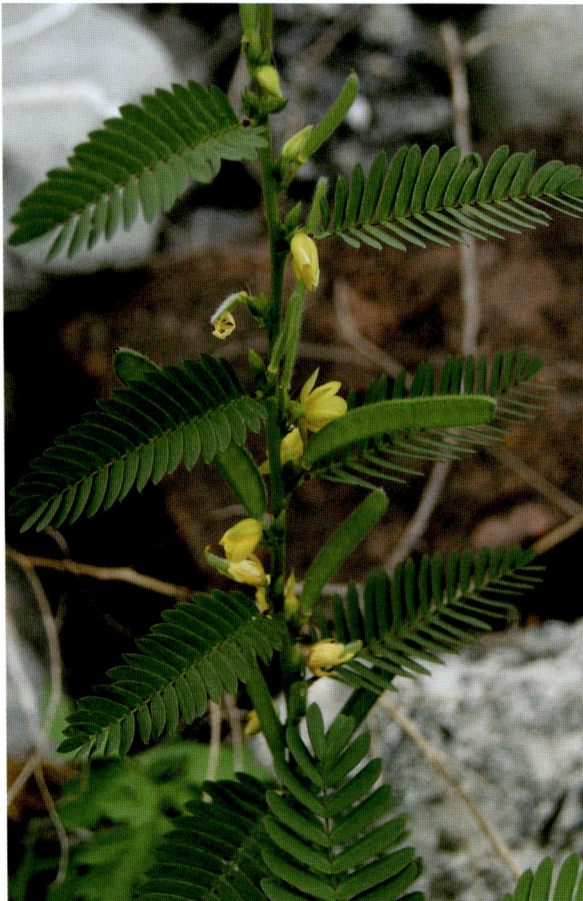

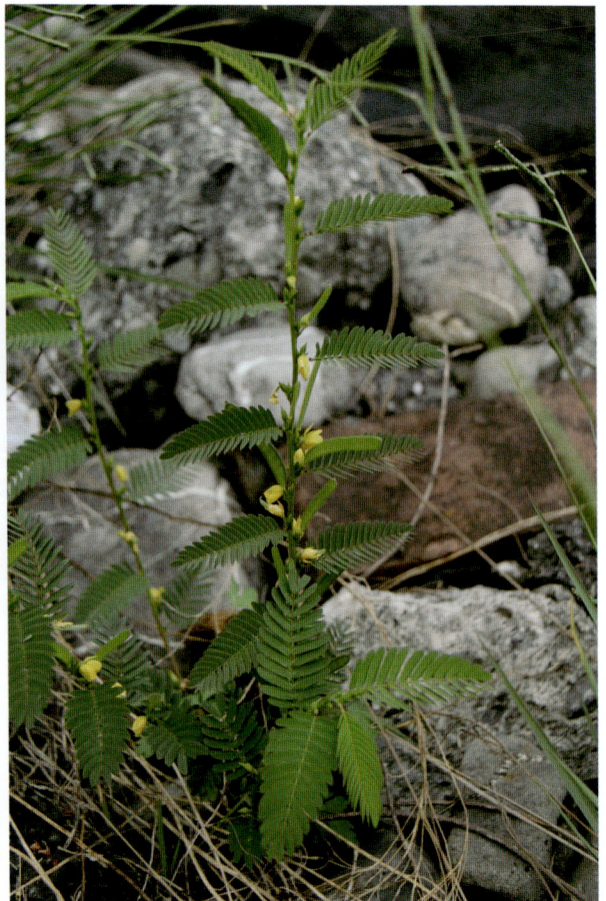

植物名称：望江南 *Senna occidentalis* (Linnaeus) Link

别称：羊角豆、狗屎豆、茳芒决明

植物形态：直立、少分枝的亚灌木或灌木，无毛，高0.8～1.5 m。枝带草质，有棱；根黑色。叶长约20 cm；叶柄近基部有大的、褐色的、圆锥形的腺体1枚；小叶4～5对，有小缘毛，小叶柄揉之有腐败气味。花数朵组成伞房状总状花序，腋生和顶生；花长约2 cm；萼片不等大，外生的近圆形；花瓣黄色，外生的卵形。荚果带状镰形，褐色，压扁，稍弯曲。种子30～40枚，种子间有薄隔膜。花期4—8月，果期6—10月。

生境及分布：生于海拔440～1300 m的山坡灌丛中。分布于兴仁、安龙、望谟、册亨、罗甸、晴隆等地。

采收加工：茎叶夏季采收，阴干。果实秋季成熟时采收，晒干。

功能与主治：茎叶入药，肃肺，清肝，利尿，通便，解毒消肿；主治咳嗽气喘，头痛目赤，便秘，痈肿疮毒，蛇虫咬伤。果实入药，清肝，健胃，通便解毒；主治目赤肿痛，头昏头胀，消化不良，胃痛，痢疾等。

附注：该种在贵州有一定资源量，易于栽培，可加以开发利用。*Flora of China*将该种从决明属*Cassia*移至番泻决明属*Senna*，将望江南的原拉丁名*Cassia occidentalis* Linnaeus处理为现用拉丁名的异名。

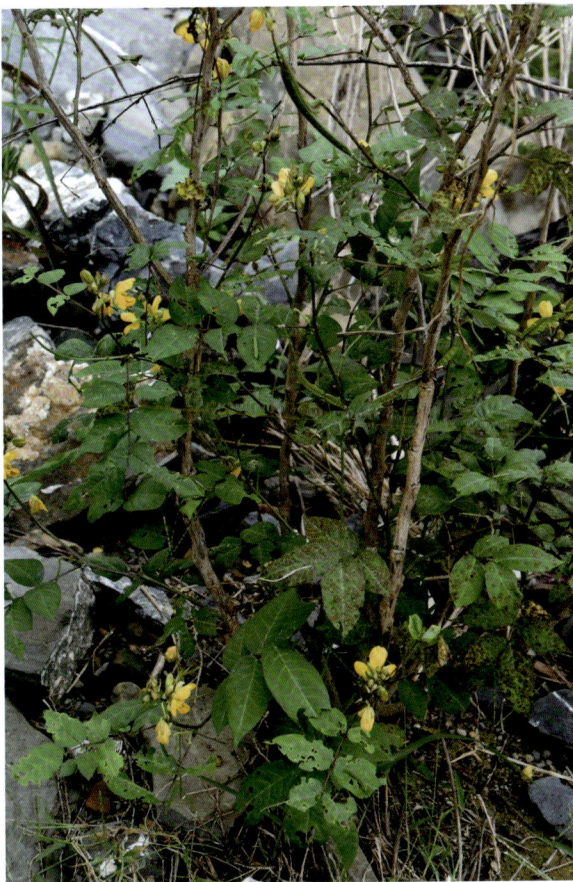

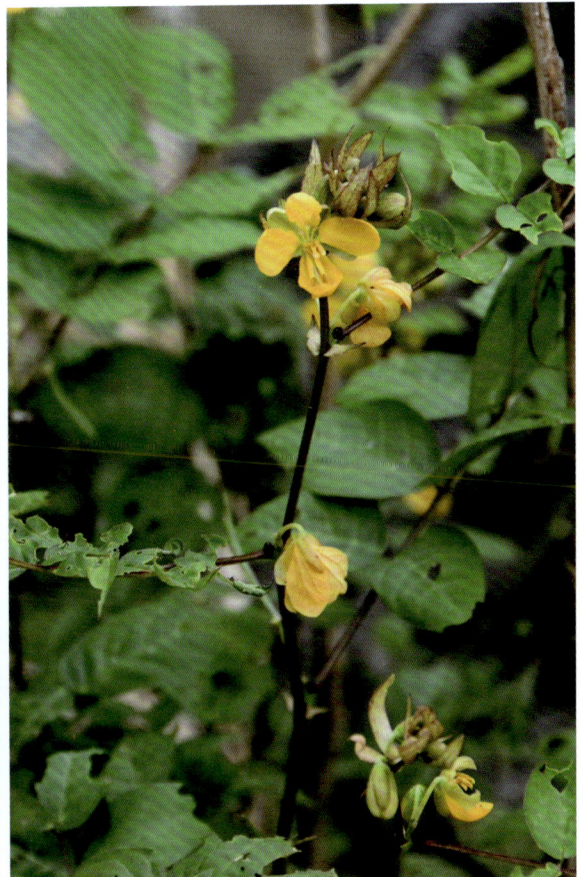

植物名称：槐叶决明 *Senna sophera* (Linnaeus) Roxburgh

植物形态：该种的植物形态与望江南*Senna occidentalis* (Linnaeus) Link很相似，区别为，小叶较小，有5～10对，长1.7～4.2 cm，宽0.7～2 cm，椭圆状披针形，顶端急尖或短渐尖；荚果较短，长仅5～10 cm，初时扁而稍厚，成熟时近圆筒形而多少膨胀。花期7—9月，果期10—12月。

生境及分布：生于山坡或路旁。贵州中部地区有引种栽培或逸为野生。

采收加工：茎叶夏季采收，阴干。果实秋季成熟时采收，晒干。

功能与主治：茎叶入药，肃肺，清肝，利尿，通便，解毒消肿；主治咳嗽气喘，头痛目赤，便秘，痈肿疮毒，蛇虫咬伤。果实入药，清肝，健胃，通便解毒；主治目赤肿痛，头昏头胀，消化不良，胃痛，痢疾等。

附注：*Flora of China*将该种从决明属*Cassia*移至番泻决明属*Senna*，将槐叶决明的原拉丁名*Cassia sophera* Linnaeus处理为现用拉丁名的异名。

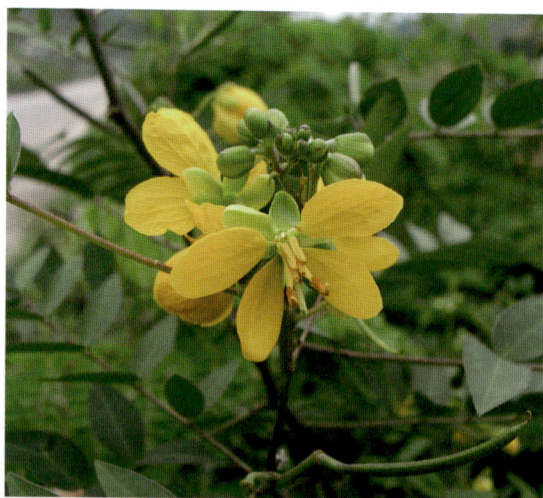

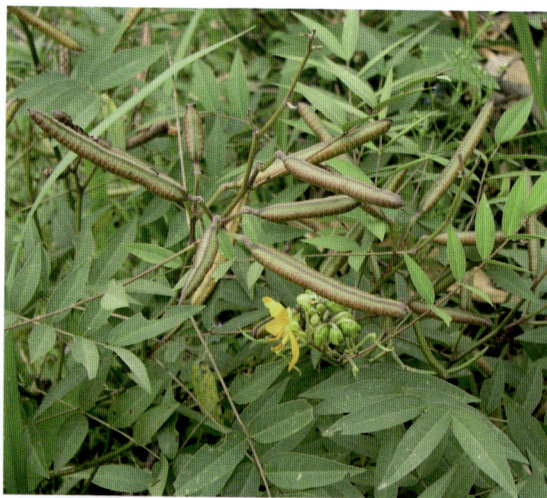

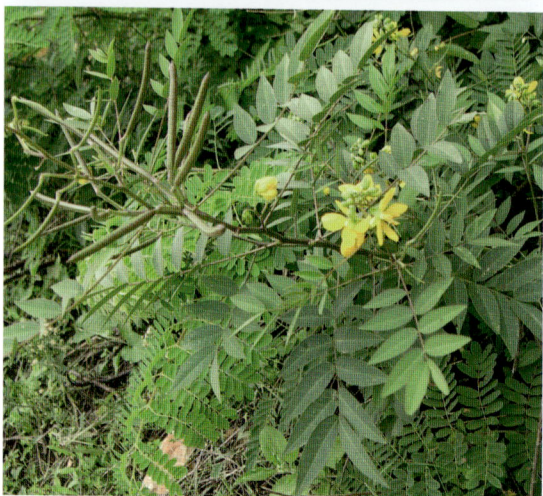

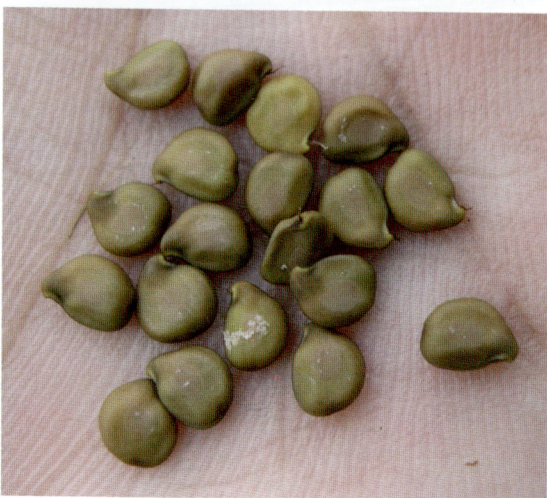

植物名称：决明 *Senna tora* (**Linnaeus**) **Roxburgh**
别称：马蹄决明、假绿豆、假花生、草决明

植物形态：直立、粗壮、一年生亚灌木状草本，高1~2 m。叶长4~8 cm；叶柄上无腺体；叶轴上每对小叶间有棒状的腺体1枚；小叶3对，膜质，倒卵形或倒卵状长椭圆形，顶端钝圆而有小尖头。花腋生，通常2朵聚生；萼片稍不等大，卵形或卵状长圆形，膜质；花瓣黄色。荚果纤细，近四棱形，两端渐尖，长达15 cm，宽3~4 mm，膜质。种子约25枚，菱形，光亮。花期、果期8—11月。

生境及分布：生于海拔700~1 100 m的山脚、路旁或疏林下。分布于兴仁、安龙等地。

采收加工：秋季果实成熟时采收，除去杂质，晒干。

功能与主治：种子入药，清肝明目，利水通便。主治目赤肿痛，青盲，雀目，头痛头晕，视物昏暗，肝硬化腹水，小便不利等。

附注：该种为《中华人民共和国药典》收载品种。*Flora of China*将该种从决明属*Cassia*移至番泻决明属*Senna*，将决明的原拉丁名*Cassia tora* Linnaeus处理为现用拉丁名的异名。

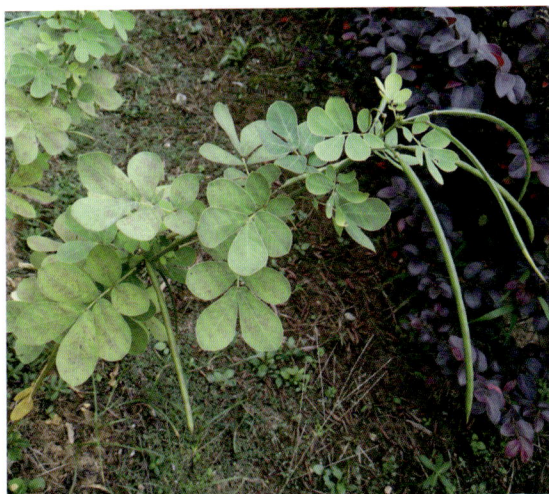

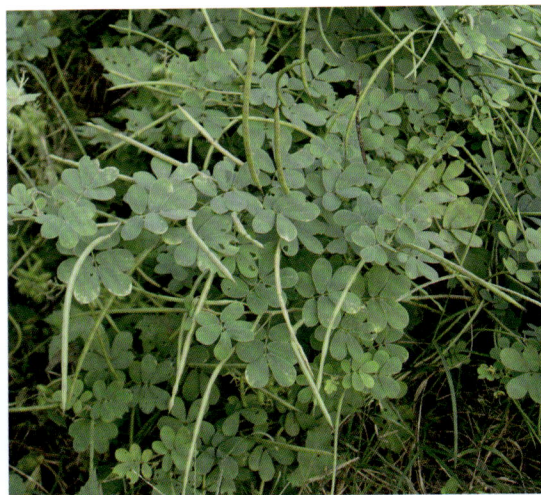

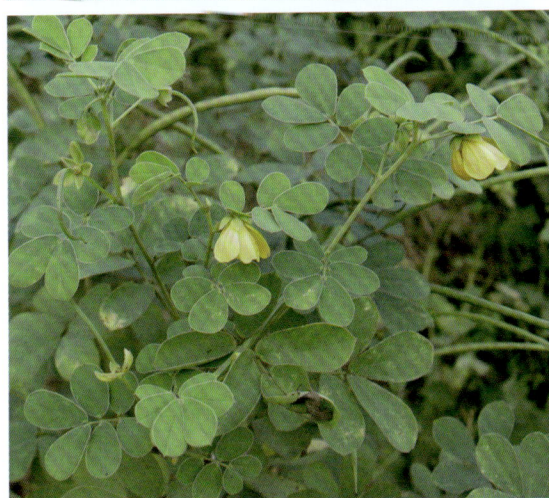

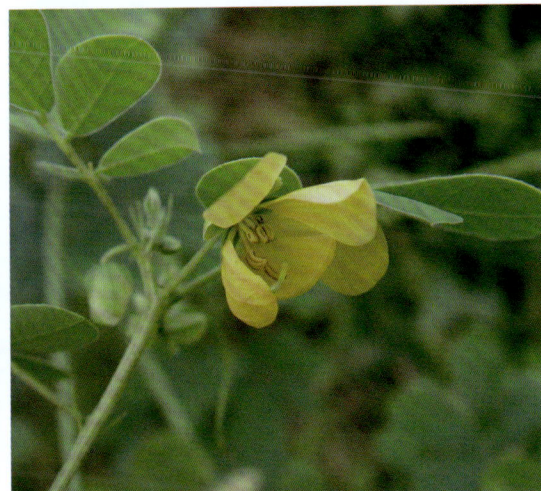

植物名称：西南宿苞豆 *Shuteria vestita* Wight et Arnott

别称：毛宿苞豆

植物形态：草质缠绕藤本，长1～3 m。茎纤细。羽状复叶；托叶披针形；小叶3枚，顶生小叶椭圆形至近菱形，两面被柔毛，后上面稀被毛或变无毛，或除下面脉上被柔毛外，其余无毛；小托叶小，线形；叶柄长2～4 cm；侧脉每边5条。总状花序腋生，从基部密生多数花；苞片披针形；小苞片披针形；花萼裂齿比花萼管短；花冠紫色至淡紫红色，旗瓣倒卵状椭圆形，基部下延成瓣柄，翼瓣和龙骨瓣长椭圆形。荚果线形，具种子5～8枚。花期11月至第二年1月，果期1—3月。

生境及分布：生于山坡草丛中。分布于安龙、兴义、望谟等地。

采收加工：秋季采收，晒干。

功能与主治：全株入药，清热解毒，消痈散肿。主治肺热咳嗽，肠痈腹痛，乳腺炎，腮腺炎。

附注：该种在贵州分布区域狭窄，野生资源量小，应加以保护。*Flora of China*将光宿苞豆的拉丁名*Shuteria involucrata* (Wallich) Wight et Arnott var. *glabrata* (Wight et Arnott) H. Ohashi处理为西南宿苞豆现用拉丁名的异名。

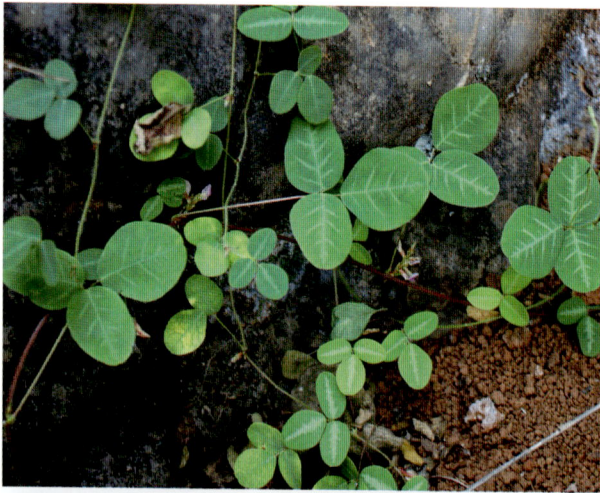

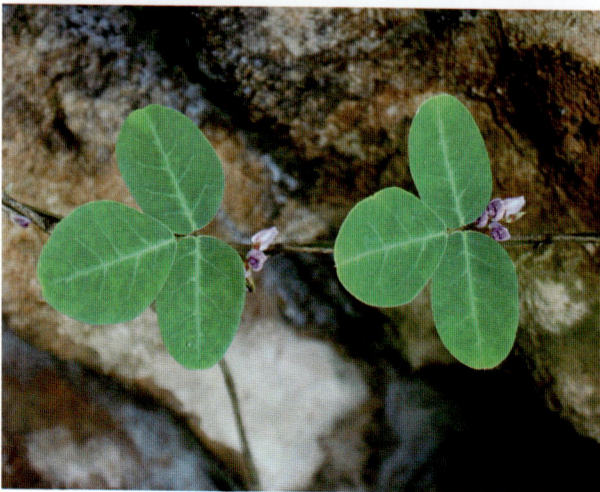

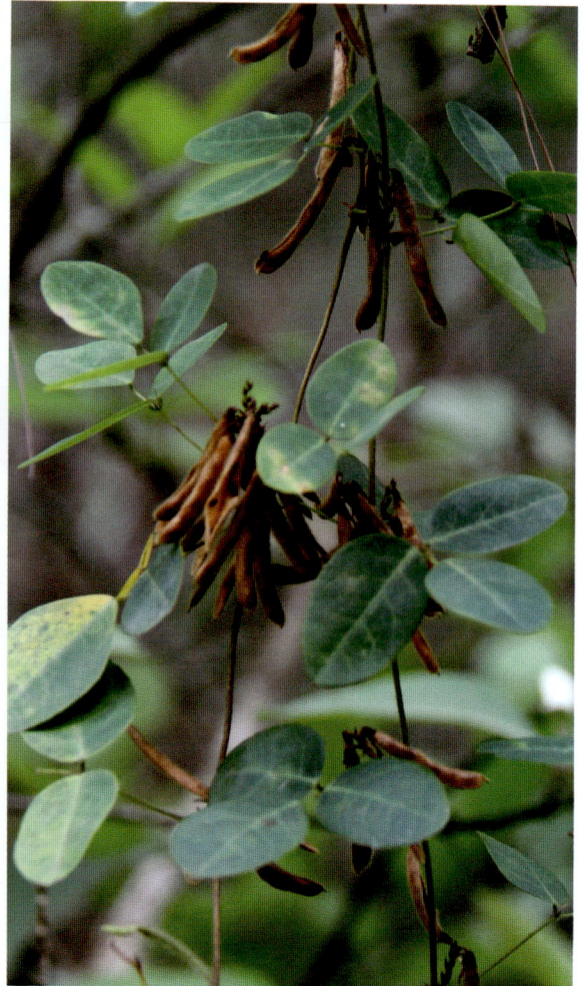

植物名称：白刺花 *Sophora davidii* (Franchet) Skeels
别称：狼牙刺、苦刺

植物形态：小灌木或亚灌木，高1~2 m。小枝和花序被灰白色疏短柔毛。羽状复叶，长15~20（~25）cm；小叶8~12对，纸质，卵状披针形或卵状长圆形，上面常无毛，下面淡灰白色。总状花序与叶对生或假顶生；花萼钟形，萼齿5枚，较短，被锈色茸毛；花冠白色，旗瓣反折，倒卵状披针形，瓣柄界限常不明显，翼瓣长圆形或宽线形，皱褶占瓣片的1/2左右，龙骨瓣倒卵形或镰形，无皱褶。荚果串珠状，种子间明显缢缩；具果颈及喙，被灰白色短柔毛或近无毛。种子长卵形，黄褐色或赤褐色。花期、果期3—8月。

生境及分布：生于海拔1000~2300 m的山坡、荒地或路旁灌丛中。分布于贵州西部、西南部地区，以及安顺等地。

采收加工：夏季、秋季采挖，洗净，切片晒干。

功能与主治：根入药，清热利咽，凉血消肿。主治咽喉肿痛，肺热咳嗽，肝炎，痢疾，淋证，水肿，衄血，便血，尿血等。

附注：该种在贵州产藏量较大，可大量开发利用。

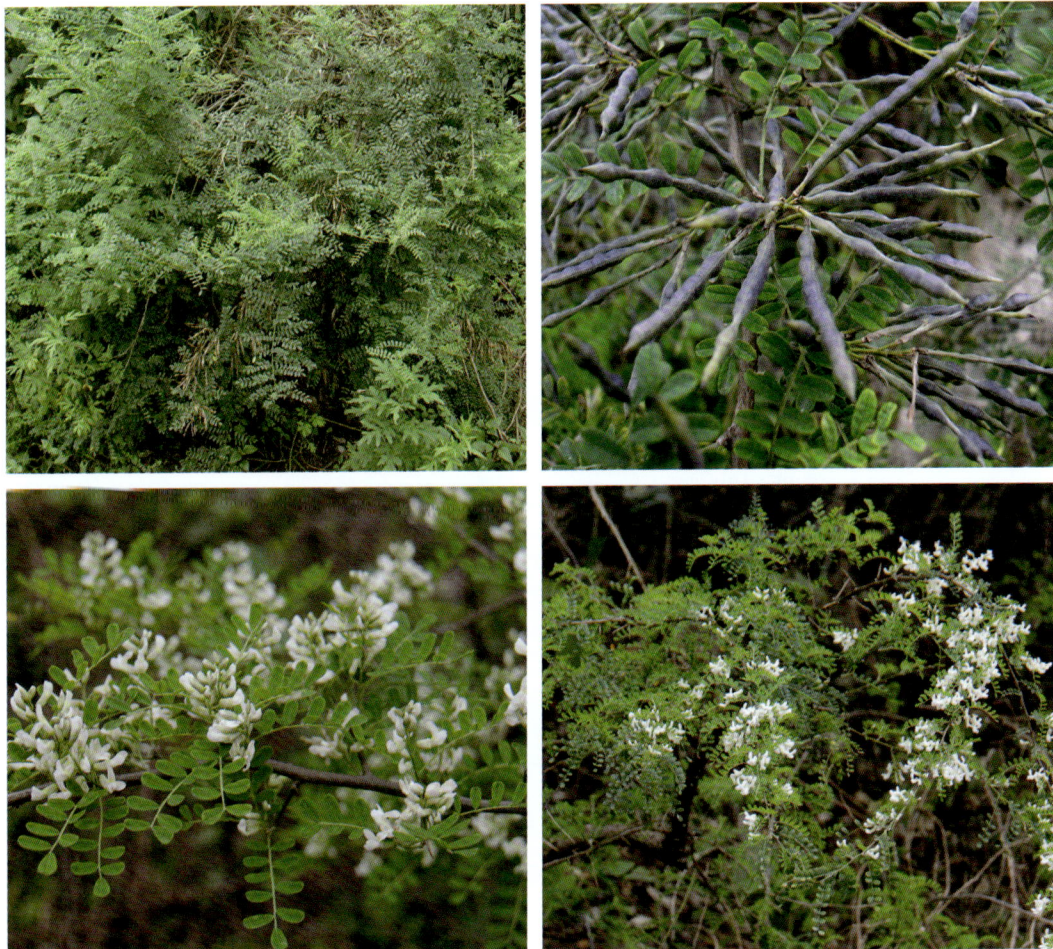

植物名称：苦参 *Sophora flavescens* Aiton

别称：野槐、山槐

植物形态：草本或亚灌木，稀呈灌木状，通常高1 m左右，稀达2 m。茎具纹棱，幼时疏被柔毛，后无毛。羽状复叶，长达25 cm；小叶6～12对，互生或近对生，上面无毛，下面疏被灰白色短柔毛或近无毛。总状花序顶生；花多数，疏或稍密；花萼钟形；花冠比花萼长1倍，白色或淡黄白色，旗瓣倒卵状匙形，翼瓣单侧生，龙骨瓣与翼瓣相似。荚果长5～10 cm，种子间稍缢缩，呈不明显串珠状，稍四棱形，成熟后开裂成4瓣，有种子1～5枚。种子长卵形，稍压扁，深红褐色或紫褐色。花期6—8月，果期7—10月。

生境及分布：生于向阳山坡或草丛中。分布于贵州各地。

采收加工：秋季采挖，洗净泥土，切片晒干。

功能与主治：根入药，清热燥湿，祛风杀虫。主治湿热泻痢，肠风便血，黄疸，小便不利，水肿，带下，疥癣，皮肤瘙痒，湿毒疮疡等。

附注：该种为《中华人民共和国药典》收载品种，产藏量较大，可大量开发利用。

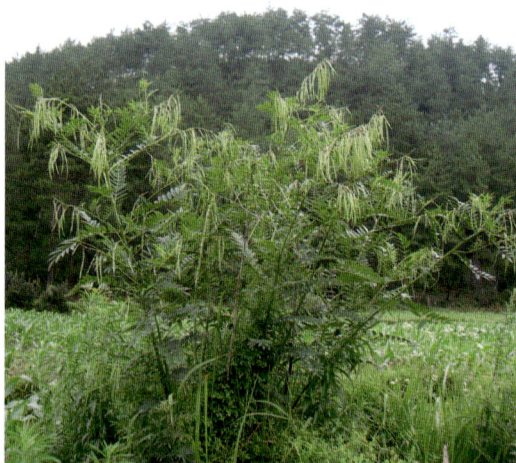

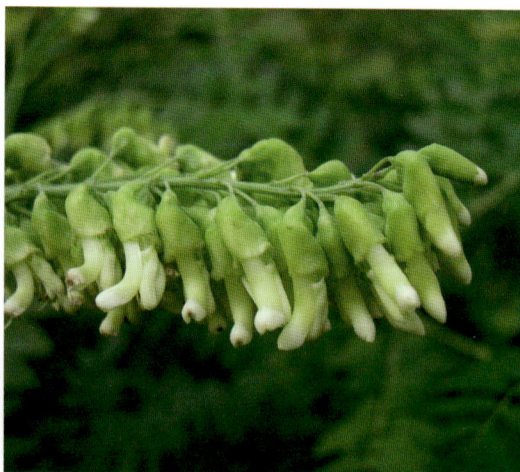

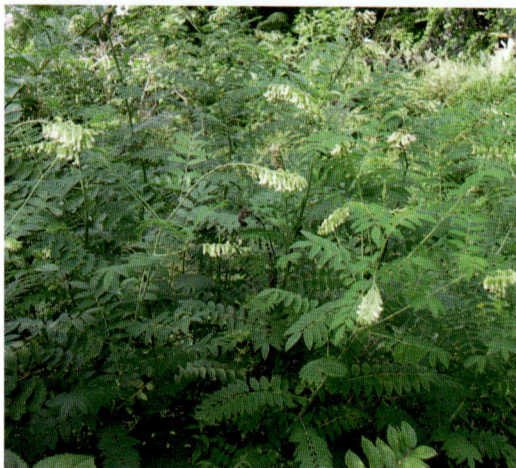

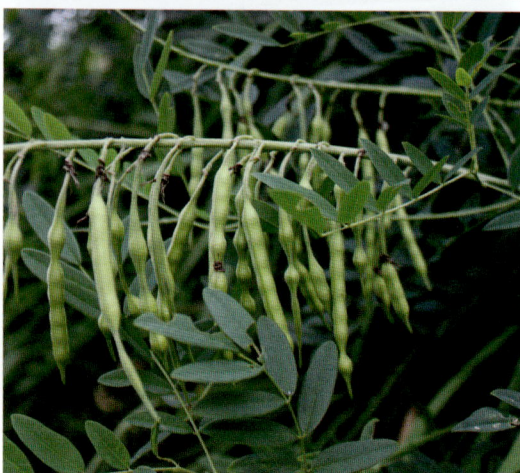

植物名称：槐 *Sophora japonica* Linnaeus

别称：槐树

植物形态：乔木，高达25 m。树皮灰褐色，具纵裂纹；当年生枝绿色，无毛。羽状复叶，长达25 cm；小叶4～7对，对生或近互生，纸质，卵状披针形或卵状长圆形；小托叶2枚。圆锥花序顶生；花萼浅钟形，萼齿5枚，被灰白色短柔毛，萼管近无毛；花冠白色或淡黄色，旗瓣近圆形，有紫色脉纹，翼瓣卵状长圆形，龙骨瓣阔卵状长圆形，与翼瓣等长。荚果串珠状，种子间缢缩不明显；具肉质果皮，成熟后不开裂；具种子1～6枚。种子卵球形，淡黄绿色，干后黑褐色。花期7—8月，果期8—10月。

生境及分布：贵州各地均有栽培或野生。

采收加工：花、花蕾夏季采收，晾干。果实秋季、冬季采收，用沸水稍烫，取出晒干。

功能与主治：花、花蕾、果实入药，凉血止血，清肝明目。主治肠风下血，痔疮出血，血痢，尿血，血淋，崩漏，吐血，肝热头痛，目赤肿痛等。

附注：该种在贵州产藏量较大，可大量开发利用。

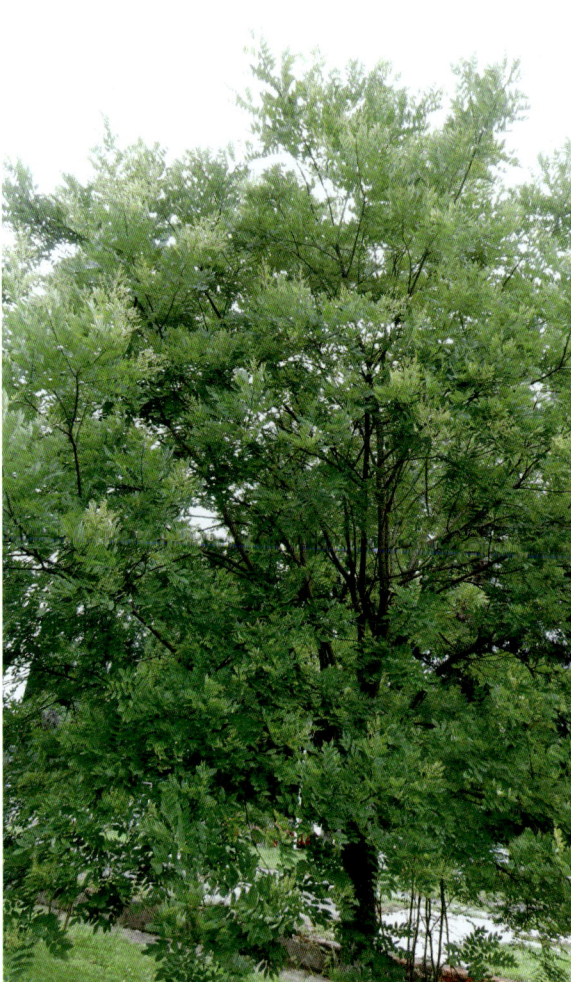

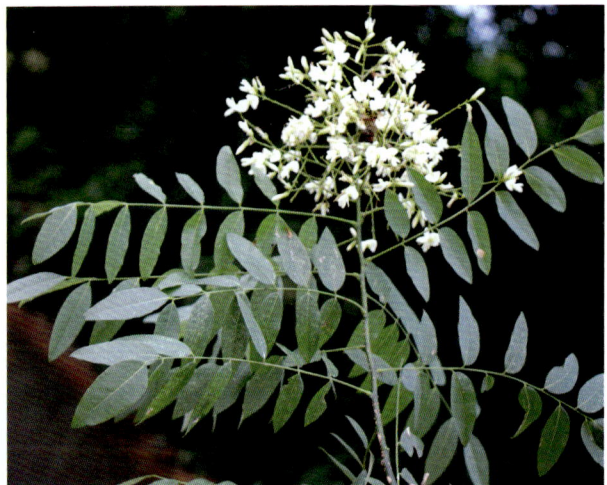

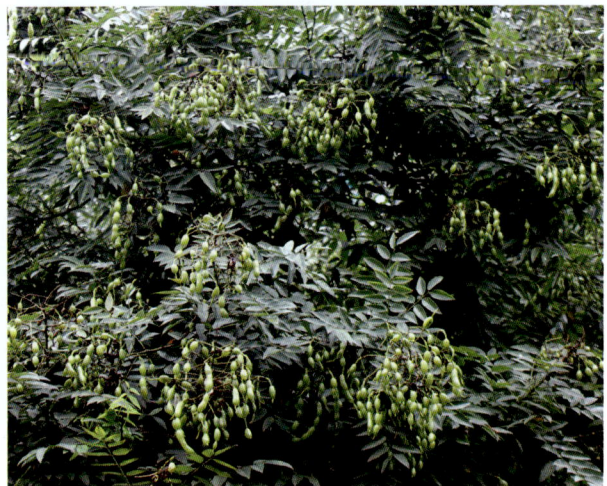

植物名称：锈毛槐 *Sophora prazeri* Prain

别称：西南槐

植物形态：灌木，高1～3 m。树皮灰褐色。幼枝、花序及叶轴被锈色茸毛。羽状复叶；小叶3～7对，侧生的中部小叶常为长圆状披针形或卵形。总状花序侧生或与叶互生；花萼斜钟形，萼齿5枚，浅裂或近平截形，被锈色毛；花冠白色或淡黄色，旗瓣倒卵形或长圆状倒卵形，瓣柄界限常不明显，翼瓣单侧生，龙骨瓣较翼瓣短小；子房密被锈色茸毛状柔毛。荚果串珠状，具纤细的果颈和喙，被紧贴的锈毛，有种子2～4枚。种子卵球形或椭圆形，两端急尖，深红色或鲜红色。花期、果期4—9月。

生境及分布：生于海拔700～1800 m的山坡灌丛中或岩石上。分布于望谟、罗甸、荔波、惠水、盘州等地。

采收加工：秋季采收，洗净，切片晒干。

功能与主治：根入药，利湿止泻，散瘀止痛。主治水泻，风湿腰腿痛，劳伤疼痛，跌打损伤。

附注：该种在贵州资源量较小，加以开发利用的同时应注意保护。

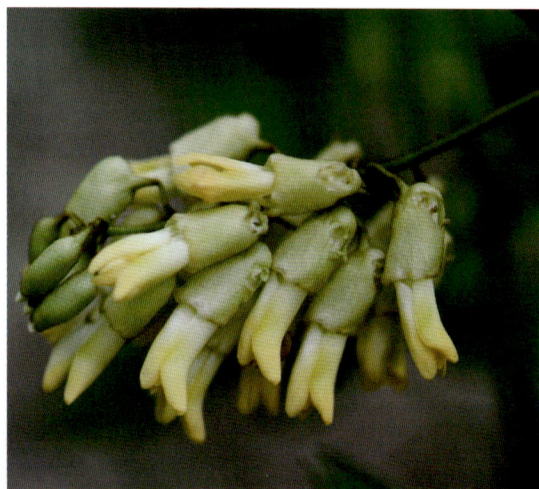

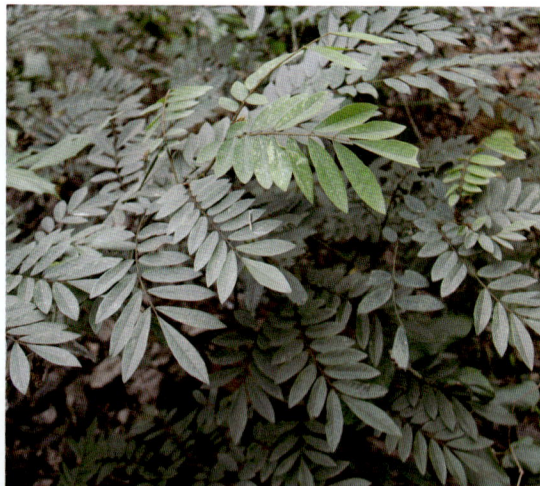

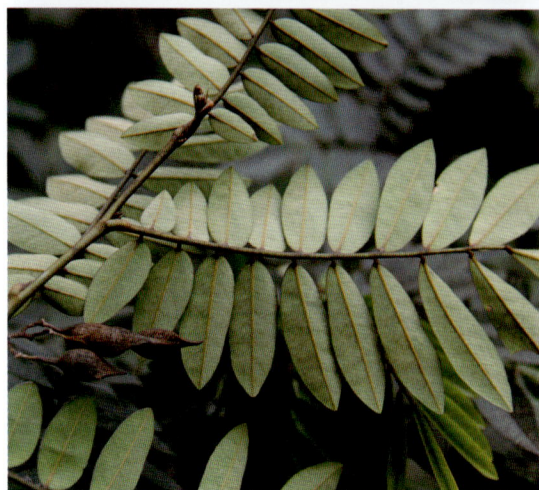

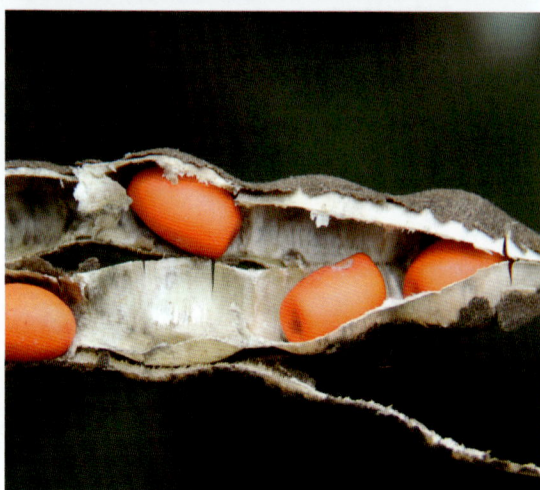

植物名称：越南槐 *Sophora tonkinensis* Gagnepain

别称：广豆根、柔村槐、山豆根

植物形态：灌木。茎纤细，有时呈攀缘状；根粗壮；枝绿色，无毛，圆柱形，分枝多，小枝被灰色柔毛或短柔毛。羽状复叶，长10～15 cm；叶柄长1～2 cm，基部稍膨大；托叶极小或近于消失；小叶5～9对，上面无毛或散生短柔毛，下面被紧贴的灰褐色柔毛。总状花序或基部分枝近圆锥状，顶生；花萼杯形；花冠黄色。荚果串珠状，稍扭曲，长3～5 cm，径约8 mm，疏被短柔毛，沿缝线开裂成2瓣，有种子1～3枚。种子卵形，黑色。花期5—7月，果期8—12月。

生境及分布：生于海拔900～1100 m的山地或山谷。分布于惠水、长顺、安龙、贞丰、荔波，以及安顺等地。

采收加工：秋季采收，洗净，晒干。

功能与主治：根、根茎入药（山豆根），泻火解毒，利咽消肿，止痛杀虫。主治咽喉肿痛，牙龈肿痛，肺热咳嗽，烦渴，黄疸，热结便秘，痔疮癣疹，毒虫咬伤。

附注：该种在贵州野生资源量较小，但在西南部、南部地区有一定规模的人工种植，产藏量较大，可大量开发利用。

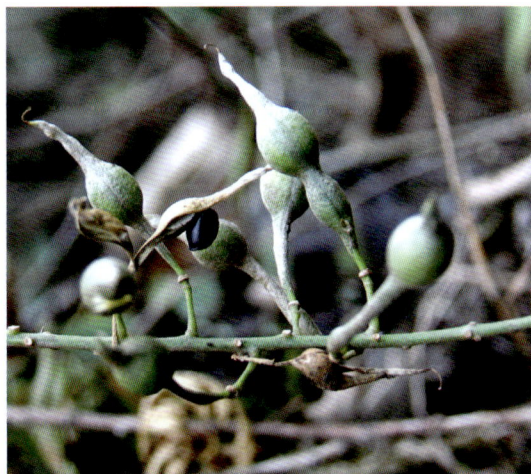

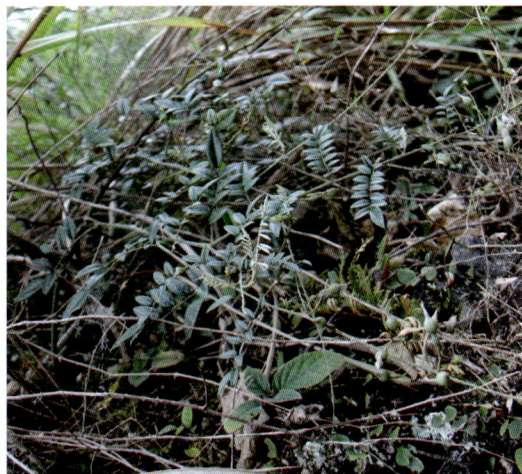

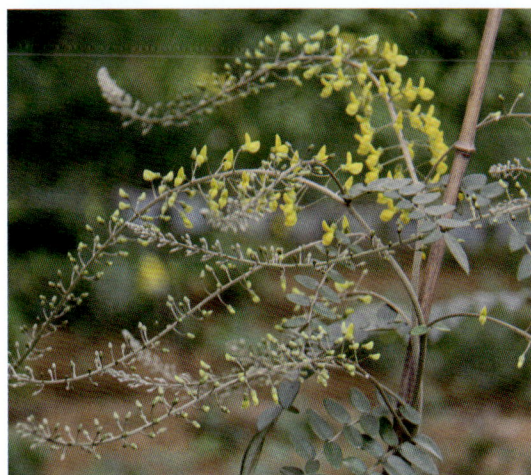

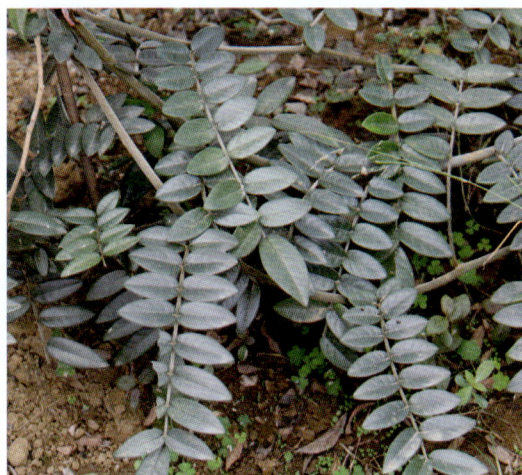

植物名称：**葫芦茶** *Tadehagi triquetrum* (Linnaeus) H. Ohashi
别称：懒狗舌、牛虫草、百劳舌

植物形态：灌木或亚灌木，茎直立，高1~2 m。幼枝三棱形，棱上被疏短硬毛，老时渐无毛。叶仅具单小叶；叶柄两侧有宽翅，翅宽4~8 mm；小叶纸质，狭披针形至卵状披针形。总状花序顶生和腋生，被贴伏丝状毛和小钩状毛；花2~3朵簇生于每节上；花萼宽钟形；花冠淡紫色或蓝紫色，伸出花萼外，旗瓣近圆形，翼瓣倒卵形，基部具耳，龙骨瓣镰刀形。荚果密被黄色或白色糙伏毛，有荚节5~8个；荚节近方形。种子宽椭圆形或椭圆形。花期6—10月，果期10—12月。

生境及分布：生于海拔500~700 m的山坡、路旁、草地或山谷湿地。分布于兴义、贞丰、从江等地。

采收加工：夏季、秋季采收，晒干。

功能与主治：枝叶入药，清热解毒，利湿退黄，消积杀虫。主治中暑烦渴，感冒发热，咽喉肿痛，肺病吐血，肾炎，黄疸，痢疾等。

附注：该种在贵州资源量较小，加以开发利用的同时应注意保护。

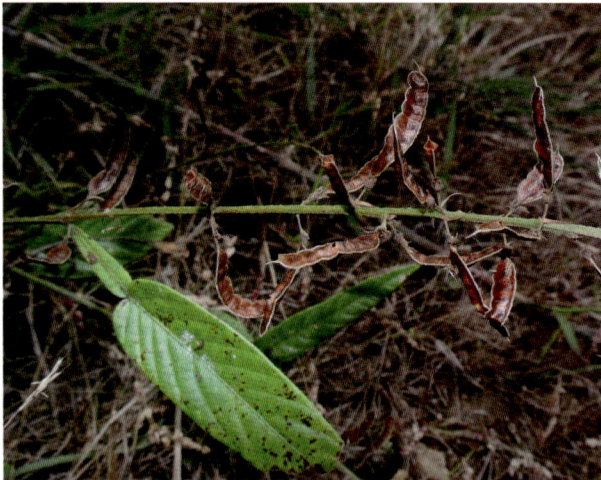

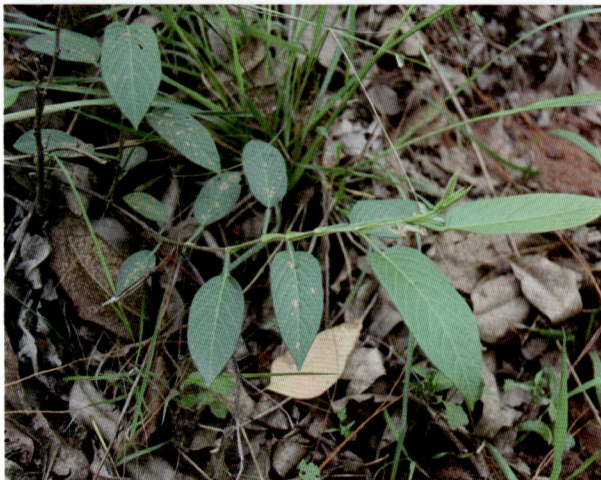

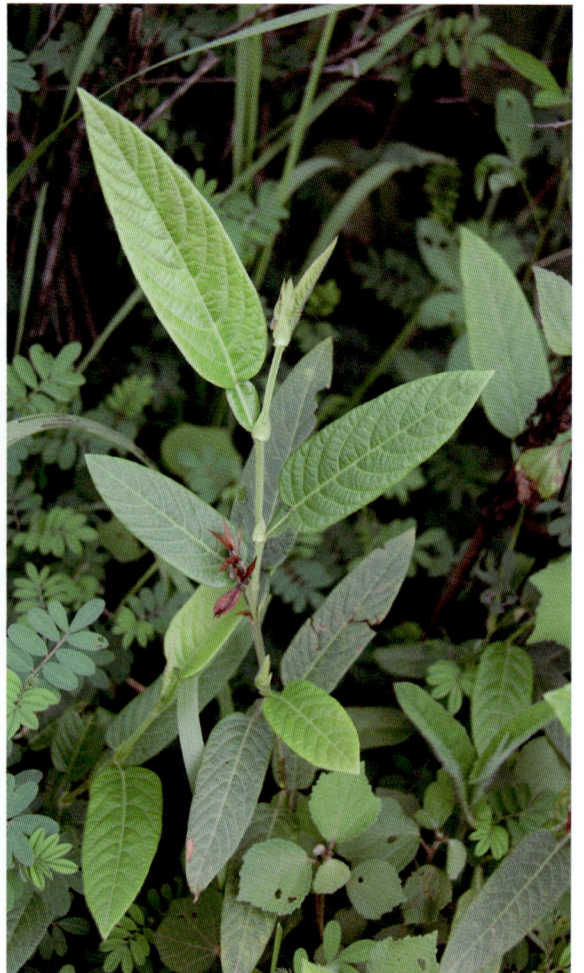

植物名称：红车轴草 *Trifolium pratense* Linnaeus

别称：红三叶

植物形态：多年生草本，生长期2～5（～9）年。主根深入土层达1 m；茎粗壮，具纵棱，直立或平卧上升，疏生柔毛或秃净。掌状三出复叶；托叶近卵形，膜质，叶面上常有"V"字形白斑。花序球状或卵状，顶生；无总花梗或具甚短总花梗，包于顶生叶的托叶内；托叶扩展成焰苞状，具花30～70朵，密集；花萼钟形，萼喉开张，具1枚多毛的加厚环；花冠紫红色至淡红色，旗瓣匙形，明显比翼瓣和龙骨瓣长，龙骨瓣稍比翼瓣短。荚果卵形，有1枚扁圆形种子。花期、果期5—9月。

生境及分布：生于林缘、路边、草地等湿润处。贵州各地均有栽培或逸为野生。

采收加工：夏季、秋季采收，晒干。

功能与主治：全草入药，止咳，平喘，镇痉。主治咳嗽，气喘，抽搐。

附注：该种作为绿化植物栽培。

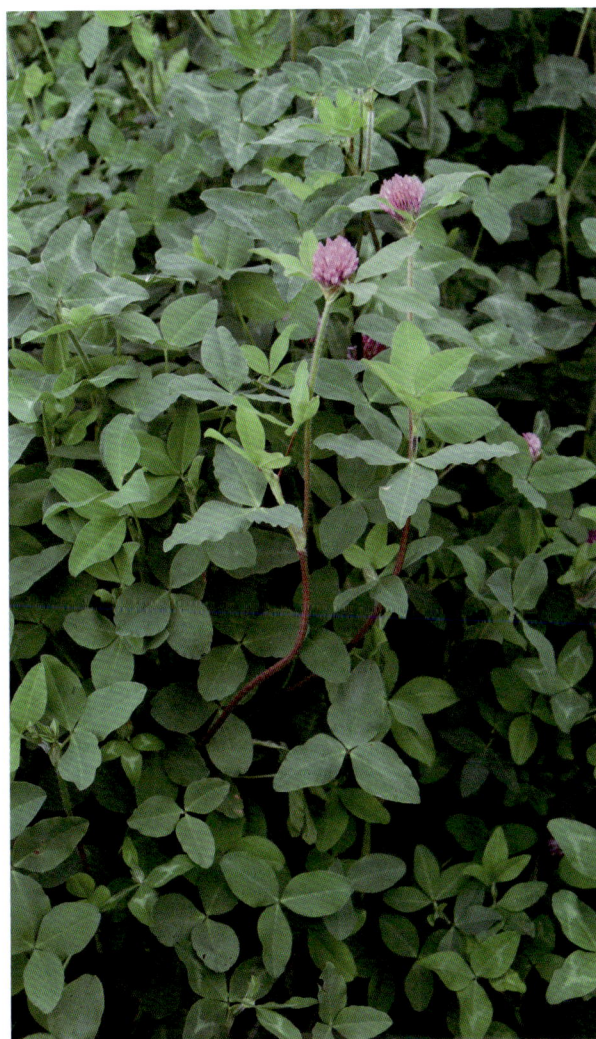
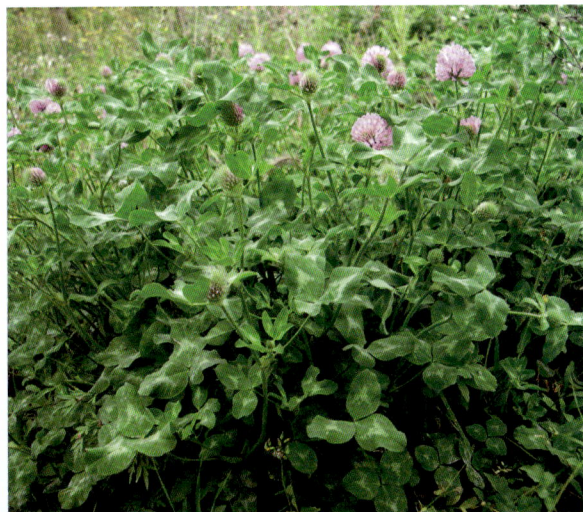
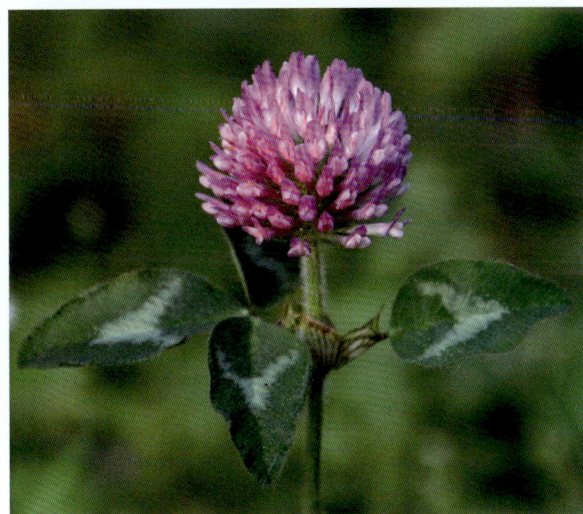

植物名称：白车轴草 *Trifolium repens* Linnaeus
别称：白三叶草、白花苜蓿

植物形态：多年生草本，生长期达5年，高10～30 cm。主根短，侧根和须根发达；茎匍匐蔓生，上部稍上升，节上生根，全株无毛。掌状三出复叶；托叶卵状披针形，膜质，基部抱茎呈鞘状，离生部分锐尖；小叶倒卵形至近圆形，小叶柄微被柔毛。花序球形，顶生；总花梗具花20～50（～80）朵，密集；花萼钟形；花冠白色、乳黄色或淡红色，具香气，旗瓣椭圆形，比翼瓣和龙骨瓣长近1倍，龙骨瓣比翼瓣稍短。荚果长圆形。种子通常3枚，阔卵形。花期、果期5—10月。

生境及分布：贵州各地有栽培或逸生于林缘、路边、草地等湿润处。

采收加工：夏季、秋季采收，晒干。

功能与主治：全草入药，清热，凉血，宁心。主治癫痫，痔疮出血，硬结肿块。

附注：该种在贵州产藏量较大，可大量开发利用。

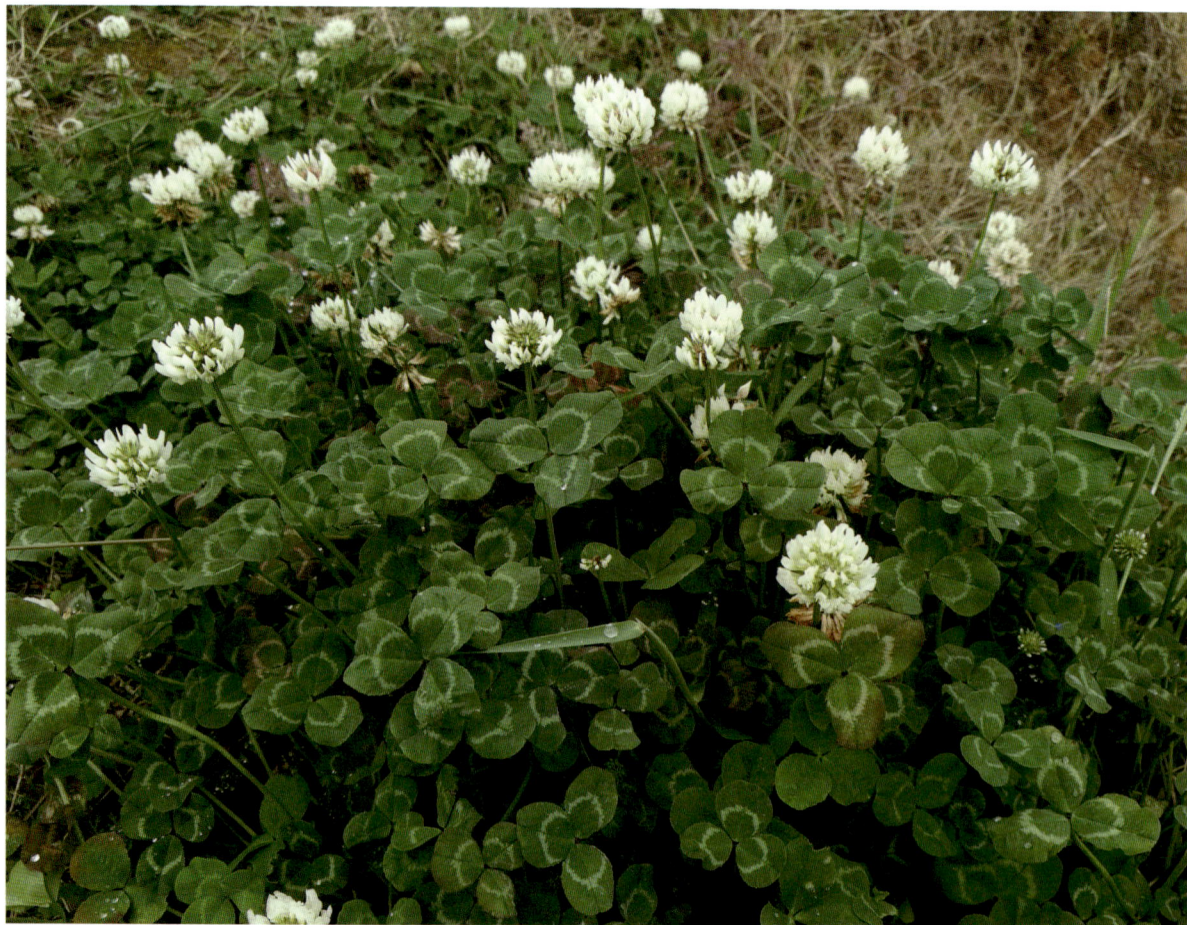

植物名称：滇南狸尾豆 *Uraria lacei* **Craib**

别称：野番豆

植物形态：直立灌木，高约1.5 m。茎圆柱形，具纵条纹，粗壮；分枝亦粗壮，被黄色茸毛。羽状三出复叶；托叶长卵形，密被锈色茸毛和柔毛；叶柄长2～4.5 cm，粗壮，具沟槽，基部膨大，被黄色开展柔毛；小叶纸质，长圆形或卵状披针形，顶生小叶长达16 cm，上面被疏毛，下面被白色长柔毛。圆锥花序顶生；花序轴被锈色茸毛和开展长柔毛；苞片外面被黄色柔毛；花萼长约4 mm，5裂，裂片披针形，尖锐，与萼筒等长，上部2枚裂齿较短；旗瓣长约6.5 mm。荚果有荚节6个，几乎无毛。花期10月。

生境及分布：生于海拔800～1350 m的河边、路旁。分布于安龙等地。

采收加工：夏季采收，洗净，切段晒干。

功能与主治：全株入药，清热化痰，凉血止血。主治肺热咳嗽，刀伤出血。

附注：该种在贵州分布区域狭窄，产藏量小，应加以保护。

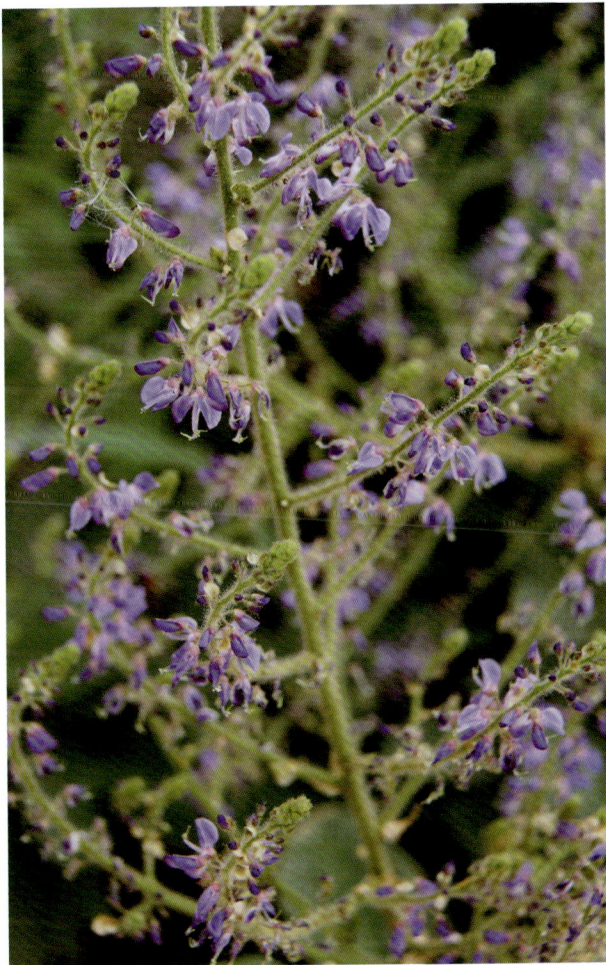

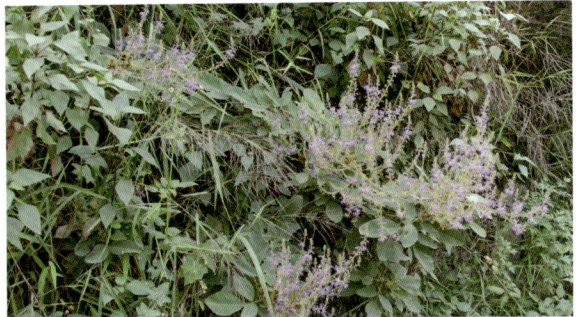

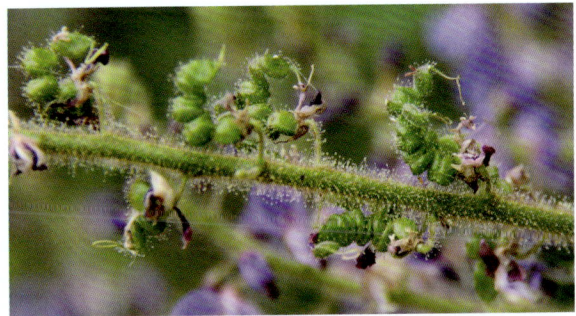

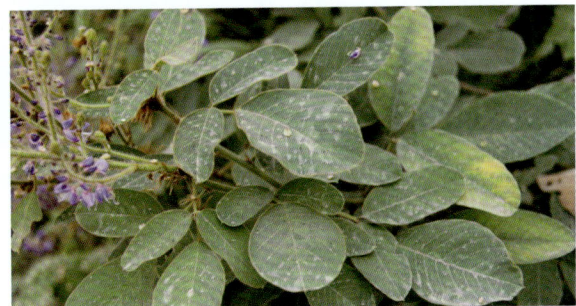

植物名称：狸尾豆 *Uraria lagopodioides* (Linnaeus) Candolle

别称：兔尾草

植物形态：平卧或开展草本，通常高可达60 cm。花枝直立或斜举，被短柔毛。叶多为3小叶，稀兼有单小叶；托叶三角形；小叶纸质，顶生小叶近圆形或椭圆形至卵形；小叶柄密被灰黄色短柔毛。总状花序顶生，花排列紧密；花梗疏被白色长柔毛；花萼5裂，上部2枚裂片三角形，较短，下部3枚裂片刺毛状，较上部裂片长3倍以上；花冠长约6 mm，淡紫色；旗瓣倒卵形。荚果小，包藏于花萼内，有荚节1~2个；荚节椭圆形，长约2.5 mm，黑褐色，膨胀，无毛，略有光泽。花期、果期8—10月。

生境及分布：生于海拔300~1100 m的山坡、山谷、路旁或草地。分布于罗甸、贞丰、安龙、兴义、望谟等地。

采收加工：夏季、秋季采收，洗净，晒干。

功能与主治：全草入药，清热解毒，散结消肿，利水通淋。主治感冒，小儿肺炎，黄疸，腹痛，腹泻，瘰疬，痈肿疮毒，毒蛇咬伤，尿血。

附注：该种在贵州分布区域狭窄，产藏量小，应加以保护。

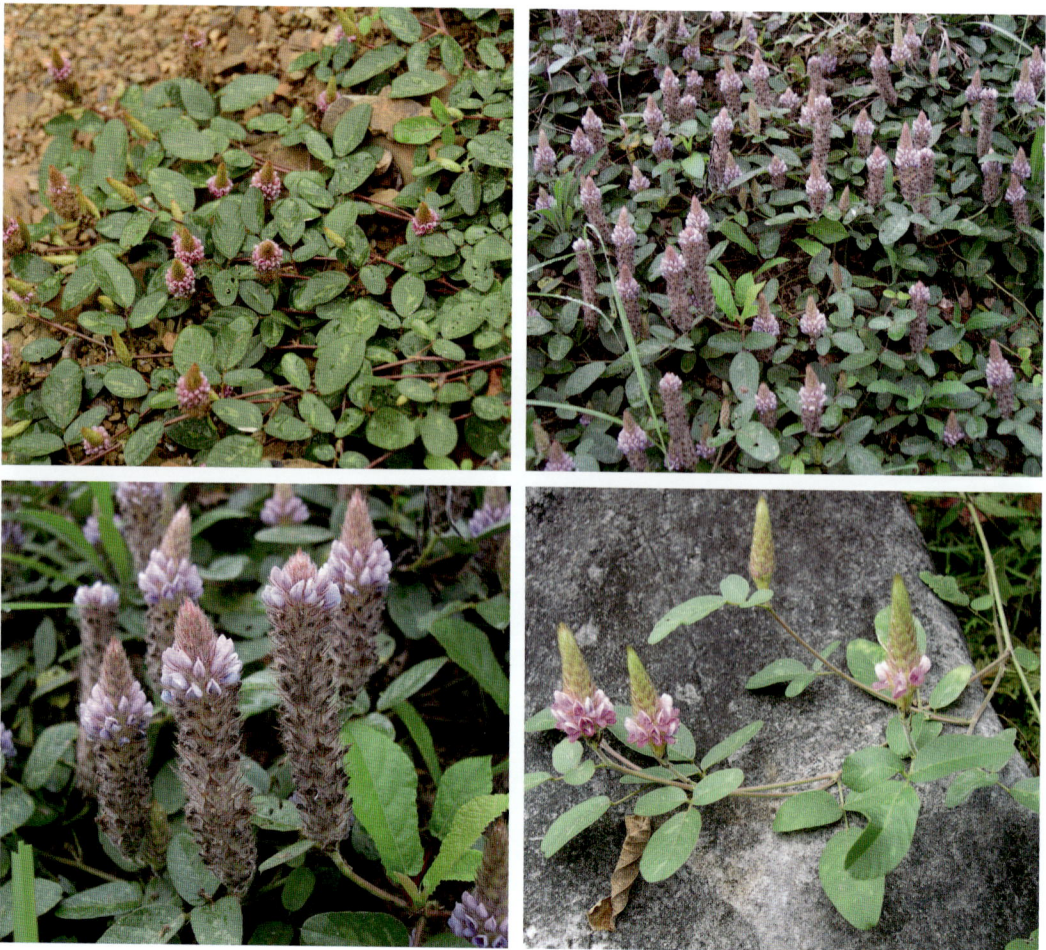

植物名称：中华狸尾豆 *Uraria sinensis* (Hemsley) Franchet

别称：中华兔尾草

植物形态：亚灌木，高约1 m。茎直立，被灰黄色短粗硬毛。羽状三出复叶；托叶长三角形；叶柄被灰黄色柔毛；小叶坚纸质，长圆形、倒卵状长圆形或宽卵形，上面沿脉上有极短疏柔毛，下面有灰黄色长柔毛。圆锥花序顶生，分枝呈毛帚状，有稀疏的花；花序轴被灰黄色毛；苞片圆卵形，每苞有花1或2朵；花萼膜质，无毛或有疏柔毛，5裂，裂片宽三角形或宽卵形，下部裂片与萼筒等长或较萼筒短；花冠紫色，较花萼长4倍。荚果与果梗几乎等长，具荚节4~5个。花期、果期9—10月。

生境及分布：生于海拔2000 m以下的山坡、灌丛或疏林中。分布于威宁、独山、关岭、晴隆，以及贵阳等地。

采收加工：夏季采收，洗净，切段晒干。

功能与主治：全株入药，清热化痰，凉血止血。主治肺热咳嗽，刀伤出血。

附注：该种在贵州分布区域狭窄，产藏量小，应加以保护。

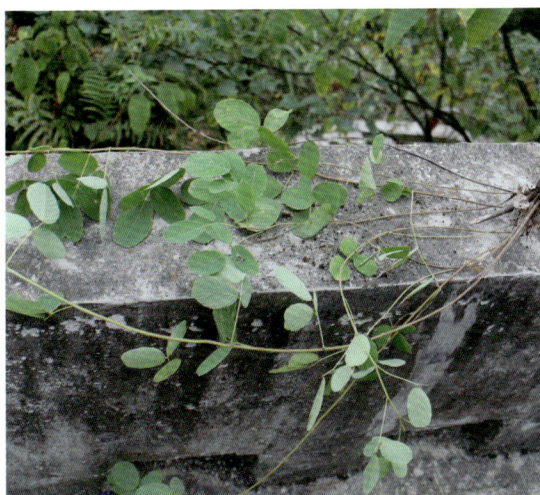

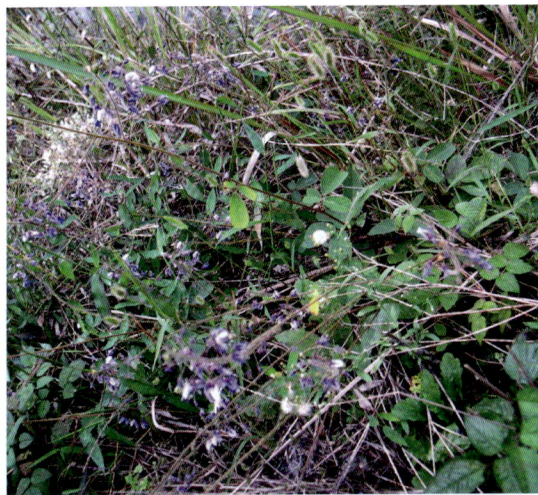

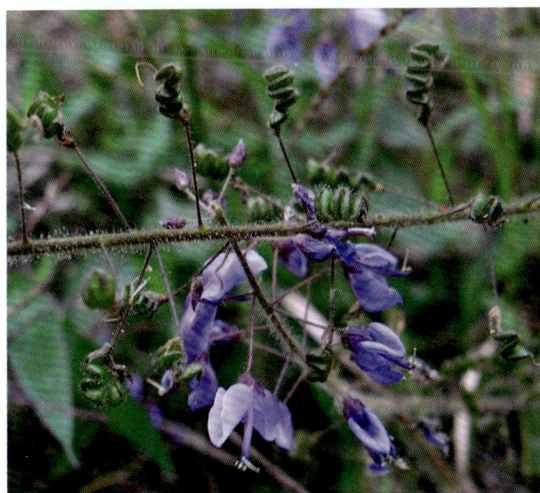

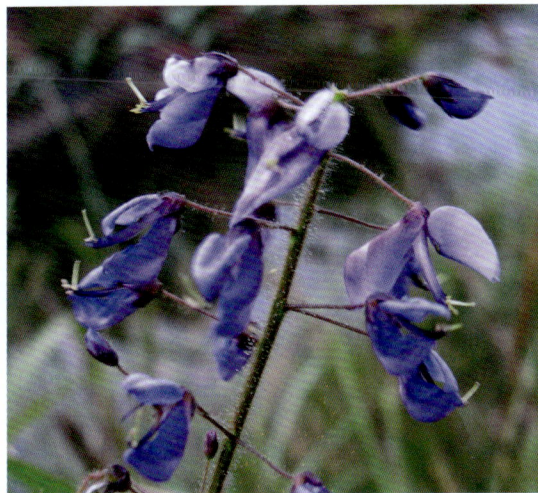

植物名称：广布野豌豆 *Vicia cracca* Linnaeus

别称：草藤、落豆秧

植物形态：多年生草本，高40～150 cm。根细长，多分支；茎攀缘或蔓生，有棱，被柔毛。偶数羽状复叶；叶轴顶端卷须有2～3分支；托叶半箭头形或戟形，上部2深裂；小叶5～12对互生，线形、长圆形或披针状线形。总状花序与叶轴近等长；花萼钟形，萼齿5枚；花冠紫色、蓝紫色或紫红色；旗瓣长圆形，瓣柄与瓣片近等长，翼瓣与旗瓣近等长，明显长于龙骨瓣，先端钝。荚果长圆形或长圆状菱形。种子3～6枚，扁圆球形，径约0.2 cm；种皮黑褐色，种脐长约相当于种子周长的1/3。花期、果期5—9月。

生境及分布：生于田边、土坎或草坡。贵州各地均有栽培或逸为野生。

采收加工：秋季开花前采收，晒干。

功能与主治：全草入药，祛风除湿，活血消肿，解毒止痛。主治风湿痹痛，肢体痿软，跌打肿痛，湿疹，疮毒。

附注：该种在贵州多作为绿肥栽培，产藏量较大，可大量开发利用。

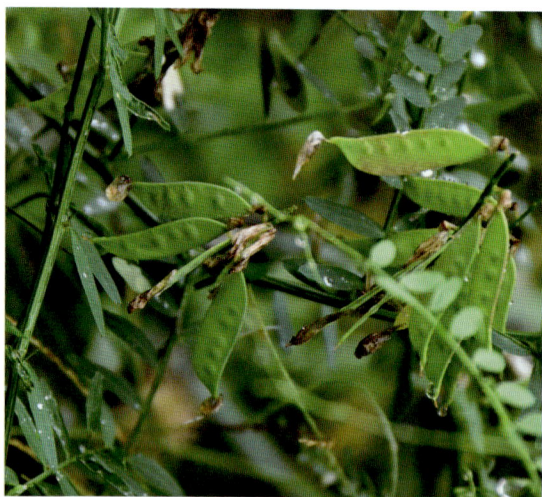

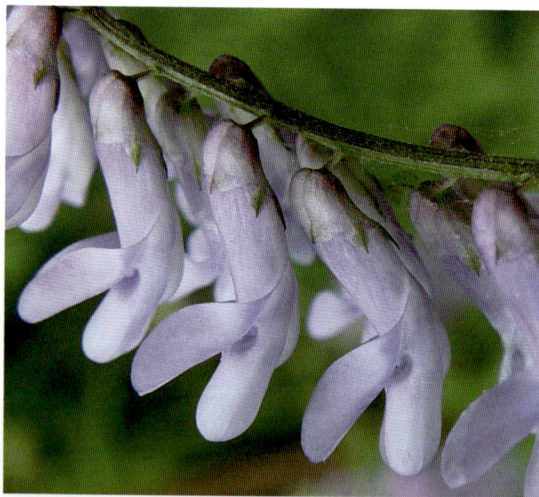

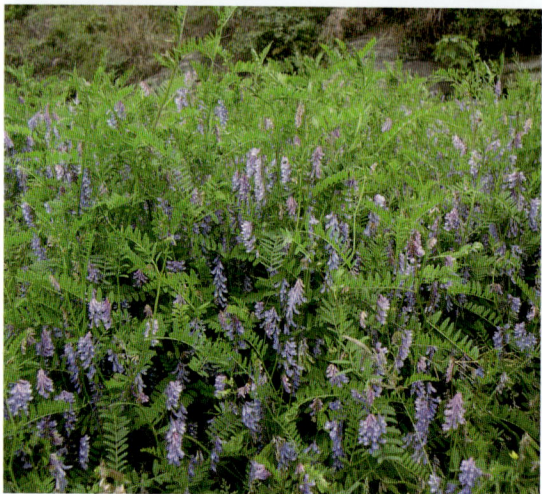

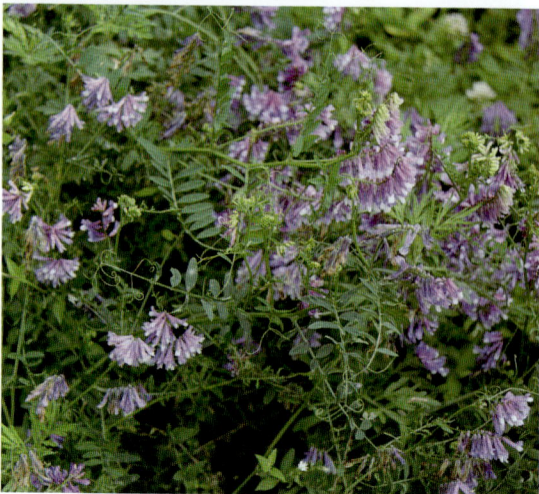

植物名称：蚕豆 *Vicia faba* Linnaeus

别称：南豆、胡豆

植物形态：一年生草本。主根短粗，多须根，根瘤粉红色，密集；茎粗壮，直立，径0.7～1 cm，具四棱，中空，无毛。偶数羽状复叶；小叶通常1～3对，互生，上部小叶可达4～5对，两面均无毛。总状花序腋生；花萼钟形，萼齿披针形，花冠白色，具紫色脉纹及黑色斑晕，旗瓣中部缢缩，翼瓣短于旗瓣，长于龙骨瓣；花柱密被白柔毛，顶端远轴面有1束髯毛。荚果肥厚，表皮绿色，被茸毛，内有白色海绵状的横隔膜，成熟后表皮变为黑色。种子2～4（～6）枚，长圆形或近长方形；种脐线形。花期4—5月，果期5—6月。

生境及分布：贵州各地均有栽培。

采收加工：种子夏季果实成熟时采收，除去杂质，晒干。花春季采收，晒干。

功能与主治：种子入药，健脾利水，解毒消肿；主治食积，水肿，疮毒。花入药，凉血止血；主治咳血，血痢，带下，高血压等。

附注：该种作为蔬菜大量栽培，产藏量较大，可大量开发利用。

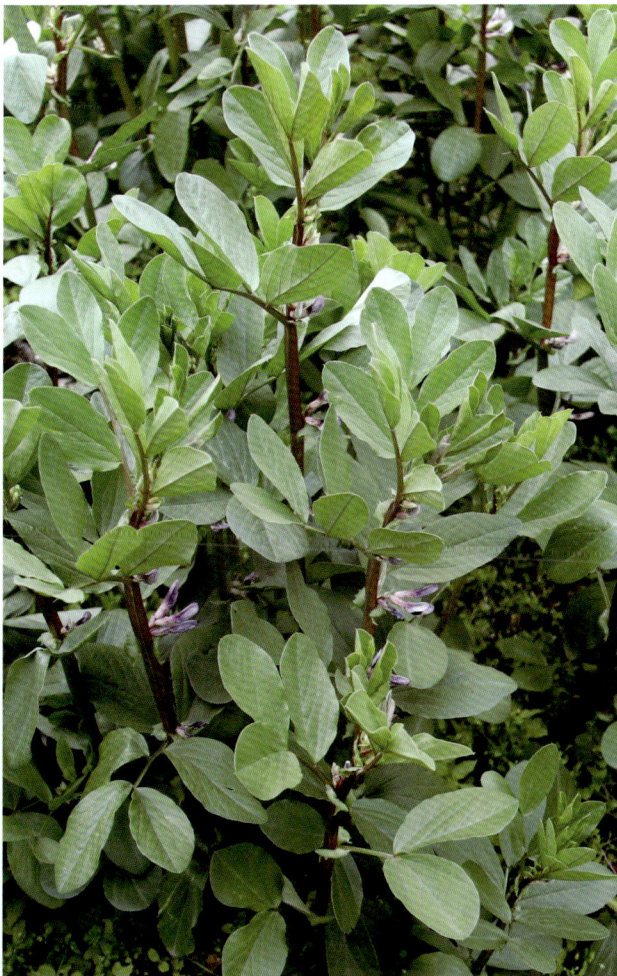

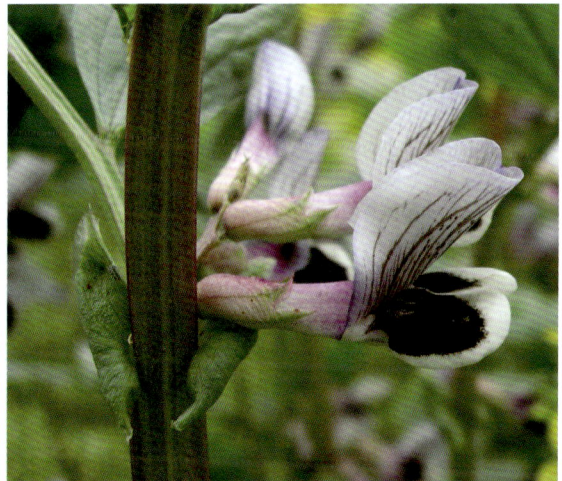

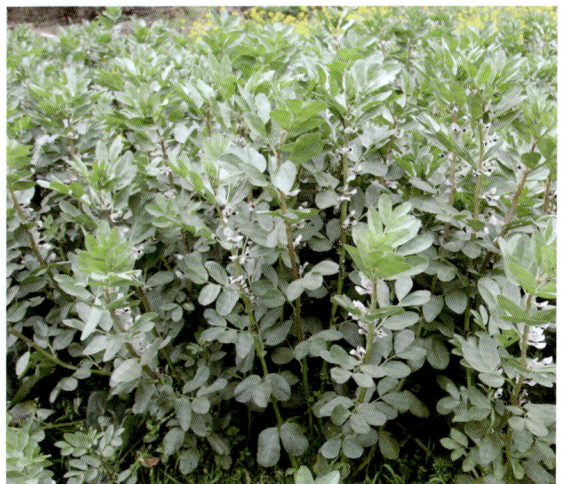

植物名称：小巢菜 *Vicia hirsuta* (Linnaeus) Gray

别称：硬毛果野豌豆

植物形态：一年生草本，攀缘或蔓生。茎细柔有棱，近无毛。偶数羽状复叶，末端卷须、分支；小叶4～8对，线形或狭长圆形。花2～4（～7）朵集生于花序轴顶端，花甚小；花萼钟形，萼齿披针形；花冠白色、淡蓝青色或紫白色，稀粉红色；旗瓣椭圆形，翼瓣近匙形，龙骨瓣较短。荚果长圆菱形，长0.5～1 cm，宽0.2～0.5 cm，表皮密被棕褐色长硬毛。种子2枚，扁圆形，径0.15～0.25 cm，两面突出；种脐长相当于种子周长的1/3。花期、果期2—7月。

生境及分布：生于海拔400～600 m的路旁灌丛中、田边或沟边。分布于印江、思南等地。

采收加工：春季、夏季采收，晒干或鲜用。

功能与主治：全草入药，清热利湿，调经止血。主治黄疸，疟疾，月经不调，白带，鼻衄。

附注：该种在贵州分布区域狭窄，产藏量小，应加以保护。

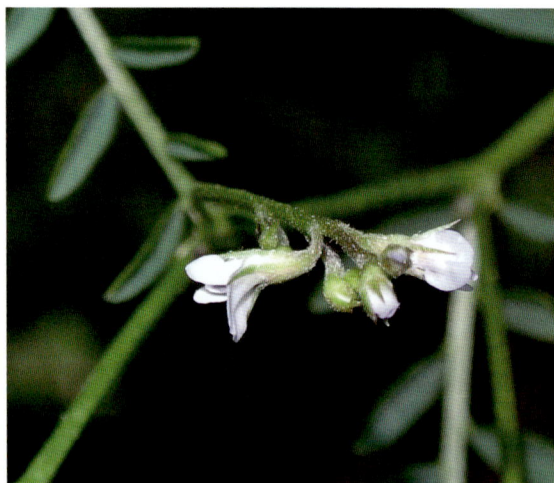

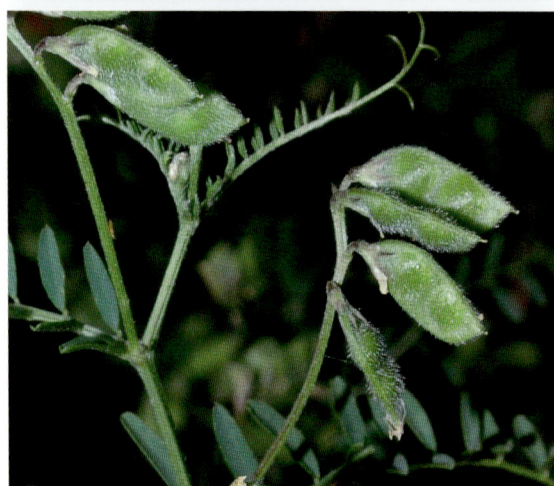

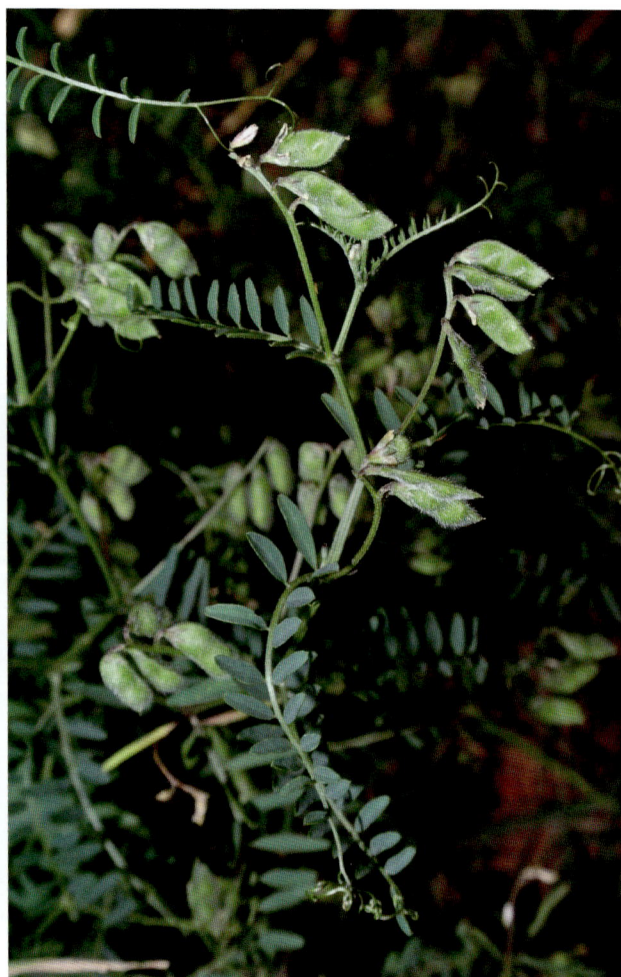

植物名称：救荒野豌豆 *Vicia sativa* Linnaeus

别称：大巢菜

植物形态：一年生或二年生草本。茎斜升或攀缘，单一或多分枝，具棱，被微柔毛。偶数羽状复叶，长2~10 cm；叶轴顶端卷须，有2~3分支；托叶戟形，两面被贴伏黄柔毛。花1~2（~4）朵腋生；花萼钟形，外面被柔毛，萼齿披针形或锥形；花冠紫红色或红色；旗瓣长倒卵圆形，翼瓣短于旗瓣，长于龙骨瓣。荚果线长圆形，表皮土黄色，种子间缢缩，成熟时背腹开裂；果瓣扭曲。种子4~8枚，圆球形，棕色或黑褐色。花期4—7月，果期7—9月。

生境及分布：生于海拔800~2400 m的山脚草地、路旁或灌丛中。分布于清镇、开阳、修文、息烽、威宁等地。

采收加工：4—5月割取，晒干。

功能与主治：全草入药，益肾，利水，止血，止咳。主治肾虚腰痛，遗精，黄疸，水肿，疟疾，鼻衄，心悸，咳嗽痰多，月经不调，疮疡肿毒等。

附注：该种在贵州有一定产藏量，可加以开发利用。

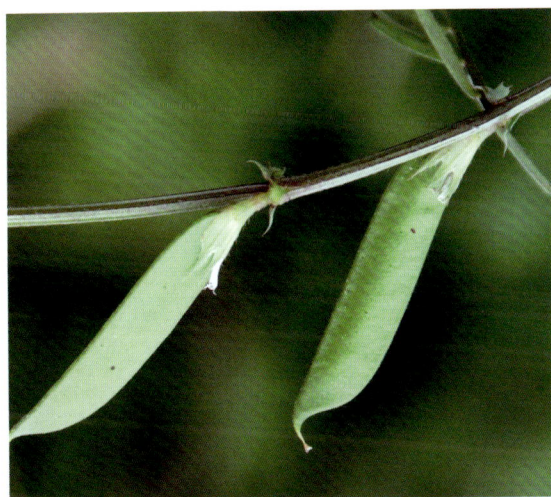

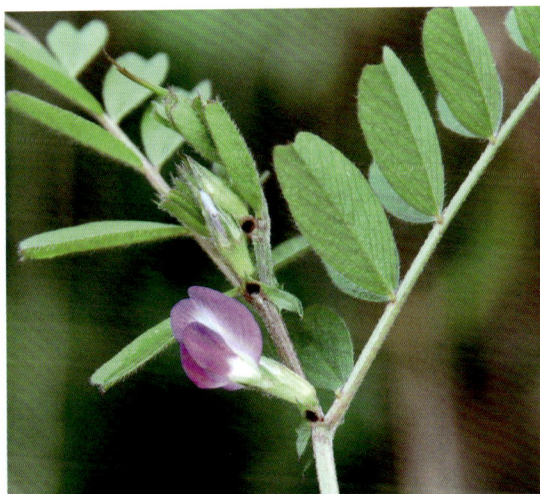

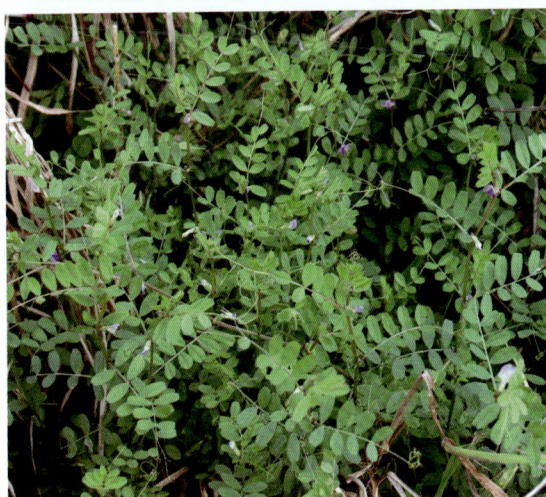

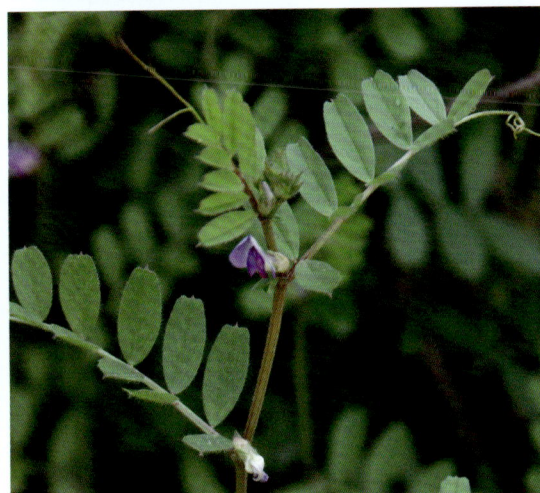

植物名称：野豌豆 *Vicia sepium* Linnaeus

别称：滇野豌豆

植物形态：多年生草本，高30～100 cm。根茎匍匐；茎柔细斜升或攀缘，具棱，疏被柔毛。托叶半戟形；小叶5～7对，长卵圆形或长圆状披针形，两面被疏柔毛，下面较密。短总状花序，花2～4（～6）朵腋生；花萼钟形，萼齿披针形或锥形，短于萼筒；花冠红色或近紫色至浅粉红色，稀白色；旗瓣近提琴形，先端凹，翼瓣短于旗瓣，龙骨瓣内弯。荚果宽长圆状，近菱形，成熟时亮黑色，先端具喙，微弯。种子5～7枚，扁圆球形，表皮棕色，有斑。花期6月，果期7—8月。

生境及分布：生于海拔800～1200 m的疏林下草地。分布于贵阳等地。

采收加工：夏季采收，洗净，鲜用或晒干。

功能与主治：全草入药，祛风除湿，活血消肿。主治风湿关节肿痛，黄疸，阴囊湿疹，跌打损伤，腰痛，咳嗽痰多，疮疡肿毒。

附注：该种在贵州分布区域狭窄，产藏量小，应加以保护。

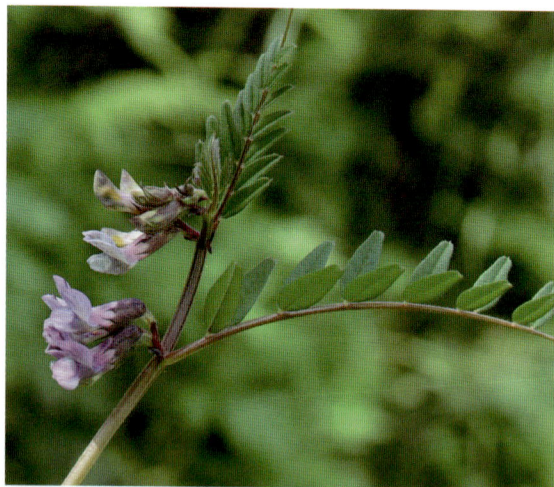

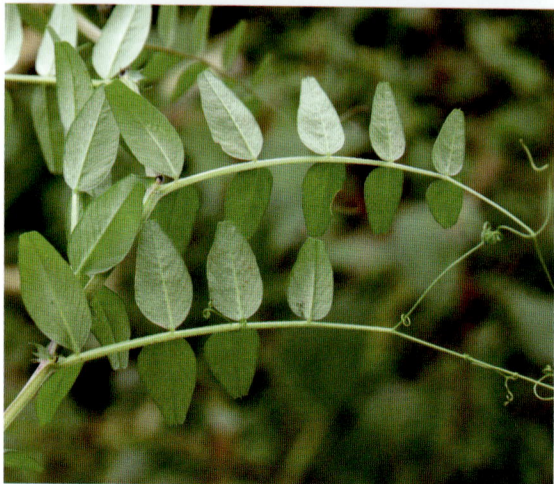

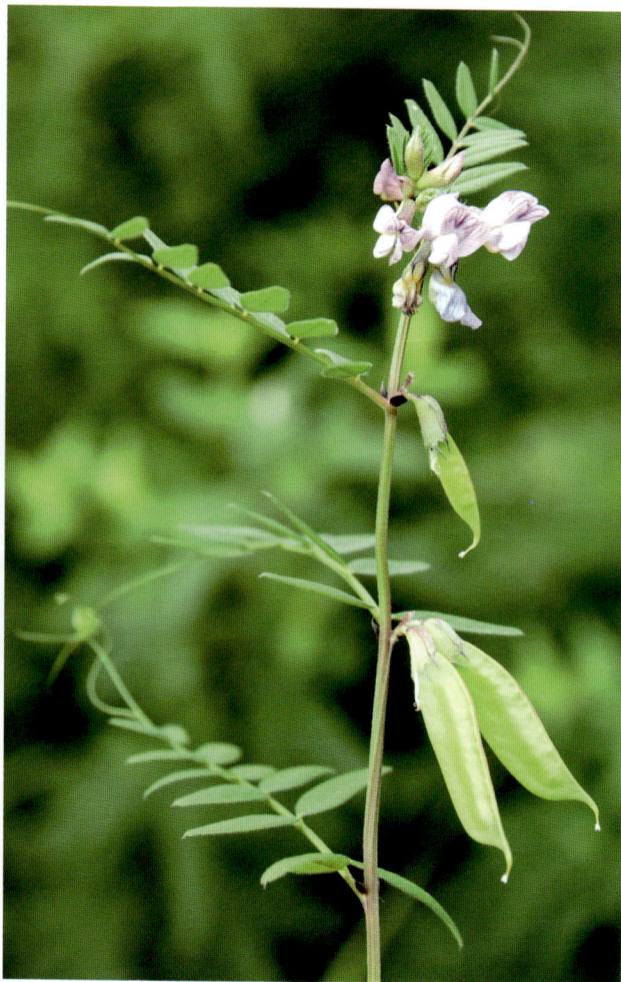

植物名称：四籽野豌豆 *Vicia tetrasperma* (Linnaeus) Schreber
别称：野苕子、苕子、四籽草藤

植物形态：一年生缠绕草本，高20～60 cm。茎纤细柔软，有棱，多分支，被微柔毛。偶数羽状复叶；托叶箭头形或半三角形；小叶2～6对，长圆形或线形。总状花序长约3 cm，花1～2朵着生于花序轴先端；花萼斜钟形，萼齿圆三角形；花冠淡蓝色或带蓝色、紫白色；旗瓣长圆状倒卵形，翼瓣与龙骨瓣近等长。荚果长圆形，表皮棕黄色，近革质，具网纹。种子4枚，扁圆形，径约0.2 cm；种皮褐色；种脐白色，长相当于种子的1/4。花期3—6月，果期6—8月。

生境及分布：生于海拔400～1200 m的田边或荒地。分布于思南、印江、册亨，以及贵阳等地。

采收加工：夏季采收，洗净，晒干。

功能与主治：全草入药，解毒，活血调经，明目定眩。主治疔疮，痈疽，痔疮，月经不调，眼目昏花，眩晕，耳鸣等。

附注：该种在贵州有一定产藏量，可加以开发利用。

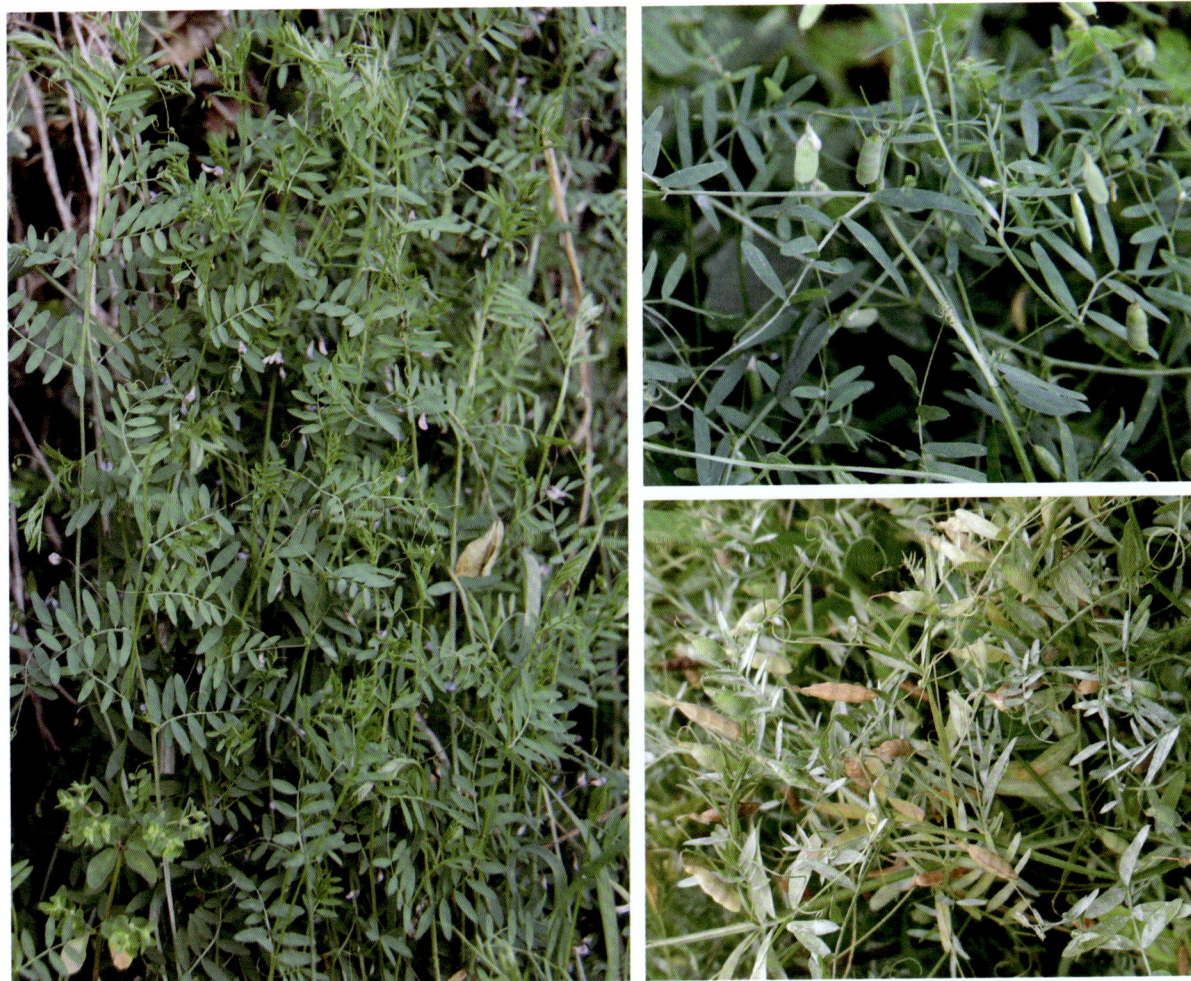

植物名称：歪头菜 *Vicia unijuga* A. Braun

别称：豆叶菜、偏头草、山豌豆

植物形态：多年生草本。根茎粗壮近木质，须根发达，表皮黑褐色；通常数茎丛生，具棱，疏被柔毛，老时渐脱落，基部表皮红褐色或紫褐红色，偶见卷须。托叶戟形或近披针形；小叶1对，两面均疏被微柔毛。总状花序单一，稀有分支，为呈圆锥状的复总状花序；花8～20朵集生于花序轴上部；花萼紫色，斜钟形或钟形，无毛或近无毛，萼齿明显短于萼筒；花冠蓝紫色、紫红色或淡蓝色，长1～1.6 cm。荚果扁，长圆形，无毛，表皮棕黄色。种子3～7枚，扁圆球形。花期6—7月，果期8—9月。

生境及分布：生于海拔800～2400 m的草地、山沟或向阳的灌丛中。贵州西部、西南部、中部地区多有分布。

采收加工：夏季、秋季采收，洗净，晒干。

功能与主治：全草入药，补虚，调肝，利尿，解毒。主治虚劳，头晕，胃痛，疔疮。

附注：该种在贵州有一定产藏量，可加以开发利用。

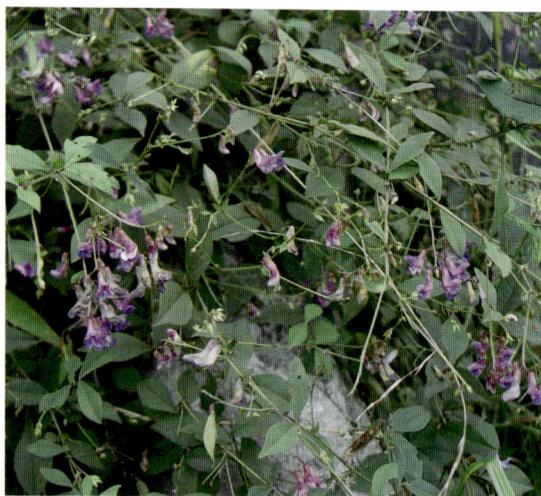

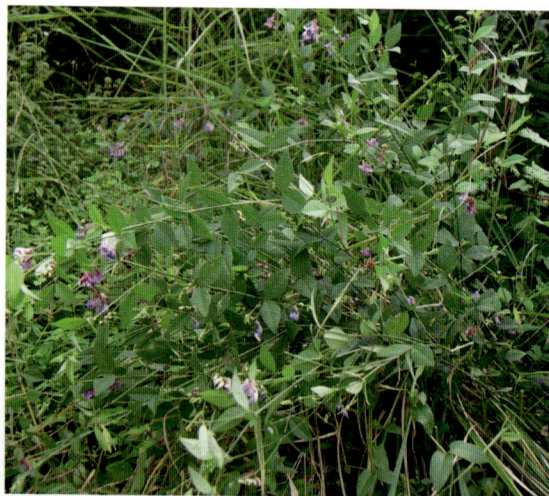

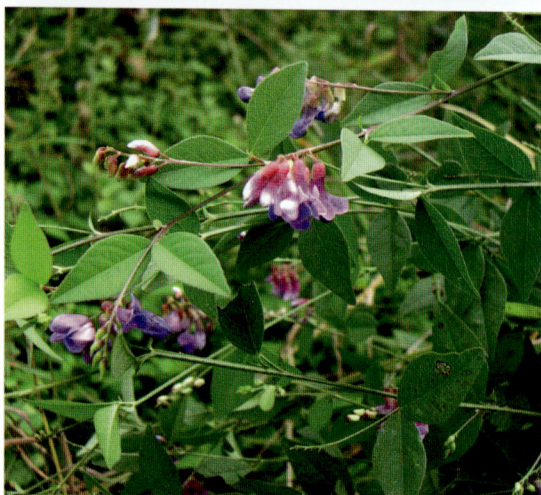

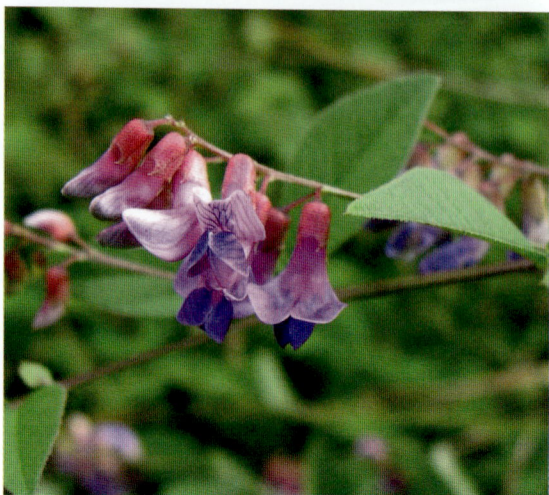

植物名称：长柔毛野豌豆 *Vicia villosa* Roth

别称：毛叶苕子、毛苕子、柔毛苕子

植物形态：一年生草本，攀缘或蔓生，植株被长柔毛。偶数羽状复叶；叶轴顶端卷须，有2～3分支；托叶披针形或2深裂；小叶通常5～10对，长圆形、披针形至线形。花10～20朵着生于总花序轴上部；花萼斜钟形，近锥形，下面的3枚较长；花冠紫色、淡紫色或紫蓝色；旗瓣长圆形，翼瓣短于旗瓣，龙骨瓣短于翼瓣。荚果长圆状菱形，长2.5～4 cm，宽0.7～1.2 cm，先端具喙。种子2～8枚，表皮黄褐色至黑褐色。花期、果期4—10月。

生境及分布：生于荒地或土坎。分布于贵阳等地。

采收加工：夏季果实成熟时采收，除去杂质，晒干。

功能与主治：种子入药，调经通乳，消肿止痛。主治月经不调，闭经，水肿，乳少。

附注：该种在贵州分布区域狭窄，产藏量小，应加以保护。

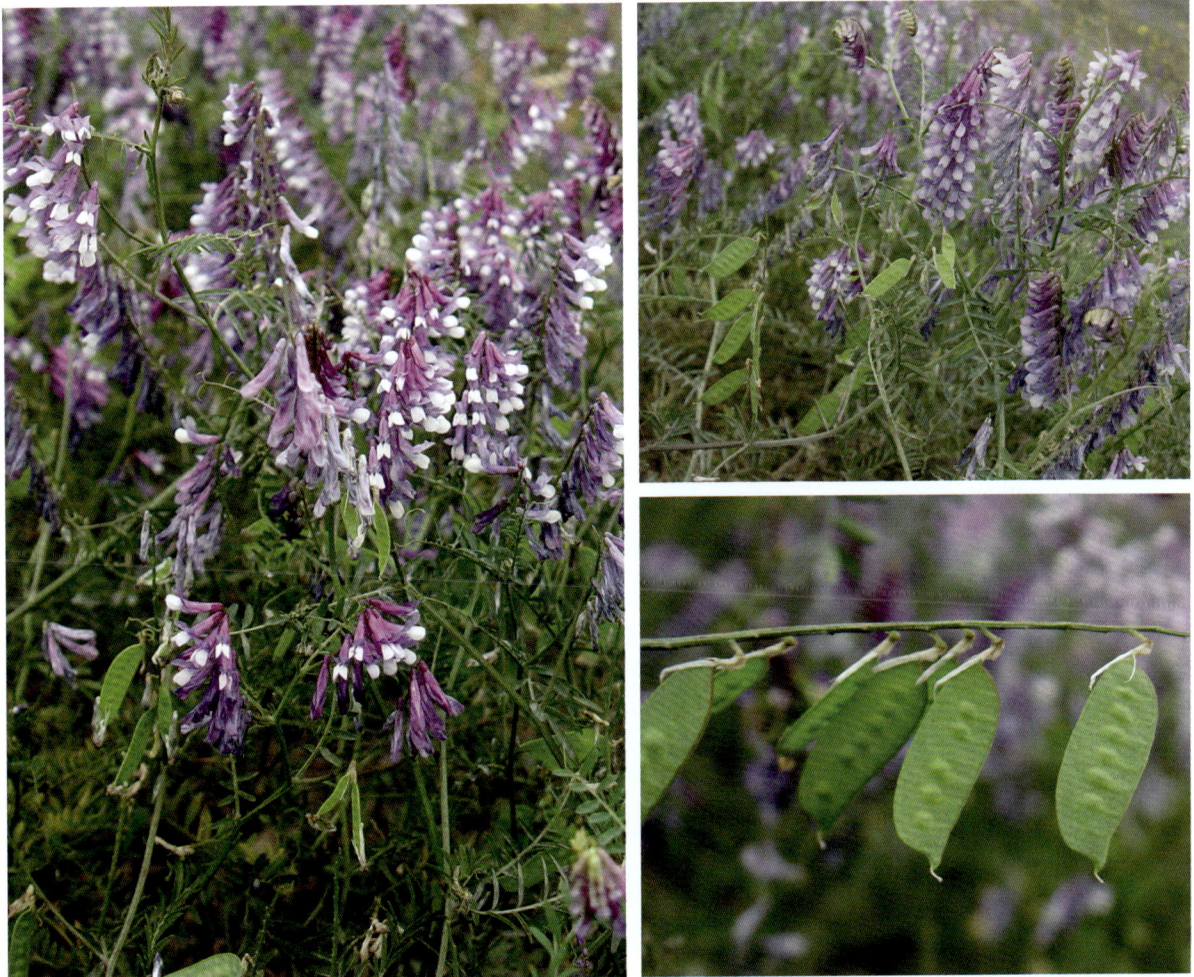

植物名称：赤豆 *Vigna angularis* (Willdenow) Ohwi et H. Ohashi
别称：红小豆、小豆、日本赤豆

植物形态：一年生、直立或缠绕草本，高30~90 cm。植株被疏长毛。羽状复叶；托叶盾状着生，箭头形；小叶3枚，卵形至菱状卵形，两面均稍被疏长毛。花黄色，5或6朵生于短的总花梗顶端；小苞片披针形；旗瓣扁圆形或近肾形，翼瓣比龙骨瓣宽，龙骨瓣顶端弯曲近半圈。荚果圆柱形，平展或下弯，无毛。种子通常暗红色或其他颜色，长圆形，两头平截形或近浑圆；种脐不凹陷。花期夏季，果期9—10月。

生境及分布：贵州各地均有栽培。

采收加工：秋季果实成熟时采收，除去杂质，晒干。

功能与主治：种子入药，利水消肿，退黄，清热解毒，消痈。主治水肿，脚气，黄疸，淋病，便血，肿毒疮疡，癣疹。

附注：该种主要作为蔬菜栽培，产藏量较大，可大量开发利用。

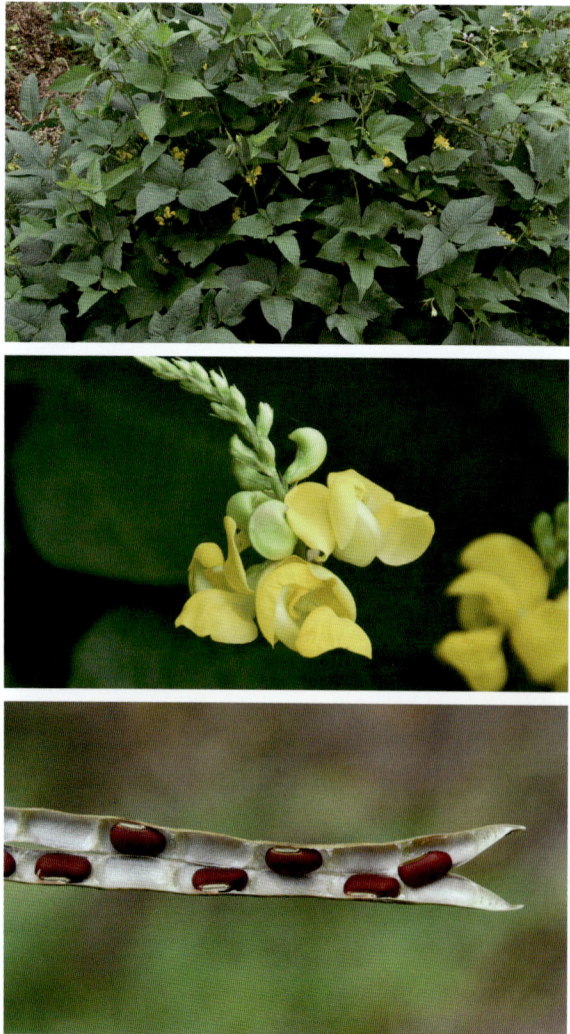

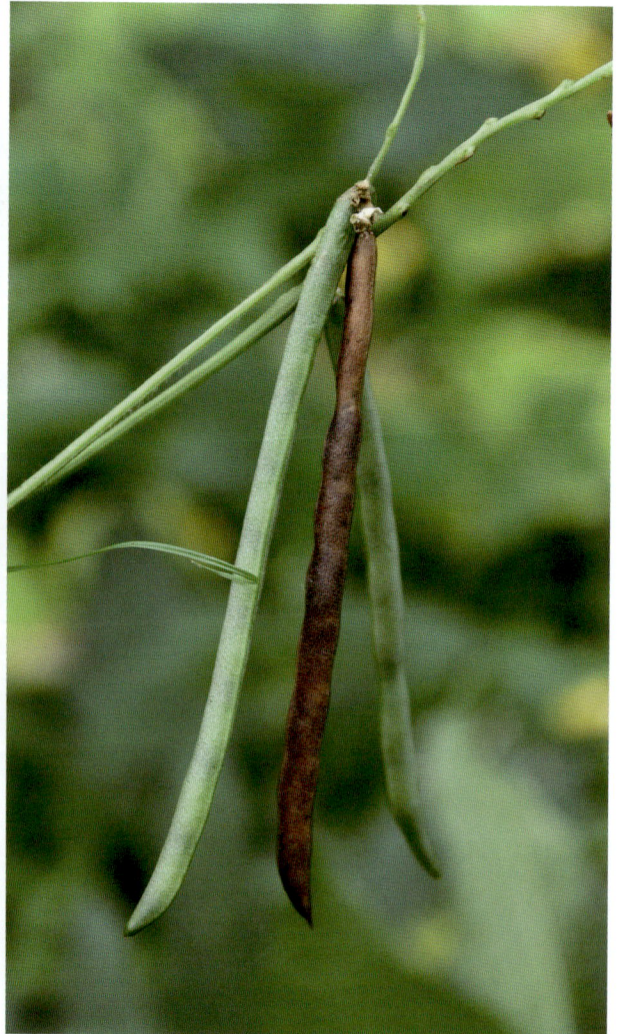

植物名称：绿豆 *Vigna radiata* (Linnaeus) R. Wilczek

植物形态：一年生直立草本，高20～60 cm。茎被褐色长硬毛。羽状复叶；托叶盾状着生，卵形；小叶3枚，卵形，两面多少被疏长毛；小托叶显著，披针形。总状花序腋生，有花4朵至数朵，最多可达25朵；花萼管无毛，上方的1对合生成1枚先端2裂的裂片；旗瓣近方形，外面黄绿色，里面有时粉红，翼瓣卵形，黄色，龙骨瓣镰刀状，绿色而染粉红色。荚果线状圆柱形，被淡褐色、散生的长硬毛。种子8～14枚，淡绿色或黄褐色，短圆柱形；种脐白色而不凹陷。花期在初夏季节，果期6—8月。

生境及分布：贵州各地均有栽培。

采收加工：秋季果实成熟时采收，除去杂质，晒干。

功能与主治：种子入药，清热，消暑，利水，解毒。主治暑热烦渴，感冒发热，霍乱吐泻，痰热哮喘，头痛目赤，水肿，疮疡痈肿，药物中毒，食物中毒等。

附注：该种主要作为蔬菜栽培，产藏量较大，可大量开发利用。

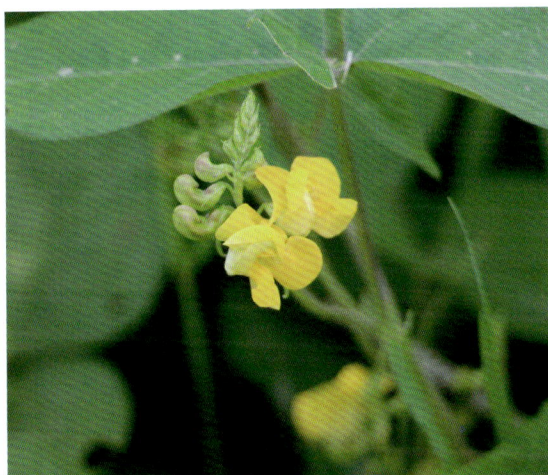

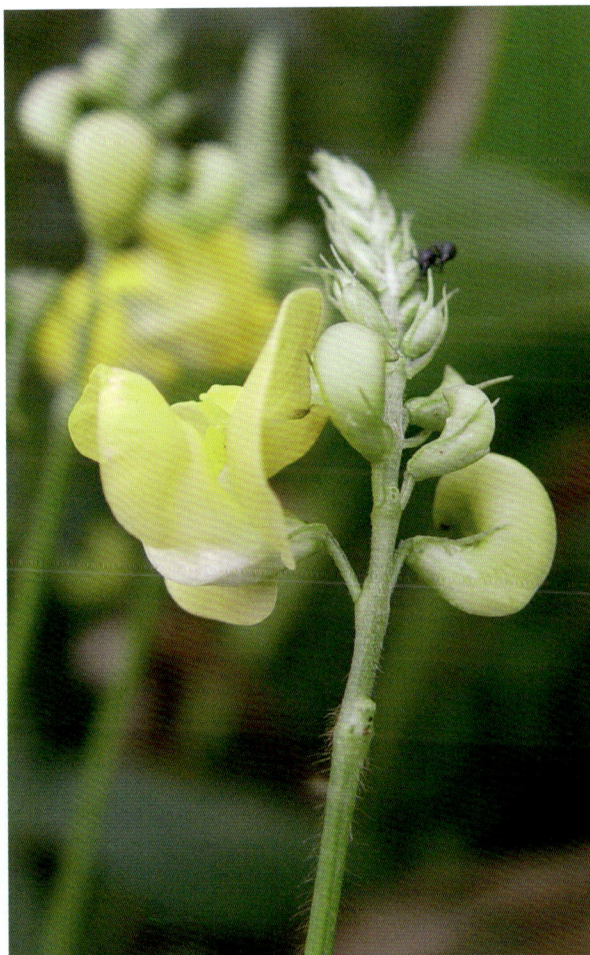

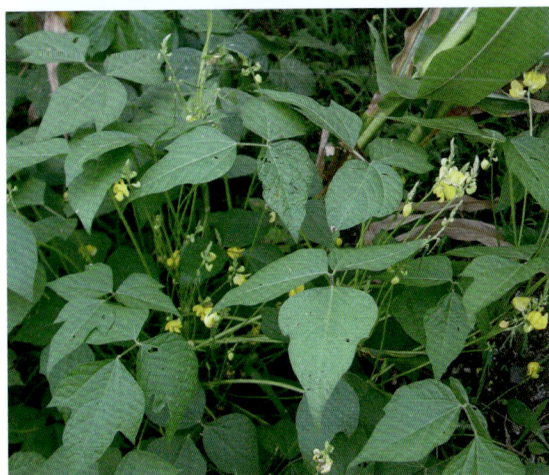

植物名称：赤小豆 *Vigna umbellata* (Thunberg) Ohwi et H. Ohashi

别称：饭豆、米豆、小红豆

植物形态：一年生草本。茎纤细，长达1 m或过之。幼时被黄色长柔毛，老时无毛。羽状复叶；托叶盾状着生，两端渐尖；小托叶钻形，沿两面脉上薄被疏毛；有基出脉3条。总状花序腋生，短，有花2~3朵；花黄色；龙骨瓣右侧具长角状附属体。荚果线状圆柱形，下垂，无毛。种子6~10枚，长椭圆形，通常暗红色，有时为褐色、黑色或草黄色；种脐凹陷。花期5—8月。

生境及分布：贵州各地均有栽培或野生。

采收加工：秋季果实成熟时采收，除去杂质，晒干。

功能与主治：种子入药，利水消肿，退黄，清热解毒，消痈。主治水肿，脚气，黄疸，淋病，便血，肿毒疮疡，癣疹。

附注：该种主要作为蔬菜栽培，产藏量较大，可大量开发利用。

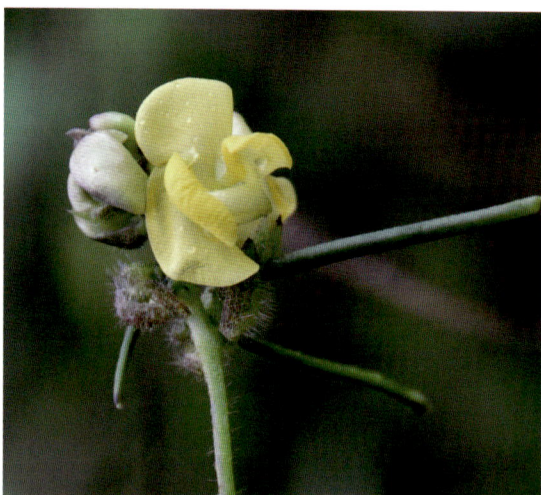

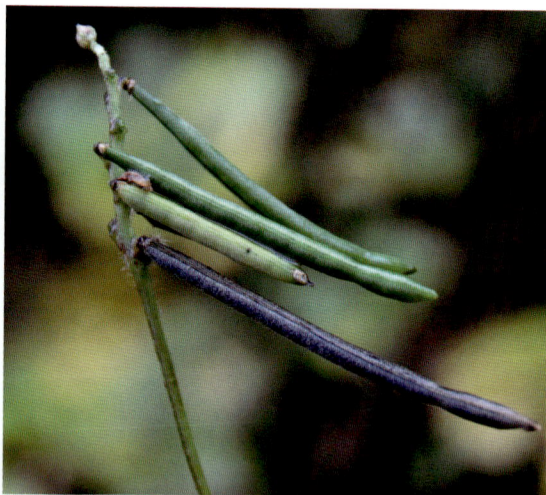

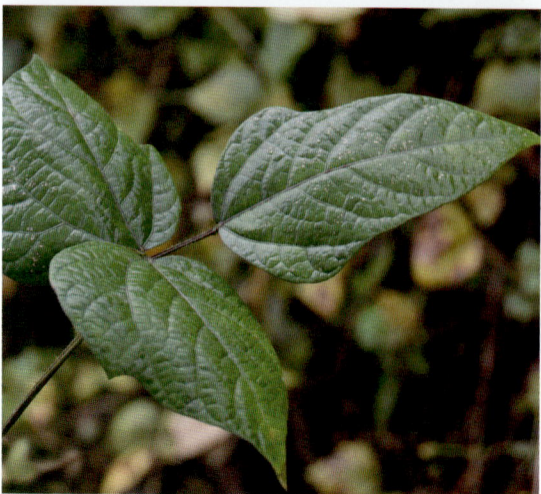

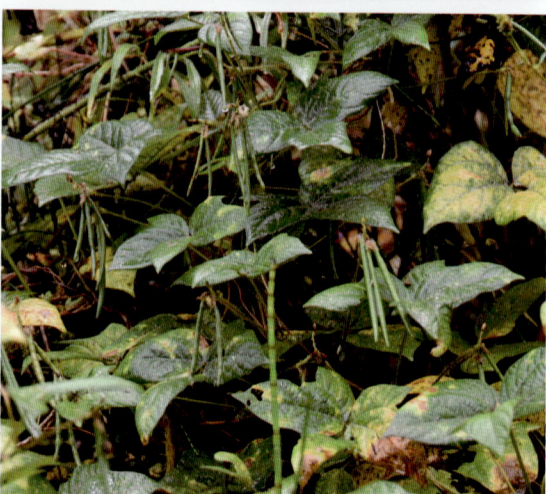

植物名称：豇豆 *Vigna unguiculata* (Linnaeus) Walpers

别称：红豆、饭豆

　　植物形态：一年生缠绕草质藤本或近直立草本，有时顶端呈缠绕状。茎近无毛。羽状复叶；托叶披针形；小叶3枚，卵状菱形，先端急尖，边全缘或近全缘，有时淡紫色，无毛。总状花序腋生；花2~6朵聚生于花序的顶端，花梗间常有肉质密腺；花萼浅绿色，钟形，裂齿披针形；花冠黄白色而略带青紫色；旗瓣扁圆形，翼瓣略呈三角形，龙骨瓣稍弯。荚果下垂，直立或斜展，稍肉质而膨胀或坚实。种子长椭圆形、圆柱形或稍肾形，黄白色、暗红色或其他颜色。花期5—8月。

　　生境及分布：贵州各地均有栽培。

　　采收加工：秋季果实成熟时采收，除去杂质，晒干。

　　功能与主治：种子入药，清热，消暑，利水，解毒。主治暑热烦渴，感冒发热，霍乱吐泻，痰热哮喘，头痛目赤，水肿，疮疡痈肿，药物中毒，食物中毒等。

　　附注：该种主要作为蔬菜栽培，产藏量较大，可大量开发利用。

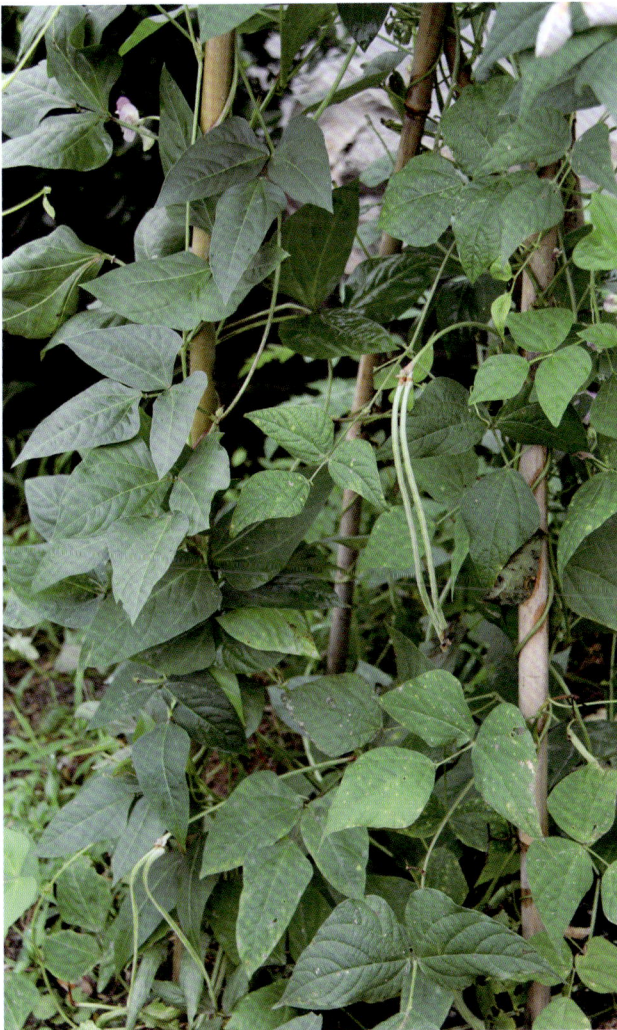

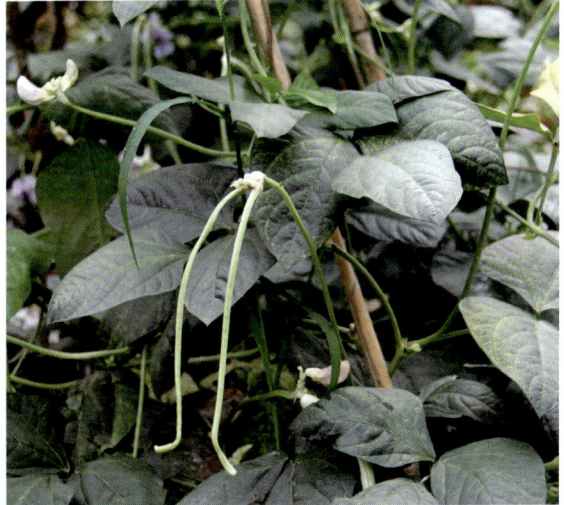

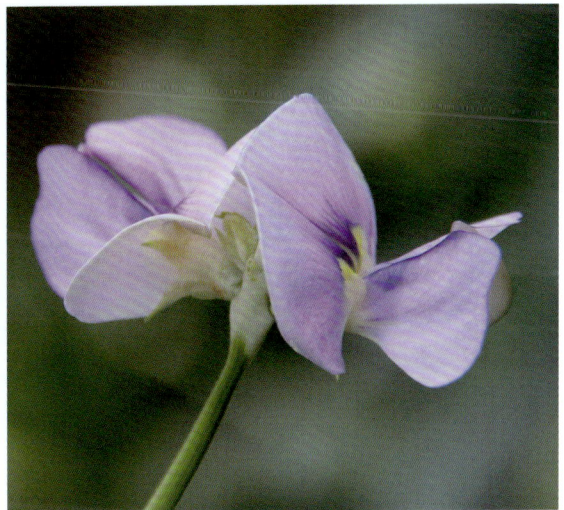

植物名称：野豇豆 *Vigna vexillata* (Linnaeus) A. Richard

别称：云南野豇豆、山马豆根、云南山土瓜

植物形态：多年生攀缘或蔓生草本。根纺锤形，木质；茎被开展的棕色刚毛，老时渐变为无毛。羽状复叶；小叶3枚，膜质，两面被棕色或灰色柔毛。花序腋生，或2~4朵生于花序轴顶部，呈伞形；花萼被棕色或白色刚毛，稀变无毛，上方的2枚基部合生；旗瓣黄色、粉红色或紫色，有时在基部内面具黄色或紫红色斑点，翼瓣紫色，龙骨瓣白色或淡紫色，镰形，左侧具明显的袋状附属物。荚果直立。种子10~18枚，浅黄色至黑色，长圆形或长圆状肾形，长2~4.5 mm。花期7—9月。

生境及分布：生于山坡草丛中。分布于荔波，以及贵阳等地。

采收加工：秋季采挖，洗净，晒干。

功能与主治：根入药，益气，生津，利咽，解毒。主治头昏乏力，失眠，阴挺，脱肛，乳少，暑热烦渴，风火牙痛，咽喉肿痛，瘰疬，疮疖，毒蛇咬伤等。

附注：该种在贵州分布区域狭窄，产藏量小，应加以保护。

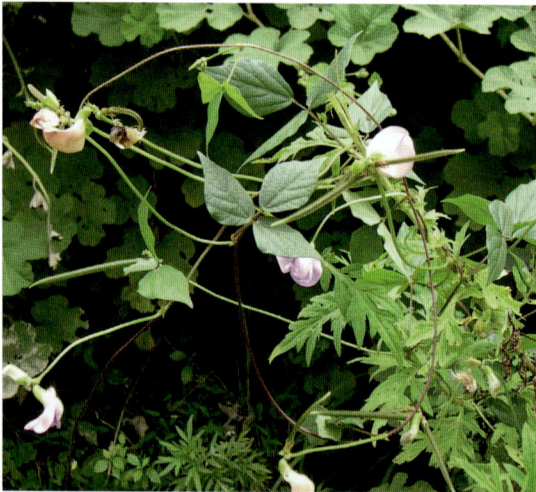

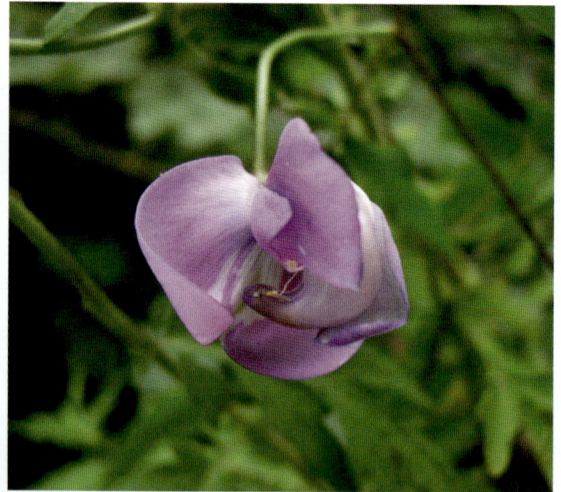

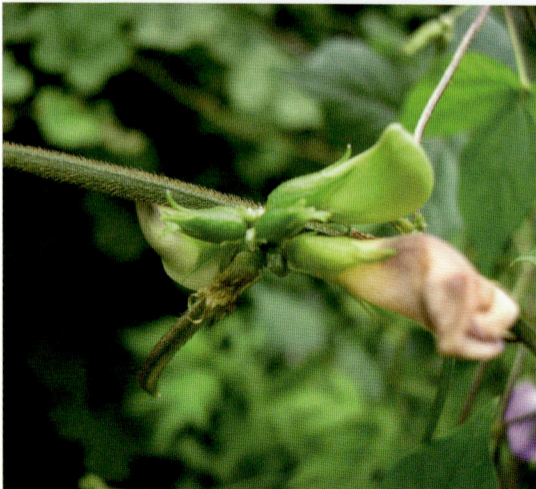

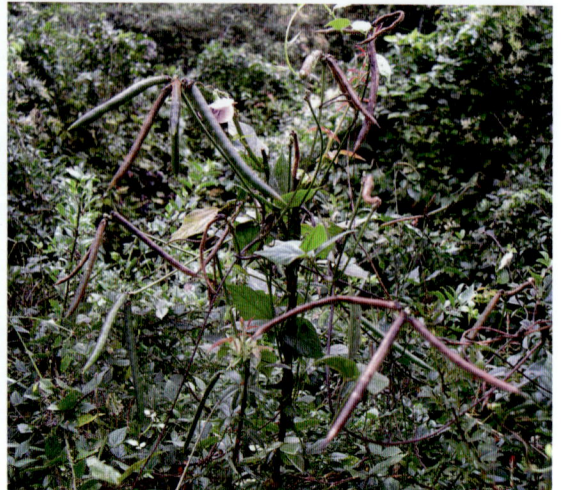

植物名称：紫藤 *Wisteria sinensis* (Sims) Sweet

别称：紫藤萝

植物形态：落叶藤本。茎左旋；枝较粗壮，嫩枝被白色柔毛，后秃净；冬芽卵形。奇数羽状复叶；托叶线形，早落；小叶3～6对，小叶叶柄被柔毛；小托叶刺毛状，宿存。总状花序发自去年生短枝的腋芽或顶芽；花序轴被白色柔毛；花萼杯状，密被细绢毛，上方2枚齿甚钝；花冠被细绢毛，紫色；旗瓣圆形，先端略凹陷，花开后反折，基部有2枚胼胝体，翼瓣长圆形，龙骨瓣较翼瓣短，阔镰形。荚果倒披针形，密被茸毛，有种子1～3枚。种子褐色，扁平。花期4月中旬至5月上旬，果期5—8月。

生境及分布：贵州各地均有栽培。

采收加工：夏季采收，晒干。

功能与主治：茎、茎皮入药，利水，除痹，杀虫。主治水臌病，浮肿，关节痛，肠道寄生虫病。

附注：该种作为园林绿化植物栽培。

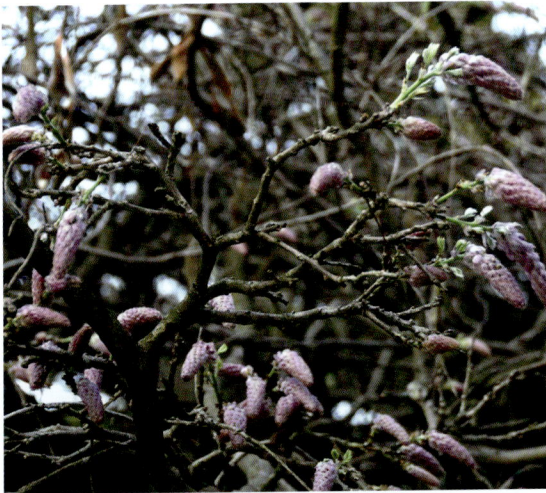

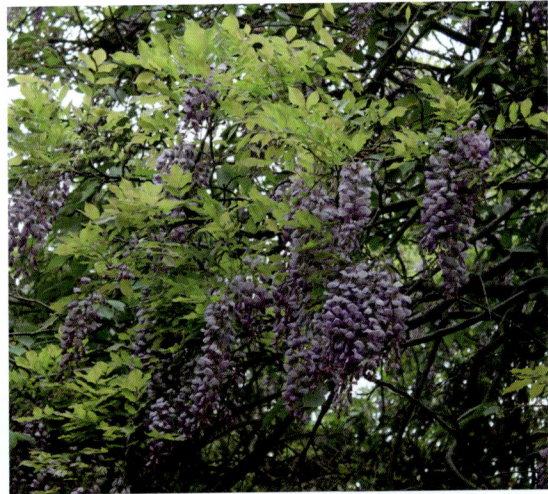

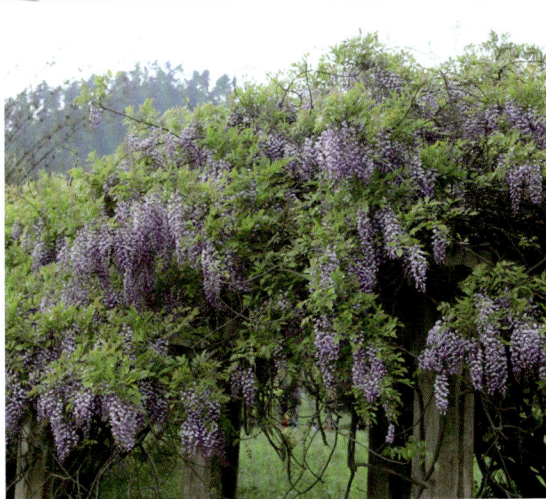

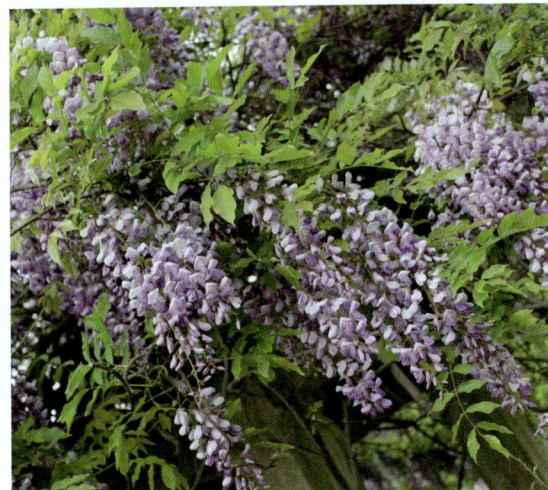

酢浆草科 Oxalidaceae

　　一年生或多年生草本，极少为灌木或乔木。根茎或鳞茎状块茎。指状或羽状复叶，或小叶萎缩而成单叶，基生或茎生；无托叶或有而细小。花两性，辐射对称，单花或组成近伞形花序或伞房花序，少有总状花序或聚伞花序；萼片5枚，少数为镊合状排列；花瓣5枚；雄蕊10枚，2轮，5枚长，5枚短；子房上位，5室，每室有1枚至数枚胚珠，中轴胎座。蒴果，或肉质浆果。

　　本科6～8属780余种，主要分布于热带、亚热带地区。我国有3属13种。

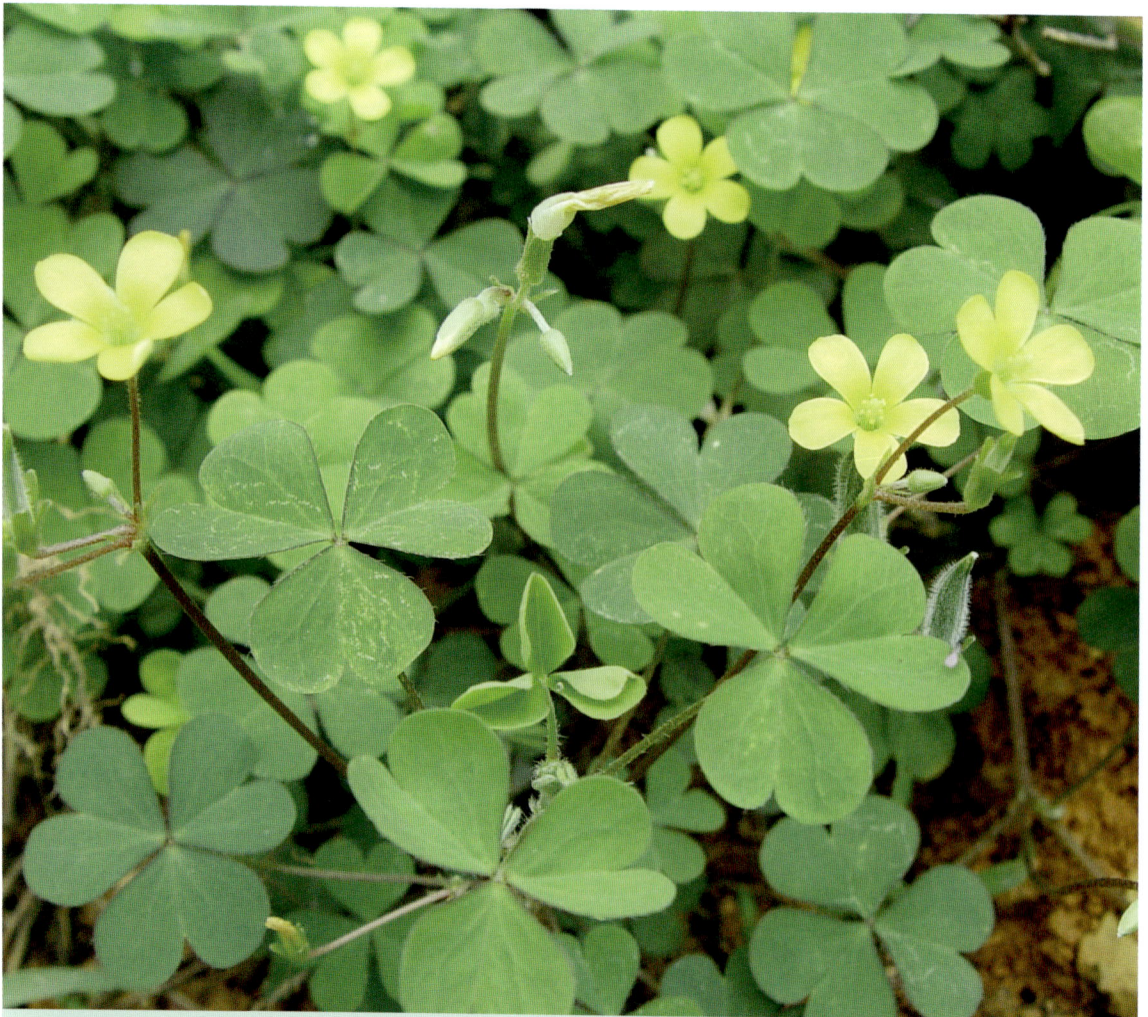

酢浆草 *Oxalis corniculata* Linnaeus

植物名称：酢浆草 *Oxalis corniculata* Linnaeus

植物形态：草本，全株被柔毛。根茎稍肥厚；茎细弱，多分枝。叶基生或在茎上互生；叶柄长1～13 cm，基部具关节；小叶3枚，无柄，倒心形，长4～16 mm，宽4～22 mm，先端凹入，基部宽楔形，两面被柔毛或表面无毛。花单生或数朵组成伞形花序，腋生；总花梗淡红色，与叶近等长；小苞片2枚，膜质；萼片5枚，披针形或长圆状披针形，宿存；花瓣5枚，黄色，长圆状倒卵形；雄蕊10枚；子房长圆形，5室；花柱5枚，柱头头状。蒴果长圆柱形。花期、果期2—9月。

生境及分布：生于荒野、田野、路旁或草丛中。分布于贵州各地。

采收加工：夏季、秋季采收，洗净，晒干。

功能与主治：全草入药，清热利湿，凉血散瘀，解毒消肿。主治湿热泄泻，痢疾，黄疸，淋证，带下，吐血，尿血，月经不调，跌打损伤，咽喉肿痛，痈肿疔疮，湿疹，蛇虫咬伤等。

附注：该种为贵州水族、侗族、布依族常用药物，产藏量较大，可加以开发利用。

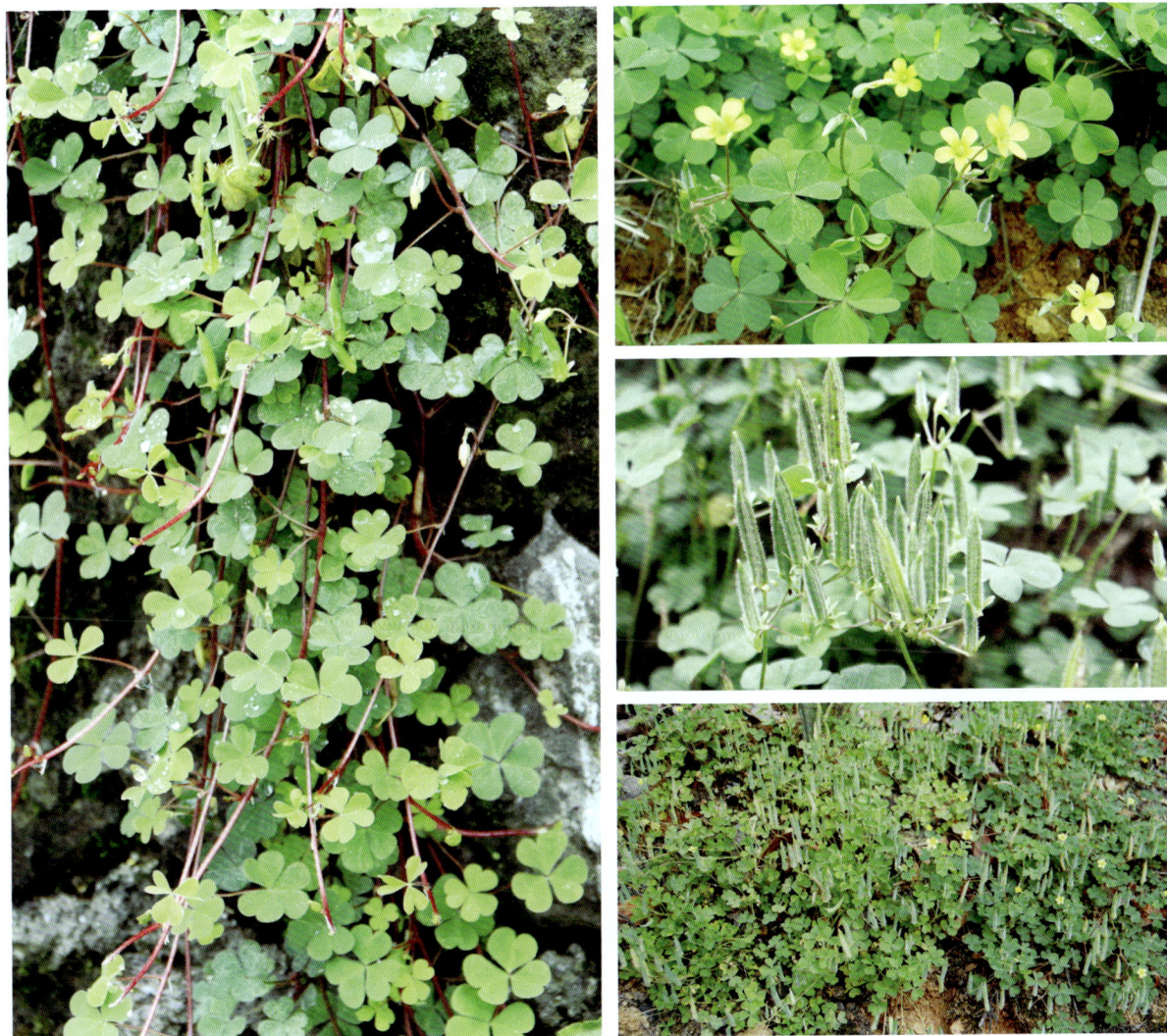

植物名称：红花酢浆草 *Oxalis corymbosa* Candolle

别称：铜锤草

植物形态：多年生直立草本。无地上茎，地下部分有球状鳞茎。叶基生；叶柄长5～30 cm，被毛；小叶3枚，扁圆状倒心形，长1～4 cm，宽1.5～6 cm，顶端凹入，两侧角圆形，基部宽楔形；托叶长圆形，与叶柄基部合生。总花梗基生，二歧聚伞花序，通常排列为伞状；花梗长5～25 mm，每一花梗有披针形干膜质苞片2枚；萼片5枚；花瓣5枚；雄蕊10枚；子房5室；花柱5枚，被锈色长柔毛，柱头浅2裂。花期、果期3—12月。

生境及分布：生于路旁草丛中。分布于黎平、榕江、安龙、荔波、独山、都匀，以及铜仁、遵义、贵阳等地。

采收加工：3—6月采收，洗净，晒干。

功能与主治：全草入药，散瘀消肿，清热利湿，解毒。主治跌打损伤，月经不调，咽喉肿痛，痢疾，水肿，痔疮，痈肿疮疖，烧伤，烫伤等。

附注：该种为贵州布依族常用药物，有一定产藏量，可加以开发利用。

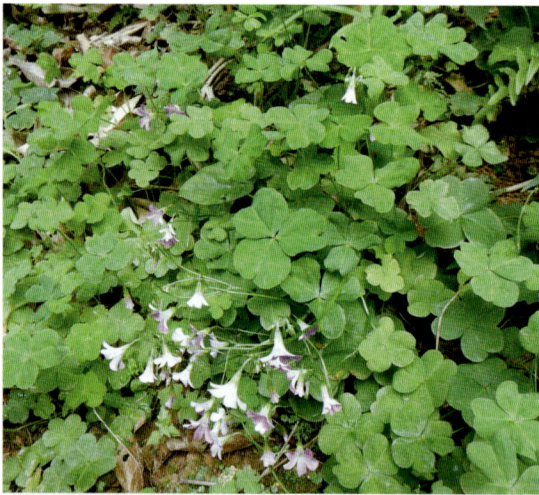

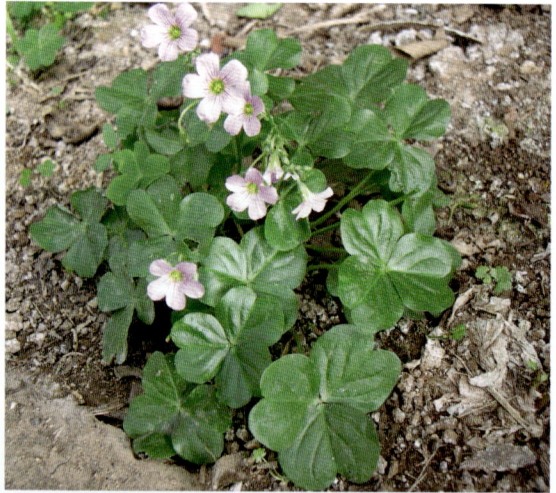

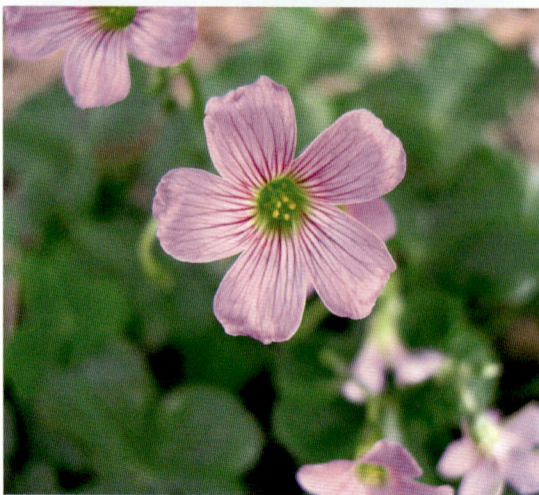

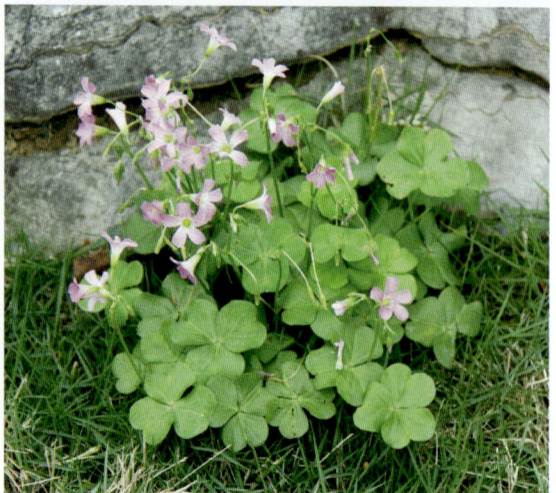

植物名称：山酢浆草 *Oxalis griffithii* Edgeworth et J. D. Hooker

别称：三块瓦

植物形态： 多年生植物，无茎，被短柔毛。根茎在地下匍匐生长。基生叶叶柄长6～20 cm；小叶倒三角形，下面被短柔毛，上面无毛，先端宽凹陷到近截形。花单生，下垂；花序梗长4～15 cm，与叶等长或长于叶；苞片位于花柄中部，披针形；萼片披针形，宿存；花瓣白色，狭倒卵形，先端微凹。蒴果长圆柱形。花期3—9月，果期5—10月。

生境及分布： 生于海拔1000～2200 m的山地林下阴湿处。贵州大部分地区有分布。

采收加工： 夏季、秋季采收，洗净，鲜用或晒干。

功能与主治： 全草入药，活血化瘀，清热解毒，利尿通淋。主治跌打损伤，劳伤疼痛，无名肿毒，疥癣，烧伤，烫伤，淋浊，带下，尿闭。

附注： 该种在贵州分布区域广，但资源量有限，加以开发利用的同时应注意保护。*Flora of China*将山酢浆草从亚种*Oxalis acetosella* Linnaeus subsp. *griffithii* (Edgeworth et J. D. Hooker) H. Hara提升为种*Oxalis griffithii* Edgeworth et J. D. Hooker。

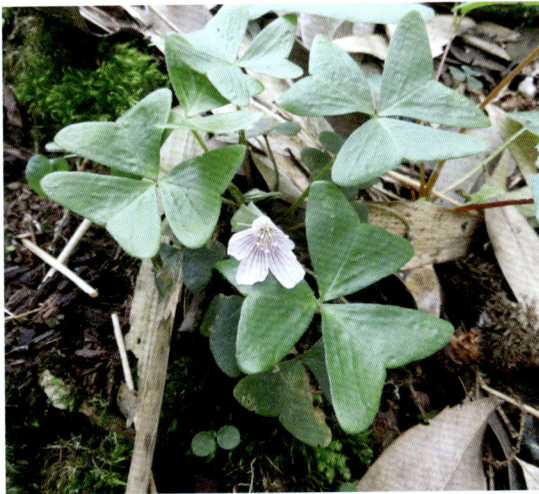

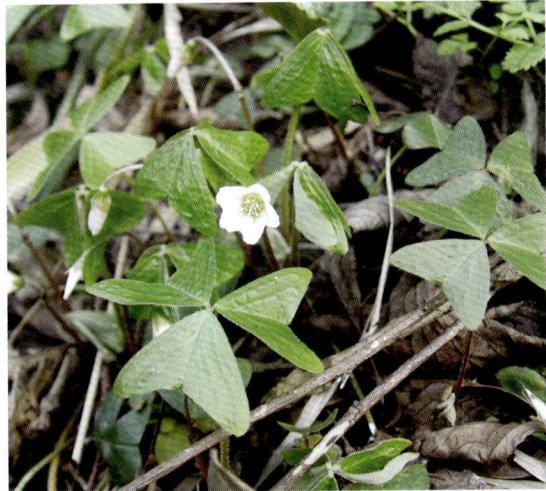

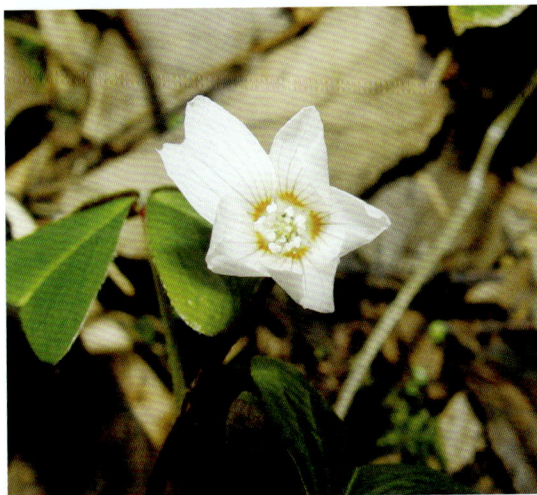

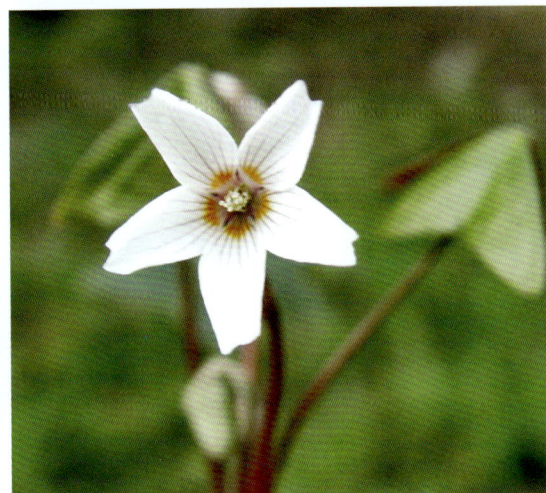

牻牛儿苗科 Geraniaceae

草本，稀为亚灌木或灌木。叶互生或对生，通常掌状或羽状分裂，具托叶。聚伞花序腋生或顶生，花稀单生；花两性，辐射对称或稀为两侧对称；花瓣5枚或稀为4枚，覆瓦状排列；雄蕊10～15枚，2轮，花药呈"丁"字形；子房上位，心皮通常3～5枚；花柱与心皮同数，通常下部合生，上部分离。果实为蒴果。

本科约6属780余种，广泛分布于温带、亚热带和热带山区。我国有2属54种。

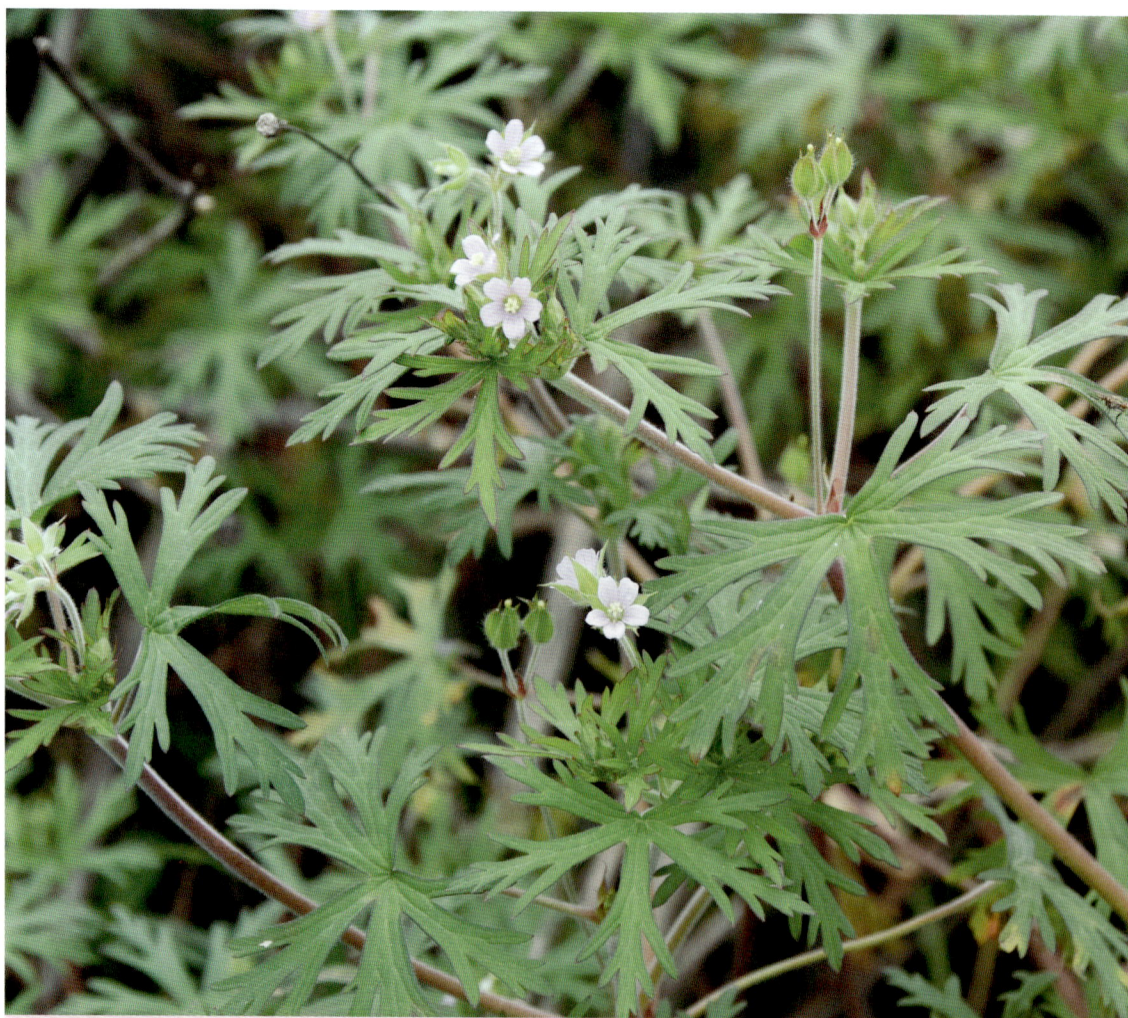

野老鹳草 *Geranium carolinianum* Linnaeus

植物名称：野老鹳草 *Geranium carolinianum* Linnaeus

别称：老鹳草、两支蜡烛、一支香

植物形态：一年生草本。基生叶早枯，茎生叶互生或最上部对生；叶圆肾形，长2～3 cm，宽4～6 cm，基部心形，掌状5～7裂达近基部，裂片楔状倒卵形或菱形，下部楔形、全缘；托叶披针形或三角状披针形。花序腋生和顶生，每一总花梗具2朵花，顶生总花梗常数个集生，花序呈伞状；苞片钻形，被短柔毛；萼片长卵形或近椭圆形，先端急尖；花瓣淡紫红色，倒卵形，稍长于萼片；雄蕊稍短于萼片；雌蕊稍长于雄蕊，密被糙柔毛。蒴果长约2 cm，被短糙毛。花期4—7月，果期5—9月。

生境及分布：生于荒地或路旁草丛中。分布于贵州各地。

采收加工：夏季、秋季采收，洗净，晒干。

功能与主治：全草入药，祛风利湿，舒筋活络，收敛止泻。主治风寒湿痹，跌打损伤，泄泻。

附注：该种在贵州有一定产藏量，可加以开发利用。

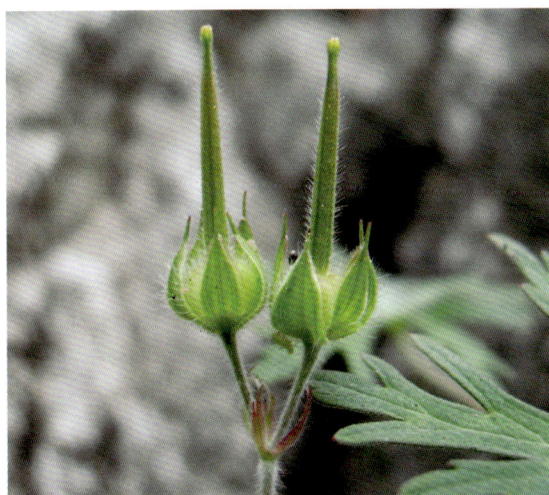

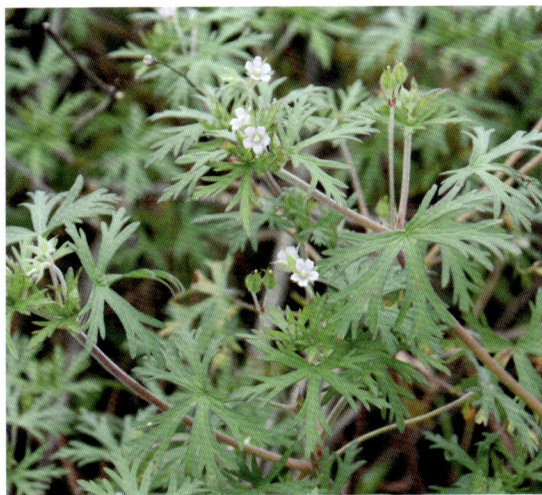

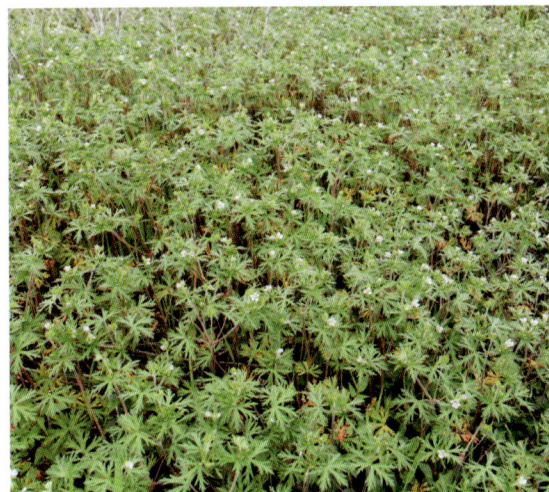

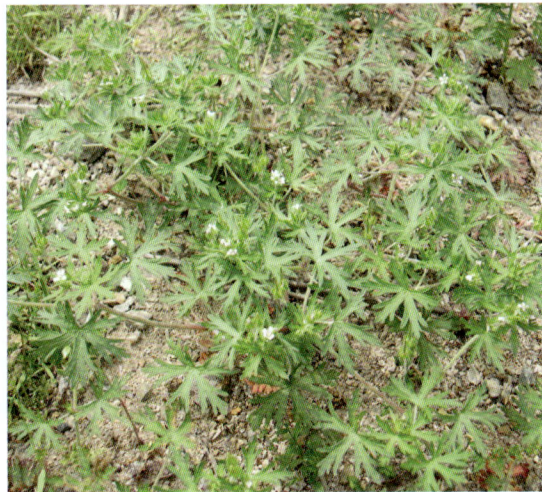

植物名称：五叶老鹳草 *Geranium delavayi* Franchet

别称：滇老鹳草

植物形态：多年生草本。茎直立，假二叉状分枝。基生叶早枯，茎生叶对生；基生叶和茎下部叶具长柄，柄长为叶长的2～3倍，被短柔毛，上部叶叶柄渐短或近无柄；叶五角形，基部心形，长3～8 cm，宽5～10 cm，掌状5裂或不明显7裂。花序腋生或组成圆锥状聚伞花序；苞片钻形；萼片卵状椭圆形，被疏柔毛；花瓣紫红色，基部深紫色，倒长卵形；雄蕊，花丝淡紫色，基部扩展，被疏柔毛，蜜腺密被短柔毛，花药黑紫色；子房被柔毛；花柱分枝，紫红色。蒴果被短柔毛，果熟时果柄下垂。种子肾圆形，深褐色，具网纹。花期6—8月，果期8—10月。

生境及分布：生于荒地或路旁草丛中。分布于威宁等地。

采收加工：夏季、秋季采收，洗净，晒干。

功能与主治：全草入药，祛风除湿，止咳化痰。主治风湿性关节炎，烂疮久不收口，风热咳嗽，痢疾。

附注：*Flora of China*将滇老鹳草的拉丁名*Geranium kariense* R. Knuth处理为五叶老鹳草现用拉丁名的异名。

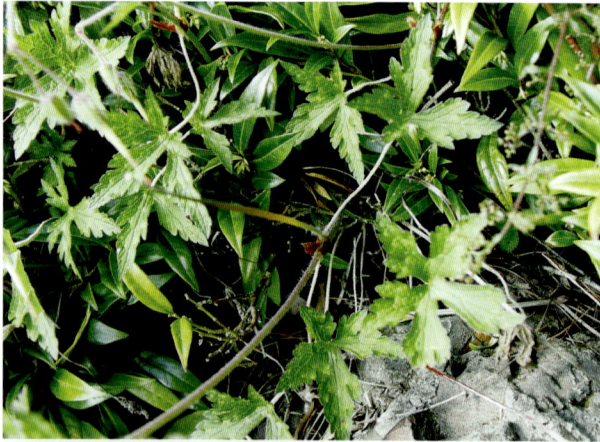

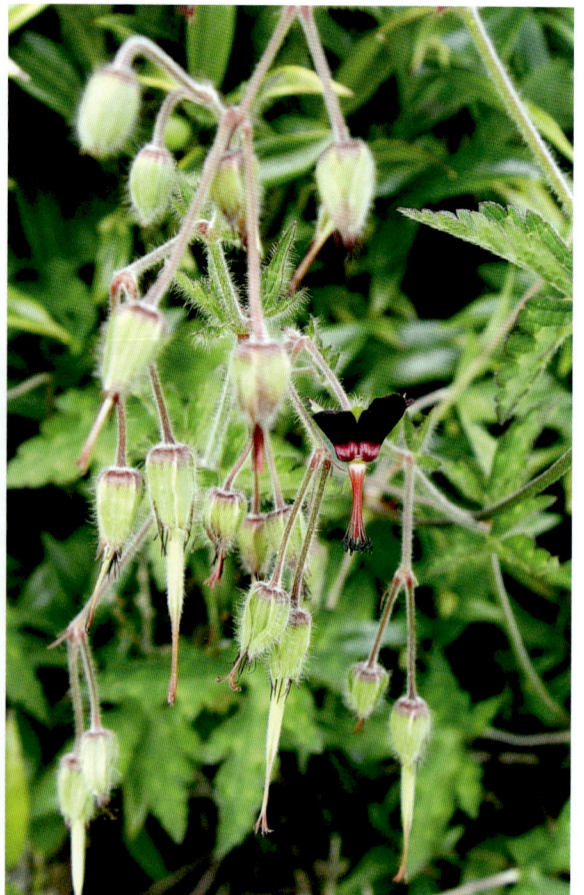

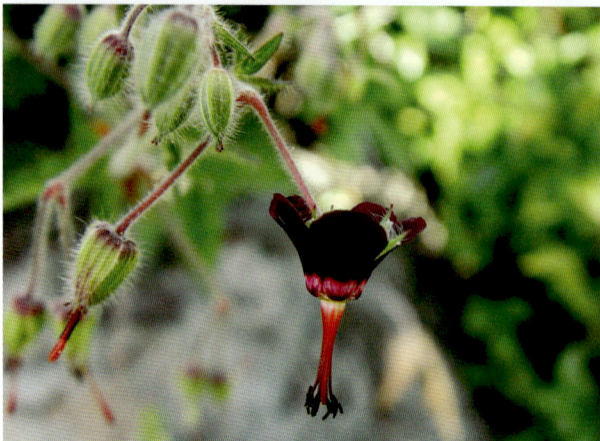

植物名称：灰岩紫地榆 *Geranium franchetii* R. Knuth

植物形态：多年生草本。茎直立。基生叶早枯，茎生叶对生；托叶三角形或三角状披针形；茎下部叶具长柄；叶五角形或五角状肾圆形，基部深心形，长4~5 cm，宽5~9 cm，掌状5深裂达叶的2/3处。总花梗腋生和顶生；苞片狭披针形，长7~10 mm，先端长渐尖，无毛；萼片卵状矩圆形；花瓣紫红色，倒长卵形，先端圆形或微凹，基部具短柄，被缘毛；雄蕊，花丝下部扩展和被长柔毛，花药棕褐色；子房稍长于雄蕊，密被白色长柔毛。蒴果被柔毛。种子肾圆形，黄褐色，具网纹。花期6—8月，果期9—10月。

生境及分布：生于海拔700~3000 m的山地林下、灌丛中和草地。分布于绥阳、正安、黄平、瓮安等地。

采收加工：果实成熟时采收，洗净，晒干。

功能与主治：全草入药，祛风通络，活血，清热利湿。主治风湿痹痛，麻木，筋骨酸痛等。

附注：该种野生资源量小，应加以保护。

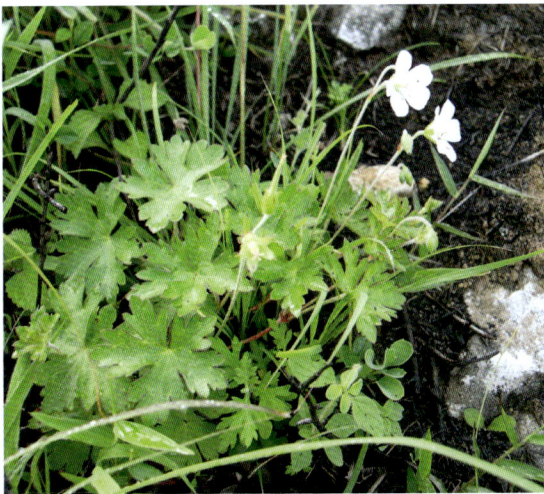

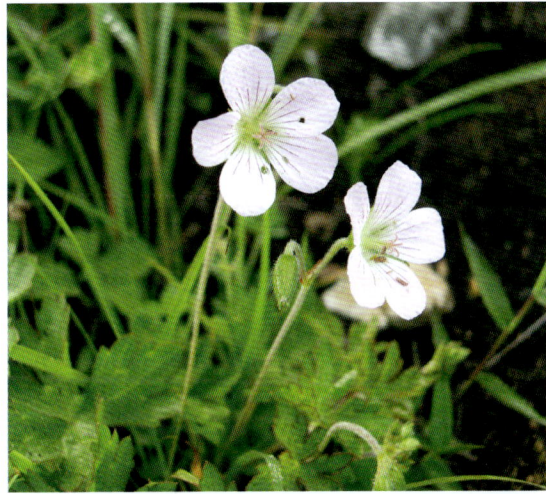

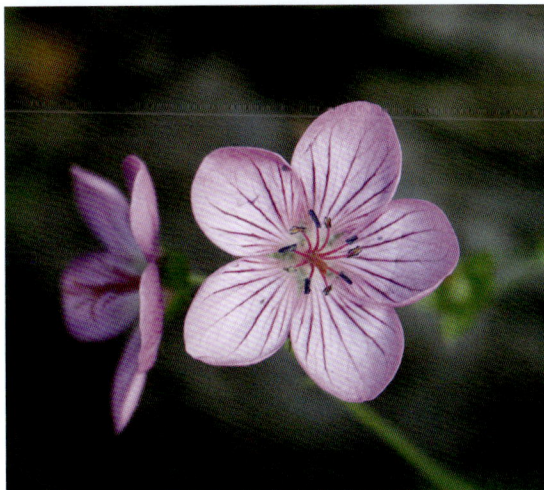

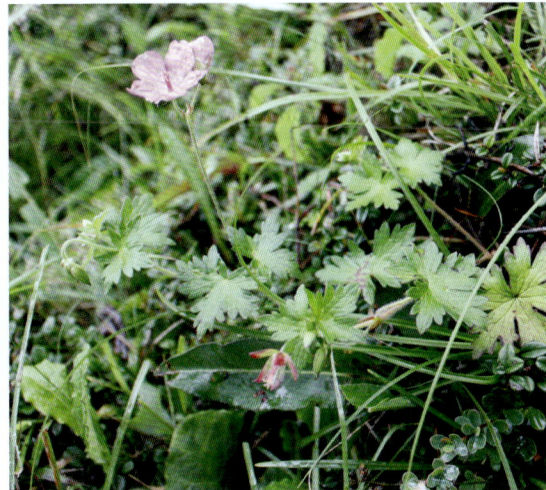

植物名称：宝兴老鹳草 *Geranium moupinense* Franchet

植物形态：多年生草本。茎直立，单生。叶互生或上部叶对生；基生叶和茎下部叶具长柄；叶圆形或肾圆形，基部深心形，宽3～4 cm，5～7深裂至叶中部或稍过之。总花梗腋生和顶生；苞片狭披针形；花瓣紫红色，倒卵形，先端截平状圆形，基部楔形；雄蕊，花药棕色，花丝基部扩展，被长柔毛；子房被开展的柔毛；花柱分枝棕色、无毛。蒴果被短柔毛。种子黄褐色，具细网纹。花期6—7月，果期8—9月。

生境及分布：生于海拔2200～2500 m的山坡或山地草丛中。分布于水城、威宁等地。

采收加工：果实成熟时采收，除去杂质，洗净，晒干。

功能与主治：全草入药，祛风通络，活血，清热利湿。主治风湿痹痛，麻木，筋骨酸痛等。

附注：该种野生资源量小，应加以保护。

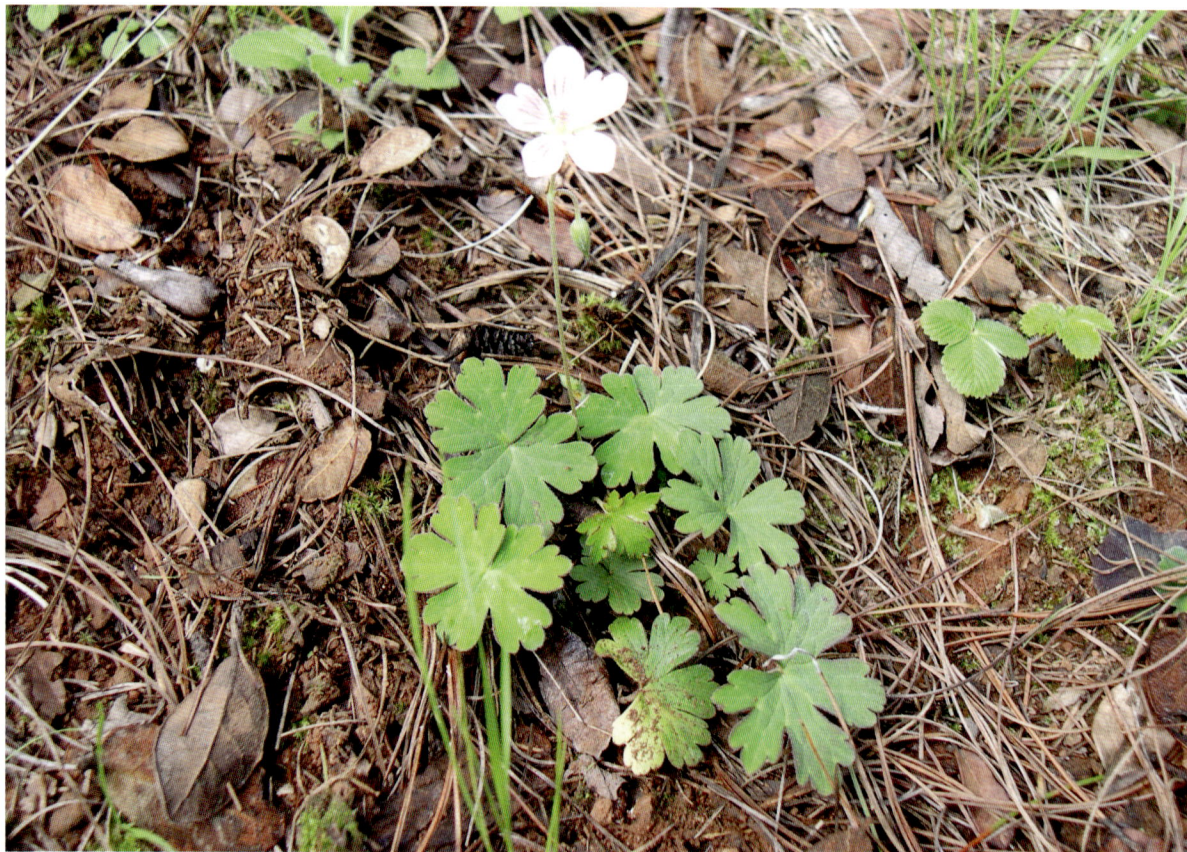

植物名称：尼泊尔老鹳草 *Geranium nepalense* Sweet

植物形态：多年生草本，高30～50 cm。茎多数，细弱，被倒生柔毛。叶五角状肾形，掌状5深裂，裂片菱形或菱状卵形，长2～4 cm，宽3～5 cm，先端锐尖或钝圆，基部楔形；托叶披针形，长5～8 mm，外被柔毛；基生叶和茎下部叶具长柄；上部叶具短柄，叶较小，通常3裂。总花梗腋生，每梗具2朵花，少有1朵花；花瓣紫红色或淡紫红色，倒卵形，与萼片等长或稍长于萼片，先端平截形或圆形，基部楔形，雄蕊下部扩大成披针形，具缘毛。花期4—9月，果期5—10月。

生境及分布：生于海拔600～1400 m的田野、路旁或丛中。分布于贵州各地。

采收加工：果实成熟时采收，除去杂质，洗净，晒干。

功能与主治：全草入药，祛风通络，活血，清热利湿。主治风湿痹痛，麻木，筋骨酸痛等。

附注：该种是贵州水族、仡佬族、侗族、苗族常用药物，产藏量大，可大量开发利用。

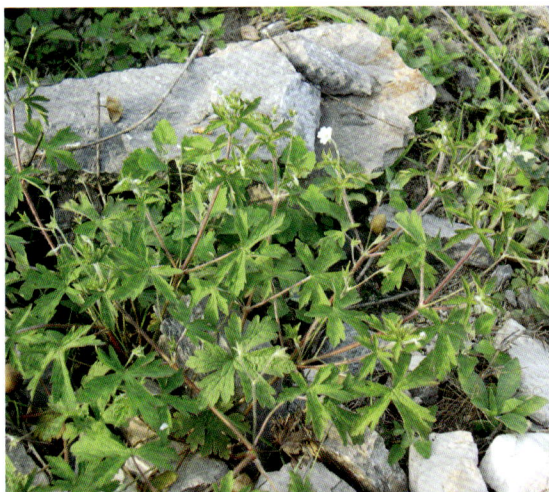

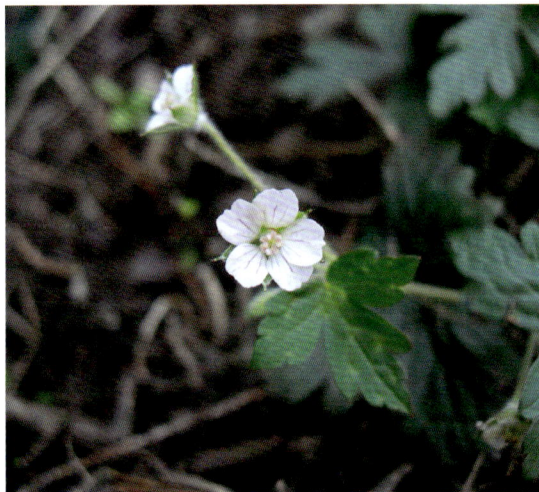

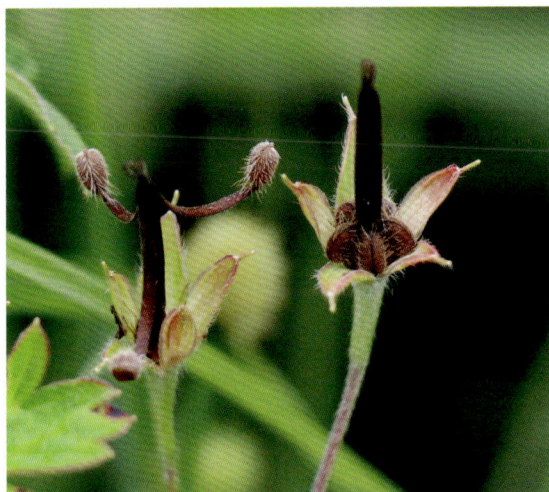

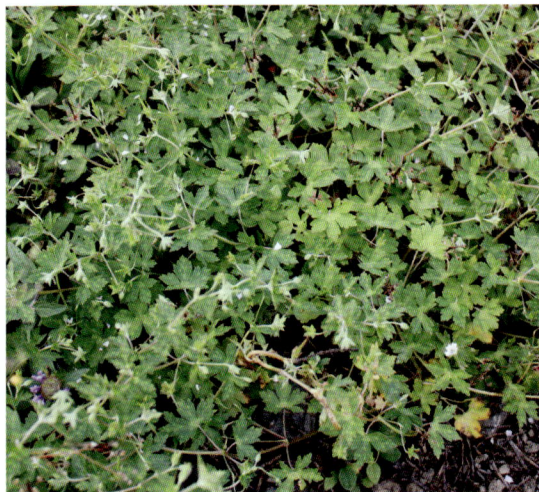

植物名称：汉荭鱼腥草 *Geranium robertianum* **Linnaeus**

别称：猫脚印、纤细老鹳草

植物形态：一年生草本。叶基生和在茎上对生；托叶卵状三角形，长2~4 mm，先端钝，外被疏柔毛；基生叶和茎下部叶具长柄；叶五角状，长2~5 cm，宽3~7 cm，通常二至三回三出羽状。花序腋生和顶生，长于叶；总花梗被短柔毛和腺毛，每梗具2朵花；萼片长卵形，长5~7 mm，先端具长1~1.5 mm的尖头；花瓣粉红色或紫红色，倒卵形，稍长于萼片或约为萼片长的1.5倍，先端圆形，基部楔形；雄蕊与萼片近等长，花药黄色，花丝白色，下部扩展；雌蕊与雄蕊近等长，被短糙毛。花期4—6月，果期5—8月。

生境及分布：生于海拔950~1100 m的山坡荒地或疏林下。分布于息烽、兴义、兴仁等地。

采收加工：5—10月采收，洗净，鲜用或晒干。

功能与主治：全草入药，祛风除湿，解毒消肿。主治风湿痹痛，跌打损伤，疮疖肿痛，麻疹，子宫脱垂。

附注：该种野生资源量小，应加以保护。

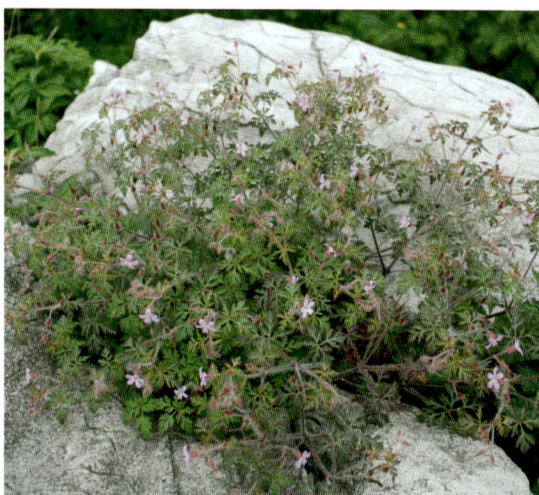

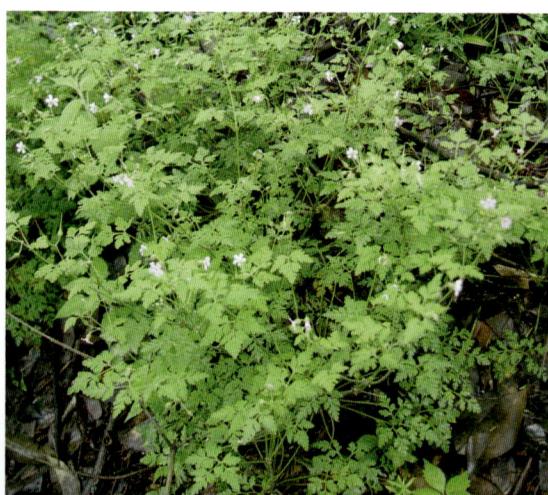

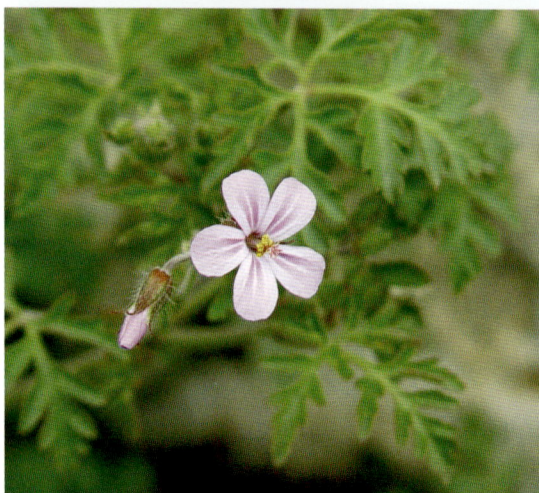

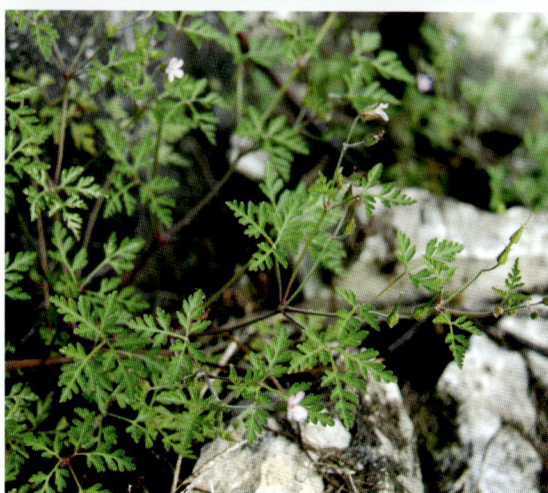

植物名称：湖北老鹳草 *Geranium rosthornii* R. Knuth
别称：破血七、血见愁老鹳草

植物形态：多年生草本。茎直立或仰卧，被疏散的倒向短柔毛。基生叶早枯，茎生叶对生，具长柄，柄长为叶长的5~6倍，被短柔毛；叶五角状圆形，掌状5深裂达近茎部，裂片菱形，基部浅心形。花序腋生和顶生，明显长于叶，被短柔毛；总花梗具2朵花；萼片卵形或椭圆状卵形，外被短柔毛，先端具1~2 mm长的尖头；花瓣倒卵形，紫红色，基部楔形，下部边缘具长糙毛；雄蕊稍长于萼片，花丝和花药棕色；雌蕊密被短柔毛。花期6—7月，果期8—9月。

生境及分布：生于海拔1200 m左右的林缘或灌丛中。分布于梵净山等地。

采收加工：果实成熟时采收，除去杂质，洗净，鲜用或晒干。

功能与主治：全草入药，祛风除湿，清热解毒，活血止血。主治咽喉肿痛，疮疔痈肿，风湿痹痛，四肢麻木，筋骨酸痛，外伤出血。

附注：该种分布区域狭窄，野生资源量小，应加以保护。

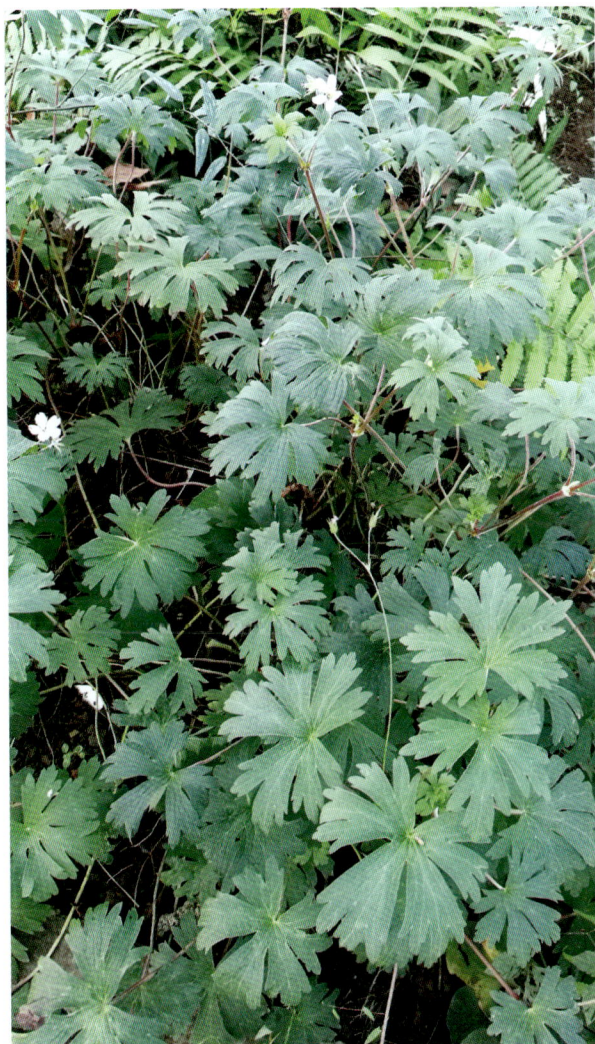

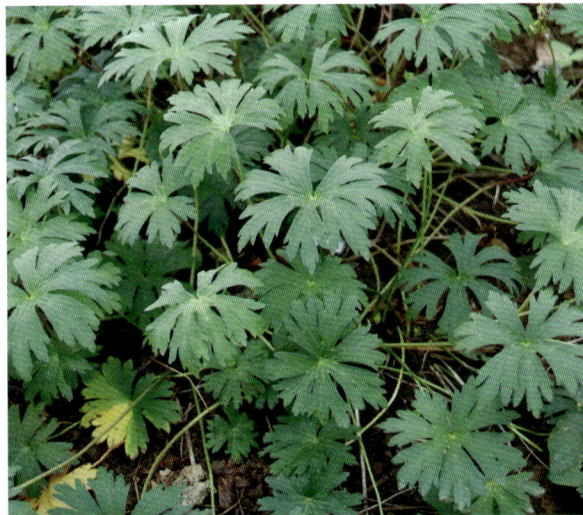

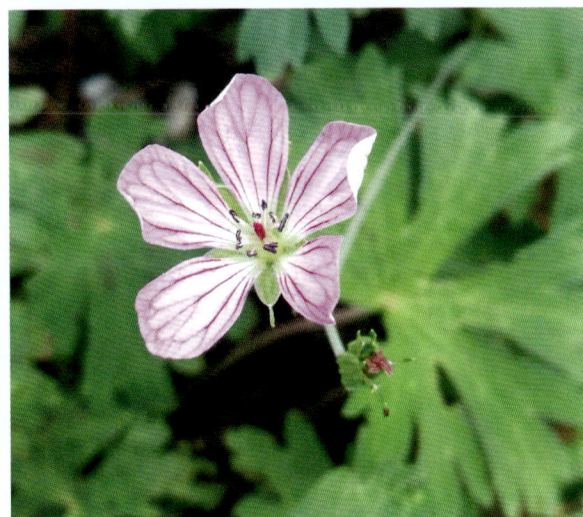

植物名称：鼠掌老鹳草 *Geranium sibiricum* Linnaeus

植物形态：一年生或多年生草本。茎纤细，仰卧或近直立，被倒向疏柔毛。叶对生；基生叶和茎下部叶具长柄，柄长为叶长的2~3倍；茎下部叶肾状五角形，长3~6 cm，宽4~8 cm，掌状5深裂，裂片倒卵形、菱形或长椭圆形；上部叶具短柄，3~5裂。总花梗丝状，单生于叶腋，具1朵花或偶具2朵花；萼片卵状椭圆形或卵状披针形；花瓣倒卵形，淡紫色或白色，与萼片等长或稍长于萼片，先端微凹或呈缺刻状，基部具短爪；花丝扩大成披针形，具缘毛。花期6—7月，果期8—9月。

生境及分布：生于海拔800~2400 m的田野、路旁、沟边或山坡。分布于梵净山，以及毕节、安顺、贵阳等地。

采收加工：夏季、秋季采收，洗净，晒干。

功能与主治：全草入药，祛风通络，活血，清热利湿。主治风湿痹痛，麻木，筋骨酸楚，跌打损伤，泄泻，痢疾，疮毒。

附注：该种在贵州有一定资源量，可加以开发利用。

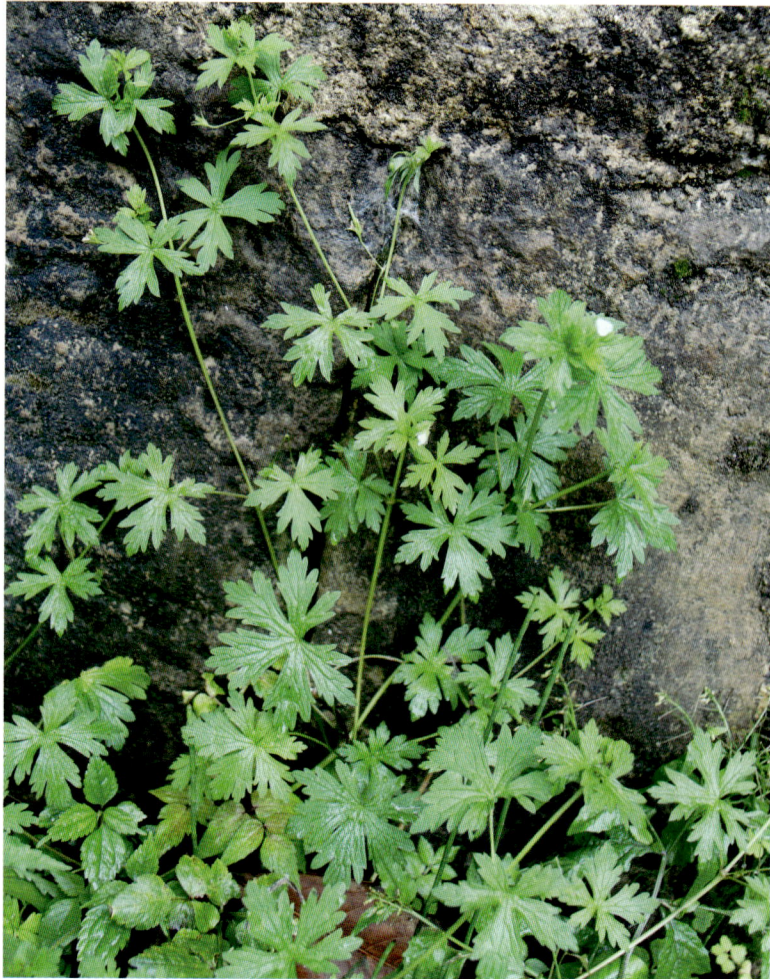

植物名称：中日老鹳草 *Geranium thunbergii* Siebold ex Lindley et Paxton

别称：东亚老鹳草

植物形态：多年生草本，高30～70 cm。茎多数，细弱，多分枝，仰卧，被倒生柔毛。叶对生或偶为互生；基生叶和茎下部叶具长柄，被开展的倒向柔毛；叶五角状肾形，掌状5深裂，裂片倒卵形，先端锐尖或钝圆，基部楔形，中部以上边缘齿状浅裂或缺刻状，上面被疏伏毛，下面被疏柔毛；上部叶具短柄，较小，通常3裂。总花梗腋生，长于叶，每梗具2朵花，少有1朵花；花瓣白色，倒卵形，长约为萼片长的2倍。花期4—9月，果期5—10月。。

生境及分布：生于海拔600～1400 m的田野、路旁或杂草丛中。分布于松桃、贞丰、独山、绥阳，以及铜仁、贵阳等地。

采收加工：夏季、秋季采收，除去杂质，洗净，晒干。

功能与主治：全草入药，祛风除湿，通络止痛。主治风湿痹痛，麻木拘挛，筋骨酸痛，泄泻，痢疾等。

附注：该种在贵州有一定资源量，可加以开发利用。*Flora of China*将中日老鹳草从变种*Geranium nepalense* Sweet var. *thunbergii* (Siebold ex Lindley et Paxton) Kudô提升为种*Geranium thunbergii* Siebold ex Lindley et Paxton。

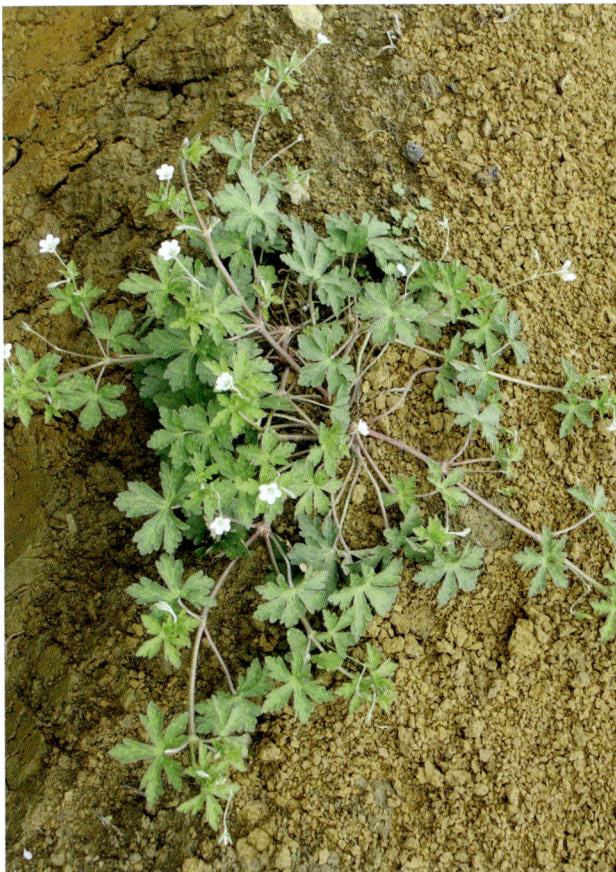

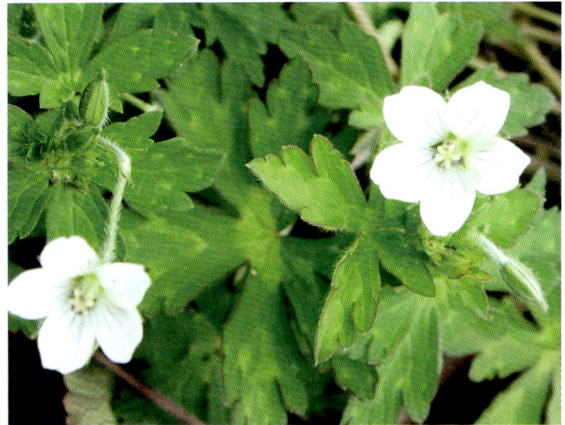

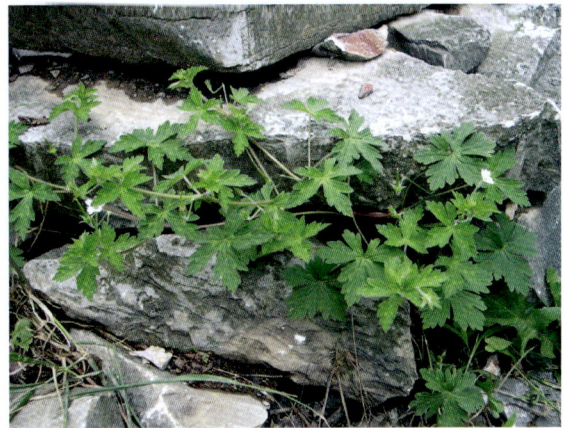

植物名称：老鹳草 *Geranium wilfordii Maximowicz*

植物形态：多年生草本。茎直立，单生。叶基生和在茎上对生；基生叶和茎下部叶具长柄；基生叶圆肾形，长3～5 cm，宽4～9 cm，5深裂达叶的2/3处，裂片倒卵状楔形；茎生叶3裂至叶的3/5处，裂片长卵形或宽楔形，上部齿状浅裂，先端长渐尖。花序腋生和顶生，每梗具2朵花；苞片钻形，长3～4 mm；萼片长卵形或卵状椭圆形；花瓣白色或淡红色，倒卵形，与萼片近等长，内面基部被疏柔毛；雄蕊稍短于萼片，花丝淡棕色，下部扩展，被缘毛；雌蕊被短糙状毛。花期6—8月，果期8—9月。

生境及分布：生于海拔1000～1300 m的山谷阴湿处。贵州大部分地区有分布。

采收加工：果实成熟时采收，除去杂质，洗净，晒干。

功能与主治：全草入药，祛风通络，活血，清热利湿。主治风湿痹痛，麻木，筋骨酸痛，跌打损伤，泄泻，痢疾，疮毒。

附注：该种为《中华人民共和国药典》收载品种，是贵州苗族常用药物，产藏量较大，可加以开发利用。

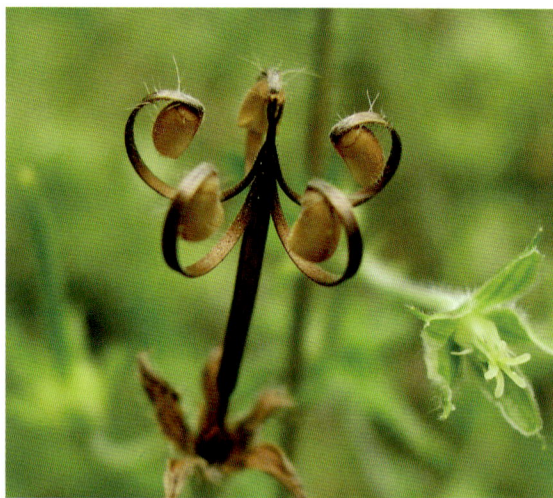

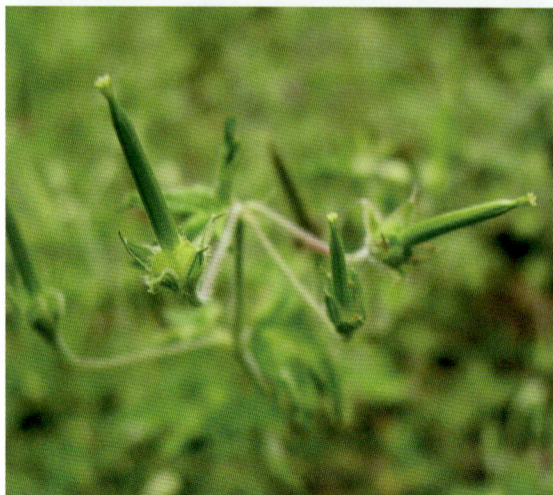

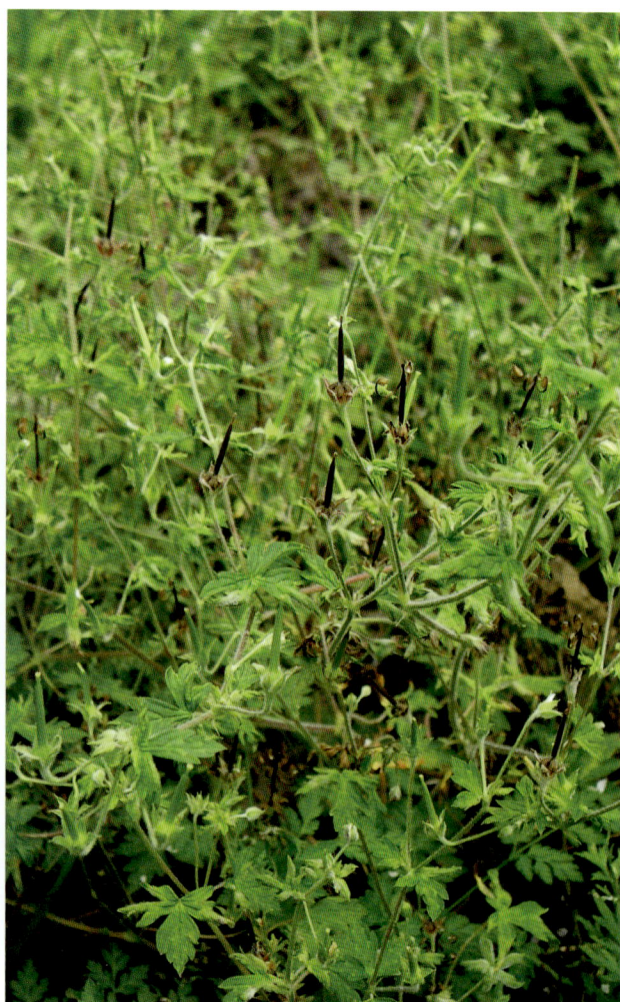

植物名称：香叶天竺葵 *Pelargonium × graveolens* L'Héritier

别称：香叶

植物形态：多年生草本或灌木状，高可达1m。茎直立，基部木质化，上部肉质，密被具光泽的柔毛，有香味。叶互生；托叶宽三角形或宽卵形，长6～9 mm，先端急尖；叶近圆形，基部心形，径2～10 cm，掌状5～7裂达叶中部或近基部，裂片矩圆形或披针形，小裂片边缘为不规则的齿裂或锯齿，两面被长糙毛。伞形花序与叶对生，具花5～12朵；萼片长卵形，绿色；花瓣玫瑰红色或粉红色，长为萼片的2倍，先端钝圆，上面2枚较大；雄蕊与萼片近等长，下部扩展；心皮被茸毛。花期5—7月，果期8—9月。

生境及分布：铜仁、安顺、遵义、贵阳等地有栽培。

采收加工：一般从4月开始采摘茎叶，上半年采摘3～4次，下半年采摘2～3次，晾干或鲜用。

功能与主治：茎叶入药，祛风除湿，行气止痛，杀虫。主治风湿痹痛，疝气，阴囊湿疹，疥癣。

附注：*Flora of China*将该种处理为杂交种。

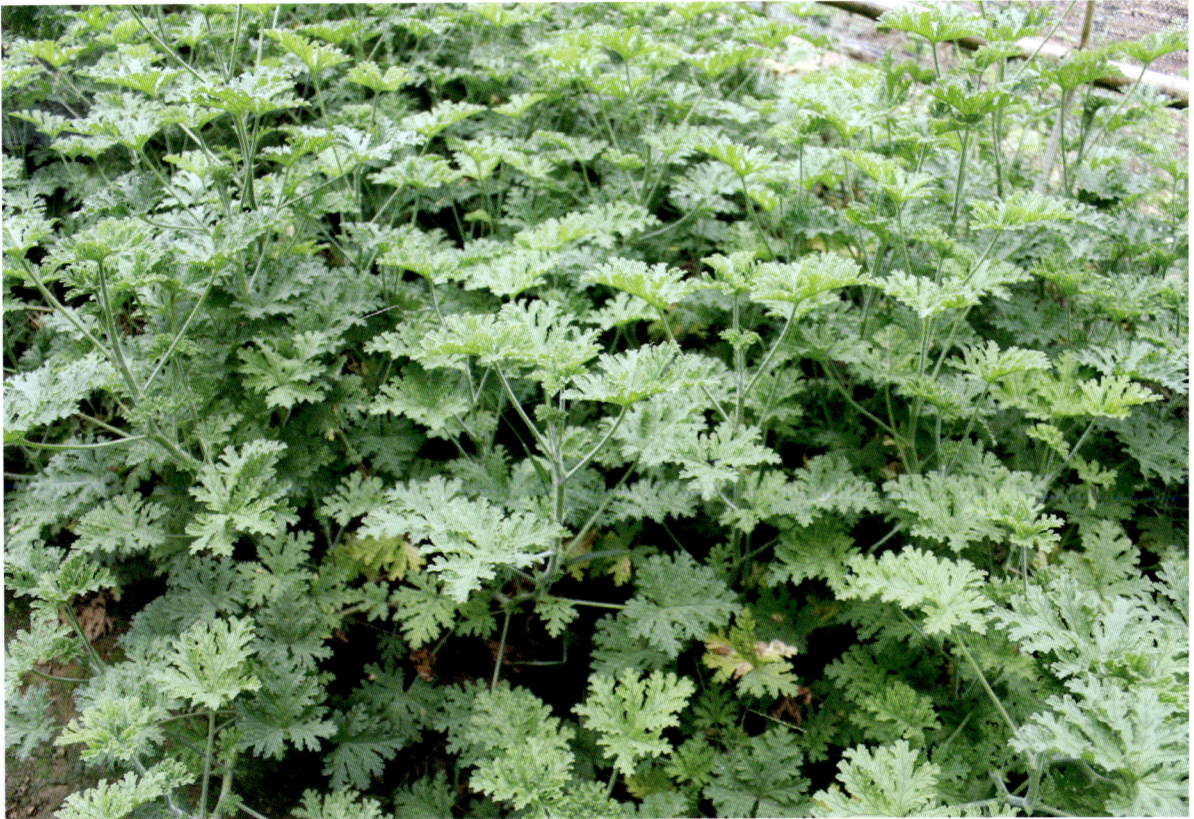

植物名称：天竺葵 *Pelargonium × hortorum* Bailey

别称：石腊红

植物形态：多年生草本。茎直立，基部木质化，上部肉质，多分枝或不分枝，具明显的节，密被短柔毛，具浓烈鱼腥味。叶柄长3~10 cm，被细柔毛和腺毛；叶圆形或心形，径3~7 cm，边缘波状浅裂或具圆形齿，两面被透明短柔毛，上面有暗红色马蹄形环纹。伞形花序腋生，具多花；花瓣红色、橙红色、粉红色或白色，宽倒卵形，长12~15 mm，宽6~8 mm，先端圆形，基部具短爪，下面3枚通常较大；子房密被短柔毛。花期5—7月，果期6—9月。

生境及分布：贵州各地均有栽培。

采收加工：春季、秋季采摘，鲜用。

功能与主治：花入药，清热解毒。主治中耳炎。

附注：*Flora of China*将该种处理为杂交种。

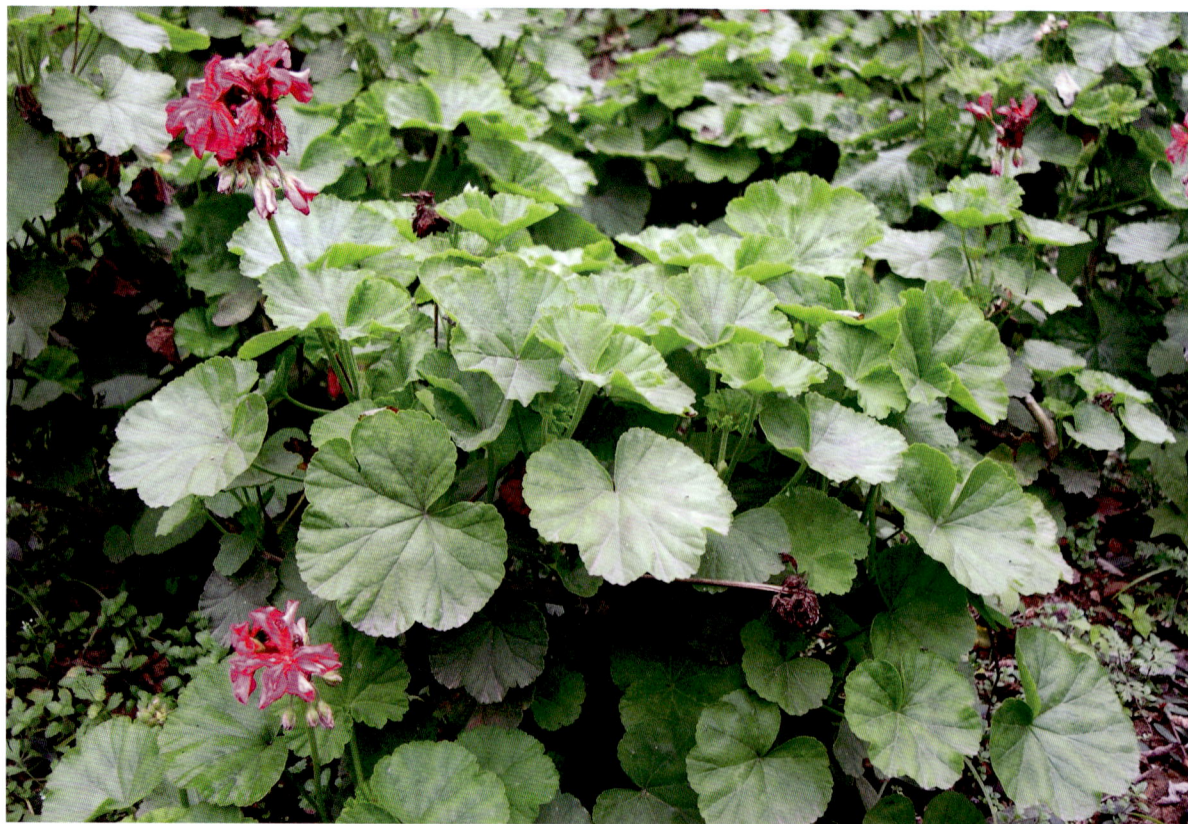

旱金莲科 Tropaeolaceae

一年生或多年生肉质草本，多浆汁。叶互生，盾状，全缘或分裂，具长柄。花两性，不整齐，有1枚长距；花萼5枚，二唇状，基部合生；花瓣5枚或少于5枚，覆瓦状排列，异形；雄蕊8枚，药室2个，纵裂；子房上位，3室，心皮3枚，中轴胎座；花柱1枚，柱头线状，3裂。瘦果。

本科约3属90余种，主要分布于中美洲和南美洲。我国引种栽培1种。

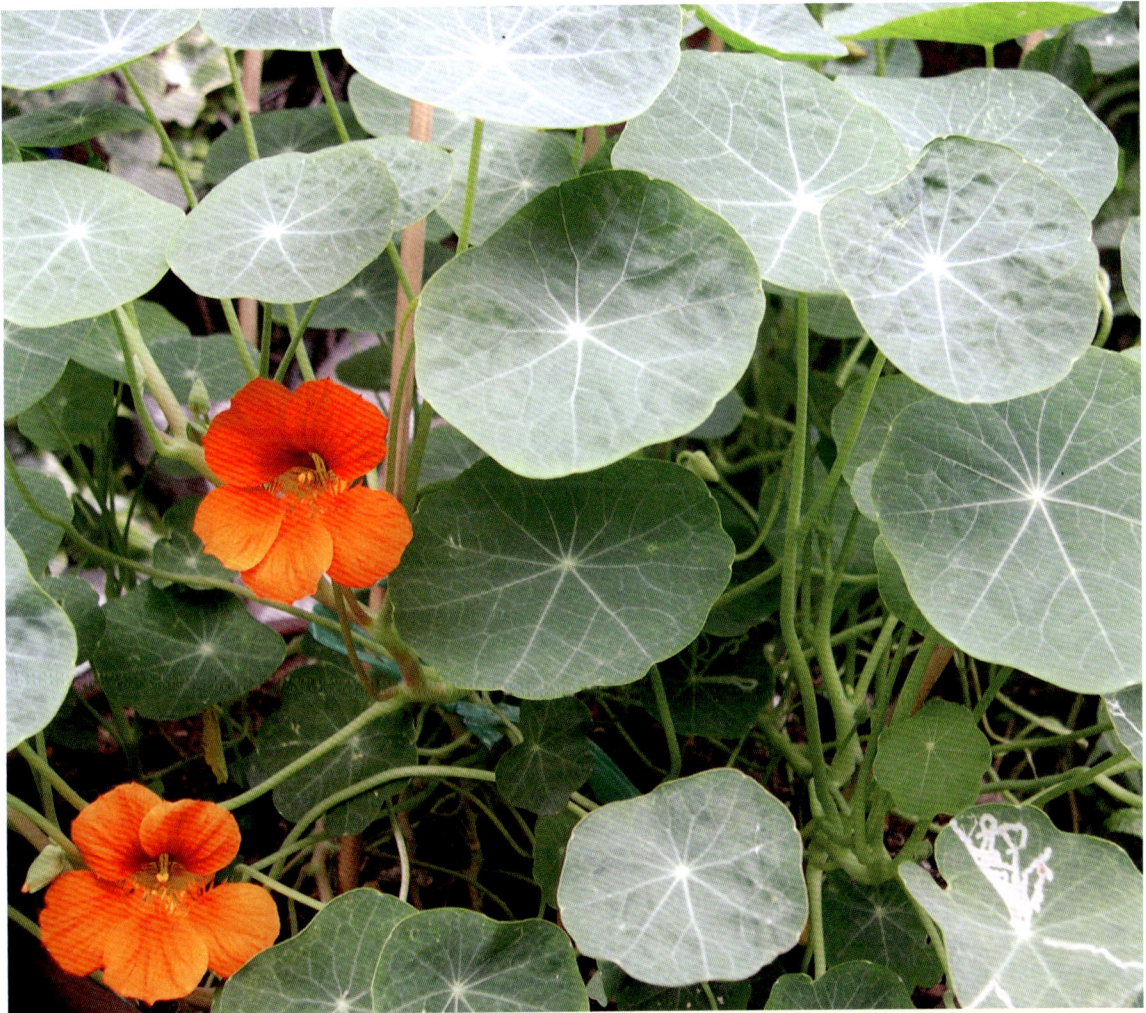

旱金莲 *Tropaeolum majus* Linnaeus

植物名称：旱金莲 *Tropaeolum majus* Linnaeus

植物形态：一年生肉质草本，蔓生，无毛或被疏毛。叶互生，圆形，径3～10 cm，有主脉9条。单花腋生；花黄色、紫色、橘红色或杂色，径2.5～6 cm；花托杯状；萼片5枚；花瓣5枚，通常圆形，边缘有缺刻，上部2枚通常全缘，长2.5～5 cm，宽1～1.8 cm，着生于距的开口处，下部3枚基部狭窄成爪，近爪处边缘具睫毛；雄蕊8枚，长短互间，分离；子房3室；花柱1枚，柱头3裂，线形。果扁球形，成熟时分裂成3枚具1枚种子的瘦果。花期6—10月，果期7—11月。

生境及分布：贵州各地均有栽培。

采收加工：植株生长旺盛期时采收，晒干。

功能与主治：全草入药，清热解毒，凉血止血。主治目赤肿痛，疮疖，吐血，咯血。

附注：该种多作为花卉栽培。

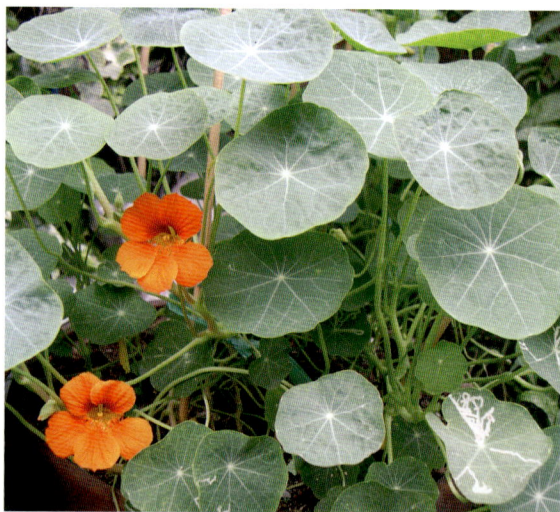

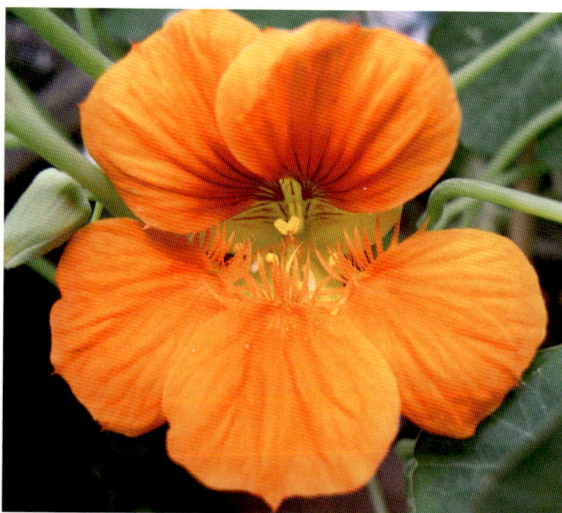

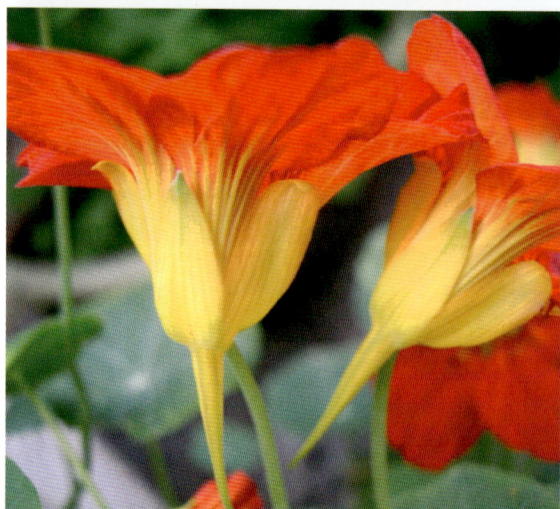

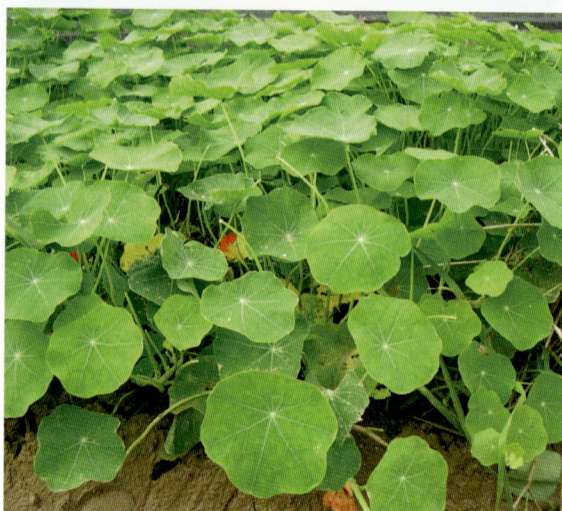

亚麻科 Linaceae

草本或稀为灌木。单叶，全缘，互生或对生，无托叶或具不明显托叶。花序为聚伞花序、二歧聚伞花序或蝎尾状聚伞花序；花两性，4～5朵；萼片覆瓦状排列，宿存，分离；花瓣辐射对称或呈螺旋状；雄蕊与花被同数或为花被的2～4倍，排成1轮或有时具1轮退化雄蕊，花丝基部扩展，合生成筒或环；子房上位，2～3（～5）室，花柱分离或合生，柱头各式。果实为蒴果或核果。

本科约14属250余种，全世界广泛分布，但多数在温带地区。我国有4属14种。

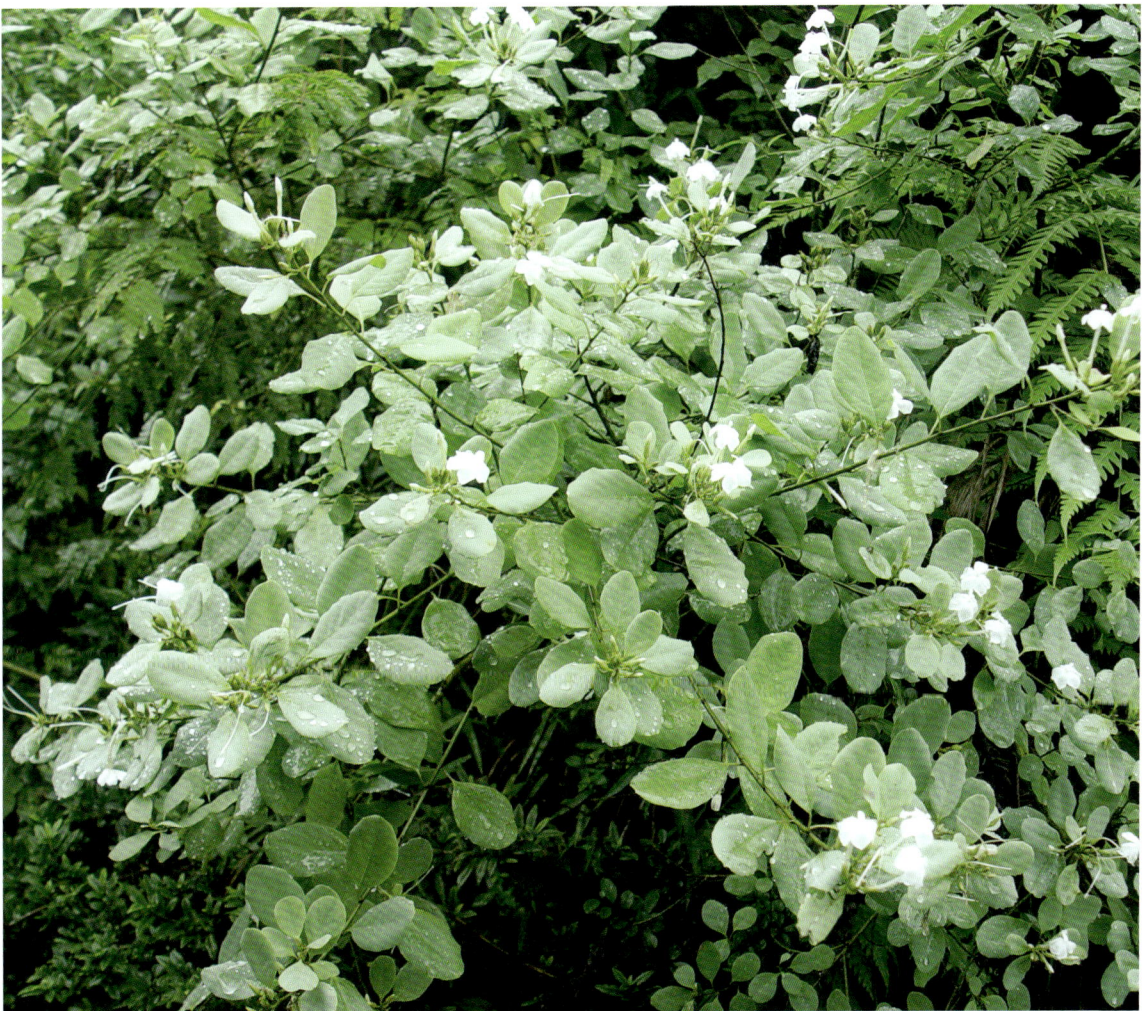

青篱柴 *Tirpitzia sinensis* (Hemsley) H. Hallier

植物名称：石海椒 *Reinwardtia indica* Dumortier

别称：过山青

植物形态：小灌木，高达1 m。树皮灰色。叶纸质，椭圆形或倒卵状椭圆形，长2～8.8 cm，宽0.7～3.5 cm，先端急尖或近圆形，有短尖，基部楔形；叶柄长8～25 mm；托叶小，早落。花有大有小；萼片5枚，分离，宿存；同一植株上的花的花瓣有5枚的、4枚的，黄色，分离；雄蕊5枚，花丝下部两侧扩大成翅状或瓣状，基部合生成环；退化雄蕊5枚；腺体5枚，与雄蕊环合生；子房3室，每室有2小室，每小室有胚珠1枚；花柱3枚。蒴果球形，3裂，每裂瓣有种子2枚。种子具膜质翅，翅长稍短于蒴果。花期、果期4—12月。

生境及分布：生于岩石边或石灰岩上。分布于兴义、罗甸、惠水、赤水、龙里、开阳、修文、瓮安等地。

采收加工：春季、夏季采收，鲜用或晒干。

功能与主治：嫩枝叶入药，清热利尿。主治小便不利，肾炎，黄疸型肝炎。

附注：该种虽然分布较广，但资源量较小，加以开发利用的同时应注意保护。

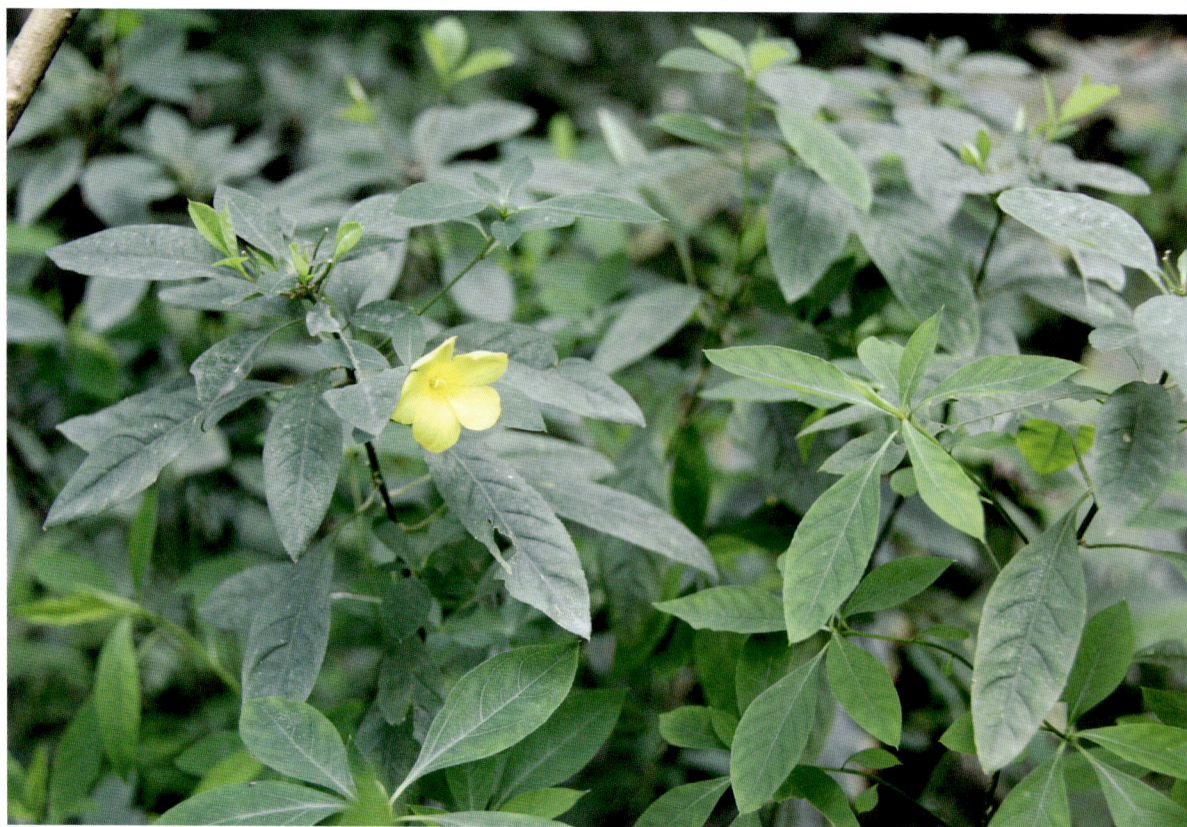

植物名称：青篱柴 *Tirpitzia sinensis* (Hemsley) H. Hallier

植物形态：灌木或小乔木，高1～5 m。树皮灰褐色。叶纸质或厚纸质，椭圆形、倒卵状椭圆形或卵形，长3～8.5 cm，宽2.8～4.5 cm，先端钝圆或急尖，基部宽楔形或近圆形。萼片5枚，披针形，宿存；花瓣5枚，白色，长2～3.8 cm，旋转排列成管状，瓣片阔倒卵形，开展，先端圆形；雄蕊5枚，花丝基部合生成筒状；退化雄蕊5枚，与雄蕊互生；子房4室，每室有胚珠2枚；花柱4枚。蒴果室间开裂成4瓣，每室有种子1～22枚。种子具膜质翅。花期5—8月，果期8—12月或8月至第二年3月。

生境及分布：生于石灰岩灌丛中。分布于贵州各地。

采收加工：根秋季、冬季采挖，洗净，切片晒干。叶夏季、秋季采收，鲜用。

功能与主治：根、叶入药，活血疗伤，止血。主治劳伤，刀伤出血。

附注：该种分布区域广，资源量较大，可大量开发利用。

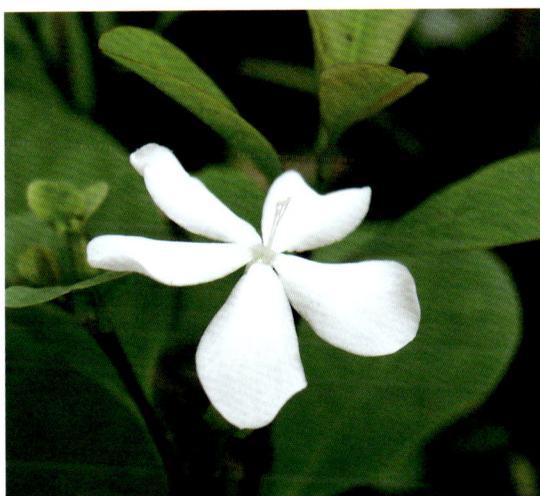

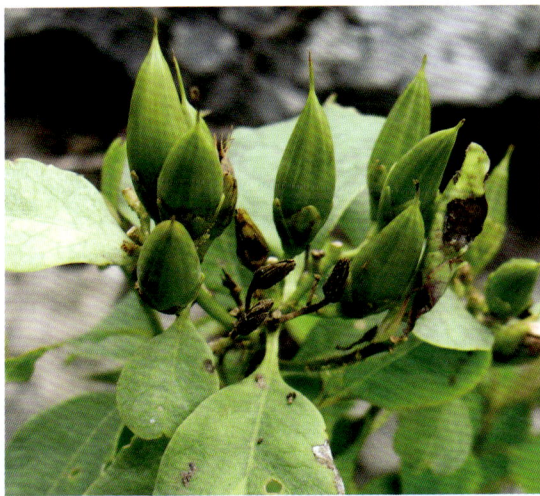

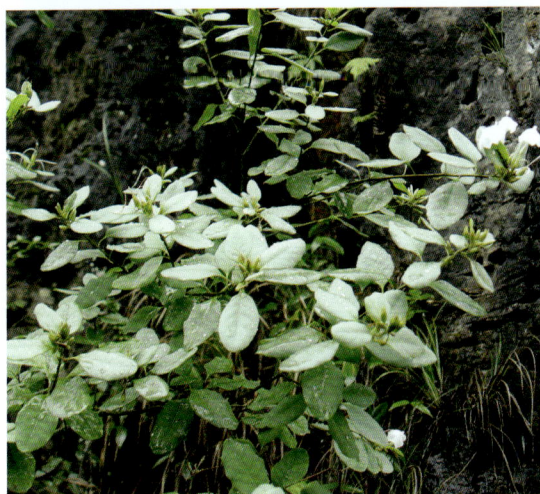

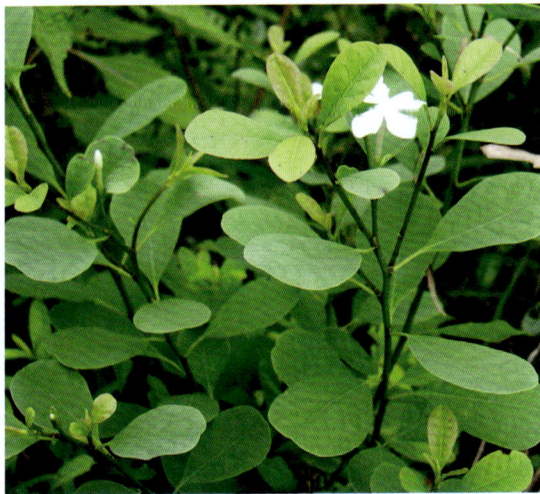

芸香科 Rutaceae

　　乔木、灌木或草本，稀攀缘性灌木。叶互生或对生，单叶或复叶。花两性或单性，常辐射对称；萼片4或5枚；花瓣4或5枚；雄蕊4或5枚；雌蕊通常4或5枚，中轴胎座，稀侧膜胎座。果为蓇葖果、蒴果、翅果、核果，或果皮稍近肉质的浆果。

　　本科约155属1600余种，广泛分布于全世界，但主要分布于热带、亚热带地区。我国有22属126种。

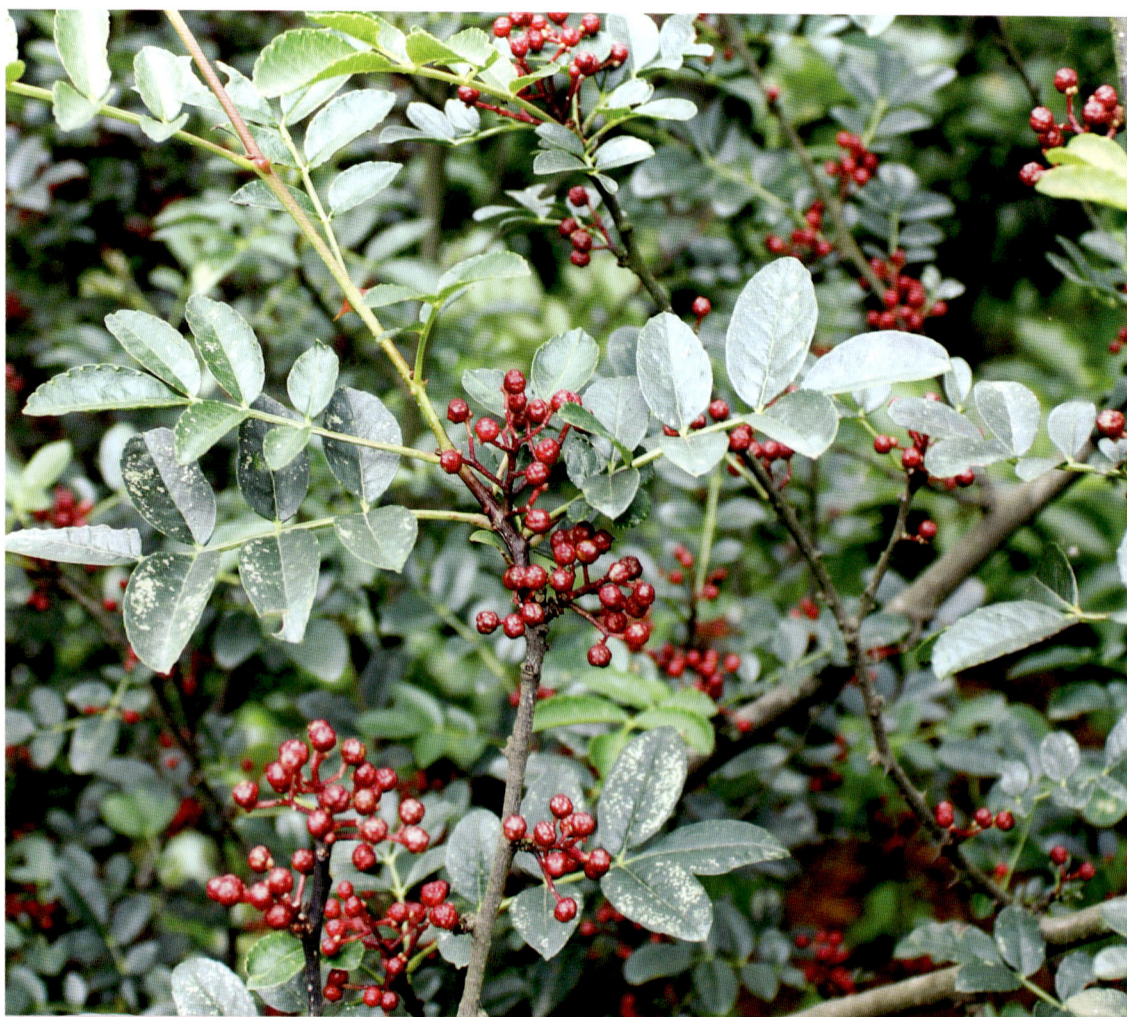

花椒 *Zanthoxylum bungeanum* Maximowicz

植物名称：臭节草 *Boenninghausenia albiflora* (Hooker) Reichenbach ex Meisner

别称：松风草、岩椒草

植物形态：常绿草本。叶薄纸质，小裂片倒卵形、菱形或椭圆形，长1～2.5 cm，宽0.5～2 cm，背面灰绿色。花序有花且甚多，花枝纤细，基部有小叶；萼片长约1 mm；花瓣白色，有时顶部桃红色，长圆形或倒卵状长圆形，长6～9 mm，有透明油点；8枚雄蕊长短相间，花丝白色，花药红褐色；子房绿色，基部有细柄。分果瓣长约5 mm，每分果瓣有种子4枚，稀3或5枚；子房柄在结果时长4～8 mm。种子肾形，长约1 mm，褐黑色，表面有细瘤状凸起。花期、果期7—11月。

生境及分布：生于山坡、林下或灌丛中。贵州大部分地区有分布。

采收加工：夏季采收，切碎晒干。

功能与主治：茎叶、根入药，解表，截疟，活血，解毒。主治感冒发热，支气管炎，疟疾，胃肠炎，跌打损伤，痈疽疮肿，烫伤。

附注：该种分布区域广，野生资源量较大，可大量开发利用。*Flora of China* 将石椒草的拉丁名 *Boenninghausenia sessilicarpa* Léveillé处理为臭节草现用拉丁名的异名。

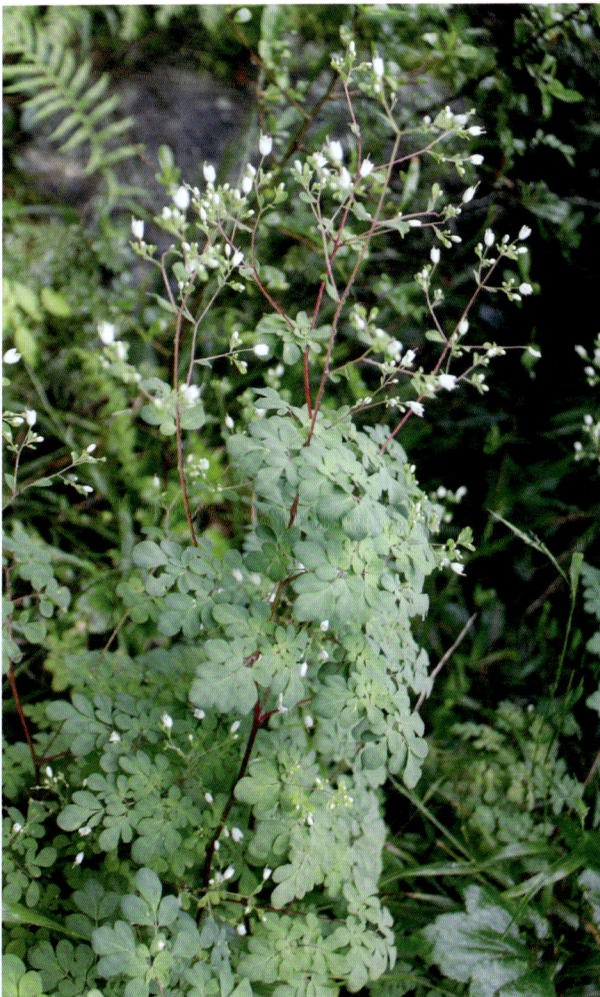

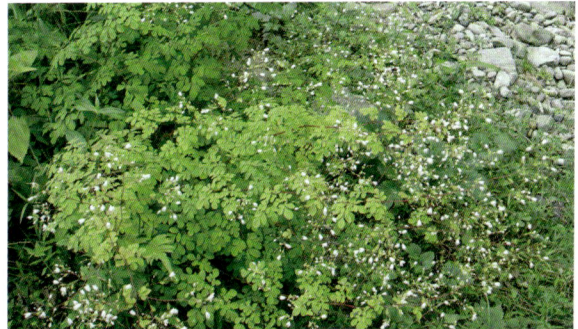

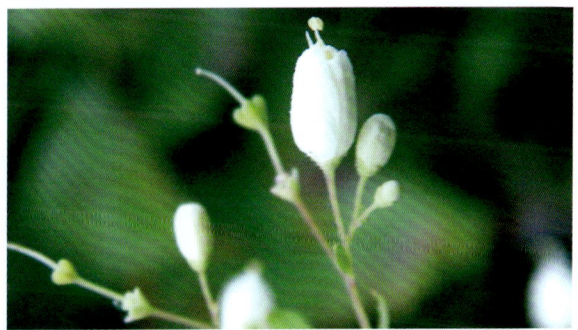

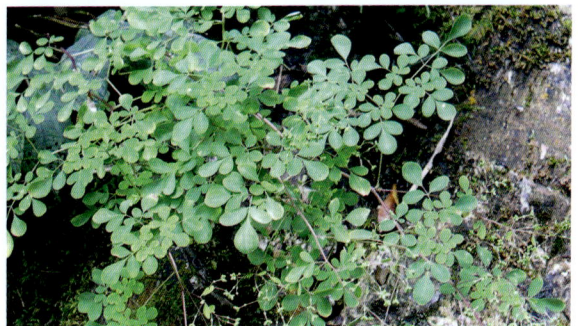

植物名称：酸橙 *Citrus × aurantium* **Linnaeus**

植物形态：小乔木，刺多。叶颇厚，翼叶倒卵形，基部狭尖，长1～3 cm，宽0.6～1.5 cm。总状花序有花少数，有时兼有腋生单花，有单性花倾向，即雄蕊发育，雌蕊退化；花蕾椭圆形或近圆球形；花萼4或5浅裂，有时花后增厚；花大小不等，径2～3.5 cm；雄蕊20～25枚，通常基部合生成多束。果圆球形或扁圆形，橙黄色至朱红色，油胞大小不均匀，凹凸不平，果心实或半充实，瓢瓣10～13瓣，果肉酸。种子多且大，常有肋状棱。花期4—5月，果期9—12月。

生境及分布：生于山坡疏林中，或栽培。贵州各地有栽培。

采收加工：幼果5—6月采摘或待其自然脱落后拾取，大者切成两半，晒干。未成熟果实7—8月近成熟时采摘，大者切成两半，晒干或微火烘干。

功能与主治：幼果入药，破气消积，化痰除痞；主治积滞内停，痞满胀痛，大便秘结，泻痢后重，胸痹等。未成熟果实入药，理气宽胸，行滞消积；主治食积不化，脘腹胀满等。

附注：该种为《中华人民共和国药典》收载品种。*Flora of China*将该种处理为杂交种。

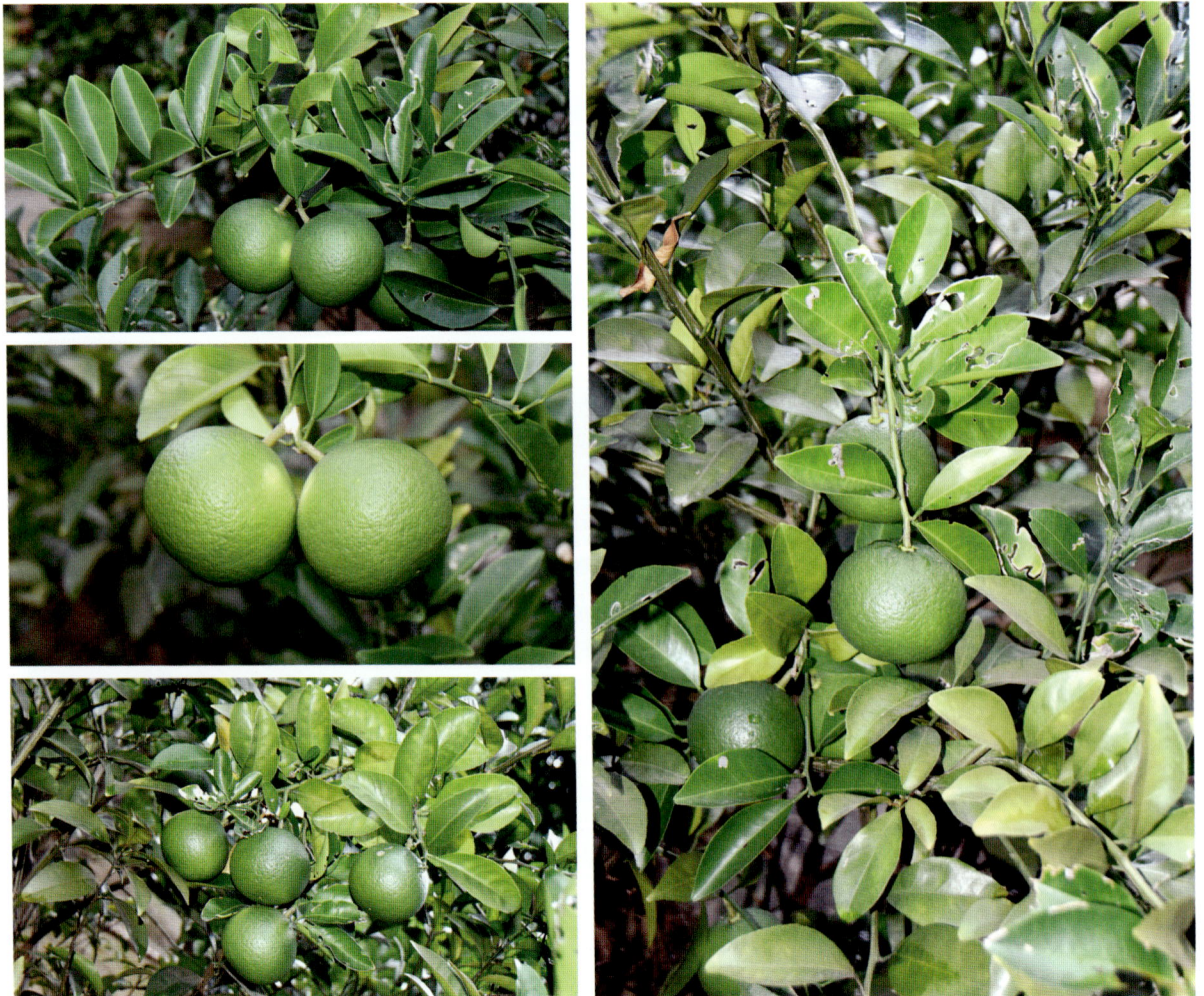

植物名称：柠檬 *Citrus × limon* (Linnaeus) Osbeck

植物形态：小乔木，多锐刺。单身复叶，阔椭圆形或卵状椭圆形，顶端圆或钝，边缘有钝齿。少花簇生或单花腋生，有时3～5朵花组成总状花序；花瓣略斜展，背面淡紫色，长1～1.5 cm；雄蕊25～30枚；子房卵形；花柱比子房长约3倍。果扁圆形至圆球形，果皮甚薄，光滑，稍难剥离，瓤囊9～11瓣，略有柠檬香味，瓤瓣壁颇厚而韧。种子或多或少，长卵形，顶端尖或稍钝，细小，平滑无棱。花期4—5月，果期9—10月。

生境及分布：生于海拔750～1200 m的山坡灌丛或疏林中。分布于册亨、望谟、兴义、兴仁、安龙、荔波、罗甸等地，野生或栽培。

采收加工：果实呈黄绿色时采收，用乙烯进行催熟处理，使果皮变黄，鲜用或切片晒干。叶全年均可采收，晒干。根夏季、秋季采挖，洗净，切片晒干。

功能与主治：果实入药，生津解暑，和胃安胎；主治胃热伤津，中暑烦渴，脘腹胀痛，妊娠呕吐等。叶入药，化痰止咳，理气和胃，止泻；主治咳喘痰多，泄泻。根入药，行气，活血，止痛，止咳；主治胃痛，疝气，跌打损伤，咳嗽。

附注：该种野生资源量较小，应加以保护。*Flora of China*将该种处理为杂交种。

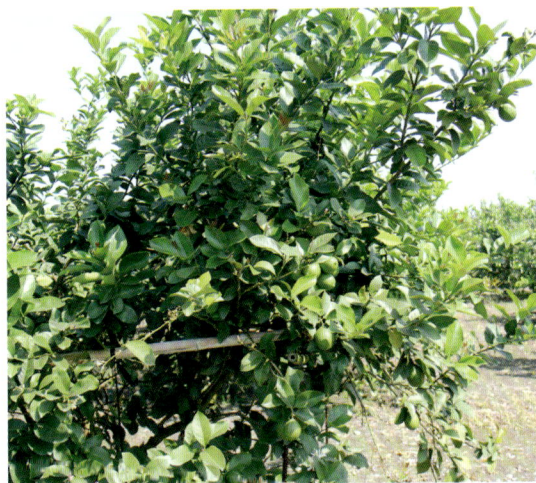

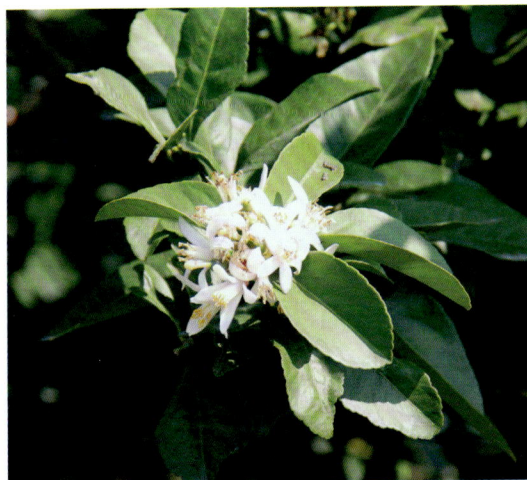

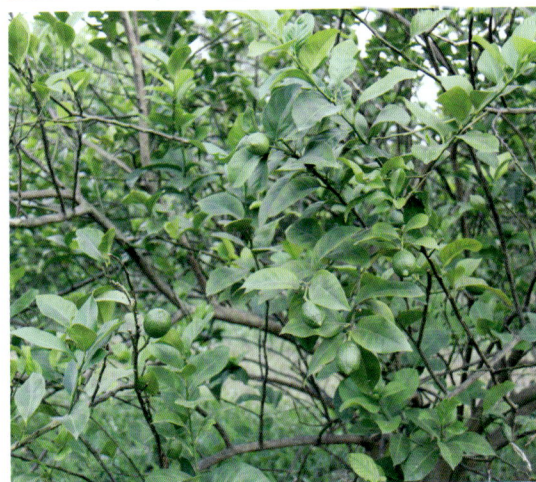

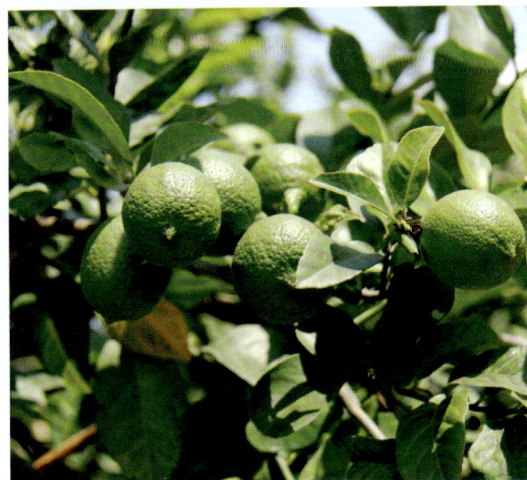

植物名称：宜昌橙 *Citrus cavaleriei* H. Léveillé ex Cavalerie

植物形态：小乔木或灌木，枝干多具直的锐刺。叶卵状披针形，大小差异很大，大的长达8 cm、宽约4.5 cm，小的长2～4 cm、宽0.7～1.5 cm，顶部渐狭尖；翼叶比叶略短小至稍较长。花通常单生于叶腋；花蕾阔椭圆形；花萼5浅裂；花瓣淡紫红色或白色；雄蕊20～30枚，花丝合生成多束，偶有个别离生。果扁圆形、圆球形或梨形，粗糙，油胞大，明显突起，瓢瓣7～10瓣，果肉淡黄白色。种子30枚以上，近圆形而稍长，或为不规则的四面体。花期5—6月，果期10—11月。

生境及分布：生于海拔500～1700 m的山地密林或疏林中。分布于德江、印江、从江、天柱、赫章、威宁、水城、望谟、荔波、绥阳、平塘、独山，以及贵阳等地。

采收加工：果实成熟时采收，晒干或阴干。根全年均可采收，洗净，切片晒干。

功能与主治：果实入药，止咳化痰，生津健胃；主治百日咳，食欲不振，中暑烦渴。根入药，行气止痛，止咳平喘；主治胃痛，疝气，咳喘。

附注：该种在贵州分布区域广，有一定野生资源量，可加以开发利用。

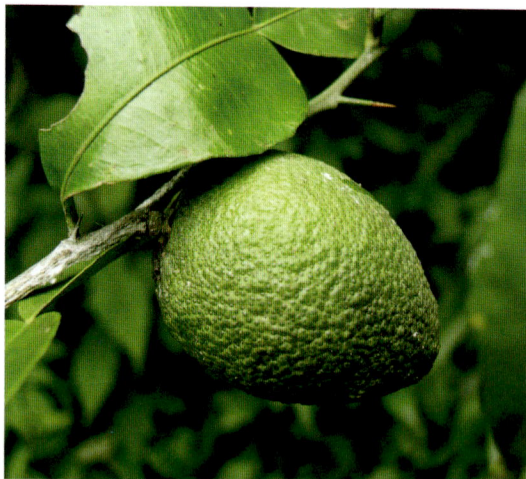

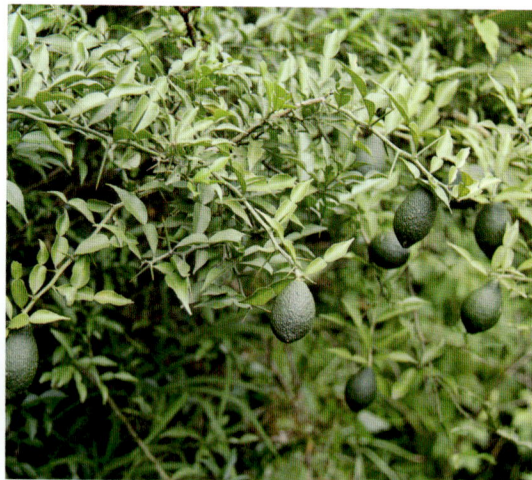

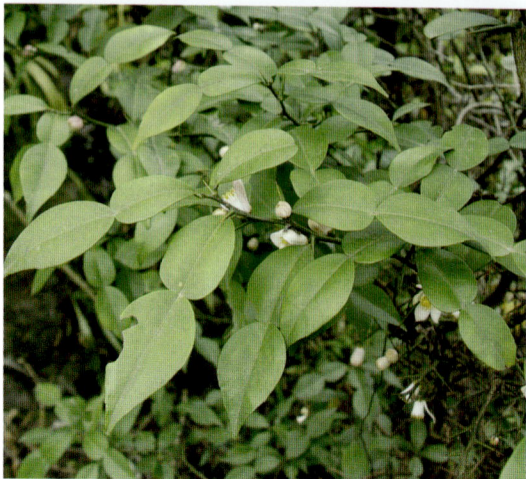

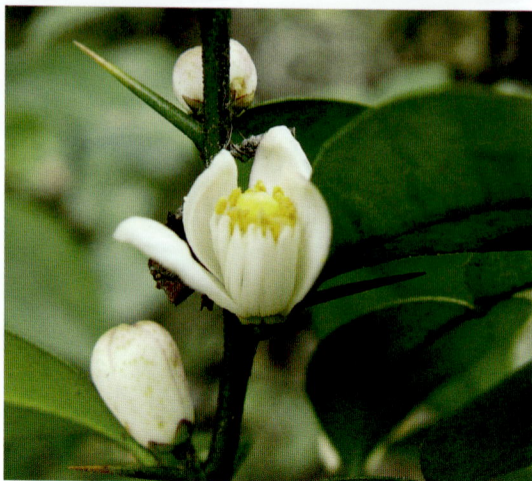

植物名称：柚 *Citrus maxima* (Burman) Merrill

　　植物形态：乔木，嫩枝扁且有棱。叶颇厚，阔卵形或椭圆形，连翼叶长9～16 cm、宽4～8 cm，顶端钝或圆，基部圆。总状花序，有时兼有腋生单花；花蕾淡紫红色，稀乳白色；花萼不规则3～5浅裂；花瓣长1.5～2 cm；雄蕊25～35枚，有时部分雄蕊不育。果圆球形、扁圆形、梨形或阔圆锥形，海绵质，油胞大，突起，果心实但松软，瓤瓣10～15瓣或多至19瓣。种子多达200余枚，亦有无种子的，形状不规则。花期4—5月，果期9—12月。

　　生境及分布：贵州各地均有栽培。

　　采收加工：根全年均可采挖，洗净，切片晒干。果实成熟时采收，鲜用。外果皮果实未成熟时采收，置于沸水中略烫后，将果皮切成5～7瓣，除去果瓤和部分中果皮，压制成形，晒干或阴干。

　　功能与主治：根入药，理气止痛，散风寒；主治胃脘肿痛，疝气，风寒感冒。果实、外果皮入药，理气，消食，化痰，醒酒；主治呕吐呃逆，消化不良，脘腹胀痛，风寒咳嗽痰多，酒醉。

　　附注：该种多作为水果栽培，产藏量较大，可大量开发利用。

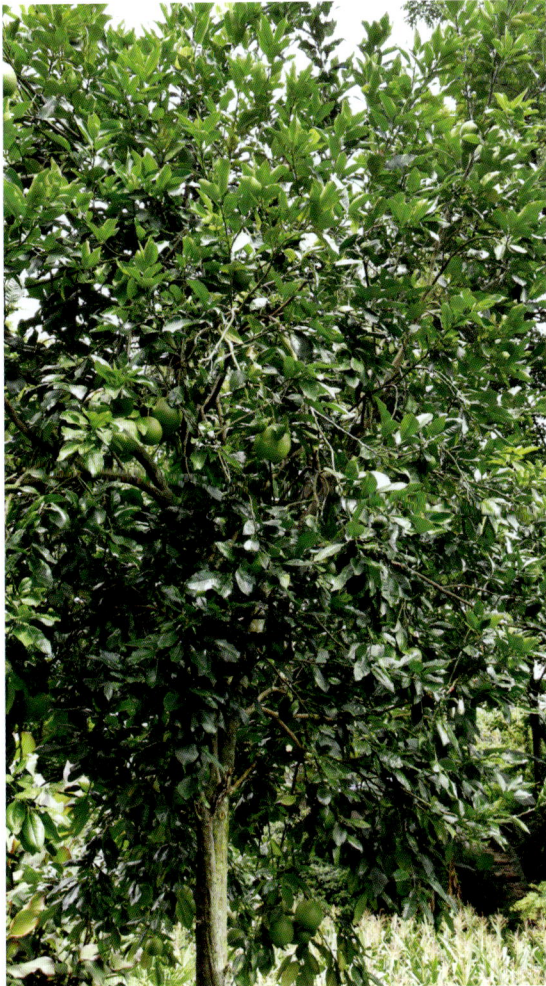

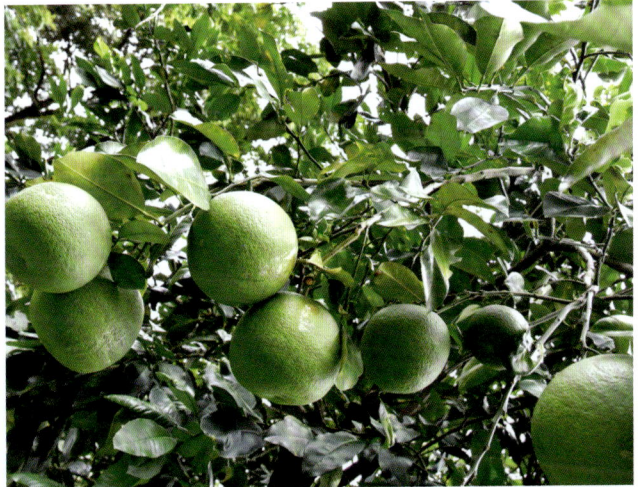

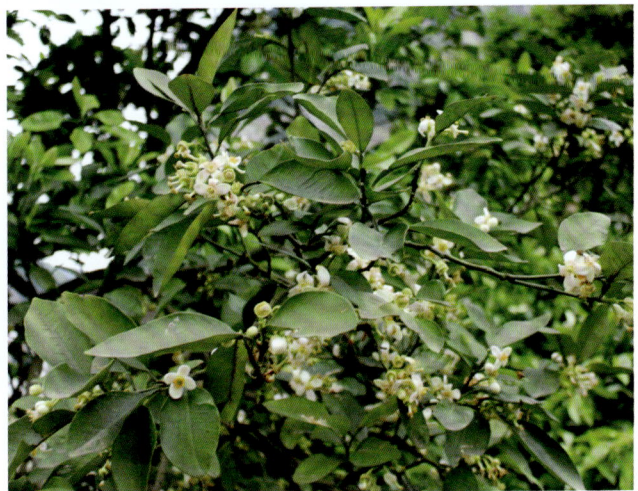

植物名称：香橼 *Citrus medica* Linnaeus

别称：佛手柑

植物形态：灌木或小乔木，茎枝多刺。单叶，稀兼有单身复叶；叶片椭圆形或卵状椭圆形，长6～12 cm，宽3～6 cm，顶部圆或钝，边缘有浅钝裂齿。总状花序有花达12朵，有时兼有腋生单花；花两性，有单性花趋向则雌蕊退化；花瓣5枚；雄蕊30～50枚；子房圆筒状；花柱粗长。果椭圆形、近圆形或纺锤形，重可达2 kg，果皮黄色、粗糙，瓤瓣10～15瓣，果肉酸或略甜，有香气。种子小，平滑。花期4—5月，果期10—11月。

生境及分布：贵州各地均有栽培。

采收加工：果实成熟时采收，除去果皮，晒干或阴干。

功能与主治：果实入药，疏肝理气，宽中化痰。主治胸闷胀满，胃痛，痰多咳嗽，食欲不振，肝郁气滞，消化不良，呕吐。

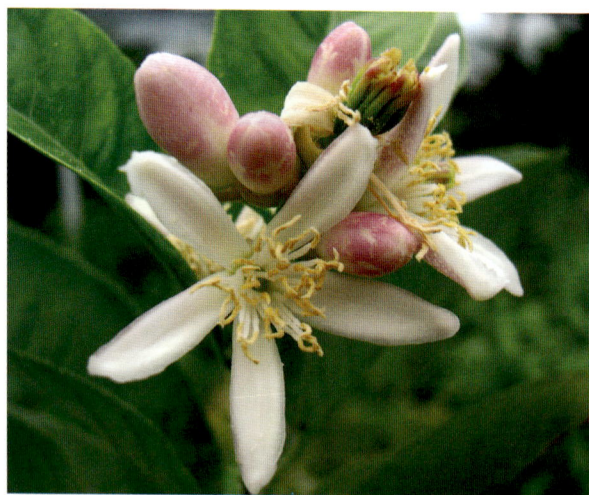

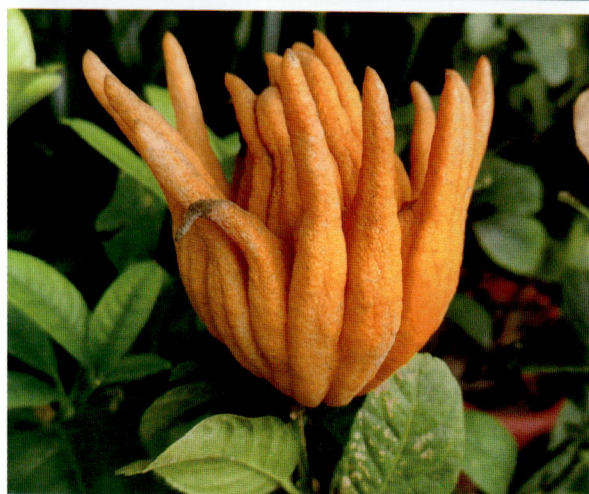

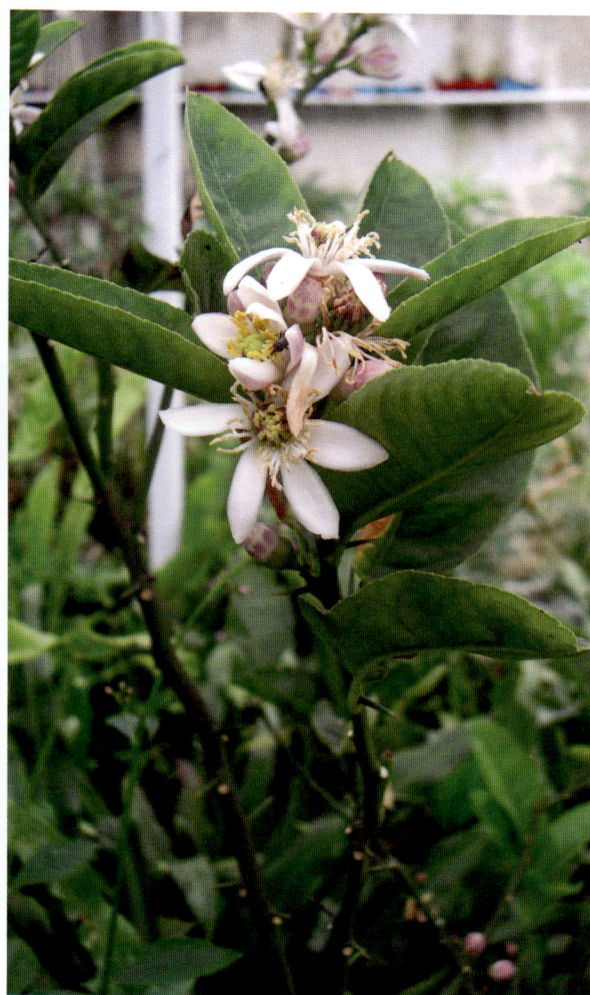

植物名称：柑橘 *Citrus reticulata* Blanco

植物形态：小乔木，刺较少。单身复叶，披针形、椭圆形或阔卵形，大小变异较大，叶缘至少上半段通常有钝或圆的裂齿，很少全缘。花单生或2~3朵簇生；花萼不规则3~5浅裂；雄蕊20~25枚。果实通常扁圆形至近圆球形，果皮甚薄而光滑，或厚而粗糙，瓤瓣7~14瓣，稀较多，果肉酸或甜。种子或多或少，稀无籽，通常卵形，顶部狭尖，基部浑圆。花期4—5月，果期10—12月。

生境及分布：贵州各地均有栽培。

采收加工：果皮果实成熟时采收，晒干或阴干。未成熟果皮果实未成熟时采收，晒干或阴干。

功能与主治：果皮入药，理气降逆，和中开胃，燥湿化痰；主治脾胃气滞湿阻，肺气阻滞，咳嗽痰多等。未成熟果皮入药，疏肝理气，消食化滞；主治肝郁气滞之胁肋胀痛，乳房胀痛，乳痛，食积，胃脘胀痛等。

附注：该种为《中华人民共和国药典》收载品种，产藏量较大，可大量开发利用。

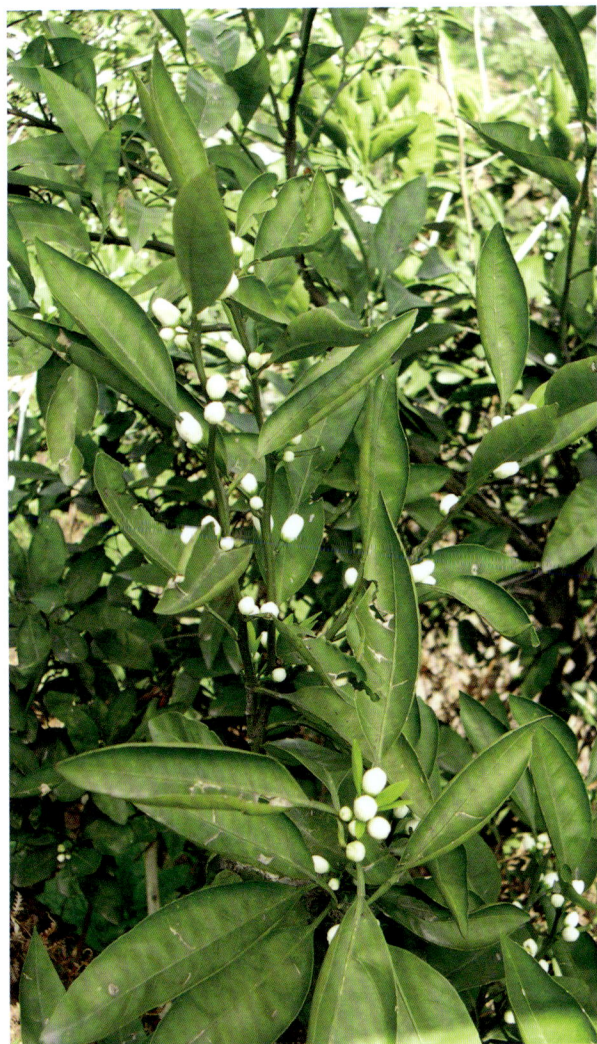

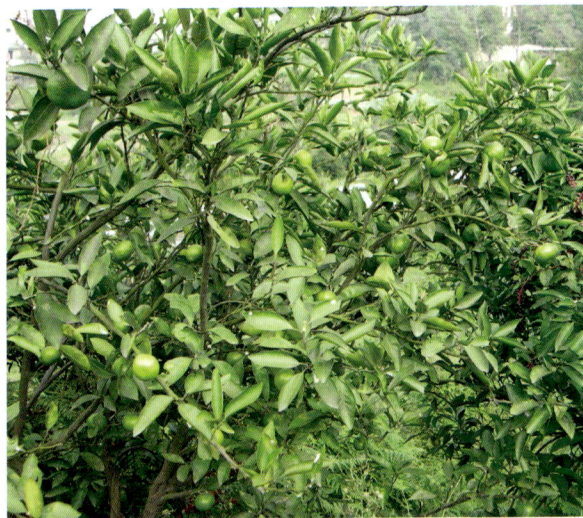

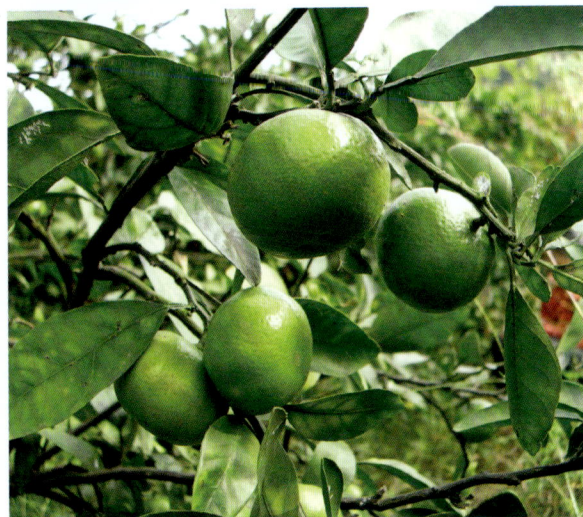

植物名称：枳 *Citrus trifoliata* Linnaeus

别称：枸橘

植物形态：小乔木。通常为三出叶，或杂交种的则除3枚小叶外尚有2枚小叶或单小叶同时存在；小叶等长或中间的1枚较大，长2～5 cm，宽1～3 cm，对称或两侧不对称，叶缘有细钝裂齿或全缘；叶柄有狭长的翼叶。花有大、小二型，花径3.5～8 cm；萼片长5～7 mm；花瓣白色，匙形，长1.5～3 cm；雄蕊通常20枚，花丝不等长。果近圆球形或梨形，瓤瓣6～8瓣，有种子20～50枚。种子阔卵形，平滑或间有不明显的细脉纹，长9～12 mm。花期5—6月，果期10—11月。

生境及分布：黄平、从江、贞丰、惠水、瓮安、罗甸、独山、荔波、都匀，以及贵阳等地有栽培。

采收加工：果实5—6月采收，晒干。根皮全年均可采收，晒干。

功能与主治：果实入药，疏肝和胃，理气止痛，消积化滞；主治胸胁胀满，脘腹胀痛，乳房结块，疝气，睾丸疼痛，跌打损伤，食积，子宫脱垂。根皮入药，敛血，止痛；主治痔疮，便血，牙痛。

附注：*Flora of China*将该种从枳属*Poncirus*移至柑橘属*Citrus*，将枳的原拉丁名*Poncirus trifoliata* (Linnaeus) Rafinesque处理为现用拉丁名的异名。

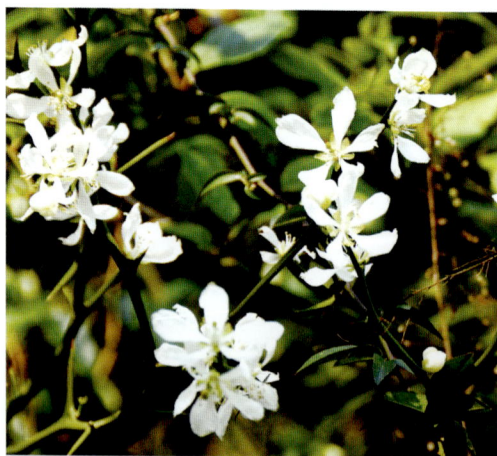

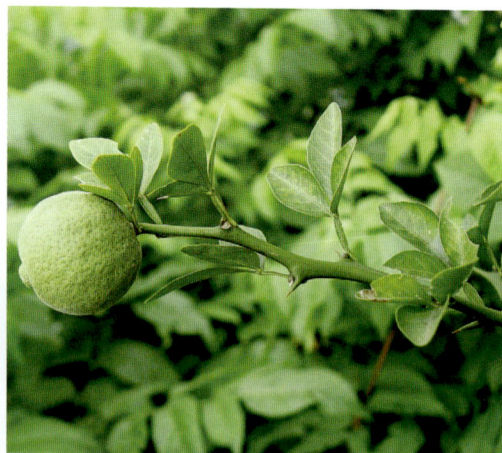

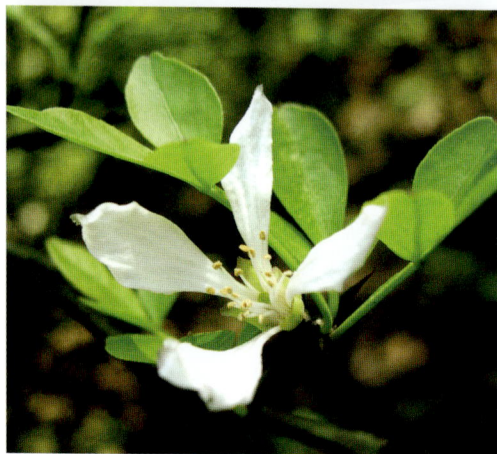

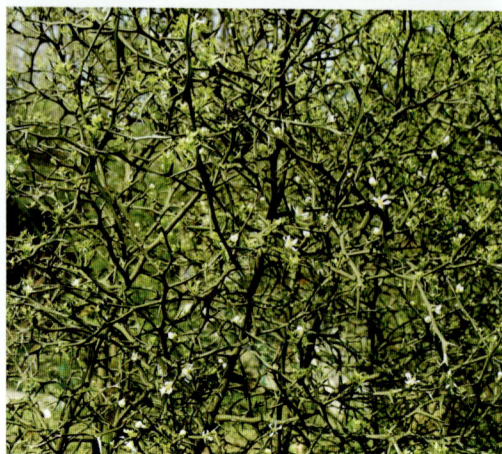

植物名称：齿叶黄皮 *Clausena dunniana* H. Léveillé

别称：山茴香

植物形态：落叶小乔木。小叶5~15枚，卵形至披针形，长4~10 cm，宽2~5 cm，顶部急尖或渐尖，常钝头，有时微凹，基部两侧不对称，边缘有圆或钝的裂齿。花序顶生，兼有生于小枝近顶部的叶腋；花蕾圆球形；花梗无毛；花萼裂片及花瓣均4枚，稀兼有5枚；花瓣长圆形，长3~4 mm；雄蕊8枚，稀兼有10枚；子房近圆球形，柱头与花柱约等粗，略呈四棱形，花盘细小。果近圆球形，初时暗黄色，后变红色，成熟时蓝黑色，有种子1~2枚。花期6—7月，果期10—11月。

生境及分布：生于海拔350~1500 m的密林、疏林或灌丛中。分布于德江、印江、思南、黎平、贞丰、安龙、兴义、兴仁、贵定、平塘、三都、独山、岑巩、瓮安、罗甸、长顺，以及贵阳等地。

采收加工：叶全年均可采收，鲜用。根全年均可采收，洗净，切片晒干。

功能与主治：叶、根入药，疏风解表，除湿消肿，行气散瘀。主治感冒，麻疹，哮喘，水肿，胃痛，风湿痹痛，湿疹，扭伤等。

附注：该种在贵州分布区域广，有一定野生资源量，可加以开发利用。

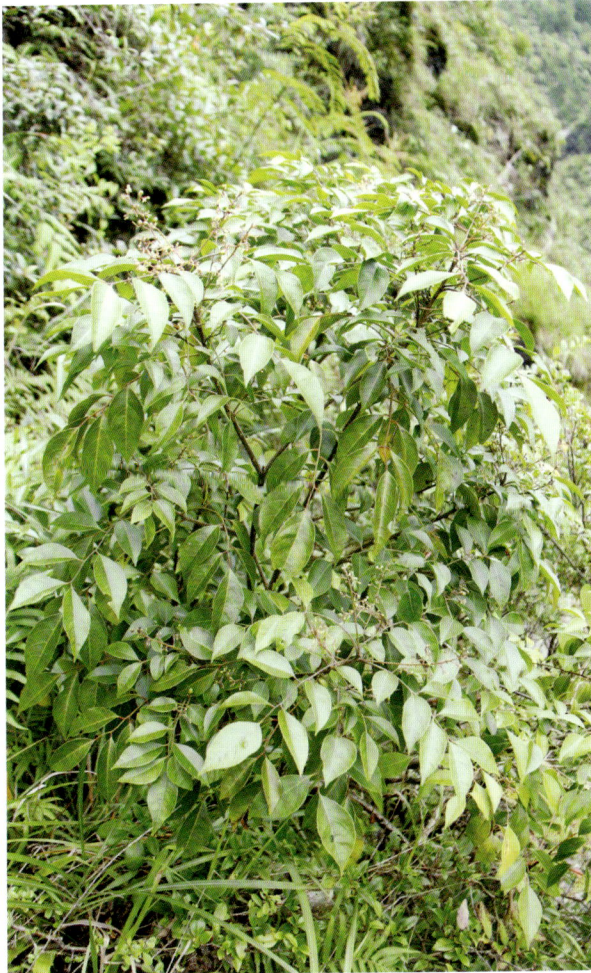

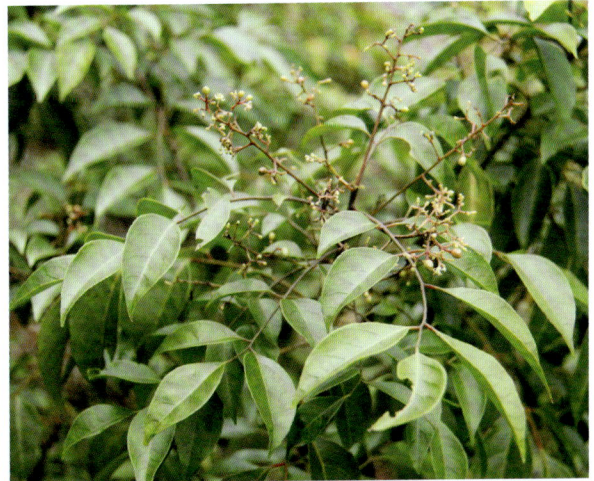

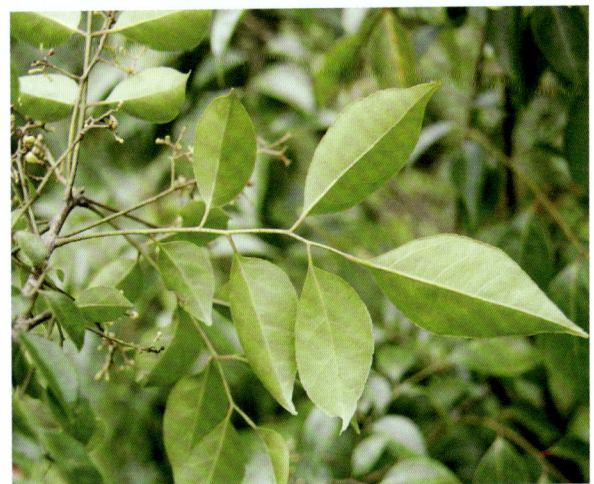

植物名称：毛齿叶黄皮 *Clausena dunniana* H. Léveillé var. *robusta* (Tanaka) C. C. Huang

植物形态：该变种与原种齿叶黄皮*Clausena dunniana* H. Léveillé的主要区别在于，毛齿叶黄皮小叶两面均被长柔毛，下面被毛较密，但结果时的小叶有时仅在上面中脉被毛或至少在叶缘处仍有疏毛；小叶及果通常比齿叶黄皮的稍大。

生境及分布：生于海拔1200～1500 m的山坡密林或灌丛中。分布于册亨、安龙、兴仁、兴义、瓮安、罗甸、荔波等地。

采收加工：枝叶全年均可采收，鲜用。根洗净，切片晒干。

功能与主治：枝叶、根入药，疏风解表，除湿消肿，行气散瘀。主治感冒，麻疹，哮喘，水肿，胃痛，风湿痹痛，湿疹，扭伤等。

附注：该种在贵州有一定野生资源量，可加以开发利用。

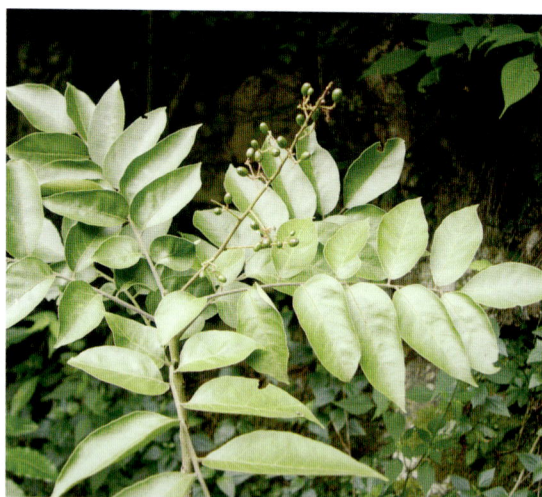

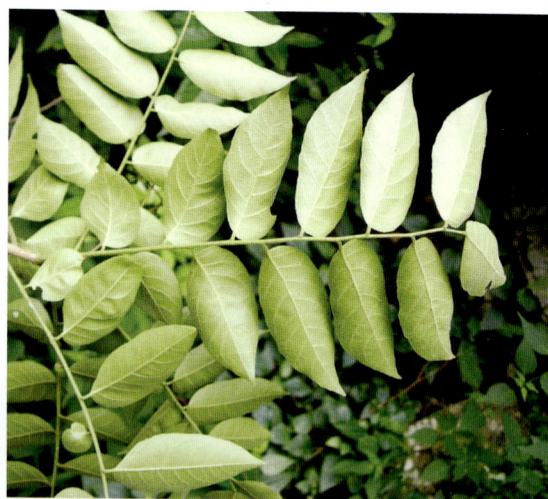

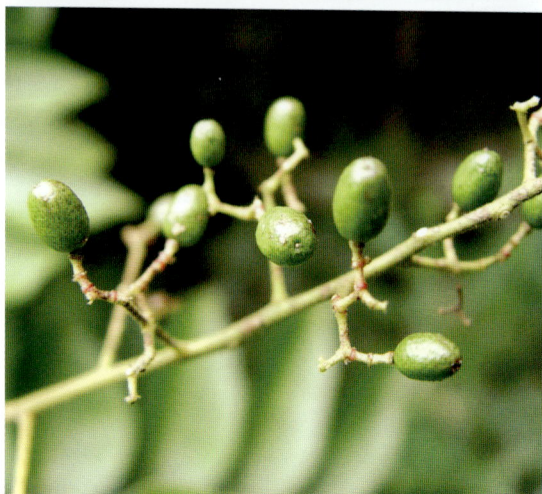

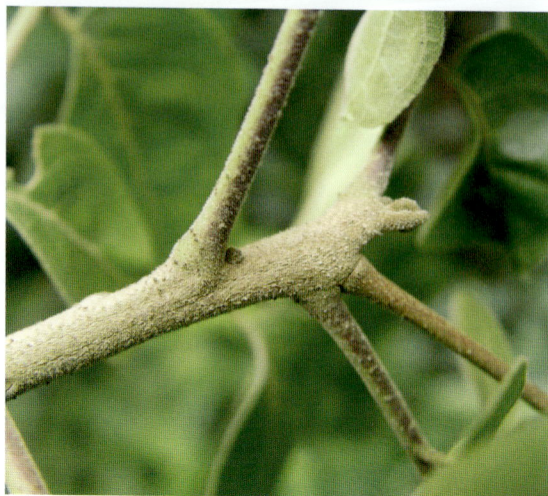

植物名称：黄皮 *Clausena lansium* (Loureiro) Skeels

植物形态：小乔木。小枝、叶轴、花序轴，尤以未张开的小叶下面脉上散生甚多明显突起的细油点且密被短直毛。小叶5~11枚，卵形或卵状椭圆形，常向一侧偏斜，长6~14 cm，宽3~6 cm，基部近圆形或宽楔形。圆锥花序顶生；花蕾圆球形，有5条稍突起的纵脊棱；花萼裂片阔卵形；花瓣长圆形；雄蕊10枚；子房密被直长毛，花盘细小，子房柄短。果圆形、椭圆形或阔卵形，有种子1~4枚；子叶深绿色。花期4—5月，果期7—8月。

生境及分布：生于海拔300~500 m的河谷，或栽培。分布于从江、兴义、望谟、安龙、罗甸、福泉、三都等地。

采收加工：根、叶全年均可采收，鲜用或晒干。果实7—9月成熟时采摘，鲜用或晒干。

功能与主治：根入药，行气止痛；主治气滞胃痛，腹痛，疝气，风湿骨痛，痛经。叶入药，解表散热，行气化痰，利尿，解毒；主治瘟病发热，流行性乙型脑炎，疟疾，咳嗽痰喘，脘腹疼痛，小便不利，蛇虫咬伤等。果实入药，行气，消食，化痰；主治食积胀满，痰饮咳喘等。

附注：该种在贵州有一定野生资源量，可加以开发利用。

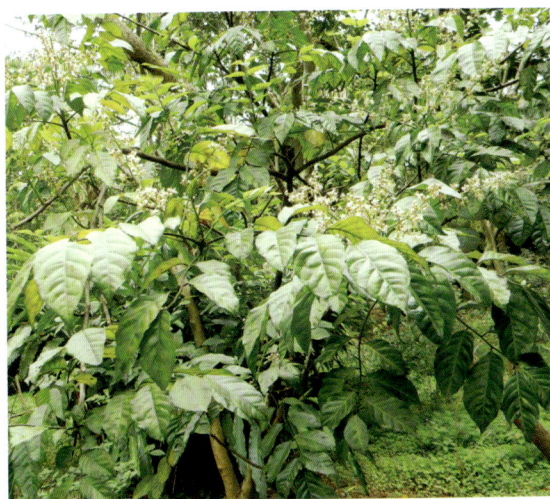

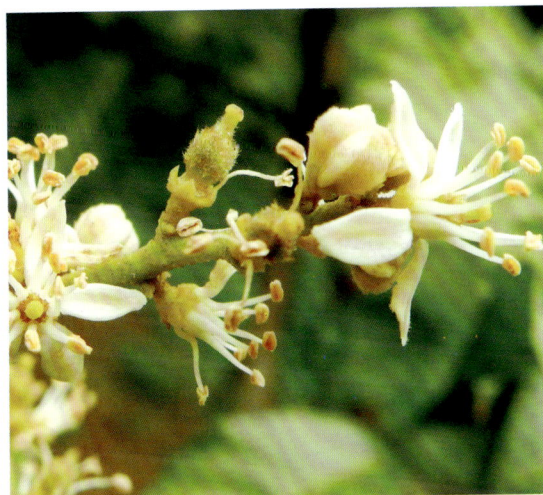

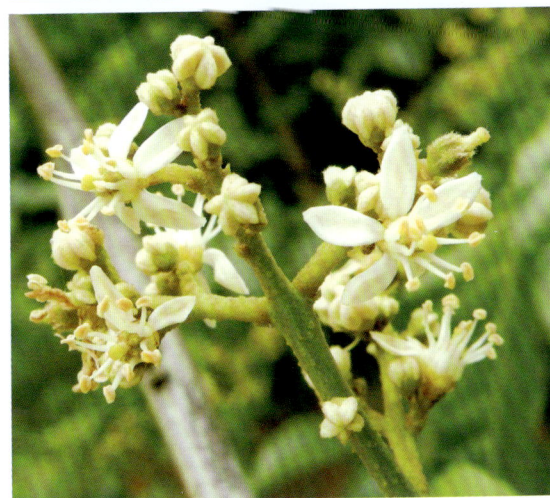

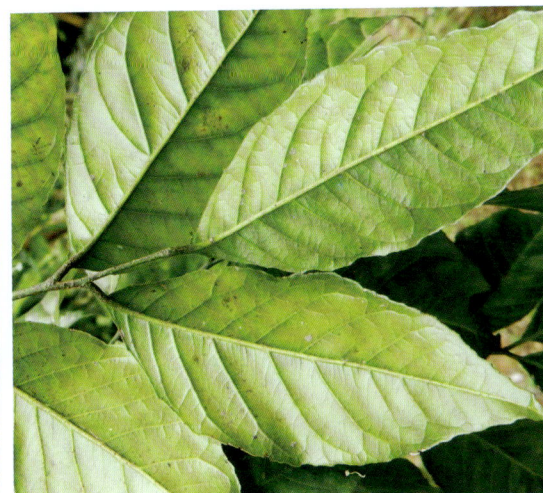

植物名称：小花山小橘 *Glycosmis parviflora* (Sims) Little

植物形态：灌木或小乔木。小叶2~4枚，稀5枚或兼有单小叶；叶片椭圆形、长圆形或披针形，有时倒卵状椭圆形，长5~19 cm，宽2.5~8 cm，顶部短尖至渐尖，基部楔尖，全缘。圆锥花序腋生及顶生，通常3~5 cm，很少较短，但顶生的长可达14 cm；花序轴、花梗、萼片常被早脱落的褐锈色微柔毛；萼片卵形；花瓣白色，长约4 mm，长椭圆形；雄蕊10枚，极少8枚；子房阔卵形至圆球形，油点不突起。果圆球形或椭圆形，有种子2~3枚，稀1枚。花期3—5月，果期7—9月。

生境及分布：生于海拔250~1000 m的河谷、溪边，以及山坡密林、疏林或灌丛中。分布于梵净山及册亨、望谟、罗甸等地。

采收加工：根全年均可采收，洗净，切片晒干。叶鲜用。

功能与主治：根、叶入药，祛风解表，化痰止咳，理气消积，散瘀消肿。主治感冒咳嗽，食滞纳呆，食积腹痛，疝气，跌打肿痛。

附注：该种野生资源量较小，应加以保护。

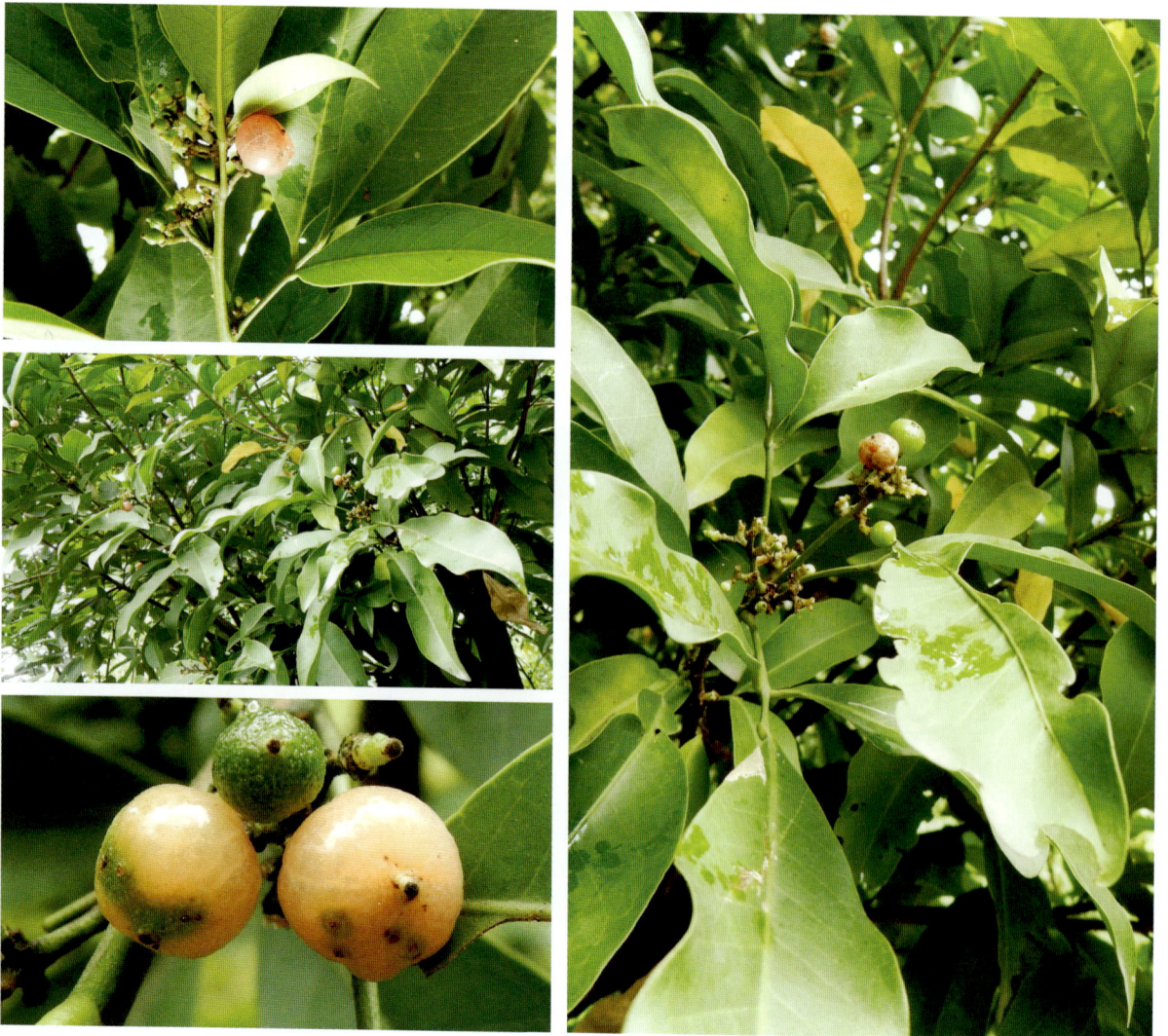

植物名称：三桠苦 *Melicope pteleifolia* (Champion ex Bentham) T. G. Hartley

别称：三叉苦、斑鸠花

植物形态：乔木。小叶3枚，有时偶有2枚小叶或单小叶同时存在；叶片长椭圆形，两端尖，有时倒卵状椭圆形，长6～20 cm，宽2～8 cm，全缘，油点多；叶柄基部稍增粗。花序腋生，很少同时有顶生，长4～12 cm，花甚多；萼片及花瓣均4枚；花瓣淡黄色或白色，长1.5～2 mm，常有透明油点；雄花的退化雌蕊细垫状突起，密被白色短毛；雌花的不育雄蕊有花药而无花粉。分果瓣淡黄色或茶褐色，每分果瓣有1枚种子。种子长，蓝黑色，有光泽。花期4—6月，果期7—10月。

生境及分布：生于山谷、溪边、林下或灌丛中。分布于兴义，以及安顺等地。

采收加工：夏季、秋季采收，鲜用或晒干。

功能与主治：根、茎叶入药，清热解毒，祛风除湿，消肿止痛。主治感冒发热，流行性乙型脑炎，肺热咳嗽，胃痛，咽喉肿痛，风湿痹痛，跌打损伤等。

附注：该种野生资源量较小，应加以保护。

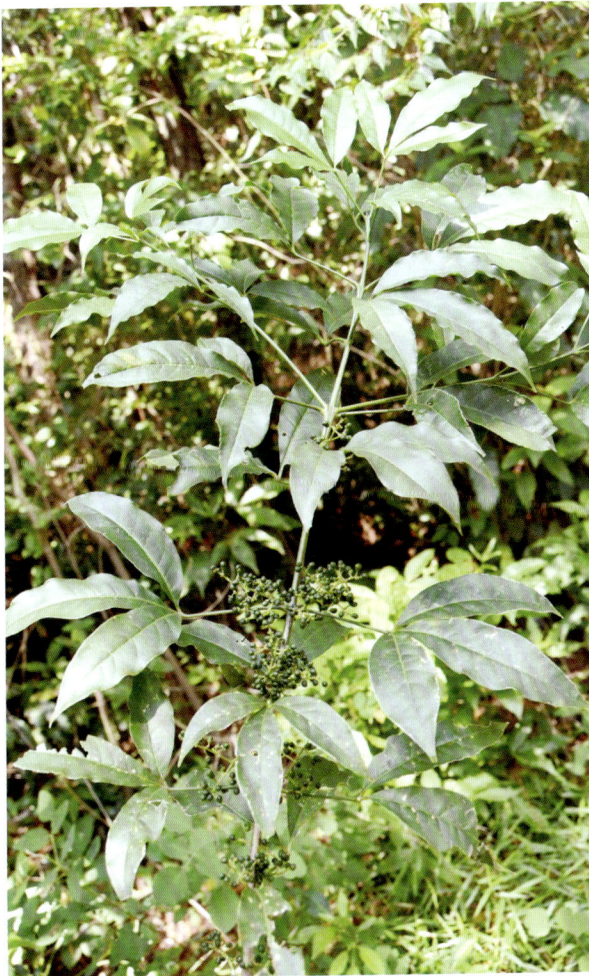

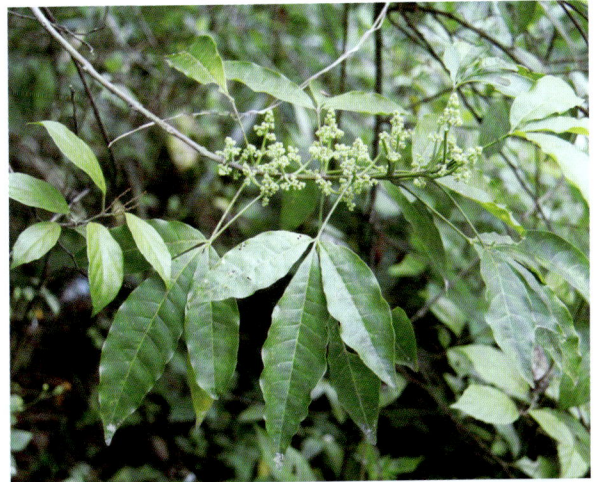

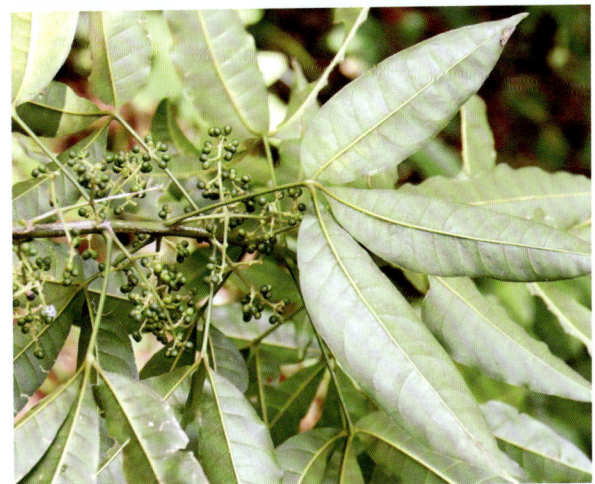

植物名称：小芸木 *Micromelum integerrimum* (Buchanan-Hamilton ex Candolle) Wight et Arnott ex M. Roemer

植物形态：小乔木。小叶7～15枚，互生或近对生，两面同色，深绿，平展，斜卵状椭圆形、斜披针形或斜卵形，位于叶轴基部的较小，长约4 cm，位于叶轴上部的长达20 cm、宽约8 cm，全缘。花蕾淡绿色，长椭圆形，花开放时花瓣淡黄白色；花萼浅杯状；花瓣长5～10 mm，盛开时反折；雄蕊10枚；子房初时被直立的柔毛。果椭圆形或倒卵形，有种子1～2枚。种皮薄膜质；子叶绿色，有油点。花期2—4月，果期7—9月。

生境及分布：生于海拔200～1200 m的河谷或溪边较阴湿的灌丛中。分布于册亨、望谟、兴义、安龙、贞丰、罗甸、荔波等地。

采收加工：全年均可采收，鲜用或晒干。

功能与主治：根、树皮、叶入药，疏风解表，温中行气，散瘀消肿。主治流行性感冒，感冒咳嗽，胃痛，风湿痹痛，跌打肿痛，骨折。

附注：该种在贵州有一定野生资源量，可加以开发利用。

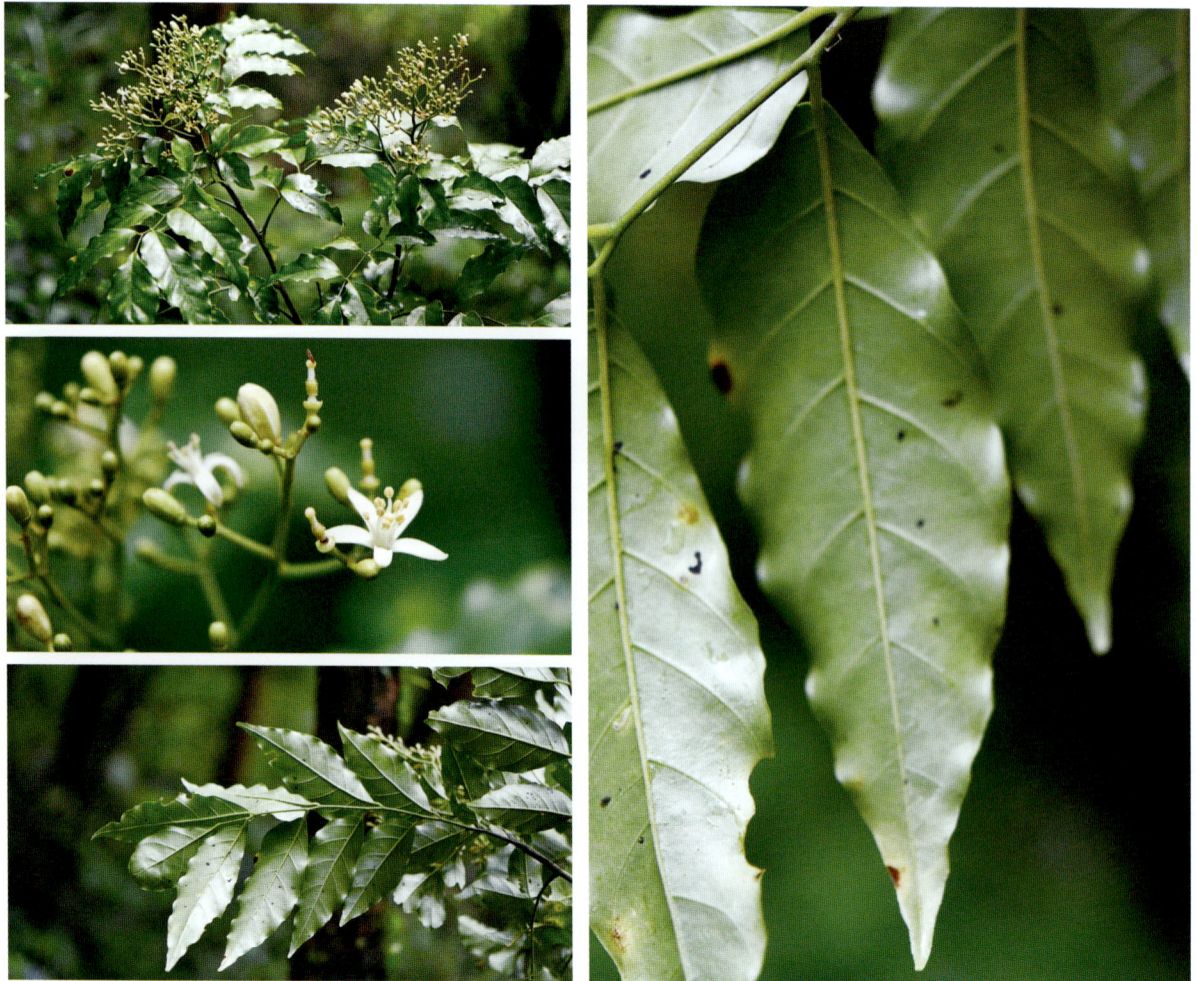

植物名称：豆叶九里香 *Murraya euchrestifolia* Hayata

植物形态：小乔木或灌木。小叶5～9枚，卵形，稀兼有披针形，长5～8 cm，宽2～4 cm，顶部短尖至渐尖，上面深绿色，有光泽，近革质，全缘。伞房状聚伞花序；花梗比花短；萼片及花瓣均为4枚，很少兼有5枚；萼片淡黄绿色，卵形；花瓣倒卵状椭圆形，长4～5 mm，散生油点；雄蕊8枚，稀有10枚，花丝由顶部至基部逐渐增宽，长短相间，花丝线形，花药近球形，干后褐黑色；子房淡黄绿色。果圆球形，有1～2枚种子。种皮无毛。花期4—7月，果期11—12月。

生境及分布：生于海拔700～1450 m的石灰岩山地密林、疏林或灌丛中。分布于兴义、安龙、贞丰、望谟、修文、清镇等地。

采收加工：夏季、秋季采收，鲜用或晒干。

功能与主治：枝叶入药，祛风解表，活血散瘀，消肿止痛。主治感冒，咳嗽，头痛，跌打损伤，风湿骨痛。

附注：该种野生资源量较小，应加以保护。

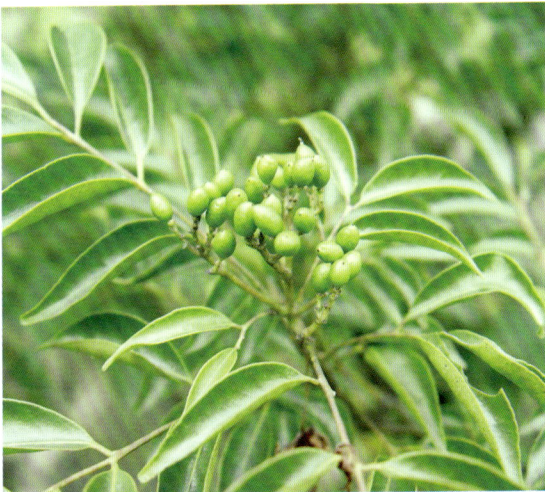

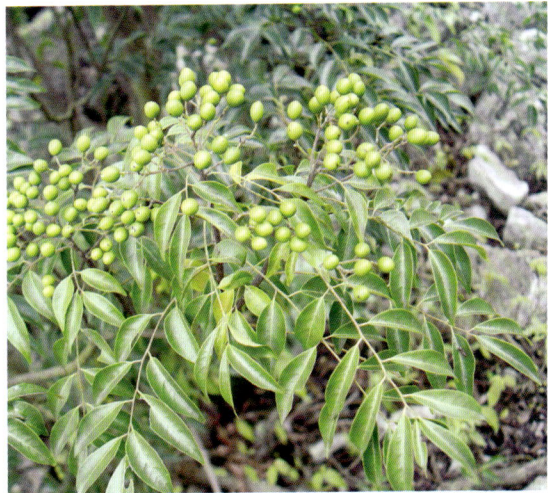

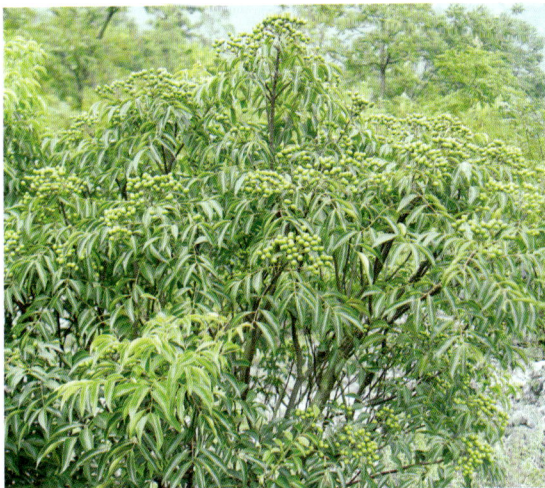

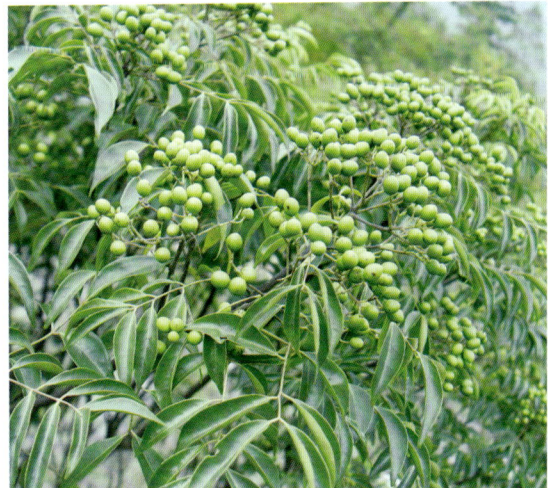

植物名称：九里香 *Murraya exotica* Linnaeus

植物形态：小乔木。枝白灰色或淡黄灰色。小叶3～7枚，倒卵形或倒卵状椭圆形，两侧常不对称，长1～6 cm，宽0.5～3 cm，顶端圆或钝，有时微凹，基部短尖。花序通常顶生，或顶生兼腋生，花多朵组成短缩的圆锥状聚伞花序；花白色，芳香；萼片卵形，长约1.5 mm；花瓣5枚；雄蕊10枚；花柱稍较子房纤细，与子房之间无明显界限。果橙黄色至朱红色，阔卵形或椭圆形，顶部短尖，略歪斜，有时圆球形。种子有短的棉质毛。花期4—8月，果期9—12月。

生境及分布：生于干燥山坡疏林或灌丛中。分布于罗甸、惠水、望谟、独山、荔波、都匀等地。

采收加工：全年均可采收，鲜用或晒干。

功能与主治：根、叶入药，祛风除湿，行气散瘀，消肿止痛。主治跌打损伤，胃痛。

附注：该种野生资源量较小，应加以保护。

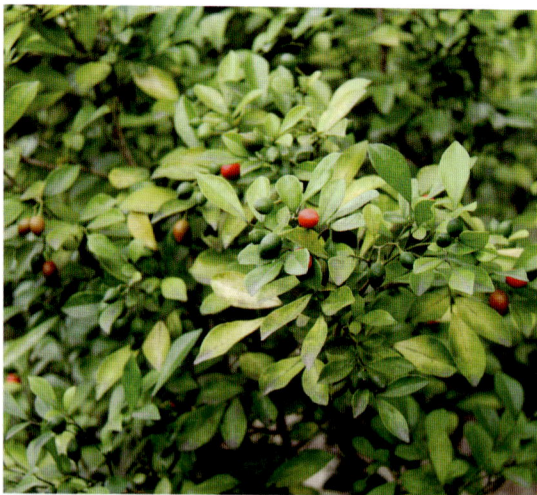

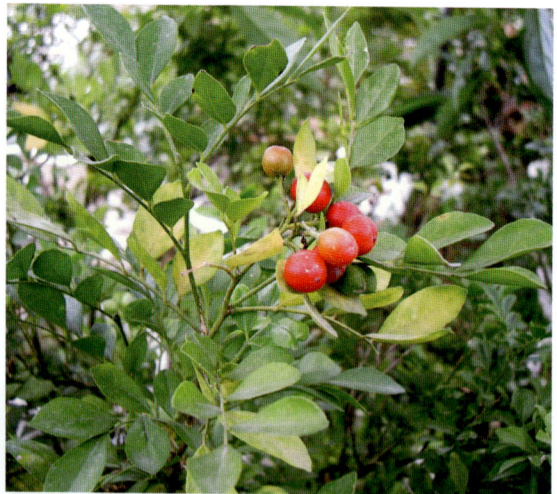

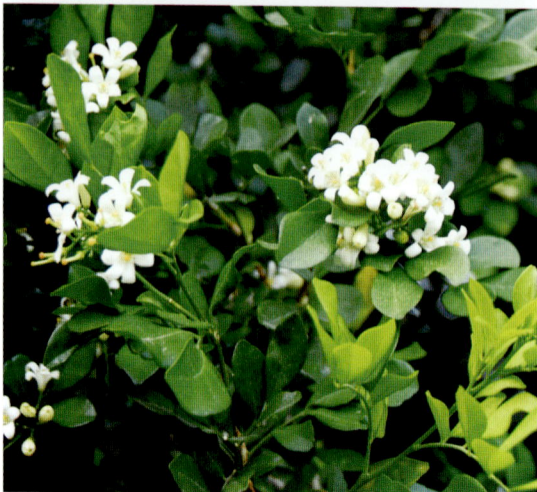

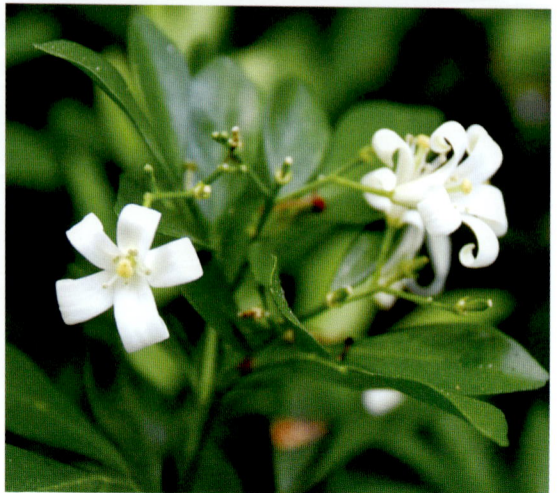

植物名称：千里香 *Murraya paniculata* (Linnaeus) Jack

　　植物形态：小乔木。幼苗期的叶为单叶，其后为单小叶及2枚小叶，成长叶有小叶3～5枚；小叶深绿色，上面有光泽，卵形或卵状披针形，长3～9 cm，宽1.5～4 cm，顶部狭长渐尖，稀短尖，基部短尖，两侧对称或向一侧偏斜，全缘。花序腋生和顶生，通常有花10朵以内；萼片卵形，宿存；花瓣倒披针形或狭长椭圆形，长达2 cm，盛花时稍反折，散生淡黄色半透明油点；雄蕊10枚。果橙黄色至朱红色，狭长椭圆形，稀卵形。种子1～2枚，种皮有棉质毛。花期4—9月，也有的在秋季、冬季开花，果期9—12月。

　　生境及分布：生于海拔250～1300 m的山坡疏林中。分布于黎平、镇宁、兴仁、兴义、册亨、安龙、贞丰、望谟、三都、罗甸、荔波等地。

　　采收加工：根秋季采挖，洗净，鲜用或切片晒干。茎叶生长旺盛期采收，植株每年采收茎叶1～2次，晒干。花4—6月采摘，晒干。

　　功能与主治：根入药，祛风除湿，行气止痛，散瘀通络；主治风湿痹痛，腰膝冷痛，痛风，跌打损伤，睾丸肿痛，疥癣等。茎叶入药，行气活血，散瘀止痛，解毒消肿；主治胃脘疼痛，风湿痹痛，跌扑肿痛，蛇虫咬伤等。花入药，理气止痛；主治气滞胃痛。

　　附注：该种为《中华人民共和国药典》收载品种，野生资源量较小，应加以保护。

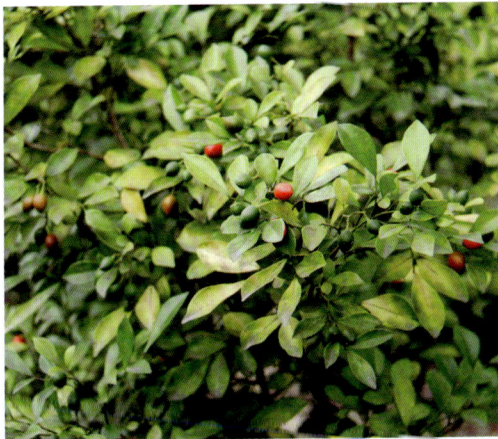

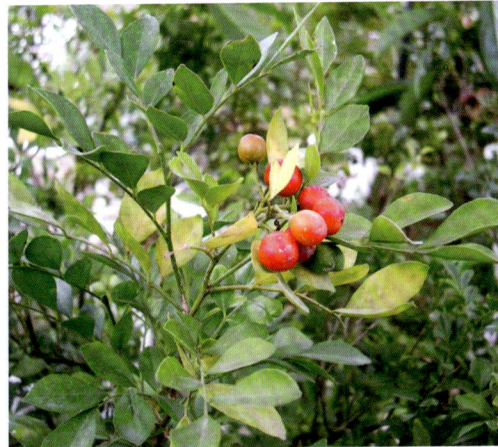

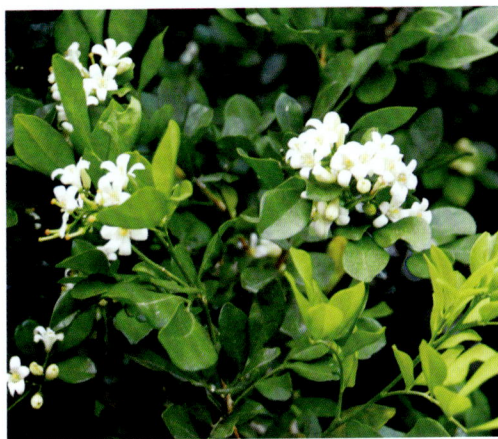

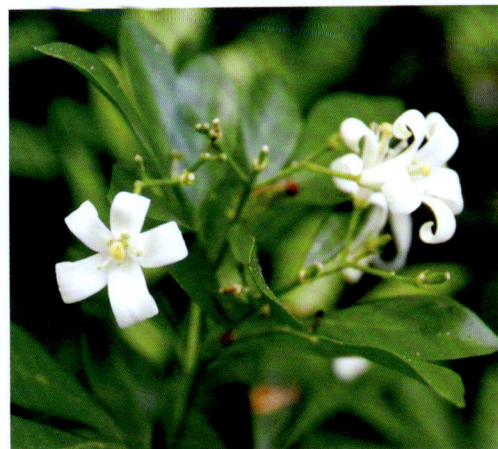

植物名称：臭常山 *Orixa japonica* Thunberg

别称：日本常山

植物形态：灌木或小乔木。叶薄纸质，全缘或上半段有细钝裂齿，同一枝条上有的长达15 cm、宽约6 cm，也有的长约4 cm、宽约2 cm，倒卵形或椭圆形，中部或中部以上最宽，两端急尖或基部渐狭尖。花序轴纤细；苞片阔卵形；萼片甚细小；花瓣比苞片小，狭长圆形，上部较宽；雄蕊比花瓣短，与花瓣互生；雌花的萼片及花瓣形状与大小均与雄花近似，4枚靠合的心皮圆球形，花柱短，柱头头状。成熟分果瓣阔椭圆形，干后暗褐色，径6～8 mm，每分果瓣由顶端起沿腹缝线和背缝线开裂，内有近圆形的种子1枚。花期4—5月，果期9—11月。

生境及分布：生于山坡疏林或灌丛中。分布于贵州各地。

采收加工：秋季、冬季采挖，洗净，切片晒干。

功能与主治：根入药，疏风清热，行气活血，解毒除湿，截疟。主治风热感冒，咳嗽，喉痛，脘腹胀痛，风湿关节痛，跌打伤痛，湿热痢疾，肾囊出汗，疟疾，无名肿毒等。

附注：该种在贵州分布区域广，有一定野生资源量，可加以开发利用。

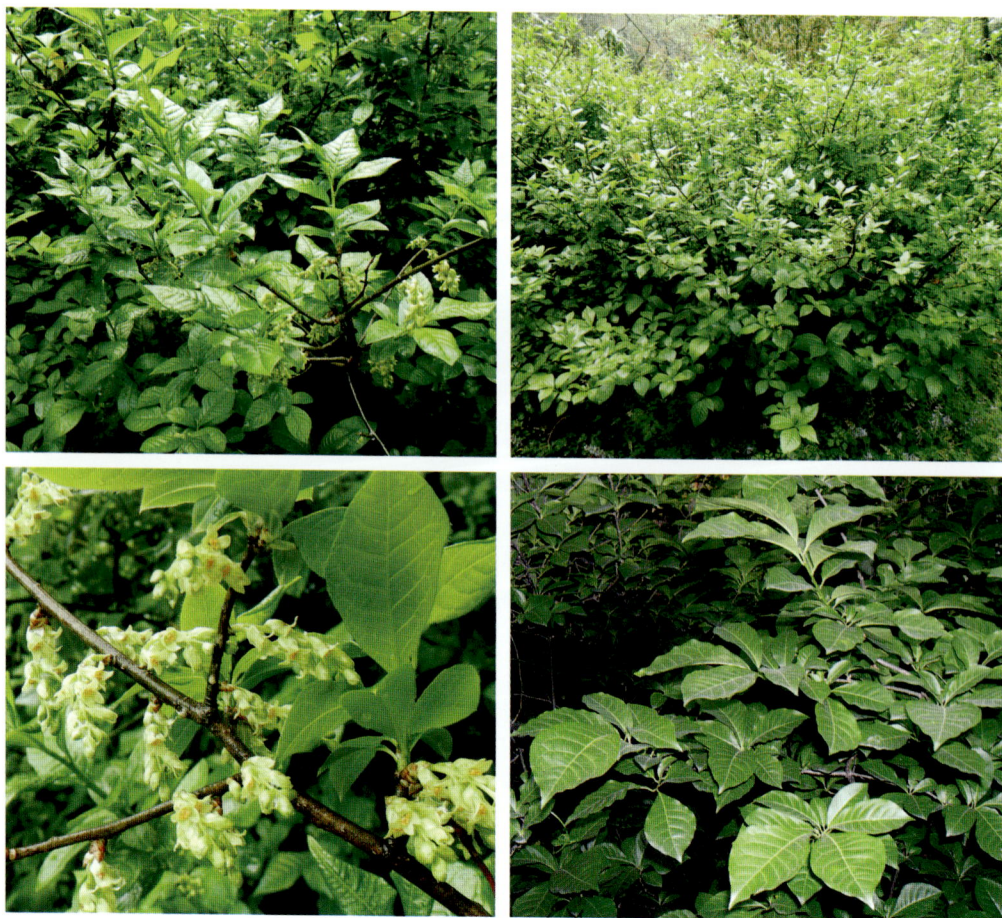

植物名称：川黄檗 *Phellodendron chinense C. K. Schneider*

植物形态：树高达15 m。成年树有厚、纵裂的木栓层，内皮黄色；小枝粗壮，暗紫红色，无毛。叶轴及叶柄粗壮，通常密被褐锈色或棕色柔毛；小叶7～15枚，纸质，长圆状披针形或卵状椭圆形，两侧通常略不对称，边缘全缘或呈浅波浪状，下面密被长柔毛或至少在叶脉上被毛，上面中脉有短毛或嫩叶被疏短毛；小叶柄长1～3 mm，被毛。花序顶生，花通常密集。果的顶部略狭窄，椭圆形或近圆球形，蓝黑色，有分核5～8（～10）枚。种子一端微尖，有细网纹。花期5—6月，果期9—11月。

生境及分布：生于山坡、路旁、灌丛或疏林中。雷山以及贵阳等地有栽培。

采收加工：夏季、秋季采收，晒干。

功能与主治：茎皮入药，清热燥湿，消肿解毒。主治痢疾，肠炎，黄疸型肝炎，风湿性关节炎，尿路感染，黄水疮。

附注：该种为国家重点保护野生植物，产藏量较小，应加以保护。

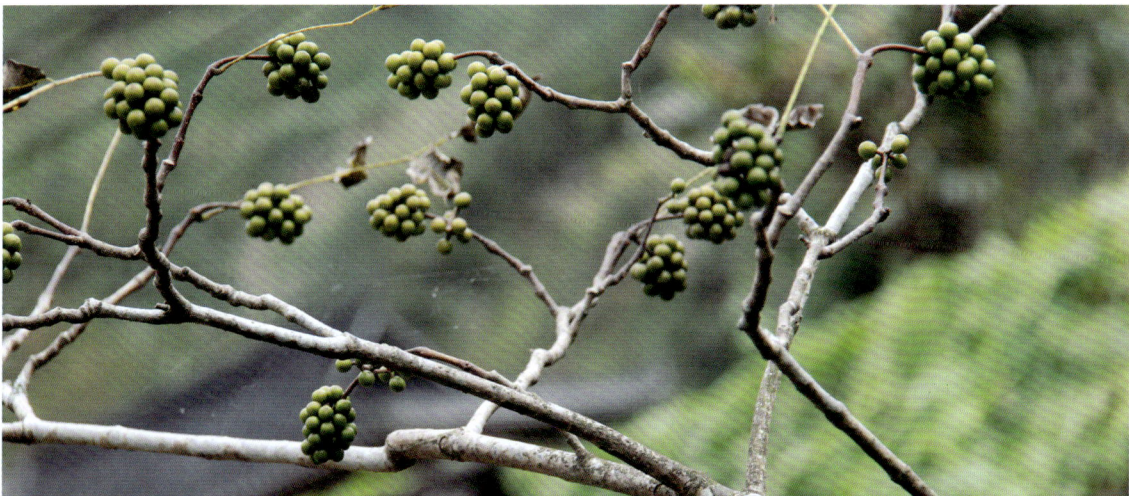

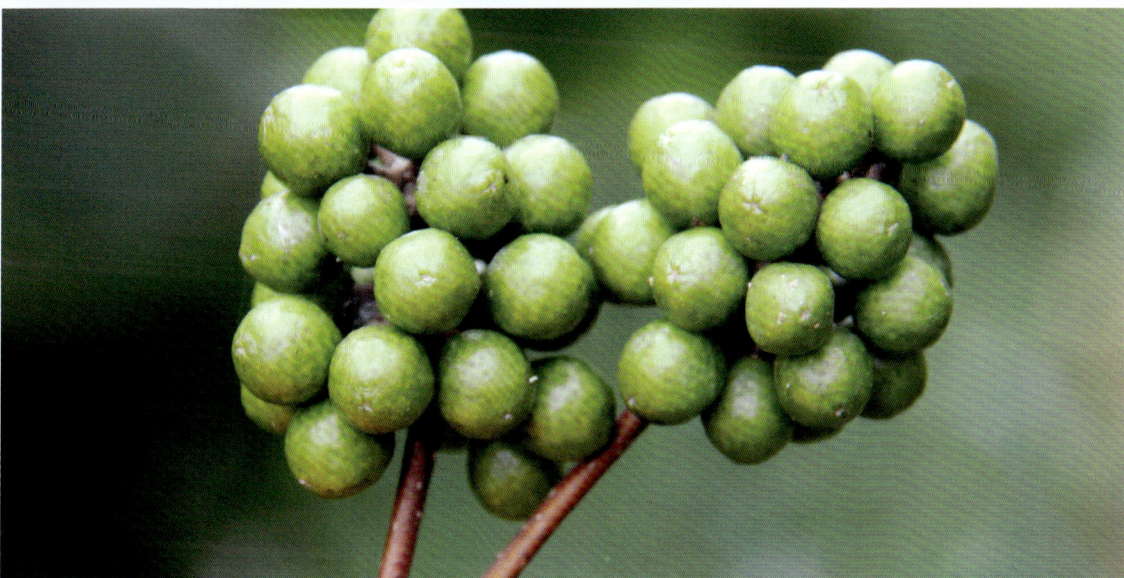

植物名称：秃叶黄檗 *Phellodendron chinense* C. K. Schneider var. *glabriusculum* C. K. Schneider

植物形态：该变种与川黄檗*Phellodendron chinense* C. K. Schneider的主要区别在于，秃叶黄檗的叶轴、叶柄与小叶柄无毛或被疏毛，小叶上面仅中脉有短毛，有时嫩叶上面有疏短毛，下面沿中脉两侧被疏少柔毛，有时几为无毛，但有棕色的甚细小的鳞片状体。果序上的果通常较疏散。

生境及分布：生于山坡、路旁、灌丛或疏林中。贵州大部分地区有栽培。

采收加工：夏季、秋季采收，晒干。

功能与主治：茎皮入药，清热燥湿，消肿解毒。主治痢疾，肠炎，黄疸型肝炎，风湿性关节炎，尿路感染，黄水疮。

附注：该种野生资源量小，野生种需加以保护。近年来贵州有较大规模的人工种植，可大量开发利用。

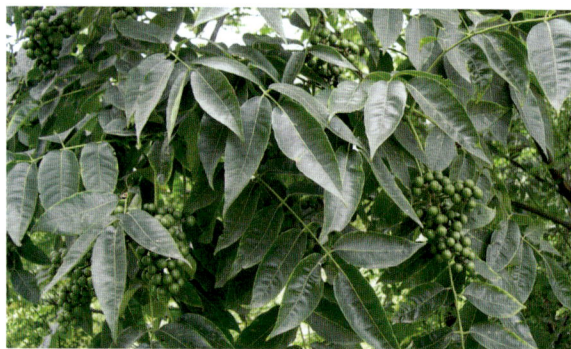

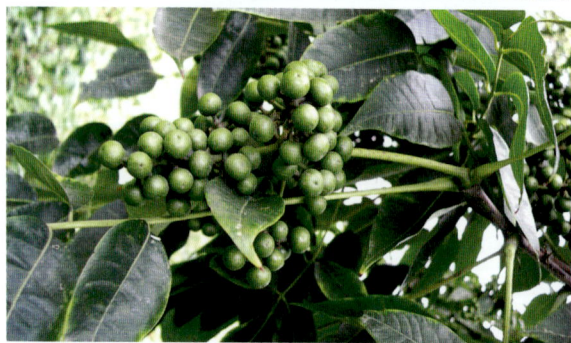

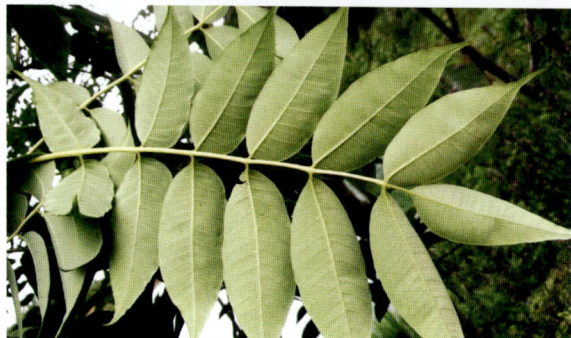

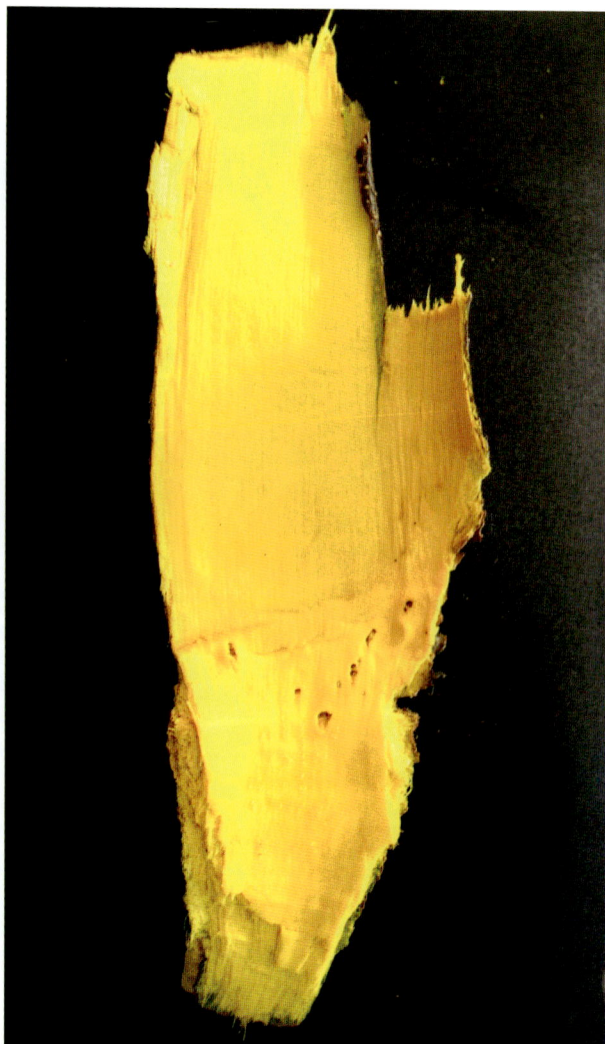

植物名称：芸香 *Ruta graveolens* Linnaeus

植物形态：高达1 m，有浓烈特殊气味。二至三回羽状复叶，长6～12 cm，末回小羽裂片短匙形或狭长圆形。花金黄色，花径约2 cm；萼片4枚；花瓣4枚；雄蕊8枚，花初开放时与花瓣对生的4枚贴附于花瓣上，与萼片对生的另4枚斜展且外露，花盛开时全部并列在一起；花柱短。果长6～10 mm，由顶端开裂至中部，果皮有突起的油点；种子甚多，肾形，褐黑色。花期3—6月，以及在冬季末期，果期7—9月。

生境及分布：贵阳等地有栽培。

采收加工：夏季采收，晒干。

功能与主治：全株入药，清热解毒，散瘀止痛。主治感冒发热，牙痛，月经不调，小儿湿疹，疮疖肿毒，跌打损伤。

附注：该种在贵州有零星栽培，资源量小。

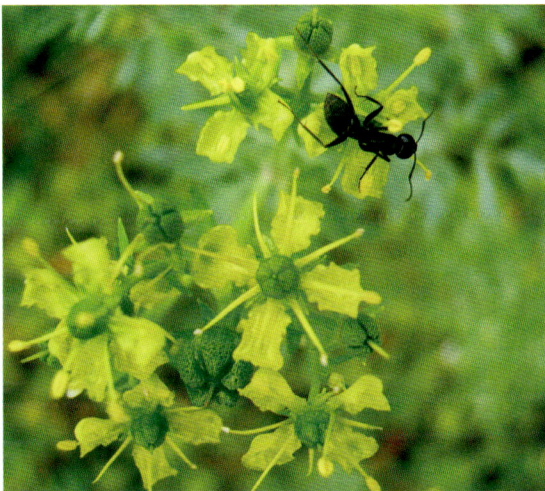

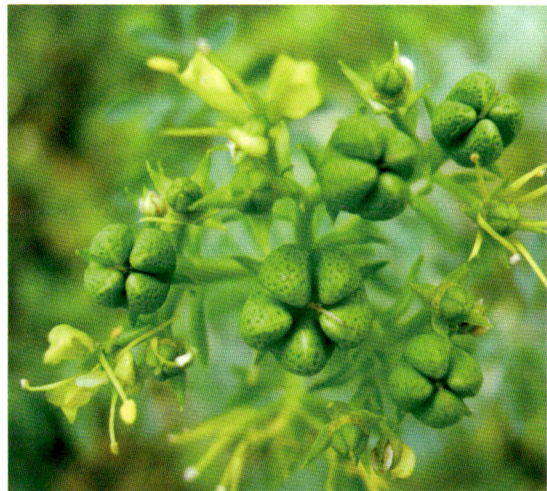

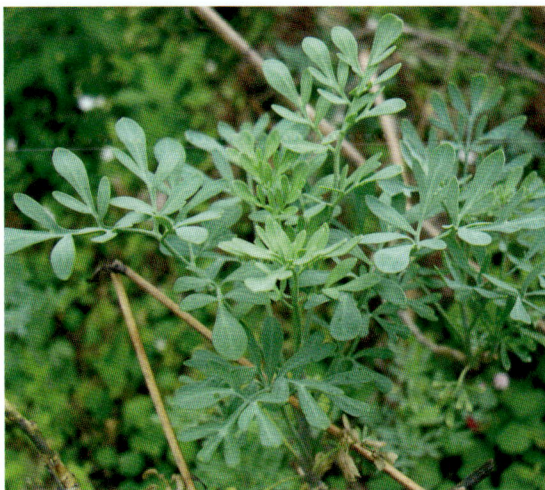

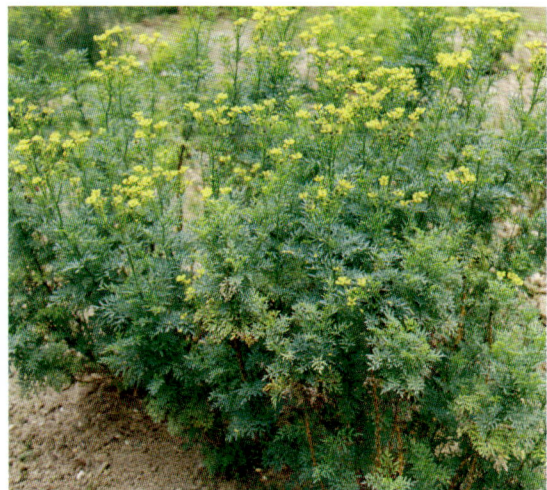

植物名称：茵芋 *Skimmia reevesiana* (Fortune) Fortune

植物形态：灌木，高1~2 m。小枝常中空；皮淡灰绿色，光滑，干后常有浅纵皱纹。叶有柑橘叶的香气，革质，集生于枝上部，椭圆形、披针形、卵形或倒披针形，有细毛。顶生圆锥花序，花密集；花序轴及花梗均被短细毛，淡黄白色；萼片及花瓣均5枚；萼片半圆形，边缘被短毛；花瓣黄白色；雄蕊与花瓣同数，等长或较花瓣长；雄花的退化雄蕊呈棒状，雄花的退化雌蕊呈扁球形。果圆形、椭圆形或倒卵形。种子扁卵形，基部圆形，有极细小的窝点。花期3—5月，果期9—11月。

生境及分布：生于海拔600~1200 m的高山林缘地带。分布于梵净山、雷公山及凯里、黎平、清镇、贵定等地。

采收加工：全年均可采收，切段晒干。

功能与主治：茎叶入药，祛风除湿。主治风湿痹痛，四肢痉挛，双脚软弱无力。

附注：该种在贵州野生资源量较小，应加以保护。

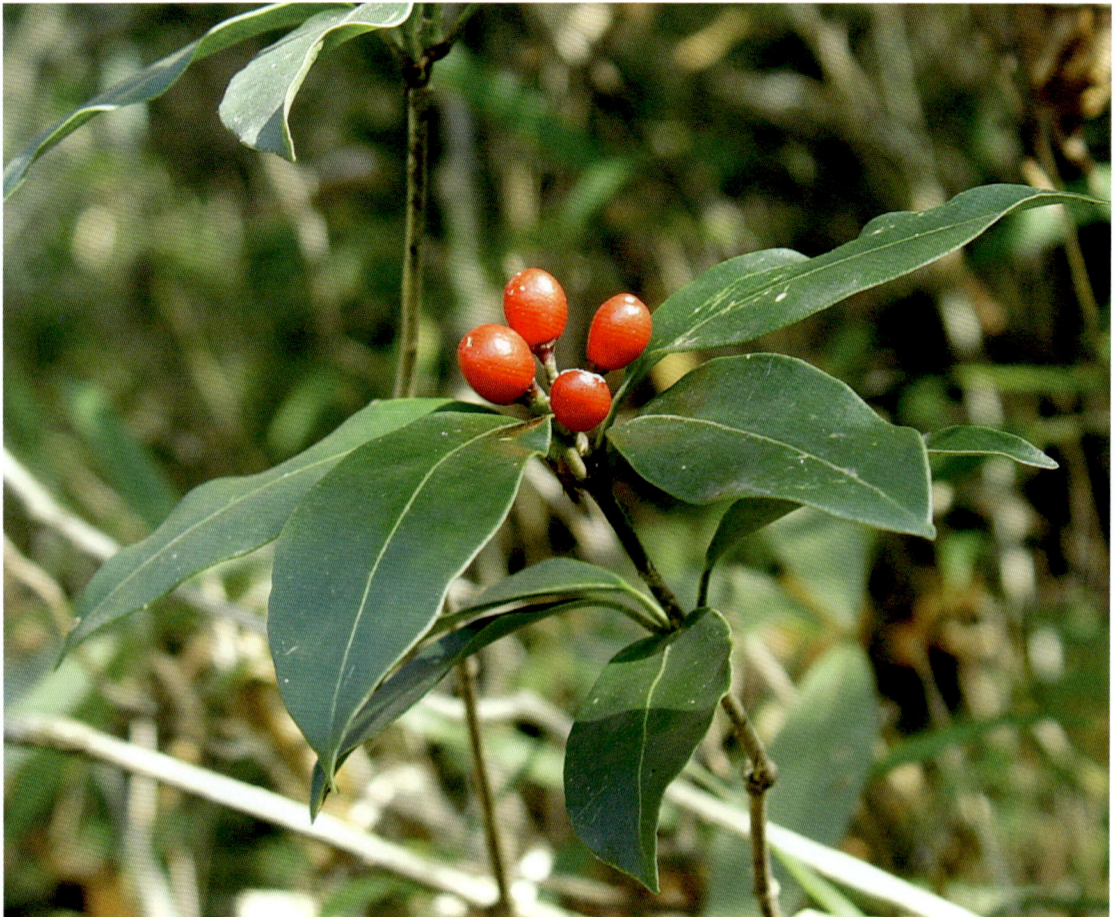

植物名称：臭檀吴萸 *Tetradium daniellii* (Bennett) T. G. Hartley

别称：黑辣子

植物形态：高可达20 m的落叶乔木。小叶5～11枚，纸质，有时颇薄，阔卵形或卵状椭圆形，长6～15 cm，宽3～7 cm，散生少数油点或油点不显，下面中脉两侧被长柔毛或仅脉腋有丛毛，嫩叶有时两面被疏柔毛。伞房状聚伞花序，花序轴及分枝被灰白色或棕黄色柔毛；萼片及花瓣均为5枚；顶部4～5裂。分果瓣紫红色，干后变淡黄色或淡棕色，两侧面被疏短毛，顶端有长1～2.5（～3）mm的芒尖，每分果瓣有2枚种子；内果皮、外果皮均较薄，内果皮干后软骨质，蜡黄色。种子卵形，一端稍尖。花期6—8月，果期9—11月。

生境及分布：生于疏林中或沟边，或栽培。分布于石阡、江口、凯里、安龙、普安、晴隆、桐梓，以及贵阳等地。

采收加工：果实成熟时采收，晒干或烘干。

功能与主治：果实入药，行气止痛。主治胃脘疼痛，头痛，腹痛。

附注：该种在贵州有一定资源量，可加以开发利用。*Flora of China*将该种从吴茱萸属*Euodia*移至四数花属*Tetradium*，将臭檀吴萸的原拉丁名*Euodia daniellii* (Bennett) Hemsley处理为现用拉丁名的异名。

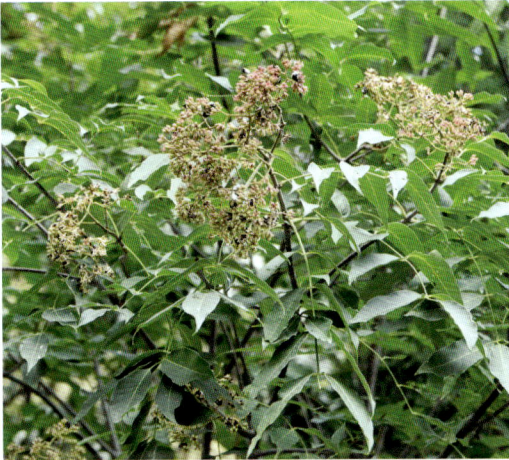

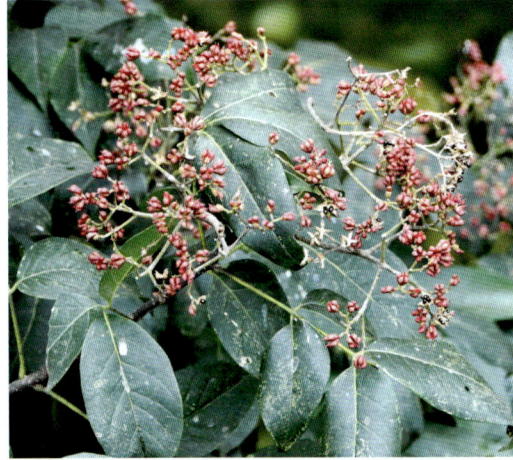

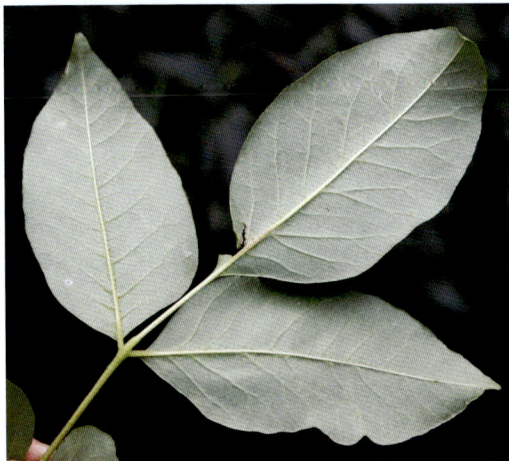

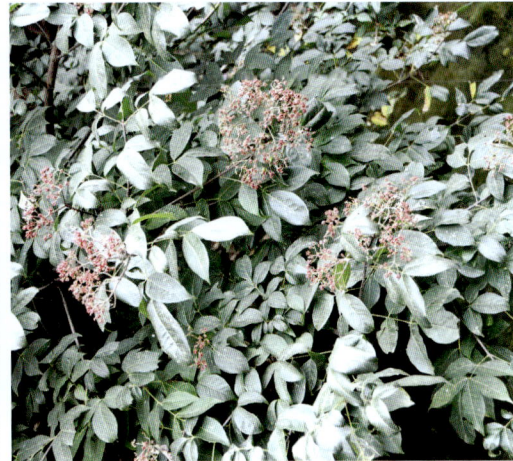

植物名称：楝叶吴萸 *Tetradium glabrifolium* (Champion ex Bentham) T. G. Hartley

别称：臭辣树、臭辣吴萸

植物形态：高可达20 m的乔木。树皮灰白色，不开裂，密生圆形或扁圆形、略突起的皮孔。小叶7~11枚，很少5枚或更多，斜卵状披针形，两侧明显不对称，油点不显或甚稀少且细小，叶缘有细钝齿或全缘，无毛。萼片及花瓣均为5枚，很少同时有4枚的；雄花的退化雌蕊呈短棒状，顶部5~4浅裂。分果瓣淡紫红色，干后暗灰色带紫色，油点疏少但较明显，每分果瓣径约5 mm，有成熟种子1枚；外果皮的两侧面被短伏毛，干后暗蜡黄色。种子长约4 mm，宽约3.5 mm。花期7—9月，果期10—12月。

生境及分布：生于向阳山坡或路边。分布于息烽、开阳、龙里、清镇、荔波、普安、黄平、江口、惠水、罗甸、独山、贵定等地。

采收加工：未成熟果实8—9月采收，鲜用或晒干。

功能与主治：果实入药，散寒，止痛，止咳。主治咳嗽，腹痛。

附注：该种在贵州有一定资源量，可加以开发利用。*Flora of China*将该种从吴茱萸属*Euodia*移至四数花属*Tetradium*。

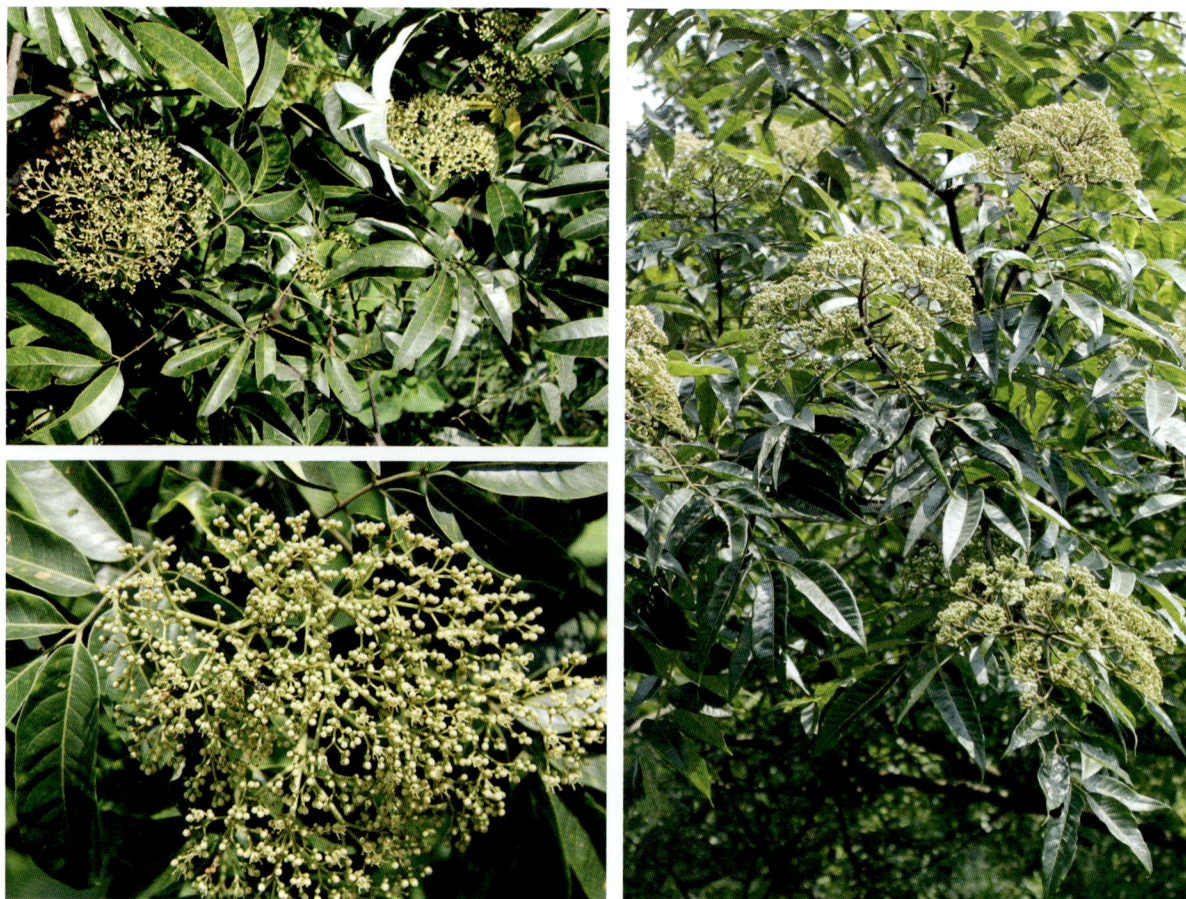

植物名称：吴茱萸 *Tetradium ruticarpum* (A. Jussieu) T. G. Hartley

植物形态：小乔木或灌木，高3～5 m。嫩枝暗紫红色，与嫩芽同被灰黄色或红锈色茸毛，或被疏短毛。小叶5～11枚，薄纸质至厚纸质，卵形、椭圆形或披针形，两面及叶轴被长柔毛，或仅中脉两侧被短毛，油点大且多。萼片及花瓣均为5枚，偶有4枚，镊合状排列；雄花花瓣长3～4 mm，腹面被疏长毛，下部及花丝均被白色长柔毛。果序宽3～12 cm，果密集或疏离，有大油点；每分果瓣有1枚种子。种子近圆球形，一端钝尖，腹面略平坦，褐黑色，有光泽。花期4—6月，果期8—11月。

生境及分布：生于海拔500～1000 m的向阳山坡、土坎或灌丛中，或栽培。贵州大部分地区有栽培或野生。

采收加工：夏季、秋季果实呈绿色而心皮未开离时采收，晒干，用手搓揉，除去果柄杂质即可。

功能与主治：未成熟果实入药，散寒止痛，疏肝理气，温中燥湿。主治脘腹冷痛，厥阴头痛，疝气，痛经，呕吐吞酸，寒湿泄泻。

附注：该种为《中华人民共和国药典》收载品种，是贵州苗族、侗族常用药物，产藏量较大，可大量开发利用。*Flora of China*将该种从吴茱萸属*Euodia*移至四数花属*Tetradium*。

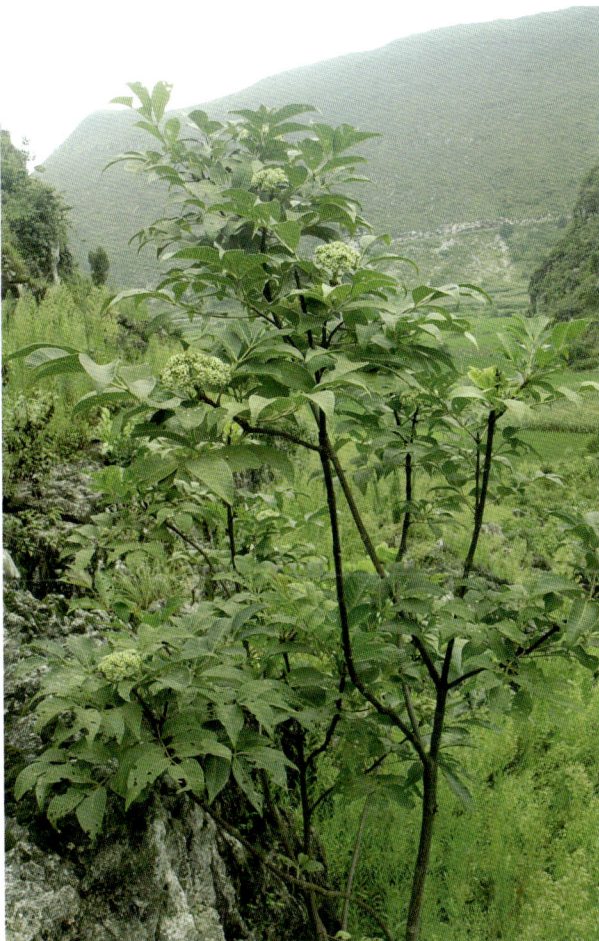

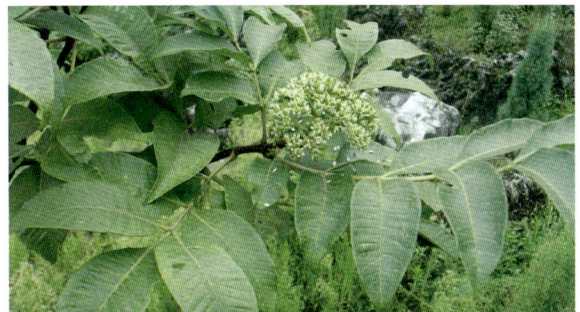

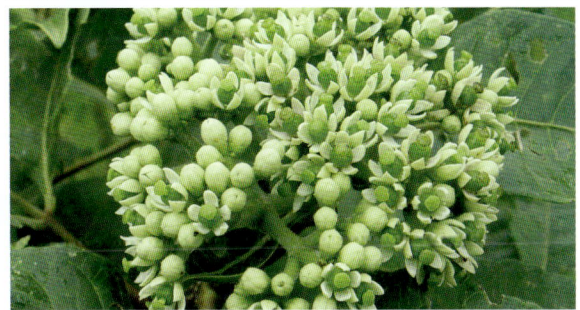

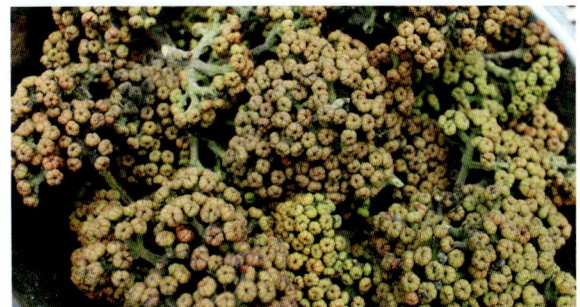

植物名称：牛科吴萸 *Tetradium trichotomum* Loureiro

植物形态：高可达10 m的小乔木。树皮灰褐色或灰色，春梢暗紫红色。小叶5～11枚，稀3枚，椭圆形、长圆形或披针形，全缘，无毛或嫩枝及小叶被毛，散生干后变褐黑色、在放大镜下可见的油点。花序顶生，花多；萼片及花瓣均为4枚；萼片阔卵形，顶端尖；花瓣镊合状，白色，长3～4 mm；雌花的退化雄蕊呈鳞片状，花柱及子房均淡绿色，花瓣比雄花的大。果鲜红色至暗紫红色，散生微突起、色泽较暗的油点，有横皱纹；每分果瓣有1枚种子。种子暗褐色。花期6—7月，果期9—11月。

生境及分布：生于海拔1000～1400 m的湿润林中。分布于雷山、榕江、从江、册亨、安龙、望谟、兴义、独山、荔波、罗甸，以及贵阳等地。

采收加工：叶夏季、秋季采收，鲜用或晒干。果实7—8月未成熟时采摘，晒干。

功能与主治：叶入药，祛风除湿，散寒止痛；主治小儿麻痹症，风湿关节痛，湿疹，荨麻疹，疮疡，风寒头痛。果实入药，理气止痛，祛风散寒；主治腹泻，脘腹冷痛，肝胃气痛，感冒，咳嗽。

附注：该种虽然分布较广，但产藏量较小，应加以保护。*Flora of China*将该种从吴茱萸属*Euodia*移至四数花属*Tetradium*，将牛科吴萸的原拉丁名*Euodia trichotoma* (Loureiro) Pierre处理为现用拉丁名的异名。

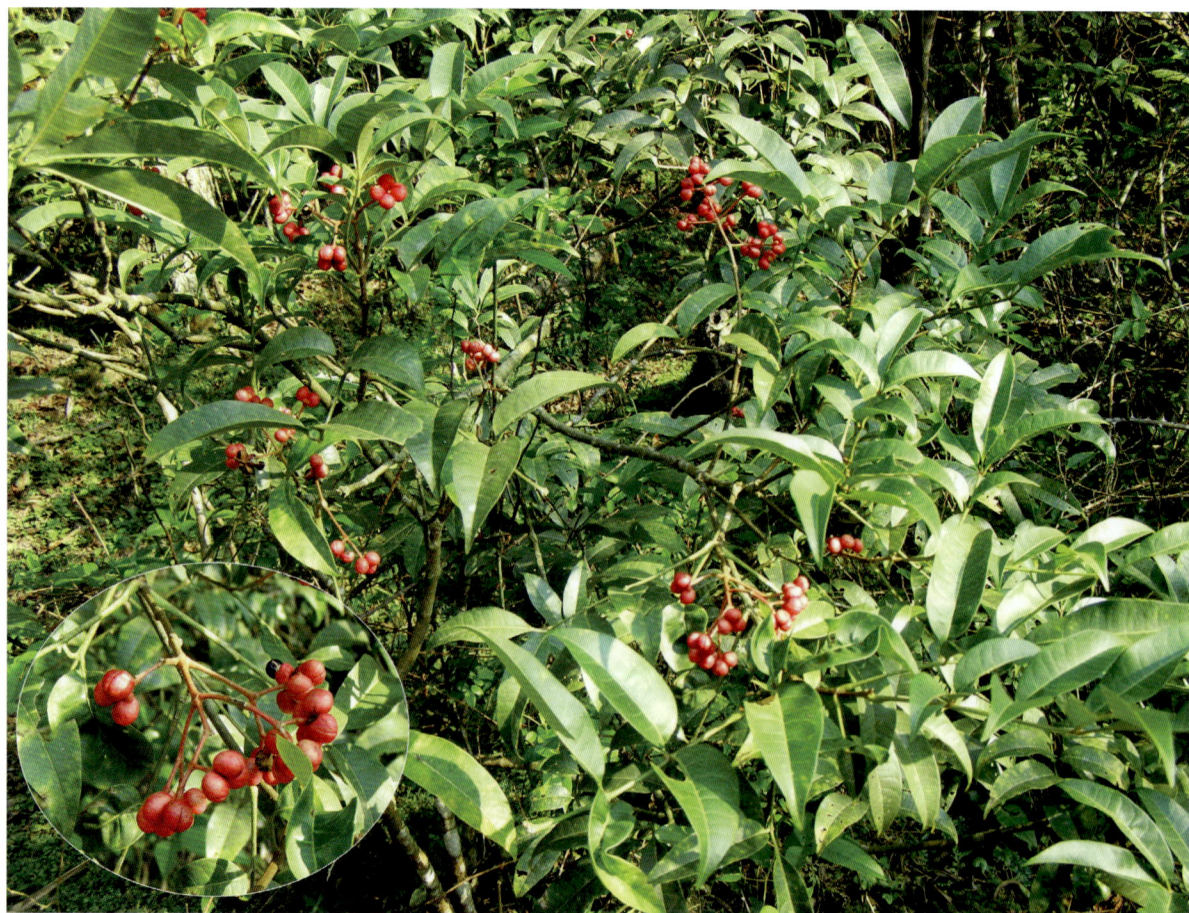

植物名称：飞龙掌血 *Toddalia asiatica* (Linnaeus) Lamarck

别称：见血飞

　　植物形态：攀缘状灌木。老茎干有较厚的木栓层及黄灰色、纵向细裂且突起的皮孔；三年生、四年生枝上的皮孔圆形而细小，茎枝及叶轴有甚多向下弯钩的锐刺，当年生嫩枝的顶部有褐色或红锈色、甚短的细毛。小叶无柄，密生对光透视可见的透明油点，揉之有类似柑橘叶的香气。花梗甚短，基部有极小的鳞片状苞片；花淡黄白色；雄花序为伞房状圆锥花序；雌花序为圆锥状聚伞花序。果橙红色或朱红色，有4~8条纵向浅沟纹，干后甚明显。种子长5~6 mm，厚约4 mm；种皮褐黑色，有极细小的窝点。花期几乎全年，果期多在秋季、冬季。

　　生境及分布：生于石灰岩灌丛中。分布于贵州各地。

　　采收加工：全年均可采挖，洗净，鲜用或切段晒干。

　　功能与主治：根、根皮入药，祛风止痛，散瘀止血，解毒消肿。主治风湿痹痛，腰痛，胃痛，痛经，闭经，跌打损伤，劳伤出血，衄血，瘀滞崩漏，疮痈肿毒等。

　　附注：该种为贵州苗族、侗族、布依族常用药物，产藏量较大，可大量开发利用。

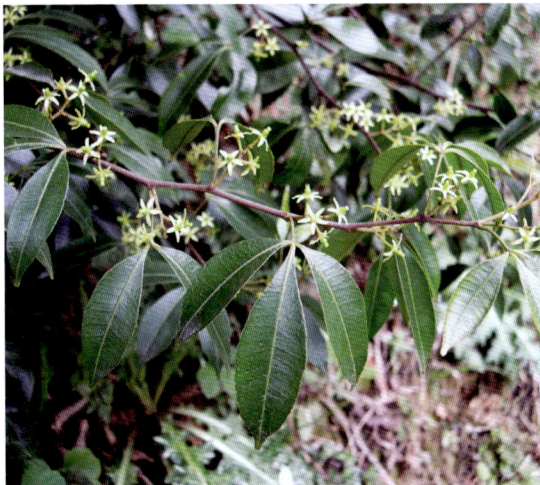

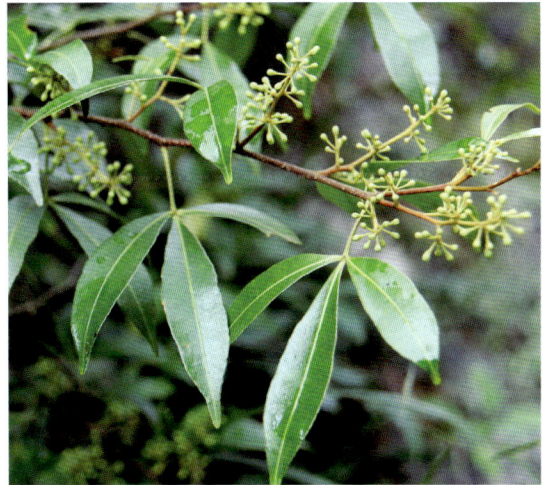

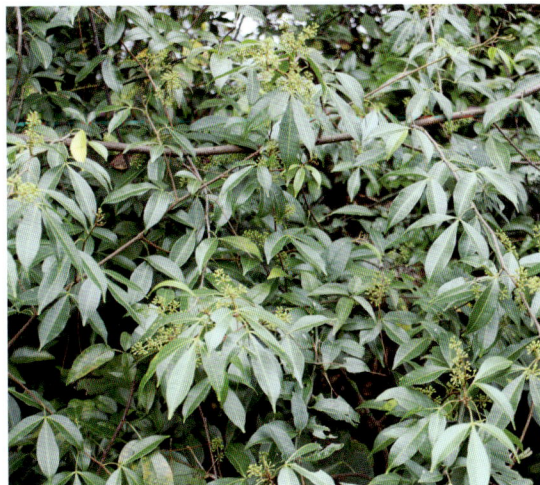

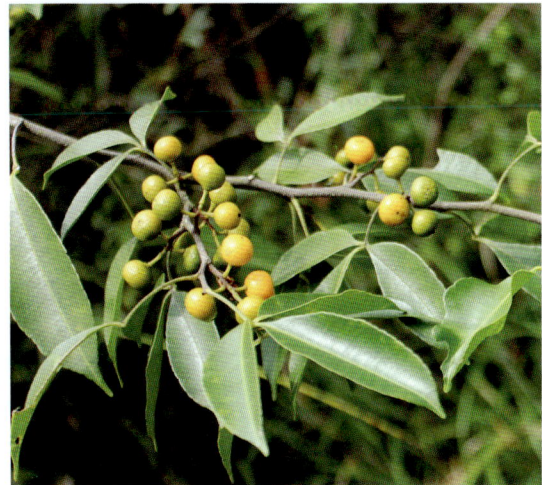

植物名称：刺花椒 *Zanthoxylum acanthopodium* Candolle

　　植物形态：高达4 m的小乔木。树皮灰黑色；枝有锐刺，刺基部扁而宽，当年生枝被微柔毛或褐锈色短柔毛。小叶3～9枚，偶有单小叶，翼叶明显；小叶对生，无柄，纸质，卵状椭圆形或披针形，稀全缘，两面无毛或被褐锈色短柔毛。花序自去年生枝或老枝的叶腋间抽出；花被片6～8枚，淡黄绿色，狭披针形；雌花有心皮2～3枚，心皮外面顶侧有1枚油点。果序生于枝干上；果紫红色，油点大；单个分果瓣径约4 mm。种子径约3 mm。也有花、果同挂于枝上的。

　　生境及分布：生于海拔1200～2300 m的路旁灌丛中或密林下。分布于盘州、普安、三都、安龙等地。

　　采收加工：根全年均可采挖，洗净，切片晒干。果实9—11月采收，晒干。

　　功能与主治：根、果实入药，温中散寒，杀虫止痛。主治风寒湿痹，跌打损伤，胃脘冷痛，虫积腹痛。

　　附注：该种在贵州野生资源量较小，应加以保护。

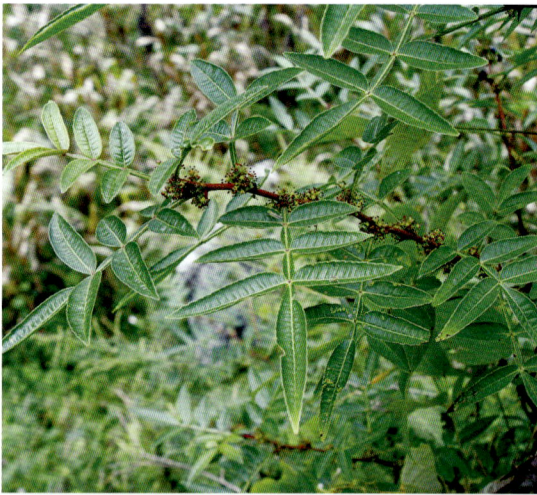

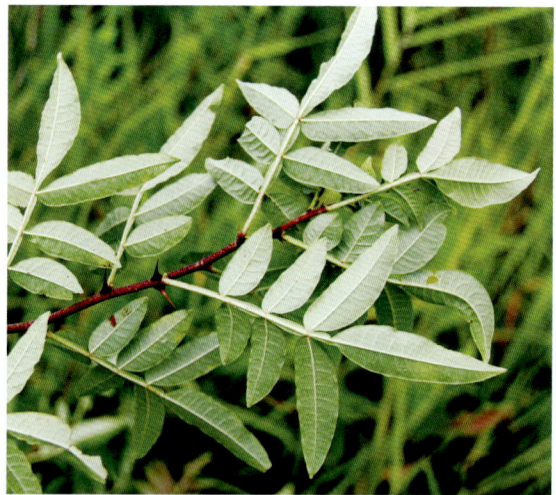

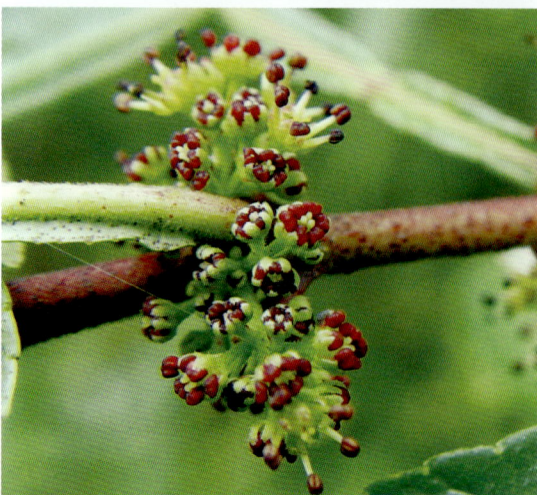

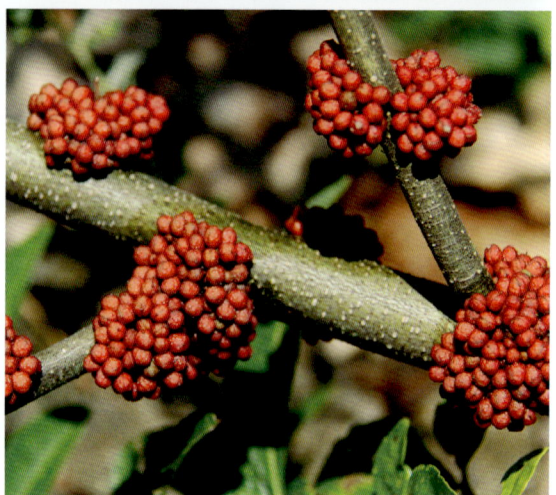

植物名称：椿叶花椒 *Zanthoxylum ailanthoides* Siebold et Zuccarini

别称：樗叶花椒

植物形态：落叶乔木，高可达15 m，径约30 cm。茎干有鼓钉状的基部宽达3 cm、长2～5 mm的锐刺；花序轴及小枝顶部常散生短直刺，各部无毛。小叶11～27枚或稍多，整齐对生，狭长披针形或位于叶轴基部的近卵形，叶缘有明显裂齿，油点多，肉眼可见，下面灰绿色或有灰白色粉霜，中脉在上面凹陷。花序顶生，多花，几无花梗；萼片及花瓣均为5枚；花瓣淡黄白色；雌花有心皮3枚。分果瓣淡红褐色，干后淡灰色或棕灰色，油点多，干后凹陷。种子径约4 mm。

生境及分布：生于海拔800 m左右的山谷或村旁湿润处。分布于榕江、从江、瓮安、三都、荔波，以及贵阳等地。

采收加工：树皮夏季、秋季采收，晒干。根全年均可采挖，洗净，切片晒干。果实10—11月成熟时采收，除去果柄，晒干。

功能与主治：树皮入药，祛风除湿，通络止痛，利小便；主治风寒湿痹，腰膝疼痛，跌打损伤，腹痛腹泻，小便不利，齿痛等。根入药，祛风除湿，活血散瘀，利水消肿；主治风湿痹痛，外伤出血，毒蛇咬伤。果实入药，温中，燥湿，健脾，杀虫；主治脘腹冷痛，食少，泄泻，久痢，虫积等。

附注：该种在贵州野生资源量较小，应加以保护。

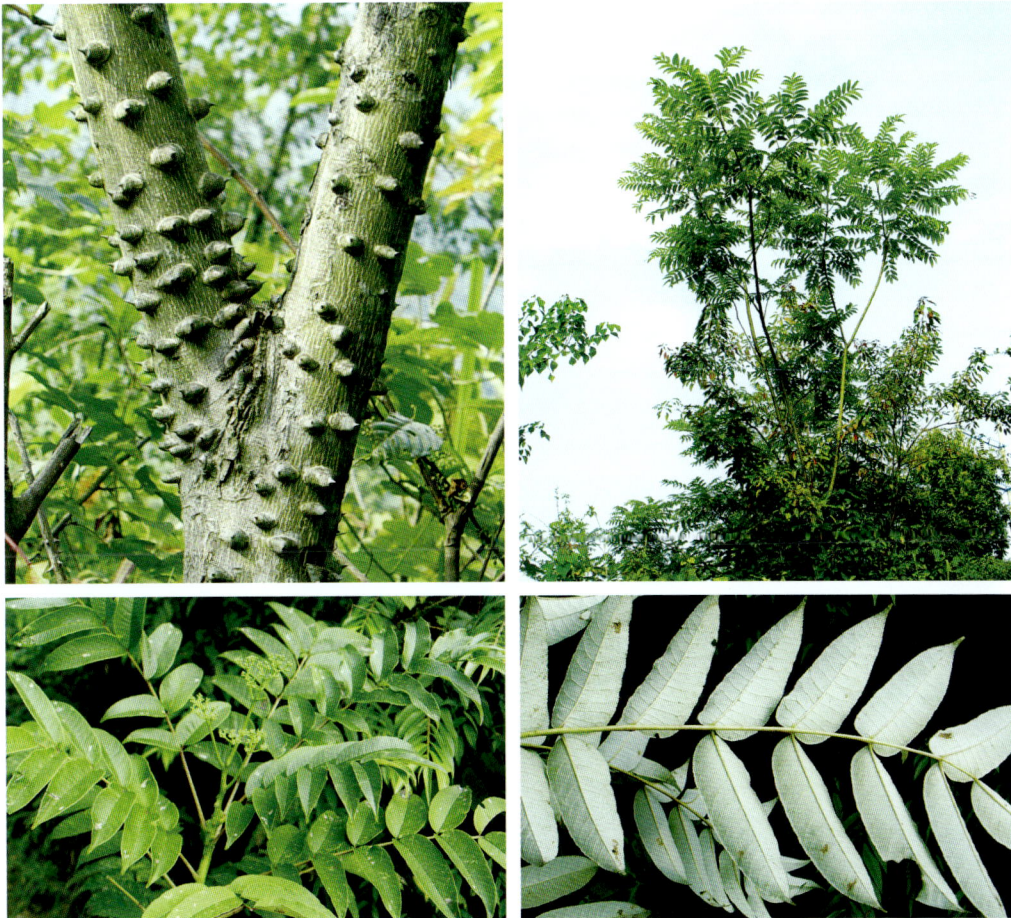

植物名称：竹叶花椒 *Zanthoxylum armatum* Candolle

别称：竹叶椒、狗花椒

植物形态：高3～5 m的落叶小乔木或灌木。茎枝多锐刺，刺基部宽而扁；小枝上的刺劲直；小叶下面中脉上常有小刺，仅下面基部中脉两侧有丛状柔毛，或嫩枝梢及花序轴均被褐锈色短柔毛。小叶3～9枚，稀11枚，对生，通常披针形，有时为卵形，叶缘有甚小且疏离的裂齿，仅在齿缝处或沿小叶边缘有油点。花序近腋生或同时生于侧枝之顶，花30朵以内；花被片6～8枚；药隔顶端有1枚干后变褐黑色的油点。果紫红色，单个分果瓣径4～5 mm。种子径3～4 mm，褐黑色。花期4—5月，果期8—10月。

生境及分布：生于海拔600～2300 m的山野、路旁或灌丛中。分布于贵州各地。

采收加工：根全年均可采挖，切片晒干。果实6—8月成熟时采收，除去种子，晒干。

功能与主治：根入药，祛风散寒，温中理气，活血止痛；主治风湿痹痛，胃脘冷痛，泄泻，痢疾，感冒头痛，牙痛，跌打损伤等。果实入药，温中燥湿，散寒止痛，驱虫止痒；主治脘腹冷痛，寒湿吐泻，蛔厥腹痛，龋齿痛，湿疹等。

附注：该种分布区域广，产藏量大，可大量开发利用。

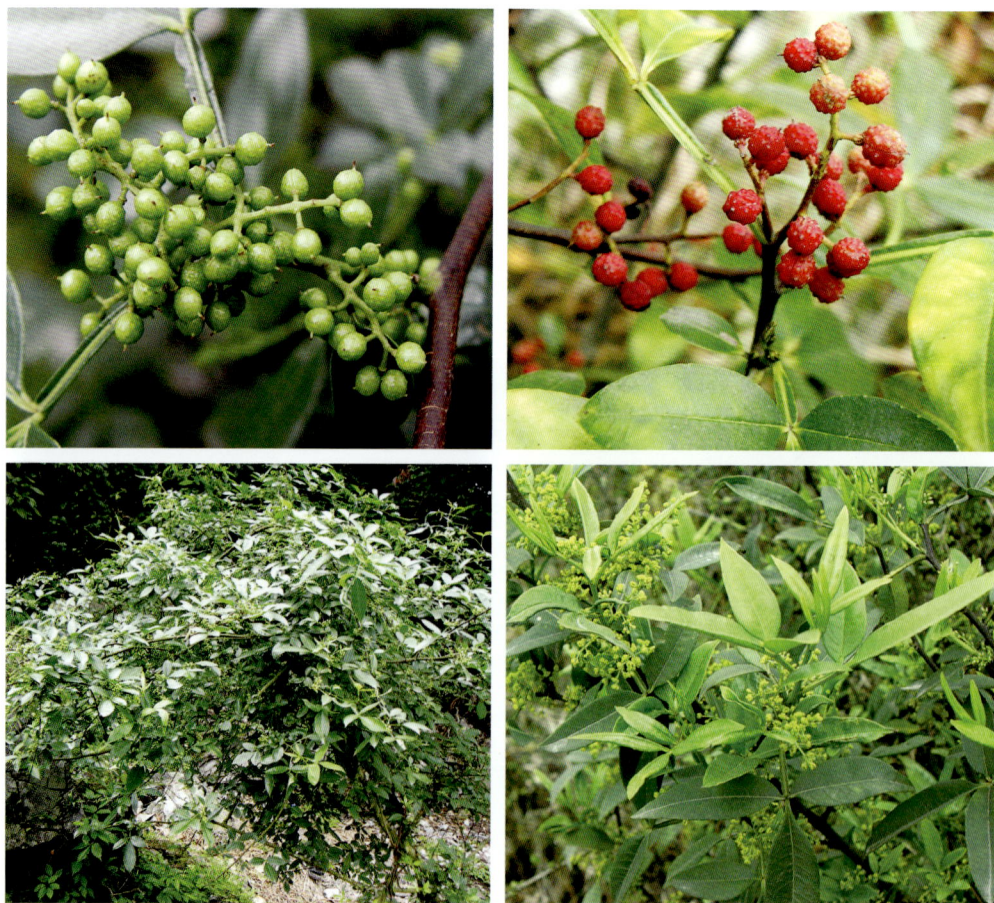

植物名称：毛竹叶花椒 *Zanthoxylum armatum* Candolle var. *ferrugineum* (Rehder et E. H. Wilson) C. C. Huang

植物形态：该变种与竹叶花椒*Zanthoxylum armatum* Candolle的主要区别在于，嫩枝梢及花序轴、有时叶轴均被褐锈色短柔毛；花期、果期与竹叶花椒的相同。

生境及分布：生于海拔350～1300 m的向阳山坡、疏林或灌丛中。分布于沿河、印江、松桃、凯里、黄平、雷山、黎平、镇宁、兴仁、安龙、望谟、都匀、平塘、独山、罗甸、凤冈、湄潭、赤水，以及贵阳等地。

采收加工：果实6—8月成熟时采收，除去种子，晒干。根全年均可采挖，洗净，切片晒干。

功能与主治：果实、根入药，温中散寒，除湿，止痛，杀虫。主治积食停饮，心腹冷痛，呕吐，泄泻，牙痛等。

附注：该种分布区域广，产藏量大，可大量开发利用。

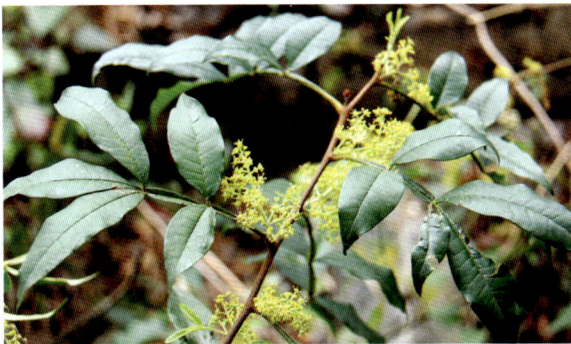

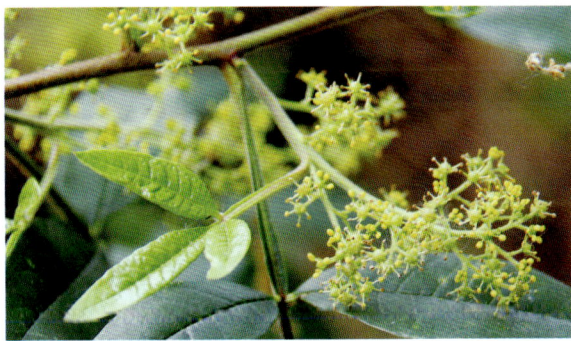

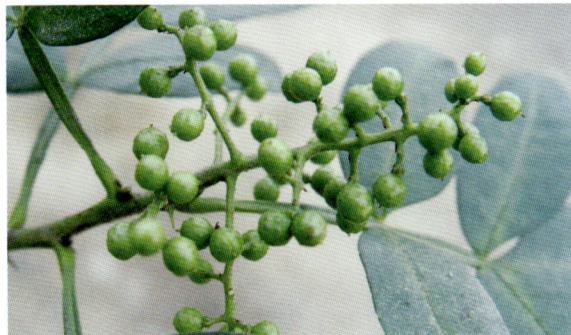

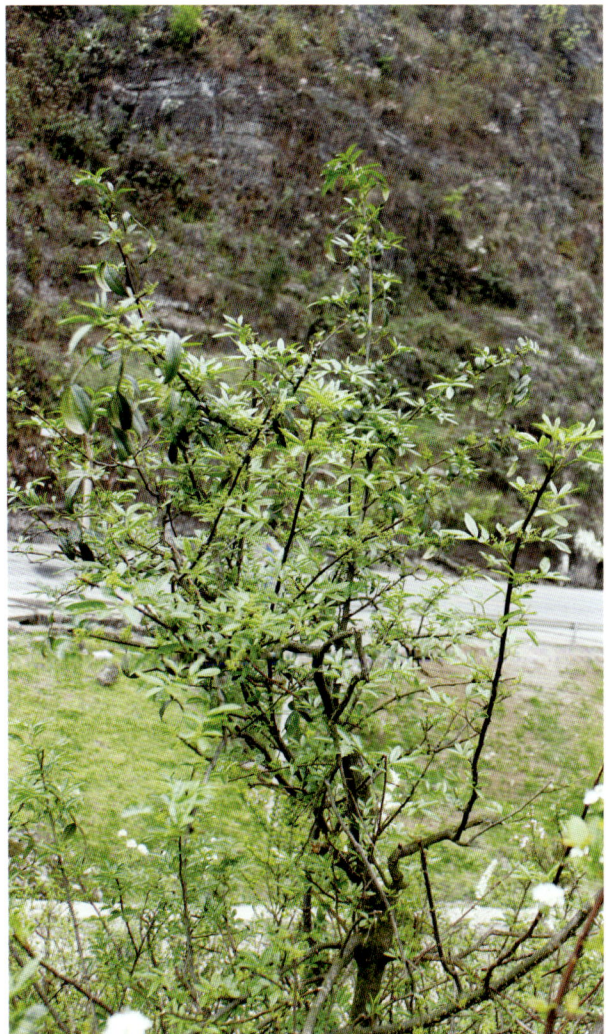

植物名称：花椒 *Zanthoxylum bungeanum Maximowicz*

植物形态：高3~7 m的落叶小乔木。茎干上的刺常早落；枝有短刺，小枝上的刺基部宽而扁且为长三角形，当年生枝被短柔毛。小叶5~13枚，对生，卵形、椭圆形，稀为披针形，叶缘有细裂齿，齿缝有油点，其余无或散生肉眼可见的油点，叶下面基部中脉两侧有丛毛或两面均被柔毛，叶下面干后常有红褐色斑纹。花序顶生或生于侧枝之顶；花序轴及花梗密被短柔毛或无毛；花被片6~8枚，黄绿色。果紫红色；单个分果瓣径4~5 mm，散生微突起的油点。种子长3.5~4.5 mm。花期4—5月，果期8—9月或10月。

生境及分布：贵州各地均有栽培。

采收加工：果皮秋季果实成熟时采收，晒干。根全年均可采挖，洗净，切片晒干。

功能与主治：果皮入药，温中止痛，除湿止泻，杀虫止痒；主治脾胃虚寒之脘腹冷痛，蛔虫腹痛，呕吐泄泻，肺寒咳喘，阴痒带下，湿疹，皮肤瘙痒，牙痛等。根入药，散寒，除湿，止痛，杀虫。

附注：该种为《中华人民共和国药典》收载品种，是贵州仡佬族、苗族、侗族、布依族常用药物，产藏量较大，可大量开发利用。

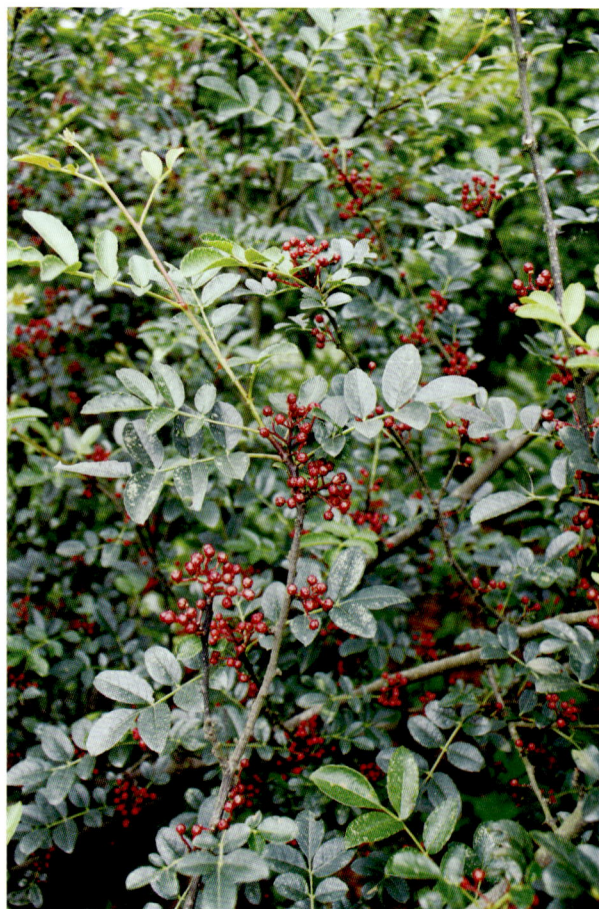

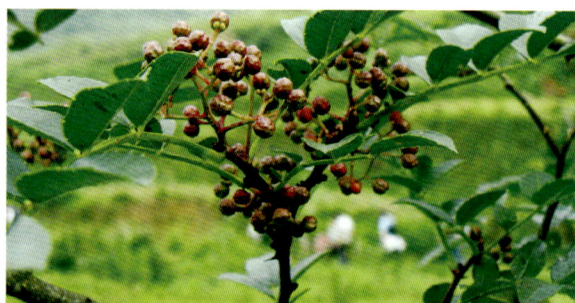

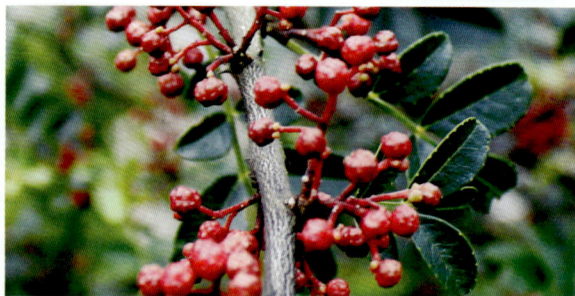

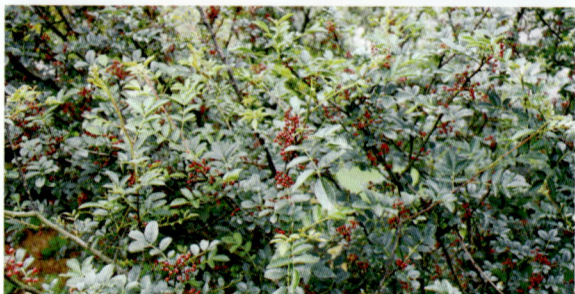

植物名称：石山花椒 *Zanthoxylum calcicola* C. C. Huang

别称：小见血飞

植物形态：高2～3 m的直立或攀缘灌木。一年生枝被微柔毛及有灰白色薄片状蜡鳞层，嫩枝及叶轴有少数短钩刺。小叶9～31枚，叶轴下面、小叶柄及小叶下面中脉至少下半段均密被微柔毛或短柔毛，披针形或斜长圆形，稀卵形，叶缘近顶部有少数浅裂齿，顶端有浅凹缺，缺口上有1枚油点，基部近于圆形或宽楔形，常略向一侧偏斜，油点不明显或甚少数，侧脉每边9～12条。花序腋生，萼片及花瓣均为4枚。果序圆锥状；单个分果瓣长5～6 mm，有干后凹陷的油点。花期3—4月，果期9—11月。

生境及分布：生于海拔1100～1600 m的山坡或山谷灌丛中。分布于册亨、兴义、安龙、罗甸、荔波等地。

采收加工：果实秋季成熟时摘取，晒干。根全年均可采挖，洗净，鲜用或切片晒干。

功能与主治：果实、根入药，散寒除湿，活血止痛。主治风寒湿痹，跌打损伤。

附注：该种在贵州有一定资源量，可加以开发利用。

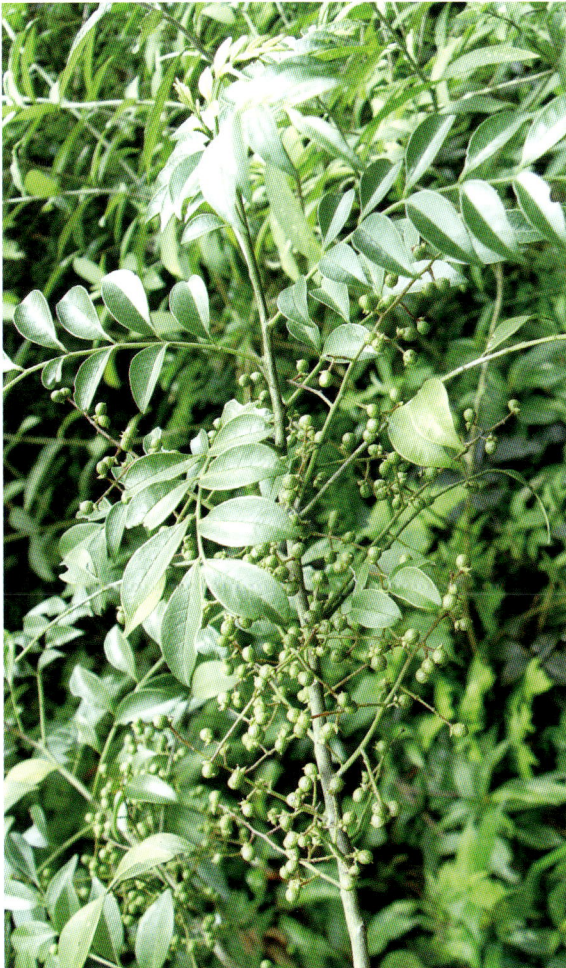

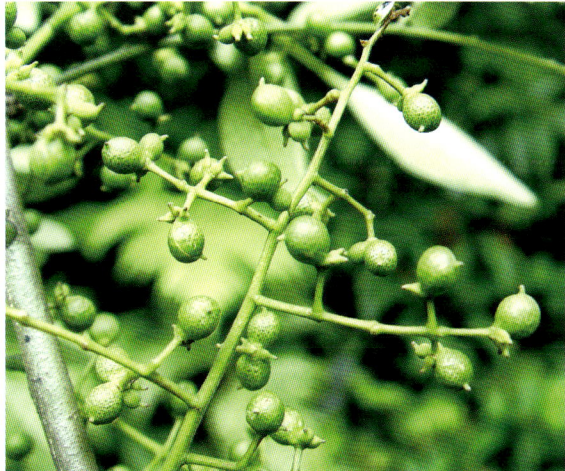

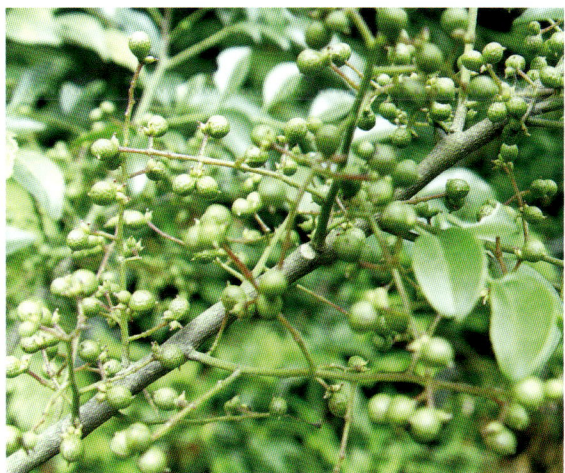

植物名称：异叶花椒 *Zanthoxylum dimorphophyllum* Hemsley
别称：羊山刺

植物形态：高达10 m的落叶乔木。枝灰黑色，嫩枝及芽常有红锈色短柔毛，枝很少有刺。单小叶，或3枚小叶呈指状，或2～5枚小叶，或7～11枚小叶，卵形、椭圆形，有时倒卵形，顶部钝圆或短尖至渐尖，叶缘有明显的钝裂齿，或有针状小刺，油点多，在放大镜下可见，叶下面的最清晰，被微柔毛。花序顶生；花被片6～8枚，稀5枚，顶端圆；雄花的雄蕊常6枚。分果瓣紫红色，幼嫩时常被疏短毛，径6～8 mm，基部有甚短的狭柄，油点稀少，顶侧有短芒尖。种子径5～7 mm。花期4—6月，果期9—11月。

生境及分布：生于海拔800～1500 m的山坡路旁或灌丛中。分布于印江、德江、松桃、平坝、水城、兴义、瓮安、平塘，以及遵义、贵阳、毕节等地。

采收加工：夏季、秋季采收，晒干。

功能与主治：枝叶入药，散寒燥湿。主治脚气。

附注：该种在贵州有一定资源量，可加以开发利用。

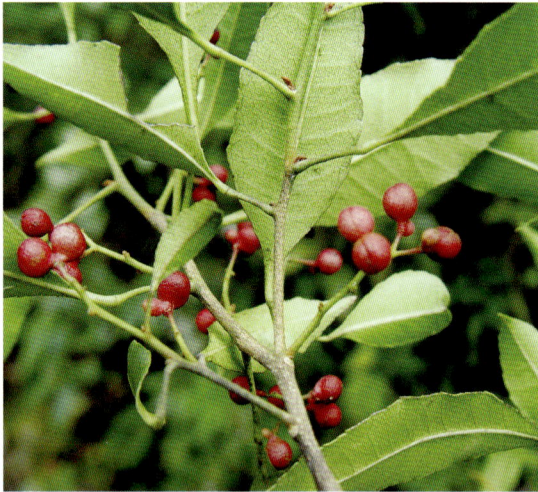

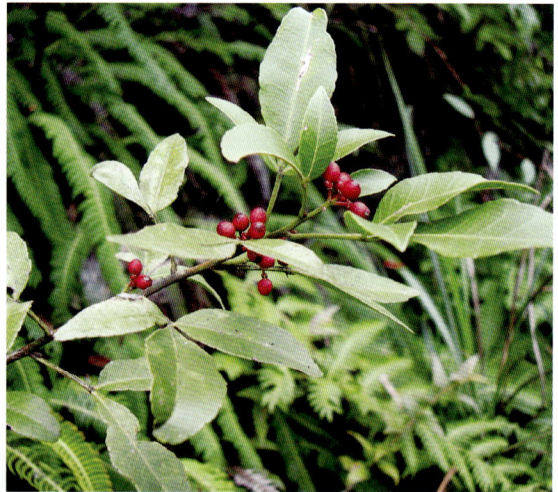

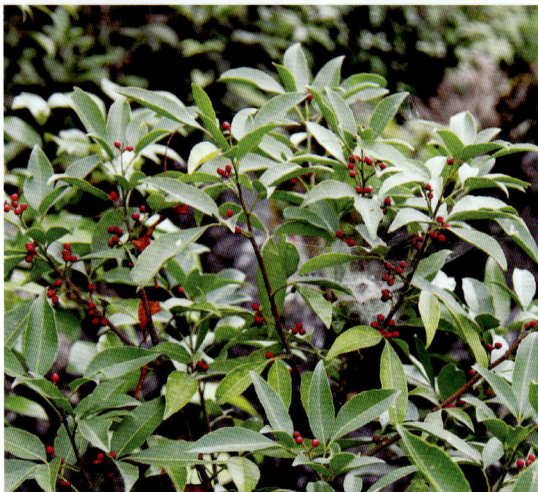

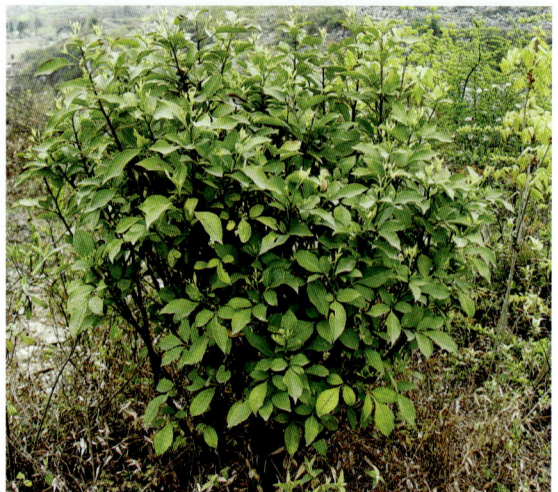

植物名称：刺异叶花椒 *Zanthoxylum dimorphophyllum* Hemsley var. *spinifolium* Rehder et E. H. Wilson

别称：散血飞、刺叶花椒

植物形态：灌木或小乔木。枝灰黑色，嫩枝及芽常被红锈色短柔毛，枝很少有刺。小叶常2～5枚，卵形、椭圆形，有时倒卵形，通常长4～9 cm，宽2～3.5 cm，顶部钝、圆或短尖至渐尖，叶缘有针状锐刺。花序顶生。花期4—6月，果期9—11月。

生境及分布：生于海拔480～1310 m的山坡路旁或灌丛中。分布于印江、德江、石阡、瓮安、纳雍、大方、赫章、凯里、独山，以及贵阳、遵义等地。

采收加工：夏季、秋季采挖，洗净，晒干。

功能与主治：根、根皮入药，祛风散寒，散瘀止痛，止血生肌。主治风寒湿痹，风寒咳嗽，跌打损伤，瘀血肿痛，外伤出血等。

附注：该变种与异叶花椒 *Zanthoxylum dimorphophyllum* Hemsley在植物形态上非常相似，主要区别在于刺异叶花椒的小叶叶缘有针状锐刺。

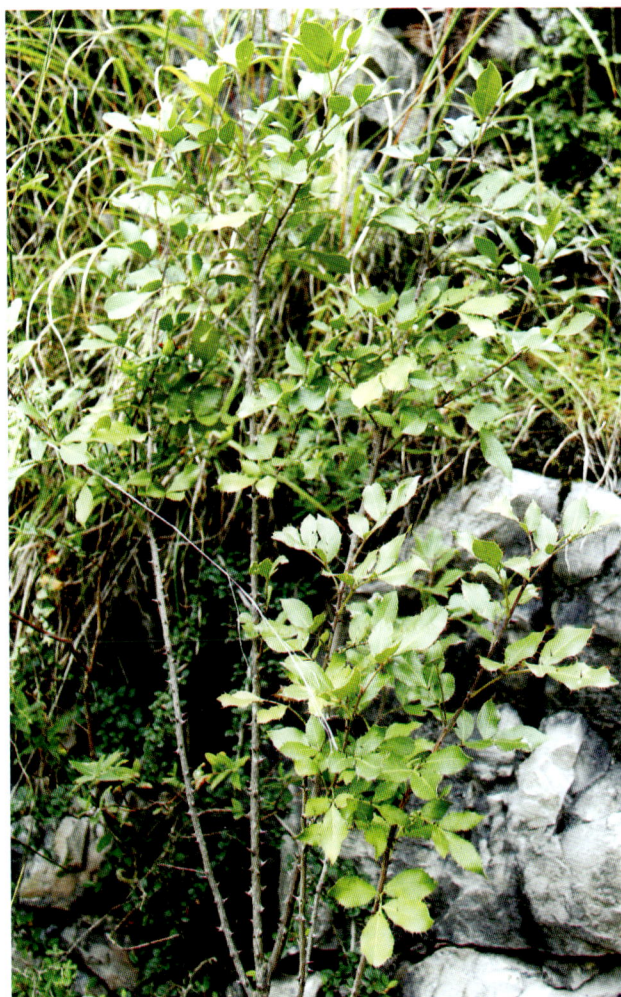

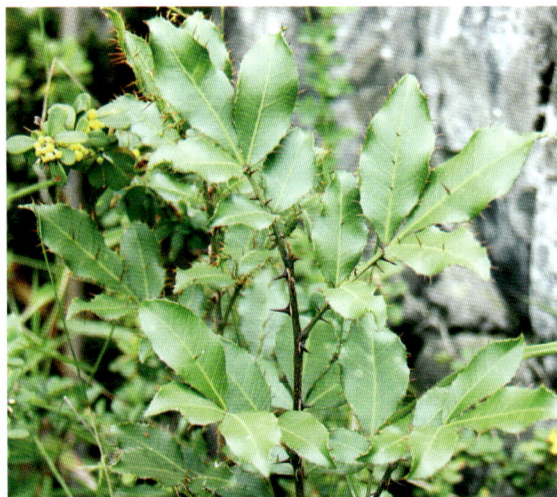

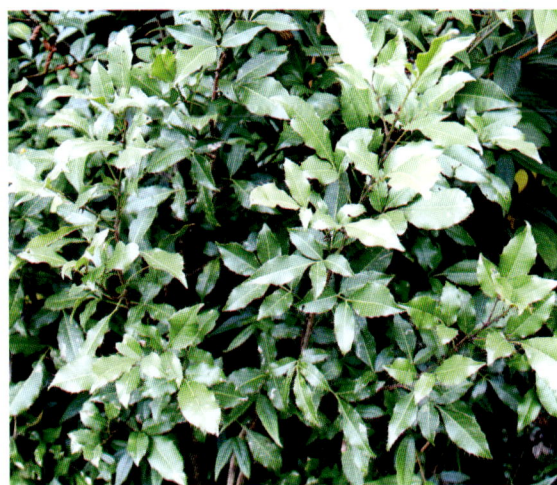

植物名称：蚬壳花椒 *Zanthoxylum dissitum* Hemsley

别称：大叶花椒、单面针

植物形态：攀缘藤本。老茎的皮灰白色；枝干上的刺多劲直；叶轴及小叶中脉上的刺向下弯钩，刺褐红色。小叶5～9枚，稀3枚，互生或近对生，形状多样，全缘或叶边缘有裂齿，顶部渐尖至长尾状，油点甚小，在放大镜下不易察见。花序腋生，花序轴有短细毛；萼片及花瓣均为4枚，油点不显；萼片紫绿色，宽卵形；花瓣淡黄绿色，宽卵形；退化雌蕊顶端4浅裂。果密集生于果序上；果梗短，红色；外果皮比内果皮宽大，外果皮平滑。种子径8～10 mm。

生境及分布：生于海拔600～1900 m的向阳石灰岩山坡、疏林或密林下。分布于印江、德江、施秉、天柱、凯里、榕江、黎平、望谟、瓮安、平塘、三都、独山、罗甸，以及贵阳等地。

采收加工：果实8—9月成熟时摘取，晒干。根夏季、秋季采挖，洗净，鲜用或切片晒干。

功能与主治：果实入药，散寒止痛，调经；主治疝气，月经过多。根入药，祛风散寒，理气活血；主治气滞脘痛，腹痛，跌打损伤。

附注：该种在贵州有一定资源量，可加以开发利用。

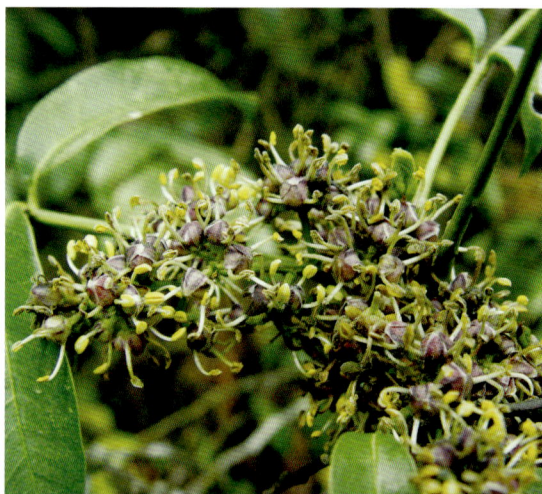

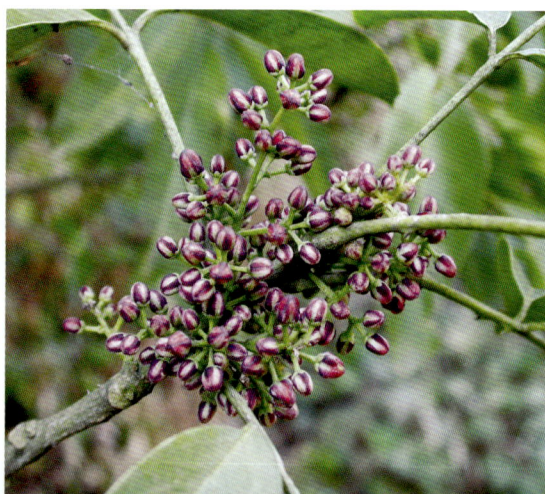

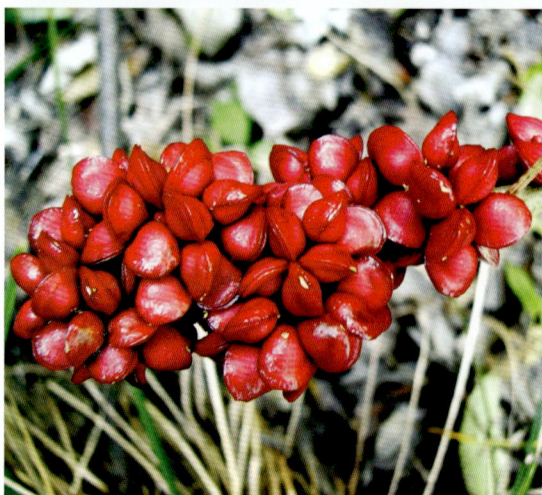

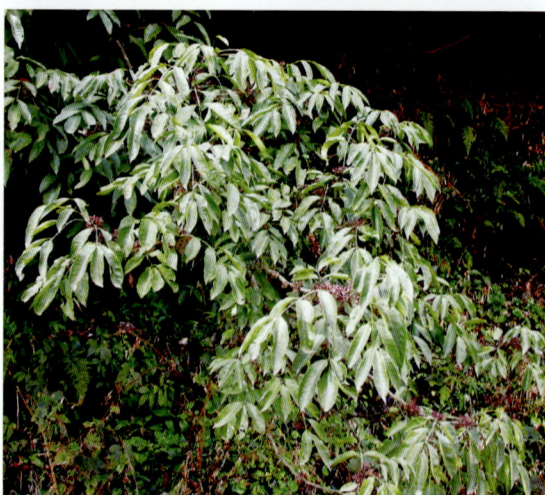

植物名称：刺壳花椒 *Zanthoxylum echinocarpum* Hemsley

别称：三百棒

植物形态：攀缘藤本。嫩枝的髓部大；枝、叶有刺，叶轴上的刺较多，花序轴上的刺长短不均但劲直；嫩枝、叶轴、小叶柄及小叶叶面中脉均密被短柔毛。小叶厚纸质，互生，或有部分为对生，有时略呈心脏形，全缘或近全缘，在叶缘附近有干后变褐黑色的细油点，在放大镜下可见，有时在叶下面沿中脉被短柔毛。花序腋生，有时兼有顶生；萼片及花瓣均为4枚，萼片淡紫绿色；花后不久长出短小的芒刺。分果瓣密生长短不等且有分枝的刺，刺长可达1 cm。花期4—5月，果期10—12月。

生境及分布：生于海拔400～1000 m的山坡灌丛中。分布于德江、江口、望谟、荔波、务川、桐梓、开阳、惠水、三都等地。

采收加工：根、根皮、茎皮全年均可采收，晒干。叶鲜用或晒干。

功能与主治：根、根皮、茎皮、叶入药，消食助运，行气止痛。主治脾运不健，厌食饱胀，脘腹气滞作痛。

附注：该种虽然分布区域较广，但资源量小，应加以保护。

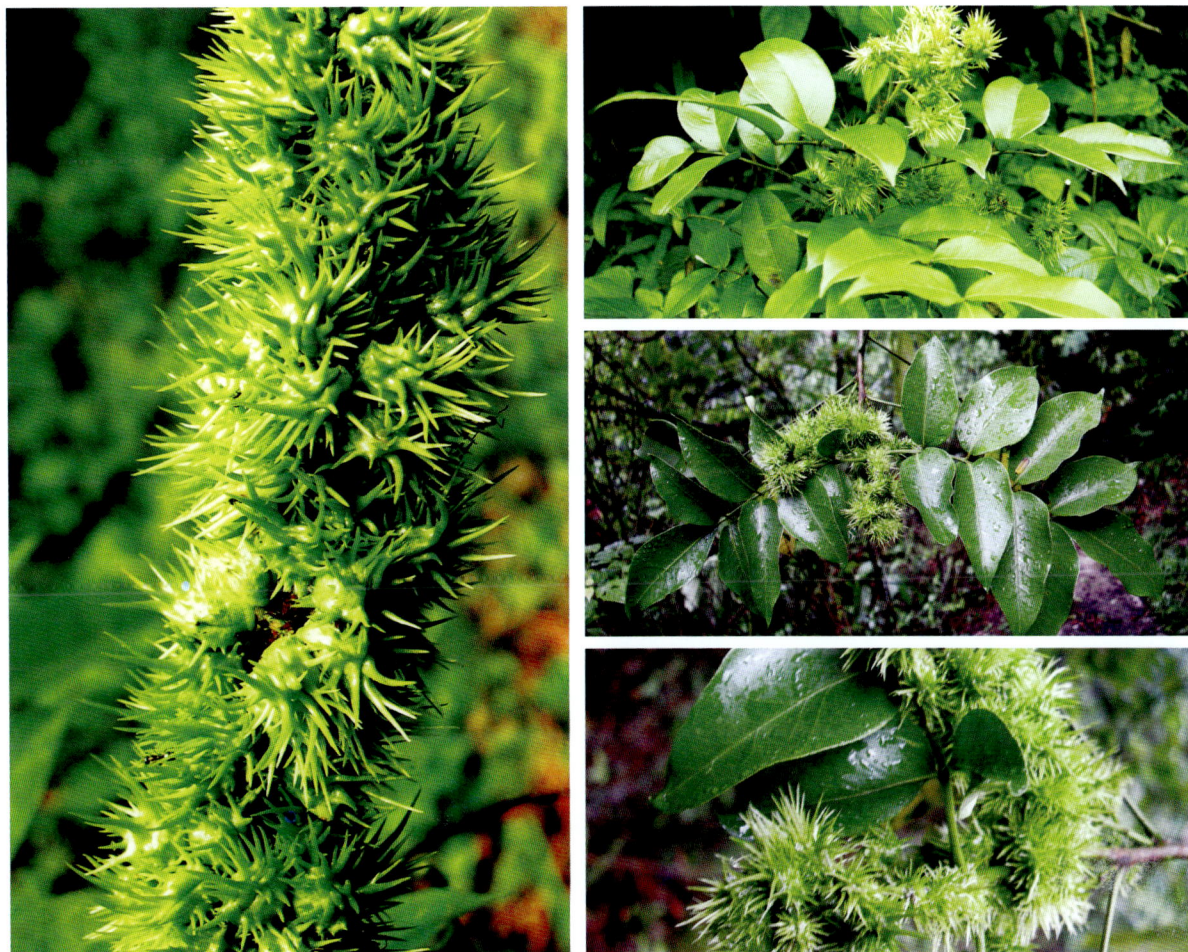

植物名称：贵州花椒 *Zanthoxylum esquirolii* H. Léveillé

别称：岩椒

植物形态：小乔木或灌木。小枝披垂，干后淡红紫色而略被白色粉霜；枝及叶轴有小钩刺；各部无毛。小叶5～13枚，互生，卵形或披针形，稀阔卵形，顶部常有弯斜的尾状长尖，基部近圆形或宽楔形。伞房状聚伞花序顶生，有花30朵以内，稀更多；花梗在花后明显伸长，结果时果梗长达4.5 cm，粗0.5～1 mm；萼片及花瓣均为4枚；花瓣长约3 mm；雌花有心皮3或4枚。分果瓣紫红色，径约5 mm，顶端的芒尖长1～2 mm，油点常凹陷。种子径约4 mm。花期5—6月，果期9—11月。

生境及分布：生于海拔750～2500 m的向阳山坡灌丛或密林中。分布于威宁、纳雍、普安、大方、独山、习水、瓮安、三都，以及贵阳等地。

采收加工：果实秋季成熟时采收，晒干。叶夏季、秋季采收，晒干。

功能与主治：果实、叶入药，温中散寒，活血止痛。主治心腹冷痛，跌打损伤，瘀血肿痛，脚气。

附注：该种在贵州有一定资源量，可加以开发利用。

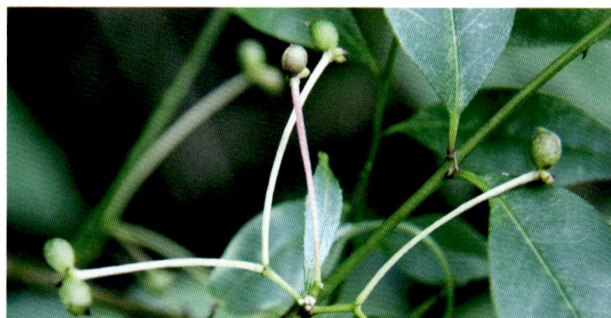

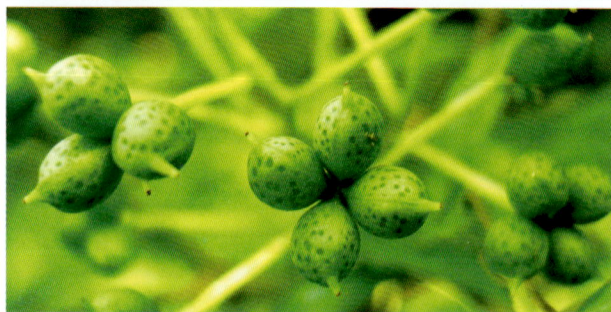

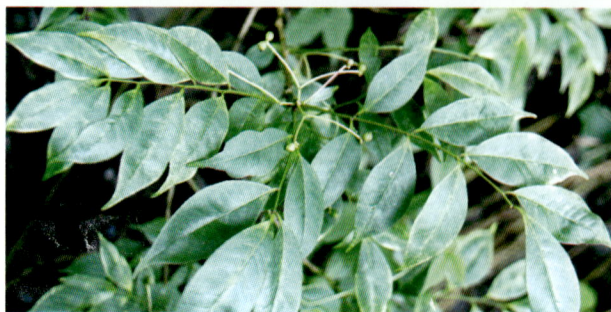

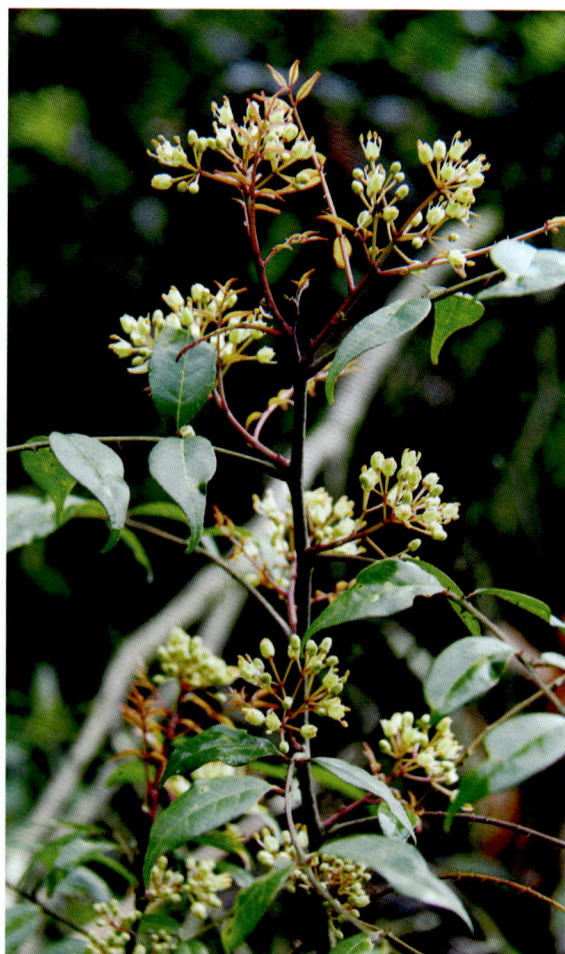

植物名称：小花花椒 *Zanthoxylum micranthum* Hemsley

别称：刺三百棒

植物形态：落叶乔木，高稀达15 m。茎枝有稀疏短锐刺，花序轴及上部小枝均无刺或少刺；当年生枝的髓部甚小；各部无毛，叶轴腹面常有狭窄的叶质边缘。小叶9～17枚，对生，或位于叶轴下部的不为整齐对生，披针形，两面无毛，油点多且对光透视清晰可见，叶缘有钝或圆裂齿。花序顶生，花多；萼片及花瓣均为5枚；花瓣淡黄色、白色；雌花的心皮3枚，稀4枚。分果瓣淡紫红色，干后淡灰黄色或灰褐色，油点小。种子长不超过4 mm。花期7—8月，果期10—11月。

生境及分布：生于海拔1200 m左右的山坡、林中较湿润处。分布于关岭、兴仁、兴义、凤冈、开阳、长顺、独山等地。

采收加工：根皮、树皮夏季、秋季采收，洗净，晒干。果实成熟时采收，晒干。

功能与主治：根皮、树皮、果实入药，温中散寒，行气止痛。主治心腹冷痛，蛔虫腹痛。

附注：该种在贵州野生资源量较小，应加以保护。

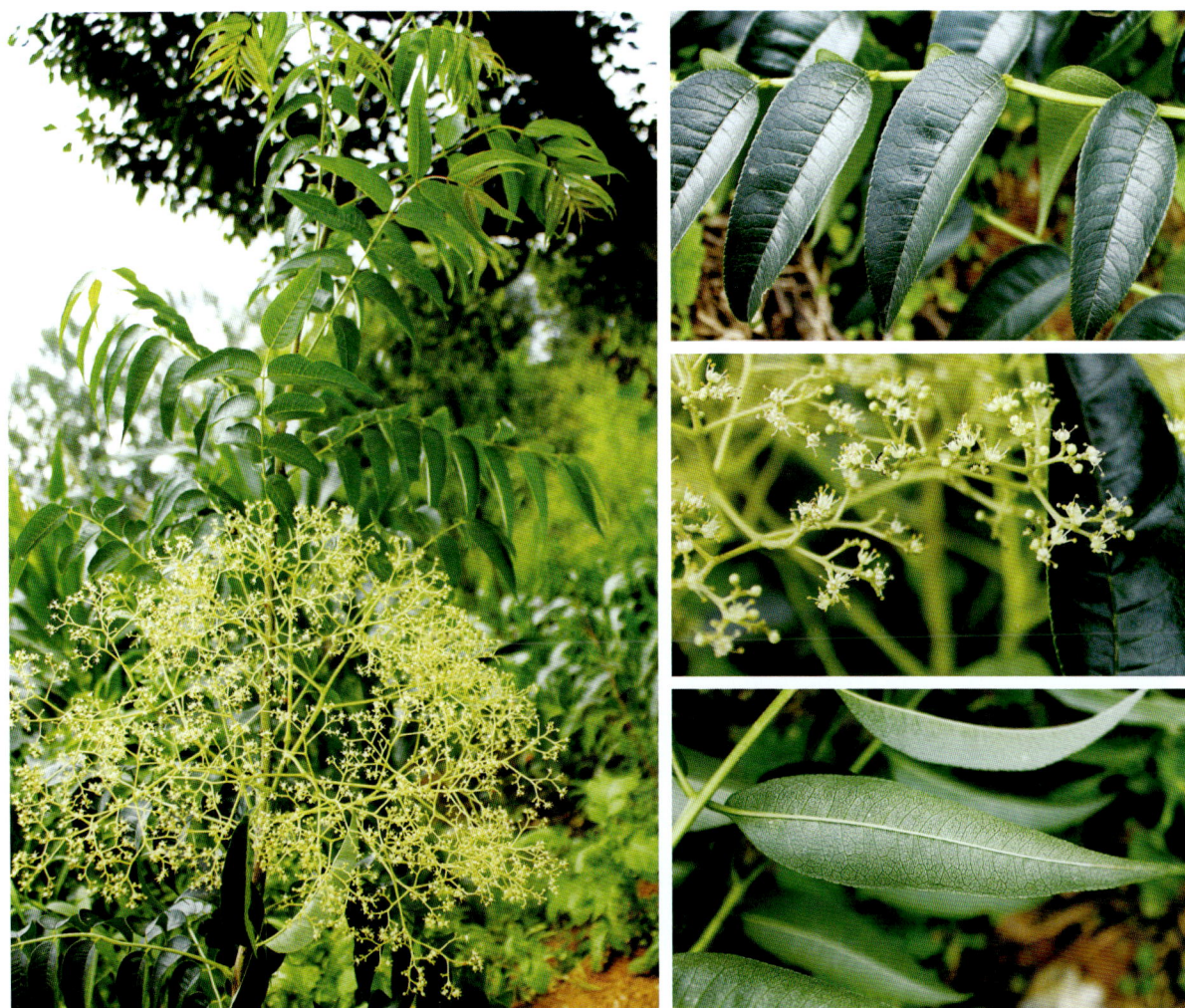

植物名称：**两面针** *Zanthoxylum nitidum* (Roxburgh) Candolle

别称：**入地金牛**

植物形态：灌木。老茎有呈翼状蜿蜒而上的木栓层，茎枝及叶轴均有弯钩锐刺。小叶3~11枚，对生；成长叶硬革质，阔卵形、近圆形、狭长椭圆形，长3~12 cm，宽1.5~6 cm，顶部长尾状或短尾状，顶端有明显凹口，凹口处有油点，边缘有疏浅裂齿，齿缝处有油点；小叶柄长2~5 mm，稀近无柄。花序腋生；花4基数；萼片上部紫绿色，宽约1 mm；花瓣淡黄色至绿色，卵状椭圆形或长圆形，长约3 mm；雄蕊长5~6 mm，花药在授粉期为阔椭圆形至近圆球形；雌花的花瓣较宽，子房圆球形，花柱粗而短，柱头头状。果梗长2~5 mm；果皮红褐色；单个分果瓣径5.5~7 mm，顶端有短芒尖。种子圆珠状，直径5~6mm。花期3—5月，果期9~11月。

生境及分布：生于海拔800 m以下的山地、丘陵、疏林、灌丛。分布于荔波、从江等贵州南部地区。

采收加工：全年均可采挖，洗净，切片或段，晒干。

功能与主治：根入药，活血化瘀，行气止痛，祛风通络，解毒消肿。主治跌打损伤，胃痛，牙痛，风湿痹痛，烧伤，烫伤，毒蛇咬伤等。

附注：该种为《中华人民共和国药典》收载品种，在贵州资源量小，应加以保护。

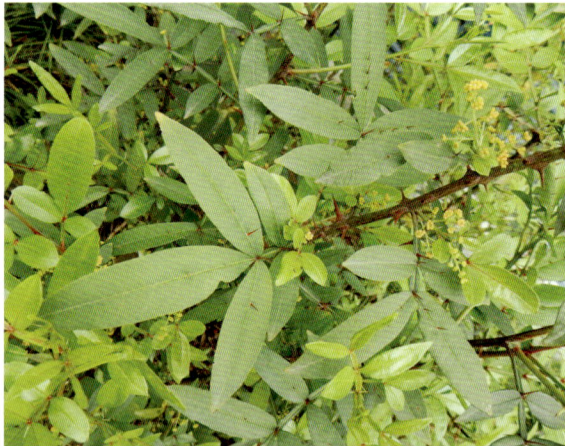

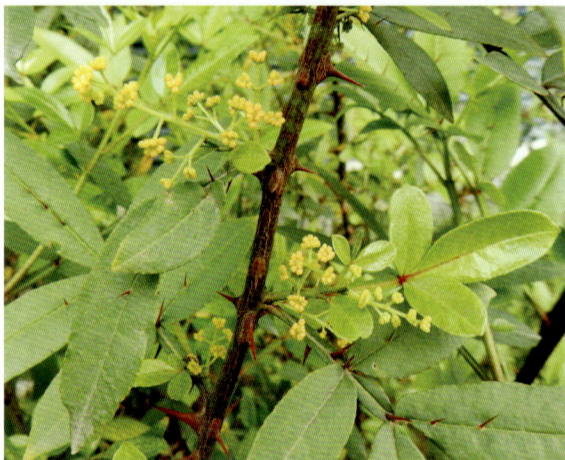

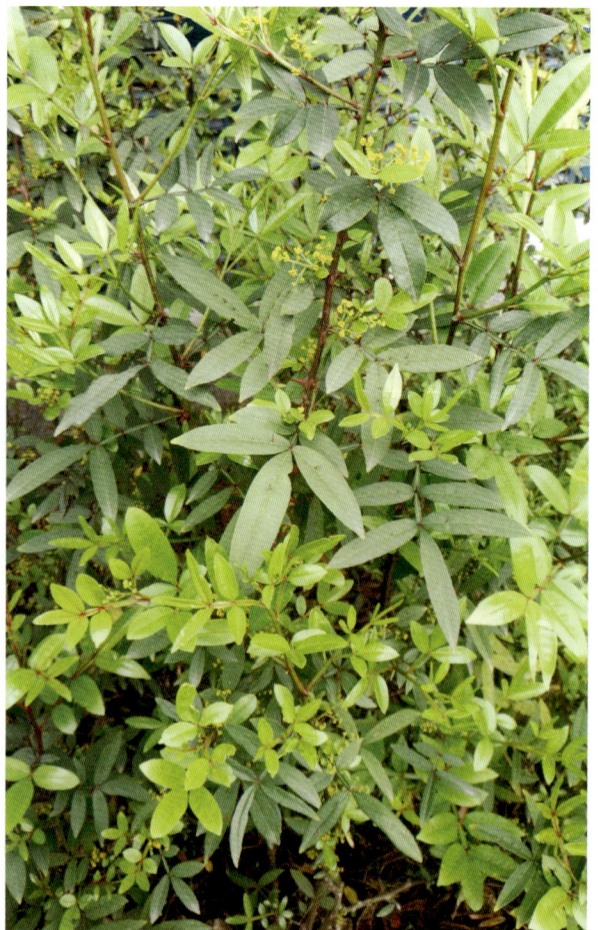

植物名称：菱叶花椒 *Zanthoxylum rhombifoliolatum* C. C. Huang

植物形态：直立灌木，高1～2 m。枝及叶轴有少数向下弯钩的刺或无刺，嫩枝红紫色，各部无毛。叶轴腹面有凹沟；小叶7～15枚，稀较少，有多数肉眼可见的透明油点，两面的油点干后常微突起，叶缘至少在上半段有明显的浅裂齿。花序顶生及腋生，雄花序为团伞状圆锥花序；萼片及花瓣均为4枚；萼片紫绿色；雄花的雄蕊4枚，退化雌蕊短棒状，2浅裂或不开裂。成熟分果瓣红色，单个分果瓣径约5 mm，几乎无芒尖，油点多，稍突起。种子径约4 mm。花期5月，果期9月。

生境及分布：生于海拔600 m左右的山腰草坡。分布于正安、道真、绥阳，以及贵阳等地。

采收加工：根皮、树皮夏季、秋季采收，洗净，晒干。果实成熟时采收，晒干。

功能与主治：根皮、树皮、果实入药，温中散寒，行气止痛。主治心腹冷痛，蛔虫腹痛。

附注：该种在贵州野生资源量较小，应加以保护。

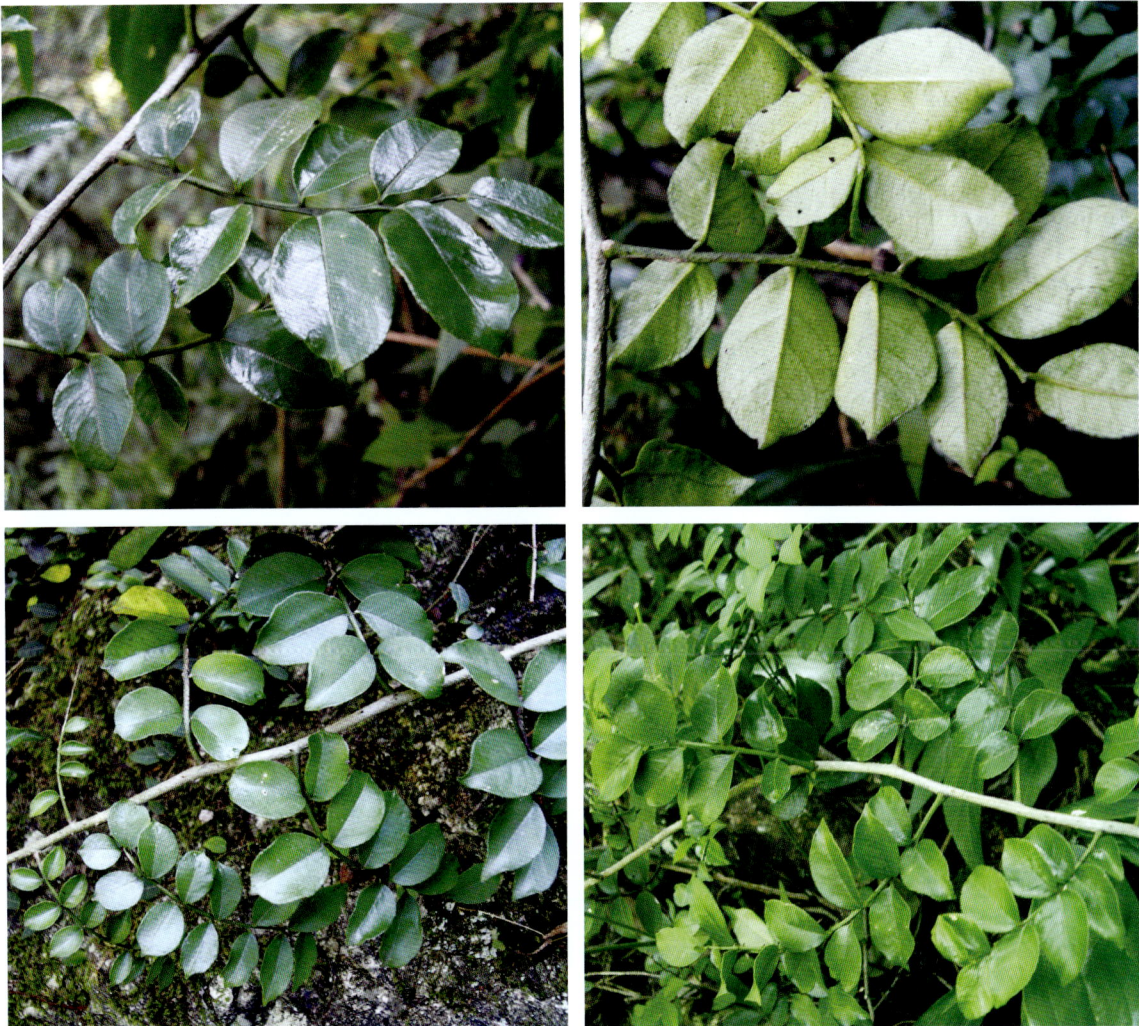

植物名称：花椒簕 *Zanthoxylum scandens* Blume

　　植物形态：幼龄植株呈直立灌木状，其小枝细长而披垂；成龄植株攀缘于其他树上，枝干有短钩刺，叶轴上的刺较多。小叶互生或位于叶轴上部的对生，卵形，顶端常钝头且微凹缺，凹口处有1枚油点，干后乌黑色或黑褐色，叶上面有光泽或老叶暗淡无光，中脉至少下半段凹陷且无毛。花序腋生或兼有顶生；萼片及花瓣均为4枚；萼片淡紫色、绿色；花瓣淡黄色、绿色；雄花的雄蕊4枚，长3～4 mm，药隔顶部有1枚油点，退化雄蕊鳞片状。分果瓣紫红色，干后灰褐色或乌黑色。种子近圆球形，两端微尖。花期3—5月，果期7—8月。

　　生境及分布：生于海拔600～1600 m的山坡灌丛中、路边或林下。分布于贵州各地。

　　采收加工：全年均可采收，洗净，晒干。

　　功能与主治：根、茎叶入药，活血，散瘀，止痛。主治胃脘瘀滞疼痛，跌打损伤。

　　附注：该种在贵州有一定资源量，可加以开发利用。

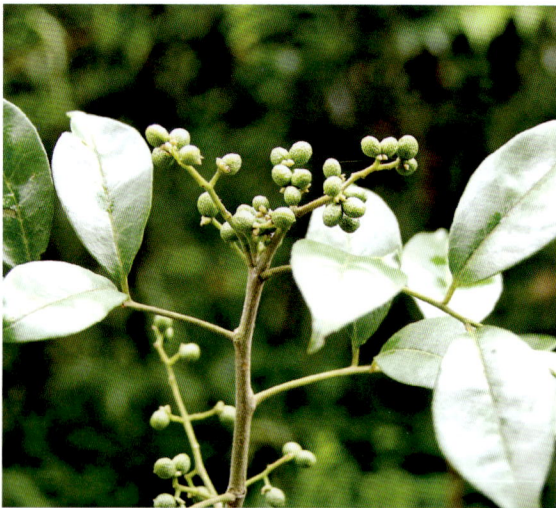

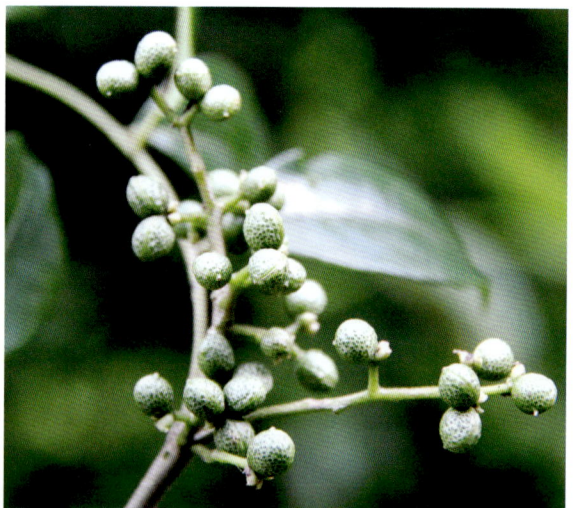

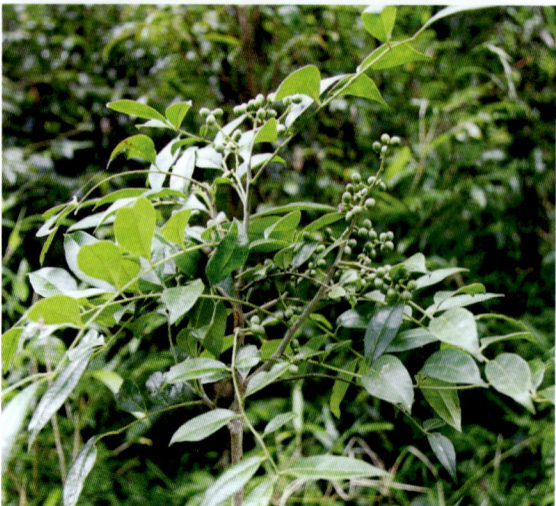

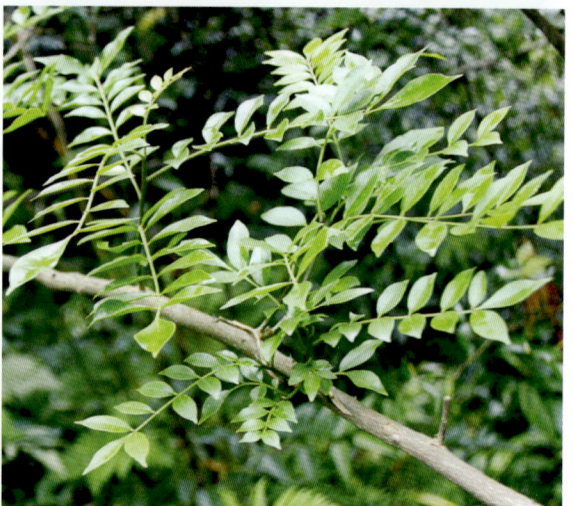

植物名称：青花椒 *Zanthoxylum schinifolium* Siebold et Zuccarini

别称：香椒子

植物形态：通常为高1～2 m的灌木。茎枝有短刺，刺基部两侧压扁状；嫩枝暗紫红色。小叶7～19枚，纸质，对生，几无柄，位于叶轴基部的常互生，叶缘有细裂齿或近于全缘，中脉至少中段以下凹陷。花序顶生，花或多或少；萼片及花瓣均为5枚；花瓣淡黄色、白色，长约2 mm；雄花的退化雌蕊甚短，2～3浅裂；雌花有心皮3枚，很少4或5枚。分果瓣红褐色，干后变暗苍绿色或褐黑色，径4～5 mm，顶端几无芒尖，油点小。种子径3～4 mm。花期7—9月，果期9—12月。

生境及分布：生于海拔900 m左右的山顶灌丛中。分布于黎平、惠水，以及贵阳等。

采收加工：根皮、茎皮春季、夏季采收，鲜用或晒干。果实成熟时采收，晒干。

功能与主治：根皮、茎皮、果实入药，散寒燥湿。主治脚痛。

附注：该种为《中华人民共和国药典》收载品种，在贵州有一定资源量，可加以开发利用。

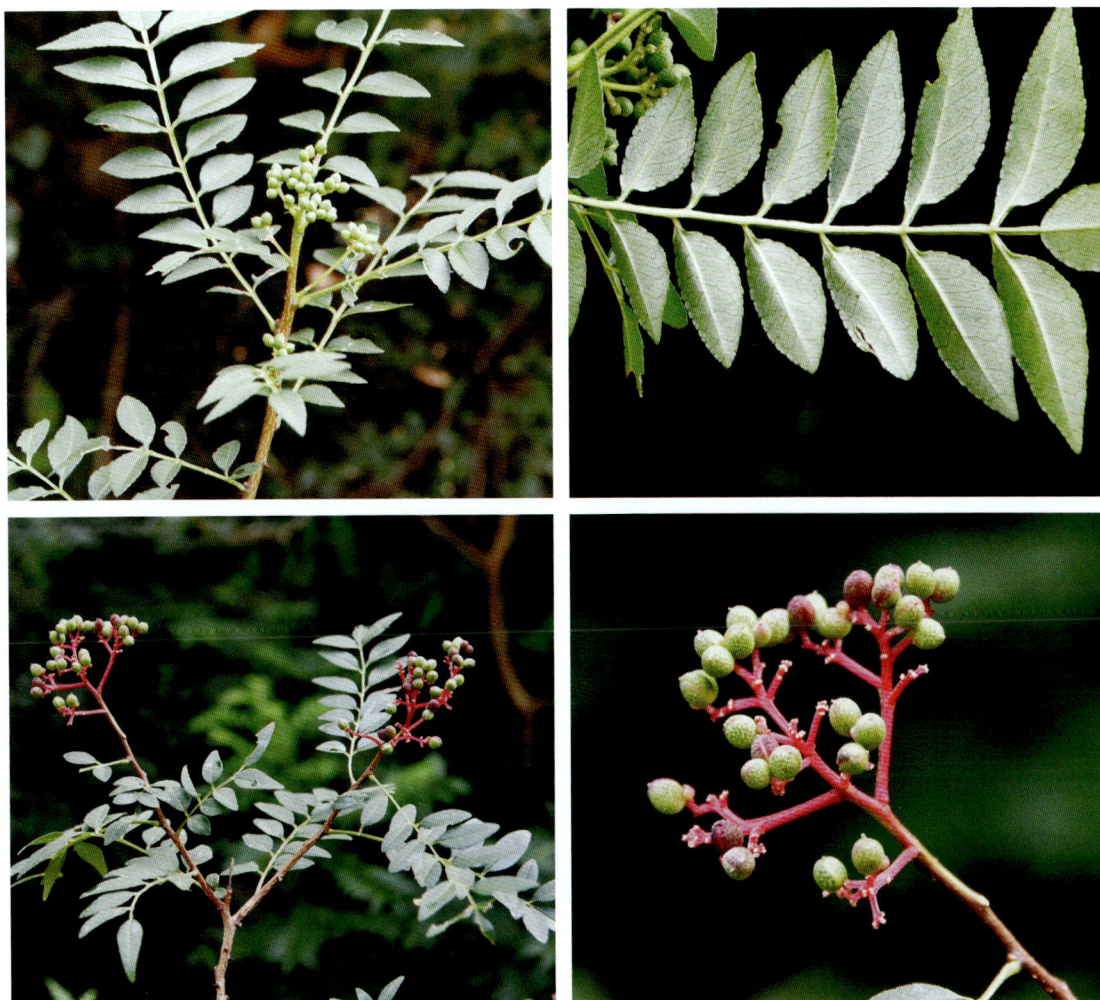

植物名称索引

蜡梅科 Calycanthaceae

番荔枝科 Annonaceae

樟科 Lauraceae

罂粟科　Papaveraceae

海桐花科 Pittosporaceae

金缕梅科 Hamamelidaceae

杜仲科 Eucommiaceae

豆科 Fabaceae

酢浆草科 Oxalidaceae

牻牛儿苗科 Geraniaceae

中文名索引